三级综合医院等级评审指导用书

心脏病与妊娠

Cardiac Disease in Pregnancy

主　编　吴沃栋　黄艳仪　陈次滨

副主编　陈敦金　崔其亮　陈晞明

科 学 出 版 社

北　京

内 容 简 介

本书系目前国内有关妊娠与心脏病方面较为详尽的专著，共分为19章。第1章及第2章为基础部分，介绍了妊娠期心肺系统的生理改变及心血管系统的检查与诊断方法；第3章至第19章为各论部分，介绍了妊娠各类心血管疾病，每种疾病皆详述其病理生理改变、临床表现、辅助检查及治疗方法，并介绍了妊娠期的心脏介入治疗，妊娠期的麻醉、体外循环管理，也介绍了遗传性心血管疾病的防治，包括遗传咨询、产前检查与诊断等，内容详尽、图文并茂，密切联系临床，并结合了当今领域内的最新进展。本书适合妇产科、心血管科、心外科、麻醉科、妇幼保健科等相关专业人员参考阅读。

图书在版编目(CIP)数据

心脏病与妊娠/吴沃栋，黄艳仪，陈次滨主编.—北京：科学出版社，2016.6

三级综合医院等级评审指导用书

ISBN 978-7-03-048531-1

Ⅰ.心… Ⅱ.①吴… ②黄… ③陈… Ⅲ.①心脏病学-评定-中国 ②妊娠病-评定-中国 Ⅳ.①R541 ②R714.2

中国版本图书馆CIP数据核字(2016)第123182号

责任编辑：于　哲　杨卫华 / 责任校对：刘亚琦　张小霞

责任印制：赵　博 / 封面设计：龙　岩

科学出版社 出版

北京东黄城根北街16号

邮政编码：100717

http://ww.sciencep.com

北京通州皇家印刷厂 印刷

科学出版社发行　各地新华书店经销

*

2016年6月第 一 版　开本：787×1092　1/16

2017年1月第二次印刷　印张：44 1/4　插页：5

字数：1 086 000

定价：188.00元

（如有印装质量问题，我社负责调换）

主编简介

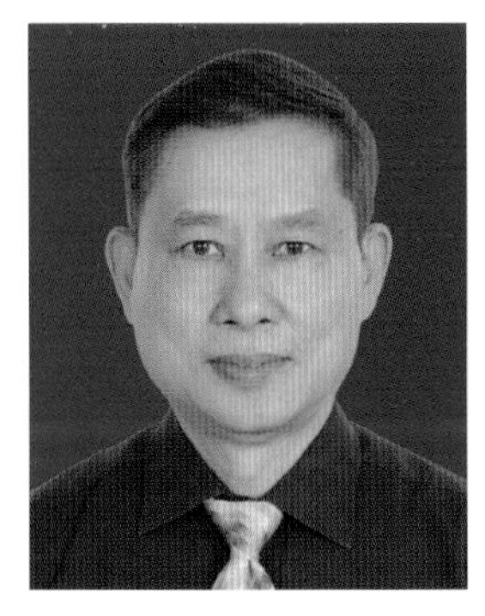

吴沃栋　主任医师，硕士研究生导师，美国心脏病学院(ACC)会员。1982年广州医学院临床医学本科毕业。1992年曾在美国波士顿大学公共卫生学院学习，中山大学生化与分子生物学研究生课程结业，广州医科大学第三附属医院心内科主任医师。曾任广东省医学会心血管分会起搏与电生理分会委员，广州市医学会心血管内科分会委员，广东省医疗事故鉴定专家组成员，广州市劳动能力鉴定专家组成员，为《中华生物医学工程杂志》《中华临床医师杂志》《广州医学院学报》《中国临床康复杂志》等多个杂志特约审稿专家和编委。从事心血管内科医疗、教学及研究30余年。长期主持危重心脏病的救治和CCU的工作，对合并心脏病危重孕产妇的救治工作有丰富的经验。主持省市级科研课题多项，其中包括广东省科技计划项目、广东省医学科技研究基金课题、广东省中医药局建设中医药强省科研课题，以及围生期心脏病交叉学科的课题。培养硕士研究生数名，在国内外医学期刊发表科研论文40余篇，并在美国心脏病学院年会和世界心脏电生理与心脏起搏年会等国内外学术会议上交流。曾获医学成果奖和“广州市医疗卫生系统先进工作者”称号。

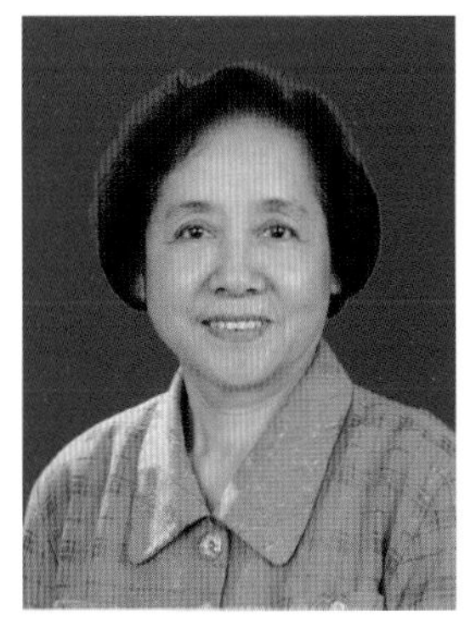

黄艳仪　主任医师，教授。1964年毕业于湖南医学院。从事妇产科临床、围生医学、高危妊娠、产科重症工作46年。1997年在广州负责广州市政府21世纪优先发展项目“广州市重症孕产妇救治中心”的筹备工作，在疑难危重病症、高危妊娠和重症孕产妇的救治方面有丰富的临床经验。曾任广州市妇产科研究所所长、广州市重症孕产妇救治中心副主任、中华医学会广州分会妇产科学会主任委员、广东省妇产科学会副主任委员，现任广东省医学会资深专家委员会委员。在国家级杂志发表论文50余篇，主编专著1部，参与编写著作4部，获省市科技进步奖9项。被评为广州市卫生局管理优秀人才，广东省卫生厅“五个一”工程重点学科(妇产科)学科带头人。曾获“全国医疗卫生系统先进个人”、广东省卫生厅“白求恩杯奖”、“南粤巾帼建功奖”等称号。

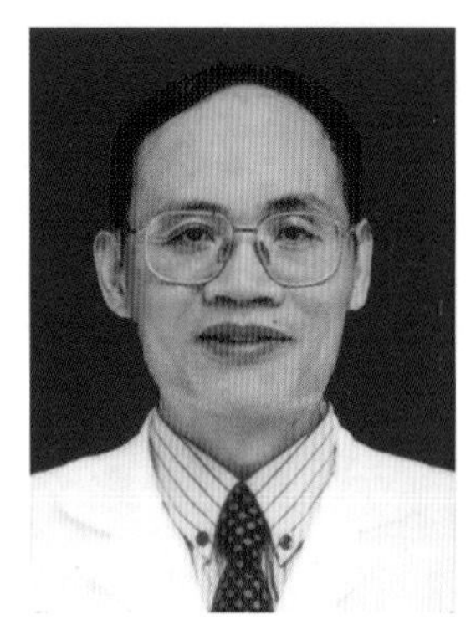

陈次滨 主任医师，内科学教授，硕士研究生导师。1972年入读中山医学院医疗系，1999年参加广州医学院研究生课程班学习。曾在日本福冈市民医院进修心血管专业。曾任大内科主任、内科教研室主任、心内科主任、中心ICU主任。从事临床和教学工作近40年。对心血管危重病、重症孕产妇合并心血管急症救治有丰富的经验。对开展妊娠合并心血管疾病如心律失常、高血压等亦有丰富的临床经验。现为广州市医学会心血管内科分会副主任委员、广州市医学会老年病学会分会常委、广州市医学会医疗事故鉴定专家组成员、广州市社区疾病防治小组内科组副组长、广州市妇幼保健工作组专家成员、广东省医疗事故鉴定专家组成员、广东省药学会心血管用药专家委员会常委、广东省医学会内科学常委、广东省医学会心血管分会起搏与电生理分会委员、广东省心脏介入学会理事、广东省医师协会介入医师工作委员会委员、《中国临床康复杂志》编委。获得国家专利发明1项——多功能复苏套管的研制及临床应用，广州市科技局成果1项。主持各级科研课题多项，其中包括广东省科技厅计划项目、广州市卫生局基金课题、广东省中医药局建设中医药强省科研课题和广东省药学会等项目。参与出版专著4部。在国内外医学期刊上发表科研论文40余篇。为2008年卫生部“十年百项”技术推广中国胆固醇教育计划授课专家，2010年被卫生部心血管病防治研究中心、中国高血压联盟任命为“燎原计划高血压防治基层指南万里行”讲师团专家。两次荣获市政府三等功，多次被评为先进工作者和优秀教师。

《心脏病与妊娠》编委会

主　编　吴沃栋　广州医科大学第三附属医院心内科　主任医师
　　　　黄艳仪　广州医科大学第三附属医院妇产科　教授
　　　　陈次滨　广州医科大学第三附属医院心内科　教授

副主编　陈敦金　广州医科大学第三附属医院妇产科　教授
　　　　崔其亮　广州医科大学第三附属医院新生儿科　教授
　　　　陈晞明　广州医科大学第三附属医院心内科　主任医师

编　者（以姓氏笔画为序）
　　　　王天红　广州医科大学第三附属医院妇产科　副主任医师
　　　　王世祥　广州医科大学第三附属医院心内科　主治医师
　　　　王武军　南方医科大学南方医院胸心血管外科　教授
　　　　区煦东　广州医科大学第三附属医院妇产科　副主任医师
　　　　卢　聪　广东省人民医院　广东省心血管病研究所心外科　主任医师
　　　　许耘红　广州医科大学第三附属医院心内科　副主任医师　医学博士
　　　　李广镰　广州市第一人民医院心内科　主任医师　教授
　　　　李映桃　广州医科大学第三附属医院妇产科　主任医师　教授
　　　　肖学钧　广东省人民医院　广东省心血管病研究所心外科　主任医师
　　　　吴沃栋　广州医科大学第三附属医院心内科　主任医师
　　　　张　华　广州医科大学第三附属医院超声医学科　医学硕士
　　　　张　振　南方医科大学南方医院胸心血管外科　主治医师
　　　　张　慧　广州医科大学第三附属医院新生儿科　副主任医师
　　　　张秀燕　广州医科大学第三附属医院麻醉科　主任医师
　　　　陈次滨　广州医科大学第三附属医院心内科　教授
　　　　陈晞明　广州医科大学第三附属医院心内科　主任医师　医学博士
　　　　陈敦金　广州医科大学第三附属医院妇产科　教授　医学博士
　　　　欧阳海春　广东省佛山市顺德第一人民医院心内科　主治医师
　　　　荣　健　中山大学附属第一医院体外循环科　科主任　医学博士
　　　　袁晓兰　广东省妇幼保健院产科　副主任医师
　　　　唐加明　广州医科大学第三附属医院血液内科　主任医师
　　　　黄东健　广州医科大学第三附属医院重症医学科　主任医师
　　　　黄艳仪　广州医科大学第三附属医院妇产科　教授

黄焕亮　　广州医科大学第三附属医院急诊科　医学硕士

黄焕雷　　广东省人民医院　广东省心血管病研究所心外科　主任医师

崔其亮　　广州医科大学第三附属医院新生儿科　教授

詹　鸿　　广州医科大学第三附属医院麻醉科　主任医师

蔡玉宇　　广州医科大学第三附属医院　副主任医师

谭正玲　　广州医科大学第三附属医院麻醉科　副主任医师

黎　刚　　广州医科大学第三附属医院药剂科　副主任药剂师

魏立平　　广州医科大学第三附属医院呼吸内科　主任医师

序

母亲担负着人类延续的伟大重任，胎儿是实现人类吐故纳新伟大工程的唯一载体。因此，母亲的妊娠打动着社会、家庭和人类对她的关注。人们尊敬母亲，因为她们用生命和鲜血为人类的繁衍做出了卓越的贡献，人们关注胎儿，因为他们为人类带来光明和希望，医务工作者关爱母婴，因为她们的安危牵动着人们的心灵和寄托。因此，我们敬仰妇产科，因为她们承担着人类赋予的重任，也承担着人类工程的各种艰辛和付出。同时在这项伟大的工程中，与她们并肩战斗的各学科白衣战士和天使们也同样受到人们的仰慕和爱戴。

一直以来，妊娠合并心脏病的问题深受临床医生的高度重视，因为心脏疾病已成为全球和中国孕产妇非直接产科死因的重要原因之一，妊娠母亲的安危、胎儿的存活和生存质量不仅关系到国家医疗卫生的水平，更重要的是影响着人口的素质和国家的大计。鉴于妊娠合并心脏病在临床上存在诸多的风险性和复杂性，为妇产科和相关心血管等学科带来许多难题。目前，不仅在欧美等发达国家，在中国，也有越来越多的心脏病学科的同行在时刻关注妊娠心脏病领域的发展，并为此做出许多贡献。世界妊娠心脏病的年会定期交流和发布这一领域进展，美国和欧洲心脏病学会也不断更新妊娠心脏病的治疗指南。我们期待中国的心脏病学科和妇产科的专家们也能在这一领域继续努力探索并做出更大的贡献。令人欣慰的是，以吴沃栋、黄艳仪和陈次滨为主编，组织广州医科大学附属第三医院及其属下广州市重症孕产妇救治中心和其他兄弟医院的专家一起，正在为我国妇幼保健和心脏病领域提供一本很有价值的参考读本。

在我国，有关妊娠与心脏病的专著寥若晨星，个人认为，这部专著是目前我国有关妊娠与心脏病问题最为详尽的一本，它较全面地阐述了产科中常见和少见心血管疾病的诊治要点，又介绍和引用了国外较新的心血管疾病诊疗技术，以及关于妊娠与心血管疾病的最新指南。

本人有幸先睹为快，拜读全书，获益匪浅。该专著内容新颖、条理清晰、系统完整、图文并茂、实用性强，是全体编者们辛勤劳动和心血的结晶，愿向相关专业临床医生和同道推荐，这是一本非常有用的参考书和工具书，可供临诊时参考，相信出版后必将受到广大读者的欢迎，故乐于作序。

中山大学附属第一医院心内科
教授、博士生导师
2016年2月

前 言

目前，妊娠合并心脏病已占中国孕产妇非直接产科死因的第一位。随着心脏疾病诊疗技术的进步，大多数心脏病患者有条件接受合理的治疗，使得心脏病术后的妊娠女性逐年增多。在妊娠过程中，心血管系统的病理生理可发生显著的变化，导致心脏疾病在孕期迅速恶化，然而，孕母的心血管风险又可影响胎儿的预后，患有各种先天性心脏病的孕妇其子代发生先天性心脏病的风险增加，严重影响了出生人口的质量。因此，正确处理妊娠女性的心血管疾病，做好心脏缺陷胎儿的筛查、产前后的处理，对保护母亲和胎儿的健康、降低母婴的病死率尤为重要。

广州医科大学附属第三医院及其属下广州市重症孕产妇救治中心与我国其他医疗中心一样，承担着救治心血管疾病孕产妇的重要任务，并在工作中感受到孕期有关心血管的问题与心脏内、外科，高危产科（孕产妇和胎儿医学、围产医学），新生儿科，重症医学科，麻醉科等学科紧密相关，包括多学科的有关心血管疾病与妊娠的专著对指导重症孕产妇的救治显得很有必要。感谢高大中和陈庆伟前辈在 2001 年为我们提供了《妊娠心脏病学》，美国和欧洲的专家在近十年也分别再版了相关的专著，在他们的启发下，在我院以及兄弟医院的专家共同努力下完成了这本专著。本书在编写中较详尽地阐述了产科中常见和少见心血管疾病的诊治要点，又尽量介绍和引用了国外较新的心血管疾病诊疗技术以及关于妊娠与心脏病的指南供国内的同行参考和借鉴。

为此，对在编写中共同付出努力的各位编者表示感谢，对一直支持本工作的各位广州市重症孕产妇救治中心的专家及老前辈、各兄弟医院的专家致以真诚的谢意！

编写过程中如有不足之处，敬请各位同行与前辈批评指正！

主　编

2016 年 3 月

目 录

第1章

妊娠期心血管与肺的生理改变

第一节　正常妊娠及产褥期的血流动力学与心脏功能

妊娠过程中，孕妇心血管系统将发生适应性变化以满足母体代谢需要，并为外周组织和胎儿提供充足的营养和氧气。妊娠期心血管系统的生理变化是广泛的，体现在循环血容量（前负荷）、外周血管容积和阻力（后负荷）、心肌功能和收缩力、心率、心脏节律及神经内分泌系统等多个方面（表1-1-1）。

没有合并心脏疾病的孕妇可以适应上述心血管系统的生理性变化，发生心血管事件的概率很小。有些合并潜在性心血管疾病的女性，平时活动时无明显心血管疾病表现，而妊娠后，循环系统负荷增加，心力储备受限时，其潜在的心血管问题就会暴露。若母体存在严重的结构性心脏病，妊娠时心血管系统负荷增加，可能进一步加剧心脏损害，最终导致心功能失代偿、心律失常，甚至孕产妇死亡。

表1-1-1　妊娠期、分娩期及产褥期血流动力学改变

血流动力学指标	妊娠期	分娩期	产褥期
血容量	↑40%～50%	↑	↓（自然利尿）
心率	↑10～15/min	↑	↓
心排血量	↑30%～50%	↑额外增加50%	↓
血压	↓10mmHg	↑	↓
心搏出量	↑1、2孕季，↓3孕季	↑（300～500ml）	↓
外周血管阻力	↓	↑	↓

资料来源：Sahar Naderi，Russell Raymond. 2014.Pregnancy and Heart Disease. In Cleveland Clinic.

为了评估合并心脏疾病孕产妇孕期的风险，世界卫生组织（World Health Organisation，WHO）提出了孕妇心血管风险分级。Ⅰ级：不会增加孕妇的死亡风险，或病情不会出现/轻微。Ⅱ级：轻度增加孕妇的死亡率，或病情中度严重。Ⅲ级：显著增加孕妇的死亡率或病情严重，需要专家的指导，如果决定妊娠，应在妊娠全程、分娩和产褥期加强心脏病专科和产科的监测。Ⅳ级：孕妇死亡的风险极高，或病情严重，妊娠为禁忌；如果一旦妊娠，应考虑终止妊娠，如果继续妊娠，应按Ⅲ级处理。2011年欧洲心脏病学会妊娠期心血管疾病治疗指南推荐了WHO孕妇心血管疾病风险分级，其中按分级的疾病分类见表1-1-2。

表 1-1-2　WHO 孕妇心血管疾病风险分级:疾病分类

WHO 风险分级	孕妇的心血管情况
Ⅰ级	
	无合并症,小或轻微病变
	肺动脉狭窄
	动脉导管未闭
	二尖瓣脱垂
	轻度缺损成功修复
	房间隔或室间隔缺损,动脉导管未闭,肺静脉畸形引流
	孤立性的房性或室性期前收缩
Ⅱ级或Ⅲ级	
Ⅱ级(其他情况良好,无合并症)	
	未手术的房间隔或室间隔缺损,已修复的法洛四联症
	大多数的心律失常
Ⅱ级～Ⅲ级(个体化判断)	
	轻度左心室功能受损
	肥厚型心肌病
	先天性或组织瓣膜病,不包括在 WHOⅠ级或Ⅳ级内
	无主动脉扩张的马方综合征
	主动脉扩张＜45mm 合并二叶式主动脉瓣的主动脉病变
	已修复的大动脉缩窄
Ⅲ级　机械瓣膜	
	主动脉完全起自右心室(完全性大动脉转位)
	Fontan 循环
	未修复的发绀性心脏病
	其他复杂性先天性心脏病
	马方综合征主动脉扩张 40～45mm
	主动脉扩张 45～50mm 合并二叶式主动脉瓣的主动脉病变
Ⅳ级　妊娠禁忌	
	任何原因的肺动脉高压
	严重的左心衰竭,LVEF＜30%,NYHA Ⅲ～Ⅳ级
	有围生期心肌病史并遗留左心功能受损
	重度二尖瓣狭窄,伴严重症状的主动脉瓣狭窄
	马方综合征主动脉扩张＞45mm
	主动脉扩张＞50mm 合并二叶式主动脉瓣的主动脉病变
	先天性大动脉缩窄

资料来源:2011 年欧洲心脏病学会妊娠期心血管疾病治疗指南。

由于妊娠增加了循环系统的负荷,并可暴露以前未识别的心脏病或使心脏病加重,因此客观、全面地了解妊娠期孕妇心功能及血流动力学的变化,对于合理地处理正常妊娠和心脏病妊娠患者均非常有必要。这一章节将从妊娠期、分娩期和产褥期三个不同的阶段阐述妊娠期孕妇的血流动力学和心脏功能变化及其影响因素。

一、妊娠期的生理变化

随着妊娠的进展,子宫逐渐增大,胎盘循环建立,母体代谢率增高,内分泌系统也发生许多变化,因此导致母体对氧和循环血量的需求量大大增加。循环血容量增加、心率加快及外周血管阻力降低,能增加心排血量,对于维持妊娠的过程是非常必要的。血容量、心排血量增加和外周阻力降低是妊娠期血流动力学的特征性改变。

(一)循环血容量

1. 血容量的变化 研究已经证实,妊娠期间循环血容量明显增加,但对于妊娠期间血容量增加的总量和血容量增加的时间目前尚无统一意见。孕妇循环血容量无法直接检测,但血容量增加,压力传递至心室后,血流对心室壁的侧压力也相应升高,增加心脏前负荷,导致心室舒张末期容积和压力升高。所以,可以通过检测心室舒张末期容积和压力间接估计血容量的增加量和时间。

血容量一般于妊娠第6周开始增加,妊娠末期血容量较妊娠前增加约50%。一项研究显示,血容量的增加个体差异性很大,不同的个体在妊娠期间血容量较妊娠前的增加量在20%~100%。所有研究均显示在妊娠中期之前血容量逐渐增加,但其中部分研究认为,血容量于妊娠晚期时达到高峰,而部分研究则认为,在整个妊娠过程中,血容量一直持续地增加。双胎妊娠时血容量增加更加明显。多次妊娠的女性血容量变化也大于初次妊娠女性。妊娠期骨髓不断产生红细胞,网织红细胞轻度增多,红细胞总数较妊娠前增加约40%。但血容量的增加明显超过红细胞的增加,红细胞平均增加450ml,血浆容量则平均增加1000ml,血浆增加超过红细胞增加,导致血液稀释,红细胞计数反而较妊娠前减少,约为3.6×10^9/L。这一血液流变学的变化在临床上称为“妊娠生理性贫血”(physiological anemia of pregnancy)。血浆容量增加不足,则子宫胎盘血流量减少,胎儿血供不足,可导致低出生体重儿,甚至胎儿宫内发育迟缓(图1-1-1)。

超声心动图(彩色多普勒超声)是研究心脏功能的主要手段,左心室舒张末期容积可以通过超声心动图进行检测。正常妊娠过程中,血容量增加,左心室舒张末期容积也于孕10周开始增加,在晚期妊娠时达到高峰。同时,左心房、右心房及右心室的舒张期容积也有所增加(表1-1-3)。

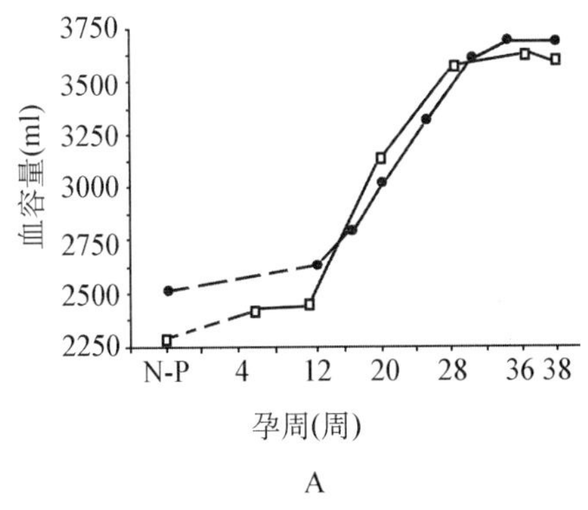

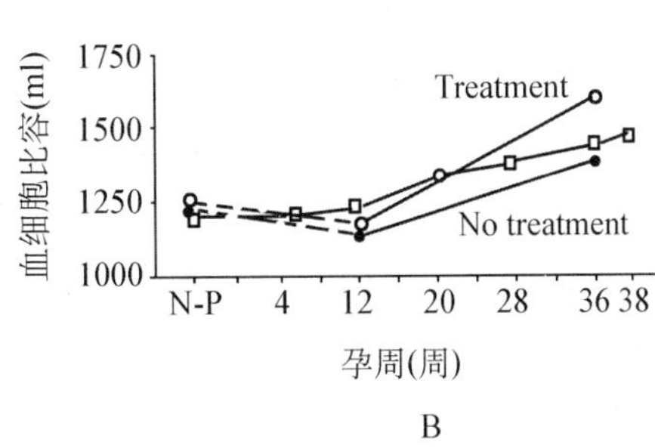

图1-1-1 妊娠期血容量和血细胞比容的变化

A. 妊娠期血容量的变化;B. 妊娠期血细胞比容的变化

N-P. 非妊娠;Treatment. 治疗组,孕妇给予叶酸和铁剂治疗;No treatmem. 非治疗组;

O为治疗组;●为非治疗组;□为非妊娠对照

资料来源:Candice K Silversides,Jack M Coman.2007. Physiology changes in pregnancy. In:Celia Oakley ed. Heart Disease in Pregnancy. 2nd ed. Malden: Blackwell Publishing,7

表 1-1-3　超声心动图检测孕妇妊娠期及产褥期各心腔大小($n=18$)

心腔(mm)	8～12 周	20～24 周	30～34 周	36～40 周	产褥期	对照组
LVd	41.1±3.1	42.7±2.2	43.0±1.7	43.6±2.5	41.8±1.8	40.1±3.0
LA	29.6±2.1	31.5±2.4	33.1±2.4	32.8±3.0	29.9±3.1	27.9±2.4
RVd	30.1±2.0	31.9±2.1	35.5±3.2	35.5±2.3	31.1±2.1	28.5±3.0
RA	42.8±2.3	47.4±2.4	50.8±2.7	50.9±2.8	46.6±3.3	43.7±4.4

注:LVd. 左心室舒张期容积;LA. 左心房直径;RVd. 右心室舒张期容积;RA. 右心房直径。

血容量的增加是前负荷增加的主要因素,但前负荷同时也受母亲体位改变的影响。孕妇取仰卧位时,妊娠子宫压迫下腔静脉,下肢血流回流受阻,血液流体静脉压升高,血浆外流至组织间隙,回心血量减少,而心脏前负荷降低,同时心排血量也有所减少。双胎妊娠时对下腔静脉的压迫更严重,所以仰卧位时心排血量的减少较单胎妊娠更为明显。下腔静脉回流障碍时,椎旁侧支循环将开放以便血流通过受阻的下腔静脉回流至心脏。

2. 血容量增加的机制(图 1-1-2)　关于妊娠期血容量增加的机制有许多假说。目前认为,妊娠期血浆的增加与肾小管钠的再吸收增加有关,一定程度上亦与水潴留有关。妊娠期大量的雌激素促进肝内肾素形成,子宫内亦有肾素形成,肾素-血管紧张素系统的激活导致醛固酮增加,以致水钠潴留。

新近,心钠肽(atrial natriuretic peptide,ANP)介导妊娠期体液平衡的研究已受到密切关注。ANP 是一组由心房肌细胞合成、分泌,具有生物活性的心房促尿钠排泄的肽类物。它能够增加肾血流量、肾小球滤过率和减少肾素的分泌,可产生明显的促尿钠排泄及利尿作用,还有学者认为它有抑制肾小管重吸收的作用。ANP 还显示有抑制肾素分泌、减少肾小球细胞带分泌醛固酮、减少促皮质激素和血管紧张素Ⅱ对醛固酮分泌的刺激作用。另外,它还对血管紧张素Ⅱ及去甲肾上腺素刺激的血管平滑肌有直接的扩血管作用。Castro 等(1994)测定正常及高血压孕妇的 ANP 血浆水平,在晚期妊娠时较平时升高 40%,产后第 1 周升高 150%,故可认为它参与产后利尿。

妊娠期体内的内分泌及各种器官分泌多种激素或血管调节物质直接或间接地参与水和钠的调节,包括去氧皮质酮和某些血管因子,如前列腺素等,也参与血容量增加的调节过程。另外,胎盘中某些类生长激素物质,如胎盘泌乳素等,也在致妊娠女性血容量增加中起重要作用。

妊娠期血容量的扩张与水和钠一定程度的潴留有关,其机制尚需深入研究。此外,妊娠期子宫和胎盘区域动脉和静脉之间的交通几乎是直接的,形成短路,以及孕妇在直立和仰卧的体位、增加子宫压力也可导致钠的潴留。血容量的增加,与妊娠时的妊娠物、母体子宫、乳房等的不断增大、充血和母体体重增加有关。

3. 血容量增加对妊娠生理与病理的影响　妊娠期,尽管血容量进行性增加和心房、心室等各心脏腔室逐渐扩大,但心脏充盈压,如中心静脉压(central venous pressure,CVP)和肺毛细血管楔压(pulmonary capillary wedge pressure,PCWP)等,与产后11～12 周的产妇相比无明显升高。没有合并心脏病的女性,心脏功能正常,能够适应血容量的慢性持续性增长,防止出现血容量增加带来的容积压力超负荷。

血容量增加可以满足妊娠子宫代谢的需要,保证胎儿不会因静脉回流减少而影响发育,此外,血容量的增加可防止因孕妇体位改

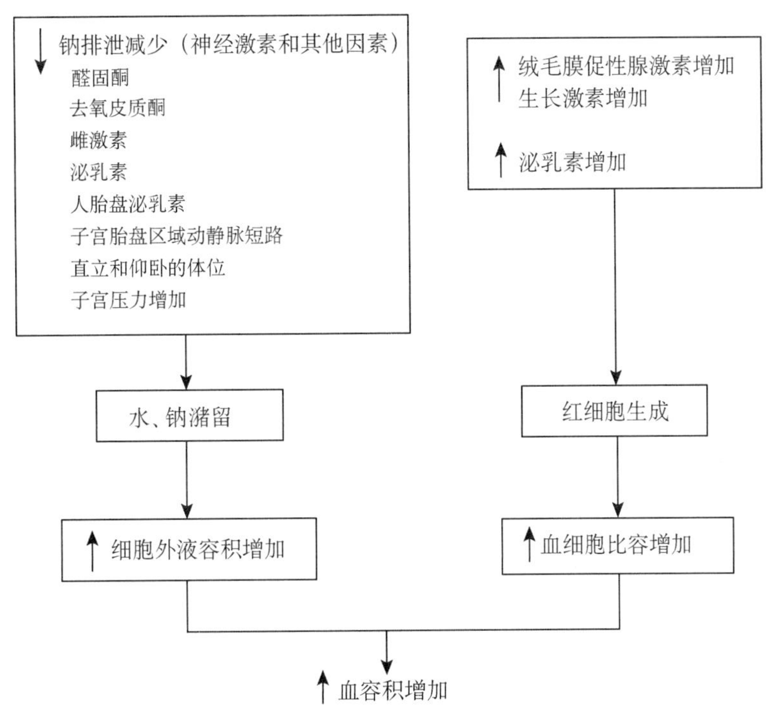

图 1-1-2　妊娠期间血容量增加的机制

资料来源：Uri Elkayam，Norbert Gleiche. 1998. Hemodynamics and cardiac function during normal pregnancy and the puerperium. In：Uri Elkayam ed. Cardiac Problems in Pregnancy. 3rd ed. New York：Wiley-Liss，6

变(如从仰卧改变为直立)静脉回流量突然减少导致的不良反应和直立性低血压，同时血容量增加还可补充母体血液在运输中的损失部分，正是血容量的增加，健康妊娠女性才能耐受分娩时的血液流失，而不致休克，因而保障了母亲及胎儿的安全。

合并扩张型心肌病、二尖瓣狭窄等结构性瓣膜病或者肺动脉高压的女性，心室腔代偿性扩大，心肌收缩功能尚能维持正常，一旦妊娠后，血容量明显增加，心脏不能适应血容量的增加，超过心肌代偿性扩张能力，即出现失代偿表现，最后发展成心力衰竭。相对于合并肥厚梗阻型心肌病的女性，心室舒张期顺应性下降、左心室血液充盈受阻，而妊娠后前负荷增加及心室容积扩大，可能减轻左心室流出道梗阻程度，从而改善妊娠期血流动力学情况。

(二)外周血管顺应性和阻力

后负荷是指心肌收缩之后所遇到的阻力或负荷，又称压力负荷。主动脉压和肺动脉压就是左、右心室的后负荷。对左心室来说，在无主动脉瓣狭窄或主动脉瓣缩窄时，其后负荷主要取决于：①主动脉的顺应性：即主动脉内容量随压力升高管壁扩张的能力，如血管壁增厚，则顺应性降低。②外周血管阻力：它取决于小动脉血管床的横断面积及血管紧张度，后者受血管和体液因素的影响。③血液黏度：血液黏度增高，则外周血管阻力增大。④循环血容量。其中，以外周血管阻力为最重要，临床上常以此作为左心室后负荷的指标。在没有心室流出道梗阻的前提下，可以通过测量动脉收缩压或外周血管阻力来估计心室后负荷。

妊娠期间，外周血管阻力于妊娠5周开始下降，于妊娠第20～32周下降达谷值，并于妊娠32周后缓慢升高直到分娩期。妊娠时血压的改变与外周血管阻力的变化密切相关，早期妊娠期间外周动脉压开始相应地降低，于妊娠中期降至最低值后再次升高，最终达到甚至超过妊娠前水平。外周血管阻力下降的机制尚未完全明了，可能与妊娠子宫的低循环阻力有关。妊娠期间，子宫胎盘循环阻力较低，血流灌注增加，足月仰卧位时可高达500ml/min，且左侧卧位时血流灌注增加更为明显。胎盘血流逐渐增加，直到妊娠25周后开始维持稳定。另外，其他器官的局部血管阻力也降低。外周血管扩张药，尤其是前列腺素等水平的升高，也是血管阻力降低的一个重要因素。给动物施予雌激素及催乳素后，可观察到动物血管阻力下降。随着胎儿成长，产热率增加也可能是血管舒张的原因，特别是在散热区域如手部，血管扩张明显，阻力随之下降。

妊娠时氧消耗的增加主要为胎儿及妊娠附属物。妊娠时母体的氧是经血流从子宫动脉经弓形动脉、螺旋动脉至胎盘的绒毛间隙，经绒毛的滋养细胞层、基质、毛细血管壁弥散至胎儿血中。因此，胎儿脐静脉血氧分压低于子宫动脉血的氧分压，而经消耗后的脐动脉血氧分压又低于脐静脉血的氧分压。为满足胎儿日益增长的对氧的需要，子宫动脉管径逐渐增粗，使血流量增加。

妊娠期间除子宫循环阻力改变外，其他部分脏器的血管阻力及血流灌注也会发生改变。在妊娠早期，肾血浆血流(renal plasma flow，RPF)及肾小球滤过率(glomerular filtration rate，GFR)显著增加，整个妊娠期间维持高水平，RPF比孕前约增加35%，GFR约增加50%。肾脏血流的改变主要是由于肾血管扩张，但同时也受妊娠女性体位改变的影响。仰卧位或站立位时肾小球滤过率有所减少。流经手的血流从妊娠早期到分娩时呈进行性增加，并于产后几周内减少到非孕水平。但在产后第6周手部血流可能高于妊娠早期的水平。足部的血流变化与手部的血流变化相似，但其变化幅度较后者小。双胎孕妇的肢端血流在妊娠30周后可能高于单胎孕妇。妊娠时皮肤血流也明显增加，在妊娠18～20周期间呈缓慢平稳的上升。在妊娠20～30周时皮肤血流上升较快，此后无明显变化。皮肤血流增加至少持续到产后1周，皮肤血流的增加可致皮肤温度升高，供应手、足的血流同时增加，可导致“手足暖红斑”现象。甲床在显微镜下检查呈现扩张状态。在妊娠女性中还可见蜘蛛痣或其他血管扩张的体征。另外，还可见鼻黏膜充血，这也是孕妇鼻塞的原因。孕妇乳房血流也可能增加，导致乳房充血，浅表静脉扩张及持续的乳房杂音，并伴有热及刺痛感。孕妇肝及脑的血流无明显变化。妊娠时冠状动脉血流的变化尚不清楚(表1-1-4)。

表1-1-4 正常孕妇脏器局部血管阻力及血流分布变化

器官	血管阻力变化	血流变化
子宫	↓	↑
肾	↓	↑
肢端	↓	↑
皮肤	↓	↑
肝	±	无改变
脑	±	无改变
乳房	↓	可能↑
冠状动脉	?	?

仰卧位时，不仅下腔静脉受压，腹腔动脉和髂动脉也会受到妊娠子宫的压迫。左侧卧位时可减轻压迫。增大的子宫压迫下腔静脉，使下肢及盆腔内静脉回流受到影响，造成回心血量减少，右心房压下降，心搏出量减少，血压下降，临床上称之为“妊娠仰卧位低血压综合征”(supine hypotensive syndrome of pregnancy)。仰卧位低血压的发生率为

0.5%～11.2%，仰卧位时心排血量减少，血压下降，机体一般通过增加外周血管阻力来代偿，以维持血压稳定。仰卧位低血压患者的另一致病因素可能是没有发达的椎旁侧支循环，或者说椎旁侧支循环不能开放，这可能与血管迷走神经功能减弱有关。当患者去仰卧位时，心排血量急速下降，但心率及动脉血压并未相应变化，患者保持仰卧位4～6min，随着心排血量进一步下降，心率及血压将突然下降，并出现眩晕等临床症状。

一般情况下，后负荷的降低不会加剧心功能的紊乱，事实上，对于合并反流性瓣膜关闭不全的孕妇，后负荷降低反而有助于减轻反流的严重程度。在某些特殊情况下，后负荷的降低是有严重危害的，如合并"艾森门格综合征"(Eisenmenger syndrome)或者其他类型紫绀型心脏病的孕妇，后负荷降低，可能加重右向左分流，导致缺氧和发绀症状进一步加重。另一方面，肾血流灌注减少，将影响药物的排泄及分布，这就是妊娠期许多药物的使用需要注意调整剂量的原因。

(三)心脏解剖学改变

心脏前负荷和后负荷生理性改变的过程中伴随着心脏各腔室的解剖学改变，心房、心室重塑，心脏四个腔室的体积从早期妊娠到晚期妊娠均较孕前显著增加。直到产褥期，心脏各腔室的体积才逐渐恢复至基线水平。左心室舒张和收缩末期的内径和容积与孕前比较均显著增加，经产妇左心室舒张和收缩末期内径、容积及搏出量增加的幅度在妊娠24周以后明显大于初孕妇。左心室体积扩大的同时，左心室壁厚度也在不断增厚，主要表现为左心室后壁增厚，妊娠37周时的左心室后壁厚度为(10±1.3)mm，较产后12周时的(7.7±0.7)mm增厚约30%。心脏瓣膜瓣环同样也会发生结构性改变，二尖瓣、三尖瓣及肺动脉瓣等瓣膜瓣环口的扩大，将导致相应瓣膜的反流程度加重。妊娠期常可发现少量心包积液，而分娩后心包积液可自行消失。

妊娠期因膈上升，心脏向上向左移位，同时因其长轴亦有一定程度旋转，结果是心尖较非妊娠期外移，心浊音界左缘较正常略大，心音较非妊娠期亦有变化，多在妊娠12周前后出现，表现为第一心音增强并有分裂，肺动脉瓣区第二音增强，妊娠晚期容易听到第三心音。由于心搏增强，血流加速，90%的孕妇在肺动脉瓣区和心尖区可听到收缩期吹风样杂音，分娩后消失。

妊娠期间心房扩大，心房内压力增高致使心房肌张力增加，肌细胞受牵张而发生电生理紊乱，容易产生房性心律失常。其他心脏解剖学改变，如少量心包积液，可能临床意义不大。心室重塑等生理变化的意义在非孕女性中已经得到很好的阐述。但对于合并结构性心脏病的孕妇，这些心脏解剖学改变的重要性、持续时间和预后等指导性意义尚缺乏相关的研究。

(四)心脏功能和血流动力学

1. 心肌功能和收缩力　心肌的收缩和舒张功能构成了心脏的整体功能。目前，心脏收缩功能的研究主要利用无创的彩色多普勒进行，利用心脏射血周期的参数，如射血分数、射血时间、搏出量及心内膜心肌缩短的速度等来表示收缩功能状态。关于妊娠期左心室舒张功能的研究尚少，主要的研究手段为彩色多普勒超声，通过对二尖瓣和肺静脉血流频谱分析及左心室舒张末期容积和压力来判断左心室舒张功能状态。

衡量妊娠期心脏功能，心排血量是目前研究最多的指标，它取决于心率和心搏出量，两者在妊娠期均有所增加。妊娠期，心排血量增加30%～50%，于妊娠第5周即开始增加。有研究指出，心排血量在中期妊娠末达到最高峰，但另有研究表示其峰值应推迟至妊娠晚期，此后，心排血量将维持不变直至分娩期，或者说接近分娩期才开始减少(图1-1-3A)。虽然大部分心排血量的增加主要来自心搏出量的增加，但心率加快的作用也不

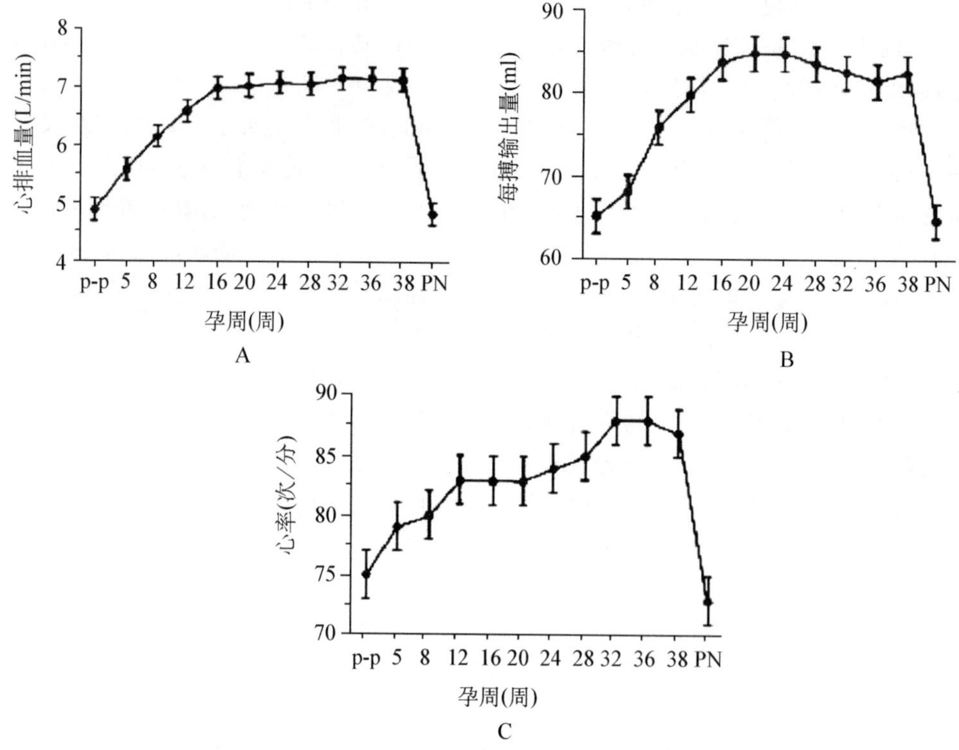

图 1-1-3　妊娠期间，孕妇心排血量、每搏输出量、心率的变化

A. 孕周与心排血量的变化；B. 孕周与每搏输出量的变化；C. 孕周与心率的变化

p-p. 孕前；PN. 产后-分娩后 6 个月

资料来源：Candice K Silversides，Jack M Coman.2007. Physiology changes in pregnancy. In：Celia Oakley ed. Heart Disease in Pregnancy. 2nd ed. Malden：Blackwell Publishing

容忽视。在心搏出量达到峰值以后，心率仍持续增加，在之后的妊娠过程中起着重要的作用。有关合并心脏疾病孕妇心功能的资料不多，Ueland 等研究指出，具有潜在心脏疾病的孕妇，其心排血量明显低于心功能正常的孕妇。

关于妊娠期左心室射血分数变化结果的相关研究说法不一。有些研究显示射血分数有所增加，而有的研究则表示其无明显变化。其实，反映心脏收缩功能状态的一些参数，如射血分数、心内膜心肌短缩速率等都是负荷敏感性的参数，因此用它们表示左心室的收缩功能存在一定的局限性。纵向研究表明妊娠期由于前负荷增加、后负荷降低及心肌内在收缩性的加强，使左心室收缩功能明显增强，但也有报道认为妊娠期左心室收缩功能并无明显改变，这可能与他们研究的对象和方法不同有关。Geva 等研究发现在妊娠期尽管舒张末期容积增加及后负荷降低，心脏射血期参数并无改变。如果用压力-速度参数评价左心室收缩功能，发现在妊娠中期孕妇的心脏会出现短暂的左心室收缩功能减弱，但这种收缩功能减弱仍在正常的限度之内，不会引起临床症状，在妊娠晚期或产褥早期恢复至正常基线水平，其原因可能和内分泌、心脏自身调节有关，或是心脏对妊娠早期迅速改变的负荷状态而做的适应性改变，随着妊娠的进展，心肌收缩成分适应了容量负荷的变化而又回到基线水平。Mone 等也发现妊娠期收缩功能降低的现象，所不同的是出现的时间在妊娠晚期和产褥早期，他们认为这种收缩功能降低现象应当引起重视及有深入研究的必要，特别是当有潜在围产期心肌病时。Gilson 等采用收缩末期左心室内壁张力和被心率校正的心外膜心肌平均缩短速度的比值表示心肌收缩性，发现在整个孕期心肌的收缩功能明显增强，而未发现收缩功能下降的现象。总的来看，妊娠期收缩功能和孕前相比明显增强，是否存在妊娠中晚期或产褥早期短暂收缩功能轻度降低尚需进一步研究。

二尖瓣舒张期血流频谱的异常反映了左心室舒张功能的异常，二尖瓣舒张早期充盈峰为 E 峰，舒张晚期充盈峰为 A 峰。正常人左心室充盈以主动充盈为主(约占 75%)，左心房收缩为辅(约占 25%)，故正常人的 E>A，当舒张功能减退时 E/A 比值减小。使用彩色多普勒超声检测舒张早期和舒张晚期的血流速度比值，也就是 E/A 比值，结果显示妊娠晚期的 E/A 比值较产后 E/A 比值有所下降，但均无 E/A 比值<1，说明正常妊娠女性的左心室舒张功能有轻度下降。导致妊娠期左心室舒张功能轻度下降的原因可能是：①前负荷增加使左心室舒张末期压力上升；②妊娠期心室壁厚度增加导致心室的顺应性降低。Mabie 等推断在妊娠期左心房平均压及左心室舒张末期压在妊娠中晚期已达到正常值的上限，需要加强左心房收缩以完成心室的灌注，而心房收缩加强的结果是心室体积增大及心室顺应性下降，导致左心室舒张功能降低。Sandaniantz 等在研究多次妊娠对心脏功能的长期影响时发现，多产妇左心室的舒张功能并不比分娩一胎者差，说明妊娠期舒张功能的改变可能是暂时性的，不会造成左心室舒张功能的永久性损害。

由于胎儿生长发育以及母体循环、呼吸系统工作量加重，均使氧消耗量不断增加，至分娩时达高峰，比未妊娠时增加可达 20%～30%。因此，在整个妊娠过程中，耗氧量逐渐增多，而大部分心排血量的增加发生在妊娠早期。

随着胎儿的生长发育，母体对于血氧和营养的需求不断增加，要求心脏不断做功，不断增加心排血量，以满足代谢和生长的需要，这样就大大增加了心脏的负荷，可能进一步加重心脏功能受限孕妇的心脏负担。一旦孕妇不能保证足够的心排血量供应或需要不断增加心脏充盈压以满足不断增加的心排血量需要时，可能发展成为右心衰竭或左心衰竭。瓣膜粘连性狭窄病变，如主动脉瓣狭窄，将限制心脏的收缩功能，不能提供足够的心排血量，导致严重的孕产妇和胎儿的不良事件。对于合并冠心病的女性，妊娠期间心脏做功不断加强，因此，心肌耗氧量不断增加，同时心率不断加快，心脏舒张期缩短，使得冠状动脉供血不足及耗氧增加，可能诱发心肌缺血发作。对于合并马方综合征的女性，妊娠更是一种非常危险的行为，怀孕时血容量增多、心排血量增加及内分泌环境改变等，明显增加了发生主动脉夹层破裂的风险。

2. *心排血量变化*　妊娠期各种不同体位在不同孕期的心排血量各有不同。若以每分心排血量计，取仰卧位时在妊娠 20～24 周即达高峰，此后缓慢下降，28 周后下降明显，38～40 周时最低，产后 6～8 周恢复正常；但在侧卧位及坐位时则不同，每分心排血量在 28～32 周时达峰值，此后逐渐下降，至 38～40 周时降至自中期妊娠以来的最低点，分娩后仍在下降，产后 6～8 周恢复正常(图 1-1-3A)。以上情况反映了三种不同体位心排血量的不同与子宫对下腔静脉的压迫影响回心血量有密切关系。但总的来说自妊娠 20 周开始至妊娠 32～34 周，心排血量明显增加，平均增加达 40%。

3. *每搏输出量变化*　心排血量的增加是通过每搏输出量和心率增快来完成的。在孕5～11周每搏输出量开始增加，16～24周达高峰，比孕前高达约32%，高峰之后每搏输出量在以后的孕期保持不变或轻度减少，近足月妊娠时，每搏输出量减少，需要以心率增快作为代偿(图1-1-3B)。妊娠期虽然血容量增加，但因血液稀释，血黏滞度降低，全身外周血管扩张，故未明显增加心脏负担。分娩期的子宫收缩使回心血量增加，第二产程时的用力，均使心排血量及每搏输出量增加。产褥期，子宫收缩后血液回至体循环内，身体在妊娠期中积聚的水分亦回至体循环经肾排出。心排血量虽较非孕时多，但逐渐恢复正常。

4. *血压变化*　妊娠时血压的改变与外周血管阻力的变化密切相关。早期妊娠期间，外周动脉压开始相应地降低，在孕8周血压下降约10%，主要是舒张压下降，于妊娠中期(16～24周)降至最低值后再次升高，最终达到甚至超过妊娠前水平。妊娠期动脉舒张压下降，原因有多种，尽管妊娠期血容量明显增加，血液中肾素、血管紧张素增多，但血液中尚有很多扩血管物质，如前列腺素、血栓素等，而且妊娠期子宫和胎盘附着部位部分动脉和静脉的交通几乎是直接的，形成短路，使血流阻力明显缩小，另外胎儿产热使周围血管扩张亦为因素之一。综合因素作用的结果均可致舒张压下降。

孕妇的体位对动脉压亦有影响，平卧、坐位及站立几种不同体位的血压都不同。妊娠中期动脉压降至最低，舒张压下降更为明显，中期妊娠后血压又逐渐回升。妊娠时前肘静脉压不变，但股静脉压在妊娠足月时较妊娠早期升高明显。晚期妊娠平卧时巨大子宫压于下腔静脉上使下半身血液回流骤减而导致心排血量明显降低，10%的孕妇可发生动脉性低血压及晕厥，此即妊娠期仰卧位低血压综合征(supine hypotensive syndrome)。

5. *心率和心律*　心率变化的个体差异性很大，在整个妊娠过程中平均心率增加10～20次/分，于妊娠中期末或妊娠晚期的早期心率加快达到最大值，并保持较高水平直至产褥期。在妊娠过程中，许多孕妇仍以窦性心律为主，但房性期前收缩及室性期前收缩的发生明显增多。妊娠期血容量的增加，生理性贫血，心排血量需求的增加，以及孕妇的精神紧张和焦虑所致内分泌激素和自主神经系统等的改变，是引起正常孕妇窦性心动过速的主要原因(图1-1-3C)。

研究显示，新发室上性心律失常甚至室性加速性心律失常的发生率在妊娠期也有所增多。此外，既往心律失常病史的女性在妊娠期间室上性和室性心律失常的发生率比非孕女性明显增多，妊娠后发生心脏不良事件的风险也增加。妊娠期，各心腔扩大，心室重塑，心肌肥厚，心脏做功增多，心率加快，交感神经系统激活及心肌周围代谢产物蓄积等心脏解剖学和生理学改变，使得孕妇容易新发生各种心律失常或者使以前存在的心律失常加重发作。妊娠期心律失常以无器质性心脏病者多见(占75%)，妊娠期心律失常且无器质性心脏病变的孕妇能顺利妊娠至足月并分娩。

(五)神经内分泌因素

另一项研究血流动力学变化的方法是检测妊娠相关激素水平及血管活性物质。血管活性物质特别是血管舒张因子如一氧化氮(NO)、血浆降钙素基因相关肽(CGRP)等，以及收缩因子如神经肽Y(NPY)、内皮素(ET)等，在调节全身和局部血管的收缩和舒张中起着重要的作用。ET和NO是一对相互拮抗、相互调节的由血管内皮细胞产生并释放的血管活性物质，生理情况下，正常功能内皮细胞的ET/NO系统平衡在调节和控制全身血压和局部血流方面发挥着重要作用。正常妊娠时，孕妇血浆血管舒张因子CGRP的水平与正常非孕女性相比明显上升，并随妊娠期的延长而增加，至妊娠晚期达高峰。血浆NO的含量妊娠后即开始上升，到孕中期达高峰，孕晚期则有所下降。血管收缩因子NPY和ET的水平与正常非孕女性相比虽然有上升，但没有显著性差异，与妊娠时间的变化也没有明显关系。上述变化表明正常妊娠时，虽然ET和NPY等收缩血管的活性因子明显增多，同时舒张血管的CGRP和NO的合成与分泌也相应增加，使得血管对收缩因子的敏感性降低，因而正常孕妇血管舒张与收缩因子能够保持正常平衡，使得孕妇血压维持在正常范围，甚至稍低于正常的水平，这种变化对维持胎儿、胎盘循环，促进胎儿发育都有重要意义。另外，前列腺素类等血管扩张药也可能与外周血管阻力明显下降、子宫和肾脏血流灌注增加等改变有明显关系。这些血流动力学变化另一方面可导致一系列压力感受器介导的神经内分泌事件，包括肾素-血管紧张素-醛固酮系统、交感神经系统的激活和利尿肽的释放。

肾素-血管紧张素系统(RAS)是一种激素内分泌系统，在心血管功能调节、水盐平衡调节中起重要作用。妊娠期间体内肾素、血管紧张素水平均有所升高，它们分为循环RAS及组织RAS两大类。组织RAS在生殖过程中的作用越来越引起重视。研究发现，许多生殖器官如子宫、卵巢及胎盘绒毛均存在独立的RAS。胎盘存在独立的RAS，局部合成的Ang Ⅱ参与胎盘形成过程中新生血管的形成和蜕膜螺旋动脉的重塑，双向性调节胎盘血流量，刺激胎盘的激素合成功能，对正常妊娠的维持起重要作用。循环RAS的生理功能主要是对体液平衡、摄盐和血压的调节；特别是在体内细胞外液量减少和血压降低的情况下通过调节血流阻力和肾脏的排钠量，使器官组织仍能得到一定的血液灌注。在妊娠期间，虽然妊娠期间细胞外液明显增多，但肾素分泌水平仍有不可思议的增加。考虑与妊娠时外周血管阻力下降，血压水平有所降低反馈性调节及交感神经系统兴奋有关。另一方面，胎盘逐渐成熟，组织RAS分泌增多，对循环RAS也有一定的影响。

交感神经系统激活，血浆儿茶酚胺水平升高，对妊娠期血流动力学发挥调节作用。该作用始于妊娠早期甚至围着床期并维持整个妊娠期。妊娠期母血以及胎盘、羊水、脐血等胎儿附属物中都能检测到儿茶酚胺类。妊娠期血浆儿茶酚胺类水平比非妊娠期高3～5倍。母体和胎盘在妊娠期都能分泌儿茶酚胺类，儿茶酚胺类或者以循环激素调节母体的血管稳态，或者以自主和(或)旁分泌因子调节局部血管张力和胎儿胎盘组织的激素分泌。通常情况下，外周血管阻力和动脉压的降低，能激活交感神经系统，使血浆儿茶酚胺类分泌增多，相对地，血容量增加时，动脉压升高，儿茶酚胺水平则下降。因此，在妊娠过程中，两者是相互影响的，有文献资料发现，正常妊娠与合并妊娠高血压疾病的孕妇，交感神经网激活的本质和程度是不同的。

利尿肽反映心血管和肾脏的整体功能，具有强大的利钠、利尿、扩张血管和降低血压的作用。心房膨胀或心房内压升高导致的心肌层扩张是刺激心钠肽(ANP)和脑钠肽(BNP)释放的重要因素。心房扩张释放心房ANP，而心室扩张则分泌BNP。妊娠期间，母血Pro-ANP的浓度增加。同未孕女性比较，正常孕妇血浆ANP在妊娠早期升高不明显，而妊娠中、晚期则显著高于未孕女性，产时和产后48h亦显著升高。妊娠中晚期，孕妇水钠潴留，血容量增加，中心静脉压和左心房压增加及心房扩张等刺激心房肌细胞分泌ANP增多，血清ANP含量较早期仍升高。ANP与前列腺素I_2等形成的降压系统在孕期升高，与肾素-血管紧张素-醛固酮等构成的升压系统达成高水平的动态平衡，从而维持正常妊娠时血循环和血容量的生理平衡，这是机体的一种生理调节功能。在合并子痫前期的孕妇中，ANP和BNP水平的升高主要是由于左心室壁厚度及左心室容积的改变。

自主神经系统和肾素-血管紧张素-醛固酮系统的过度激活，使NO、PGI_2等血管扩张剂活性生成减少或损害其活性，是子痫前期发病机制中一个重要环节。目前对于合并结构性心脏病的孕妇血浆中的儿茶酚胺类及肾素、血管紧张素、醛固酮等激素水平尚缺乏明确的检测证据，对于这些神经系统及内分泌因子在最终发展至心力衰竭的孕妇中所扮演的角色和作用机制也尚未完全明确。

(六)呼吸系统改变

妊娠期呼吸系统的许多解剖结构会发生改变，并且常常因此而改变很多生理参数。由于妊娠，肋骨下角从68°增加至103°，因此导致胸腔直径增加约2cm。潮气量增加约200ml，或增加40%以上。呼气储备量下降约200ml，而残气量下降约300ml或20%。尽管关于肺活量增加的数据不多，但相信肺活量是轻度增加的。吸气量增加约300ml，功能残气量下降约500ml。每分通气量增加约40%或3L/min。但是通气量增加如此之多的原因不太清楚，因为基础代谢率以及耗氧量的增加只能使通气量增加约20%。这种过度通气现象被认为是孕激素作用于呼吸中枢的直接效应。

人们公认，在正常妊娠期间孕妇在某些时候常出现呼吸困难。结果是，呼吸困难的出现很可能被错误地认为是发生了心肺系统疾病，其实这只是正常妊娠生理性变化的一种表现。在妊娠期的第4～6个月期间有60%～70%的孕妇出现过呼吸困难。但这与呼吸系统结构的改变或氧的摄取毫无关联，它在孕妇腹围出现明显增长之前就发生了。对这一现象并无好的解释，但可以认为是由于对过度换气的不适应，从而使孕妇有呼吸困难的感觉。这种感觉被认为是由于二氧化碳分压降得很低的缘故，但是，妊娠期女性对二氧化碳分压增高时的耐受能力高于非孕期所经历的相同过程。

二、分娩期心血管系统的生理变化

分娩期是全身心血管系统变化最大、心脏负担最重的时期。分娩期间，疼痛、焦虑及子宫收缩均可能引起血流动力学变化，心排血量增加、心率加快及血压升高等，均可能加重合并结构性心脏病孕产妇的心功能代偿压力，甚至可能导致心功能失代偿(表1-1-5)。

表1-1-5　临产与分娩期母体的血流动力学改变

母体血容量	+40%
子宫血流(足月)	500ml/min
自动转移(临产)	300～500ml
自动转移(产后)	1000ml
心排血量改变(与第三孕季末数值比较)L/min	
潜伏期	+1.10
加速期	+2.46
减速期	+2.17
第二产程	+3.50
产后(瞬时)	+3.10
失血(ml)	
阴道分娩	500ml
阴道分娩(双胎)	1000ml
剖宫产	1000ml

资料来源：Kirk Ramin. 2007. Managment of labour and delicery in the high-risk patient. In: Celia Oakley ed. Heart Disease in Pregnancy. 2nd ed. Malden: Blackwell Publishing.

第一产程子宫收缩时自子宫排出250～500ml血液进入体循环，全身血容量增加，使心排血量增加、平均动脉压上升，导致心脏负担加重。与第一产程相比，第二产程平均动脉压和外周血管阻力增加。因为第二产程血流动力学变化较大，除子宫收缩外，腹肌与骨骼肌的收缩可使外周血管阻力增加、后负荷增加，产妇屏气使周围循环阻力及肺循环压力增加，当前负荷超负荷及后负荷增加明显时，可能出现心排血量增加不明显甚至反而下降的现象，此时心脏负担最重。与第二产程相比，第三产程平均动脉压和外周血管阻力下降，心排血量增加。这是由于胎盘循环停止，大量血液进入体循环，但同时腹腔内压骤减、内脏血管扩张，使回心血量减少，因此血流动力学改变与孕晚期相接近。

分娩期第一产程每次宫缩约 500ml 血液从子宫胎盘循环中进入周围循环，这就是所谓的"自体输血"。分娩过程中的失血量具有很大的个体差异性，经阴道分娩失血量约占总血容量的 10%，剖宫产则占 29%。在分娩过程中，基础血压随着每次宫缩都有所升高，考虑与每次宫缩时心排血量增加有关。另外，下肢血管受压迫，更多血液向上肢分流，使得上肢血压升高。分娩时，循环血中儿茶酚胺类含量持续升高，心率仍持续加快。关于宫缩对心率影响的研究结果说法不一。一些调查显示宫缩时心率加快，另有调查则表示宫缩时心率无明显变化，甚至可能出现心率减慢。

分娩期的心率变化个体差异性很大，并且受体位影响，麻醉方式及麻醉药物的选择对心率变化也有明显影响。分娩过程中心排血量增加约 10%，心排血量的增加主要是由于心率的加快和心搏出量的增多，且每次宫缩可额外增加心排血量 7%～15%。第二产程是心排血量持续增加，左侧卧位时比仰卧位时心排血量增加更多。产后早期，由于下腔静脉受压减轻和胎盘血自体回输，心排血量将持续增多，比产前水平增加多达 80%，于产后 1h 左右心排血量可恢复至产前水平。由于产后瞬间心排血量持续且大量增多，故在此期间，产妇需要严密的监测，此时适当的麻醉方式的选择和严密的监护将有助于预防严重不良事件的发生。

分娩时所采用的麻醉和止痛方式等可明显影响血流动力学变化。硬膜外麻醉有助于减轻产妇的疼痛和紧张、焦虑情绪，从而减慢心率、降低血压并减少氧耗。然而，硬膜外麻醉时，静脉扩张，静脉回流减少，有发生严重低血压的风险。与阴部麻醉或宫颈旁麻醉相比，骶管麻醉减少分娩时心排血量的增加，所以会限制分娩过程中心排血量的增加。全麻诱导可能升高血压并加快心率。

当孕妇合并二尖瓣狭窄等舒张功能受限的心脏病时，不能适应前负荷的增加；或者合并扩张型心肌病等心脏收缩功能受限制的疾病时，不能适应后负荷的增加，不能满足心排血量增加的需要，在分娩过程中有很高的风险。合并马方综合征的孕妇，在分娩过程中随时有发生主动脉破裂的可能，特别是血压明显升高的情况下。

三、产褥期血流动力学的改变

产后各项血流动力学指标将逐渐恢复到基线水平，完全恢复需要 6 个月左右。一些关于血流动力学的研究，无法得到孕前各项指标的基线值时就以产后早期的血流动力学指标作为替代，这样得出的数据将低估妊娠期间血流动力学的真实变化。

产后 3d 血容量减少约 10%，血红蛋白及血细胞比容在产后 2 周前逐渐升高，随后保持稳定水平。产后 2 周内，外周血管阻力将增加约 30%，但收缩压及舒张压则一直保持着妊娠晚期的血压水平，直至产后 12 周左右。在经过最初的分娩相关性心动过速后，进入产褥期早期，将发展成为窦性心动过缓，接下来 2 周，心率可缓慢恢复基线水平。产后约 4h 将出现心排血量一过性增多，多达 80%，之后 24 周内，心排血量将逐渐减少。同样地，心搏出量也在产后 24 周内逐渐减少。许多研究显示，左心房容积、左心室容积及左心室室壁厚度也于产后 24 周左右回归基线水平。左心室射血分数和心内膜心肌短缩速率随着妊娠结束而逐渐降低。值得注意的是，与妊娠相关的左心室厚度解剖学改变和功能性改变最终可能不能恢复到孕前水平。

结论　在妊娠、分娩及产褥期，心血管系统发生的变化主要在循环血容量、外周血管顺应性和阻力、心肌功能、心率及神经内分泌系统等方面，这些改变使孕妇的心血管系统和血流动力学足以支持妊娠期不断增加的代谢需要。对于没有心血管疾病的孕妇，正常妊娠过程中的这些变化不会造成血流动力学方面的影响，但孕产妇如果合并了结构性心脏病、可影响心血管系统的其他非心脏疾病，孕期发生的这些变化对孕产妇和胎儿都将产生不同的后果。因此，有关妊娠与心脏疾病的相关研究已日益受到关注。

（黄焕亮　吴沃栋）

第二节　妊娠期呼吸生理学的变化

妊娠期呼吸系统发生许多重要的改变，这些改变是母体为了适应胎儿生长发育及高动力循环的需要而做出的一系列生理性适应反应，这些适应性改变主要受胎儿及胎盘所产生的激素的影响，分娩后又恢复至未妊娠状态。

一、解剖形态的改变

（一）上呼吸道的改变

妊娠期上呼吸道常有不同程度的充血、水肿，约30%的孕妇出现鼻炎一样的症状并伴随鼻分泌物增多。这些症状一般在早孕结束时出现，在妊娠后3个月最显著，治疗往往比较困难，但是这种症状通常在分娩后48h内自然缓解。妊娠期上呼吸道黏膜的改变很可能是由于雌激素增加的直接作用和（或）血容量增加的非直接作用所致。研究发现，当给予实验动物外源性雌激素后，动物鼻黏膜出现充血肿胀等改变。也有研究发现女性在口服避孕药后以及月经周期时也可见上述鼻黏膜的改变。因此，雌激素与鼻黏膜上述病理改变有密切的关系，但还不是最终的结论，因为虽然妊娠期间体内雌激素浓度增高，但并非所有的孕妇均存在上述鼻黏膜充血、水肿的病理改变。因此，目前普遍认为妊娠期鼻炎并非单一雌激素所致，目前倾向于多因素作用。妊娠所致的上呼吸道病理改变不只限于鼻黏膜，整个上呼吸道黏膜都广泛水肿和脆性增加，局部抵抗力降低，容易发生上呼吸道感染。同时，由于上呼吸道黏膜的充血水肿及黏膜的易脆性，妊娠期的女性容易出现自发性鼻出血，在进行鼻咽部的侵入性检查时也较正常人容易出血。在对孕妇使用喉镜及气管插管时需要更加小心，操作前需使用足够的润滑剂以尽量减少呼吸道黏膜的损伤和出血。由于妊娠时气道黏膜水肿，乳房充血增大，全身体重的增加均有助于气道阻塞的加重，同时，声带水肿开放面积减少。因此，在进行气管插管时还宜使用细的气管导管以提高插管的成功率。另外，有报道妊娠期还出现耳部充血、闷胀感的咽鼓管功能障碍症状。但是Weismann等的研究结果提示妊娠与咽鼓管功能障碍之间并无确切的联系。

（二）胸壁的改变

妊娠时除了腹部形状变化明显外，胸廓形态也发生改变。随着妊娠子宫的增大及母体体重的增加，腹部和下胸壁周径也增大，膈位置抬高，肋膈角增宽，休息时的膈顶位置较非妊娠期平均上升4～5cm，但胸透检查变化不大。孕晚期子宫增大，腹压增高，使膈活动度减少，胸廓活动度相应增加，以胸式呼吸为主。但也有报道认为妊娠期膈的移动度并未受限，另有研究认为妊娠期膈移动度较非妊娠期增加。膈和肋间肌在妊娠期潮气量的增加中均发挥重要作用，但与非妊娠期相比，妊娠时膈的运动对潮气量增加的贡献更大。

肋膈角增宽，从妊娠初期的69.5°增大到孕足月的103.5°，平均增宽约50%。妊娠期间胸廓的前后和左右径平均增加约2cm，下胸廓的总周径增加5～7cm。对于胸廓的这些解剖改变,传统的解释是由于增大的子宫压迫腹部,导致腹内压增高,膈肌上抬,进而导致胸廓的一系列改变。但是,肋膈角的增宽开始于妊娠早期,子宫尚未明显增大的时候,因此上述胸廓的改变很显然不能简单地用子宫的增大来解释。这很可能是附着肋骨的一些韧带松弛所致的结果。妊娠时体内耻骨松弛素浓度增高,使附着肋骨的韧带松弛,因此,肋膈角的增宽除与增大的子宫有关外,妊娠期韧带的松弛也起重要作用。胸廓这些改变在妊娠37周的时候达到高峰,大部分在妊娠分娩后24周内恢复正常。肋膈角在分娩后虽有所缩小,但仍较妊娠前宽。Contreras的研究发现,分娩7个月后的肋膈角平均宽度较妊娠极早期的肋膈角仍然宽约20%,恢复较慢。此外,由于子宫增大抬高膈肌,胸廓容积的上下界缩短,但同时由于胸廓的前后径与横径代偿性增大,因此,胸腔总体积未见明显缩小,肺活量一般不受影响。胸部X线透视肺的呼吸动作未见妊娠期有任何改变。胸部X线胸片显示肺纹理增加,可能为肺组织血容量增多所致。

(三)呼吸肌功能的改变

妊娠期间呼吸肌功能无改变,Contreras和Gilroy研究发现,妊娠期间最大吸气压和呼气压无改变,但腹内压却有显著增高(从8cmH_2O到12cmH_2O)。由于膈肌是最主要的吸气肌群,在吸气过程中,膈所起的作用占呼吸肌的60%～80%。因此测定最大跨膈压可以评价膈肌的收缩功能。有研究也发现,胃内压减去食管内压力所测得的最大跨膈压在妊娠期间也无改变[孕37周为(94.9±8.7)cmH_2O,分娩后为(96.4±10.8)cmH_2O]。此外,妊娠时腹肌紧张度及兴奋性有所降低。

二、肺功能的改变

妊娠期女性发生许多生理上的变化,除胸廓的解剖结构发生改变外,肺功能也发生许多适应性变化,主要体现在以下方面。

(一)肺容量

妊娠期间静态肺容量也发生相应改变。由于增大的子宫使得腹腔内压增大,膈上移,胸壁顺应性下降,但同时由于胸廓的扩张代偿作用,因此肺总量保持正常或降低4%～5%(200～400ml),这在不同的个体和不同的研究结果之间有所不同。与非妊娠期相比,潮气量增加了30%～50%[增加(200±50)ml]。

妊娠时膈上移,胸壁顺应性降低35%～40%,表现为功能残气量(FRC)降低,众多的研究表明,妊娠期FRC较非妊娠期下降10%～25%(300～500ml)。当孕妇从坐位转为仰卧位时FRC减少更明显。由于功能残气量分为补呼气量和残气量,妊娠时二者也分别下降,其中补呼气量下降100～300ml(15%～20%),残气量下降200～300ml(20%～25%)。由于功能残气量的下降,深吸气量增加了100～300ml(5%～10%)。

关于妊娠时静态肺容量改变开始的时间,在许多研究中有不同的报道。有研究认为,妊娠时FRC降低一般开始于妊娠第12周,而Alaily等的研究也发现,FRC和补呼气量下降出现于妊娠10～16周。Cugell等发现,在妊娠第6个月的时候出现补呼气量和残气量的下降,同时深吸气量有所增加,而其他肺容量指标改变在妊娠末期才开始出现。妊娠时肺容量发生改变后,随着妊娠的进展,这种改变逐渐加重并持续到分娩后早期。

由于妊娠期功能残气量下降,但同时深吸气量增加,使下降的补呼气量得到补偿,因此妊娠期肺活量(最深吸气后做一次最大呼气量)无明显变化。但国内的研究发现,与非妊娠女性相比,妊娠28周以前肺活量无明显改变。但妊娠28周以后肺活量有所下降,这可能与胸腔代偿扩张不足有关。

(二)肺通气功能

大多数的研究证明,由于妊娠期呼吸频

率无明显改变，一般小于20次/分，而潮气量增加30%～50%。由于每分通气量由潮气量和呼吸频率共同决定，因此每分通气量也显著增加。与非妊娠期的肺功能结果相比，妊娠期静息时每分通气量显著增加30%～50%（9～12L/min），临床表现为一种“过度通气”现象。每分通气量增加的同时还伴随肺泡通气量增加50%～70%。每分通气量一般在妊娠8～11周时即开始增加，但实际时间还要更早。目前大多数的研究均一致认为每分通气量在妊娠早期开始增加，妊娠足月时达到高峰，但是其变化的形式目前还不清楚。有研究认为每分通气量在整个妊娠期间是逐渐上升的。但也有研究认为每分通气量在妊娠第3个月末达到高峰，其后一直保持该水平直到孕足月。

每分通气量增加是妊娠期肺通气功能最显著的改变，关于妊娠期每分肺通气量增加的原因，目前的观点普遍认为与血孕激素浓度的增高、机体代谢率的增加以及呼吸动力学的改变有关。已经有研究表明，孕激素具有刺激呼吸中枢兴奋呼吸的作用，每分通气量及$PaCO_2$随着月经周期循环波动而变化。黄体期出现过度通气，且过度通气与血浆孕激素密切相关，但与雌激素无明显关系。在更年期或给予外源性孕激素后肺过度通气这种周期变化现象消失。妊娠期女性的孕激素浓度从妊娠第6周的25ng/ml上升到孕足月的150ng/ml，且研究发现肺过度通气的程度与血浆的孕激素浓度高度相关。当给予男性或女性外源性孕激素之后，肺通气量明显增加。

妊娠期呼吸驱动力增加，呼吸驱动力可用口腔闭合压来表示（P0.1），它直接反映中枢的呼吸驱动能力。Contreras研究检测了妊娠13周、21周、30周、37周的孕妇以及分娩后的P0.1变化，结果表明，呼吸驱动力在妊娠13周时即上升，到妊娠37周时最明显，分娩后24周降至正常，研究还显示P0.1增高与血浆孕激素的浓度增高密切相关（$r=0.92$）。因此目前已经普遍认为，妊娠时孕激素具有刺激呼吸中枢兴奋进而增加呼吸驱动力，从而使肺通气量增加的作用。分娩以后，随着孕激素水平的下降，呼吸驱动力恢复正常水平，这些证据均表明孕激素可直接作用于呼吸中枢使其兴奋，从而使呼吸中枢驱动力增加。关于孕激素的中枢兴奋作用机制可能是直接刺激呼吸中枢，也有可能是通过增加中枢化学感受器受体的敏感性实现，但目前尚不清楚。

最新的研究表明，孕激素还可通过降低呼吸中枢对CO_2反应的阈值和（或）增加呼吸中枢对CO_2的敏感性，从而兴奋呼吸中枢的作用。

除孕激素作用外，也有研究认为妊娠期过度通气还与机体代谢率增高有关。妊娠期间母体代谢率增高，静息时CO_2产生增加约30%，即每分钟产生约300ml CO_2。因此，机体主要通过增加每分通气量来排出多余的CO_2，以维持动脉血CO_2的正常水平。同时，在孕激素的作用下，呼吸中枢化学敏感性增高，CO_2通气反应曲线斜率增大，并向左偏移。

妊娠期生理死腔增加125～186ml，但由于潮气量同步增加，因此死腔与潮气量之比保持不变。其他肺功能测定气流的指标FEV_1和FEV_1/FVC、呼气峰流速也无改变。

国内研究发现，随妊娠的进展，FEV_1、FEV_1/FVC的比值有逐渐减少的趋势，妊娠28周以后的孕妇FEV_1较未妊娠组显著下降，而FEV_1/FVC则在妊娠36周以后有显著下降。

（三）肺顺应性及气道阻力

由于妊娠子宫的增大推移腹腔脏器，腹内压增高，膈肌位置抬高，胸廓的形态发生改变，导致胸壁的顺应性也相应下降，而妊娠期肺的顺应性则正常，呼气肌力保持低-正常范围，正常妊娠时气道阻力和总肺阻力均降低，其中气道阻力降低是导致肺总阻力下降的主要因素。关于总气道阻力降低的机制，研究认为可能是妊娠时体内激素（雌激素、孕激素）作用于气道平滑肌，导致平滑肌松弛所致。胸壁顺应性降低所带来的效应大于气道阻力降低的效应，其结果是妊娠期间孕妇呼吸做功增加约50%，同时耗氧量也相应增加。

（四）肺弥散能力

妊娠时由于全身多个系统均发生适应性的改变，因此用一氧化碳测得的肺弥散能力（Dco）也发生相应的生理改变。由于妊娠期心排血量和肺血容量增大，肺毛细血管表面积增大，导致Dco增大，但同时由于血红蛋白浓度的稀释抵消了Dco增大的效应，使得大多数妊娠期女性Dco保持不变或轻微的降低。Gazioglu等也发现，在肺毛细血管容积不变的情况下，肺Dco仍有所降低。但也有研究认为Dco在妊娠11周时增加，妊娠24～27周时降低，但此后又恢复正常，同时研究人员还发现妊娠期间血红蛋白浓度降低时伴随Dco降低，因此他们认为妊娠期贫血可能是Dco下降的原因之一。同时，也有研究发现妊娠早期Dco保持正常或轻微增高，随着妊娠的进展，Dco又降至正常。另外，McAuliffe等研究了在高海拔地区，妊娠对Dco的影响。研究发现，在高海拔地区，妊娠晚期时Dco较非妊娠女性低。同时研究还发现，居住在高海拔地区的孕妇Dco较海平面的孕妇Dco高。而在海平面高度，妊娠和非妊娠女性的Dco无显著差别。因此，妊娠时的肺弥散能力改变受许多因素的影响，不同的生理状态和循环血红蛋白浓度及肺毛细血管充盈情况均能影响Dco的数值。因此，妊娠时Dco变化的情况尚不清楚。

（五）动脉血气分析

妊娠期由于呼吸增强，每分通气量及肺泡通气量增加，动脉血氧分压轻微上升或无改变。较多的研究发现，坐位时的动脉血氧分压在妊娠早期增加了8～15mmHg，氧分压的增高有利于氧气通过胎盘进行弥散。在海平面条件下，妊娠早期的动脉血PaO_2在106～108mmHg，但到了妊娠后3个月时则为101～104mmHg。从妊娠早期到孕足月，肺泡-动脉血氧分压梯度[$P(A-a)O_2$]从14mmHg增加到20mmHg。当从坐位变为仰卧位时，血氧分压平均降低约13mmHg，从仰卧到坐立姿势，氧分压增加约13mmHg，同时肺泡-动脉血氧分压梯度[$P(A-a)O_2$]平均增加约6mmHg。

妊娠动脉血$PaCO_2$下降与肺泡过度通气有关，非妊娠期$PaCO_2$为37～40mmHg，妊娠期可降至32～34mmHg，有利于胎儿血中的CO_2向母体血扩散。$PaCO_2$从妊娠8～12周时开始下降，但一直到妊娠20周时$PaCO_2$的值与正常值相比才有统计学意义。但是在妊娠20周后$PaCO_2$改变的情况许多研究报道不一致。一些研究认为在妊娠20周后$PaCO_2$无明显变化，但也有研究认为$PaCO_2$在妊娠20周后仍持续降低直到孕足月。Spatling通过经皮检测孕妇$PaCO_2$的变化发现，动脉血$PaCO_2$在妊娠后逐渐降低，到妊娠16周时降至最低，16周之后$PaCO_2$则无明显变化。国内研究发现，妊娠36周以后血$PaCO_2$才出现显著增高，而36周以前则变化不大，与正常组相比也无统计学意义。

妊娠期的过度通气往往导致呼吸性碱中毒，此时肾脏分泌碳酸氢盐能力加强，以便部分代偿，使得血碳酸氢盐正常值维持在18～21mmol/L，动脉血pH维持在7.4～7.45。呼吸性碱中毒使得氧解离曲线右移，有利于氧向外周运输及通过胎盘，但同时妊娠时由于血液缓冲能力下降，也使孕妇容易发生代谢性酸中毒，如糖尿病酮症酸中毒。

三、氧耗量改变

妊娠期间由于母体各器官及胎儿代谢率的增高，机体氧耗量明显增加，到妊娠晚期时氧耗量较非妊娠期增加20%~33%，但由于氧耗量的增加主要是满足胎儿、子宫、胎盘的生长需要，因此单位体重的氧耗量几乎没有增加。

四、妊娠期呼吸困难

不少孕妇在妊娠早期即有气短，常在休息时或轻微劳动后出现，但此时心肺功能检查往往无异常，故称为生理性呼吸困难。妊娠期生理性呼吸困难是一个比较普遍的现象，常出现于妊娠早、中期，发生率占所有妊娠的60%~70%。研究报道约50%的孕妇在妊娠19周开始出现，60%~76%的孕妇在妊娠31周出现。这种生理性呼吸困难症状一般不严重，不影响孕妇日常活动，也不会随着妊娠的进展而恶化，往往不需要干预，在分娩后迅速消失。生理性呼吸困难的发生机制最初认为是由于妊娠子宫增大，胸壁的一些机械力学改变所致，但是这种呼吸困难常常开始于子宫增大与膈肌抬高之前，因此这种假说不大可能。García-Rio F等研究发现，妊娠期呼吸困难组中枢呼吸驱动力较无呼吸困难组高，存在较高的过度通气，认为妊娠期呼吸困难与机体对二氧化碳和缺氧的敏感性过度增高有关。但是关于生理性呼吸困难发生的机制目前还不是十分清楚。目前普遍认为妊娠期生理性呼吸困难是潮气量增加所致血 $PaCO_2$ 降低而矛盾地造成的呼吸困难。

对于妊娠期的呼吸困难，临床上需要注意区分是生理性还是由于病理因素所致。病理性呼吸困难时呼吸频率大于20次/分，二氧化碳分压小于30mmHg或高于35mmHg，或者用力呼气肺活量或超声心动图检查发现异常。此外，症状发生的时间过程也有助于区分生理性呼吸困难和病理性呼吸困难，例如，突然或阵发性的呼吸困难往往提示病理性呼吸困难。

妊娠期呼吸系统发生许多适应性变化，然而目前尚无证据表明妊娠使呼吸功能受损，但是妊娠可加剧许多急、慢性肺部疾病的进程，因此在临床工作中需引起注意。

（魏立平）

参考文献

陈敏秀，王蕾，鞠文博. 2008. 肾上腺髓质素在妊娠高血压疾病中的表达及意义. 现代妇产科进展，17(3)：169-171

刘长庭，赵恩新. 1992. 妊娠期肺功能改变. 中华妇产科杂志，27(2)：84-85

谭伟坚，李敏然. 2000. 妊娠各期肺通气功能与血气改变的初步观察. 中国优生与遗传杂志，8(6)：64-65

滕银成，汤希伟. 2001. 妊娠期妇女心血管结构和功能变化的研究进展. 国外医学妇产科分册，28(3)：137-139

张蔷，曹丽，南慧兰，等. 2004. 正常妊娠期间母体左心室舒张功能的变化. 中国心血管杂志，9(2)：126-128

张玉洁，张学勤. 2008. 心房钠尿肽在产科领域的研究进展. 中国优生与遗传杂志，16(1)：4-6

Abduljabbar HS, Marzouki KM, Zawawi TH, et al. 1991. Pericardial effusion in normal pregnant women. Acta Obstet Gynecol Scand, 70: 291-294

Alaily AB, Carrol KB. 1978. Pulmonary ventilation in pregnancy. Br J Obstet Gynaecol, 85: 518-524

August P, Lenz T, Ales KL, et al. 1990. Longitudinal study of the renin-angiotensin-aldosterone system in hypertensive pregnant women: deviations related to the development of superimposed preeclampsia. Am J Obstet Gynecol, 163: 1612-1621

Bader RA, Bader ME, Rose DF, et al. 1955. Hemodynamics at rest and during exercise in normal pregnancy as studies by cardiac catheterization. J Clin Invest, 34: 1524-1536

Bayliss DA, Millhorn DE. 1992. Central neural

mechanisms of progesterone action: application to the respiratory system.J Appl Physiol, 73: 393-404

Bieniarz J, Yoshida T, Romero-Salinas G, et al. 1969. Aortocaval compression by the uterus in late human prepnancy. IV. Circulatory homeostasis by preferential perfusion of the placenta. Am J Obstet Gynecol, 103: 19-31

Bonica JJ. 1973. Maternal respiratory changes during pregnancy and parturition. In: Marx GF ed. Parturition and Perinatology. Philadelphia: FA Davis, 2-19

Borghi C, Esposti DD, Immordino V, et al. 2000. Relationship of systemic hemodynamics, left ventricular structure and function, and plasma natriuretic peptide concentrations during pregnancy complicated by preeclampsia. Am J Obstet Gynecol, 183: 140-147

Brown MA, Gallery EDM. 1994. Volume homeostasis in normal pregnancy and pre-eclampsia: physiology and clinical implications. Baillieres Clin Obstet Gynaecol, 8: 287-310

Camann WR, Ostheimer GW. 1990. Physiological adaptations during pregnancy. Intern Anesthes Clin, 28: 2-10

Campos O. 1993. Doppler echocardiography during pregnancy: physiological and abnormal findings. Echocardiography, 13: 135-146

Candice K Silversides, Jack M Coman. 2007. Physiology changes in pregnancy. In: Celia Oakley ed. Heart Disease in Pregnancy. 2nd ed. Malden: Blackwell Publshing, 6-17

Cheek TG, Gutsch BB. 1993. Pulmonary aspiration of gastric content. In: Shneider SM ed. Anesthesia for obstetrics. 3rd ed. Philadelphia: Williams & Wilkins

Clark SL, Cotton DB, Lee W, et al. 1989. Central hemodynamic assessment of normal term pregnancy. Am J Obstet Gynecol, 161: 1439-1442

Contreras G, Gutierrez M, Beroiza T, et al. 1991. Ventilatory drive and respiratory muscle function in pregnancy. Am Rev Respir Dis, 144: 837-841

Crapo RO. 1996. Normal cardiopulmonary physiology during pregnancy. Clin Obstet Gynecol, 39: 3-15

Cugell DW, Frank NR, Gaensler EA, et al. 1953. Pulmonary function in pregnancy. I. Serial observations in normal women. Am Rev Tuberc, 67: 568-597

Davey DA, Macnav MF. 1981. Plasma adrenaline, noradrenaline and dopamine in pregnancy hypertension. Br J Obstet Gynecol, 88: 611-18

Davison JM. 1987. Kidney function in pregnant women. Am J Kidney Dis, 9: 249-52

Dempsey JA, Olson EB, Skatrud JB. 1986. Hormones and neurochemicals in the regulation of breathing. In: Fishman AP ed. Handbook of Physiology: The Respiratory System. Control of Breathing. Section 3, Volume II. Maryland: Bethesda, MD: American Physiological Society, 181-221

Duvekot JJ, Cheriex EC, Pieters FA, et al. 1993. Early pregnancy changes in hemodynamics and volume homeostasis are consecutive adjustments triggered by a primary fall in systemic vascular tone. Am J Obstet Gynecol, 169: 1382-1392

Elkus R, Popovich J. 1992. Respiratory physiology in pregnancy. Clin Chest Med, 13: 555-565

Ellegård EK, Karlsson NG, Ellegård LH. 2007. Rhinitis in the menstrual cycle, pregnancy, and some endocrine disorders. Clin Allergy Immunol, 19: 305-321

Fishburne JI. 1979. Physiology and diseaseof the respiratory system in pregnancy: a review. J Reprod Med, 22: 177-189

García-Rio F, Pino JM, Gómez L, et al. 1996. Regulation of breathing and perception of dyspnea in healthy pregnant women. Chest, 110(2): 446-453.

Gazioglu K, Kaltreider NL, Rosen M, et al. 1970. Pulmonary function during pregnancy in normal women and in patients with cardiopulmonary disease. Thorax, 25: 445-450

GaziogluK, Nolan L. 1970. Pulmonary function during pregnancy in normal women and in patients with cardiopulmonary disease. Thorax, 25(4): 445-450

Gee JBL, Packer BS, Millen JE, et al. 1967. Pulmonary mechanics during pregnancy. J Clin Invest, 46(6): 945-952

Geva T, Mauer MB, Striker L, et al. 1997. Effects of physiologic load of pregnancy on left ventricular contractility and remodeling. Am heart J, 133: 53-59

Gilroy RJ, Mangura BT, Lavietes MH. 1988. Rib cage and abdominal volume displacements during breathing in pregnancy. Am Rev Respir Dis, 137: 668-672

Hannhart B, Pickett CK, Weil JV, et al. 1989. Influence of pregnancy on ventilatory and carotid body neural output responsiveness to hypoxia in cats. J Appl Physiol, 67: 797-803

Jensen D, Wolfe LA. 2005. Effects of human pregnancy on the ventilatory chemoreflex response to carbon dioxide. Am J Physiol Regul Integr Comp Physiol, 288(5): 1369-1375

Jurkovic D, Jauniaux E, Kurjak A, et al. 1991. Tansvaginal color doppler assessment of the uteroplacental circulation in early pregnancy. Obstet Gynecol, 77: 365-369

Katz R, Karliner JS, Resink R. 1978. Effects of a natural volume overload state (pregnancy) on left ventricular performance in normal human subjects. Circulation, 58: 434-441

Knuttgen HG, Emerson JRK. 1974. Physiologic response to pregnancy at rest and during exercise. J Appl Physiol, 36(5): 549-553

Kopke RD, Jackson RL, Rhinitis. 1993. In: Bailey BJ ed. Head and Neck Surgery—Otolaryngology. Philadelphia: J B Lippincott Co, 269-288

Lapinsky SE, Kruczynski K, Slutsky AS. 1995. Critical care in the pregnant patient. Am J Respir Crit Care Med, 152(2): 427-455

Lewin SB, Cheek TG, Deutschman GS. 2000. Airway management in the obstetric patient. Crit Care Clin, 16(3): 505-513

Lind T. 1985. Hematologic system. Marenal physiology. Washington: Creog, 240-257

Lund CJ, Donovan JC. 1967. Blood volume during pregnancy. Significance of plasma and red cell volumes. Am J Obstet Gynecol, 98: 394-403

Mable WC, Disessa TG, Crocker LG, et al. 1994. A longitudinal study of cardiac output in normal human pregnancy. Am J Obstet Gynecol, 170: 849-856

Mabry RL. 1986. Rhinitis of pregnancy. Southern Med J, 79: 965-971

Mashini IS, Albazzaz SJ, Fadel HE, et al. 1987. Serial noninvasive evaluation of cardiovasvular hemodynamics during pregnancy. Am J Obstet Gynecol, 156: 1208-1213

McAuliffe F, Kametas N, Rafferty GF, et al. 2003. Pulmonary diffusing capacity in pregnancy at sea level and at high altitude. Respir Physiol Neurobiol, 134(2): 85-92

Milne JA, Mills RJ, Coutts JRT, et al. 1977. The effect of human pregnancy on the pulmonary transfer factor for carbon monoxide as measured by the single-breath method. Clin Sci Mol Med, 53: 271-276

Milne JA, Mills RJ, Howie AD, et al. 1997. Large airways function during normal pregnancy. Br J Obstet Gynaecol, 84(6): 448-451

Milne JA. 1979. The respiratory response to pregnancy. Postgrad Med J, 55: 318-324

Mone SM, Sanders SP, Colan SD. 1996. Control mechanisms for physiological hypertrophy of pregnancy. Circulation, 94: 667-672

Natrajan PG, McGarrigle HH, Lawrence DM, et al. 1982. Plasma noradrenaline and adrenaline levels in normal pregnancy and in pregnancy-induced hypertension. Br J Obstet Gynecol, 89: 1041-1045

Norregaard O, Shultz P, Ostergaard A, et al. 1989. Lung function and postural changes during pregnancy. Respir Med, 83: 467-470

Pirani BB, Campbell DM, MacGillivray I. 1973. Plasma volume in normal first pregnancy. J Obster Gynaecol Br Commonw, 80: 884-887

Pritchard JA, Rowland RC. 1964. Blood volume changes in pregnancy and the puerperium. III. Whole body and large vessel hematocrits in pregant and nonpregnant women. Am J Obstet Gynecol, 88: 3391-3395

Rees GB, Pipkin FB, Symonds EM, et al. 1990. A longitudinal study of respiratory changes in normal human pregnancy with cross-sectional data on subjects with pregnancy-induced hypertension. Am J Obstet Gynecol, 162: 826-830

Robson SC, Dunlop W, Boys RJ, et al. 1987. Cardiac output during labour. Br Med J, 295: 1169-1172

Robson SC, Hunter S, Boys RJ, et al. 1989. Serial study of factors influencing changes in cardiac output during human pregnancy. Am J Physiol, 256: H1060-H1065

Robson SC, Hunter S, Moore M, et al. 1987. Haemodynamic changes during the puerperium: a Doppler and M-mode echocardiographic study. Br J Obstet Gynecol, 94: 1028-1039

Rovinsky JJ, Jaffin H. 1965. Cardiovascular hemodynamics in pregnancy. I. Blood and plasma volumes in multiple pregnancy. Am J Obstet Gynecol, 93: 1-15

Rubler S, Damani PM, Pinto ER. 1977. Cardiac size and performance during pregnancy estimated with echocardiography. Am J Cardiol, 40: 534-540

Sadaniantz A, Kocheril AG, Emaus SP, et al. 1992. Cardiovasular changes in pregnancy evaluated by two-demensional and Doppler echocardiography. J Am Soc Echocardiogr, 5: 253-258

Salas SP, Rosso P, Espinoza R, et al. 1993. Maternal plasma volume expansion and hormonal changes in women with idiopathic fetal growth retardation. Obstet Gynecol, 81: 1029-1033

Schatz M, Zieger RS. 1988. Diagnosis and management of rhinitis during pregnancy. Allergy Proc, 9: 545-554

Schneider KT, Deckardt R. 1991. The implication of upright posture on pregnancy. J Perinat Med, 19: 121- 131

Skatrud JB, Dempsey JA, Kaiser DG. 1978. Ventilatory response to medoxyprogesterone acetate in normal subjects: time course and mechanism. J Appl Physiol: Respirat Environ Exercise Physiol, 44: 939-944

Spatling L, Fallenstein F, Huch A, et al. 1992. The variability of cardiopulmonary adaptation to pregnancy at rest and during exercise. Br J Obstet Gynaecol, 99(Suppl): 1-40

Taylor DJ, Lind T. 1979. Red cell mass during and after normal pregnancy. Br J Obstet Cynaecol, 86: 364-370

Thomsen JK, Fogh-Andersen N, Jaszczak P. 1994. Atrial natriuretic peptide, blood volume, aldosterone, and sodium excretion during twin pregnancy. Acta Obstet Cynecol Scand, 73: 14-20

Tsai C, De Leeuw NK. 1982. Changes in 2, 3-diphosphoglycerate during pregnancy and puerperium in normal women and beta-thalassemia heterozygous women. Am J Obstet Gynecol, 142(5): 520-523

Ueland K, Hansen JM. 1969. Maternal cardiovascular dynamics. 3. Labour and delivery under local and caudal analgesia. Am J Obstet Gynecol, 103: 8-18

Ueland K, Novy MJ, Metcalfe J. 1972. Hemodynamic responses of patients with heart disease to pregnancy and exercise. Am J Obstet Gynecol, 113: 47-59

Ueland K, Novy MJ, Peterson EN, et al. 1969. Maternal cardiovascular dynamics. IV. The influence of gestational age on the maternal cardiovascular response to posture and exercise. Am J Obstet Gynecol, 104: 856-864

Ueland K. 1976. Maternal cardiovascular dynamics. VII. Intrapartum blood volume changes. Am J Obstet Gynecol, 126: 671-677

Vered Z, Poler SM, Gibson P, et al. 1991. Noninvasive detection of the morphologic and hemodynamic changes during normal pregnancy. Clin Cardiol, 14: 327-334

Weinberger SE, Weiss ST, Cohen WR, et al. 1980. Pregnancy and the lung: state of the art. Am Rev Respir Dis, 121: 559-581

Weinberger SE, Weiss ST. 1995. Pulmonary diseases. In: Burrow GN ed. Medical Complications during Pregnancy. 4th ed. Saunders: Philadelphia

Weissman A, Nir D, Shenhav R, et al. 1993. Eustachian tube function during pregnancy. Clin Otolaryngol, 18: 212-214

Yoshimura T, Yoshimura M, Tasue H, et al. 1994. Plasma concentration of atrial natriuretic peptide and brain natriuretic peptide during normal human pregnancy and the postpartum period. J Endocrinol, 140: 393-397

Zeldis SM. 1992. Dyspnea during pregnancy: distinguishing cardiac from pulmonary causes. Clin Chest Med, 13: 567-585

第2章

妊娠期心血管系统检查及诊断方法

妊娠是一种生理现象，伴随妊娠的进展，心脏负荷逐渐增加并导致心血管系统的一系列变化。在第一孕季，孕妇的血容量急剧增加，每搏输出量亦增加，心率增快，心排血量逐渐增加，并持续整个妊娠过程。妊娠期，孕妇的血管阻力、舒张压及平均血压也伴随着下降。心脏功能正常者能够耐受负荷的增加，而心脏功能或结构性异常者心脏耐受负荷能力下降，患者于妊娠早期开始即可出现心功能失代偿的症状，或原有的病情加重，并可危及母婴的安全。紫绀型或潜在紫绀型先天性心脏病患者，由于孕期外周血管阻力下降，使右向左分流增加，进一步加重发绀的症状；同时血细胞比容的升高也增加了血栓形成的风险。如何及时和正确地为具有心血管疾病风险的妊娠患者做出诊断，对母婴的预后和妊娠的结局提出合理的建议，则需要医生为患者提供合理的心血管检查。

由于妊娠期心血管系统发生显著的生理性变化，因此，在心血管的检查过程中需要注意与非妊娠期的生理指标相区别。

【病史和症状】

1. *病史* 妊娠期，由于循环系统发生的生理变化可能会对心血管系统产生不良的影响，因此，应该对计划妊娠或已经妊娠的女性做好心血管疾病方面的风险评估。患者的病史是原始风险评估中的基础部分。病史应该包括基础心功能的情况、既往发生的心脏事件。妊娠期最重要的心脏风险预测因子包括既往发生的心脏事件、发绀或功能不全的级别、左心梗阻的情况、心力衰竭。左心梗阻性的疾病包括瓣膜性疾病和肥厚型心肌病（主动脉瓣面积＜$1.5cm^2$，二尖瓣面积＜$2cm^2$，或左心流出道压力阶差峰值＞30mmHg）；左心室射血分数＜40％为左心室功能显著受损；既往的心脏事件包括因为心力衰竭、短暂性脑缺血发作（TIA）、需要治疗的心律失常。许多心脏疾病有明显的个人史及家族史，尤其是心肌病、Marfan综合征、先天性心脏病、长QT综合征、儿茶酚胺敏感性室性心动过速、Brugada综合征、青少年期猝死。有猝死家族史的女性，妊娠期发生心血管事件的风险增高。所以，详细询问孕产妇家族中猝死病史具有非常重要的意义。

既往有心脏杂音，提示可能存在特殊瓣膜性疾病或结构性心脏病。而既往妊娠情况，如妊娠期高血压、子痫前期、肺水肿或围生期心肌病等，都必须给予特别重视。既往妊娠失败如流产、早产或死胎等可能提示孕产妇存在可影响妊娠的其他疾病，如抗磷脂抗体综合征导致反复中期妊娠终止。胎儿的畸形可能与产妇的疾病和用药的情况有关，如抗癫痫药，或者提示家族中存在某些遗传性疾病的可能。2011年美国心脏病学会女性心血管疾病预防建议指南更新中指出，女性心血管疾病风险评估应包括详细的妊娠合并症病史。孕期糖尿病、先兆子痫、早产、胎儿发育迟缓都被归于心血管疾病的主要风险因子。

2. *症状* 患有结构性心脏病的孕产妇在受孕前和孕期中出现的症状，对孕期的诊断和预后的评估都非常重要。没有合并心脏疾病的正常妊娠女性，通常也伴有心悸，但表现为心动过速、房性期前收缩或室性期前收缩，有时候甚至是频发期前收缩。需要注意的是，妊娠期间孕妇的心律失常发生率常较高，有研究提示为73%～93%，通常为良性的心律失常。

许多正常妊娠期间的症状，如运动性呼吸困难、端坐呼吸、脚踝水肿和心悸都是孕期心脏失代偿的表现。但是，正常的妊娠中不应该在休息时发生呼吸困难、阵发性夜间呼吸困难或持续的心律失常。发生这些症状的孕妇应做进一步的检查和诊断，并对母婴的预后作出评估。例如，患有瓣膜性疾病和心力衰竭的患者如果在孕期伴有呼吸困难的症状，则提示患者孕期的母婴预后不良。

【体格检查】

1. 体循环血压　在发展中国家或发达国家，妊娠期高血压至今仍然是孕妇、胎儿和新生儿发病与死亡的主要原因，例如，在英格兰及威尔士过去的30年间，高血压一直被认为是孕产妇死亡的最首要因素，同时脑血管意外是其中最常见的死亡形式。高血压患者中，母体的风险主要与血压水平、卒中或心力衰竭的发生、发展有关，还与胎盘早剥、弥散性血管内凝血有关；而对胎儿的风险主要是胎盘功能衰竭。胎盘与胎儿交换营养物质及氧气的能力主要取决于血流量。高血压患者供应胎盘血流量减少。当血压超过170/110mmHg，脑血流自动调节功能丧失，产妇风险大大增加，因此，必须及时治疗。高血压对胎儿的风险还包括胎儿宫内发育迟缓、早产、胚胎死亡。高血压是妊娠期最常见的临床问题，其并发症可高达15%以上，据统计约占分娩前确诊高血压患者的1/4。

妊娠初期血压趋于下降，主要是由于外周血管阻力下降，但是在最后6周，血压将逐渐升高到等于或超过孕前水平。孕妇测血压时必须取坐位或左侧卧位，因为仰卧位时血压将明显下降。在妊娠晚期，增大的子宫机械性压迫下腔静脉，可导致明显的低血压。

目前血压测量方法常不统一，在非孕期患者中通常记录KorotKoff音第Ⅴ时相（消失音）作为舒张压，因为其测量值与动脉血管内测量值的相关性最好。在美国，更推荐以KorotKoff第Ⅳ时相（变音）位置记录孕期妇女的舒张压，因为在测量妊娠女性的血压期间，水银柱下降至零过程中KorotKoff音一直不消失的现象较常见。对妊娠期女性，我国2010年高血压指南建议舒张压读数可以取KorotKoff音第Ⅳ时相。新近，Swiet等的研究认为，不同观察者对第Ⅳ时相位置的确定各有差异，但是，只要细心反复操作，通常可以确认KorotKoff第Ⅴ音。研究者认为，孕期的女性可以与非孕期的女性一样，取KorotKoff第Ⅴ音为舒张压值。

非孕期女性24h尿蛋白排泄量最多为18mg，而孕期尿总蛋白排泄量可达300mg，其中白蛋白占总量的55%左右。24h尿蛋白排泄量超过300mg则是不正常的现象。先兆子痫是指孕妇在妊娠中期出现妊娠相关性高血压，高血压进行性恶化，进而出现蛋白尿、血小板减少及肝肾功能损害。因此，使用标准方法监测孕妇的血压并注意有无合并蛋白尿是至关重要的，尤其是对于有高血压或先兆子痫家族史的女性。

2. 体征　由于妊娠期的血流动力学变化，使整个孕期心排血量持续增加，妊娠期外周血管扩张、血液稀释，胎盘形成动静脉短路，外周循环阻力降低，以及随着母体心脏负担的增加，心血管系统发生适应性的变化，如心率逐渐增快10～15次/分；心脏向左、上移位；心尖搏动向左移位；手掌潮红、四肢温暖、毛细血管搏动、软组织紧张、周围组织轻度水肿等。由于妊娠适应性机制造成心血管系统的变化常在孕产妇心血系统检查中被混淆，并被误认为某些心脏疾病的相关表现。但是，孕期心血管系统的适应性变化也可能导致对心力衰竭等一些潜在性心血管疾病早期症状或体征的忽视而贻误诊断。

妊娠期常见的体征有颈静脉延伸，孕 20 周左右可见颈静脉扩张延长。由于血容量增加及血管扩张，静脉压力监测可能出现明显增大的“a”波、“v”波，陡峭的“x”及“y”降支。循环血容量的增多轻度增加心脏负荷，同时可能由于压力过高而导致瓣膜相对关闭不全。增大的妊娠子宫直接导致腹腔内压力增高，间接使胸腔内压力升高，同时也可伴随颈静脉压力升高。颈静脉延伸及压力增高不一定只反映右心室充盈压力，因此，需要注意与心力衰竭的体征相鉴别。

妊娠期心尖搏动轻度向左移位，显著的抬举性搏动，标志着心室充盈增加，以对抗外周血管扩张导致的外周血管阻力下降。孕期心脏体征的这些变化应注意与主动脉关闭不全、二尖瓣关闭不全或左向右分流等病理性容量负荷疾病相鉴别(表 2-0-1)。

表 2-0-1　妊娠期可能与心脏疾病相混淆的临床表现

颈静脉压力升高(明显增大的“a”波和“v”波，陡峭的“x”及“y”降支)
左心室充盈；水冲脉
四肢温暖
外周水肿
心悸
心动过速
房性期前收缩/室性期前收缩
二尖瓣关闭声音亢进
第三心音
收缩期杂音
连续性静脉嗡鸣，乳房杂音

资料来源：Petros Nihoyannopoulos.2007.Cardiovascular examination in pregnancy and the approach to diognosis of cardiac disorder.In：Celia Oakley ed.Heart Disease in Pregnancy.2nd ed.Malden：Blackwell Publishing，18-28.

几乎所有的妊娠女性都可发生生理性的心脏杂音，通常可在胸骨左缘闻及柔和的收缩中期杂音，杂音的发生与功能性的肺动脉瓣狭窄有关，原因是经肺动脉瓣的血流增加。心尖部可闻及第三心音，心音增强，肺底部可闻及湿啰音，外周性的水肿。虽然妊娠期流经房室瓣的血流增加，但舒张期杂音罕见。一旦发现舒张期的杂音，应对患者做进一步的检查，并进行诊断性的评估。如果出现强度大于 2/6 的连续性收缩期杂音，患者通常会合并相应的症状和心电图的改变，此时应进一步给予超声心动图检查。

妊娠期二尖瓣关闭声音可能略有增强。高达 90％的孕妇于心室快速充盈期可闻及响亮的第三心音。第二心音的性质在孕 30 周前通常无明显变化，在孕后期，可随着肺被压缩的程度逐渐增加而在呼气期间闻及持续的第二心音分裂。

90％的孕妇可闻及主动脉或者肺动脉收缩期血流杂音。颈静脉嗡鸣常于锁骨上窝最容易闻及，常见于儿童，而孕期的女性也可以听到颈静脉嗡鸣。一些妊娠女性于孕晚期还可闻及乳房杂音，可以是收缩期杂音，也可以是连续性杂音，于第 2 肋间左侧或者右侧闻及的杂音最响。乳房杂音可以在给予轻微的加压后消失，其变化特点很容易与持续性动脉导管杂音相鉴别。

【辅助检查】

1. 心电图

(1)体表心电图：心电图检查方便、便宜，可以作为孕产妇产前检查和进一步筛查的工具。

妊娠期，孕妇的心电图可表现为电轴的右偏或左偏，但通常电轴不偏。但孕期的心电图如随着心脏位置的变化而逐渐发生改变时，可由于心脏逐渐转位和轻微的左心室肥厚性改变，额面心电图 QRS 电轴逐渐左移，出现暂时性的 ST 段和 T 波的改变，在 aVF 导联可见电压过于衰减导致的小 Q 波，Ⅲ导联 T 波倒置。正常妊娠中，心电图可发生多种改变，例如，在 V_1 和 V_2 偶尔可见 V_3 导联

T波倒置。在Ⅲ导联可伴有细小的Q波和P波倒置，妊娠期间孕妇的心律失常发生率常较高，有研究提示为73%～93%。

心率可能增加10%～15%。折返性室上性心动过速是一种比较常见的良性心律失常。相反，持续窦性心动过速、心房扑动、心房颤动或室性心动过速提示存在潜在的心脏疾病，需要及时进一步检查。在妊娠晚期或产褥期出现室性心动过速必须高度怀疑围生期心肌病。

(2)动态心电图

1)24h动态心电图：是一种长时间连续记录并编集分析人体心脏在活动和安静状态下心电图变化状况，包括ST段水平趋势图、心率变异、身体运动后的数据及各种心律失常的鉴别诊断。动态心电图有利于对心律失常及心肌缺血的定性、定量诊断，对晕厥和心悸的原因及性质的确定，对药物疗效的评定及起搏器的功能评定。孕妇动态心电图可以根据患者的表现，探讨孕妇心悸、晕厥、胸痛等的发生原因。国外有报道孕妇因为疲劳、心悸和头晕，动态心电图发现完全性房室传导阻滞伴重度心动过缓，需接受永久心脏起搏继续完成妊娠。

随着孕周增加，心律失常的发生率增加，24h动态心电图可提高妊娠期心律失常的阳性检出率；24h动态心电图监测是早期发现和评估孕期潜在恶性心律失常的重要方法，对降低妊娠期女性及胎儿的死亡率具有重要的意义。

国内的一些研究报道称，正常妊娠期女性24h平均心率、最快或最慢心率均较非妊娠对照组高；孕期房性期前收缩及室性期前收缩的发生率较对照组增高，但室上性心动过速的发生率妊娠患者与非孕期比较无显著差异，室性心动过速的发生率在孕期很少见。

欧洲妊娠心脏病指南推荐，妊娠期24h动态心电图监测适用于既往被证实发生过阵发性或持续性室性心动过速、心房颤动、心房扑动，或曾有心悸、胸痛症状，以及不明原因晕厥的患者。参照非妊娠患者的适应证，妊娠期24h动态心电图的适应证包括以下几点。

a. 检出隐匿性心律失常：短暂的、特定情况下开始出现的心律失常，常规ECG易漏诊，而动态心电图可以捕捉到短暂的异常心电变化，了解心律失常的起源、持续时间、频率、发生与终止规律，可与临床症状、日常活动同步分析其相互关系。

b. 监测快速性心律失常：可进一步了解其发生与终止规律，是否伴有SSS综合征或预激综合征(尤其间歇性)及其分型。

c. 观察缓慢性心律失常：了解其主要表现形式及有无窦房结功能不全。对快-慢综合征，通过动态心电图监测，协助选择抗心律失常药，调整剂量或考虑其他治疗方法，为安装起搏器及类型选择提供客观依据。

d. 协助判断不同类型异位节律或传导阻滞的临床意义：通过动态心电图监测其发生频度与严重程度，以及与生活或活动的相应关系，确定治疗方针。

e. 评价抗心律失常药物的疗效：动态心电图是评价抗心律失常药物可靠的临床指标。

f. 协助评估安装心脏起搏器、埋藏式心律转复除颤器(implanted cadiac defibrillator，ICD)的适应证及评估起搏器或ICD的功能：评价频繁发生的心悸、晕厥或先兆晕厥等症状来评估设备的功能，有助于设定改进参数如频率适应和自动模式转换等。评估频繁接受ICD治疗的患者对辅助药物治疗的反应。评估起搏器或ICD置入后即刻的术后起搏器功能。评估置入除颤器患者室上性心动过速发作时的心率。

g. 发现猝死的潜在危险因素：心源性猝死最常见的原因是室速或室颤，发生前常有心电活动不稳的室性心律失常，仅能依靠动态心电图才比较容易发现其发生规律。对有可能发生猝死的二尖瓣脱垂、肥厚型或扩张型心肌病、Q-

T 延长综合征患者，动态心电图可及时并比较全面地发现猝死危险因素，有助于及时采取有效治疗措施，如 ICD 植入治疗。

h. 协助判断间歇出现的症状如胸闷、心悸、眩晕、黑矇或晕厥是否为心源性。

i. 动态心电图连续监测 12 导联的 ECG，对心肌缺血的检出率高，还可进行定位诊断，尤其症状不典型的心肌缺血。ST-T 改变与时间同步的活动相关分析，有助于判断其心肌缺血的类型和选择药物。此外，还能检出心肌缺血时伴随的心律失常类型及频率，以及预测发生心源性猝死的可能性，便于及早采取防治措施。

j. 心脏手术患者术前做心律失常评估有助于睡眠呼吸暂停患者心血管疾病风险的评估。

2）植入式心电记录仪：反复晕厥，经心电图、24h 动态心电图等检查，未能确定晕厥的原因和明确诊断，可给患者安装植入式心电记录仪，也被称为植入式 Holter。术者在患者左胸切开 2cm 的小口，将一个“口香糖”大小的植入式 Holter 安装在患者皮下。植入过程简单、安全，创伤小，患者几乎感觉不到痛苦。晕厥是临床上常见的症状，占住院病人的 1%～6%、急诊病人的 3%左右，频繁发作的晕厥不仅增添患者的恐惧，而且还可能危及生命。国外统计表明晕厥患者死亡率达 7.5%，其中心脏原因引发的死亡高达18%～33%。心电图对晕厥的诊断率为 2%～11%，动态心电图监测虽可提供连续 24～48h 的心电图，但也难以捕捉到非频繁发作者晕厥或晕厥前的症状和心电变化过程。

植入式 Holter 是一个植入体内的微型心电监测记录装置，可长达 3 年以上连续循环记录心电信息，1995 年起正式应用于临床。除了自动触发记录心电事件外，患者还可以根据自身感觉症状，按动配备体外的按钮“开关”主动触发记录心电事件，其循环式存储的心电信息则被冻结，可供查询，调出记录并分析其原因。除此之外还可以指导治疗方案的选择，对室性心动过速、心室颤动者可给予埋藏式心律转复除颤器治疗，缓慢性心律失常者可给予起搏器治疗，阵发性心动过速者给予射频治疗，对于非心律失常性晕厥采取其他诊断措施；并能评价抗心律失常各种治疗手段的疗效。对病因不明且伴有潜在高危心律失常的女性患者，在妊娠前或孕期中可以考虑给予植入式心电记录检查。

2. 胸部照片（表 2-0-2） 在妊娠期，孕妇胸片上最常见的是肺动脉圆锥轻度膨隆以及侧位片上左心房影扩大。这些改变主要是妊娠期孕妇脊柱过度前凸的结果，在某些情况下也提示二尖瓣狭窄的可能。随着妊娠的进展，膈肌进行性抬高并导致心脏水平位置抬高和心胸比例增加。由于孕期血容量的扩张，胸腔内血容量增加及浓密的乳腺阴影，胸片的表现容易与房间隔缺损所致的左向右分流以及二尖瓣狭窄导致的肺静脉淤血相混淆。

表 2-0-2 各种放射检查和介入治疗致胎儿和孕妇放射暴露的剂量

	致胎儿放射暴露的剂量		致孕妇放射暴露的剂量	
胸部照片（正侧位）	<0.01mGy	<0.01mSv	0.1mGy	0.1mSv
胸部 CT	0.3mGy	0.3mSv	7mGy	7mSv
冠状动脉造影	1.5mGy	1.5mSv	7mGy	7mSv
PCI 或射频导管消融术	3mGy	3mSv	15mGy	15mSv

注：PCI. 经皮冠状动脉成形术；mGy. 毫戈瑞（辐射的物理剂量）；mSv. 毫西弗（辐射的生物剂量）；1 戈瑞≈1 西弗。

资料来源：2011 年欧洲心脏病学会妊娠期心血管疾病治疗指南。

2011年欧洲心脏病学会妊娠期心血管疾病治疗指南对孕期母亲接受胸部放射线检查的建议认为，在孕妇胸部照片过程中，胎儿获得的放射线剂量通常＜0.01mGy。但是，孕期的胸部照片仍然应该受到严格的限制，只有孕妇的气促、咳嗽和其他症状不能缓解，其他检查方法不能明确其病因时，才应考虑给予胸部照片检查。

如果诊断的资料只有通过影像学的检查才能获得，首先应使用非电离辐射的方式作为一线的检查手段，如超声医学的方法。如果必须应用离子辐射的检查，考虑胎儿的因素，孕妇的放射剂量应尽可能低（最好＜50mGy），对孕妇应用放射性检查的风险与获益关系应该进行医患双方的沟通。孕妇接受的放射剂量应该记载在医疗记录上以作为证据，特别是患者在外观已显示为孕妇的体型时，应该确认患者的妊娠状况，做好放射检查的记录，并签订辐射检查的同意协议。

对于任何新发呼吸困难的孕妇均应高度重视，及时建议胸片检查，以免对出现肺炎、成人呼吸窘迫综合征的妊娠患者造成误诊，对二尖瓣狭窄等疾病造成漏诊。如果考虑患者的症状与可能存在的心脏疾病有关，应首先选择超声心动图检查。超声心动图检查无放射性，可以在很大程度上取代胸片，成为心脏疾病诊断和疾病风险评估的首选检查方法。

放射暴露：放射线对胎儿的影响决定于放射线的剂量和放射暴露发生时的孕龄。如果可能，应尽量将放射暴露的过程推迟至主要器官发生完成后（停经后＞12周）。妊娠女性放射暴露的剂量在50mGy以下时，没有证据提示可增加胎儿的先天性畸形、智力障碍、发育迟缓或妊娠失败，但可能会轻微增加儿童期肿瘤的发生风险（1∶2000～1∶3000）。目前，还没有明确可增加先天性畸形风险的放射阈值。有证据提示，剂量大于100mGy可增加致畸的风险。然而，剂量在50～100mGy的风险很低是无疑的。在受孕后的14d以内，即使放射暴露大于50mGy，妊娠结局为生存或死亡的胎儿中并未发现先天性畸形发生风险有增加的可能。但受孕14d后，放射暴露大于50mGy有可能增加先天性畸形、发育迟缓和智力障碍的风险。

刘彬等在一个妊娠期患者腹部CT检查所致胎儿辐射风险的研究中认为，常规腹部螺旋CT扫描并不会导致胎儿辐射风险的明显增加，对于受照射剂量可能超过100mGy或过度焦虑胎儿状况的妊娠患者，建议在随访中评估受照剂量与辐射的风险。研究认为妊娠受照的原则性建议是：如果有可替代的检查方式，尽量避免妊娠期照射。

资料显示，在大多数治疗或检查过程中，胎儿不会接受过高的放射暴露，受放射影响的剂量最多为1mGy，其后，儿童期的致癌风险也非常低。根据“as low as reasonably achievable—尽可能低”（ALARA）的原则，所有医源性放射暴露的剂量必须控制在尽可能低的范围。

3. *超声心动图* 由于超声心动图检查无放射性暴露、无创和可重复性，加之随着多普勒及经食管超声技术的普及，现代超声心动图检查已广泛用于妊娠合并已知或可疑心血管疾病的快速诊断，并且成为重要的筛查工具。超声心动图检查的可视性及直观性使其结果可提供心血管的结构性和功能性的诊断，更利于对妊娠患者的评估和管理。而最新推出的手提式超声心动图检测仪可以提供更便捷和更快速的床边诊断性检查。妊娠期超声心动图检查的应用优势为：常规的筛查，二尖瓣狭窄，主动脉瓣狭窄，单纯先天性心脏病[房间隔缺损（ASD）、室间隔缺损（VSD）]，复杂先天性心脏病，心脏功能减退，评估人工瓣膜情况。

在妊娠期间，一些心血管的临床体征可能会使医生对孕妇及胎儿的潜在风险做出过高的估计。在过去，产科医生经常在发现孕妇的心脏收缩期杂音后就马上转诊。对妊娠生理性的杂音和病理性杂音之间的鉴别有困难时，或在做出最终报告之前，应由经验丰富的专家做出解析，并尽快提供超声心动图检查。具有国家超声心动图学习认证并有丰富经验的医生或者技术人员能为超声影像检查提供正确的诊断结果，并能结合妊娠期的临床体征对正常超声心动图检查中出现人为的因素、正常的结构变异等做出合理的解析。大多数妊娠超声心动图检查能为孕妇完成妊娠过程提供有力的保证。

妊娠晚期，孕妇的呼吸困难症状应受到重视。虽然呼吸困难是妊娠期间常见的症状，但是应与围生期心肌病相鉴别。临床上鉴别通常有困难，如果心电图检查新发现室内传导阻滞或束支传导阻滞，同时合并"不同寻常"的呼吸困难，提示必须尽早完善超声心动图检查以评估左心功能情况。必要时，应重复超声心动图检查，动态观察心室的结构及心功能的进展和变化。

(1)瓣膜疾病：通常情况下，超声心动图被用于评估已确诊瓣膜病的患者的情况。在妊娠期，由于高动力循环状态及每搏输出量的增加，收缩期及舒张期血液流经自体瓣膜或人工瓣膜的速度增快，可导致收缩期及舒张期跨瓣压力梯度显著增加，不应误认为病情恶化。同样，在妊娠期，合并反流性疾病的患者，也可随着生理性循环血容量的增加而导致瓣膜反流量明显增加。多普勒超声心动图检查通常可以发现除主动脉瓣以外的多个瓣膜的反流，如果仅为轻度的反流，瓣膜结构正常，不应该作为异常的表现。最好能与既往的超声心动图检查结果进行对照，但能提供孕前超声对照的患者少见。

在发达国家，尽管风湿性心脏病的发病率在下降，但是，在发展中国家，风湿性心脏病仍然是妊娠期心脏病的主要病因之一，超声心动图在孕期风湿性心脏病患者的检查中有非常重要的价值。孕期需要评估患者二尖瓣狭窄的严重程度，明确呼吸困难或肺水肿的病因。如果患者合并未能控制的快速型心律失常或心房颤动，可影响连续多普勒对二尖瓣压力半降时间的准确测量，以及二尖瓣狭窄严重程度的准确评估。事实上，在妊娠期间，仅是二尖瓣中度狭窄的患者，如合并未能控制的快速心房颤动或窦性心动过速，也可以成为肺水肿的主要原因。如果不能通过颈动脉按摩法减慢心率，可选用二尖瓣口水平短轴切面直接测量瓣口面积。必须反复优选各切面，小心测量，以尽可能获得最小的瓣口面积。如果患者的情况允许，也可首先使用β受体阻滞剂减慢或控制心率，然后通过多普勒测量压力半降时间和压力梯度。

孕期超声心动图检查的另一任务是评估主动脉瓣狭窄的严重程度。主动脉瓣膜的形态学特征在孕期无明显的差异，但是由于妊娠期每搏输出量的增加及流经瓣膜的血流速度和跨瓣压差比非孕期明显增加。其结果容易导致对瓣膜病变严重程度的过度估计。在孕期血流变化的影响下，通过连续多普勒超声测量主动脉瓣有效面积是绝对必要的。

如果主动脉瓣狭窄妊娠患者每搏输出量无相应增加，孕期外周血管阻力下降可能会诱发劳力性晕厥。即便这样，大多数妊娠患者可以通过卧床休息及应用β受体阻滞剂继续维持妊娠直至新生儿分娩。超声心动图检查对合并复杂性瓣膜病患者治疗策略的制定将有重要的帮助。如果患者的心室射血功能下降或充血性心力衰竭加重，介入性治疗就有选择的必要。如果瓣膜还具有较好的弹性且没有钙化，瓣膜球囊扩张术可在一定程度上缓解患者的病情。目前，该项技术在主动脉瓣狭窄孕产妇中应用的报道罕见，在孕期的应用仍缺乏有效的可靠证据。另外，如果条件允许，应该先行剖宫产终止妊娠，后行主动脉瓣膜置换术。

通常情况下，孕妇对瓣膜关闭不全的耐受性较好，主要是由于妊娠期间心脏后负荷下降、心率加快及每搏输出量增加，而在孕期应用多普勒超声测量的瓣膜反流容积(RV)及反流分数(RF)均减少。

(2)先天性心脏病：风湿性心脏病的发病率在逐渐下降，由于介入医学和外科治疗的进步，使更多的先天性心脏病患儿能存活至孕龄，妊娠期先天性心脏病发病率的相对及绝对值在增长。妊娠期先天性心脏病的检查和评估一直是孕期超声心动图最有价值的检查任务之一。

妊娠合并非发绀型先天性心脏缺陷的患者通常未经手术治疗。这些先天性心脏病包括肺动脉瓣狭窄、连续性动脉导管未闭、主动脉缩窄、房间隔缺损、室间隔缺损，主动脉瓣的疾病多继发于二叶式主动脉瓣及三尖瓣下移畸形等。妊娠能增加主动脉缩窄的风险，如果患者突然出现胸痛，需注意主动脉缩窄并发主动脉夹层动脉瘤形成的可能。但是，主动脉缩窄继发性高血压患者毒血症的发病率要明显低于原发性高血压患者。虽然法洛四联症患者可以很好地耐受妊娠，但是，一旦患者出现肺动脉高压则不能耐受妊娠的过程。妊娠期的肺血管病变可能进一步恶化，甚至可发生致命的严重后果。由于动脉血氧含量减少，艾森门格综合征可能导致胎儿生长迟缓或者自然流产。

超声心动图检查的优势在于能评估心脏和血管内的血流分布及左右心室功能。大多数简单病变的患者在整个妊娠过程中常没有并发症发生，超声心动图可作为孕期心脏结构和功能的诊断、孕期母婴风险评估的依据。然而，对于罕见的心脏复杂病变或潜在高风险的女性，孕前或孕期经超声心动图的筛查、诊断和评估都非常重要。这些病变可包括矫正型动脉转位及冠状动脉病变。

妊娠期合并先天性心脏病的另一主要对象为已接受手术治疗的患者。已接受矫正手术的患者，通常可正常妊娠，但部分患者于术后可伴有心律失常，通常为良性；术后患者也可偶发心内膜炎。接受姑息手术治疗后的患者，除了感染和心律失常外，还存在并发心力衰竭或血栓栓塞的风险。接受 Mustard 或 Senning 修复手术、Rastelli 术(带瓣膜主动脉连接右心室和主动脉)或者 Fontan 单心室循环术的患者也可以成功妊娠。对复杂性先天性心脏病手术治疗后的妊娠女性，超声心动图及经食管成像技术能够详细反映患者手术后的解剖情况，同时有助于对妊娠患者进行初步的风险评估，记录妊娠过程中心脏解剖和功能的进行性改变。心脏磁共振成像(MRI)可以对某些术后复杂的解剖情况做补充检查，特别是需要明确外科分流的方式。

(3)心肌病：对于患有心肌病的女性患者，超声心动图是评估左心室功能的重要手段。心肌病可能在妊娠过程中首次被发现。左心室肥厚型心肌病的妊娠患者，在孕期的心室充盈可以适应不同孕周血容量发生的生理性改变，在大多数情况下不会出现充盈压力过度升高。压力梯度可能较高，但并不影响心脏功能。孕期的超声心动图检查能够发现患者是否同时存在左心室流出道梗阻、合并二尖瓣关闭不全。一般情况下，肥厚型心肌病在妊娠期间具有良好的耐受性。

妊娠晚期发生的扩张型心肌病为围生期心肌病，本病的发病与妊娠之间具有明显的时间相关性，发病多在妊娠晚期或产褥期。但是，如果是在妊娠早期发现的扩张型心肌病，应考虑孕前就已存在扩张型心肌病。不管左心室扩张的程度如何，超声心动图均可以显示左心室运动度减弱。围生期心肌病的诊断在我国同时存在产科标准和内科标准，其中内科标准与 Hibbard 诊断标准一样，有明确的超声心动图诊断标准，因此，被认为有较好的诊断符合性。

围生期心肌病患者受损的心功能通常可在产后的 6 个月至 1 年内恢复。Cole 等的研究通过超声心动图监测 10 位围生期心肌病患者的左心功能，结果显示，左心功能衰竭的严重程度不能预测其预后；分娩后1个月，7位患者(约71%)的射血分数有所增加，分娩后4个月，左心室大小及左心室重量指数有所下降，同时射血分数进一步增加，只有57%的孕妇射血分数可恢复至正常水平。研究中的两位患者随后再次妊娠，其中一位室间隔缺损合并艾森门格综合征患者进展为围生期心肌病，整个孕期的超声心动图显示左心室及右心室功能良好，但是产后患者心功能恶化，超声心动图检测发现心室功能突然下降。患者在肺血管病变无进一步加重的情况下，心室功能在两年左右完全恢复。

(4)马方综合征：妊娠女性心血管系统的变化、血流动力学机制和激素水平的变化在孕期主动脉夹层形成中起重要作用。因此，马方综合征患者妊娠存在极大的风险，尤其是有主动脉破裂家族史或者主动脉根部扩张证据的患者。加拿大指南建议应该强烈劝阻主动脉根部直径在44mm以上的马方综合征女性妊娠。欧洲指南建议应该劝阻主动脉根部直径在40mm以上的马方综合征女性怀孕。

Calthorpe的研究显示，既往没有主动脉壁夹层形成和主动脉根部直径≤45mm的患者，孕期没有主动脉夹层形成。此外，在整个孕期，主动脉根部直径很少或几乎没有变化。仅有一名女性在第二次妊娠中由孕前已知的A型夹层发展为B型夹层。认为主动脉根部最大直径为45mm的马方综合征女性怀孕似乎相对安全，但是，要确定一个完全安全的直径是不可能的。

有研究表明心脏受累较轻，主动脉根部直径小于45mm，并且没有明显的主动脉瓣或二尖瓣关闭不全的女性患者妊娠比较安全，但是合并主动脉夹层破裂或其他严重心脏并发症，如感染性心内膜炎或孕期充血性心力衰竭的风险仍有1%。主动脉根部直径大于45mm的女性在孕期并发主动脉夹层动脉瘤的风险非常高。尽管具体数字不详，但是，这些女性在怀孕前应该选择主动脉根部置换术。既往有动脉夹层形成的女性不应被鼓励妊娠。所有马方综合征的女性患者在整个妊娠期间应该被告知要严格定期随访。在妊娠最后3个月、分娩和产后的第一个月是主动脉夹层风险最高的时期。因此，整个妊娠期间和产后期都应该常规进行定期的超声显像检查，以评估主动脉扩张的进展性变化。

超声心动图检查和诊断对孕期马方综合征患者的动态随访和处理有更大的优越性，特别是主动脉根部明显增宽的患者，超声心动图还对探查瓣膜和腱索病变具有较高价值，而非CT和MRI所能比拟。

4. *经食管超声心动图* 利用多平面探头可以使经食管超声心动图成为评估成人复杂性先天性心脏病的最终检查手段，如血栓栓塞性疾病、感染性心内膜炎，特别是曾行瓣膜手术或者人工心脏瓣膜置换术的患者。妊娠期间，经食管超声心动图检查对孕妇是安全的。但是，因孕妇术前需应用咪达唑仑，因此应对孕妇进行血氧饱和度和胎心的监测，尤其是那些合并有慢性阻塞性气道疾病或者紫绀型先天性心脏病的孕妇，以免胎儿发生缺氧的风险。目前没有证据表明经食管超声心动图可能导致感染性心内膜炎，即使是在人工瓣膜置换术后的高危患者，因此，没有必要预防性使用抗生素。

合并重度二尖瓣狭窄的妊娠患者如果需要接受经皮球囊瓣膜成形术，经食管超声心动图可以准确测定瓣膜扩张后的大小，以保证瓣膜成形术的成功。利用经食管超声心动图可以在导管室监测手术操作的全过程，以减少胎儿的辐射量。

对成人复杂性先天性心脏病患者，利用多平面探头经食管心脏成像比经胸壁心脏成像具有更多的优势。先天性心脏缺损经食管超声诊断必须按照一定的程序，首先，根据心耳可以确定心房位置、静脉连接、房间隔缺损的大小及心房的形态，与经食管超声心动图相比，这些心后结构在经胸壁超声心动图的成像效果欠佳。靠近左心房后壁是经食管超声心动图探头探查肺静脉、腔静脉形态及血流方向成像的理想位置。许多先天性心脏病患者常不能提供早年接受心脏手术的详情，然而，经食管超声心动图不仅可以描述术后的心脏情况，同时也有助于栓塞性疾病患者的病因诊断，明确血栓、瓣膜赘生物及脓肿的位置和来源。

Fortan 手术后，经食管超声心动图成像技术可以直观地观察心房-肺动脉吻合及腔静脉-肺动脉吻合情况，结合脉冲多普勒，还可以评估血流通过吻合口的情况并描记速度曲线。经食管超声心动图直视 Glenn 或者 Blalock 吻合口，可精确测量心房分流量，同时可观察肺动脉或肺静脉血流，明确并排除肺动脉或肺静脉阻塞等情况。

曾行 Senning 或 Mustard 手术的患者，很难单纯通过经胸壁超声心动图成像进行评估。而经食管超声心动图技术，很容易就可以确定下腔静脉阻塞、体静脉心房通道中部阻塞、补片泄漏位置或个别肺静脉分支阻塞等情况。

妊娠期经食管超声心动图检查通常被认为是安全的，但如果存在胃的内容物，有发生呕吐和吸入的风险，并可突然增加腹压，这些情况应在检查前认真考虑。

5. 负荷试验　运动试验可以用于客观评价运动能力和功能能力、心脏的变时性和血压的反应性，也可用于评价运动诱导的心律失常。运动试验已成为先天性心脏病和无症状瓣膜性疾病患者随访的组成部分，也是已知患有心脏病的女性患者作为孕前妊娠风险评估的有效方法，特别是不伴症状的主动脉瓣狭窄女性患者，运动试验可用于明确心内膜下心肌缺血及其触发血压下降的依据和潜在风险。对处于潜在心血管疾病风险边缘的女性患者，在决定患者的妊娠建议前应给予更有效的心肺耐量检查。

2011 年欧洲心脏病学会关于妊娠心脏病的治疗指南推荐，对无症状可疑心血管疾病的患者给予亚极量运动试验（达到最大预测心率的 80%）。至今，无证据说明运动试验会增加自动流产的风险。半卧式的踏车试验被认为是最合适的方式，而活动平板步行试验或直立踏车试验也可被选用。但应避免应用多巴胺负荷试验。如果运动试验中应用呼气气体分析监测运动的负荷以作为运动极限的指标，气体交换比值应限制在 1.0。踏车超声心动图负荷试验可用于冠心病的高危患者，特别是用于明确患者的缺血表现和程度。也可用于评估围生期心肌病患者的心肌储备情况和左心室功能的恢复程度[左心室射血分数（LVEF）]，也可用于评估左心室射血分数临界或轻度减退的其他心肌病、瓣膜病或先天性心脏病患者的心肌储备和左心室功能。放射性核素心脏影像检查应该避免在妊娠女性中应用，以免胎儿的放射线暴露。

6. 磁共振成像（MRI）和计算机断层扫描（CT）　磁共振成像（magnetic resonance imaging，MRI）可以用于诊断复杂性心脏病或主动脉的病变。对妊娠患者，只有在其他的诊断措施，包括经胸或经食管超声心动图不能完全明确诊断时，才应进行 MRI 检查。关于 MRI 对器官生成影响的资料有限，报道显示 MRI 的应用可能是安全的，特别是在第一孕季（停经 12 周）以后。

磁共振成像衬度剂钆离子螯合物中的自由钆离子对发育中胎儿暴露的长期风险尚不清楚，但是，胎儿应该避免受到钆的暴露。

计算机断层扫描（computed tomography，CT）检查过程中可产生放射性暴露问题，因此，妊娠期间的心血管疾病诊断通常不应推荐使用。2011 年欧洲心脏病学会妊娠期心血管疾病治疗指南认为，唯一例外的推荐为可疑肺动脉栓塞的妊娠患者，在其他的检查方式不能满足诊断或鉴别诊断的情况下方可考虑和推荐使用CT扫描。对有强烈适应证的妊娠患者,建议应用1～3mSv低辐射CT扫描。

7. 心脏导管检查

(1)冠状动脉造影

1)妊娠合并冠状动脉夹层撕裂介入性影像学诊断:根据目前的资料,普遍认为,发生胸痛的任何年轻围生期或产后女性都应高度怀疑自发性冠状动脉夹层的可能。如果缺血性心脏事件的可疑指数很高,尽管缺乏任何心脏病危险因子,都应考虑进行紧急的冠状动脉造影。

2)妊娠合并不稳定型心绞痛冠状动脉造影:目前,冠状动脉造影仍然是诊断冠心病或冠状动脉病变最准确的方法,因为它是有创性检查方法,通常在其他无创性检查方法不能确诊,或者已明确诊断的患者需要介入治疗时才选择进行。

冠状动脉造影可以发现一些意外的问题,并为患者选择正确的治疗策略提供重要的依据。例如,川崎病史患者在妊娠期间因冠状动脉瘤的血栓可导致心绞痛和心肌梗死的发生,患者往往需要外科的处理而不是冠状动脉成形术。

冠状动脉造影对无屏蔽腹部的平均放射暴露为1.5mGy,因为组织的吸收,到达胎儿的放射暴露只有20%。因此,孕妇接受胸部放射线检查时,胎儿暴露于放射线的剂量非常少。但是,妊娠患者在必须应用冠状动脉造影时应采取各种保护措施,包括屏蔽妊娠子宫以避免直接的辐射,缩短曝光的时间以减少放射暴露。为此,最好由富有经验的术者进行投照和手术操作。如果孕妇一定要做胸部放射线检查,也可被认为是安全的。但是,如果放射剂量超过10rad,应考虑终止妊娠。

(2)孕期的心电生理检查和射频消融治疗:关于孕期的射频消融治疗,欧洲指南认为如果孕期的心律失常为难治性,经药物治疗效果不佳,而且产生血流动力学的不良影响,这些妊娠患者才可以考虑以给予射频治疗为目标的心电生理检查和治疗。如果需要心电的介入性治疗,应采用电解剖标测技术。

Lima等进行了一项孕龄妇女接受射频消融术中电离辐射风险的研究,对1997～2013年769名接受心电生理检查和导管射频消融治疗的孕龄女性分别于术前做妊娠筛查试验,妊娠阳性的结果为3.9/1000。研究认为,心电生理检查和导管射频消融过程的放射剂量非常接近致畸的阈值,但由于辐射的致畸和累积效应,因此,国际放射学会建议对准备接受射频消融治疗的女性必须接受妊娠筛查。

【胎儿的评估】

先天性心脏病是婴儿出生缺损死亡率和发病率的首要病因,其中,中度至重度的心脏缺损患者约占6/1000存活出生婴儿。因此,准确的产前诊断可以使先天心脏缺损婴儿的预后获益。特别是某些在出生后就需要应用前列腺素静脉注射以维持动脉导管开放的新生儿,应用超声技术的产前诊断显得更重要。

1. 胎儿先天性心脏病的产前超声筛查

在第一孕季,应用超声技术可以准确估计孕周,早期确定多胎妊娠和胎儿畸形。先天性心脏畸形部分可以在妊娠13周得到早期发现,有心脏病家族史的孕妇可以在这个时间开始对胎儿进行先天性心脏病的筛查。有回顾性的研究显示,超声技术在第一孕季发现主要先天性心脏病的敏感性和特异性分别为85%(95% CI:78%～90%)和99%(95% CI:98%～100%)。妊娠早期诊断有助于双亲对是否继续妊娠做出合理的决定,包括对严重畸形的胎儿选择终止妊娠。

胎儿先天性心脏病筛查的理想时间是妊娠18～22周,这个时间胎儿心脏和流出道均已成型。如果在孕30周以后,由于胎儿增大并被挤逼在羊膜腔,给超声检查和发现心脏的畸形增加了困难。在第二孕季的18～22

周的筛查中，也往往需要富有经验的专家确诊胎儿的畸形，特别是有先天性心脏病风险因素的妊娠，要特别给予重视。评估的内容包括心脏的解剖和功能、动脉和静脉、节律等。如果心脏的解剖有可疑处，一定要做好进一步的评估工作，包括：①完整的胎儿超声心动图，评估心脏结构和功能、动脉和静脉、节律。②胎儿解剖的详细扫描，并寻找其他合并的畸形(特别是手指和骨骼)。③家族史的调查，发现家族性的综合征。④孕妇的既往史，包括各种慢性疾病、病毒性感染的情况、曾使用可致畸药物的情况。⑤当发现圆锥动脉干畸形，应该进行胎儿染色体核型分析和染色体 22q11.2 缺失的筛查。⑥参考母亲-胎儿用药安全的有关专家、儿科心脏病学家、遗传学家和新生儿学家的意见，讨论预后，提出对产科和新生儿的处理策略和选择措施。⑦如果需要，应选择具有新生儿救治条件的医疗中心进行分娩。

中国医师协会超声医师分会产前超声检查指南(2012)建议应用产前超声筛查设备如二维超声诊断仪或彩色多普勒超声诊断仪开展产前检查。其中中晚孕期超声产前检查包括了胎儿心脏筛查。

中晚孕期超声胎儿心脏筛查的内容包括：①一般产前超声检查(Ⅰ级产前超声检查)：测量胎心率图(多普勒或 M 型)。②常规产前超声检查(Ⅱ级产前超声检查)：按照卫计委产前诊断技术管理办法规定，初步筛查六大类畸形，其中包括单腔心等。适合所有孕妇，在胎儿解剖检查中同时包括胎儿心脏，检查内容为显示并观察四腔心切面，怀疑胎儿心脏畸形者应建议进行系统产前超声检查(Ⅲ级)或胎儿超声心动图检查(Ⅳ级)。③系统产前超声检查(Ⅲ级产前超声检查)：适合所有孕妇，尤其适合有以下适应证的孕妇：一般产前超声检查(Ⅰ级)或常规产前超声检查(Ⅱ级)发现或疑诊胎儿畸形、有胎儿畸形高危因素者。胎儿心脏检查内容为：显示并观察四腔心切面、左心室流出道切面、右心室流出道切面。怀疑胎儿心脏大血管畸形者，建议进行针对性产前超声检查(胎儿超声心动图检查)。④针对性产前超声检查(Ⅳ级产前超声检查)：应用胎儿超声心动图为有适应证的孕妇开展进一步的产前胎儿心脏结构和功能、动脉和静脉、节律的全面检查，有助于探查常规胎儿超声检查中不能发现的心脏问题。

2. *胎儿超声心动图*　在过去 20 年里，胎儿超声心动图经历了快速的发展。在妊娠的早期已可以观察到胎儿的心脏，如果应用经阴道胎儿超声心动图可以更早观察到胎儿的心脏。心脏的畸形在孕 18～22 周被认为是最理想的筛查时间。

完整的胎儿超声心动图筛查需要很大的工作量，故不适用于所有妊娠女性的常规筛查。胎儿超声心动图有一定的适应证，主要包括母体、家族及胎儿三方面的因素。

(1)母体因素：母体患先天性心脏病；既往史中有异常妊娠史，如胎死宫内、流产、羊水过多或羊水过少等；暴露于已知的心血管致畸因素(抗癫痫药物如大仑丁，乙醇，有感染柯萨奇病毒、风疹病毒的病史，接触放射线)；代谢性疾病(糖尿病、苯丙酮尿症)；结缔组织疾病；抗 Ro/LA 抗体阳性；感染性疾病(如孕早期 TORCH 感染)。孕母患焦虑症或为高龄孕妇(孕妇年龄大于 35 岁)。

(2)胎儿因素：产科超声怀疑有心血管畸形，存在心外畸形，染色体检查核型异常，存在胎儿水肿，羊水过多或过少，颈后透明层增厚，发现胎儿心律失常。

(3)家族因素：有先天性心脏病胎儿或患儿妊娠史，双亲患有先天性心血管畸形，有基因综合征(孟德尔综合征 、结节性硬化症、Noonan 综合征、DiGeorge 综合征、Holt-Oram 综合征、Ellis-van Creveld 综合征)的家族史，其他出生缺陷的家族史。

胎儿超声心动图是彩色多普勒超声心动图检查的一个特殊的组成部分，因此，其仪器具有高分辨力、高血流敏感度，并且功能齐全。具有胎儿超声心动图（胎儿心脏）检查的专门预设置，适用于胎儿超声心动图检查的探头包括成人心脏探头、小儿心脏探头、成人腹部探头、经腹三维容积探头等。心脏探头频率范围 1～5MHz，腹部探头频谱范围 2～5MHz，小儿心脏探头 3～8MHz。在中孕早中期使用较高频率（5～8MHz）的探头以提高分辨率，在中孕晚期和晚孕期使用较低频率（1～5MHz）的探头克服声窗的限制，以尽可能获得更多的诊断切面。

胎儿超声心动图检查时，首先要明确胎儿在子宫内的位置，然后采用节段分析法，按序列确定胎儿心脏与内脏的关系（正位或反位）、静脉-心房连接关系、心房-心室连接关系，心室-大动脉连接关系，大动脉相互关系等。

胎儿超声心动图检查的基本内容如下。

（1）解剖概况：包括确定胎儿数目、胎位，胃和内脏的位置，心脏的位置及心轴等。

（2）基本参数测定：测量心胸比例、双顶径及股骨长度等。

（3）心脏切面：包括四腔心切面，五腔心切面，左、右心室流出道长轴及短轴切面，三血管切面或三血管气管切面，腔静脉长轴切面，动脉导管切面，主动脉弓切面等。

（4）彩色多普勒血流显像：上腔静脉、下腔静脉，肺静脉，肝静脉，静脉导管，卵圆孔，房室瓣，半月瓣，动脉导管，主动脉弓，脐动脉，脐静脉血流的显示等。

（5）测量参数：二维测量包括主动脉及肺动脉内径（瓣环水平）、升主动脉、主动脉弓、动脉导管直径、心房大小、心室长轴、心室短轴内径及室壁厚度等；脉冲多普勒测量主动脉瓣口、肺动脉瓣口收缩期峰值流速及动脉导管收缩期和舒张期峰值流速。

（6）心律和心率：通过心房及心室壁 M 型曲线及心房心室多普勒血流曲线评估胎儿心律及心率。

观察胎儿的心脏结构必须注意以下基本特征：①胎儿心脏与胎儿胸廓的比例不应该超过 1/3；②应该有两个大小相同的心房；③应该有两个大小相同且收缩规律轻快的心室；④房间隔及室间隔交界处可见两个房室瓣；⑤必须有卵圆孔；⑥有完整的室间隔。

3. *超声生物物理评估*　彩色多普勒超声技术可以对子宫动脉，脐动脉，胎儿肾动脉、脑动脉和降主动脉的血流进行监测，是胎儿和胎盘血流动力学非介入性的检查手段。脐动脉多普勒指数的异常与母体合并血管病变、胎儿先天性出生缺陷、胎盘血管发育异常有关，也与胎儿低氧、酸中毒、围新生儿结局相关。

妊娠中，对存在风险的胎儿应予于监测，并根据临床的情况每周至少进行 1～2 次。应该根据超声生物物理指数 4 项的变化（胎动、胎心率、呼吸运动和羊水量），以及结合胎心监护结果做出生物物理的评分。超声生物物理指数的表现并不能直接提供胎儿中枢神经系统严重缺氧或酸血症的证据。胎儿状况不良可表现为胎心率变异减少或消失，严重变异减速、晚期减速或延长减速，胎儿心动过速或心动过缓，胎动和呼吸运动次数减少，羊水量减少等。妊娠晚期死亡的胎儿中，70%～90%的胎儿曾有慢性或急性的胎儿宫内窘迫的不良超声表现，对发生不良超声信号的胎儿应尽早给予合理的干预，以预防发生严重的不良后果。

超声多普勒测量子宫胎盘的循环状态，可预测妊娠高血压疾病。常用的方法主要有两种：①脐动脉血流速度波形测定：测定动脉血流收缩期高峰与舒张高峰比值（S/D），在孕≤24 周 S/D≥4，孕后期 S/D<3。凡脐动脉 S/D 升高者，妊娠期高血压疾病的发生率为 73%。②子宫动脉多普勒测量：观察是否存在舒张早期切迹，当双侧子宫动脉都存在舒张早期切迹时，预测妊娠高血压疾病的敏感性、特异性较高，孕 24 周时敏感度为 76.1%，特异性为 95.1%。

（黄焕亮　张　华　吴沃栋）

参考文献

冯宏玲.2004.1560例晚期妊娠心电图分析.江苏实用心电学杂志,2012,21(1):51-52

高华.多指标联合监测妊高征孕晚期胎儿宫内状况.中国妇幼保健,19(7):19-21

何翠玲.2012.超声及彩色多普勒超声监测对围产胎儿宫内状况的评估.河北中医,34(8):1265-1266

金雪鸿,王晓红,郭和娟,等.2014.超声四腔心头侧偏转法及顺序节段分析法诊断中孕期胎儿先天性心脏病的临床价值.中国现代医生,52(1):66-68,71

刘彬,白玫,张宗锐.2012.妊娠期患者腹部CT检查所致胎儿辐射风险分析.中国医学装备,9(4):1-4

路秀芳.2013.动态心电图24h监测妊娠期妇女心律失常的临床分析.内蒙古医学杂志,45(3):331-332

罗先道,张雪莲,夏晓莉,等.2013.植入式循环记录仪在晕厥诊断中的研究进展.中华临床医师杂志(电子版),(14):6658-6659

孙夫丽,吴青青,王莉.2014. ISUOG实用指南(更新版):胎儿心脏超声筛查指南解读.中华医学超声杂志(电子版),(4):10-14

Acherman RJ,Evans,WN,Luna CF et al.2007. Prenatal detection of congenital heart disease in southern Nevada:the need for universal fetal cardiac evaluation.Journal of Ultrasound in Medicine,26 (12):1715-1719

Allan LD,Crowford DC,Chita SK,et al.1986.Prenatal screening for congenital heart disease. BMJ,292:1717-1719

Bonini W,Botto GL,Broffoni T,et al.2000. Pregnancy with an ICD and a documented ICD dischage. Europace,2:887-890

Cole P,Cook F,Plappen T,et al.1987. Longitudinal changes in left ventricular architecture and function in peripartum cardiomyopathy.Am J Cardiol,60:871-876

Copel JA,Pila G,Green J,et al.1987. Fetal echocardiographic screening for congenital heart disease:the importance of the four chamber view. AMJ Obestet Gynecol,57:48-55

Gomes DG,Gensas CS.2013. Risk of ionizing radiation in women of childbearing age undergoing radiofrequency ablation. Arq Bras Cardiol,101(5):418-422

Li M,Wang W,Yang X,et al.2008. Evaluation of referral indications for fetal echocardiography in Beijing.J Ultrasound Med,27(9):1291-1296

Perloff JK.1991. Pregnancy and congenital heart disease.J AM Coll Cardiol 18:340-342

Petros Nihoyannopoulos.2007. Cardiovascular examination in pregnancy and the approach to diognosis of cardiac disorder.In:Celia oakley ed. Heart Disease in Pregnancy.2nd ed.Malden:Blackwell Publishing,18-28

Shennon A,Gupita M,Halligan A,et al.1996. Lack of reproducibility in pregnancy of Korotkoff phae IV as measured by mercury sphygmomanometry. Lancet,347:39-42

Turnbull A,Tindall VR,Beard RW,et al.1989. Report on confidential enquiries into maternal deaths in England and Wales 1982-1984.Rep Health Soc Subj Lond,34:1-166

Turner AF.1975. The chest radiogranph in pregnancy.Clin Obestet Gynecol,18:65-74

第 3 章

非发绀性的先天性心脏病

目前，妊娠女性合并先天性心脏病的发生率和绝对数都在增加。这是因为在发达国家，风湿性心脏病在年轻人逐渐罕见，更多伴有复杂性先天性心脏病的婴儿和儿童在外科手术后能存活至生育的年龄。据北京某医院报道，1973～2002 年，妊娠期心脏病主要为先天性心脏病和心脏瓣膜病，风湿性心脏病与先天性心脏病之比在前后 3 个 10 年分别为 4∶1、1∶2和 1∶2.24。许多先天性心脏缺损的患者都能生存至成年，特别是来自缺乏医疗检查手段地区的女性，先天性心脏病通常在妊娠期间才被发现，虽然大多数简单的非发绀的心脏缺损患者在妊娠期间可无特殊症状，但是不同的先天性心脏病患者在妊娠期都有不同程度的风险（表 3-0-1）。

在发达国家，大多数婴儿和儿童可获得常规体格检查，简单的心脏缺损通常在早年就已获得纠正。其中只有动脉导管未闭纠正术被作为根治性手术。先天性心脏病修复手术后的问题往往在妊娠期间发生。例如，继发孔型房间隔缺损（ASD）修补术后仍可以发生心律失常，常见于术后心房仍扩大或缺损修复手术施行太晚的患者；非限制性的室间隔缺损（VSDs）修复术后，肺动脉血管病变仍然进展的患者；患者生长发育速度可能超过缺损补片或人工瓣膜的范围，仍然存在肺动脉高压、心律失常和传导系统缺陷的患者。这些仍存在风险的患者常误以为自己为正常人而失去随访。除了已行复杂性先天性心脏姑息手术的患者外，大多数手术后存活的患者在妊娠过程中也需要考虑心血管的储备问题。

表 3-0-1　先天性心脏病与妊娠的风险

能较好耐受妊娠的先天性心脏病
·无合并症的房间隔缺损
·限制性的室间隔缺损
·小孔永久动脉导管未闭
·轻度的 Ebstein's 异常
·轻或中度的肺动脉狭窄
·轻或中度的主动脉狭窄
·无其他显著缺损的已纠正的大动脉转位
中度风险的先天性心脏病
·主动脉缩窄-已行修复无梗阻或后遗症
·肺动脉狭窄伴中央型右向左分流
·轻或中度的肺动脉高压伴左向右分流
高度风险的先天性心脏病
·重度肺动脉高压伴 Eisenmenger 综合征
·重度的肺动脉高压不伴分流
·置入机械人工瓣膜
·重度的主动脉瓣狭窄
·重度的主动脉缩窄
·严重症状的肺动脉狭窄
·显著的发绀

资料来源：Celia Oakley，Heidi M Connolly. 2007. Acyanotic congenital heart disease. In：Celia Oakley ed. Heart Disease in Pregnancy. 2nd ed. Malden：Blackwell Publishing，30.

先天性心脏病合并妊娠患者在妊娠和胎儿发育过程中可因心脏结构异常而产生不同程度的血流动力学后果，妊娠期间的血流动力学改变可以使先天性心脏病患者的心脏情况恶化，患者的预后与心脏功能级别

(NYHA分级)相关,疾病的特点和原先的心脏外科手术相关。因此,对已行或未行外科手术的先天性心脏病患者应推荐做好妊娠前的全面评估。

Siu 和 Sermer 等的一项前瞻性多中心研究利用心血管疾病女性妊娠预后风险指数做出评价。研究显示,心血管疾病女性妊娠 4 种危险因素包括:①有充血性心力衰竭、短暂脑缺血发作、卒中或心律失常的既往史;②心功能分级(NYHA)＞Ⅱ级或出现发绀;③左心流出道梗阻性疾病;④左心功能减退。研究不包括重度肺高压的患者,结果显示,如果无危险因素存在,妊娠期间心血管合并症的风险则少于 5%;如果存在 4 个危险因素中的一个,妊娠期间心血管合并症的风险则超过 20%;如果超过一个以上的危险因素,妊娠期间心血管合并症的风险则大于 60%;胎儿的死亡率与母亲的功能分级相关。

先天性心脏病女性患者应接受遗传风险的孕前咨询。应有选择地建议患者行胎儿超声心动图评估,以排除胎儿存在先天性心脏病的可能。在妊娠期间应由心脏病专家、产科医生和麻醉师对先天性心脏病患者进行全面的评估和监测。

第一节　房间隔缺损

房间隔缺损(atrial septal defect,ASD)根据解剖病变的不同,可分为以下类型:继发孔(第二孔)未闭和原发孔(第一孔)未闭。

继发孔(第二孔)未闭的缺损位于房间隔中部的卵圆窝为中央型,又称卵圆孔缺损型,缺损位置靠近上腔静脉入口处为上腔型,又称静脉窦型;缺损位置较低,下缘缺如,与下腔静脉入口无明显分界,称下腔型。继发孔未闭是 ASD 中最多见的类型,其中卵圆孔缺损在临床上最常见。

原发孔(第一孔)未闭又可分为单纯型、部分房室通道、完全房室通道。单心房由房间隔组织不发育或缺失所引起。

ASD 是最常见的先天性心脏缺损,而且不少患者到成年时才被发现,女性发病是男性的 2～3 倍。在妊娠期间因肺动脉血流杂音增强并经心脏超声检查后才被发现的患者不多。

【遗传学】

房间隔缺损可以在一个家族中发生,Holt-Oram 综合征是常染色体显性遗传性疾病,表现为骨骼系统及心血管系统畸形,主要包括桡骨缺失或发育不全,各种先天性心脏畸形如继发孔型房间隔缺损、室间隔缺损。本病由染色体 12q24.1 上的转录因子 TBX5 的单基因突变引起。Holt-Oram 综合征的外显率几乎为 100%,其中 40%的病例是由于新的突变。Ellis van Creveld 综合征是常染色体隐性遗传,伴有骨骼发育异常,表现为短肢畸形、轴后性多指症、指甲和牙齿的发育异常,60%的患者可发生共同心房。家族性房间隔缺损伴进展性房室传导阻滞,已被证实与心脏转录因子 NKX2.5 发生突变有关,为常染色体显性遗传,有高度的外显率,但无骨骼的异常。

【病理生理】

正常左心房压力为 8～10mmHg,右心房压力为 3～5mmHg,因此,ASD 时有左向右的分流。分流取决于缺损的大小、左右心房的压力阶差及左右心室的充盈阻力。随着年龄的增长,肺血管阻力及右心室压力下降,左向右的分流量逐渐增大,右心室负荷、肺血流量及它们的压力均随之增大。长期肺动脉高压可导致肺小动脉血管病变及肺循环阻力升高。ASD 合并肺动脉高压者,当右心房压力超过左心房,在心房水平发生右向左的分流,病人可出现发绀(Eisenmenger 综合征)。

【临床症状】

1. *症状*　患者的症状取决于缺损的大

小,小型缺损者和年龄在30岁前的患者一般都能很好地耐受,多无症状。房间隔缺损合并妊娠的患者多半是在妊娠期间首次诊断。患者的症状表现为劳累后乏力、气促、胸闷、心悸等。妊娠期间,虽然存在显著的左向右分流,但很少会发生充血性心力衰竭的症状,患者大都能耐受妊娠和分娩过程。本病可伴房性心动过速、心房颤动等心律失常。ASD患者在妊娠期间偶尔会出现卒中的症状。逆行性的栓塞是ASD罕见的合并症。经未闭卵圆孔逆行的栓塞作为卒中病因的报道逐渐增多。

2. 体征　缺损大的患者发育较差、体格瘦小、心前区隆起、心脏搏动弥散、心浊音界扩大。胸骨左缘第2、3肋间可闻及Ⅱ～Ⅲ级收缩期杂音,性质柔和,传导范围不广,多不伴有震颤。左向右分流量较大时,可在胸骨左缘下方听到舒张中期隆隆样杂音。肺动脉瓣区第二音增强,并有固定分裂。肺动脉扩张明显或伴肺动脉高压者,可在肺动脉瓣区听到收缩早期喷射音。

【辅助检查】

1. X线检查　肺动脉段突出,肺门阴影增大,透视下可见"肺门舞蹈"征,肺野充血。右心系统增大,主动脉结影缩小(图3-1-1)。

2. *心电图*　继发孔房间隔缺损表现为电轴右偏和不完全性右束支传导阻滞,V_1导联呈rsR'型,少数可出现完全性右束支传导阻滞图形,均为右心室舒张期负荷过重的表现(图3-1-2)。右心前导联R波可增高,提示右心室收缩期负荷过重。高尖的P波,提示右心房增大。

3. *超声心动图检查*(图3-1-3)　M型超声心动图可见室间隔肌部在收缩期与左心室后壁呈同向运动,即矛盾运动。二维超声心动图检查显示右心房、右心室内径增大,右心室流出道、肺动脉增宽。剑突下及胸骨旁四腔心切面可见房间隔回声连续性中断。脉冲多普勒显示肺动脉瓣、三尖瓣血流增快,在房间隔

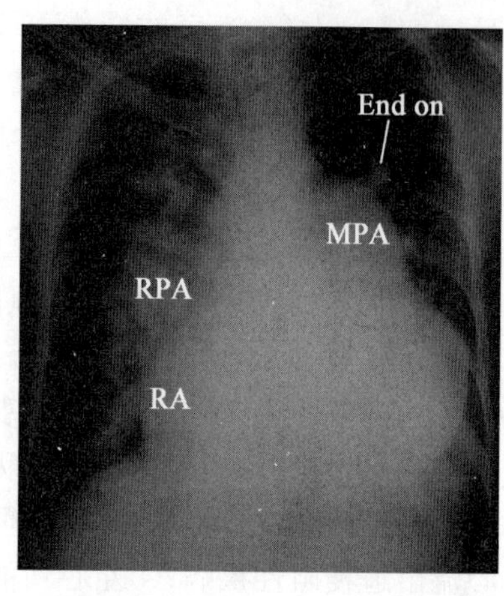

图3-1-1　房间隔缺损(继发孔型)并肺动脉高压患者的X线心脏正位片

主肺动脉(MPA)明显突出,右肺动脉(RPA)血管增大,右心房(RA)明显增大,心尖抬起,右心室增大,肺野血管纹理增粗,肺血管断面(End on)粗大

右心房侧可获舒张期多峰型向上湍流,叠加彩色可见红色血流自左心房穿隔进入右心房。

4. *右心导管检查及心血管造影检查*　右心房与腔静脉间存在明显血氧阶差,如两者的血氧含量差大于1.9%容积或血氧饱和度差大于8%,提示心房水平左向右分流,但尚需排除下列情况:室间隔缺损伴三尖瓣反流、左心室-右心房通道、部分或完全性肺静脉异位引流、房室通道及乏氏窦瘤破入右心房。右心导管探查,可操纵导管进入左心房,如横置在心房间导管上下移动超过半个椎体,提示房间隔缺损的可能性较大。右心室和肺动脉压力正常或轻度升高,在分流量大时,可有30mmHg的收缩期压力阶差,这是由于过多的血流形成功能性肺动脉瓣狭窄所致,如压力阶差大于40mmHg,应考虑有器质性肺动脉瓣狭窄的可能。右上肺静脉或左心房造影,可见造影剂经房间隔缺损进入右心房,并可显示缺损的位置及大小。

【诊断和鉴别诊断】

根据肺动脉瓣区听到柔和的吹风样收缩

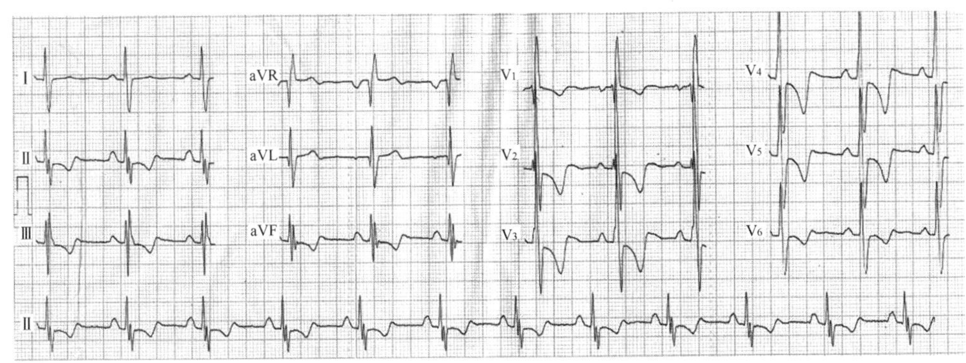

图 3-1-2　房间隔缺损(继发孔型)并肺动脉高压心电图 V_1 呈 rsR'、不完全性右束支传导阻滞的表现

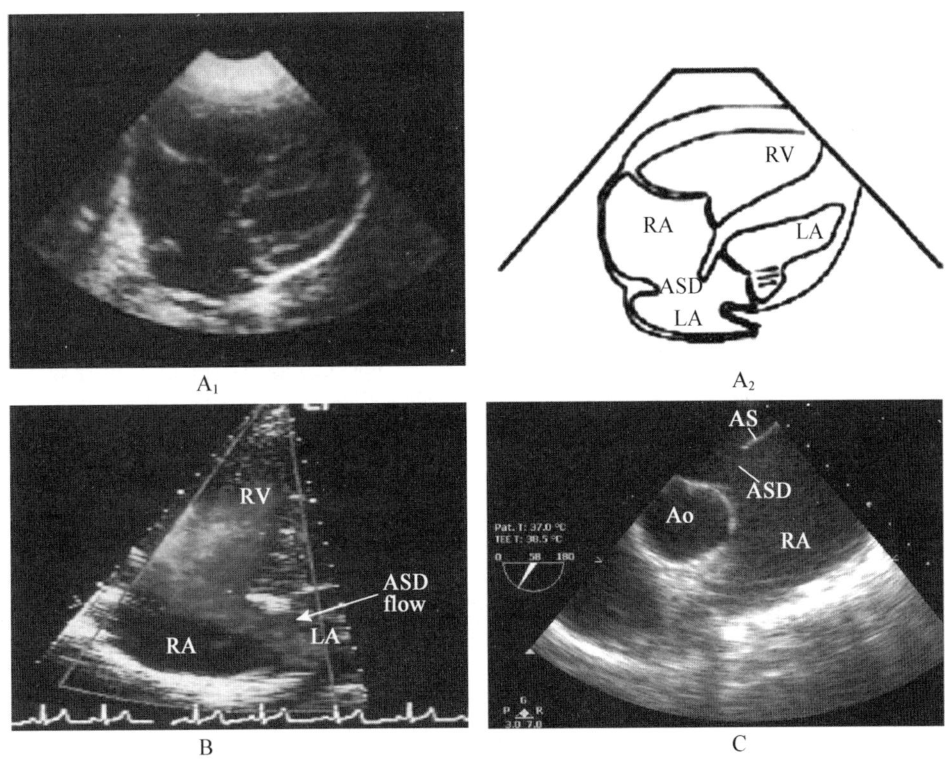

图 3-1-3　房间隔缺损(继发孔型)超声心动图

A_1、A_2. 房间隔中部回声中断;B. 舒张期一股红色彩流束自左心房进入增大的右心房和右心室;C. 房间隔缺损经食管超声心动图

期杂音,第二心音固定分裂,心电图示不完全性右束支传导阻滞,经 X 线和超声心动图检查可确诊房间隔缺损。使用超声心动图和彩色多普勒及心导管检查可了解肺动脉压力、肺循环阻力,进一步排除是否合并其他畸形。鉴别诊断包括功能性杂音、肺动脉瓣狭窄、室间隔缺损、原发孔未闭、部分肺静脉异位引流、特发性肺动脉高压等。

【治疗】

1. 药物治疗　患者如果伴有显著容量超负荷，出现充血性心力衰竭的症状，或发生心房颤动、心房扑动等房性心律失常，可以给予合理的药物治疗。

2. 外科治疗　儿童和成年患者非复杂性继发孔房间隔缺损外科手术的死亡率为1%～3%。但是，由于房间隔缺损的患者存在终身的风险，如反常的栓塞，因此，应该对干预的适应证和风险进行评估，包括小量分流的患者。

(1)适应证：房间隔缺损的患者，只要有右心超负荷或临床有显著的分流，肺动脉血流(Qp)与系统血流(Qs)比值＞1.5，通常应选择缺损闭合治疗。但是，无症状也并非是修补术的禁忌证。

(2)禁忌证：不推荐房间隔缺损接受闭合术的患者包括：临床有显著的分流，Qp/Qs≤0.7；有严重肺动脉高压，不可逆的肺动脉血管阻塞性疾病并反向分流；安静状态下，动脉血氧饱和度小于90%。关闭缺损后，除了可增加患者外科死亡和发病风险外，还可能进一步恶化患者的预后。

在婴幼儿，继发孔房间隔缺损有自动闭合的机会。无症状，缺损小于5mm，分流量小的ASD可不予干预，妊娠期的患者应推迟干预的时间至分娩后，严重左心或右心衰竭的患者不予考虑干预，严重肺动脉高压也不应考虑干预性治疗。

对小缺损干预的意见仍存在争议，小缺损患者的预后通常良好，而体外循环的风险仍然存在。继发孔房间隔缺损经导管封堵术已被广泛应用，其死亡风险低，无需体外循环。如果在25岁前已接受了缺损闭合根治术，或者主肺动脉压小于40mmHg，患者的长期预后良好。对缺损较大的老年患者，外科闭合术可以改善患者的症状。

目前，国内主张对于无症状的患儿，如缺损小于5mm，可以观察；如有右心房室增大，主张在学龄前进行手术修补。并发充血性心力衰竭的婴儿，内科治疗效果不佳者也可施行手术。成年人如缺损小于5mm、无右心房室增大者可临床观察，不做手术；但成年病例如存在右心房室增大，可手术治疗，合并心房颤动者可同时手术，但肺血管阻力大于12Wood、出现右向左分流和发绀者则禁忌手术。

(3)导管介入治疗：有一部分继发孔房间隔缺损患者如位置合适，可行微创的经心导管介入治疗。即经股静脉插管，将镍钛合金的封堵器夹在房间隔缺损处，闭合房间隔缺损(图3-1-4)。

(4)体外循环下直视修补术：继发孔房间隔缺损常经胸骨正中入路于体外循环下直视修补，右前外侧切口也可提供良好的手术显露，但需排除合并有其他类型的心脏畸形。小的继发孔型房间隔缺损可直接缝合，如缺损大则需用心包片或涤纶补片修补，完成修补前左心房注水以防止心脏复跳后出现空气栓塞十分重要。

静脉窦型房间隔缺损修补较为复杂，一般经上腔静脉直接插入引流管以增加缺损显露，修补中必须辨别右上肺静脉开口并避开窦房结，将补片缝于右肺静脉入口前沿的右房壁上，以保证肺静脉引流入左心房，如有必要则需补片加宽上腔静脉入口，防止静脉回流受阻。

年龄大的房间隔缺损病例术后窦性心动过缓发生率较高，可用异丙肾上腺素或阿托品增快心率，术中安置临时起搏电极为有效的预防措施。

【预后】

未手术的房间隔缺损病人自然病程与缺损的类型、分流量大小及是否合并其他类型的心脏畸形有关，多数可生长至成年，但寿命缩短，病人死于充血性心力衰竭。

经导管封堵或外科修补术对改善患者血流动力学后果良好。单纯继发孔型房间隔缺损手术死亡率低于1%。手术后由于血流动

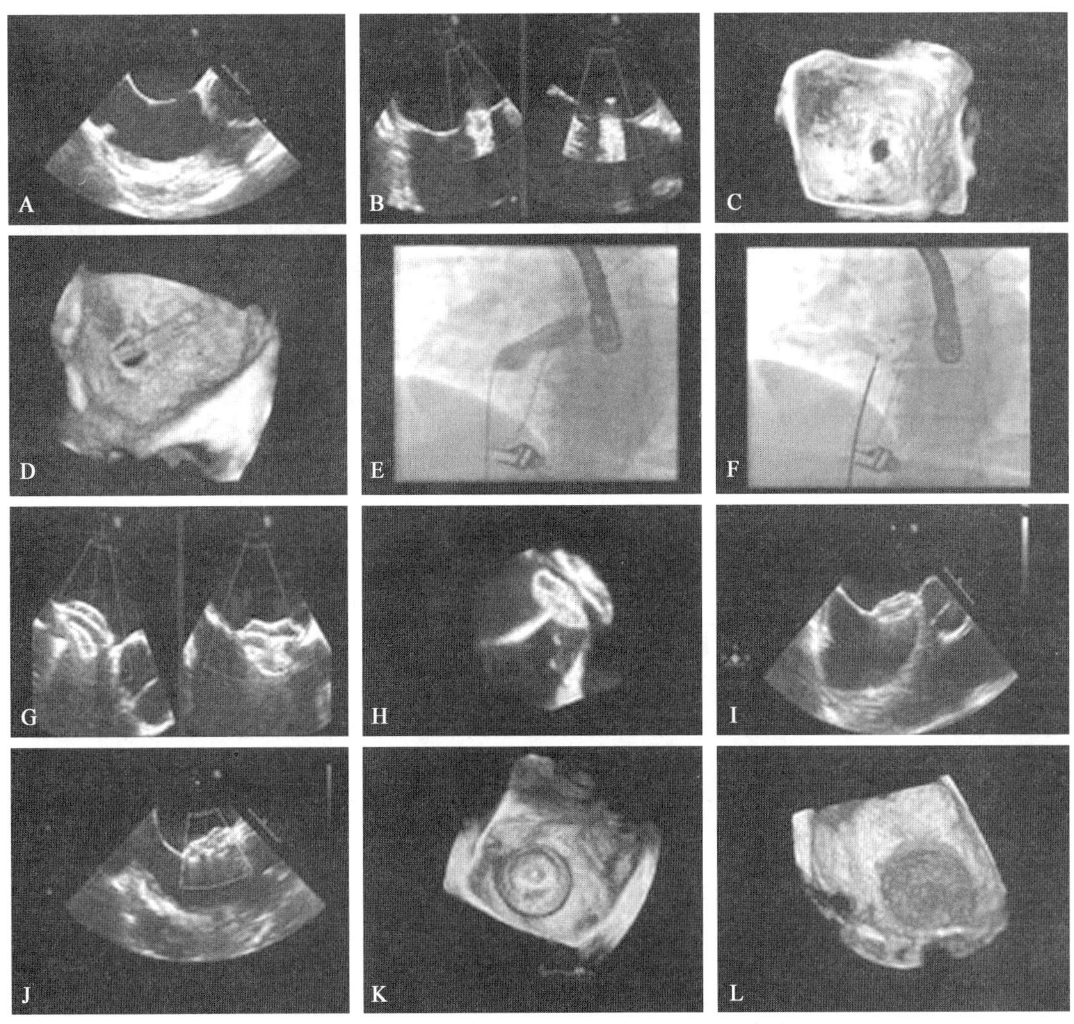

图 3-1-4　经食管超声心动图引导下继发孔房间隔缺损患者经皮 ASD 封堵术

A. 二维彩色多普勒超声心动图像；B. 实时三维经食管超声心动图像；C. 实时三维经食管超声心动图 ASD 实例显示；D. 经房间隔球囊定径指引导管膨开；E. 定径球囊测量房间隔缺损大小的 X 线影像（也可应用二维食管超声），应用稍大的（2～4mm）闭合装置封堵缺损；F. 蝶形装置打开后，闭合装置与导管脱离前；G、H. 食管超声心动图或心内超声心动图可用于评估装置的位置，并证实心内附件结构没有撕裂；ASD 封堵成功，下一步是闭合装置与指引导管分离，封堵术超声心动图的结果：闭合装置与周围组织恰当地对合；I. 彩色多普勒所见，无残余的分流；J. 手术过程可以应用实时三维经食管超声心动图在任何平面成像，本例从左心房（K）或右心房（L）的透视方位评估装置的位置

资料来源：Sagit Ben Zekry，Sasidhar Guthikonda，Stephen H Little，et al. 2008. Percutaneous closure of atrial septal defect. J Am Coll Cardiol Img，1(4)：515-517

力学的改善，病人症状明显减轻或消失，其长期生存率与正常人对比无显著差异。成年患者特别是合并有心功能不全、心律失常或肺动脉高压者，手术死亡率相对较高，有时尽管成功接受了手术修补，已有的肺动脉高压和右心室肥大依然存在，但病人心脏功能可得以改善，其长期存活率也明显高于未手术病例。

经导管封堵或外科修补术患者的生存、活动能力、心律失常和栓塞性脑血管事件的发生，两者之间没有显著的差异。但手术后患者仍长期存在房性心律失常和脑血管事件的发生风险，特别是术前已发生过相同事件的患者。

【房间隔缺损合并妊娠的血流动力学变化与处理】

妊娠期间血容量增多、心排血量增加都可加重左向右分流患者右心容量负荷，但这种影响可因妊娠期间周围血管阻力下降而得到平衡。大多数无房性心律失常或肺动脉高压的 ASD 患者都能耐受妊娠和分娩过程。

ASD 患者对急性失血的耐受性较差。如果发生急性失血，周围血管收缩，外周静脉回到右心房的血容量减少，从而使大量的血液从左心房向右心房转流。这种情况可以在产后出血后发生。心房扑动和颤动的发生不常见，如果发生，可以根据患者症状情况选择直流电转复或药物转复。药物或电转复后仍需抗凝 4 周。仍持续心房颤动的患者应继续抗凝治疗。

逆行性的栓塞是 ASD 罕见的合并症。大多数 ASD 患者通过静脉对比剂超声心动图检查可见到右向左的细小分流，但仍然主要以左向右分流的特殊形式进入循环。ASD 患者妊娠期间偶尔可发生卒中事件。研究显示，经验性使用阿司匹林可以预防血栓形成，而且对胎儿无害。ASD 患者应长期接受静脉血栓的预防治疗。

卵圆孔未闭（patency of the foramen ovale，PFO）可见于大约 1/4 的正常心脏，在先天性心脏病患者，特别是在右向左分流的发绀型先天性心脏病患者中则不易统计。经 PFO 逆行的栓塞作为卒中病因的报道逐渐增多。PFO 可以通过静脉注射对比剂超声检查被发现（经食管超声影像检查更优），不明原因卒中或非典型的、偶发的、偏头痛患者应排除 PFO 的可能。

PFO 的患者在不明原因卒中后应注意排除肺梗死的可能。如果 PFO 与脑卒中有关，应考虑给予经皮穿刺 PFO 封堵术。

ASD 的年轻女性患者中，肺血管阻力升高和肺动脉压升高的患者不多。据近 30 年的报道，ASD 患者肺动脉压力大于 50mmHg 的患者仅占 7%。在原发性肺动脉高压的年轻女性患者中，偶尔会发现合并继发孔缺损的患者，这些患者出生后肺动脉血管阻力一直保持很高，因此，从不会发生左向右的分流，右心室腔也没有扩张。患者的体征、症状和预后与原发性肺动脉高压患者相同。心房的缺损为右心室提供了另一个排出通道，从而维持系统的心排血量，虽然降低了系统的血氧含量，但是相对于原发性肺动脉高压而不伴有房间隔缺损的患者，发绀和猝死的发生率较低，且预后会较好。但对重度肺动脉高压的患者，妊娠的风险很高，故应强烈建议患者避免妊娠。

继发孔 ASD 患者在牙科治疗或分娩前不需使用抗生素预防性治疗。除非合并瓣膜性疾病。

缺损大的，X 线检查示心脏增大、肺动脉段突出及肺充血明显的 ASD 患者，在妊娠前应尽可能先行选择性的外科或介入封堵治疗。

第二节 心内膜垫缺损

心内膜垫缺损(endocardial cushion defect)或称房室管缺损(atrioventricular canal defects),是由胚胎前心内膜垫和后心内膜垫发育不良引起的一组畸形。临床上将此组畸形分为部分型和完全型两大类。心内膜垫缺损患者有时可具有家族发病的倾向。

【病理生理】

根据房室瓣周围房室间隔组织的发育程度和房室瓣畸形的不同将心内膜垫缺损(图3-2-1)一般分为部分型和完全型。

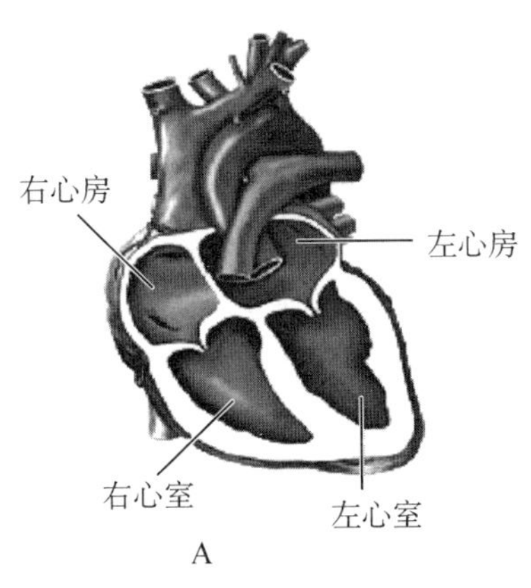

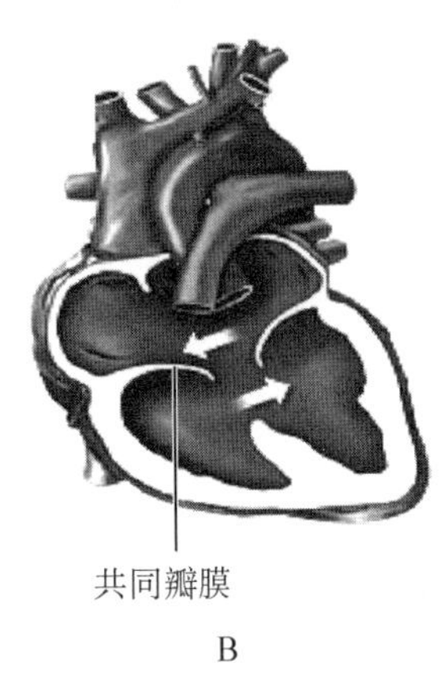

图 3-2-1 正常心脏(A)和心内膜垫缺损(B)

部分型心内膜垫缺损也称为不完全型心内膜垫缺损,主要包括五型:①原发孔房间隔缺损;②原发孔房间隔缺损与二尖瓣前瓣裂;③原发孔房间隔缺损、二尖瓣前瓣裂与三尖瓣隔瓣裂;④原发孔房间隔缺损、流入道室间隔缺损与三尖瓣隔瓣裂;⑤单心房。

完全型心内膜垫缺损又称房室共同通道,包括原发孔房间隔缺损和房室瓣下方室间隔流入道缺损。一组房室瓣横跨左、右心,形成了上(前)和下(后)桥瓣。病人在室间隔嵴上形成一"裸区"。完全性心内膜垫缺损分为三个亚型。

A型:最常见,前桥瓣的腱索广泛附着在室间隔嵴上,能被有效地分为"两瓣",即左上桥瓣完全在左心室,右上桥瓣完全在右心室。

B型:较少见,指左前桥瓣部分腱索经室间隔缺损与右心室内乳头肌相连。

C型:指前桥瓣悬浮在室间隔上,没有瓣裂,没有腱索与室间隔相连。

完全型心内膜垫缺损最严重时,房间隔、室间隔及整个心内膜垫均可缺如,形成单心房、单心室,心房与心室间仅有一组房室瓣,称为共同房室瓣。

完全型心内膜垫缺损易合并心内和心外畸形,包括圆锥干畸形,如法洛四联症、右心室双出口、大动脉错位,其中法洛四联症最常见,约占6%。其他合并畸形包括动脉导管未闭(10%)、永存左上腔静脉(3%)、弥漫性主动脉瓣下狭窄或残留房室瓣组织所致的左心室流出道梗阻。心内膜垫缺损还可以合并畸形症候群,如Down综合征、无脾综合征、多脾综合征、Ellis-Van Creveld综合征等。

血流动力学改变:部分型心内膜垫缺损血流动力学改变与继发孔型房间隔缺损相似,如果二尖瓣裂伴严重反流,可引起左心房、左心室扩大;反流的血液可分流到右心房，右心负荷增加，可引起右心房、右心室扩大。完全型心内膜垫缺损可发生房室水平的左向右分流，以后可发生双向或右向左分流，并出现发绀。患者可全心扩大，早期发生心力衰竭、重度肺充血和肺动脉高压。

【遗传学】

心内膜垫缺损的某些患者其发病与唐氏综合征有关。有证据显示，唐氏综合征的染色体 21q22 部分参与心脏畸形的发生。其他的染色体异常也可导致房室间隔的缺损，包括染色体 8p 缺失、10q 部分单体、13q 部分单体、环状 22 号染色体 14 q^{+}、$1p^{+}3p^{-}$。大多数染色体显著畸形的房室间隔缺损患者，常合并其他非心脏的先天性畸形。孤立性房室间隔缺损在家族的传递中为常染色体显性遗传。家系的连锁分析显示，房室间隔缺损的常染色体显性遗传位点在 1p，但没有确定其特定的缺失基因。

生长因子的无效突变：胎儿的心脏组织形成依赖合理的生长因子刺激作用，包括转化生长因子 β 和血小板衍生生长因子。在胚胎发生过程中，这些生长因子作用水平发生改变可导致心脏畸形的发生。

【临床表现】

心内膜垫缺损患者，无论是部分型还是完全型，通常都在婴幼儿期被诊断和已行外科治疗。部分型患者的症状通常开始于儿童。有的病人甚至成年才有症状，无症状期患者可因心脏杂音就医而确诊。完全型心内膜垫缺损患者，出生后即有症状、呼吸急促、发绀、呼吸道感染及心力衰竭。2008 年我国报道完全性心内膜垫缺损合并妊娠 1 例，患者从小只能侧卧，不能平卧，不能进行体力活动，停经 8 个月余，因反复呼吸困难、发绀、双下肢水肿入院。

完全型心内膜垫缺损患者发育不良，可伴发绀，部分患者有 Down 综合征面容。心前区隆起，心尖搏动弥漫。心尖区第一心音减弱呈单一心音，肺动脉瓣第二心音亢进并分裂，胸骨左缘剑突下及心尖区可闻及响亮的全收缩期杂音或收缩期喷射性杂音。胸骨左沿下方或心尖部可闻及舒张中期杂音。

部分型心内膜垫缺损伴原发孔缺损者听诊时可发现相当于继发孔缺损的杂音加上二尖瓣关闭不全的杂音。

【辅助检查】

1. *X 线检查* 部分心内膜垫缺损患者心脏轻到中度扩大、右心房和右心室增大，也可伴左心室增大。完全型心内膜垫缺损心脏显著扩大呈球形，主动脉结偏小。肺动脉段突出，肺野充血，随着肺动脉高压的形成和发展，肺血可减少。

2. *心电图* 心电轴左偏，原发孔缺损患者，一般为 $-20°\sim-60°$；完全型心内膜垫缺损者为 $-40°\sim-150°$；P-R 间期延长，呈一度房室传导阻滞，不完全右束支传导阻滞；原发孔缺损患者为右心室肥大，合并二尖瓣关闭不全时有左心室增大。完全型心内膜垫缺损可有右心房增大，左心室增大，左、右心室肥厚，以右心室为主。

3. *超声心动图* 原发孔缺损患者，房间隔下部和十字交叉处连续中断、右心房和右心室扩大、右心室流出道扩大、肺动脉增宽；若伴有较重的二尖瓣反流，可见左心房和左心室扩大；二尖瓣短轴切面见二尖瓣前叶中部回声中断，断端指向左心室流出道，左心室长轴和五腔心可见二尖瓣前叶瓣叶裂；断端前伸顶撞室间隔，致左心室流出道狭窄。三尖瓣可正常，也可出现瓣叶裂。

完全型心内膜垫缺损在心尖四腔切面见四个心腔均增大，十字交叉点消失。二尖瓣前瓣和三尖瓣隔瓣明显瓣叶裂，甚至形成共同房室瓣。由于房室瓣环异常，二尖瓣与三尖瓣在同一水平活动。A 型者，各自的腱索与室间隔断端相连；B 型者，两瓣膜的腱索未与室间隔相连，而连于右心室内异常的乳头肌；C 型者，二尖瓣与三尖瓣融合为一个瓣，无腱索与室间隔相连，使瓣膜在缺损处上下悬浮,似海鸥飞舞。

彩色多普勒超声心动图可进一步判断分流方向大小及房室瓣反流程度。

4. *磁共振成像(MRI)*　MRI 可以清楚显示房室间隔的缺损和房室瓣膜的形态学。

5. *心脏导管检查*　如果无创的检查不能确定手术的指征,应选择心脏导管检查。左心室造影额面观显示左心室流出道延长,称为鹅颈样畸形,是本病的特征性改变。导管检查可以评估分流量和瓣膜反流量,估测肺血管阻力。主动脉造影可以确定是否存在动脉导管未闭。心脏导管检查有助于判断患者是否尚具有手术指征。

【治疗和预后】

完全型心内膜垫缺损预后很差,大多在15岁前死亡。部分型心内膜垫缺损预后大致同继发孔型房间隔缺损,但存在显著二尖瓣反流时,预后差。主要的并发症为心力衰竭、肺动脉高压和感染性心内膜炎。

1. *药物治疗*　药物治疗主要用于减轻未经矫治手术患者的充血性心力衰竭症状。治疗的目标是避免发生肺动脉血管阻塞性疾病。患者如果出现心力衰竭症状,或有肺动脉充血的临床表现,可应用利尿药和地高辛。

2. *外科治疗*　部分型房室间隔缺损伴有症状的婴儿应考虑矫治性手术,包括二尖瓣成形术和关闭房间隔缺损。无症状伴原发孔缺损应考虑择期修复手术。

完全型房室间隔缺损但不伴右心室流出道梗阻的患者,其肺动脉压接近系统血压的水平。出生一年后,患儿将会发生肺动脉血管性疾病,通常应在婴儿期行根治性手术。

肺动脉环扎术可以保护肺动脉,防止过多的肺血流造成肺动脉血管性疾病。患儿可以在3～4岁后考虑给予根治性手术。

严重的患儿,应尽早在婴儿期施行根治性手术,可应用单个补片关闭房室间隔的缺损。共同房室瓣的左右部分再被悬浮在补片之上。双补片的技术也可被应用在根治术上。

已发展为不可逆的肺动脉血管疾病是根治术的禁忌证,患者应考虑给予心肺移植手术。

【妊娠与分娩】

国内蒙文霖报道了1例完全房室间隔缺损,共同房室瓣重度反流,重度肺动脉高压合并妊娠的患者,患者孕8个月,给予强心、血管扩张药、利尿、降低肺动脉高压等治疗,控制症状后施行剖宫产术,手术经过顺利。患者术后因急性左心衰竭、重度肺动脉高压、心功能Ⅳ级死亡。因此,建议未经手术治疗的完全型心内膜垫缺损患者不宜妊娠。

经外科手术治疗的心内膜垫缺损患者可较好地耐受妊娠,但偶然可发生房性心律失常,需要药物治疗。

第三节　动脉导管未闭

动脉导管未闭(patent ductus arteriosus,PDA)是一种常见的先天性心血管畸形,其在先天性心脏病中占5%～20%。女性发病多于男性,两者之比为3∶1。有资料显示,在海拔高于3048m出生的婴儿患有PDA的风险高于低纬度出生的婴儿。

动脉导管是连接主肺动脉和降主动脉的血管,是胎儿循环中不可缺少的部分。胎儿期肺尚无呼吸作用,故大部分血液不进入肺内,由肺动脉经动脉导管转入主动脉,并将含有氧气和养料的右心室血转运至主动脉。出生后随肺部呼吸的开始和动脉血氧含量急剧上升,肺血管扩张,肺动脉压力和阻力迅速下降。动脉导管失去其作用而逐渐闭塞。出生后若导管依然开放,即为动脉导管未闭。由于儿童期可经手术治愈,故妊娠合并动脉导管未闭的发生率较低。

【家族史和遗传】

具有心脏缺损家族史患者的后代患有PDA的可能性较大,合并其他遗传性疾病如Down综合征的患者,合并PDA的可能性增加。合并其他心脏缺损的患者同时合并PDA的可能性很高。

【病理生理】

动脉导管未闭的患者,如果在无并发症的情况下,由于主动脉压力不论在收缩期还是舒张期总比肺动脉高,于肺动脉水平产生连续的自左向右的分流,临床上产生连续性杂音,肺充血。分流量的多少取决于主动脉与肺动脉之间的压力阶差大小、动脉导管的粗细以及肺血管阻力的高低。

由于未闭动脉导管自左向右的分流,使富氧的动脉血与缺氧的肺动脉血混合,肺血流量增加,因而左心房的回血量也相应增加,左心室的容量负荷增加,加之左向右分流使体循环血流减少,左心室的做功代偿性增加,从而导致左心室扩大、肥厚,甚至出现左心衰竭(图3-3-1)。

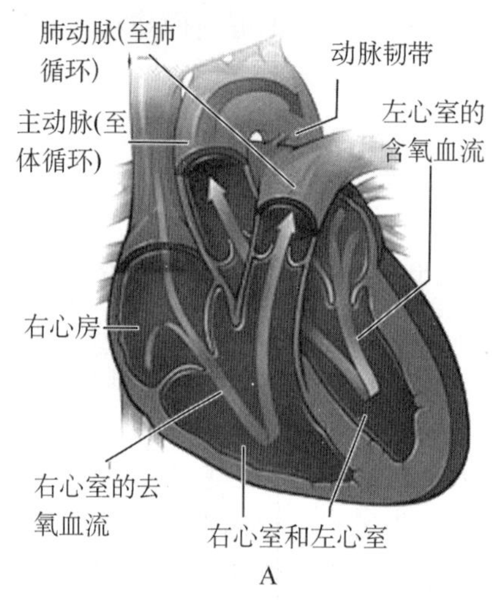

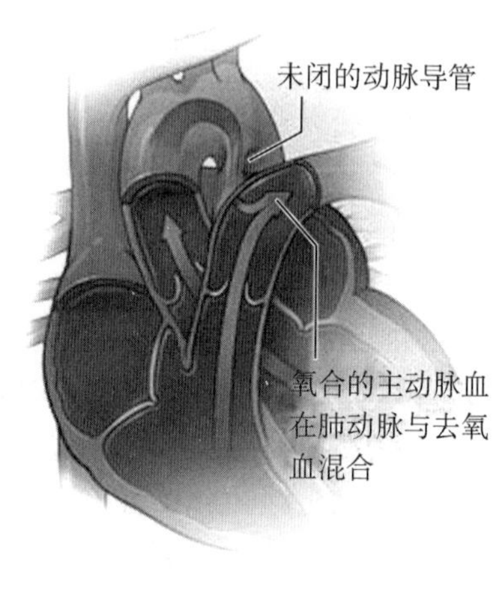

图3-3-1 动脉导管未闭

A. 正常心脏:正常心脏的主动脉交叉,箭头为心脏血流的方向;B. 动脉导管未闭的心脏:主动脉与肺动脉由动脉导管连接,箭头示富氧的动脉血与缺氧的肺动脉血混合

未闭的动脉导管较粗时,分流至肺动脉血量大者可引起肺动脉压增高,最后导致右心室肥厚、扩张,甚至衰竭。随着病程的发展,肺动脉压力不断增加,当接近或超过主动脉压力时,即产生双向分流或右向左分流,引起青紫。因为分流部位在降主动脉左锁骨下动脉的远侧,因此青紫只见于下半身,临床上称差异性发绀。

心脏舒张期,主动脉的血液仍分流入肺动脉,体循环血流量减少,患者周围动脉舒张压下降,脉压增宽。

伴肺动脉高压,且未经矫治的宽大动脉导管可以并发肺动脉瘤。PDA是常见的独立诱因,并可发展为主肺动脉瘤撕裂,妊娠期间或产后可自行破裂。肺动脉血管中层可见坏死和动脉粥样硬化,两者均与严重的肺动脉高压相关。妊娠期间外周或肺动脉撕裂的病例已见于报道,可能为结缔组织转多糖酶的作用使水分摄取增加造成的后果。所以肺动脉高压患者应建议避免妊娠。

【临床表现】

1. *症状* 导管细、分流量小者可无症状。导管粗、分流量大者可出现活动后呼吸困难、乏力、心悸、胸闷和咳嗽，容易合并呼吸道感染。严重肺动脉高压并右向左分流者，可见下肢青紫。在妊娠32～34周，由于是心脏负荷最大的时期，孕妇可发生心力衰竭。

2. *体征*　典型的患者在胸骨左缘第2肋间有响亮的连续性机器样隆隆杂音。导管较粗、分流量大的患者，可见心尖向左下移位，搏动弥散。在胸骨左缘第1～2肋间可扪及连续性震颤。显著肺动脉高压并右至左分流的病人，仅可以在肺动脉瓣区听到舒张期吹风样杂音，发绀以下半身为明显。肺动脉压显著增高时，杂音可完全消失，或仅有相对性肺动脉瓣关闭不全的舒张期杂音。分流量大的病人，由于体循环舒张压下降，使脉压差增大，可产生水冲脉、股动脉枪击音、毛细血管搏动等周围血管征。

【辅助检查】

1. *X线检查*　分流量小的轻型患者可无异常发现。分流量较大者，可见肺动脉主干凸起、肺门血管变粗和搏动明显，为“肺门舞蹈”，肺充血、主动脉弓影明显、左心室增大。

2. *心电图检查*　分流量小的轻型患者心电图可以正常。患者心电图常显示左心室高电压、左心室肥大。出现肺动脉高压时，可显示左右心室肥大或右心室肥大图形。

3. *超声心动图检查*　可见左心室内径增大、二尖瓣活动幅度增加及血流速度加快。二维超声心动图可显示未闭的动脉导管。彩色多普勒血流显像可探测到从降主动脉经未闭动脉导管进入肺动脉的连续性彩色血流信号。

4. *心脏导管检查*　右心导管检查可以发现肺动脉血氧含量较右心室的血氧含量高，当两者差值超过0.5%容积或血氧饱和度之差>2%时有诊断意义。肺动脉和右心室压力可能正常或略增高，如果心导管可由肺动脉通过未闭的动脉导管进入降主动脉，诊断即可成立。肺动脉压显著增高者可有双向性或右至左分流，此时动脉血氧含量尤其是下肢动脉血氧含量降低。

5. *选择性心血管造影*　选择性主动脉造影可见主动脉弓显影的同时肺动脉也显影，有时还可显示未闭的动脉导管和动脉导管附着处的主动脉局部漏斗状膨出，有时也可见近段的升主动脉和主动脉弓扩张而远段的主动脉管径较细。

【诊断】

根据胸骨左缘第2肋间有响亮的连续性机器样隆隆杂音，X线检查、心电图和超声心动图表现，一般即可确诊。但要注意与其他引起连续性杂音的疾病相鉴别。必要时行心导管检查。

【合并症】

未经治疗的动脉导管未闭常见的合并症包括细菌性心内膜炎，晚期的充血性心力衰竭，发展为肺动脉阻塞性疾病，其他的循环或通气异常如主动脉破裂、Eisenmenger的病理生理改变、左心衰竭、心肌缺血、坏死性小肠结肠炎、肺动脉高压、右心肥大和衰竭。一旦证实导管依赖的情况存在，应该使用前列腺素E_1以维持动脉导管的开放。因为前列腺素E_1为肺动脉的血管扩张剂，可增加肺动脉的血流而加重充血性心力衰竭。

【治疗】

1. *内科治疗*　动脉导管未闭患儿导管自动闭合的情况较常见。新生儿期，尤其是未成熟儿合并肺透明膜病、严重肺炎、肺出血等引起肺动脉压力升高，使动脉导管关闭延迟。患儿如果出现充血性心力衰竭，常规应用地高辛和利尿药通常可缓解症状。患儿可在几岁或身体状况良好的情况下选择闭合导管。对早产儿，因动脉导管未闭引起呼吸窘迫综合征者，可先采用促导管闭合药物治疗。未成熟儿可用消炎痛，每次0.2mg/kg，每8h 1次，如果无效可于8～12h后重复1～2次，累计不超过0.6mg/kg。出生后10～12d效果最好。有效的病例多于服药后12～24h导管闭合，部分患儿导管可能会重新开放。

消炎痛是前列腺素合成酶抑制剂，经动物实验证实可使导管收缩、管腔变窄。消炎痛有一定的副作用，布洛芬(ibuprofen)静脉注射已经被美国 FDA 批准使用，与消炎痛相比，有效性相等，但肾毒性较小。

患儿如果有高度感染的风险，如需应用器械或行牙科治疗，应预防性使用抗生素，直至未闭动脉导管被矫治。

促导管闭合药物治疗效果不佳的患儿，应主张手术治疗；如果心力衰竭经药物治疗失败，应尽早选择外科治疗。

2. *介入性心导管治疗* 目前大多数动脉导管未闭的患者可用经心导管介入方法得到根治。常用的有弹簧圈栓子法和 Amplatzer 封堵器。对直径<3mm 的 PDA 首选弹簧圈栓子法；对 3～10mm 的 PDA 采用 Amplatzer 封堵器治疗；直径>10mm，过于粗大的 PDA 可考虑使用开胸缝扎的方法。

Rashkind 导管堵塞装置由两个伞形系统组成，可经静脉途径或经动脉途径释放至导管。据报道，这个治疗的堵塞率为 83%，虽然已在国际上应用，但仍未被美国 FDA 批准。

导管封堵术后的风险：经导管封堵术后，动脉导管都能完全闭合。偶尔可能会残留很轻的左向右分流，通常在术后几天或几周内可以通过血栓形成而自动闭合。出于对心内膜炎长期风险的关注，残留的缺损仍然需要闭合，而且通常需要再次导管介入治疗。经导管封堵术的并发症包括封堵器血栓形成、血管损伤、穿刺点出血、感染和卒中等。如果封堵器血栓形成，需要通过导管技术回收，并需要再次应用导管将封堵器放置于未闭的导管内。

3. *外科治疗* 外科结扎或外科结扎与分离术仍然是婴儿期粗大的未闭动脉导管常规的治疗方法(图 3-3-2)。结扎或分离术手术风险较低，成功率较高，可以在最小的早产儿中进行。手术应用左后外侧开胸术，在无需体外循环下进行。另外，在视频辅助下的胸腔镜导管结扎术创伤少，与开胸术相比，既安全又有效。

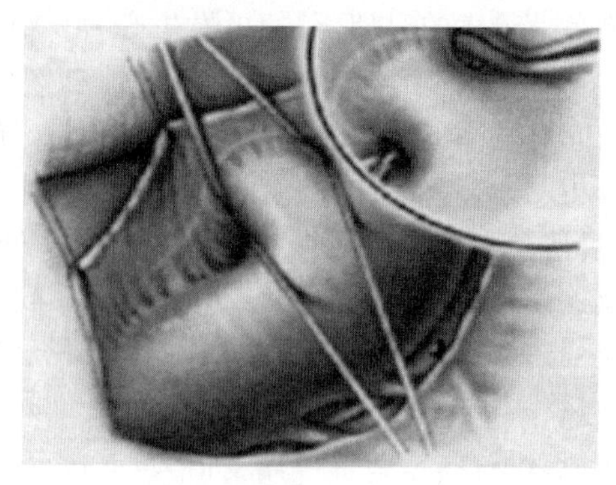

图 3-3-2 动脉导管未闭外科结扎术示意图

资料来源：Image courtesy of Luke K Kim，MD

(1)外科适应证：动脉导管未闭本身就有外科闭合的适应证，非常小的早产儿需要外科闭合治疗。婴儿期，有心脏和呼吸衰竭的症状，但药物治疗未能充分控制的患儿；或者无症状，但延误了药物治疗时机的患儿，常需要外科修复治疗。3 岁前接受导管闭合治疗的结局最好。如果导管闭合治疗晚于 3 岁，肺动脉血管阻力和肺动脉高压的发病风险均将增加。

外科治疗的适应证还包括以下情况：消炎痛治疗失败；药物治疗有禁忌证(如血小板减少症、肾功能不全)；有充血性心力衰竭的症状；动脉导管未闭的诊断被延迟在大婴儿期；在新生儿期以后才被发现的无症状动脉导管未闭婴儿，最好在 1 岁前接受外科导管结扎术，以避免 PDA 继发的并发症。导管闭合术适宜心血管代偿期的患者，同时也可减少感染性心内膜炎的发生风险。

(2)禁忌证：重度肺动脉高压是绝对禁忌证。在手术过程中，短暂闭合未闭的动脉导管后，如果不能减轻肺动脉高压，且不能相应地提高主动脉压力，导管闭合是这类患者的禁忌证。导管闭合不能逆转原有的肺动脉血管的病变。

如果存在导管依赖性心脏畸形，血流需依赖导管进入主动脉。在给予外科根治术或永久姑息分流手术之前，不能单独结扎导管，而需保留导管开放。过早闭合导管是禁忌的，而且有致命性的风险。导管依赖性的心脏畸形包括主动脉瓣闭锁、二尖瓣闭锁伴左心室发育不全、肺动脉发育不全、肺动脉瓣闭锁、严重的主动脉缩窄、三尖瓣闭锁、大动脉转位。

其他的禁忌证包括不能耐受全身麻醉；未被控制的败血症。患细菌性动脉内膜炎时应暂缓手术；但若药物控制感染不力，仍应争取手术，术后继续药疗，感染常很快得以控制。

附:2008 年 ACC/AHA 成人先天性心脏病治疗指南

一、动脉导管未闭(PDA)的治疗策略

PDA 成年患者的解剖特点是主动脉峡部和肺动脉组织脆性广泛增加，并导致成人外科手术的风险高于儿童。需要接受外科手术治疗的成年 PDA 患者不常见。单纯性 PDA，选择封堵器闭合的手段更具可行性。如果 PDA 患者合并其他心内的病理情况，应在心脏手术中同时给予外科闭合。如果因为心脏的其他原因而需手术，如冠状动脉旁路术，手术前如果考虑先行封堵器闭合术，应注意成年 PDA 患者常会遇到解剖学的难题。外科手术的径路通常选择胸廓切开术或胸骨切开术，可在体外循环或非体外循环下进行。如果动脉导管有钙化的表现，可能会增加手术的风险。可根据动脉导管是否存在钙化而选择结扎术、分离术，也可以选择在主肺动脉内侧或主动脉内侧做补片闭合术。大多数患者(>95%)的 PDA 可通过手术闭合。术后的早期死亡率很低。需要导管再通的情况非常罕见。合并症包括喉返神经和膈神经损伤、胸导管损伤。

(一)药物治疗的建议

Ⅰ类推荐

小管径 PDA 患者，如没有左心室超载的表现，应建议每 3～5 年常规随访(C 级证据)。

Ⅲ类推荐

已修复的 PDA 患者，如没有残余的分流，不建议进行心内膜炎的预防用药(C 级证据)。

(二)未闭动脉导管闭合的建议

Ⅰ类推荐

1. 经皮的途径，或外科的方法都适用于以下 PDA 患者的导管闭合术。

(1)左心房和(或)左心室扩大，或已出现肺动脉高压，或存在净左向右的分流(C 级证据)。

(2)曾有动脉内膜炎(C 级证据)。

2. 导管钙化的 PDA 患者选择外科闭合作为修复方法前，建议咨询成人先天性心脏病介入性心脏病专家(C 级证据)。

3. 建议由富有先天性心脏外科经验的外科医生施行外科修复术的患者为：

(1)如果 PDA 过大不能用封堵器闭合(C 级证据)。

(2)导管解剖扭曲不能通过封堵器闭合，例如动脉瘤形成或动脉内膜炎(B 级证据)。

Ⅱa 类推荐

1. 无症状的小 PDA 通过导管装置闭合是合理的(C 级证据)。

2. 伴肺动脉高压和净左向右分流的患者，PDA 闭合是合理的(C 级证据)。

Ⅲ类推荐

伴肺动脉高压和净右向左分流的患者，PDA 闭合是禁忌的(C 级证据)。

二、外科与介入性治疗

目前，PDA 闭合的途径有外科闭合与经皮导管闭合。成年 PDA 患者由于导管的脆性和(或)钙化，动脉粥样硬化，以及动脉瘤形成，同时也可因为存在其他非相关的合并症，例如冠状动脉粥样硬化或肾病，使成年患者外科闭合术需要面对更多的问题，对围术期产生不良的影响。成年 PDA 患者比较适合经皮闭合，可应用闭合装置或弹簧圈，因为成功率较高，并发症较少。如果 PDA 患者合并了其他的心脏情况需要外科矫治，可在同一手术中给予闭合。

【动脉导管未闭合并妊娠的处理】

动脉导管未闭合并妊娠的患者，大多数在儿童期已行未闭动脉导管外科手术或介入封堵术，所以对妊娠影响不大。导管细而分流少且肺动脉压正常者，妊娠期间不会产生

显著的血流动力学障碍，除在分娩期易发生感染性心内膜炎外，孕产期多数较顺利。分流量少，但估计妊娠期间可以发展为充血性心力衰竭的患者，妊娠前应考虑先行封闭。

分流量大的动脉导管未闭患者，由于大量的左向右分流，从而导致严重的肺动脉高压，并使血液产生右向左的逆向分流。患者可出现发绀，子宫动脉氧饱和度下降。孕妇缺氧可危及胎儿，在妊娠期内患者可发生左心衰竭和右心衰竭。显著肺动脉高压和心力衰竭是孕产妇死亡的主要危险因素。

动脉导管未闭较大的患者，应于妊娠前给予外科手术矫治或行介入封堵术。

妊娠期如发现未闭动脉导管较大，但尚未出现明显的右向左分流，可考虑妊娠期对未闭动脉导管行手术矫治。已发生肺动脉高压和明显的右向左分流的患者，宜人工流产终止妊娠。

分流少的动脉导管未闭患者，无肺动脉高压，可足月妊娠并经阴道分娩，分娩期应加强对产妇的监护，如产程较长或出现胎儿窘迫，应放松剖宫产手术指征。如未闭动脉导管分流量大或合并妊娠期高血压、胎位不正等的高危孕产妇，虽无明显症状，亦宜于妊娠37周或胎儿已成熟且能存活时，采取选择性剖宫产终止妊娠。妊娠过程中若出现心悸、气喘、胸闷等心力衰竭症状者，应积极控制心力衰竭，并终止妊娠。

动脉导管未闭的患者应接受抗生素的预防性治疗。分娩或剖宫产手术前后应给予抗生素防治感染性心内膜炎。

Hankings 和 Guthrie 等报道，伴肺动脉高压，且未经矫治的动脉导管未闭患者可并发肺动脉瘤（PDA 是常见的独立诱因），甚至可发展为主肺动脉瘤撕裂。由于妊娠期间或产后肺动脉瘤可自行破裂，所以应建议肺动脉高压患者避免妊娠。

第四节　肺动脉瓣狭窄

肺动脉瓣狭窄（valvar pulmonary stenosis）大多数是先天性疾病，只有少数为获得性疾病，例如，风湿热或良性肿瘤对肺动脉瓣造成的影响。肺动脉瓣可表现为狭窄、闭锁或瓣叶缺失，肺动脉狭窄又可分为瓣膜、瓣上或瓣下狭窄，例如双腔右心室。狭窄也可发生在肺动脉的分支。不同表现的肺动脉狭窄都会合并右心室流出道梗阻。肺动脉瓣狭窄也可不伴其他的先天性畸形，但通常会合并心脏结构的其他畸形，前者可称为孤立性的肺动脉狭窄。

【病因】

原发性肺动脉瓣狭窄是由于肺动脉瓣组织和心球远端发育异常所致，其特点是瓣叶缘融合，瓣膜增厚并呈圆顶样。肺动脉狭窄有家族性，通常被认为是心脏起源上的多因素所致。在同胞中的再发生率为2%～3%，肺动脉狭窄双亲子代再出现肺动脉狭窄的发病率为3.6%。在子宫内异常的血流模式部分也是由于肺动脉瓣异常发育所致。

【病理解剖】

肺动脉狭窄的病理特征最常见的是穹隆状肺动脉瓣。瓣口的大小可自1mm至数毫米，开口大多位于中央但也可偏心。瓣膜交界处融合，可从狭窄的开口延伸至穹隆状瓣叶的基底部，常留有一个略隆起的脊迹。两个瓣交界融合造成的狭窄，即为肺动脉瓣的二瓣化畸形。三个瓣在交界处融合，形成中间有孔的隔膜，呈圆顶状或乳头状，称单瓣化畸形。大多数病例为三个瓣叶互相融合，而单瓣化、双瓣化的畸形相对较少见。大多数患者的纤维性瓣环结构也可部分或完全缺失。瓣环的发育不全和肺动脉瓣发育异常可同时出现。肺动脉瓣发育异常的特征是瓣缘常增厚，有疣状小结节；极少数患者伴有瓣叶的冗长，或不伴有接合部融合，瓣环发育不全，或可无肺动脉的狭窄后扩张。梗阻主要与肺动脉瓣叶的增厚、固定和瓣环发育不全相关。

肺动脉瓣梗阻患者的右心室肌的肥厚与梗阻的程度和时间成比例。随年龄的增长，瓣膜逐渐增厚，右心室因流出道阻塞而肥厚，晚期右心室扩大，可产生三尖瓣关闭不全。肺动脉主干可产生狭窄后扩张，范围可波及左肺动脉，动脉壁变薄，向前突出。严重梗阻的患者，右心室腔可显著扩张，心肌过度肥厚和供血比例失调，心脏收缩力减弱和心肌顺应性下降。大多数患者可见主肺动脉扩张，但其扩张可不依赖于梗阻的严重程度，可能与通过肺动脉狭窄瓣膜的高速喷射性血流相关。肺动脉瓣发育不全的患者也可不伴有显著的狭窄后扩张。

漏斗部狭窄呈现两个类型：第一类为隔膜型狭窄，在圆锥部下方，右心室流出道形成一个室上嵴壁束间的纤维肌肉隔膜，把右心室分隔成大小不一的两个心腔，其上方壁薄稍为膨大的漏斗部称为第三心室，下方为肌肉肥厚的右心室，二者间隔膜中心有一个狭窄的孔道，这类隔膜型狭窄常与动脉瓣膜狭窄同时存在，称为混合型狭窄（图 3-4-1）。第二类为管道型狭窄，主要表现为右心室流出道壁层弥漫性肌肉肥厚，形成一个较长的狭窄心腔通道，常伴有肺动脉瓣环和肺动脉总干发育不良，故无肺动脉狭窄后扩大。

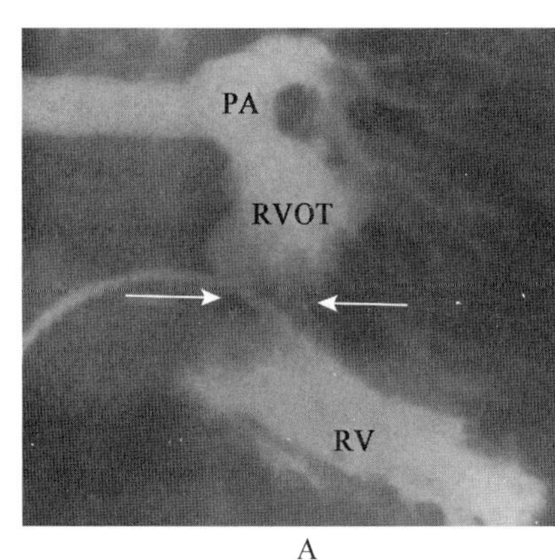

A

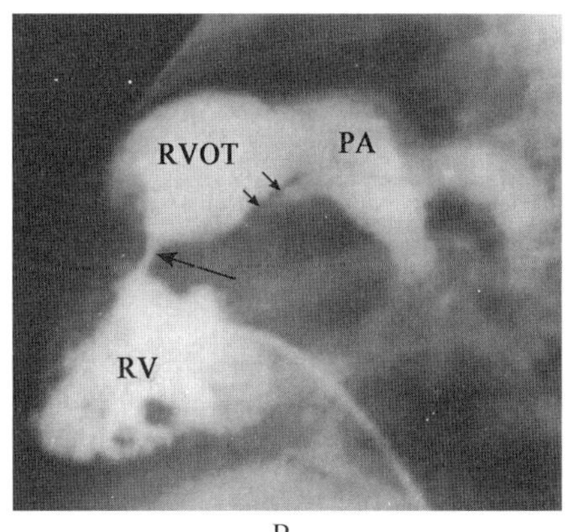

B

图 3-4-1 肺动脉瓣狭窄患者心室造影

A. 右前斜位心室造影显示右心室内近端和远端的心室腔；B. 侧位右心室造影显示双腔右心室，大箭头显示右心室被纤维肌性的梗阻分隔；PA. 主肺动脉；RVOT. 右心室流出道；RV. 右心室

资料来源：Image courtesy of R. M. Freedom，MD

存在心房内右向左分流如房间隔缺损、卵圆孔未闭的患者可伴有严重或长时间肺动脉狭窄。肺动脉瓣狭窄是 Noonan 综合征（表现型为特纳综合征）患者最常见的心脏损害。肺动脉瓣上狭窄常合并格雷格综合征和威廉斯综合征。孤立的漏斗部狭窄或肺动脉瓣上狭窄不常见，通常可合并室间隔缺损，如法洛四联症。周围肺动脉狭窄通常见于新生儿。大多数病例可随时间而减轻。

【病理生理】

瓣膜或血管显著狭窄可使梗阻近端的压力增高和右心室肥厚，并形成一定的压力梯度。右心室压力的大小和肺动脉瓣的跨瓣压力梯度通常与梗阻的程度成比例。在通常的情况下，右心室一定程度的肥厚可以维持正常的肺动脉血流。如果不能维持正常的心输出量，就可发生右心衰竭。如果为严重的肺动脉狭窄，右心衰竭可以在新生儿发生，重度梗阻患者的右心衰竭也可在儿童期或成年期发生。

肺动脉狭窄可以使左心室的形态学发生改变、左心室功能减退，这些变化与右心室肥厚的程度成比例改变，如果右心室流出道的梗阻被解除，左心室的改变可以被逆转。

随着右心室肥厚的增加、顺应性降低和舒张末压力增高，右心房 a 波明显。随着右心房压力增高，如果合并卵圆孔未闭或房间隔缺损，就可发生右向左分流，并导致系统动脉的血氧去饱和作用，临床可出现发绀。

【流行病学】

在美国，儿童中的肺动脉狭窄占所有先天性心脏缺损的 8%～12%，在成人大约占 15%。室间隔完整的孤立性肺动脉狭窄在儿童为第二位常见的先天性心脏缺损。在合并其他心脏缺损的先天性心脏病患者中，发生肺动脉狭窄的患者约占 50%。

肺动脉瓣发育异常的严重程度与患者的发病率和死亡率相关。轻至中度的肺动脉狭窄患者耐受较好。重度肺动脉狭窄常可伴肺动脉血流减少，右心室肥厚，梗阻严重的患者可早期发生充血性心力衰竭和发绀。随着球囊肺动脉瓣成形术的应用，需要行外科手术的患者数量减少。资料显示，肺动脉狭窄的流行情况在种族间不存在差异。男女性别的比例为 1∶1。患者的年龄也与梗阻的严重程度相关。如果狭窄严重，患者可在新生儿或婴儿期出现症状，中度梗阻的患者可在儿童期发现无症状的杂音。

【临床表现】

大部分肺动脉狭窄的患者，特别是轻微至轻度肺动脉狭窄的患者表现为无症状的心脏杂音，通常在常规的体检中被发现。中至重度肺动脉狭窄的患者可在轻度的运动中出现发绀。重度至极重度梗阻的患者可由于严重的右心功能不全或右向左的分流而出现充血性心力衰竭，表现为静脉淤血。严重梗阻的患者可伴有轻度的头晕、晕厥、心绞痛样胸痛的症状，但较罕见。事实上，许多中度或重度肺动脉狭窄患者可一直没有症状。

【体格检查】

大多数肺动脉狭窄患者外表健康、发育良好。脸圆丰满，被描述为满月脸，曾被认为是本病的外表特征，但是不能作为诊断的依据。

大多数轻微、轻度、中度和许多重度狭窄患者无发绀，一些伴有发绀的患者主要继发于心房内的右向左分流。

严重狭窄伴右心室顺应性减退的患者可见颈部显著搏动性的 a 波，同时，在肝区可扪及收缩期前的搏动。中至重度肺动脉狭窄患者，右心室可扪及持续有力的抬举性搏动。

胸骨上窝和胸骨左缘第 2 肋间可触及收缩期震颤，在心前区触及震颤的患者，合并严重梗阻的可能性较大。

听诊，第一心音正常或增强。第二心音广泛分裂，狭窄越重分裂的间距越宽。肺动脉瓣区第二音在轻度狭窄患者可响亮；中或重度狭窄患者根据梗阻的严重程度，第二心音可柔和、减弱或缺如。严重梗阻的患者在胸骨左下缘可以听到第四心音，颈静脉常伴有显著的 a 波。

在胸骨左缘可以听到收缩期喷射性的喀喇音，并可随吸气而减弱或消失。随着梗阻严重程度的增加，喀喇音越靠近第一心音。

在胸骨左缘可闻及(2～6)/6 级至(5～6)/6 级喷射性收缩期杂音，并向锁骨下、腋窝或背部放射。杂音的强度不一定与肺动脉瓣梗阻的程度相关，但是，杂音的峰值间期和时间与狭窄的程度相关。

典型的肺动脉狭窄患者不一定能听到舒

张早期递减性的肺动脉反流性杂音。曾接受过外科、球囊介入治疗，或者瓣膜钙化的患者，如合并瓣膜关闭不全，可导致反流性杂音出现。肺动脉狭窄特别严重的患者也可听到三尖瓣反流性的杂音。

肺动脉狭窄的心音图：根据收缩期喀喇音的时相、喷射性杂音的持续时间和峰值的时相，但不包括杂音的强度，第二心音分裂的间距，肺动脉瓣区第二心音的强度通常可以提示肺动脉狭窄的程度。杂音的时间持续越长，峰值的时相越晚，梗阻越严重。第一心音与喷射性喀喇音的间期越短，第二心音分裂越宽，P_2越柔和，肺动脉瓣狭窄越严重（图 3-4-2）。

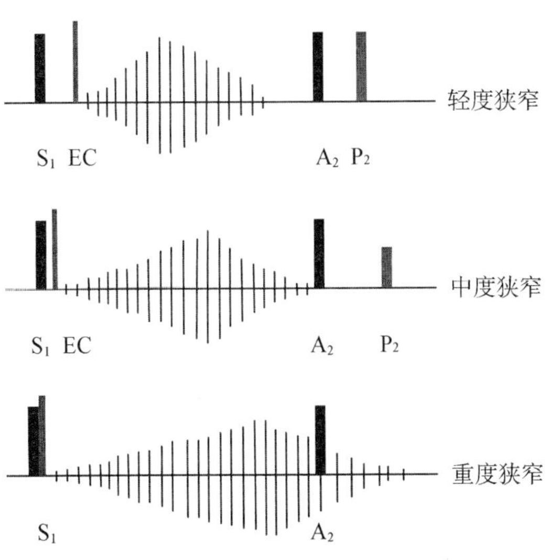

图 3-4-2　肺动脉狭窄的患者，可以通过听诊判断梗阻的程度

轻度（mild）狭窄：喷射性喀喇音（ejection click，EC）与第一心音（S_1）清晰地分离。杂音随喀喇音开始呈钻石样，峰值在收缩早期，在主动脉第二心音（A_2）前结束。肺动脉第二心音（P_2）可正常至轻度增强。中度（moderate）肺动脉狭窄：喀喇音靠近第一心音，喷射性杂音的峰值在收缩中后期，并持续至 A_2，肺动脉第二心音（P_2）显著分裂、柔和。重度（severe）梗阻：喀喇音可缺如至紧靠 S_1，听诊不能分辨。杂音的峰值在收缩后期，并超过 A_2 的时限，肺动脉第二心音广泛分裂但特别柔和或听不到 P_2

【辅助检查】

1. *影像学检查*　肺动脉狭窄患者肺血管影可以正常，严重肺动脉狭窄合并右向左分流的患者肺血管纹理纤细，肺血减少。严重肺动脉瓣膜狭窄伴或不伴三尖瓣关闭不全的患者右心室肥大，右心房扩大。肺动脉段突出，为流经狭窄后的血流冲击至肺动脉扩张所致。瓣膜型狭窄的表现为左肺门搏动增强，而右肺门搏动减弱或呈静止状态，使两肺门搏动不对称（图 3-4-3）。

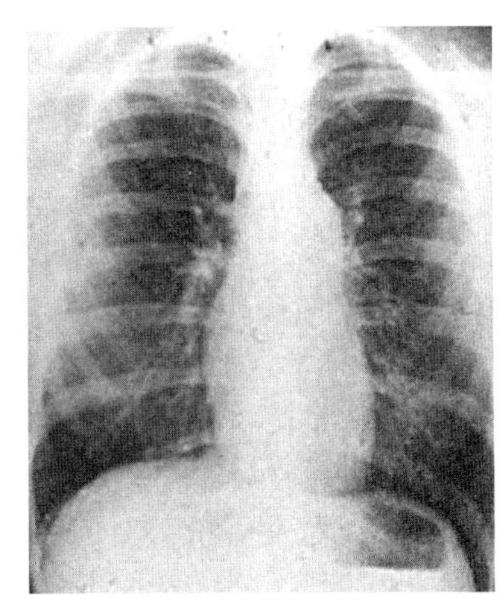

图 3-4-3　肺动脉瓣狭窄患者后前位胸部 X 线片

心脏大小正常，主肺动脉段隆起

2. *超声心动图*　胸骨旁短轴和心底部短轴可见肺动脉瓣增厚、收缩期开放受限。狭窄口远端的主肺动脉扩张。肺动脉瓣叶显著增厚，附有结节和无运动能力。观察和测量肺动脉瓣环，与正常瓣膜比较确定是否存在瓣环的发育异常。连续或（高频脉冲）彩色多普勒结合二维超声心动图可确诊和量化梗阻的程度。

右心室流出道脉冲多普勒检查采样容积跨肺动脉瓣移动后，可见多普勒血流速峰值突然增加，提示肺动脉瓣存在梗阻。另外，在主肺动脉的血流模式由紊流代替了层流。彩色多普勒影像可见肺动脉下平稳的层流（蓝色）和紧靠肺动脉瓣下的一部分加速的血流

(红色),紧靠肺动脉瓣叶远端可见紊流(马赛克)。

多普勒检查可以在单个或多个平面上准确测定流速值,并通过应用改良的 Bernoulli 公式转换为跨瓣压差,公式如下:跨瓣压差(mmHg) = 4×[速度(m/s)]^2(图 3-4-4)。

彩色多普勒和脉冲多普勒可以发现房间膈左向右或右向左的分流。

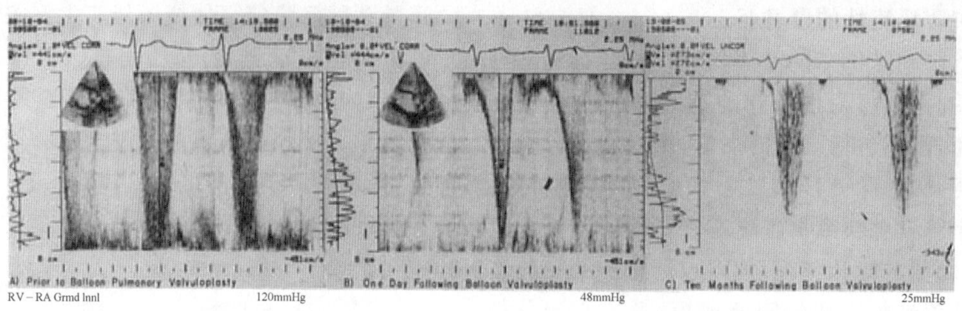

图 3-4-4　多普勒主肺动脉流速记录

左:球囊肺动脉瓣成形术前;中:手术成功后第 1 天;右:手术成功后 10 个月。图中显示球囊瓣膜成形术后峰值流速无显著下降,仍然存在特征性的三角形图形,提示漏斗部的梗阻存在。随访 10 个月后流速减低,提示漏斗部的梗阻已经消除

资料来源:Thapar MK. 1989.Significance of infundibular obstruction following balloon valvuloplasty for valvar pulmonic stenosis. Am Heart J,118(1):99-103

3. 心电图　轻度肺动脉狭窄患者心电图的表现通常都正常。中度或重度肺动脉狭窄的患者可表现为电轴右偏和右心室肥厚。研究显示心电图 V_1 导联 R 波的高度与右心室收缩压的峰值具有良好的相关性。V_1 导联 R 波的高度(mm)乘 5 就相当于右心室收缩压峰值。重度肺动脉狭窄可见右心房扩大和右心室肥大的心电图表现。肺动脉瓣发育异常和 Noonan 综合征患者心电图电轴可显著左偏。

4. 其他非侵入性检查　CT 和 MRI 可以做出肺动脉瓣狭窄的诊断,但是,超声心动图和多普勒检查在诊断和量化肺动脉瓣梗阻的程度比 CT 和 MRI 更有价值。

磁共振波谱学和正电子成像术可以对患者的能量需要和灌注分别做出评价。但是,对肺动脉狭窄的患者临床一般不建议进行这些检查。

5. 心脏导管检查　轻度肺动脉狭窄患者一般不需要给予心脏导管检查,但是对重度患者,导管检查是球囊肺动脉瓣成形术中必需的检查过程。心脏导管检查可用于确定诊断,分辨梗阻的程度,评估右心室、肺动脉流出道、肺动脉的形态学,排除其他心脏异常。超声心动图检查有显著肺动脉狭窄(50～60mmHg)证据的患者应给予心脏导管术做进一步的诊断和肺动脉瓣球囊扩张瓣膜成形术的准备。氧饱和度的监测:氧饱和度的资料通常不能作为左向右分流的证据,中至重度肺动脉梗阻患者可能会存在通过未闭的卵圆孔或房间膈缺损的右向左分流。

(1)压力检测:右心房压可增加(a 波明显)。右心室收缩压峰值增加,压力的数值与梗阻的程度成比例增加。经肺动脉瓣峰间压差可以反映梗阻的严重程度。峰间压差大于 50mmHg 有介入治疗的适应证。

根据导管测量肺动脉瓣峰值跨瓣压差,肺动脉瓣梗阻程度分为以下几类:轻微:跨瓣压差 < 25mmHg;轻度:跨瓣压差 25～49mmHg;中度:跨瓣压差 50～79mmHg;重

度：跨瓣压差>80mmHg。

肺动脉瓣梗阻程度分类有助于患者的分类和制定治疗的方案。

（2）选择性造影：右心室造影通常可以发现肺动脉瓣叶增厚并呈圆顶状，狭窄后肺动脉扩张（图 3-4-5）。跨越肺动脉瓣的对比剂呈稀薄喷射状。右心室扩大肥厚，主肺动脉扩张。严重和长期的肺动脉梗阻可见漏斗状的缢痕。其他部位附加的造影一般不需要，除非超声心动图和血流动力学的资料提示存在其他的畸形。

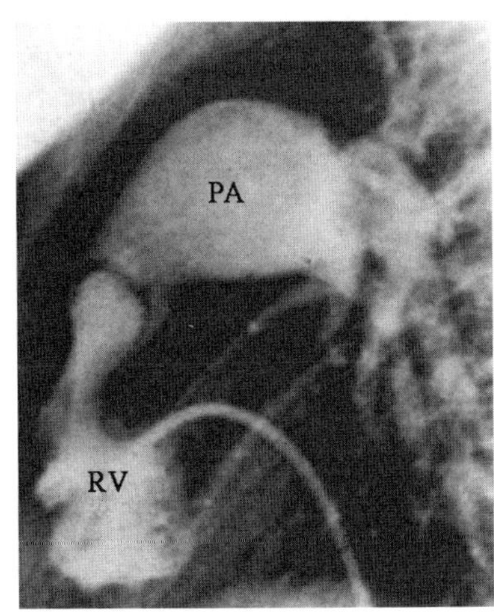

图 3-4-5　肺动脉瓣狭窄患儿右心室造影侧面观

肺动脉瓣叶增厚并呈圆顶状；狭窄后肺动脉扩张

资料来源：Rao PS. 2005. Diagnosis and management of acyanotic heart disease：Part Ⅰ-Obstructive lesions. Indian J Pediatr，72：495-502

【治疗】

1. 内科治疗

（1）一般处理：孤立性肺动脉狭窄患者，吸氧可以反应性地减轻肺动脉的压力、增加肺血流。发绀和呼吸困难患者可以给予氧疗。但是，右向左分流的发绀患者，氧疗不能解决低氧血症。

（2）药物治疗：孤立性肺动脉狭窄患者药物治疗无显著获益。伴充血性心力衰竭的患者可从抗心力衰竭治疗中获益。氧疗和前列腺素 E_1 对发绀患者有利。大流量右向左分流的患者最终需要外科治疗。肺动脉狭窄患者如需要进行有感染风险的手术操作应给予抗生素，以进行细菌性心内膜炎的预防性治疗。

1）利尿药：已知存在大量左向右分流，例如动脉导管未闭或室间隔缺损，伴有呼吸困难的患者可以试用利尿药。利尿药可以减轻继发于肺水肿的呼吸困难和发绀。

2）前列腺素：前列腺素 E_1 可用于治疗导管依赖性发绀的充血性心脏疾病，患者的肺动脉血流减少。前列腺素可以松弛平滑肌、维持动脉导管的开放（例如，严重的肺动脉狭窄或闭锁），或新生儿先天性主动脉弓断离。前列腺素 E_1 仅对新生儿期有效。前列腺素 E_1 是作为外科手术前暂时维持动脉导管开放姑息治疗的一线用药。前列腺素 E_1 可产生血管扩张作用和增加心排血量，同时可抑制血小板凝聚和刺激肠道和子宫平滑肌。

3）β 受体阻滞药

a.阿替洛尔：阿替洛尔选择性阻滞 β_1 受体，对 β_2 受体有很轻或没有作用。阿替洛尔可用于减轻显著漏斗部狭窄（跨瓣压差>50mmHg）患者在肺动脉瓣膜成形术中右心室的过度收缩。

b.艾司洛尔：艾司洛尔对 β_1 受体具有超短效的作用，对 β_2 受体有很轻或没有作用。可用于计划手术而动脉压增高的患者。研究显示，与对照组比较可显著减少胸痛和临床心脏事件。必要时可突然中断用药。可用于伴有气道反应性疾病，轻至中度左心室功能不全、周围血管疾病、有 β 受体阻滞药合并症风险的患者。半衰期为 8min，可滴定用药至理想的效应，如果需要可迅速停止用药。

（3）治疗径路：肺动脉狭窄轻微（跨瓣压差<25mmHg）或轻度（跨瓣压差<50mmHg）梗阻的患者不需要介入性治疗，患者应定期随访。在快速生长发育期如婴儿期

或青少年期,应缩短随访期。患儿或患者应做好预防免疫、创伤手术前后细菌性心内膜炎的预防。体育运动和体力活动可不受限制。

肺动脉狭窄中度(跨瓣压差 50～79mmHg)和重度(跨瓣压差＞80mmHg)梗阻的患者应给予介入性治疗。有右心室衰竭体征的患者应迅速治疗,包括利尿药和洋地黄。但是,心力衰竭的情况需要解除梗阻才能完全缓解。

虽然对中度或重度肺动脉瓣狭窄儿童患者减轻梗阻的治疗意见一致,但是对成年患者的治疗意见仍有争议。因为,Johnson 在一组自 1970 年起接受 5～24 年随访的成年患者中没有发现梗阻的进展和并发症。Syamasundar Rao 等认为,慎重选择的治疗措施可以减缓中度或重度狭窄成年患者肺动脉瓣的梗阻,虽然患者的症状不一,但是解除梗阻有利于改善成年患者由于长期的梗阻造成的以下不利影响:①由于右心室长期的压力负荷而导致心肌损害;②与儿童患者相比,成年患者通常在运动前或运动后心指数降低;③成年患者在运动中可导致血流动力学的异常。

2. 介入或手术治疗

(1)经球囊肺动脉瓣成形术(balloon pulmonary valvuloplasty):早在 1950 年,Rubio-Alverez 等首先应用经导管的方法减轻肺动脉瓣的梗阻,他们应用带钢丝的输尿管导管企图切开狭窄的肺动脉瓣。在 1979 年,Semb 等应用顶端带球囊的造影导管,通过跨越瓣膜快速撤离膨胀的球囊去撕开粘连的肺动脉瓣。新近,Kan 等应用 Dotter、Judkins 和 Gruntzig 等的技术,通过定位于肺动脉瓣球囊的膨胀径向力撕开粘连的肺动脉瓣以减轻肺动脉的梗阻。这种静态的球囊扩张技术已在全球范围被广泛应用。

适应证:通常球囊肺动脉瓣成形术的适应证与外科肺动脉成形术相同。肺动脉狭窄中度(跨瓣压差 50～79mmHg)和重度(跨瓣压差＞80mmHg)梗阻的患者应给予介入性治疗。

近来,在全麻下进行介入手术的病例正在增加,肺动脉瓣球囊成形术是在超硬交换指引钢丝支持下,将球囊导管定位于狭窄的瓣膜口,应用稀释对比剂打开球囊并完成瓣膜成形术(图 3-4-6)。

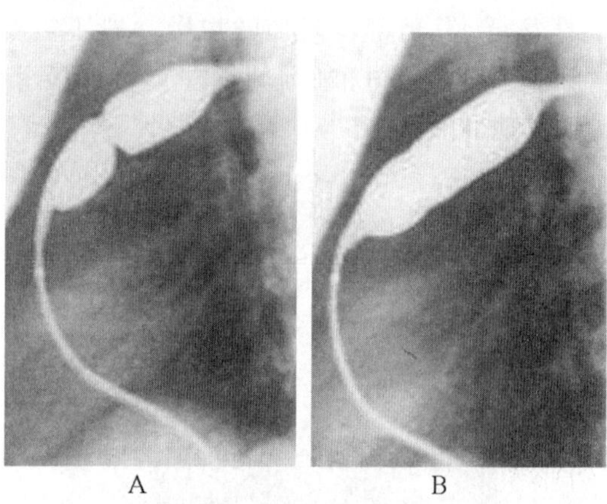

图 3-4-6 选择性造影显示球囊扩张导管横跨在狭窄的肺动脉瓣口

A. 球囊扩张的初期球囊呈腰形;B. 球囊扩张的晚期球囊的腰部几乎完全消失

资料来源:Rao PS. 1993. Balloon pulmonary valvuloplasty for isolated pulmonic stenosis. In:Rao PS ed. Transcatheter Therapy in Pediatric Cardiology. New York:Wiley-Liss,59-104

球囊肺动脉瓣成形术最初推荐球囊与瓣环比为 1.2～1.4;后来的资料建议为 1.2～1.25。如果应用单球囊扩张时肺动脉瓣环过大,可以应用 2 个同步扩张的球囊横跨在肺动脉瓣上。虽然,大直径的球囊已被有效地在临床上应用,但是,对某些患者,双球囊技术可能更有效、更安全。Inoue 球囊已被有效地用于成年患者,其主要的优点超越惯用的球囊,球囊的直径可以被调节使分步扩张成为可能。

对肺动脉瓣发育不良的患者应用常规球囊肺动脉瓣成形术的后果通常不够满意,应用直径为肺动脉瓣环150%的大球囊，或应用高压球囊可以提高球囊治疗的有效性，可以避免外科手术的可能。

瓣膜成形术的即时后果：包括降低峰值跨瓣压差及右心室与左心室的压力比值、增加肺动脉压力和彩色多普勒流束宽度；肺动脉瓣叶可自主运动、瓣叶穹隆状减轻。右心室功能、三尖瓣反流程度、原已存在的右向左分流都可获得改善。

漏斗部狭窄：患者中约有30%可产生漏斗部的压力梯度。患者的年龄越大，梗阻的程度越严重，漏斗部的反应性作用越普遍。当残留的漏斗部压力梯度>50mmHg时，通常建议使用β受体阻滞药。外科瓣膜成形术后经随访证实随着血流动力学的改变大部分的漏斗部梗阻可以恢复(图3-4-7)。实际上只有极少数患者需要外科治疗。

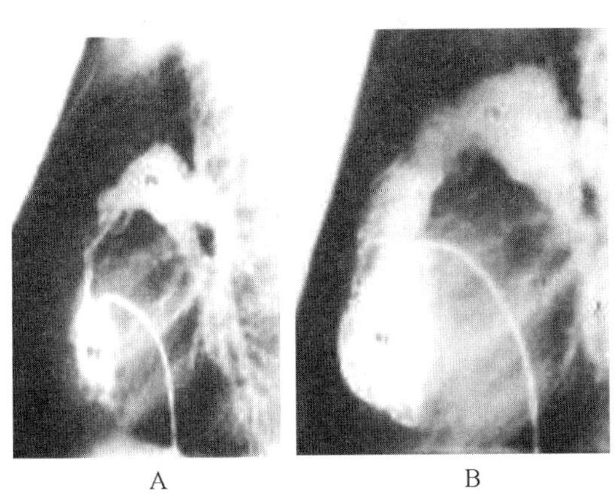

图3-4-7　右心室选择性造影侧面观

A. 严重的漏斗部狭窄；B. 球囊瓣膜成形术10个月后的造影显示右心室流出道宽大开放，右肺动脉压力梯度峰值为20mmHg，漏斗部无压力梯度存在

资料来源：Thapar MK. 1989. Significance of infundibular obstruction following balloon valvuloplasty for valvar pulmonic stenosis. Am Heart J, 118(1):99-103

随访的评估：在瓣膜球囊成形术后1个月、6个月和1年，以及术后的每年建议进行心电图和多普勒超声心动图的评估。心电图可以显示术后右心室肥厚的恢复情况；多普勒超声心动图的跨瓣压差可以反映残留梗阻的情况。

中期随访的结果：瓣膜成形术后的中期随访(2年内)，所有患者导管或多普勒测量的瞬间峰值跨瓣压差有改善。约10%的患者可见狭窄再发(跨瓣压差>50mmHg)。

再狭窄的预测：瓣膜成形术后再狭窄的预测指标包括瓣膜成形术后即时的球囊与瓣环比<1.2和压力梯度>30mmHg。另外，早期的一些研究提示，瓣环小或一些复杂的肺动脉狭窄也是再狭窄的预测因子。

再狭窄的处理：应用直径较大的球囊再扩张是成功处理再狭窄的治疗方法。如果肺动脉瓣环发育不全，肺动脉瓣叶发育异常，或者肺动脉狭窄特别严重，建议给予外科治疗。

长期随访：瓣膜成形术后即时和短期的结果是肯定的，长期预后的结果不足。已经公布的结果显示瓣膜成形术后即时还有较低残留多普勒跨瓣压差的患者在术后很少(1%～2%)会有肺动脉狭窄的复发。

(2)外科手术治疗：既往对本病多采用手术治疗，近年，只有对极严重或复杂性肺动脉瓣狭窄或球囊瓣膜成形术失败者才考虑手术治疗。常规的手术是在低温麻醉阻断循环下进行，手术在直视下切开肺动脉，剪开粘连融合的瓣膜。伴有右心室流出道狭窄的患者需要在体外循环下进行手术。

有研究显示，肺动脉瓣下或瓣上狭窄的患者约有5%需要外科干预。球囊肺动脉瓣成形术后的患者在5或10年以后需要再干预治疗的精确自由度分别为85%和88%。80%～90%的患者可发生肺动脉瓣关闭不全，但通常不会发生右心室容量超负荷。为此，Syamasundar Rao建议，球囊肺动脉成形术可以为中至重度肺动脉瓣狭窄患者的治疗方法。但是对残留肺动脉关闭不全的患者需要10～20年的随访以进一步评估其临床的意义。有报道提示，在107例临床显著的肺动脉关闭不全患者的随访中，有6例(6%)需要进行肺动脉瓣置换术。

与外科瓣膜成形术比较，球囊瓣膜成形术资料有限，但外科术后的死亡率和患病率较高。外科术后跨瓣压差的减低较显著，但术后肺动脉瓣关闭不全的程度和患病率高于球囊治疗。

【并发症】

高收缩性残留梗阻致漏斗部心肌肥厚：常为严重肺动脉狭窄外科或球囊瓣膜成形术后的并发症。漏斗部梗阻：常在肺动脉狭窄患者外科或球囊瓣膜成形术后发生，可导致右心功能不全。β受体阻滞药和容量的控制可用于治疗漏斗部梗阻合并症导致的右心功能不全。漏斗部梗阻常发生于长期肺动脉狭窄的成年患者。肺动脉梗阻患者后期常可发生房性心律失常或心电图永久性复极异常。

【预后】

轻度的肺动脉瓣狭窄的患者通常疾病无进展；中至重度肺动脉瓣狭窄患者的病情常有进展。通过球囊瓣膜成形术后狭窄已经被减缓的患者中，有8%～10%需要再次介入治疗，其余患者右心室肥厚的情况可以恢复。肺动脉瓣反流的患者可能需要再次介入治疗，但还需要进一步随访和评估患者的长期预后。球囊或外科瓣膜成形术后患者的预后通常很好。术后患者的生存情况与常人相同，绝大部分患者术后没有症状。有肺动脉瓣狭窄外科术后长期随访的研究显示，在21岁前行外科手术的患者与年龄和性别相配的正常对照人群的生存情况相同。相反，21岁后手术的患者生存情况低于对照人群。球囊瓣膜成形术后患者的情况与外科治疗的相同。

【患者教育与随访】

向患者或其双亲说明轻度的肺动脉瓣狭窄的患者不会发生与本病相关的冠状动脉疾病、心律失常或猝死。患者应给予悉心的关注，与正常人比较患者不会有很多灾难性的健康后果。无症状和无发绀的患者，如果多普勒超声心动图的提示仅仅为轻度的肺动脉狭窄，建议每年进行多普勒超声心动图复查，心电图可作为选择性的随访项目。经过多年的随访，临床没有显著的进展改变，患者可以每3～5年随访1次。

【肺动脉瓣狭窄合并妊娠的处理】

有资料表明，重度肺动脉瓣狭窄经外科纠正或经球囊瓣膜成形术治疗患者的长期预后良好，部分合并肺动脉反流的患者可能需要再次介入治疗。大多数肺动脉瓣狭窄的患者都可以在相对健康的情况下到达生育年龄。轻或中度肺动脉瓣狭窄在妊娠女性中较常见，妊娠期间患者多无症状，也无死亡或相关合并症发生的报道。有些患者虽然可以耐受重度肺动脉狭窄，然而妊娠期间容量的超载加重了患者肥厚和僵硬右心室心肌的负荷，充血性心力衰竭的情况仍可发生。极少数重度肺动脉瓣狭窄的患者在妊娠期间首先出现症状。Metz等的报道显示肺动脉瓣畸形外科修复或置换术后妊娠的患者，围生期心脏并发症的发生较常见，与非经产妇比较患者长期不良心脏事件的发生风险增加。

通常估计，肺动脉瓣狭窄甚至是重度狭窄的女性患者，都存在正常妊娠和分娩的可能。但患者也可能存在心脏、非心脏合并症，以及胎儿风险的问题。

Drenthen等对有关孤立性肺动脉瓣狭窄患者妊娠的非心脏并发症及胎儿风险的研究曾进行了报道。研究中，106例纠正或非纠正肺动脉瓣狭窄女性患者接受随访，其中51例患者共妊娠108次，包括21例(19%)流产和6例选择性流产。

非心脏的并发症中，81例成功妊娠的患者妊娠相关高血压的发生率较高，共12例(15%)，包括子痫前期4例，子痫2例；早产14例(17%)。血栓性栓塞事件3例，2例深静脉栓塞和1例肺栓塞，3例患者接受低分子肝素治疗。

心脏并发症中，2例患者发生心功能短期加重（NYHA分级>Ⅱ），产后持续1年。9例妊娠患者有心悸和心律失常。产后所有患者随访中没有发现肺动脉瓣的功能改变。没有晕厥、心内膜炎、心绞痛或心肌梗死的报道。

产科并发症中，8例剖宫产分别归因于既往剖宫产史、子痫发作、脐带脱垂、胎儿宫内生长受限、第一产程延长、胎儿窘迫和过期分娩。余下74例阴道分娩中，包括引产术14例（7.2%），过期分娩7例（8.6%），钳产2例（2.5%）。其他产科的问题包括产后出血13例，胎膜早破5例，第二产程延长4例。

子代复发性先天性心脏病3例（17%），其中肺动脉瓣狭窄2例，完全性大动脉转位合并无脑畸形1例。总的子代死亡率为4.8%，包括子宫内胎儿死亡、胎儿未成熟出生后短期内死亡、早产合并脑积水和脑膜炎死亡。

肺动脉狭窄患者如果右心室压力达到或超过系统血压，可考虑行经皮穿刺瓣膜成形术，但需最大限度地遮盖子宫，做好胎儿辐射的防护。据报道，低血压、心律失常、短暂的右束支传导阻滞等一系列的并发症带来不大的风险。如情况允许，经皮穿刺瓣膜成形术应安排在第二孕季后，尽可能在胎儿的组织器官发育完全后进行。

漏斗部肺动脉狭窄伴或不伴有限制性室间隔缺损，或双腔右心室的患者能较好地耐受妊娠的不多。妊娠患者的治疗要根据心功能的级别和狭窄的程度来定。这些类型的梗阻患者不适宜行经皮穿刺介入性治疗，妊娠期间如果症状加重，建议行外科手术修复。

肺动脉瓣狭窄或右心室流出道梗阻患者在行外科治疗或复杂性分娩前应接受抗生素预防治疗。

研究表明，肺动脉瓣狭窄患者在决定妊娠前应做好咨询，妊娠后尽早做好产前筛查，特别是对心脏和非心脏并发症胎儿并发症风险的评估。

第五节　室间隔缺损

室间隔缺损（ventricular septal defect，VSD）是最常见的先天性心脏病，约为先天性心脏病总数的20%，可单独存在，也可与其他畸形并存。缺损可分为膜部和肌部缺损。膜部的室间隔缺损远较肌部室间隔缺损多见，是最常见的先天性心脏畸形，需行心脏外科介入治疗，在美国，其外科介入的病例占了同类介入病例的80%以上。如缺损小分流量少，心肺改变可不大或仅有左心室轻度增大。缺损大，有中至大量左向右分流，可引起左、右心室增大，左心房轻度增大，肺充血，主动脉结缩小。由于大量分流，肺循环阻力升高，右心室负荷加重，引起肺循环高压时则出现双向或右向左分流，临床出现晚发性发绀。

【解剖及分类】

室间隔缺损的大小不一，位置和形状可有各种变化和不同的分类。Prema Ramaswamy根据缺损的部位，将室间隔缺损在临床和外科中常用的基础分类分为4型（图3-5-1）。

（1）流出道缺损：缺损位于室上嵴上方，肺动脉瓣下方，占5%～7%；也称为Ⅰ型。

（2）膜周缺损：位于室上嵴下方，于右心室侧可延至三尖瓣隔瓣下，占70%～80%；也称为Ⅱ型。

（3）流入道缺损：缺损位于三尖瓣隔瓣后下部，为隔瓣后缺损，位于右心室流入道，室间隔的最深处，占15%～8%；也称为Ⅲ型。

（4）肌部缺损：位于室间隔肌部，是肌部缺损，多为心尖附近肌小梁间的缺损，有时为多发性，占5%～20%；也称为Ⅳ型。

其他的分类：将左心室右心房间隔缺损

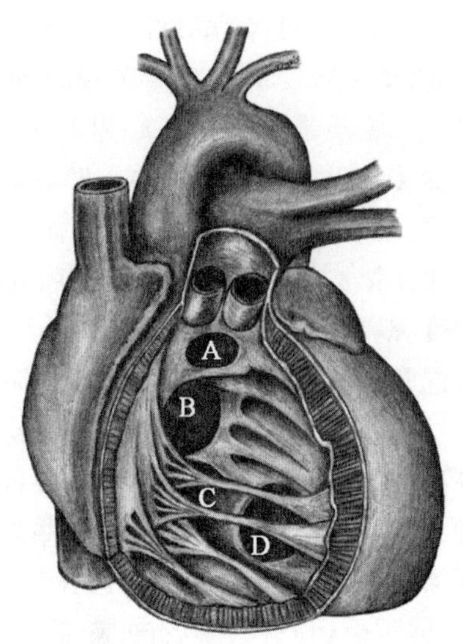

图 3-5-1 室间隔缺损部位的示意图(右室面观)

A. 流出道缺损;B. 膜周缺损;C. 流入道缺损;D. 肌部缺损

资料来源:Prema Ramaswamy et al. Ventricular Septal Defects. From Medscape. Updated Dec.10,2015

或共同心室(室间隔膜部及肌部均未发育,或为多个缺损)作为独立的分类。也可被称为Ⅴ型,如Kirklin的5型分类。

【病理生理】

室间隔缺损对血流动力学的影响,取决于缺损口径的大小和左右心室之间的压力阶差,而后者又取决于右心室的顺应性和肺循环阻力情况。在室间隔缺损存在时,收缩期左心室压力高于右心室,故左心室血流向右心室分流。随分流量逐渐增多,肺静脉和左心房的压力亦随之升高,左、右心室负荷均增加。患者可发生充血性心力衰竭。随着肺循环血流量的增多,肺小动脉发生痉挛、收缩等反应性改变。肺小动脉管壁中层平滑肌、内膜增厚、管壁纤维化和管腔变细,使肺动脉阻力日益增高,产生严重的肺动脉高压。随着病理生理的演变,左心室分流量逐步减少并发展成双向分流,最终形成右向左的分流,使体循环动脉血氧含量降低,患者口唇及指(趾)端发绀,谓艾森门格(Eisenmenger)综合征。此时,左心室负荷减轻,而右心室负荷进一步加重。缺损小于0.5cm的轻型室间隔缺损产生左向右分流的血流量小,引起血流动力学的改变不明显。

【病因学】

心室间隔由四部分组成:膜部间隔、心室入口部间隔、小梁部间隔和心室出口或漏斗部间隔。胎生期,室间隔因发育缺陷,生长不良或融合不良而发生缺损。Prema Ramaswamy根据不同致病机制进行室间隔缺损的病因学分型。

(1)流出道缺损:为外胚层间充质组织迁移异常。

(2)膜周缺损:为心内血流异常。

(3)肌部缺损:为细胞死亡异常。

(4)流入道缺损:细胞外基质异常和心内膜垫缺损。

目前认为遗传因素与环境影响相互作用的多因素为室间隔缺损的致病原因。

母亲的因素:母亲的糖尿病已经被公认为先天性心血管畸形的风险因素。未被控制的高苯丙氨酸血症女性妊娠,胎儿的先天性心血管畸形风险增高。虽然没有明确的资料能证实女性的耗酒量与胎儿先天性心脏病风险程度的关系,但是来自美国对婴儿的一个研究(Baltimore-Washington infant study,BWIS)表明,嗜酒母亲其胎儿获得先天性室间隔缺损的类型都为室间隔肌部缺损。

遗传因素(genetic risk factors):BWIS的研究表明,先天性心血管缺损的家族史是遗传的风险因素。双亲或同胞中,有心脏缺损或非心脏缺陷的家族史是主要的危险因子。室间隔缺损患者的同胞获得同类心脏缺损的风险是正常人群的3倍。室间隔缺损同时发生在单卵双胞胎的情况已有报道,但是,同胞中发生不同类型心脏缺损的比例占多数,即使在单卵双胞胎,其发生的情况也是一样。家族性先天性心脏缺损的表型和发生机制常常一致。在室间隔缺损的患者中,发生大动脉转位、法洛四联症、永存动脉干的机会较高。

基因表型的相关性：当前，儿科心脏病专家正与遗传学专家共同合作，希望明确基因的表型在先天性心脏病发病中的相关性。关于先天性心血管畸形的遗传咨询和预防中，唯一最显著的变化是在关于先天性心血管疾病再显风险咨询的过程中对家族和染色体缺陷的识别（表3-5-1）。详细评估的要点包括：对心血管缺损的准确临床诊断要具体到染色体的层次，有利于对室间隔缺损做详细的分型；非心脏缺陷的详细情况；要有一级和二级亲属的详细家族史，包括详细分析妊娠失败、种族起源和血缘关系。寻找风险因素，如妊娠糖尿病。

表3-5-1 异倍体综合征合并室间隔缺损

综合征	先天性心血管畸形(%)	先天性心血管畸形类型
Del 4q，21，32	60	室间隔缺损，房间隔缺损
5p-综合征(Del 5p)	30～60	室间隔缺损
13-三体综合征(Trisomy 13，Patau综合征)	80	房间隔缺损，室间隔缺损，法洛四联症
第18对(染色体)三体综合征[Trisomy 18，爱德华兹综合征(Edwards syndrome)]	100	室间隔缺损，法洛四联症，右心室双出口
21三体综合征[Trisomy 21，唐氏综合征(Down syndrome)]	40～50	室间隔缺损，房室管
第三、四咽囊综合征[DiGeorge syndrome (Del 22911，单基因致病，常染色体显性)]	50	动脉干，法洛四联症，室间隔缺损

资料来源：Prema Ramaswamy et al. Ventricular Septal Defects.

【临床表现】

1. 症状 缺损口径较小(<0.5cm)、分流量较少者，一般无明显症状。缺损较大、分流量较多者，可有发育障碍，活动后心悸、气促，乏力，多汗等症状，易患呼吸道感染、肺部感染，严重时可出现呼吸窘迫和左心衰竭。当产生轻度至中度肺动脉高压、左向右分流量相应减少时，肺部感染等情况见减轻，但心悸、气促和活动受限等症状仍存在或加重。重度肺动脉高压产生双向或右至左分流时，出现活动后或持续发绀，即所谓艾森门格综合征，体力活动和肺部感染时发绀加重。最终发生右心衰竭。

2. 体征 体检时，缺损口径较大者，一般发育较差、较瘦小。晚期病例，可见唇、指发绀，严重者可见杵状指(趾)，以及肝肿大、下肢水肿等右心衰竭表现。患者心前区隆起，心界向左下扩大，心尖搏动增强并向左下移位，胸骨左缘Ⅲ～Ⅳ肋间有4～5级粗糙收缩期杂音，向心前区传导，伴收缩期细震颤。左向右分流较大(大于肺循环60%)的患者心尖部可有功能性舒张期杂音。肺动脉瓣第二音亢进及分裂。严重的肺动脉高压，左向右分流减少，肺动脉瓣区有相对性肺动脉瓣关闭不全的舒张期杂音，室间隔缺损的收缩期杂音可减弱或消失，而代之以响亮的肺动脉瓣区第二心音或肺动脉瓣关闭不全的舒张期杂音(Graham Steell杂音)。

【辅助检查】

1. X线检查 中度以上缺损心影轻度到中度扩大，左心缘向左向下延长，肺动脉圆锥隆起,主动脉脉结变小,肺门充血。重度阻塞性肺动脉高压心影扩大反而不显著,右肺动脉粗大,远端突然变小,分支呈残根样改变,肺野外周的血管影变细,纹理稀疏(图3-5-2)。

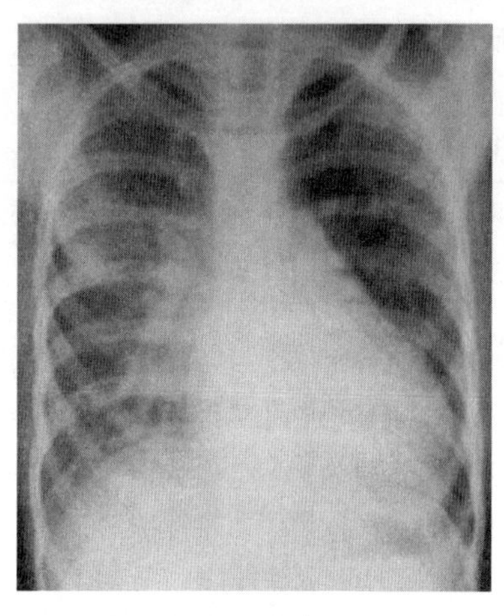

图 3-5-2 室间隔缺损 X 线正位片

左、右心室增大,肺门段突出,肺门血管影增粗,肺充血,主动脉结较小

2. *心电图检查* 缺损小的病例心电图表现为正常或电轴左偏。缺损较大,随分流量和肺动脉压力增大可表现为左心室高电压、左心室肥大或左右心室肥大。严重肺动脉高压者,则表现为右心肥大(图3-5-3)。

3. *超声心动图* 表现为左心房、左心室、右心室增大,右心室流出道和肺动脉增宽。二维超声心动图在左心室长轴、短轴切面和四腔、五腔心的切面可直接显示室间隔回声有连续中断,并可对室间隔缺损行超声分型:①漏斗部室缺;②膜部室缺;③肌部间隔室缺(图3-5-4,图3-5-5)。采用彩色多普勒技术可对室间隔缺损的部位做出准确定位(图3-5-6~图3-5-8)。多普勒超声可由缺损的右心室面室缺孔测及高速湍流,还可探测跨隔压差,并计算出肺动脉压力、右心室压力、肺阻力和分流量。

缺损的大小可参照与主动脉根部大小的对比而做出相应的评估。有研究表明,缺损与主动脉根部直径相近为大缺损,是主动脉根部直径的1/3~2/3为中度缺损,小于1/3为小型缺损。

食管超声心动图在儿科患者中的应用较少。通常在手术中用于评估缺损修复的完整性。

4. *磁共振成像(MRI)* MRI并不是作为室间隔缺损常规诊断的手段,如果超声检查不可行,或超声的发现未能做出诊断时,MRI可作为附加的检查和诊断方法。MRI能较好反映系统和肺动脉血流的数据,并与导管的资料有较好的相关性。应用MRI的其中一个适应证是用于评估在超声心动图检查中左向右的分流处于边缘水平,对这种缺损,MRI生成的肺血流量Qp∶全射血流量Qs(Qp∶Qs)可以帮助临床医生做出是否需要外科治疗的决定。

5. *心导管检查* 可了解到室缺的大小、肺动脉压力、阻力等。右心室水平血氧含量高于右心房0.9%容积以上,偶尔导管可通过缺损达左心室。根据分流量的多少,肺动脉或右心室压力有不同程度的增高。

6. *心血管造影* 对诊断不确切或怀疑合并其他畸形,或了解缺损数目、大小、部位时,可进行选择性逆行主动脉或左心室造影。

【诊断】

根据胸骨左缘第3、4肋间有响亮粗糙的全收缩期杂音,心电图显示左心室或左右心室合并增大,X线检查有左心室扩大、肺动脉段突出、肺纹理增多、肺门充血,超声心动图显示室间隔回声中断,诊断即可成立。

【治疗】

1. *内科治疗* 充血性心力衰竭和肺动脉高压患者的药物治疗包括:利尿药,如呋塞米,长期治疗时应注意高钙血症、肾功能损害和电解质紊乱等不良反应;血管紧张素转化酶抑制药(例如,卡托普利和依那普利)可以降低系统血压和肺动脉压,减少左向右的分

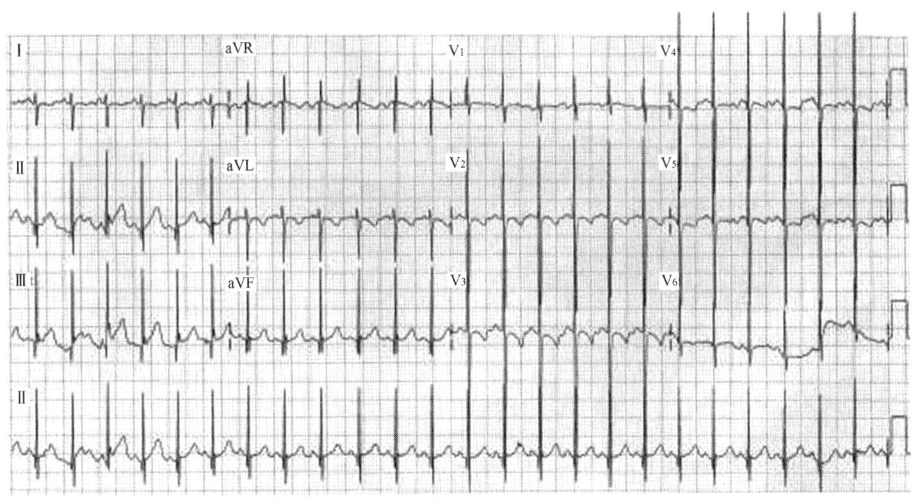

图 3-5-3　室间隔缺损心电图显示左右心室肥大

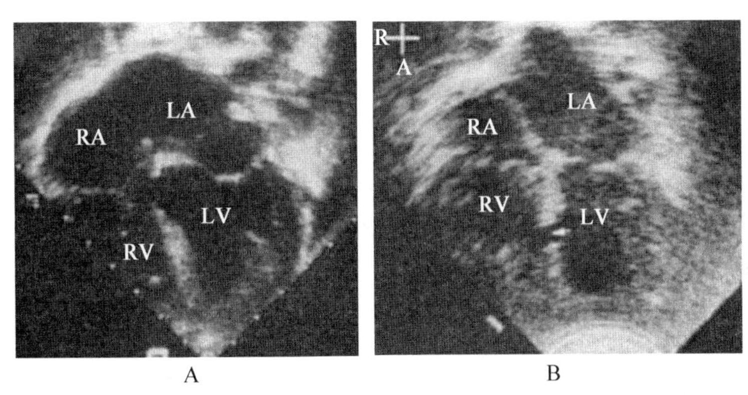

图 3-5-4　二维超声心动图四腔心切面显示的室间隔缺损

A. 四腔心切面显示在房室瓣的水平，位于后方的大型流入道缺损；B. 显示室间隔肌部中央的小缺损；RA. 右心房；RV. 右心室；LA. 左心房；LV. 左心室

流，但是妊娠期间禁止使用；地高辛适用于利尿药和减轻后负荷治疗不能充分减轻症状的患者。

2. 缺损的心内修补　最早治疗室间隔缺损的手术是一种姑息的手术，是在主肺动脉放置一条约束带。因为室间隔缺损患者肺血流增多并造成肺动脉的病理变化和肺动脉高压的严重并发症。手术过程简单，合并症和死亡率比较低。1954 年，由 Lillehei 等首次进行了室间隔缺损心内修补术，术中应用充氧器和泵控制交叉循环；在 1970 年，才首次报道了应用至今的低温和体外循环技术。

(1)外科闭合手术：目前，在体外循环下直视外科修补术是国内外很多医院首选的治疗方法。肺动脉环阻法是二期手术的一部分，是多个室间隔缺损或复杂畸形等危重婴儿的主要姑息性手术治疗方法。

目前多采用经右心房切开途径，这有利于膜部缺损的显露，用以闭合大多数单纯的膜周或流入道肌性缺损。小梁部肌性缺损和

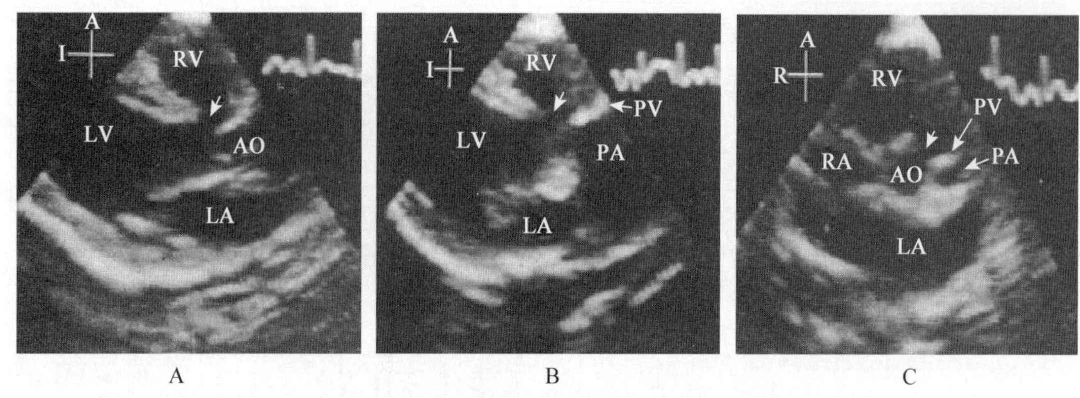

图 3-5-5　嵴上型室间隔缺损二维超声心动图检查

A. 胸骨旁长轴切面显示缺损位于主动脉根部以下；B. 声束平面显示右心室流出道，缺损位于肺动脉瓣下；C. 胸骨旁短轴显示缺损位于主动脉根部；RA. 右心房；RV. 右心室；LA. 左心房；LV. 左心室；AO. 主动脉流出道；PV. 肺动脉瓣；PA. 肺动脉

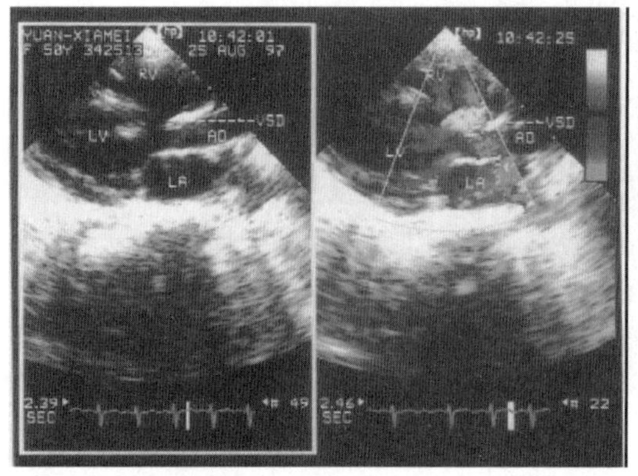

图 3-5-6　室间隔缺损二维超声心动图彩色多普勒检查（收缩期）

左图：左心室长轴切面示大室间隔缺损；右图：收缩期可见红色为主的五彩血流束自左心室经 VSD 到右心室

资料来源：孙有刚，郭瑞强 . 2001.现代临床超声心动图学.北京：科学出版社

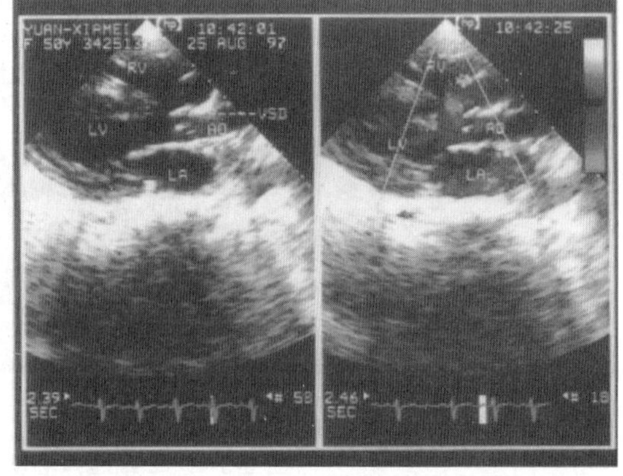

图 3-5-7　室间隔缺损二维超声心动图彩色多普勒检查（舒张期）

左图：左心室长轴切面示大室间隔缺损；右图：舒张期可见蓝色血流束自右心室经 VSD 到左心室

资料来源：孙有刚，郭瑞强 . 2001.现代临床超声心动图学.北京：科学出版社

圆锥下肌性缺损也常通过右心房显露。右心室路径可用于修补膜周漏斗部、漏斗部和某些小梁部缺损。经肺动脉途径有利于高位缺损，邻近两大动脉的干下型 VSD 可经大动脉闭合缺损。经左心室途径可能更易于显露闭合低位的小梁部肌性缺损，也更易辨别缺损在左心室侧的多个开口，但该入路潜在的并发症包括远期心功能不全、心尖室壁瘤和心律失常。对一些病例，特别是心尖肌部缺损和残余分流尤其有效。对边缘有纤维组织的较小缺损，可直接缝合，缺损超过 1cm 者，则用涤纶织片缝补。

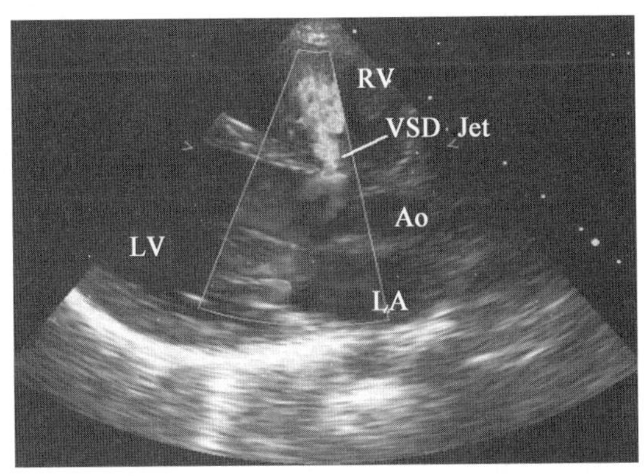

图 3-5-8　室间隔缺损二维超声心动图短轴切面

室间隔上段回声中断，彩色多普勒可显示彩流穿过缺损处

在应用经导管的治疗中，仍然保留一些传统的治疗手段。杂交手术就是介入性治疗与外科治疗的联合过程，利用外科手术更好地处理复杂的先天性心脏病。杂交手术通常用于多发性室间隔缺损，例如利用外科修复膜周的室间隔缺损，利用导管介入技术关闭肌部室间隔缺损。

(2)经导管闭合术：经导管肌部室间隔缺损闭合术已经成功用于临床多年。虽然，膜周室间隔缺损相对更常见，但是，应用经皮穿刺导管闭合术较困难。先前的装置（例如，Rashkind 或 Button 装置），用于闭合室间隔缺损不能取得成功。因为缺损靠近主动脉瓣，有损害主动脉瓣的潜在风险。

Amplatzer 膜状室间隔缺损闭合器（AGA Medical Corporation；Golden Valley，Minnesota）在美国已在进行 I 期临床试验。这个装置是一个不对称、自扩张、双碟式的装置。近年，这种装置已被建议用于体重大于 8kg，而且有一个大于 2mm 的主动脉下边缘的患者。介入过程通常在全麻下和在超声心动图的指引下进行。

据报道，本技术的并发症包括主动脉和三尖瓣反流、闭合装置栓塞、完全性房室传导阻滞、短暂的左束支传导阻滞、溶血、小量残余分流和心脏穿孔。

【妊娠女性关注的特殊问题】

妊娠和产前保健：室间隔缺损合并肺动脉血管病变和肺水肿是孕妇的两个心脏风险因素。治疗的主要目的是减少影响 VSD 孕妇有限循环储备的各种因素。合并心力衰竭的 VSD 孕妇可以慎重使用利尿药以减轻心脏的负荷，但正常妊娠发生的水肿不应使用利尿药。应限制 VSD 孕妇进行中度以上的各种运动。合并心脏病的孕妇死亡率与其心功能的分级有关。应关注 VSD 孕妇初次妊娠的焦虑情绪，准备妊娠的 VSD 女性应做好妊娠、分娩和产褥期等的心理准备。

【室间隔缺损合并妊娠的处理】

妊娠女性如果合并严重影响心脏功能的先天性心脏病，无论已接受手术还是未接受手术，产程、分娩和产褥期的处理非常重要，应尽可能把风险减到最低。

缺损小的室间隔缺损在胸骨左缘第 3、4 肋间可听到响亮粗糙的全收缩期杂音，患者在妊娠前通常已被确诊。有少数缺损小的患者，室间隔缺损在妊娠期间才首次被发现（这样的杂音过去常被认为无关紧要而被忽略。在彩色多普勒技术应用前，超声心动图检查也可能会对室间隔缺损漏诊）。缺损小的室间隔缺损患者，通常能很好地耐受妊娠。

合并中度缺损的患者在妊娠期间有时也发生心律失常和充血性心力衰竭。肺动脉血管阻力正常的患者，在妊娠期间，左向右分流的程度无显著变化。分娩期间，系统血管阻力增加，左向右分流的程度也会增加。

未行外科纠正手术的室间隔缺损合并肺动脉高压、左向右分流，无发绀症状的患者偶然可在孕妇中被发现。通常，这些患者的一般状况良好，婴幼儿期无心力衰竭病史或发育不良的情况。患者通常能较好地耐受妊娠。但如果患者在妊娠前被确诊，患者通常被劝告避免妊娠。因为，在妊娠期间，这些患者发生心脏事件和死亡的风险较高，患者的肺动脉高压可加速恶化，虽然并不是不可避免，但可使患者风险增大。分流较小的患者，心力衰竭的风险性不大，在妊娠前，患者通常没有发生心脏容量超载的情况。这些患者不伴发绀，胎儿的生长情况正常。如果患者在分娩时急性失血，或使用血管扩张药，可能会导致分流情况逆转，这种情况可通过补充血容量和限制使用血管扩张药而避免，患者对血管收缩性的催产药物耐受性良好。

室间隔缺损修补术后妊娠患者的风险与无心脏病患者之间无显著的差异性。除非患者术后合并持续的肺动脉高压。婴幼儿期大型室间隔缺损虽已行修补，但仍可能留有肺动脉高压的情况，特别是外科纠正手术施行的时间超过 2 周岁以后的患者。这些患者需个体化区别对待。有些肺动脉高压情况稳定、无自觉症状的患者，可顺利妊娠。其他临床表现与原发性肺动脉高压相似。伴进展性右心功能失代偿的患者，妊娠期间发生心血管事件和死亡的风险很高。如果患者的肺动脉压力大于系统血压的 3/4，患者的妊娠则具有高风险，这些患者应避免妊娠，其妊娠死亡率达 30%～50%。

当肺动脉高压孕妇拒绝终止妊娠时，患者妊娠期间心血管的处理就十分重要。此时，必须对心脏的情况密切随访，注意患者的左、右心功能情况。已行外科介入治疗的患者偶尔也可发现心功能受损，特别是右心功能。心功能的损害与持续的肺动脉高血压使心脏的贮备受到严重的损害。妊娠期间，肺动脉高压的患者应尽可能休息，结合临床观察和超声心动图密切评估心功能。严重肺动脉高压的患者应住院观察，并在全麻下行剖宫产。即使患者能够耐受妊娠和顺利分娩，但产后仍然是最危险的阶段。建议产前给予硝酸酯类或前列腺素类药物治疗，以预防产后肺血管阻力的增高。

当缺损较大，肺动脉血管阻力较高，已出现右向左分流，即 Eisenmenger 综合征时，患者在妊娠期的血流动力学负荷加重，妊娠的风险和并发症的发生率非常高，妊娠为禁忌证，应劝其避免妊娠。

美国心脏病协会的推荐表明，患 VSD 的产妇如果选择经阴道分娩，不必预防性应用抗生素。分娩方式较复杂的 VSD 患者，在围生期应采取措施预防感染性心内膜炎的发生。

室间隔缺损母亲的子代发生室间隔缺损的情况已有报道，发生率为 4%～11%。

第六节　主动脉缩窄

主动脉缩窄（aortic coarctation）是指先天性胸主动脉局限性血管段的管腔狭窄或闭塞引起主动脉血流障碍。主动脉缩窄是一种并不十分罕见的先天性心脏病，在各类先天性心脏病中占 5%～8%。常与其他心血管畸形并存。绝大多数（占 95%）缩窄发生在动脉韧带附近，位于主动脉弓远段与胸降主动脉连接处亦即主动脉峡部。极少数的缩窄段可位于主动脉弓胸降主动脉或腹主动脉。偶见主动脉有两处缩窄的情况。极少数病人有家族史。本病多见于男性，男女之比为(3～5)∶1。

【病因】

既往认为是动脉导管纤维化闭锁过程中波及主动脉峡部或是主动脉峡部过度缩窄的结果；亦有人认为胚胎时期血流分布不均，可能接受来自导管和通过峡部的血流减少，受血流动力学影响而致主动脉发育不良。

主动脉缩窄的病因未明。近年的研究显示与遗传、环境和基因的突变有关。①遗传：主动脉缩窄在白种人中的发病率是亚洲人的 7 倍。美洲土著的发病率低于明尼苏达州的其他人口。②环境：环境和季节的改变可能影响主动脉缩窄的发生。有研究显示在秋末和冬季出生的发病率增加。③Gridlock突变：1995年，Weinstein等发现斑马鱼发生隐性突变，产生像人类的缩窄样的局部畸形改变，这种畸形被命名为“gridlock”，可导致双侧成对的背主动脉与其后连接和延续的背正中主动脉的血管腔形成障碍。

【病理生理】

主动脉缩窄根据缩窄与动脉导管韧带的关系分为导管前型、导管后型、导管附近型。根据主动脉弓的发育状态还分为主动脉弓发育不良型(图3-6-1)。

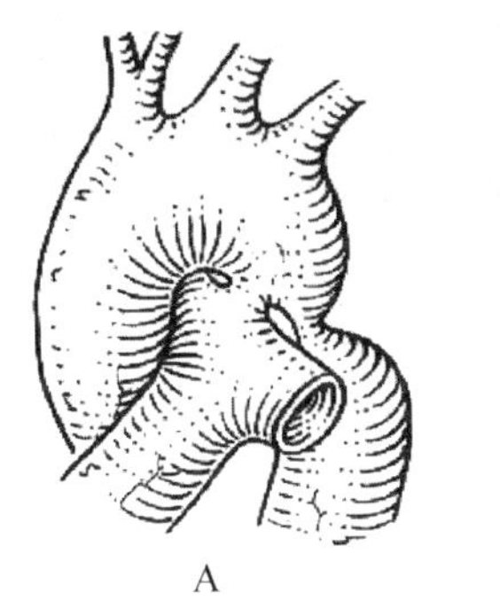

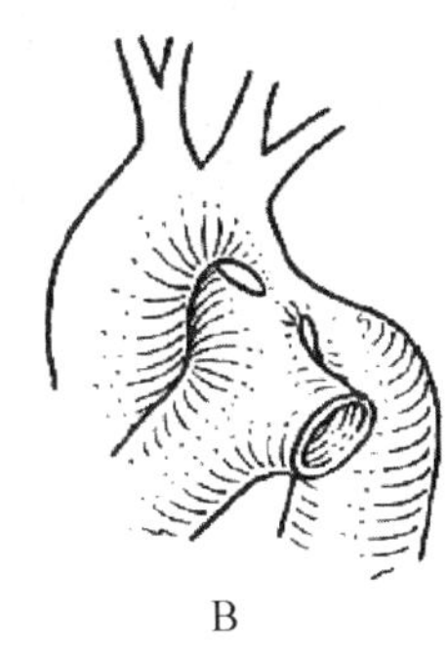

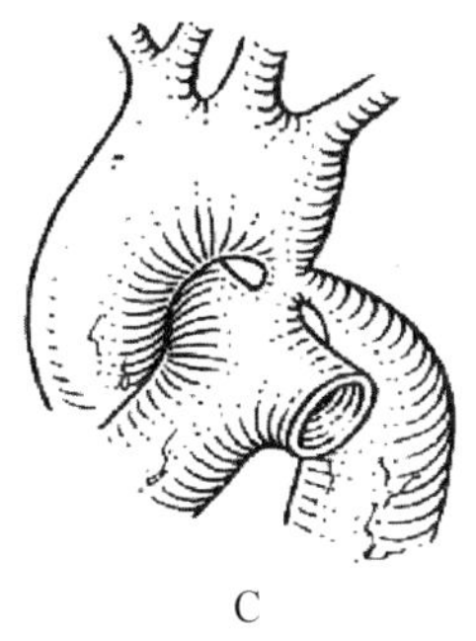

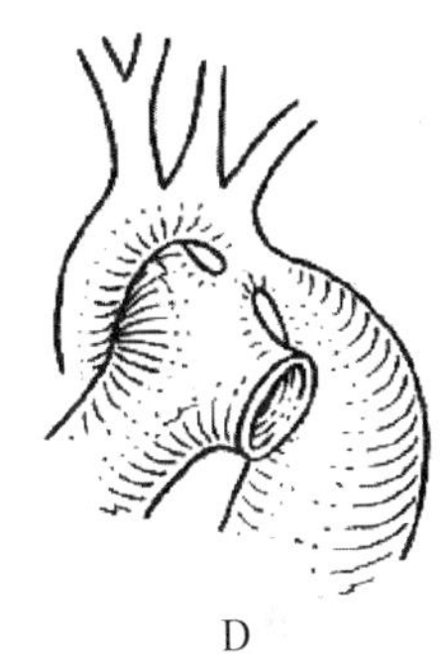

图3-6-1　主动脉缩窄

A. 导管前型；B. 导管后型；C. 导管附近型；D. 主动脉弓发育不良型

主动脉缩窄的血管段造成血流阻力增大，缩窄近端血压升高，缩窄段远端血供减少，血压降低。Palma报道的65例主动脉缩窄修复术患者[(22.3±4.8)岁]术前的血压为：收缩压140～205mmHg，平均收缩压为(163.5±17.6)mmHg；舒张压70～120mmHg，平均舒张压为(95.1±18.3)mmHg。术前患者须使用一种以上的降压药。术后无一例患者使用降压药。

主动脉缩窄患者常发现血浆肾素含量升高，提示主动脉缩窄患者高血压的原因，除机械因素外，还与肾脏缺血的作用有关。

缩窄段近端相连接的主动脉弓远段渐渐变细，呈圆锥状。与缩窄段远端相连接的降主动脉由于血流冲击常引致内膜层增厚、外径扩大，血管壁增厚。主动脉缩窄患者显著的高血压可致心脏进行性增大，较常引起左心室肥大。冠状动脉中层常增厚，管腔减小，可较早呈现冠状动脉循环血供不足的症状。缩窄段近端血压升高，丰富的侧支循环以及动脉扩大纡曲，颅内动脉、缩窄段近远端主动脉以及肋间动脉等血管易发生动脉瘤，其发生率随年龄增长而升高。常见的致死原因有充血性心力衰竭、细菌性心内膜炎、动脉内膜炎、主动脉破裂和脑血管意外、韧利斯大脑动脉环动脉瘤破裂等。

【临床表现】

1. 症状　患者的主要表现为头痛、头晕、耳鸣、眼花或晕厥发作，胸痛、易疲劳、下肢发凉或绞痛、间歇性跛行，或劳力性呼吸困难、端坐呼吸、夜间阵发性呼吸困难，鼻出血。

2. 体征

(1)动脉脉搏与血压：桡动脉搏动和颈动脉搏动感增强，股动脉搏动减弱或消失，下肢脉搏减弱。下肢动脉搏动比上肢动脉延迟出现，上肢血压比下肢显著增高。缩窄段病变累及左锁骨下动脉的病例，则右上肢血压比左上肢高，血压差增大。应注意患者运动时血压有无改变，下肢有无苍白、发凉和发绀。

(2)听诊：在胸骨左缘或整个心前区可闻

及收缩期杂音，导管后型的患者在左背部及肩胛间区可闻及收缩期杂音，有时可触及震颤或异常搏动。少数病人心尖部可闻及短促的舒张中期杂音。如有连续性杂音，应疑有其他合并畸形。

【辅助检查】

1. *心电图* 轻度主动脉缩窄的新生儿和大龄儿童心电图表现可以正常。年龄较大者则常显示左心室肥大、心悸劳损或束支传导阻滞。合并其他心脏缺损的患者，也可显示双心室肥大或右心室肥大等其他心电图的异常。

2. *X线检查* 成年患者常显示心影增大，左心室更为明显。肺血管明显充血，主动脉弓阴影减少，在主动脉结处可呈现扩大的左锁下动脉和缩窄段下端胸降主动脉狭窄后扩大所形成的“3”字征。扩大纡曲的肋间动脉侵蚀肋骨后段下缘而形成的切迹是主动脉缩窄病例的特殊X线征象。食管钡剂检查常显示在主动脉缩窄区，狭窄后扩大的胸降主动脉或扩大的右侧肋间动脉，在食管左壁形成的压足迹，称为“E”字征。

3. *超声心动图* 二维超声心动图可显示主动脉缩窄段病变。胸骨旁长轴可见升主动脉内径扩大，左心室后壁增厚，左心室腔扩大。大动脉短轴有时可见未闭的动脉导管。胸骨上窝主动脉弓长轴切面可示狭窄的近端主动脉扩张，可显示缩窄段的长度、程度。彩色多普勒可显示异常的以蓝色为主的五色镶嵌血流束通过狭窄段，连续多普勒可测算出跨缩窄段压差(图3-6-2)。

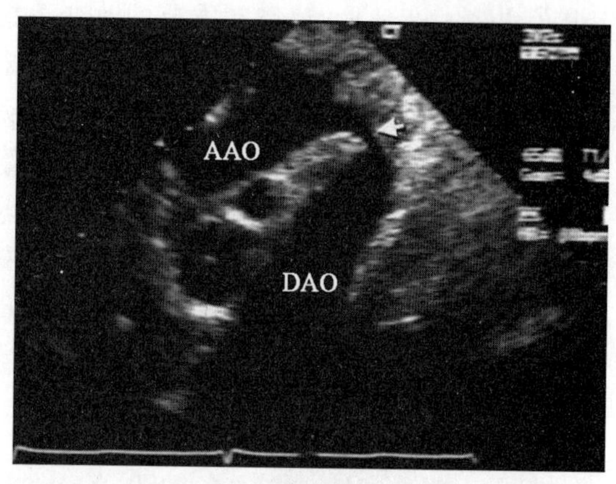

图3-6-2 主动脉缩窄二维超声胸骨上长轴切面观

左锁骨下动脉起始部以下主动脉的缩窄(箭头)，并见缩窄后降主动脉的扩张。AAO. 升主动脉；DAO. 降主动脉

胎儿超声心动图：利用超声心动图检出子宫内胎儿主动脉缩窄的诊断较困难。但是，有些特征可提示主动脉缩窄的可能：左心室的比例较右心室扩大，峡部和主动脉的横径比孕龄小3%，左侧的结构发育不全，卵圆孔的血流减少或反向。

4. *心导管检查* 造影时宜从右上肢插管至升主动脉。可测定缩窄段近端主动脉压力。然后，如能通过缩窄段，缓慢地拉出导管，可同时连续记录主动脉压力。压力存在显著压差不但可以明确诊断，而且还可以判断缩窄病变的轻重程度。跨缩窄的峰值压差如果小于20mmHg，缩窄为轻度。如果压差大于20mmHg，提示缩窄需要干预治疗。合并其他心脏血管病变者，如动脉瘤，心导管检查及心血管造影可提供重要的诊断资料。主动脉缩窄达完全中断者，尚须经股动脉做降主动脉造影(图3-6-3)。

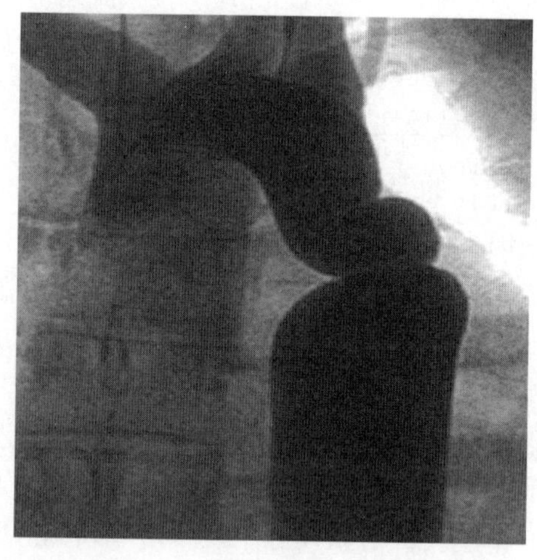

图3-6-3 主动脉造影所见的主动脉缩窄

5. CT或磁共振血管成像　可以比较清晰地显示狭窄部位、长度及与主动脉分支血管的关系，为最有效的无创检查方法（图3-6-4）。

【诊断】

多数患者可根据症状、体征，结合心电图、超声心动图、心导管检查、CT或磁共振血管成像做出诊断，其中CT或磁共振血管成像为最有效的无创检查方法。

【治疗】

1. 内科治疗　无症状者无需治疗。有高血压患者应该避免剧烈活动，主要用降压药物控制高血压。伴有心力衰竭的患者可应用洋地黄和利尿药治疗。导管前型的患者内科治疗甚差，需早期手术。

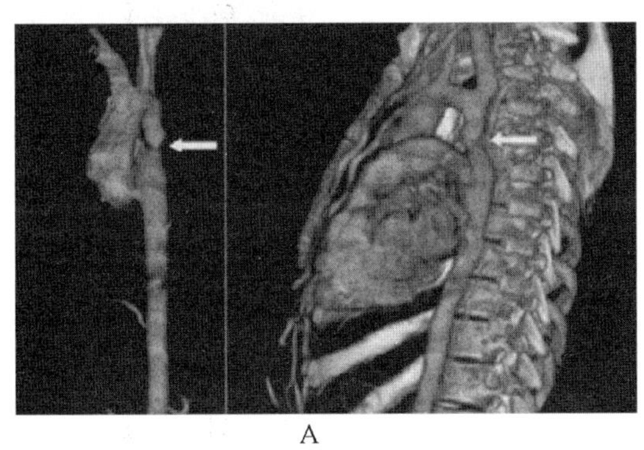

A

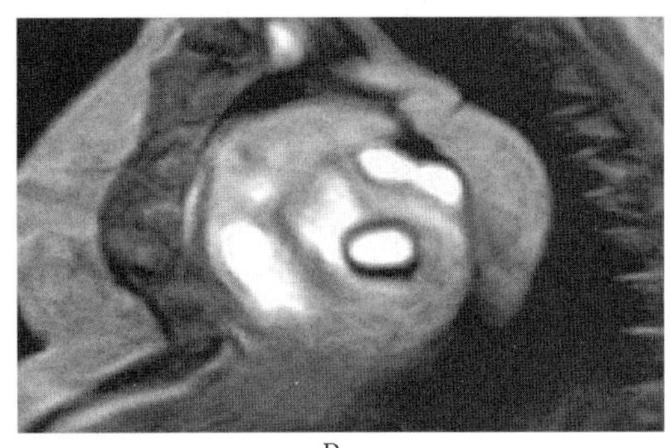

B

图3-6-4　主动脉缩窄的CT或磁共振血管成像

A. 主动脉缩窄CT血管成像，胸主动脉左锁骨下动脉开口远端显著的缩窄（箭头）；B. 主动脉缩窄MR血管成像

重度主动脉缩窄的新生儿处理：应首先稳定全身情况，行气管插管呼吸支持，应用前列腺素E_1静脉给药使动脉导管开放，纠正酸中毒，应用正性收缩性的药物改善充血性心力衰竭。

新生儿期过后稍重的主动脉缩窄患儿，后负荷呈慢性增加并有充血性心力衰竭的体征，这些患者应给予洋地黄和利尿药治疗。应尽量推迟介入治疗的时间，直至患者血流动力学稳定，以接受外科或球囊扩张术的治疗。

2. 手术治疗　外科手术后的再狭窄不依赖手术的方法，但是与患者的病变部位、程度和范围有关。

适应证：①显著的主动脉缩窄或再狭窄且伴有长期的症状性或非症状性高血压的患者；②血流动力学指标为显著主动脉缩窄的患者；③准备妊娠的女性患者。

患者一旦明确诊断，均应尽早手术，以解除主动脉缩窄的远近端血压差。缩窄部切除及端-端吻合术，适用于年幼儿童狭窄比较局限的病例；主动脉缩窄成形术包括补片成形及人工血管移植术，适用于缩窄段较长、切除后端-端吻合有困难者，以16岁以上患者为佳；主动脉缩窄旁路移植术适用于缩窄范围广泛及缩窄部位不易暴露，切除有困难以及再缩窄需要再次手术者。

手术方法：

（1）缩窄段切除、对端吻合术：本方法适合于缩窄段不超过2.0～2.5cm的患者，是治疗本病最典型和最理想的手术方式。

（2）缩窄段切除血管移植术：适合于缩窄段较长，切除后不能对端吻合的患者，移植血管可选用同种血管，也可选用人造血管。目前大多选用后者。

(3)左锁骨下动脉-主动脉吻合术：高位结扎左锁骨下动脉，并将其翻转后与缩窄段主动脉的远侧端吻合。

(4)主动脉分流术：将一条人造血管架于缩窄段，分别于缩窄段的近端和远端主动脉做端-侧吻合。

(5)主动脉缩窄成形术：阻断血流后，在缩窄段主动脉前壁做一纵形切口，取一相应大小人造织物补片，扩大缩窄段主动脉内径。

3. *血管腔内介入治疗*　导管介入是复发性缩窄最好的治疗方法，只要患者的解剖学情况允许并具有必要的技术。本技术应用于先天性或未经手术干预的缩窄不是很理想。腔内治疗包括单纯球囊扩张血管成形术和支架置入术两种方式。通常，经验丰富的手术者的治疗结局较好，但是，也有发生残留狭窄或再发缩窄合并高血压、介入部位动脉瘤的可能。导管介入也有发生主动脉破裂和夹层的风险。

腔内介入或手术治疗后患者的高血压和疾病情况都可迅速改善。外科治疗后再狭窄和复发的风险较低。资料显示腔内介入治疗再狭窄和再次介入治疗的发生率比较高。血管腔内介入手术对中年以上、伴有多种并存疾病身体虚弱、外科手术有较高风险的患者有较好的耐受性。

【预后】

未经治疗的主动脉缩窄患者可达35岁；但生存达50岁的患者不足20%。如果患者在14岁前缩窄已被修复，20年的生存率可达91%，如果在14岁以后才给予修复手术，20年的生存率为79%。

主动脉缩窄修复术后，患者的心功能可为NYHA Ⅰ级。由于缩窄的位点压力阶差造成左心室心肌肥厚，虽在手术后患者可获得理想的血流动力学改变，但患者的左心室心肌肥厚和左心室舒张功能受损仍会存在，但左心室收缩功能正常或增强。

【患者教育与随访】

剧烈和持续过度用力的等长运动都是所有主动脉缩窄患者的禁忌。即使是已接受修复治疗的患者，主动脉夹层的发生风险仍然很高，过度用力的等长运动可使风险增加。

所有患者均应由心脏专科监测随访。主动脉缩窄修复后至少要有一次MRI或血管造影的检查。对有残留高血压、心力衰竭或心脏损害、合并二叶式主动脉瓣、复发性缩窄、休息或运动时上肢-下肢血压差显著的患者应给予密切的监测和积极的治疗。合并二叶式主动脉瓣患者的升主动脉扩张，Berry动脉瘤形成的患者新发或有异常的头痛，手术部位的远端或近段发生夹层，缩窄处动脉瘤形成都是本病的晚期后遗症，随访中应给予及时的处理和治疗。随访的医生对主动脉缩窄患者的随访应该是终身的，即使已接受修复手术的患者也不能当成真正意义的纠正。

【主动脉缩窄与妊娠】

大多数主动脉缩窄的女性患者可达到孕龄，其中大部分患者都已接受过外科介入的治疗，但是主动脉缩窄的远期风险仍然存在。如果伴主动脉缩窄的孕妇在妊娠前未获得缩窄修复术，胎儿和孕妇的风险都会增加，孕妇的死亡率为3%～8%。虽然主动脉缩窄的外科修复术后高血压可以被纠正或得到控制，从而使妊娠有良好的预后和结局，但是，由于妊娠期血流动力学和激素水平的改变，在第三孕季和围生期，主动脉夹层和脑动脉瘤破裂的发生风险仍然增加。主动脉缩窄的妊娠结局主要依据缩窄的严重程度和心脏的损害情况，例如，患者合并二叶主动脉瓣和主动脉病变的情况。主动脉缩窄的合并症包括重度高血压、充血性心力衰竭、主动脉撕裂、颅内Berry动脉瘤破裂、感染性心内膜炎。早期的报道提示由合并症导致的死亡率约为17%，但新近的报道为小于3%。

所有伴主动脉狭窄的妊娠女性，不管是否已获得修复手术的治疗，都应考虑为高危的妊娠。重度主动脉狭窄的患者，如果未经手术修复，或者手术后残留或复发重度的狭窄，都是妊娠的禁忌证。

主动脉缩窄纠正术后的远期合并症不常见，但对已行主动脉缩窄纠正术后准备妊娠的女性患者，应多加考虑。全面的妊娠前的评估包括：主动脉缩窄修复术后的完整程度和彻底性，保留的或复发的梗阻情况或动脉瘤的情况，检查的范围包括修复的部位和升主动脉。另外要同时评估主动脉瓣和左心室的功能。如果主动脉缩窄或已行纠正术后的患者在妊娠过程怀疑主动脉的合并症，应选择磁共振成像检查。

未行纠正术的主动脉缩窄患者，高血压的治疗往往不满意，患者的静息血压如同正常人一样会轻微下降，但患者的收缩压和脉压在运动后会显著提高。降压药例如盐酸肼屈嗪、甲基多巴、拉贝洛尔或美托洛尔可用于降压治疗。但过度的降压会减少胎盘的灌注并造成胎儿发育不良。因此，患者应在妊娠前先行主动脉缩窄的介入治疗。未行纠正术的主动脉缩窄妊娠患者，应该避免劳力性的运动，尽可能减少主动脉壁的压力。因为运动后的血压和脉压可造成血管的损害，并且不能通过降压药物而获得完全的预防。

主动脉缩窄患者的主动脉壁常伴异常，易造成主动脉撕裂。由于妊娠期间生理血流动力学和激素水平的改变，主动脉撕裂的风险增加。妊娠和分娩期间使用β受体阻滞药可减少主动脉撕裂的风险。大多数主动脉缩窄的患者可采用经阴道分娩，但应注意尽量缩短第二产程，以减少动脉的压力。但如果存在可疑的产科情况或不稳定的主动脉损伤，应考虑给予剖宫产。胎儿的发育通常正常，说明通过侧支循环使子宫胎盘的血流得到合理的维持。主动脉缩窄患者先兆子痫的发生率增加，但恶性高血压或视盘水肿的情况罕见。

妊娠期间主动脉缩窄的外科修复术应限于主动脉撕裂或严重的难以控制的高血压或心力衰竭的患者。经皮穿刺主动脉缩窄扩张术后，主动脉扩张的机制是主动脉壁的伸展和撕裂。妊娠是主动脉撕裂的易患因素。

因此，对已妊娠或准备妊娠的患者，应尽量避免行缩窄部经皮的血管成形术或支架置入术。

主动脉缩窄的患者在围生期应注意预防细菌性心内膜炎，二叶主动脉瓣的患者心内膜炎的风险增加，其发生心内膜炎的部位几乎都在二叶主动脉瓣而不是在缩窄部。

最近的研究报道，已纠正主动脉缩窄患者的子代获得先天性心脏病的婴儿为3%。未纠正主动脉缩窄母亲的婴儿先天性心脏病的发病率高于已纠正主动脉缩窄母亲。

第七节 主动脉瓣狭窄

先天性主动脉瓣狭窄（congenital aortic stenosis，CAS）约占先天性心脏病发病率的第6位，是胚胎期动脉干根部的主动脉部分发育不全，主动脉瓣互相融合呈多种畸形。其中二叶式主动脉瓣或称为主动脉瓣二瓣化畸形的发生最为常见，其发病有家族倾向性。调查显示，当家族中患此病的人数大于1人时，此家族的主动脉瓣疾病发生率为24%。本病发生在不同的家庭中有不同的遗传模式和不同的基因突变。主动脉口狭窄包括瓣膜型、瓣膜下型与瓣膜上型，为左心室流出口梗阻性疾病，其发生率分别占动脉口狭窄的70%、25%～30%和5%以下。据我国复旦大学医学院1085例先天性心血管疾病的分析，本病约占2.1%。

【病理解剖】

主动脉瓣二瓣化是最常见的先天性主动脉瓣狭窄畸形，占50%～60%，其他罕见的瓣叶畸形为单叶瓣、三叶瓣或四叶瓣(图3-7-1)。本型虽很少合并心内畸形，但常伴有主动脉缩窄或动脉导管未闭。除瓣叶数量变异外，常见瓣叶增厚、形态异常和瓣叶黏液样变性等病理改变。可能出生时即伴有主动脉瓣狭窄，或无狭窄，但由于瓣叶结构异常，长期受到血流的不断冲击，易引起瓣膜增厚、钙化、粘连、僵硬、纤维化，最终导致瓣膜狭窄或融合成圆锥形。

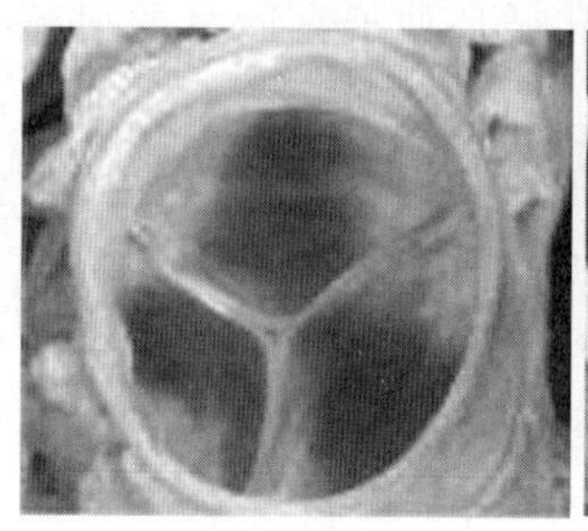
正常三瓣化

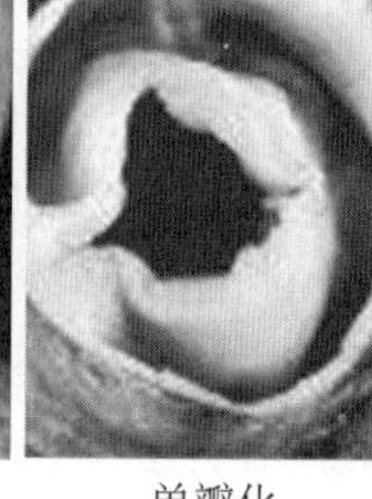
单瓣化

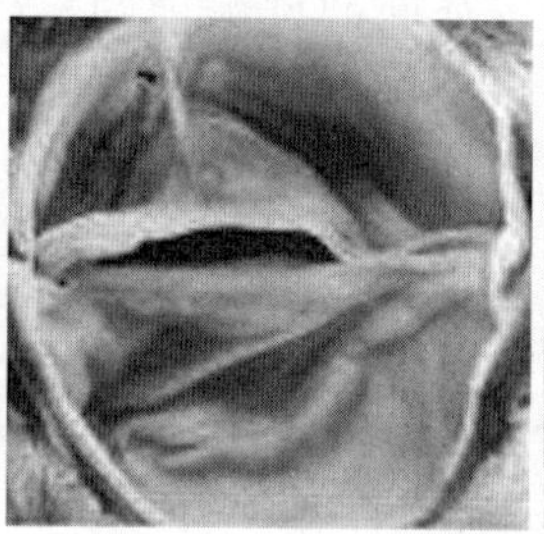
二瓣化

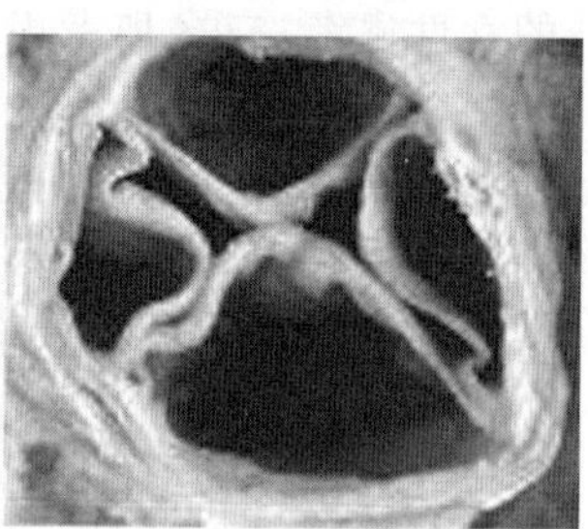
四瓣化

图3-7-1 正常的主动脉瓣和畸形的主动脉瓣

瓣下型狭窄可分为：①隔膜型瓣下狭窄，主动脉瓣一般无异常，在瓣下约1cm处环状纤维肌性嵴或隔膜样组织起于心室肌的前方，向后扩展到二尖瓣前叶上形成狭窄。②肥厚性瓣下狭窄，根据心室间隔不对称的肥厚，又分3个亚型，室间隔不均匀的肌性肥厚型、室间隔局部肥厚型、瓣下室间隔广泛肥厚形成管状狭窄型。

瓣上型狭窄有3种形态：①局限增厚型，狭窄的发生局限在主动脉窦水平上方，局部的主动脉中层及内膜增厚形成环状纤维向管腔内突入，使管腔变窄，狭窄远端的管腔扩张；②管状发育不良型，主动脉窦的远端动脉普遍发育不良，呈管形狭窄；③隔膜型，带小孔的纤维隔膜位于主动脉窦远侧。

【病理生理】

主动脉瓣狭窄可致左心室射血阻力增大，造成左心室压力负荷过度，使心室肌肥大，心肌的收缩力增强，主动脉跨瓣压力阶差增高，主动脉口的血流量增加。轻度心脏主动脉瓣狭窄(瓣口面积$>1.0cm^2$)跨瓣压力阶差低于25mmHg，左心室与主动脉压力阶差无明显增加；中度狭窄时(瓣口面积$<1.0cm^2$)，跨瓣压力阶差达25～50mmHg；重度狭窄时(瓣口面积$<0.75cm^2$)，跨瓣压力阶差可达50～150mmHg。

主动脉瓣狭窄可使单位时间通过狭窄瓣口的血流量减少。左心室射血时间增加使心肌耗氧量增加；随主动脉瓣狭窄的加重，收缩期射血时间比正常延长10%～30%，导致舒张时间(心肌灌注时间)减少；左心室舒张压增高和主动脉舒张压力降低使冠状动脉灌注压减少；舒张时间和冠状动脉灌注压减少降低了心肌供氧量，心肌氧耗增加和氧供减少引起心肌缺血，患者可出现心绞痛。

主动脉瓣狭窄时由于肥厚心肌顺应性降低，左心室舒张延迟及舒张不完全，使舒张期血液充盈量减少，左心室舒张功能发生障碍。长期左心室肥厚可因心肌缺氧和纤维化使心肌收缩力降低，跨主动脉瓣压力阶差降低，每搏量和心排血量减少，收缩末期左心室残余血量升高，舒张末期压力升高，左心室收缩压功能降低。患者可出现肺淤血、肺水肿和呼吸困难等左心衰竭的症状。

主动脉瓣狭窄患者心输出量减少、心律失常和外周血管阻力降低时,心排血量不能相应增加,动脉血压下降,脑供血不足,产生晕厥。

【症状】

主动脉瓣狭窄患者可有一个相当长的隐性时期。在这一期间,心肌的负荷可随狭窄的程度逐渐加重,患者尚无症状。主要的症状为心绞痛、晕厥和充血性心力衰竭。一旦出现症状,则预后极差。

【体征】

心脏大小正常或扩大,心尖搏动向左下移位,可见左心室收缩前扩张性搏动。第一心音减弱而第四心音明显。在胸骨右缘第2肋间或左缘第3、4肋间扪到收缩期震颤,并可听到Ⅲ～Ⅳ级粗糙的喷射性杂音,向右颈部、心尖部传导。有时在主动脉瓣区尚可听到收缩早期喷射音,主动脉瓣区第二心音正常或减弱。周围动脉压正常或降低,如狭窄程度严重脉压较正常时减低。

【辅助检查】

1. X线检查　心脏外形正常或扩大,以左心室增大为主,透视下收缩强烈。升主动脉影亦因狭窄后扩张而增宽。右前斜位可见左心房增大。

2. 心电图检查　正常或显示左心室肥大伴心肌劳损。Ⅰ、Ⅱ导联及心前区导联V_5、V_6可见T波倒置。

3. 超声心动图检查　M型超声心动图可测量主动脉瓣的开放幅度。主动脉根部曲线间的主动脉瓣波形不能见到正常的开放与关闭的方式,回声增强,呈一条较粗的曲线,并随根部曲线同步移动,活动幅度减小,开放幅度小于18mm。二维超声可见主动脉瓣畸形,如二叶式的主动脉瓣,于左心室长轴切面主动脉口可见两个大小不等的半月瓣,回声增强。瓣膜活动失去正常方式,左右摆动,收缩期呈"圆隆状"突向主动脉,舒张期突向左心室流出道。主动脉根部短轴切面可见一大一小两个半月瓣,开放呈"鱼口状",闭合时正常的"Y"型闭合线消失,代之以"I"型偏心型闭合线。左心室长轴切面可见左心室壁增厚明显。应用多普勒技术可估测跨瓣压差,包括峰值压差和平均压差,并用以评估瓣膜狭窄程度;彩色多普勒显像在主动脉瓣口可见五彩射流束,可探及高速射流频谱(图3-7-2,图3-7-3)。

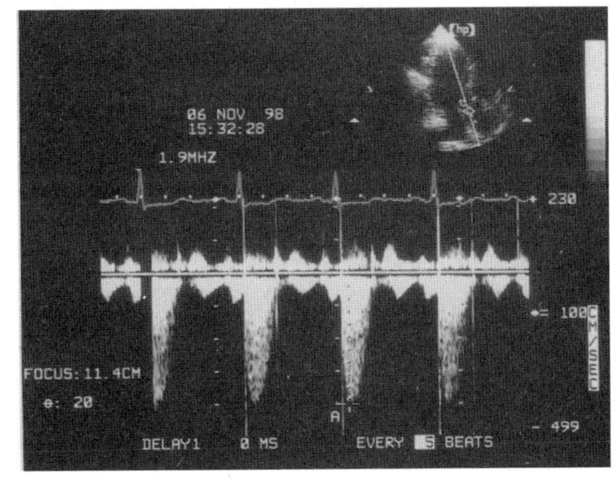

图3-7-2　重度主动脉狭窄的连续多普勒频谱

资料来源:孙有刚,郭瑞强.2001.现代临床超声心动图学.北京:科学出版社

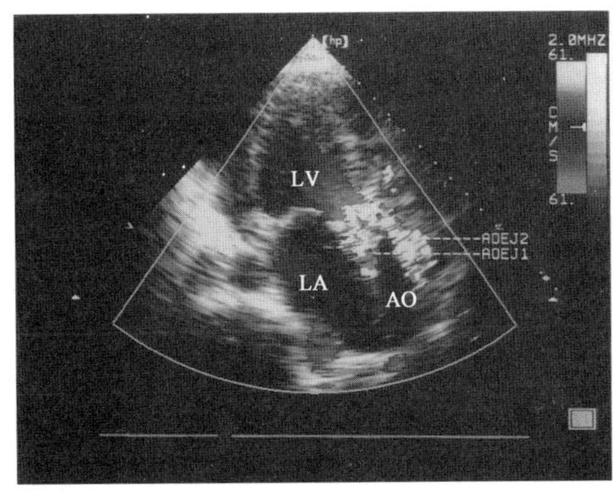

图3-7-3　主动脉瓣狭窄彩色多普勒血流显像示收缩期主动脉瓣后的五彩射流

资料来源:孙有刚,郭瑞强.2001.现代临床超声心动图学.北京:科学出版社

4. 心导管检查　左心导管检查发现升主动脉或周围动脉收缩压降低而左心室收缩压增高，二者间压力差明显，说明主动脉口有狭窄。周围动脉压力曲线上升缓慢，上升支有切迹。左心室造影显示左心室壁增厚及主动脉口狭窄的部位与程度。

5. CT和MRI　CT和MRI检查对主动脉瓣狭窄的诊断有一定帮助。MRI自旋回波T_1WI图像可显示主动脉瓣增厚，左心室向心性肥厚，升主动脉狭窄后扩张等改变，梯度回波电影序列上可见低信号的异常血流束向升主动脉喷射，通过流速测量还可估计主动脉瓣狭窄所导致的压力阶差的大小，梯度回波电影序列还可非常准确地测量出左心室舒张末容量和左心室射血分数，如有主动脉瓣关闭不全，于左心室内可见低信号的异常血流。造影增强磁共振血管成像序列和多层螺旋CT则对升主动脉狭窄后扩张显示较好，对主动脉瓣狭窄与其他引起升主动脉扩张的疾病的鉴别有一定帮助。

6. 心血管造影　主动脉瓣狭窄心血管造影检查通常从左心室造影开始。重症主动脉瓣狭窄，因导管逆行通过狭窄的主动脉瓣相当困难可先做升主动脉造影，观察射流方向及有无主动脉瓣反流，再设法将导管头端送入左心室做左心室造影。当升主动脉造影舒张期有两个瓣窦时，应考虑主动脉二瓣。主动脉瓣常有增厚。心室收缩时瓣膜不能完全开放，瓣叶向上形成拱形形态，被称为幕顶征或“鱼口征”，主动脉瓣狭窄由于瓣口狭窄左心室造影时可见一束造影剂从狭窄的瓣口喷射而出，这种征象称为“射流征”，心血管造影时还可见到左心室肥厚、升主动脉狭窄后扩张等表现。

【诊断】

根据临床表现、胸骨右缘第2肋间响亮的喷射性收缩期杂音，结合X线、心电图及超声心动图的资料诊断并不困难。

【鉴别诊断】

发现心底部主动脉瓣区喷射性收缩期杂音，即可诊断主动脉瓣狭窄，超声心动图检查可明确诊断。临床上主动脉瓣狭窄应与下列情况的主动脉瓣区收缩期杂音鉴别。

1. 肥厚梗阻型心肌病　亦称为特发性肥厚性主动脉瓣下狭窄(IHSS)，胸骨左缘第四肋间可闻及收缩期杂音，收缩期喀喇音罕见，主动脉区第二心音正常。超声心动图显示左心室壁不对称性肥厚，室间隔明显增厚，与左心室后壁之比≥1.3，收缩期室间隔前移，左心室流出道变窄，可伴有二尖瓣前瓣叶移位而引起二尖瓣反流。

2. 主动脉扩张　见于各种原因如高血压，梅毒所致的主动脉扩张。可在胸骨右缘第二肋间闻及短促的收缩期杂音，主动脉区第二心音正常或亢进，无第二心音分裂。超声心动图可明确诊断。

3. 肺动脉瓣狭窄　可于胸骨左缘第2肋间隔闻及粗糙响亮的收缩期杂音，常伴收缩期喀喇音，肺动脉瓣区第二心音减弱并分裂，主动脉瓣区第二心音正常，右心室肥厚增大，肺动脉主干呈狭窄后扩张。

4. 三尖瓣关闭不全　胸骨左缘下端闻及高调的全收缩期杂音，吸气时回心血量增加可使杂音增强，呼气时减弱。颈静脉搏动，肝大。右心房和右心室明显扩大。超声心动图可证实诊断。

5. 二尖瓣关闭不全　心尖区全收缩期吹风样杂音，向左腋下传导；吸入亚硝酸异戊酯后杂音减弱。第一心音减弱，主动脉瓣第二心音正常，主动脉瓣无钙化。

【并发症】

1. 充血性心力衰竭　患者中50%～70%死于充血性心力衰竭。

2. 栓塞　多见于钙化性主动脉瓣狭窄。以脑栓塞最常见，亦可发生于视网膜，四肢、肠、肾和脾等脏器。

3. 亚急性感染性心内膜炎　可见于二

叶式主动脉瓣狭窄。

【治疗】

1. *内科治疗*　适当避免过度的体力劳动及剧烈运动，预防感染性心内膜炎，定期随访和复查超声心动图。洋地黄类药物可用于心力衰竭患者，使用利尿药时应注意防止容量不足；硝酸酯类可缓解心绞痛症状。

2. *手术治疗*　治疗的关键是解除主动脉瓣狭窄，降低跨瓣压力阶差。常采用的手术方法如下。

(1)经皮穿刺主动脉瓣球囊分离术：能即刻减小跨瓣压差，增加心排血量和改善症状。适应证为：儿童和青年的先天性主动脉瓣狭窄；不能耐受手术者；重度狭窄危及生命；明显狭窄伴严重左心功能不全的手术前过渡。

(2)直视下主动脉瓣交界分离术：可有效改善血流动力学，手术死亡率低于2%，但10～20年后可继发瓣膜钙化和再狭窄，需再次手术。适用于儿童和青少年先天性主动脉瓣狭窄且无钙化的患者，已出现症状；或虽无症状但左心室流出道狭窄明显；心排血量正常但最大收缩压力阶差超过50mmHg(6.7kPa)；或瓣口面积小于1.0cm²。

(3)人工瓣膜置换术：指征为重度主动脉瓣狭窄，钙化性主动脉瓣狭窄，主动脉瓣狭窄合并关闭不全。在出现临床症状前施行手术远期疗效较好，手术死亡率较低。即使出现临床症状如心绞痛、晕厥或左心室功能失代偿，亦应尽早施行人工瓣膜替换术。虽然手术危险相对较高，但症状改善和远期效果均比非手术治疗好。明显主动脉瓣狭窄合并冠状动脉病变时，宜同时施行主动脉瓣人工瓣膜置换术和冠状动脉旁路移植术。

【预后】

视主动脉口狭窄程度而异。轻度狭窄者，预后良好，可活至老年，但可并发亚急性细菌性心内膜炎。重度狭窄者，可随年龄增长狭窄加重；儿童期，患者多因心肌缺氧、心室颤动而死亡，因左心室衰竭引起死亡者少见。在婴儿期，主动脉口狭窄严重者多死于心力衰竭。

【主动脉瓣狭窄与妊娠】

重度主动脉瓣狭窄在妊娠中很少见，临床报道较少。先天性瓣膜疾病中，男性是女性的5倍。心功能正常或轻度异常的二叶式主动脉瓣患者，在妊娠期间如果得到合理的护理；或没有合并主动脉缩窄或主动脉病变时，妊娠的预后良好。

重度主动脉流出道梗阻的女性不推荐妊娠。血容量和每搏输出量增加都可以增加左室的压力和梗阻的跨瓣压差。随着左心室负荷的增加，冠状动脉的血流也需要相应地增加。妊娠前无症状的患者，在妊娠期间可以发生心绞痛、左心衰竭、肺水肿，或突然死亡。主动脉瓣狭窄患者的妊娠具有很大的风险，但风险的程度与梗阻的程度有关。国外的资料建议主动脉瓣的面积<1cm²的患者应避免妊娠，或者应在妊娠前给予瓣膜的介入手术，以避免增加母亲和胎儿的风险。

轻度或中度的主动脉瓣狭窄患者也不应鼓励妊娠。这些女性应在瓣膜退变和恶化前组建家庭，以避免在妊娠期间发生并发症，置入了人工瓣的患者应避免妊娠。

重度主动脉瓣狭窄患者往往在妊娠后才被发现，如果患者拒绝终止妊娠，应在妊娠全程给予特别的关注。重度而无症状的主动脉瓣狭窄患者在妊娠期间应由心脏专科和产科的专家密切随诊，而且应选择具有血流动力学监测条件的特殊医疗中心进行待产和分娩。妊娠期间，患者的症状变化可反映和证实病情的恶化和加重，患者对卧床休息或对β受体阻滞药的反应良好。应尽可能使妊娠至足月。如果母亲的情况危急，在施行主动脉瓣外科手术前，应在麻醉下先行剖宫产。产后，如果母亲的情况得到改善，或许可延缓外科手术的时间。在妊娠期间，重度主动脉瓣狭窄的患者不能耐受左心负荷的改变，出血或局部麻醉都可能诱发心源性休克或肺水肿。

Presibitero的报道显示，经皮穿刺主动脉瓣球囊成形术在妊娠期间是安全的，是有效的姑息治疗过程。但应在有丰富经验和外科条件的医疗中心进行。在妊娠情况下的主动脉瓣球囊成形术应给予特殊的关注，包括放射保护和妊娠的结局。瓣膜成形术中给予妊娠子宫防辐射的保护性屏障，辐射的时间控制在1min内，至今没有胎儿先天性畸形增加或放射性暴露胎儿流产增加的报道。妊娠情况下，应用经食管或经心内超声心动图指引下的主动脉瓣球囊成形术可以减少放射线的暴露。

直视下的外科手术对胎儿仍有很大的风险，特别是母亲情况不良的情况下。如果在麻醉诱导中发生血流动力学的不稳定，例如血压、心率和心输出量的变化都有可能造成胎儿死亡。尽管体外循环的技术已经得到改善，例如体外膜肺和脉流的应用，但是，胎儿也可以在体外循环期间发生死亡。妊娠期，即使胎儿有生存的可能，体外循环下的瓣膜置换术对胎儿的影响很大；另外，由于孕妇的组织水肿，膈上抬，也可造成外科手术的困难和对母亲的不利。应尽量采取措施，避免在妊娠期间实施心脏外科手术。如果心脏外科不可避免，也应选择在条件完善的医学中心，由心脏病学、麻醉、心脏外科专家共同处理。

第八节　三尖瓣下移畸形

三尖瓣下移畸形(ebstein anomaly)是一种罕见的先天性心脏畸形。1866年Ebstein首先报道1例，故亦称为Ebstein畸形、埃勃斯坦畸形。本病三尖瓣向右心室移位，主要是隔瓣叶和后瓣叶下移，常附着于近心尖的右心室壁而非三尖瓣的纤维环部位，前瓣叶的位置多正常，因而右心室被分为两个腔，畸形瓣膜以上的心室腔壁薄，与右心房连成一大心腔，是为“心房化的右心室”，其功能与右心房相同；畸形瓣膜以下的心腔包括心尖和流出道为“功能性右心室”，起平常右心室相同的作用，但心腔相对较小。常伴有心房间隔缺损、心室间隔缺损、动脉导管未闭、肺动脉口狭窄或闭锁。可发生右心房压增高，此时如有心房间隔缺损或卵圆孔开放，则可导致右至左分流而出现发绀。

【病因】

三尖瓣下移畸形的病因常常不能肯定，环境的因素常交织着以下的因素：例如，母亲在第一孕季摄入锂，母亲服用苯(并)二氮䓬类的药物，母亲暴露于涂漆的物质，母亲既往有流产史。据报道，白种人的风险高于其他的种族。

【病理生理】

三尖瓣下移畸形的血流动力学改变决定于三尖瓣关闭不全的轻重程度，是否并有心房间隔缺损以及缺损的大小和右心室功能受影响的程度。由于房室环和右心室扩大以及瓣叶变形等，不同程度的三尖瓣关闭不全很常见。在右心房收缩时右心室舒张，房化心室部分也舒张扩大致使右心房血液未能全部进入右心室。右心房舒张时右心室收缩，房化的右心室也收缩，于是右心房同时接收来自腔静脉、心房化右心室和经三尖瓣反流的血液，致使右心房血容量增多，使房腔扩大，右心房压力升高，最终导致心力衰竭。并有卵圆孔未闭或心房间隔缺损的病例，右心房压力高于左心房时则产生右至左分流，体循环动脉血氧含量下降呈现发绀和杵状指(趾)。房间隔完整，右心室收缩时，进入肺内进行气体交换血量减少，动静脉血氧差变小，可产生面颊潮红，指端轻度发绀。

【临床表现】

1. *症状*　少数重度病人在出生后1周内即可呈现呼吸困难、发绀和充血性心力衰竭。但大多数病人进入童年期后才逐渐出现劳累后气急乏力、心悸、发绀和心力衰竭。各个年龄组病人均可呈现室上性心动过速，一部分病人则有预激综合征。

2. 体格检查 多数病人生长发育差，体格瘦小，约1/3病人颧颊潮红类似二尖瓣面容，常有不同程度的发绀。左前胸隆起，心浊音界扩大，胸骨左缘可扪到三尖瓣关闭不全产生的收缩期震颤。心尖区下部和心尖区搏动正常或减弱。由于右心房和房化右心室高度扩大，颈静脉搏动不明显。心脏听诊，心音轻，胸骨左缘可听到三尖瓣关闭不全产生的收缩期杂音，有时还可听到三尖瓣狭窄产生的舒张期杂音，吸气时杂音响度增强。由于增大的三尖瓣前叶延迟闭合，第一心音分裂，且延迟出现的成分增强。第二心音亦常分裂而肺动脉瓣关闭音较轻，常可闻及三音律或四音律，有的病例可呈现奔马律。腹部检查可能扪到肿大的肝脏。儿童患者发绀严重者可出现杵状指(趾)。

【辅助检查】

1. 心电图 典型表现为右心房肥大，P波高尖，电轴右偏，胸导联R波电压变低，P-R间期延长，不完全性或完全性右束支传导阻滞。部分病人常有预激综合征表现，可伴发室上性心动过速，约5%的病人显示B型预激综合征。

2. X线检查 肺血流减少，其减少的程度常与发绀成正比。心脏中度以上扩大，伴左右心缘突出，右心缘突出为右心房增大引起，左心缘上方突出为增大的右心房或房化右心室及流出道向外推出引起。肺动脉段无突出，主动脉结细小，心底部窄小。心脏扩大的同时，主动脉和肺动脉均无扩张为本病的重要特点(图3-8-1)。

3. 超声心动图 二维超声心动图显示三尖瓣畸形，前叶增大变形，活动幅度大。隔叶和后叶明显下移，发育不良，开启受限及闭合不良，三尖瓣关闭延迟。心尖四腔心切面可显示巨大的右心房腔，功能性右心室腔纵径明显缩短，房壁变薄，右心房壁与房化右心室壁运动异常。多普勒检查可显示心房水平右向左分流和三尖瓣反流。注意有无合并房缺或卵圆孔未闭(图3-8-2)。

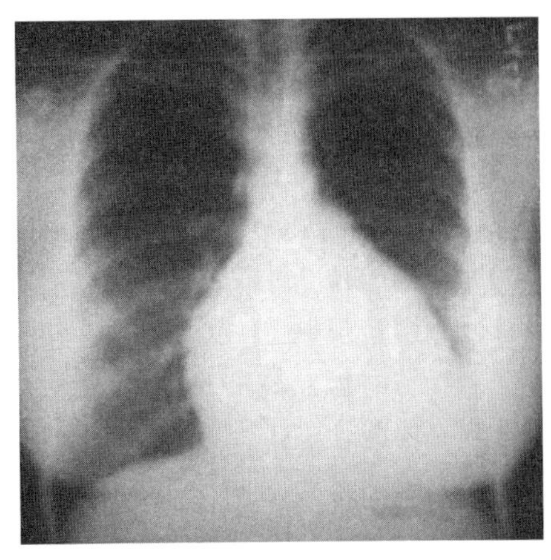

图3-8-1 三尖瓣下移畸形成年患者胸部正位照片

左右心缘突出，右心缘突出为右心房增大引起，左心缘上方突出为增大的右心房或房化右心室及流出道向外推出引起，肺血减少

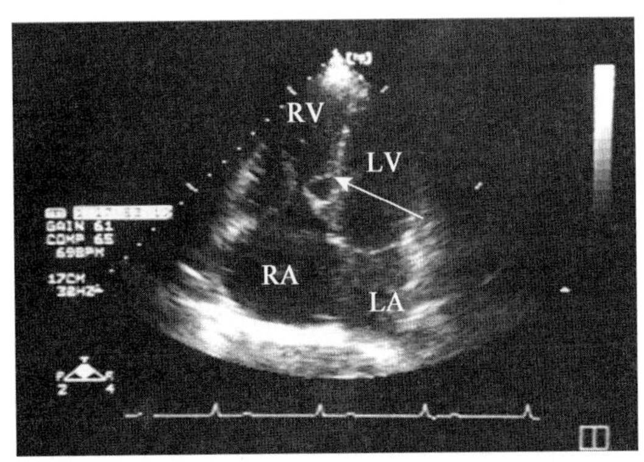

图3-8-2 三尖瓣下移畸形患者超声心动图

心尖四腔心切面显示三尖瓣向右心室(RV)心尖方向移位，三尖瓣隔叶附着室间隔中上部(箭头所示)；LV. 左心室；LA. 左心房；RA. 右心房

4. 右心导管检查和造影 导管易经房间隔缺损或未闭卵圆孔进入左心房。左心房

压力升高，α 波和 V 波均高大，提示三尖瓣狭窄和关闭不全，右心室压力正常。在右心房水平可发现右向左分流。右心房造影显示巨大右心房及畸形的三尖瓣，造影剂在心内缘形成双切迹，一个反映向左下移位的三尖瓣及增厚的瓣叶，位于右心房与右心室流出道之间；另一切迹反映三尖瓣环和未移位的瓣叶，位于脊柱右缘。右心造影可见房化右心室，扩大的功能性右心室流出道及下移的三尖瓣附着部，还可显示有无肺动脉狭窄及肺动脉的发育情况。在“房化心室”测压呈右心房压力波形，而右心腔内呈右心室压力波型。

5. 电生理检查　诊断三尖瓣下移畸形必须同时明确分型，有无预激综合征。如有预激综合征，术前必须进行电生理检查，并准备术中的电生理标测。

6. CT 与 MRI　三尖瓣下移畸形可以通过 CT 的检查得以诊断，但是，大部分已经由 MRI 替代了 CT 检查。

胸部 CT 扫描可显示右心房扩大。三尖瓣向心尖方向呈不同程度的移位，可以识别房化的右心室。功能性的右心室部分心肌层比房化的部分显著增厚。如果超声心动图不能完全提供患者复杂的结构时，MRI 可以替代 CT 扫描，更好地评估三尖瓣下移畸形的情况。通过联合使用自旋回波程序 MRI (spin-echo sequences and MRA)的解剖学技术和电影 MRI(cine MRA)的功能影像技术，能够比超声心动图在更大范围的影像中评估其解剖与功能(图 3-8-3，图 3-8-4)。但是，有金属装置和心律失常的患者不宜使用 MRI 技术。

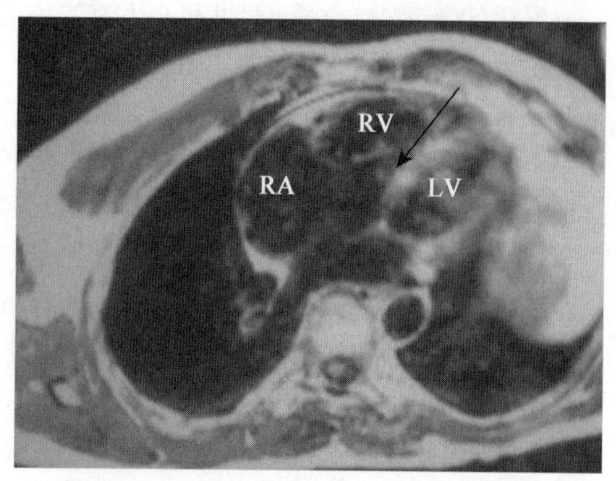

图 3-8-3　三尖瓣下移畸形成年患者应用自旋回波程序 MRI 检查

影像显示右心房(RA)扩大，三尖瓣隔瓣附着点向右心室(RV)心尖方向移位(箭头位置)

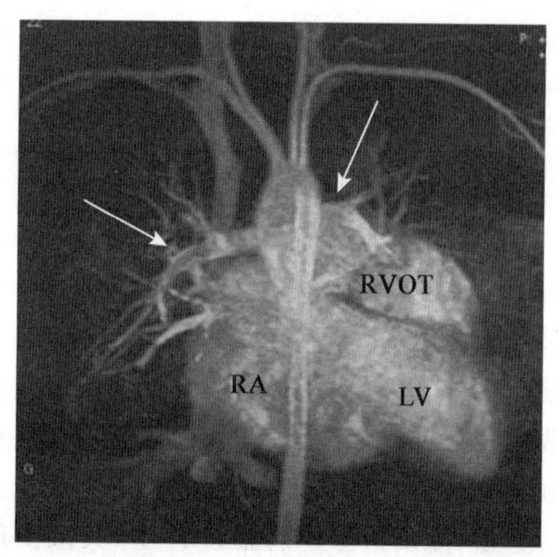

图 3-8-4　三尖瓣下移畸形青年患者对比剂增强三维 MRI 血管造影

影像显示巨大的右心房(RA)与左心室(LV)在同一水平，右心室流出道(RVOT)移位和扭曲，箭头所示为肺动脉

【诊断】

三尖瓣下移畸形的诊断根据发绀和反复心力衰竭的表现，尤其是伴有发作性室上性心动过速的患者，应首先考虑本病。结合 X 线特点肺血小，心影增大、主动脉和肺动脉偏小；以及心电图 P 波异常高大、P-R 间期延长或右束支传导阻滞等；超声心动图发现三尖瓣下移，膈瓣下移与其体表面积之比超过 8mm/m^2，则可确诊。

【治疗】

三尖瓣下移病例预后差异较大，临床上呈现重度发绀者约 80%在 10 岁左右死亡，而轻度发绀者则仅5%在10岁左右死亡。大多数病人在20岁前死亡。由于死亡率高，有手术适应证的患者可行手术治疗，但尽量避免对儿童进行换瓣术，因为患儿右心室腔小，三尖瓣畸形难于修复，年长儿或成人才考虑换瓣手术。

三尖瓣下移畸形的治疗主要依据疾病本身的严重程度、伴有其他先天性畸形的影响，以及心律失常的情况。治疗的措施包括药物治疗、射频消融术和外科治疗。

1. 内科治疗　重点为纠正心力衰竭和心律失常。无症状患者可不予治疗，但应限制活动。

三尖瓣下移畸形患者由于右心室房化、瓣膜反流和间隔缺损造成的心血管后果都需要药物的治疗。患者也需要预防性使用抗生素以预防细菌性心内膜炎。心力衰竭的常用药物包括利尿药(如呋塞米)；非妊娠情况下应用血管紧张素转化酶抑制药(如依那普利)；强心药物(如地高辛)。心律失常者可应用抗心律失常的药物。

2. 射频消融术　伴有发作性室上性心动过速，经电生理检查诊断预激综合征的患者，可选择射频消融治疗替代药物治疗。射频消融是异常旁路的根治性措施。但有报道认为三尖瓣下移畸形患者的成功率可能低于无显著结构性心脏病者。其可能的因素为：旁路位于房化的右心室，存在多条的附加旁路，旁路的形态和路径复杂，旁路所在的心内结构形态异常。

3. 外科治疗　伴症状三尖瓣下移畸形新生儿完全修复现已成为可能，患儿可获得长期的生存率和良好的功能恢复。在年龄大于50岁的三尖瓣下移畸形患者中，外科手术同样可获得长期的生存和心功能的改善。长期生存的情况依赖于早期的手术，伴心力衰竭患者的手术应宜早不宜迟。

外科治疗的措施包括：纠正三尖瓣和右心室的畸形；纠正其他合并的心内缺损；尽早给予合理的姑息治疗，使患者更好地过渡至往后最终的外科治疗。心律失常的外科治疗包括旁路的消融或房性心律失常的心房迷宫术、选择性患者的心脏移植术。

外科手术的适应证：心力衰竭患者心功能(NYHA)Ⅰ～Ⅱ级，症状恶化或心胸比≥0.65；心力衰竭患者心功能(NYHA)Ⅲ～Ⅳ级；曾有反常栓塞的病史；显著的发绀，动脉氧饱和度≤80%，或伴红细胞增多症血红蛋白≥16g/dl；对药物和射频消融为难治性的心律失常。

结构性畸形的治疗有不同的途径。三尖瓣修复优于瓣膜置换术。右心室房化的部分可通过外科切除，对显著扩张和薄壁的右心房也可切除；闭合间隔的缺损；姑息的手术过程包括建立房间隔缺损通道，关闭三尖瓣并右心房折叠，通过保留主动脉与肺动脉分流维持肺动脉的血流；姑息的手术主要用于极严重且预后极差的病婴。

左心功能不全不应作为三尖瓣手术的禁忌证，这些患者早期的死亡率可能较大，但后期的结局较好，左心室功能在手术后可得到改善。

手术方法：①三尖瓣成形术，主要是三尖瓣环缩窄及房化室壁折叠，也可行房化室壁切除，以减少死腔和血栓形成，术中应防止损伤传导系统。②三尖瓣置换术，将人工瓣膜缝于正常位置的瓣环上。③瓣膜替换术同时附加房化右心室折叠手术，其效果最好。

【预后】

出生后出现重度发绀者，约80%在10岁左右死亡，而轻度发绀者则仅5%在10岁左右死亡。患者出现充血性心力衰竭后，大多在2年内死亡，约3%的病例发生猝死。常见的死亡原因：充血性心力衰竭、心律失常、缺氧或肺部感染。成年病人常死于反复栓塞。

【三尖瓣下移畸形与妊娠】

Ebstein's畸形的女性常可达到生育年

龄。无发绀的患者通常可较好地耐受妊娠。妊娠期间合并症可包括房性心动过速，通常由右房提前激发而产生。偶有报道并发反常的栓塞性卒中；如合并发绀，成功妊娠的可能性很少。外科矫正术后的妊娠常能较好地耐受。有报道妊娠期伴胎儿缺氧可通过母亲供氧治疗而改善。

Ebstein's 畸形和伴三尖瓣反流的患者在围生期应给予心内膜炎的预防措施。

Ebstein's 畸形女性患者的子代先天性心脏病的发生率约为 6%。

关于 Ebstein's 畸形女性患者妊娠结局，目前已有一些较小规模的报道。最大的报道来自 Connolly 和 Warnes，共报道 44 例患者共 111 次妊娠，存活出生共 85 例(76%)(图 3-8-5，图 3-8-6)。18 例妊娠期间有发绀症状，16 例被证实存在心房内的分流，其余 2 例不伴有房间隔缺损或卵圆孔未闭。18 例发绀女性共 52 次妊娠，结果为 39 例存活分娩(75%)，其中 12 例早产婴来自 6 个发绀的女性(31%)。发绀患者与非发绀患者妊娠结局的比较(表 3-8-1)。

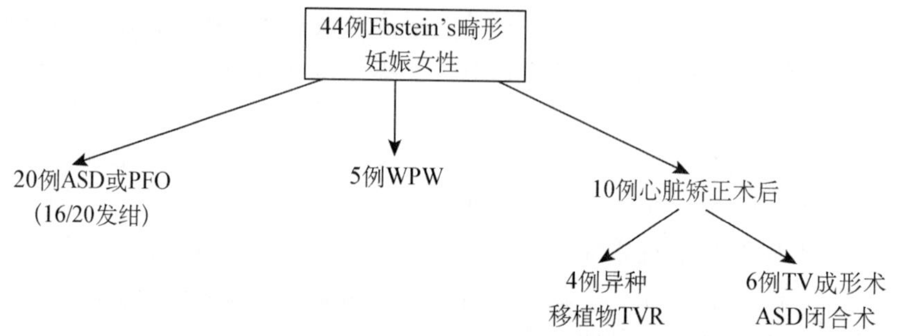

图 3-8-5　44 例 Ebstein's 畸形妊娠女性的特点

ASD. 房间隔缺损；PFO. 卵圆孔未闭；WPW. 加速性旁路(Wolff-Parkinson-White 综合征)；TV. 三尖瓣；TVR. 三尖瓣置换术

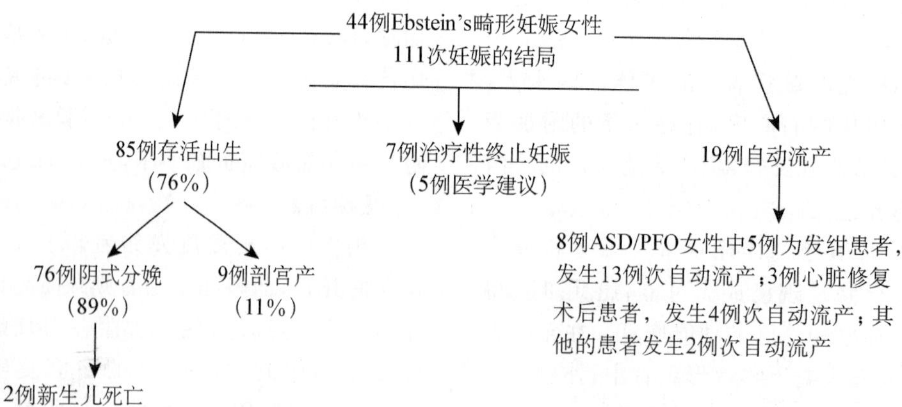

图 3-8-6　44 例 Ebstein's 畸形妊娠女性 111 次妊娠的结局

表 3-8-1　Ebstein's 畸形妊娠结局：发绀与非发绀女性的比较

	发绀[cyanotic(n=18)]	非发绀[acyanotic(n=26)]	P 值
早产(pre-termdelivery)	3(17)	8(31)	0.627
流产(miscarriage)	4(22)	4(15)	0.928
早产＋流产(pre-term＋miscarriage)	3(17)	2(8)	0.733
总计(total)	10(56)	14(54)	0.844

资料来源：Connolly HM，Warnes CA. 1994.Ebstein's anomaly：outcome of pregnancy. J Am Coll Cardol，23：1194-20.

发绀孕妇的婴儿出生体重显著低于非发绀女性的婴儿（分别为 2530g、3140g，$P<0.001$）。这个差异性的比较已将早产婴排除在外。在这个报道中，流产和死产的发生率仅稍有增加，为 18%（19/104），而非发绀孕妇的发生率为 10%～15%。虽然 Ebstein's 畸形患者心律失常的情况较常见，特别是常常合并旁路快速性传导，报道中没有发生显著心律失常的患者。在 83 个子代中，5 例发生先天性心脏病，发生率为 6%。2 例有主动脉瓣畸形，1 例有肺动脉与室间隔完全性闭锁，2 例室间隔缺损自动闭合。

Ebstein's 畸形包括了形式多样的畸形和不同程度的心功能异常。因此，应该建议所有的患者在妊娠前先做好全面的评估。许多 Ebstein's 畸形患者可以接受外科手术，并且术后的心功能良好。Connolly 的研究显示，接受三尖瓣修复或瓣膜置换术后的女性患者都能很好地耐受妊娠；接受房间隔缺损修补术后，可以避免逆行性栓塞的风险；虽然接受手术治疗患者仍有流产、早产和低体重儿的风险，但大多数病例的妊娠预后都是理想的。

先天性伴室间隔缺损和肺动脉狭窄的纠正性型大动脉错位，先天性的纠正性错位（伴有心室主动脉不一致及房室不一致）通常合并室间隔缺损，肺动脉狭窄和左房室瓣反流。通常还存在附加的问题是先天性完全性的心脏阻滞，当室间隔缺损同时又存在肺动脉狭窄时，可发生右向左分流。Presbitero 等报道了 5 例患者共 10 次妊娠，6 个存活分娩（60%）其中 2 个为早产儿。4 个自动流产。这些妊娠的结局与其他比较，如单心室、三尖瓣闭锁或单心室三尖瓣闭锁共存，与法洛四联症或肺动脉闭锁比较，妊娠的结局显著优于后者（60%分别比 31%或 33%）。在这种情况下，形态上的右心室支持系统循环，妊娠期间容量负荷增加可诱发心力衰竭。因此妊娠前的咨询中必须对心室功能和发绀程度做好评估。

（吴沃栋　张　华）

参考文献

侯海燕，刘传玺，朱梅.2010. 超声诊断大血管转位并肺动脉瓣狭窄及动脉导管缺如 1 例.中华超声影像学杂志，19(7)：568

苗勤玲，郭爱荣，曹素芳.2007. 妊娠合并心力衰竭 40 例临床分析.中原医刊，34(19)：50-51

Abbruzzese PA，Aidala E.2007. Aortic coarctation：an overview.J Cardiovasc Med (Hagerstown)，8(2)：123-128

Attenhofer Jost CH，Schaff HV，Connolly HM.2002. Spectrum of reoperations after repair of aortic coarctation：importance of an individualized approach because of coexistent cardiovascular disease.Mayo Clin Proc，77(7)：646-653

Bonow RO，Carabello BA，Chatterjee K，et al.2006.

ACC/AHA 2006 guideline for the management of patients with valvular heart disease. J Am Coll Cardiol,48(3):e1-e148

Butera G, Piazza L, Chessa M, et al. 2007. Covered stents in patients with complex aortic coarctations. Am Heart J,154(4):795-800

Carr JA.2006. The results of catheter-based therapy compared with surgical repair of adult aortic coarctation.J Am Coll Cardiol.Mar 21 47(6):1101-1107

Connolly H, Warnes CA.1994. Ebstein's aunomaly: outcome of pregnancy, J AM Coll Cradiol, 23: 1194-1198

Drenthen W, Pieper PG, Roos-Hesselink JW, et al. 2006. Non-cardiac complications during pregnancy in women with isolated congenital pulmonary valvar stenosis. Heart,92(12):1838-1843

Fu YC, Bass J, Amin Z, et al. 2006. Transcatheter closure of perimembranous ventricular septal defects using the new Amplatzer membranous VSD occluder: results of the U.S.phase I trial.J Am Coll Cardiol,47(2):319-325

Golden AB, Hellenbrand WE. 2007. Coarctation of the aorta: stenting in children and adults. Catheter Cardiovasc Interv,69(2):289-299

Heath D, Edwards JE.1958. The pathology of hypertensive pulmonary vascular disease. Circulation, 18:533-547

Hornung TS, Benson LN, McLaughlin PR.2002. Interventions for aortic coarctation. Cardiol Rev, 10 (3):139-148

Karl TR.2007. Surgery is the best treatment for primary coarctation in the majority of cases.J Cardiovasc Med (Hagerstown),8(1):50-56

Kenny D, Cao QL, Kavinsky C, et al. 2011. Innovative resource utilization to fashion individualized covered stents in the setting of aortic coarctation. Catheter Cardiovasc Interv,78(3):413-418

Kidd L, Driscoll DJ, Gersony WM, et al.1993. Second natural history study of congenital heart defects. Results of treatment of patients with ventricular septal defects.Circulation,87(2 Suppl):138-151

Konen E, Merchant N, Provost Y, et al.2004. Coarctation of the aorta before and after correction: the role of cardiovascular MRI. AJR Am J Roentgenol,182(5):1333-1339

Lao TT, Sermer M, MaGee L, et al.1993. Congenital aortic stenosis and pregnancy —a reappraisal. Am J Obstet Gynecol,169(3):540-545

Metz TD, Hayes SA, Garcia CY, et al.2013. Impact of pregnancy on the cardiac health of women with prior surgeries for pulmonary valve anomalies. Am J Obstet Gynecol,209(4):e1-e6

Palma G, Giordano R, Russolillo V, et al.2011. Hypertension in adult after operation of aortic coarctation.J Cardiovasc Surg (Torino),52(6):873-876

Pongiglione G, Freedom RM, Cook D, et al. 1982. Mechanism of acquired right ventricular outflow tract obstruction in patients with ventricular septal defect: an angiocardiographic study. Am J Cardiol,50(4):776-780

Predescu D, Chaturvedi RR, Friedberg MK, et al. 2008. Complete heart block associated with device closure of perimembranous ventricular septal defects. J Thorac Cardiovasc Surg, 136 (5): 1223-1228

Ramnarine I. 2005. Role of surgery in the management of the adult patient with coarctation of the aorta. Postgrad Med J,81(954):243-247

Rao PS.2000. Pulmonary valve disease. In: Alpert JS ed. Valvular Heart Disease. 3rd ed. Philadelphia: Lippencott Raven,339-376

Rao PS.2007. Pulmonary valve stenosis. In: Sievert H ed. Percutaneous Interventions in Congenital Heart Disease. Oxford: Informa Health Care,185-195

Roger H.1879. Clinical researches on the congenital communication of the two sides of the heart by failure of occlusion of the interventricular septum. Bull de l' Acad de Med,8:1074

Roguin N, Du ZD, Barak M, et al.1995. High prevalence of muscular ventricular septal defect in neonates.J Am Coll Cardiol,26(6):1545-1548

Rubin JD, Ferencz C, Loffredo C.1993. Use of prescription and non-prescription drugs in pregnancy. J Clin Epidemiol,46(6):581-589

Szkutnik M, Kusa J, Bialkowski J. 2008. Percutaneous

closure of perimembranous ventricular septal defects with Amplatzer occluders-a single centre experience. Kardiol Pol, 66(9):941-947

Toro-Salazar OH, Steinberger J, Thomas W, et al. 2002. Long-term follow-up of patients after coarctation of the aorta repair. Am J Cardiol, 89(5): 541-547

Van Praagh R, Geva T, Kreutzer J. 1989. Ventricular septal defects: how shall we describe, name and classify them? J Am Coll Cardiol, 14(5): 1298-1299

Varma C, McLaughlin PR, Hermiller JB, et al. 2003. Coarctation of the aorta in an adult: problems of diagnosis and management. Chest, 123(5): 1749-1752

Warnes CA, Williams RG, Bashore TM, et al. 2008. ACC/AHA 2008 guidelines for the management of adults with congenital heart disease: a report of the American College of Cardiology/American Heart Association task force on practice guidelines (writing committee to develop guidelines for the management of adults with congenital heart disease). Circulation, 118(23):2395-2451

Webb G. 2005. Treatment of coarctation and late complications in the adult. Semin Thorac Cardiovasc Surg, 17(2):139-142

Wu MH, Wang JK, Lin MT, et al. 2006. Ventricular septal defect with secondary left ventricular-to-right atrial shunt is associated with a higher risk for infective endocarditis and a lower late chance of closure. Pediatrics, 117(2):e262-e267

Wu MH, Wu JM, Chang CI, et al. 1993. Implication of aneurysmal transformation in isolated perimembranous ventricular septal defect. Am J Cardiol, 72(7):596-601

Yip WC, Zimmerman F, Hijazi ZM. 2005. Heart block and empirical therapy after transcatheter closure of perimembranous ventricular septal defect. Catheter Cardiovasc Interv, 66(3):436-441

Zielinsky P, Rossi M, Haertel JC, et al. 1987. Subaortic fibrous ridge and ventricular septal defect: role of septal malalignment. Circulation, 75(6): 1124-1129

第4章

发绀性先天性心脏病

发绀性先天性心脏病多为右向左分流。左右循环之间有交通时，体循环回心血可有一部分或大部分不经肺而由右侧（右心房或右心室）进入体循环，但是，必须存在右心阻塞（例如，三尖瓣闭锁、右心室流出道或肺动脉瓣狭窄）的情况，并导致右心系统压力升高和出现右向左分流，同时肺循环血流量减少。经体循环后的低氧静脉血进入左心系统和体循环，使动脉血氧含量降低。患者出现发绀，血液中红细胞及血红蛋白代偿性增加，血液黏稠度增加。

发绀性先天性心脏病常为复杂的先天性心脏异常。在发达国家中，大部分患者在婴儿期已成功进行矫治术，虽然部分伴有肺动脉阻力增高的先天性畸形（如艾森门格综合征）患者，外科修复不能完全纠正肺动脉高压，但是一些代偿较好的，或经外科或介入治疗的患者仍可存活至生育年龄，这些患者包括 Ebstein's 畸形和轻度的法洛四联症。有些患者在儿童期心脏的缺损还未被发现，但是在妊娠期，当发生大量的右向左分流时，发绀情况可进行性加重。

发绀性先天性心脏病患者可分为低肺动脉血流和高肺动脉血流。这两种情况下的发绀对孕妇和胎儿都构成显著的风险。

【孕妇的风险】

右向左分流的患者通常伴有红细胞增多症，严重的缺氧、血红蛋白和细胞压积增高。妊娠期间，血小板的黏附性增加，纤维蛋白降解能力减弱。伴发绀的孕妇中，血栓性并发症的风险增加。因此，在妊娠期不要对发绀患者过度使用利尿药，以免增加栓塞的风险和肾功能恶化的风险。Presbitero 等对 44 例发绀患者 96 次妊娠进行妊娠结局的评估。在这个系列中，艾森门格综合征患者被排除，因此考虑肺动脉阻力增加的危害大于发绀的影响。结果是 2 例患者分别发生肺和脑的血栓并发症。2 例患者的血红蛋白浓度分别为 170g/L 和 180g/L。14 例患者具有心血管的合并症（占 32%）；8 例患者发生心力衰竭，3 例患者于孕 32～36 周需入院治疗；2 例已行法洛四联症姑息治疗的患者发生围生期细菌性心内膜炎（4%～5%）。

如果发绀的患者发生血栓性静脉炎或深静脉血栓形成，患者不仅面临肺动脉高压的风险，而且还存在反向栓塞的风险。因此，在妊娠期间要特别关注发绀患者下肢的情况，特别是在分娩和围生期间，要给予重视。在整个妊娠期、产程和分娩期，心脏病专科、产科和麻醉科的专家应共同给予关注。进入产程后，患者应给予合理的水化，下肢应用弹力袜或压力泵。产后应早期运动。发绀的患者不应常规使用抗凝治疗，因为可能增加出血的风险。发绀患者肝脏产生的凝血因子不足，血小板数量减少和血小板功能异常。如果有需要，在第一孕季后使用低剂量阿司匹林比较安全，不会增加出血的风险，并可减低血栓性合并症的风险，对胎儿也不会产生副作用。这些患者在住院期间可预防性应用肝素治疗。

【胎儿的风险】

发绀对胎儿也具有实质性的风险，其后果包括增加胎儿的流产、早产和低体重儿的机会。Neli 和 Swanson 的研究显示，随着发绀的程度增加，自然流产的发生率增加，胎儿宫内生长发育异常更显著。如果母亲的血红蛋白水平大于 180g/L，没有胎儿可以存活，大多数胎儿在第一孕季便发生流产。据 Whitlemore 报道，在使用细胞压积评估母亲的低氧情况下，如母亲的细胞压积>0.44，新生儿的出生体重低于相同胎龄新生儿的 50%以上。Presbitero 等研究证实，同样用母亲的血红蛋白作指标，随着母亲低氧的加重，存活婴儿的比例随之下降；如果母亲的血红蛋白水平超过 200g/L，只有 8%的新生儿存活出生（表 4-0-1）。同样，如果母亲的氧饱和度≤85%，只有 2/17(12%)的婴儿可存活出生。所有存活的新生儿为 41/96(43%)；其中 26 例为足月新生儿，15 例早产，共有 49 例自发流产和 6 例死产。发绀性先天性心脏病母亲的胎儿同患先天性心脏病的风险很高，在 41 例存活的婴儿中，其中 2 例发现患有先天性心脏病（占 4.9%）。

表 4-0-1　发绀性先天性心脏病胎儿的预后与母亲发绀程度的相关性

	妊娠的次数	存活出生的数量	存活出生的比例
血红蛋白(g/L)(1)			
≤160	28	20	71
170～190	40	18	45
≥200	26	2	8
动脉血氧饱和度(%)(2)			
≤85	17	2	12
85～89	22	10	45
≥90	13	12	92

注：(1)缺 2 例患者资料；(2)缺 44 例患者资料。

资料来源：Prebitero P. 1994. Pregnany in cyanotic congenital heart disease. Outcome of mother and fetus. Circulation，89：2673-2676.

第一节　法洛四联症

法洛四联症(tetralogy of Fallot)包括室间隔缺损、肺动脉狭窄、主动脉骑跨和右心室肥厚（图 4-1-1）。具有上述典型改变者属典型四联症或狭义的四联症。由于肺动脉狭窄，引起右心室代偿性肥厚，右心室压力相应增高，血液经过室间隔缺损形成右向左的分流，右心室血液大量进入主动脉而导致青紫。轻度法洛四联症患者可存活至成年而缺乏典型的症状。肺动脉狭窄严重者，可增加右向左分流并导致严重的发绀。未经治疗的患者只有 50%能达到 6 岁。但是，在目前心脏外科的时代，单纯为法洛四联症的患者通常能得到长期的生存和优良的生活质量。

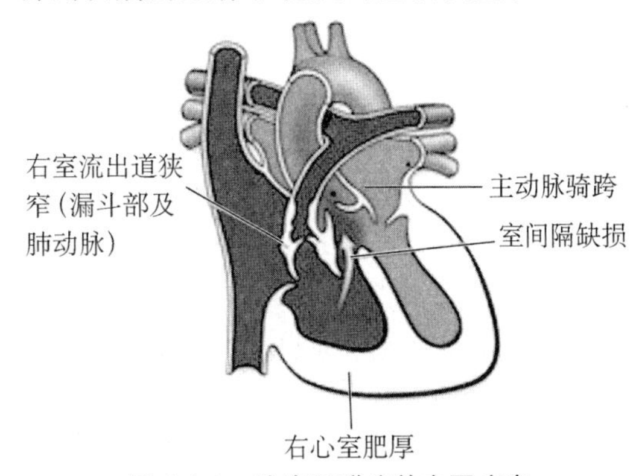

图 4-1-1　法洛四联症的主要病变

【病因】

VanPraagh 认为法洛四联症的四种畸形是右心室漏斗部或圆锥发育不良的后果，即当胚胎第 4 周时动脉干未反向转动，主动脉保持位于肺动脉的右侧，圆锥隔向前移位，与正常位置的窦部室间隔未能对拢，因而形成发育不全的漏斗部和嵴下型室间隔缺损，即膜周型室间隔缺损。若肺动脉圆锥发育不全，或圆锥部分完全缺如，则形成肺动脉瓣下型室间隔缺损，即干下型室间隔缺损。

丹麦一个医学和出生的登记资料显示，1996～2011 年，976 300 例新生儿中有 15 例发生特殊的出生缺陷，其中发现母亲在第一孕季中使用大扶康(氟康唑)的胎儿发生法洛四联症的风险增加 3 倍。

【临床表现】

法洛四联症患儿的预后主要决定于肺动脉狭窄程度及侧支循环情况，重症四联症有 25%～35%在 1 岁内死亡，50%患儿死于 3 岁内，70%～75%死于 10 岁内，90%会夭折，主要是由于慢性缺氧引起，红细胞增多症，导致继发性心肌肥大和心力衰竭而死亡。

1. 症状

(1)发绀：多在生后 3～6 个月出现，也有少数到儿童或成年期才出现。发绀在运动和哭闹时加重，平静时减轻。

(2)呼吸困难和缺氧性发作：多在生后 6 个月开始出现，由于组织缺氧，活动耐力较差，动则呼吸急促，严重者可出现缺氧性发作、意识丧失或抽搐。

(3)蹲踞：为法洛四联症患儿临床上一种特征性姿态。蹲踞可缓解呼吸困难和发绀。

2. 体征　患儿生长发育迟缓，常有杵状指(趾)，多在发绀出现数月或数年后发生。胸骨左缘第 2～4 肋间可听到粗糙的喷射样收缩期杂音，常伴收缩期细震颤。极严重的右心室流出道梗阻或肺动脉闭锁病例可无心脏杂音。在胸前部或背部有连续性杂音时，说明有丰富的侧支血管存在，肺动脉瓣第二心音明显减弱或消失。

【辅助检查】

1. 实验室检查　常出现红细胞计数、血红蛋白和血细胞比容升高，重症病例血红蛋白可达 200～250g/L。动脉血氧饱和度明显下降，多在 65%～70%。血小板计数减少，凝血酶原时间延长。尿蛋白可呈阳性。

2. 心电图　电轴右偏，右心房肥大，右心室肥厚。约有 20%的病人出现不完全性右束支传导阻滞。法洛四联症根治术后仍可发生各种心律失常。运动诱发频发多源室性早搏或心动过速提示存在严重异常的血流动力学变化。法洛四联症根治术后仍可发生各种心律失常。运动诱发频发多源室性早搏或心动过速提示存在严重异常的血流动力学变化(图 4-1-2)。

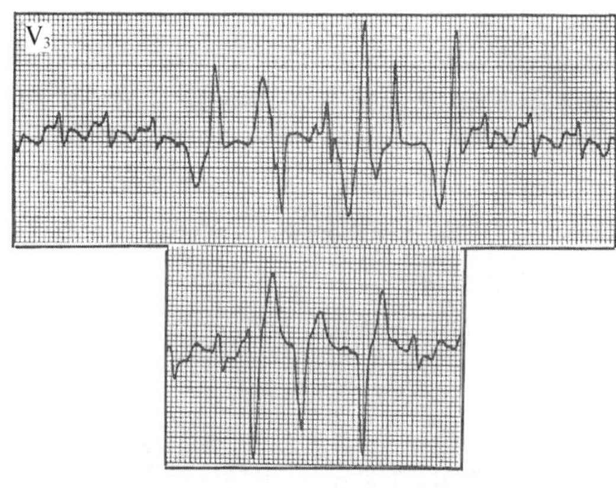

图 4-1-2　法洛四联症术后成年患者的运动心电图示非持续性多形性室性心动过速

资料来源：20TH Textbook of Medicine

3. 胸部 X 线检查　左心腰凹陷，心尖圆钝上翘，主动脉结突出，呈“靴形心”。肺野血管纤细。轻型病人肺动脉凹陷不明显，肺野血管轻度减少或正常(图 4-1-3)。

4. 超声心动图　超声心动图对法洛四联症的诊断和手术方法的选择有重要价值，可从不同切面观察到室间隔缺损的类型和大小，显示主动脉骑跨于室间隔之上，肺动脉狭

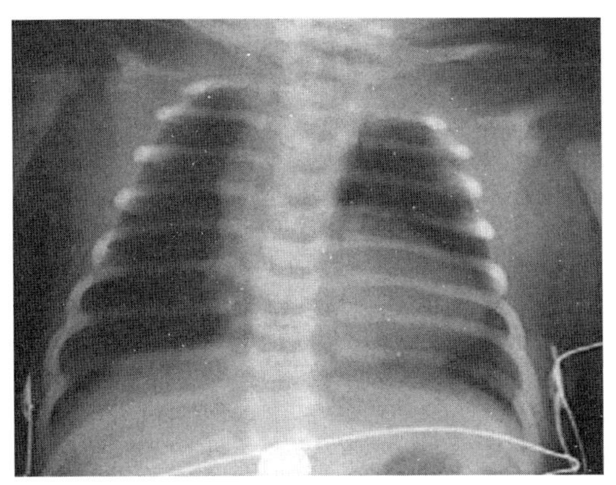

图 4-1-3　法洛四联症患儿的胸部 X 线片

左心腰凹陷，心尖圆钝上翘，呈“靴形心”。肺野血管纤细

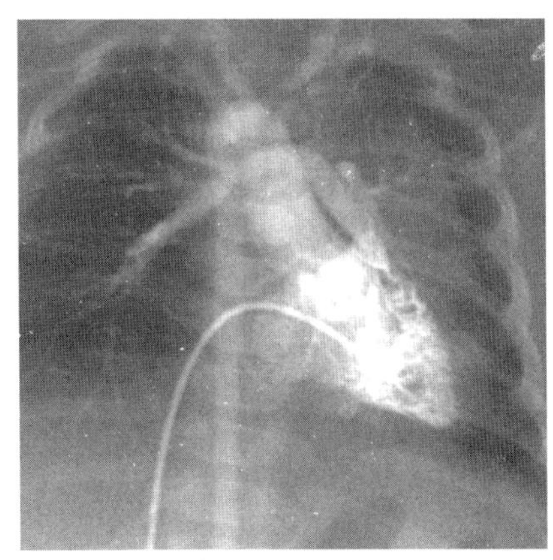

图 4-1-4　法洛四联症和右位主动脉弓患儿的右心室造影

右心室造影显示肺动脉发育不良，肺动脉分支呈海鸥样外观为其特征

资料来源：S Bruce Greenberg Imaging In Tetralogy of Fallot

窄部位和程度，二尖瓣与主动脉瓣的纤维连续性。彩色多普勒可显示右心室至主动脉的分流，测量左心室容积和功能等。超声检查还可显示有无其他合并畸形。如怀疑周围肺动脉狭窄，应进行心血管造影。

5. *心导管及心血管造影术*　右心导管检查能测得两心室高峰收缩压、肺动脉与右心室之间压力阶差曲线，了解右心室流出道和肺动脉瓣狭窄情况。右心室造影可显示肺动脉狭窄类型和程度、室缺部位和大小，以及外周肺血管发育情况（图 4-1-4）。左心室造影可显示左心室发育情况。

6. *CT 扫描和 MRI 检查*　CT 扫描很少用于评估法洛四联症。通常只是用于评估手术的并发症，例如感染或假性动脉瘤形成。螺旋 CT 可用于明确法洛四联症患者由于升主动脉增大使气道受压的情况。自旋回波 MRI 可用于鉴别法洛四联症的形态学畸形，同时可用于检测心内压力、压力梯度和血流（图 4-1-5）。

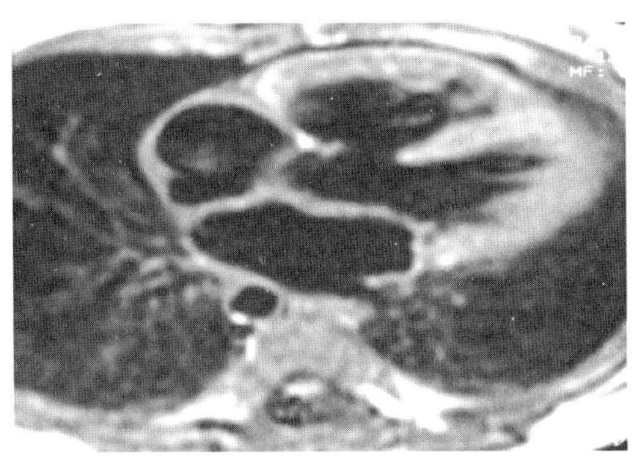

图 4-1-5　法洛四联症患儿的 MRI 检查

显示大型室间隔缺损、右心室肥厚

【诊断】

诊断的依据包括：①缺氧发作史；②蹲踞现象；③发绀及杵状指；④听诊在胸骨左缘第 2～4 肋间有 2～4/6 级喷射性收缩期杂音，严重右心室流出道狭窄或肺动脉闭锁者可无杂音，后者多有连续性血管性杂音、肺动脉瓣第二心音减弱或呈单音亢进；⑤心电图显示电轴右偏、右心室肥厚，多伴有右心房大；⑥胸部 X 线片呈“木靴心”和肺血管纤细。根据以上表现可作出法洛四联症的临床诊断。

法洛四联症的诊断主要依靠超声心动图和心导管检查和造影。超声心动图虽然可作出较准确的诊断，但不能精确判断肺动脉狭窄的程度、部位和范围,特别是无法了解周围肺动脉的发育情况。而选择性的右心室造影可以准确地进行定性和定量诊断。肺动脉狭窄的部位和范围是决定手术及其效果的主要因素,因此,心血管造影目前仍然是诊断法洛四联症的主要手段。

【鉴别诊断】

1. *法洛三联症* 出现发绀比较晚,蹲踞少见,胸骨左缘第2肋间有喷射性收缩期杂音,时限长且响亮。X线胸片示右心室、右心房增大,肺动脉段突出。超声心动图检查可鉴别。

2. *艾森门格综合征* 发绀出现较晚、较轻,X线示肺野周围血管细小,而肺门血管粗且呈残根状,右心导管和超声心动图检查示肺动脉压明显升高。

3. *右心室双出口* 主动脉及肺动脉均起源于右心室,有的病例临床表现与四联症相似,超声心动图和右心室造影可鉴别。

4. *大动脉错位* 心脏较大,肺部血管纹理增多,鉴别诊断靠心血管造影。值得注意的是SDⅠ型四联症与SDL型解剖矫正性大动脉异位的鉴别:①四联症有正常肺动脉下圆锥而无主动脉下圆锥,SDL型解剖矫正性大动脉异位则有主动脉下圆锥或主动脉和肺动脉下双圆锥。②SDI四联症的大动脉关系为正常的反位,而SDL解剖矫正性大动脉异位则类似完全性大动脉转位,主动脉在左前或呈并列关系。

【治疗】

没有症状的婴儿无需特殊的药物治疗。外科手术是四联症发绀患者最确实的治疗方法。大多数患儿都有合理的血氧饱和度,通常可以等候择期的手术。如需药物治疗也是为手术治疗做准备。

1. *内科治疗*

(1)缺氧发作:缺氧发作也称高度青紫发作,其特点为发作性的呼吸过度、哭泣延长、发绀加重、肺动脉狭窄杂音强度减弱。发生机制为伴随室间隔缺损部位右向左分流的增加而继发漏斗部痉挛或系统血管阻力降低,导致肺动脉血流减少。如果不给予治疗,可导致晕厥、癫痫发作、卒中或死亡。

(2)高度青紫婴儿的急诊处理

1)将婴儿放在母亲的肩膀上,婴儿的膝部屈起在下方;或立即将患儿下肢屈起,置胸膝卧位;这个做法可以减少系统静脉的回流,增加系统血管的阻力。

2)一般吸氧的帮助不大,因为发作时肺血流减少,达不到肺内交换的作用。但是,伴发绀的四联症婴儿仍需要氧疗,应用开放式的吸氧(Blow-by O_2,BBO_2)可以减少病儿对吸氧的不愉快感觉。

3)吗啡可以减轻气促,减少系统静脉的回流,用法为0.1～0.2 mg/kg肌内注射或皮下注射。严重的缺氧患者,静脉应用普萘洛尔可以解除漏斗部的痉挛以减轻右心室流出道的梗阻。

4)去氧肾上腺素(新福林)0.02 mg/kg静脉滴注,用于增加血管的阻力。

5)右旋美托咪啶输注也曾被应用,但需要慎重,采用滴定的方法小心调整剂量。

6)全麻是最后的选择手段。

2. *手术治疗*

适应证:大多数四联症的婴儿都需要手术治疗。随着外科的发展,四联症的手术年龄趋向小年龄化。目前主张在6个月时手术,如无明显缺氧和发绀,生长发育不受影响。也可在1岁左右手术。最理想的手术是在体外循环下的根治术。如果患者不适宜行根治术,可以先行姑息手术。

目前,大多数的外科医生推荐根治性的矫正手术,而且,手术的结局令人满意,使大多数四联症患儿能健康地生活至成年。由于发绀患儿可通过应用前列腺素,使动脉导管保持开放从而使患者的病情稳定,大大减少了紧急外科的需要,替代了低氧-发绀危重婴儿需要紧急施行的系统-肺动脉分流手术,使外科医生有充裕的时间评估患者的解剖和制定择期手术的方式。

一期根治手术可以避免右心室流出道梗阻的时间过长而继发的右心室肥厚、及早纠正发绀和避免拖延出生后的血管发育。四联症早期根治术风险增加的因素包括：低体重、肺动脉闭锁、合并重要的畸形、有多次的手术史、肺动脉瓣缺失综合征、年龄过小或过大、严重的瓣环发育不良、肺动脉分支发育过小、右房与左室压力峰值比增高、多个室间隔缺损、多个共存的心内畸形。

根治术的禁忌证包括：同时存在冠状动脉畸形；出生体重极低，周围肺动脉分支发育差；多个室间隔缺损；或多个共存的心内畸形。

(1)四联症矫正术：取仰卧位，全麻，胸部正中切口，一般主张应用中度低温体外循环，新生儿则主张在深低温停循环和低流量体外循环下进行。一般采用4℃冷血心脏停搏液行冠状动脉灌注诱导心脏停搏进行心肌保护。心内矫正操作包括室间隔缺损修补、妥善解除右室流出道梗阻。

(2)姑息手术：目标：增加肺动脉的血流而不依赖动脉导管的开放，使肺动脉得以发育，甚至完全根治。由于肺血管发育很差、左心室发育小以及婴儿冠状动脉畸形影响应用右心室流出道补片者，均应先行姑息性手术，以后再行二期矫治手术。

姑息手术的选择：①对年龄大的儿童多采用锁骨下动脉-肺动脉吻合术，或右心室流出道补片加宽术，后者适于两侧肺动脉过于狭小的病例；②3个月以内的婴儿则采用升主动脉-肺动脉吻合术或中心分流术。

【法洛四联症与妊娠】

正常妊娠期间，随着周围血管阻力下降，右向左分流量的增加，最终使发绀的程度加重。妊娠期间即使为轻度的发绀都可使患者的情况恶化，进入产程和分娩期间为特别危险的时间。因为分娩时大量的血流丢失导致系统低血压，从而加重了右向左的分流。

妊娠期间，右心衰竭或左心衰竭的情况都可以发生，特别是当合并了主动脉反流的患者。法洛四联症的患者，如果未行外科纠正治疗，可由于主动脉瓣叶失去支持而脱入缺损部位，并造成主动脉反流，最终使病情恶化。同时，由于血流量的增加，主动脉本身也较正常扩大。妊娠期间房性心律失常的发生率增加，相应的临床问题会进一步出现，30～40岁的患者特别常见。妊娠期间行肺动脉狭窄外科姑息手术的患者极罕见。

Presbitero等学者报道了21例法洛四联症或肺动脉闭锁伴并行主肺动脉患者46次妊娠的结果，共15例存活出生(33%)，9例早产，26例流产和5例死产。8例母亲发生心血管的并发症，包括2例围生期细菌性心内膜炎。

据报道，法洛四联症患者的子代获得先天性心脏缺损的风险为2.5%～8.3%。一份较大型的系列报道中包括了127例患者(62例女性，65例男性)共253个子女，先天性心脏缺损的为3例(1.2%)，其中1例为法洛四联症，1例室间隔缺损，1例为永存动脉干。子代获得先天性心脏缺损发生风险常不一致，其原因有很多因素，包括遗传学查证法的偏倚、环境因素和具有先天性心脏病发病优势患者子代的追踪方法(例如，体格检查与超声心动图之间的差异)。

法洛四联症成功外科修复术后，妊娠的结果被大大地改善。Singh等共报道27例法洛四联症已行外科修复手术患者共40次妊娠，每次妊娠均无严重并发症的发生，流产的发生率不高于正常妊娠者。在31例妊娠的有效记录中，30例为正常的婴儿，1例为肺动脉闭锁的畸形婴儿。

来自Mayo临床小组关于43例法洛四联症女性患者共112例妊娠结果的报道中，6例为肺动脉高压，其中3例为中或重度右心功能不全，13例重度肺动脉反流并重度右室扩张。6例妊娠期间至少合并以下其中一种心血管的并发症：重度右心室扩张，右心功能不全，继发于右心室流出道梗阻或肺动脉高压的右心室高压，室上性心动过速2例，心力衰竭2例，肺栓塞伴肺动脉高压1例，伴肺动脉反流右心室进展性扩张1例。另外16例患者共有30次流产(27%)和1例死产的记录。新生儿平均出生体重为3.2kg，8例未经修复的法洛四联症患者共20次妊娠，其中5例发绀患者共12次妊娠。未经修复的法洛四联症患者的胎儿按预期都为低体重儿，其中一例有形态学改变的肺动脉畸形。在这一项研究中，5例子代(占6%)有先天性畸形。资料提示，许多已行法洛四联症修复治疗的患者都能成功妊娠，但这些伴有显著结构和血流动力学异常的妊娠患者，仍可能发生不良的心血管并发症。荷兰的一项研究印证了这个事实。报道显示，26个已行修复术的法洛四联症患者共50次成功妊娠中，5例患者(19%)发生心血管的并发症，包括伴有症状的心力衰竭、心律失常或两者均存在。2例发生症状性心力衰竭的患者伴有严重的肺动脉反流。重度肺动脉反流是目前法洛四联症患者修复术后遗留的最常见的血流动力学后果。法洛四联症修复术后的这种情况容易在超声心动图检查中被忽略。因为患者的肺动脉反流是层流而不是湍流。

法洛四联症修复术后的患者受孕前应做好评估，做好病史采集，做好心脏功能和运动功能的评估，了解是否还存在其他心脏缺损。应考虑是否存在22q11.2微缺失，因为6%～22%的法洛四联症患者会发生22q11.2微缺失的情况和其他圆锥动脉干的畸形。新近的报道提示，在成人中发现22q11.2微缺失患者典型临床特征较困难，应对有潜在风险的父母多加注意，必要时应做产前筛查，如果有阳性提示，有必要做遗传学咨询和诊断。超声心动图可以评估患者的血流动力学情况。发现是否存在任何右心室流出道的梗阻、肺动脉反流或心功能不全；发现任何遗留的缺损，如室间隔缺损或主动脉反流；另外评估左心室的功能。如果需要，可行运动试验以评估运动能力。如果证实无任何重要的残留缺损，妊娠和分娩将不会发生相关的并发症。

第二节　肺动脉闭锁

肺动脉闭锁(pulmonary atresia)是指肺动脉与右心室间无直接交通。本病是一种少见的发绀性先天性心脏病，如不及时手术死亡率极高。本病被认为是法洛四联症的特殊类型，其中伴室间隔缺损肺动脉闭锁实为重症法洛四联症；室间隔完整的肺动脉闭锁为常见的类型。

【流行病学】

肺动脉闭锁伴室间隔完整(pulmonary atresia with intact ventricular septum，PAIVS)在白种人群中比较少见，西方国家的发病率为2.5%，有调查表明，其发病率在亚洲可能更高。在中国香港不同时期的心导管和心脏超声研究显示，东方人群中该病的发病率较高。在1973～1984年2404例心导管检查中，51例(2.1%)患有肺动脉闭锁或严重的肺动脉瓣狭窄。1980～1984年的308例新生儿住院病例中，肺动脉闭锁或者严重的肺动脉狭窄而室间隔完整者高达16%。1981～1990年在新生儿中更为详尽的研究显示782例中有69例(9%)被诊断为肺动脉闭锁伴室间隔完整。与以往文献报道的资料比较，提示这种畸形在东方人群的发生率较高。肺动脉闭锁伴室间隔完整占所有先天性心脏病的0.7%～3.1%。

【病理解剖】

本病的基本病理表现为肺动脉瓣组织发育畸形，而成为无瓣膜的纤维隔膜，并有不同程度的主肺动脉发育不良，根据其伴发畸形分为两种类型：①伴室间隔缺损肺动脉闭锁：此型实为重症法洛四联症，或称为“假性永存动脉干”，其血流动力学改变和临床表现与法洛四联症相似。②室间隔完整肺动脉闭锁：此型常见，肺动脉瓣闭锁伴右心室发育不良，右心室心腔狭小，三尖瓣环小，伴有不同程度的关闭不全。房间隔缺损或卵圆孔未闭也是本病的基本病变。

(1)右心室：虽然主要的病理改变位于肺动脉瓣，但由于右心室流出道梗阻，导致右心室流入道和体部也有明显的病理学变化。肺动脉闭锁时常有右心室发育不良，右心室腔的大小不一。流出道肌肉肥厚性梗阻，右心室的一部分或更多的部分可能闭合。最严重的为右心室腔非常小，甚至只有流入道部分。小梁部闭合导致右心室发育不良，腔小。漏斗部闭合导致右心室腔与肺动脉总干腔之间肌性闭锁，该段延续性中断。有时右心室腔大小接近正常，但很少扩张。

该种畸形常伴连接右心室腔与冠状动脉的心肌窦隙，并可导致受累的冠状动脉扩张。心肌窦隙与冠状动脉连接常见于三尖瓣闭合较好的情况，这种连接可导致右向左分流，即低氧饱和度的血液逆行进入升主动脉。

(2)三尖瓣：三尖瓣轻度发育不良时伴瓣叶轻微增厚，瓣叶交界轻度融合，常见于三部分结构均存在的右心室，右心室腔大小接近正常或轻度发育不良。瓣膜增厚呈结节状伴交界融合，常造成瓣膜装置出现限制性改变，限制心室腔充盈，导致右心室腔一部分或几部分闭合。最严重的情况是小的三尖瓣环与小的右心室腔同时存在。另一方面，前叶冗长呈帆样改变，隔叶和后叶下移，类似于典型的 Ebstein 畸形，往往瓣环较大，伴有重度三尖瓣反流和右心室腔扩大。

(3)漏斗部和肺动脉瓣：大多数肺动脉闭锁伴室间隔完整的漏斗部开放，右心室腔与之连接趋向闭锁的肺动脉瓣。肺动脉瓣叶融合形成隔膜，其上可见两条，多数情况下是三条瓣膜融合的痕迹。在狭小的右心室腔中，漏斗部闭合导致肌性闭锁。肺动脉总干以盲端条索从右心室发出，在延伸过程中逐渐增宽。肺动脉瓣环及总干均发育不良，在这种情况下，肺动脉瓣通常未形成，由从心底部辐射状发出的肺动脉窦代替。

尽管肺动脉瓣闭锁，多数患儿肺动脉总干及分支内径正常。肺循环由长而扭曲的动脉导管供血。肺动脉发育不良很少见。

【病理生理】

伴有室间隔缺损者可由于肺动脉瓣闭锁或缺如，右心室和肺动脉之间没有通道，肺动脉干本身亦可能闭锁或发育不良，左、右两侧心室的血液全部注入主动脉；肺循环的血液来自动脉导管或支气管动脉。患者血流动力学改变同法洛四联症。

室间隔完整多伴有右心室发育不良，右室壁很厚，三尖瓣口很小；由于右心室为一盲腔，收缩时血液返回右心房；自腔静脉回到右心房的血液只能通过未闭卵圆孔或房间隔缺损而进入左心房、左心室和主动脉，肺循环的血液来自动脉导管或支气管动脉侧支循环。患者动脉血氧饱和度下降，肺动脉发育不良，肺血减少，临床上有发绀表现。患者的生存主要依赖房间隔缺损和动脉导管未闭的存在。

由于肺循环血流减少和组织对氧的摄取率增高，体循环静脉血氧饱和度常降低，在心输出量降低的情况下可低至30%。右心房和右心室血液的血氧饱和度与体静脉回流血的血氧饱和度相近。低血氧饱和度的程度取决于肺血流量的多少，肺静脉回流的血应是完全饱和的。由于通过未闭卵圆孔的分流血流作用，心房水平必定存在分流，左心房血液的氧饱和度很低，往往低于左心室血液的血氧饱和度。如果动脉导管保持开放，体循环动脉血流的血氧饱和度可维持在70%以上，以保证组织的供氧和维持动脉 pH。如动脉导管关闭时，可发生严重的低氧血症，出现代谢性酸中毒。

【病因】

肺动脉闭锁伴室间隔完整是一种少见的先天性心脏病，发病率占先天性心脏病的1%～1.5%，无性别差异。这种先天性畸形多数单独涉及肺动脉瓣闭锁，应该与肺动脉闭锁合并圆锥动脉干畸形区别。与伴有主动脉右位和转位的复杂畸形(比如肺动脉闭锁合并室间隔缺损，伴或不伴大动脉转位)不同，圆锥动脉干的不均等分隔为该类畸形肺动脉通道发育不良的根本原因，而半月瓣与开放的右心室漏斗部之间的正常连接提示肺动脉闭锁是一种原发的独立的病理改变。因为胚胎时期动脉干隆起最初是彼此分隔的结构，而三个瓣叶融合成无孔的膜状结构，说明这是发育过程后期的继发变化。

尽管右心室流出道闭锁，许多患儿右心室的三部分仍然存在，右心室腔轻到中度发育不良。明显的三尖瓣反流使右心室容量增加，导致有相应扩大的右心室腔。三尖瓣功能伴有右心室流出道梗阻时，将导致不同程度的隔壁束肥厚，甚至右心室小梁部和漏斗部闭合。

三尖瓣与肺动脉瓣环发育不良很可能是继发现象，是心室腔明显发育不良的结果。冠状动脉系统与右心室窦隙之间的连接即为胚胎时期心系膜囊与右室小梁之间间隙的连接，这种胚胎时的连接可以解释在有些患者中存在冠状动脉与右心室的交通。

【临床表现】

1. *症状*　出生后数小时内出现中心性发绀，随着动脉导管功能性关闭，发绀逐渐加重。高度扩张的右心室压迫肺脏使之不同程度的发育不良，导致呼吸困难、呼吸急促。

2. *体格检查*　可见心尖向左侧移位，心尖搏动呈抬举样，第一、二心音呈单一音，因三尖瓣关闭不全，胸骨左下缘可闻及全收缩期杂音，胸骨左上缘闻及动脉导管未闭所产生的短促、柔和的收缩期喷射性杂音，静脉输注前列腺素 E_2、E_1 后，导管杂音增强。极少数患者由于心房间通道狭小及低心排血量而发绀明显，伴有脉搏减弱，肝脏肿大。

【辅助检查】

1. *胸部X线*　心影增大，重度三尖瓣关闭不全者增大明显，心影占据大部分胸腔，肺野清晰，肺血管纹理减少。

2. *心电图*　特征性表现为电轴左偏，左心室占优势，右心室低电压，右心房增大。ST-T 的改变常提示有不同程度的心内膜下缺血。

3. *超声心动图*　右心室流出道肌性闭锁者漏斗腔完全消失，右心室与主肺动脉干之间形成分隔，经胸骨旁大动脉短轴切面显示最佳。肺动脉瓣闭锁者，瓣膜相互融合，漏斗部末端形成盲端，右心室收缩时呈圆锥样隆起，在二维超声不易与肺动脉狭窄相区别，脉冲多普勒和彩色多普勒可看到湍流通过狭窄的肺动脉瓣口，可伴或不伴反流。动脉导管走向常较垂直，在胸骨上切面更易看到。

二维超声不易判断右心室肥大时有无右心室冠脉交通，彩色多普勒可探查窦状隙血流，这种窦状血流常出现于右心室腔小、心室内压较高的患儿。心血管造影是确诊的重要依据。

4. *心导管*　手术或经导管右心室减压术前应先行心导管和心血管造影以判断有无冠状动脉狭窄或中断。血流动力学显示右心室舒张期压力等于或大于体循环压力。低于体循环压力者少见，常见于由三尖瓣发育不良、Ebstein 畸形和右心室狭小所致的严重三尖瓣反流。右心室收缩末期压力升高，顺应性降低。因存在非限制性的心房间交通，左右平均动脉压相近。右心室造影正侧位片可显示三尖瓣活动功能、大小及右室形态，以及是否存在右心房冠状动脉交通。如无右心室冠状动脉交通存在，则无右心室依赖性冠脉循环，反之，并不能说明存在右心室依赖性冠脉循环。顺行的球囊封闭术或经逆行升主动脉造影可以证实有无冠脉狭窄或中断，某些患者需用冠状动脉造影才能明确冠脉的走行（图 4-2-1）。

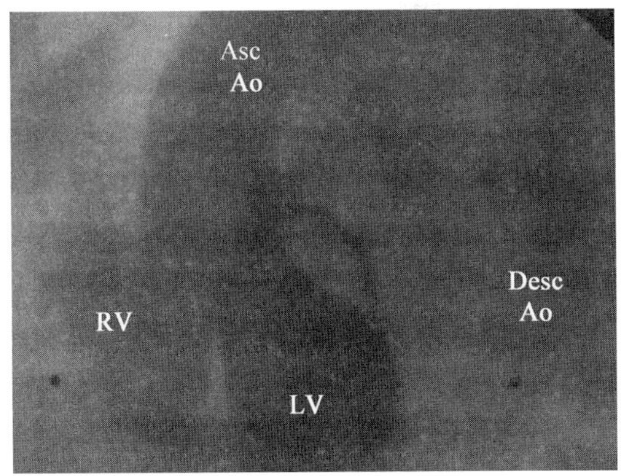

图 4-2-1 肺动脉瓣闭锁伴室间隔缺损患者左前斜心室造影

左右心室之间有大的缺损；从心脏发出的只有主动脉，没有发现从心室直接流进肺部的肺动脉血流；LV. 左心室；RV. 右心室；Asc Ao. 升主动脉；Desc Ao. 降主动脉

5. CT 和 MRI 一般术前很少需要做 CT 和 MRI 检查，但在手术后进行 CT 和 MRI 检查则相当普遍。MRI 自旋回波图像可较好地显示手术后肺动脉闭锁伴室间隔完整的右心室发育的大小和右心室心肌的厚度，并可进行随访比较。梯度回波电影序列上可见异常血流束流经狭窄的肺动脉口并可见异常血流束从右心室反流入右心房。造影增强磁共振血管成像序列和多层螺旋 CT 则对手术后有无外周肺动脉狭窄显示较好，对于做了 Blalock 分流手术者可较好地显示分流管道是否还通畅。

6. 心血管造影 肺动脉闭锁伴室间隔完整心血管造影可用 NIH 右心导管做右心室造影，对于右心室极小者，可用端孔导管进行右心室造影，但注射速度要降低，用欧米帕克 350 造影剂 1.0ml/kg 进行正位和左侧位投照。心血管造影时还须做肝锁位左心室造影或升主动脉造影，用猪尾巴左心导管，欧米帕克 350 造影剂 1.5ml/kg，用于观察冠状动脉、动脉导管、侧支循环血管和肺动脉。

在功能性肺动脉闭锁的患儿，造影剂注射入右室小梁部后大量反流入右心房，而掩盖肺动脉总干的前向血流，只有将导管递送至靠近肺动脉瓣的地方，才可能发现通过极度狭窄瓣膜的微小射流。

理论上通过右心室造影可以显示窦隙与冠状动脉的关系，因为右心室压力增高可以迫使造影剂进入窦隙瘘管，使升主动脉提前显影。往往造影剂反流入右心房造成图像重叠使得难以发现冠状动脉狭窄。选择性冠状动脉造影可以显示冠状动脉近端扩张，造影剂沿窦隙进入右心室腔内，如有冠状动脉狭窄也可能发现。

四腔位和侧位经动脉导管造影可显示肺动脉及其分支，很少发生肺动脉分支狭小。在接受过分流手术的年长儿，应该谨慎地在分流部位进行血管造影，以显示有无肺动脉扭曲及左、右肺动脉大小的差别。

【诊断与鉴别诊断】

根据婴儿发绀发展迅速，伴有代谢性酸中毒、呼吸困难、胸骨左下缘可闻及收缩期杂音，动脉血氧饱和度低，胸片示肺纹理减少以及右心室、左心室造影可确诊。

本病需与下列先天性心脏病相鉴别。

（1）单纯肺动脉瓣狭窄：此病患儿肺动脉瓣区可触及收缩期震颤，并可闻及响亮而粗糙的喷射性收缩期杂音，以胸骨左缘第 2 肋间最为明显，第二心音减弱或消失。胸片示肺野清晰，肺动脉阴影向外显著突出。右心导管检查，右心室压力显著增高，肺动脉与右心室间有 1.3kPa（10mmHg）以上的压力阶差。超声心动图和右室造影可见主肺动脉有狭窄后扩张。

（2）三尖瓣下移：极易与肺动脉闭锁伴室间隔完整相混淆。右心室造影是极其重要的。它可显示移位的篷帆样的前瓣叶处于右心室腔内，在心脏的下缘近侧呈现一切迹，代表真正瓣环的位置；又可看到在真的三尖瓣环的左侧以外有第二个切迹，这表示向下移动的三尖瓣的附着处。

(3)肺动脉狭窄合并房间隔缺损(法洛三联症)：患者出现发绀一般较肺动脉闭锁伴室间隔完整患者迟。胸片示肺动脉段突出，主动脉结较小。右心室造影示肺动脉瓣狭窄，右心导管测右心室与肺动脉间收缩期压力阶差在 1.3kPa(10mmHg)以上，心房水平有左向右或右向左的分流存在。

另外，房间隔缺损、Eisenmenger 综合征、法洛四联症等，根据病史、体征、超声心动图、右心导管及造影较易鉴别。

【治疗】

目前，治疗方法有多种，需根据各种形态学改变、手术技术和经导管治疗技术能力而定。近年来，Jahangirc 等从 Boston 报道了在术后生存方面的重大进展。他们将病人分层次，根据右心室大小和是否伴有右心室依赖性冠脉循环，接受单独的、部分的双心室或全部的双心室修补，全部存活率为 98%，并积累了许多经导管治疗的经验。近年来的报道也令人鼓舞。

1. 内科治疗　主要是纠正缺氧和酸中毒，静脉输注前列腺素 E_1、E_2 保持动脉导管持续开放。代谢性酸中毒患儿及严重低氧血症的新生儿可静脉滴注碳酸氢盐，正压通气及肌肉松弛有助于使高危新生儿的病情稳定。

2. 介入与杂交手术治疗　目前，在国外使用激光或射频消融辅助瓣膜切开术及球囊扩张术被认为是一种具有确切意义的治疗方法。Li 等报道了 10 例室间隔完整肺动脉闭锁新生儿行经右心室肺动脉瓣穿孔和球囊瓣膜成形术，并认为介入手术安全易行，可用于代替部分外科瓣膜切开术或经皮球囊扩张术。2010 年陈纲等对 6 例 PAIVS 患儿采用经右心室穿刺肺动脉瓣球囊扩张杂交手术治疗，取得良好的效果。

3. 外科治疗

(1)姑息性手术：增加肺循环血流量，减轻缺氧和发绀；疏通右心室流出道，促进右心室发育，为二期根治手术创造条件。锁骨下动脉-肺动脉分流术(Blalock)是较为适宜的分流术。右心室腔发育尚可，仅为肺动脉闭锁，可在非体外循环下行肺动脉切开。右心室及流出道发育均较差者可行跨肺动脉瓣的右心室流出道补片成形术，同时也可行体-肺分流术。

(2)根治性手术：阻断体-肺循环的交通；将体静脉血完全导入肺动脉。一般在 4～5 岁以后施行。右心室发育较好者，重建右心室-肺动脉通路。右心室、三尖瓣明显发育不良，可行 Fontan 术。

【预防】

询问家族史了解遗传情况，调查环境因素的影响以探求先天性心脏病发病的病因。如果对病因有深入了解，则自妊娠前、妊娠中可对孕母及胎儿进行母亲疾病及胎儿畸形的监测，如有可能则应做到尽最大努力预防胎儿先天畸形发生。

【妊娠与肺动脉闭锁】

肺动脉闭锁的患者如果没有接受外科手术、介入的治疗，或更常见的姑息性的分流手术，很少能生存至成年。关于肺动脉闭锁女性妊娠结局的资料很少。Connolly 等报道了 14 例复杂性肺动脉闭锁女性 24 次妊娠的结局。共有 10 个存活出生，包括 1 对双胞胎妊娠；1 例因妊娠 27 周胎盘早剥的早产儿死亡；6 例未接受手术治疗的肺动脉闭锁患者终止妊娠；6 例成功妊娠的患者包括：2 例未接受手术治疗的患者共 3 次分娩包括 1 对双胞胎，2 例姑息手术后的患者共 3 次分娩；2 例根治术后的患者共 2 次成功妊娠和 2 次妊娠失败。1 例妊娠合并管道梗阻性右室高压的患者和 1 例未接受手术患者合并充血性心力衰竭分别在妊娠的最后一个月内入院治疗。报道中没有妊娠相关孕妇死亡的事件发生；所有成功妊娠孕妇的平均血红蛋白为(149±13)g/L，与之比较的终止妊娠患者为(183±21)g/L，P 值为 0.01；妊娠失败患者为(164±22)g/L。子代中，没有发生先天性心脏病的情况。报道显示，复杂性肺动脉闭锁患者有成功完成妊娠的可能，但胎儿夭折的风险增加，流产率为 50%。

肺动脉闭锁患者妊娠前须注意评估肺动脉压和发绀的程度；根治术后的患者，也必须给予心功能和相关血管功能的评估。

第三节　单　心　室

单心室(common ventricle，single ventricle)是指室间隔完全缺失，致使一个大的心室腔同时接收两个房室瓣或共同房室瓣来的血液，主动脉和肺动脉也均自同一大心室腔发出。单心室常伴有房间隔缺损、单心房，以及二尖瓣、三尖瓣、主动脉瓣、肺动脉瓣的畸形。本病是一种较少见的先天性畸形，发病率在活婴中约为 1∶6500，约占先天性心脏病的 1.5%。大多数单心室病人早年即有明显的先天性心脏病表现，死因主要是充血性心力衰竭和心律失常，或原因不明的猝死等。

【病因及病理解剖】

从胚胎学基础而言，单心室的形成是由于房室管未能与发育中的心室正确对线，从而使两个房室瓣都对向一个心室。常见并发的肺动脉瓣下阻塞，则可能由于漏斗部间隔偏离所致。

单心室分为三种类型，①左心室型：为最常见，缺乏右心室流入道，有残留右心室腔，单心室腔呈左心室结构，流出道可在右侧(原位)或左侧(反位)，可伴或不伴有肺动脉狭窄，有时还可合并主动脉狭窄。②右心室型：少见，缺乏左心室流入道，并有残留左心室腔。③中间型：为不确定型，最少见；左、右心室流入道未分，室间隔未发育。每种类型又根据大动脉-心室的连接方式分为三种亚型，a 亚型：大动脉关系正常；b 亚型：大动脉左侧转位(即主动脉瓣位于肺动脉瓣的左侧)；c 型：大动脉右侧转位(即主动脉瓣位于肺动脉瓣的右侧)。

单心室常合并其他多种心脏畸形，如肺动脉狭窄、主动脉狭窄或缩窄、房间隔缺损、单心房、永存动脉干等。

【病理生理】

单心室患儿在胎儿发育期的循环没有发现紊乱的情况，因为胎儿期的肺循环和体循环在心房和动脉导管的沟通下处在正常的并联关系。但是，单心室患儿出生后体肺循环不能分离，且由于室间隔完全缺如，所以体循环和肺循环的血液在单心室内相混合，其血流动力学变化取决于体肺循环血液混合的程度，以及有无合并肺动脉瓣狭窄。无肺动脉瓣狭窄者，体肺循环血液在单心室内混合较少，右心房回流的静脉血流通过单心室主要流入肺动脉，左心房回流的含氧高的血则通过单心室主要流入主动脉，这种患者肺循环充血，心室容量负荷加重，无明显的发绀；合并肺动脉狭窄者，肺血少，入肺部进行氧合的血流减少，同时血液在单心室内混合较多，流入主动脉的血液含氧量减少，患者主要表现为发绀，其严重程度依赖同时存在的肺动脉瓣下狭窄的程度。

【临床表现】

1. *症状*　合并肺动脉瓣狭窄的单心室病人早年即有不同程度的发绀表现，但很少发生心力衰竭，重度发绀和缺氧的新生儿或婴儿早期即引起人们注意。无合并肺动脉瓣狭窄的患儿主要表现为生长发育落后，反复呼吸道感染和逐渐加重的心力衰竭，发绀较轻，患儿早期常无所发现。单心室病人如不经治疗，其自然寿命较短。

2. *体格检查* 合并肺动脉瓣狭窄者，肺血流量减少者可见发绀及杵状指(趾)；在胸骨左缘可闻及粗糙的喷射性收缩期杂音，系来自肺动脉瓣狭窄所致；肺动脉瓣区第二心音单一。

不合并肺动脉瓣狭窄者，呈慢性充血性心力衰竭表现。患者生长发育差、消瘦；充血性心力衰竭时或右侧房室瓣狭窄而无房间隔缺损时，颈静脉饱满或怒张。如右侧房室瓣关闭不全严重，则颈静脉和肝脏会有收缩期搏动。在胸骨左缘可闻及粗糙响亮的收缩期杂音，可触及震颤。由于肺循环血流量增多，流经二尖瓣的血流也增多，可在心尖部闻及舒张期杂音，肺动脉瓣二区第二心音明显增强。

【辅助检查】

1. *心电图检查* 单心室的特征性表现为所有或大部分心前导联呈同一类型的QRS波群。单心室为解剖上的左心室时，心电图表现为左心室肥大；单心室为解剖上的右心室时，心电图表现为右心室肥大；并有电轴右偏伴左心室肥大，而电轴左偏伴右心室肥大的现象。常见有不同程度的P-R间期延长及其他心律失常。

2. *胸部X线检查* 单心室患者胸部X线检查无特异性。不合并肺动脉瓣狭窄者，肺血增多，心脏扩大，呈普大型，肺动脉段突出；合并肺动脉瓣狭窄者，则肺血少，心脏增大常不明显。

3. *超声心动图检查* 二维超声对本病有确诊的价值，且可明确单心室的类型。二维超声可见房室瓣或共同房室瓣开口于一个心室内，无室间隔的回声，有或没有退化腔，大动脉位置关系正常或转位。心室腔内径明显增大。退化腔就是流出腔，与心室腔之间有一小肌嵴，通过心室球孔相通。大动脉转位时可见两条血管的横断面，主动脉在左转位时位于肺动脉左前，右转位时位于肺动脉右前。左心室型中，胸骨旁短轴可显示退化腔在左心室的前上方及小梁状间隔；右心室型中，四腔心切面可显示退化腔处于靠后的位置。这两种类型可同时显示两组独立的房室瓣；而中间型常见一组孤立、较大的房室瓣，另一组房室瓣常缺如。左心室左转位表现为主动脉回声起自位于左前方的退化腔，肺动脉回声起自右后方的泵血腔，即左心室。较少见的右心室型常见为右心室双出口或仅见主动脉回声自右心室发出，而肺动脉闭锁。

多普勒超声可探及肺动脉或主动脉狭窄收缩期高速湍流样频谱，跨瓣压差增大。左心室长轴和四腔心切面可见舒张期房室瓣开放后，红色血流通过瓣口进入单一心室内，在收缩期进入两条大动脉。

4. *心导管检查和心血管造影* 检查目的包括：①单心室的类型；②出口处腔室的有无和位置；③主动脉、肺动脉的空间位置和房-室相互关系；④肺动脉或主动脉血流阻塞的有无及其部位；⑤房室瓣的数目、位置、功能状态以及其偏离和骑跨情况；⑥肺动脉压力和阻力；⑦心室功能情况(射血分数和舒张末期压力)；⑧肺动脉粗细、分布或先前环束术所致扭曲情况；⑨伴随畸形情况。虽然体循环和肺循环的静脉血在单一心室内混合，但由于心腔内血流情况不同，不能就此认为肺动脉与主动脉血氧饱和情况就完全一致，因此为准确计算肺循环和体循环阻力，必须分别测定该两动脉的血氧饱和度和压力(图4-3-1)。

【诊断】

诊断需要超声心动图与心室造影相结合方能清楚了解其解剖结构的异常情况。心室造影还可确定单心室的类型、有无合并肺动脉狭窄及有无大血管错位等，房室瓣的发育情况需靠超声心动图的表现。

【治疗】

1. *内科治疗* 手术前，应用前列腺素E_1

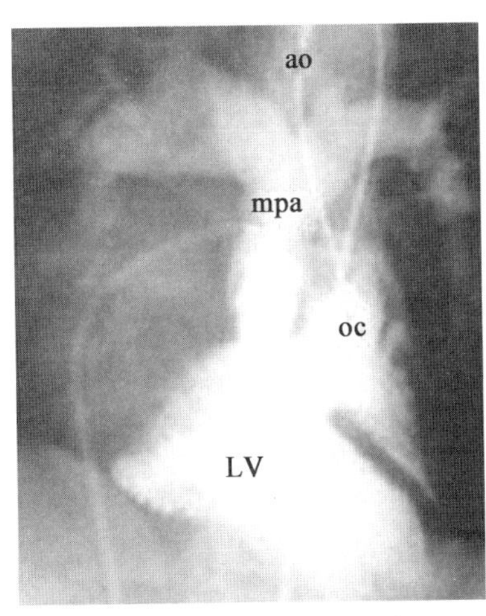

图 4-3-1 单心室患儿左心室腔造影

ao. 主动脉(aorta);mpa. 主肺动脉(main pulmonary artery);oc. 退化右心室(outlet chamber);LV. 左心室

(例如,静脉应用前列地尔)治疗肺动脉血流减少及导管依赖发绀的先天性心脏病。手术后早期应用华法林预防静脉血栓,理想的术后抗凝疗法还没有被完善,血管紧张素转化酶抑制药虽被普遍应用,但还没有显示其对静息或运动时心脏指数的改善。地高辛、呋塞米、螺内酯和昔多芬(一氧化氮样药物)可用于长期生存者。昔多芬,为磷酸二酯酶抑制剂(phosphodiesterase type 5 enzyme inhibitor,PDE5),通过高选择性平滑肌的松弛作用扩张肺动脉血管而减轻肺动脉压,并增加心输出量。

2. *外科治疗* 根据单心室各亚型的具体病理解剖和病理生理情况,分别选用下列手术。

(1)姑息性手术:早期出现较为严重的肺动脉高压及反复心力衰竭者,可采取肺动脉环束术,以减少肺血流量;合并肺动脉狭窄者,临床发绀及缺氧症状明显,可采取体-肺动脉分流术以增加肺血流量和改善其症状。但姑息性手术亦有其缺点,如体-肺动脉分流术后肺动脉常扭曲变形,使日后纠治手术时发生困难;肺血流增加太多会因增加心室容量负荷而促成心力衰竭;上腔静脉-肺动脉吻合术(Glenn 手术)不增加心室容量负荷,但有时晚期会发生同侧肺动脉瘘;肺动脉束带向远侧移位会造成肺动脉扭曲等。Moodie 等分析姑息手术用以治疗单心室的效果,发现不管是为增加还是为减少肺血流量而手术,30% A 型和 75% C 型单心室死于确诊后 10 年内,因此姑息性手术既有好处又有不足或不尽满意之处。

(2)根治性手术

1)心室排外手术(改良 Fontan 手术):对不能施行心室分隔术而肺阻力无显著增高者施行此手术。手术中闭合三尖瓣口,于近肺动脉瓣处切断肺动脉,闭合近端,充分游离远端,将远端与右心耳部直接吻合或通过人工血管进行吻合,使右心房血直接进入肺动脉,而遗下的单心室专供体循环使用。

2)心室分隔术:以大块人造纤维织物,将心室腔一隔为二,各接受一侧房室瓣的血液,并分别供应肺动脉和主动脉。手术复杂而困难,虽经不断改进操作技术,但早期和晚期死亡率仍不能令人满意。

(3)心脏移植:接受 Fontan 手术后发生严重合并症,或患者的血流动力学情况不能适应 Fontan 手术的患者可以考虑心脏移植。

【单心室患者与妊娠】

单心室患者中,只有少数未外科手术的患者可存活至生育的年龄。最常见的存活患者都曾接受过姑息手术例如分流术,或经历过外科根治术。肺动脉高压成为女性患者妊娠风险的决定因素。有些伴有肺动脉血管畸形的患者也可能存活至成年,但大多数都伴有肺动脉狭窄。只有中度发绀、中度肺动脉狭窄和左心室功能良好的女性,妊娠或许才能成功。但母亲或婴儿所面临的风险将会增加。关于妊娠和单心室的相关结局仅有少数个别的报道。

Stiller 等报道 1 例伴双流入道单一左心

室伴显著肺动脉狭窄的患者收缩期压力梯度为89mmHg。患者于孕30周分娩了一个健康的婴儿，体重为2353g。Leibbtandt等报道一例29岁女性单心室伴大动脉转位和轻度狭窄的患者，成功耐受两次妊娠。Collins等报道一例23岁女性伴三尖瓣闭锁，曾接受Blalock-Taussing分流术的患者，成功妊娠并分娩了一个低体重儿。2年后患者再次妊娠并合并卒中，流产了一个孕2个月的胎儿。最后，在第三次妊娠合并双肺动脉栓塞时，患者拒绝终止妊娠并在孕24周分娩了一个早产婴，但未能存活。分娩后再次肺动脉栓塞但患者幸存。

决定母亲和胎儿存活的重要因素是患者的心室功能和发绀的程度。妊娠前必须对肺动脉压力进行评估。中度肺动脉狭窄的患者，妊娠的风险增加，特别要注意避免妊娠和分娩期间发生低血压。

第四节　三尖瓣闭锁

三尖瓣闭锁(tricuspid atresia)是一种发绀型先天性心脏病，发病率占先天性心脏病的1%～5%。在发绀型先天性心脏病中继法洛四联症和大动脉转位后居第三位。主要病理改变是三尖瓣闭锁或三尖瓣口缺失，卵圆孔未闭或房间隔缺损，左心室扩大，右心室发育不良。本病常合并室间隔缺损、大血管错位、肺动脉狭窄等。

【病因】

胚胎在正常发育情况下心内膜垫融合，将房室管平均分成左右两个管口，并参与形成膜部心室间隔和闭合心房间隔第一孔。一般认为胚胎期前后心内膜垫融合部位偏向右侧，心室间隔右移造成房室口分隔不均等，右侧房室管口闭塞则日后形成三尖瓣闭锁。

【病理解剖与病理生理】

病理解剖：三尖瓣闭锁时，右心房与右心室不直接沟通，左心房则通过二尖瓣与左心室相连接。右心房内见不到三尖瓣瓣膜组织和三尖瓣瓣孔。三尖瓣闭锁按解剖可分三型：①肌肉型：右心房底部，原三尖瓣所在部位被肌性的组织所替代，显微镜检查肌肉纤维向四周放射，约占84%。②膜型：伴有并置心耳，显示为薄膜状的纤维组织，约占8%。③瓣型：由瓣叶融合成膜状组织，约占8%。

右心房增厚扩大，左心房扩大，心房间卵圆孔未闭或房间隔缺损，有时呈单心房。右心室发育差，特别在右心室流入道部位。当肺动脉闭锁时看不到右心室，右心室细小，右室腔下部可能具有未发育的乳头肌(图4-4-1)。左右心室间可能有大小不等的心室间隔缺损，缺损大者右心室腔也较大。有时在肺动脉瓣下方可见到狭小薄壁的右心室流出道。少数病例右心室缺失或在肺动脉下方右心室壁内呈现小裂隙。极少数病例左右心室排列错位，二尖瓣骑跨于移位的心室间隔上方，右心室承担主要的排血功能。在这种情况下，位于心脏左侧的右心室发育较好而位于右侧的左心室则发育不良。

病理生理：三尖瓣闭锁对血流动力学产生三种情况：①体循环静脉血液回流到右心房后，必须经过心房间隔缺损或未闭卵圆孔进入左心房，如缺损小，则体循环静脉压升高引致肝大和右心衰竭；②体循环静脉血液和肺静脉氧合血液在左心房内完全混合造成不同程度的动脉血氧饱和度降低，肺循环血流量多者可不出现发绀或轻度发绀，肺动脉出口狭窄者则出现重度发绀；③右心室发育不良，心室腔很小；而左心室承担两侧心室的排血功能，往往扩大和呈现左心衰竭。大动脉右旋型错位病例，特别是肺动脉粗大而伴有主动脉缩窄或发育不良者，则可在出生后早期死于严重心力衰竭。肺血管阻塞性病变加重，肺血流量逐渐减少则发绀也逐渐加重。

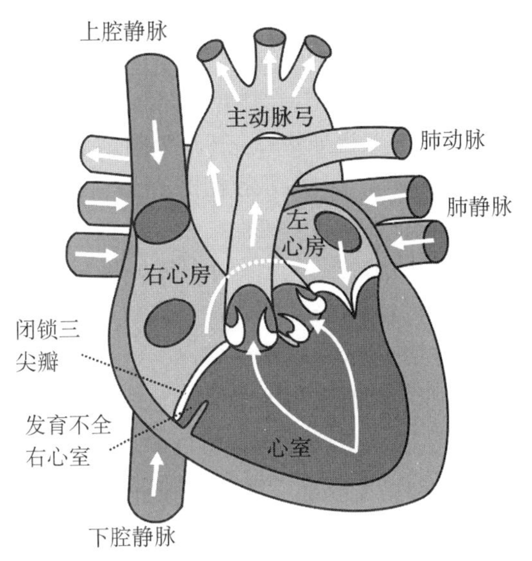

图 4-4-1 三尖瓣闭锁示意图

右心室和肺循环供血依赖有无室间隔缺损或动脉导管未闭。其发育状况与室间隔缺损大小和肺动脉瓣狭窄程度有关。当室间隔缺损较少伴肺动脉狭窄时,可表现为肺血少,此型多见。如室间隔缺损较大,仅有轻度或无肺动脉瓣狭窄,则肺血流量增多,并可产生肺动脉高压。若无室间隔缺损,伴肺动脉闭锁时,则肺循环获取血流的唯一通道为未闭的动脉导管和支气管动脉。

在三尖瓣闭锁的自然病程中,其血流动力学变化可随心内结构的变化而改变。如房间隔缺损变少可增加右心房排血的困难,右心房及大静脉压力增加。室间隔缺损变小,可使原来的肺血增多转变为肺血减少;右心室流出道的心肌可继发性肥厚,并致肺动脉口闭锁,使主-肺动脉间的侧支循环增加。

【临床表现】

1. *症状* 三尖瓣闭锁病人生存期的长短与肺血流量有密切关系。肺血流量接近正常者,生存期最长可达 8 年以上;肺血流量很多者,出生后一般仅能生存 3 个月;肺血流少于正常者则出生后生存期居于前述两种情况之间。Keith 等报道三尖瓣闭锁病人 50%可生存到 6 个月,33%生存到 1 岁,仅 10%可生存至 10 岁。房间隔通道小的病例,临床上呈现体循环静脉充血,颈静脉怒张,肝大和周围型水肿。由于肺循环血量少,大多数病例从新生儿期起即可呈现发绀,劳累后气急,并可采取蹲踞体位或发生缺氧性晕厥。2 岁以上病人常出现杵状指(趾)。肺血流量增多的病例,发绀程度减轻,但常有气急、呼吸快速,易发作肺部感染,常呈现充血性心力衰竭。

2. *体征* 胸骨左缘常可听到肺动脉瓣狭窄或室间隔缺损产生的收缩期吹风样杂音,合并动脉导管未闭者可听到连续性机器样杂音。肺血流量增多者可听到舒张中期滚筒样杂音。此外还可能有肝大、水肿、颈静脉怒张和肺水肿等征象。

【辅助检查】

1. *心电图检查* 其特征性表现为电轴左偏,左心室肥厚,V_5、V_6的 R 波增高伴 ST-T 的缺血改变;V_3R、V_1的 R 波幅度减少,S 波加深,提示右心室发育不良。P 波高尖提示右心房肥大,个别病人可表现为双心房大。

2. *X 线检查* 肺血流减少者心脏大小正常或轻度扩大,肺血流量增多者心脏增大。典型的胸部 X 线征象为心脏右缘平直,左心缘圆钝,心尖抬高,心腰部凹陷。大动脉转位者心影可呈鸡蛋形。

3. *超声心动图* M 型超声心动图显示三尖瓣双峰曲线消失,代之以增强增厚、活动幅度甚微的光带。二维超声心动图四腔切面探查三尖瓣正常回声消失,未能见到三尖瓣瓣叶启闭活动(图 4-4-2)。房间隔回声中断,并有心室间隔上部回声中断。二尖瓣活动幅度增大,右心房、左心房、左心室腔均增大,右心室小或消失。频谱多普勒超声心动图于三尖瓣口处正常三尖瓣舒张期血流频谱消失,无血流信号。在房间隔缺损或未闭的动脉导管处可探及舒张期及收缩期水平分流频谱,狭窄的肺动脉可探及收缩期的快速湍流样频

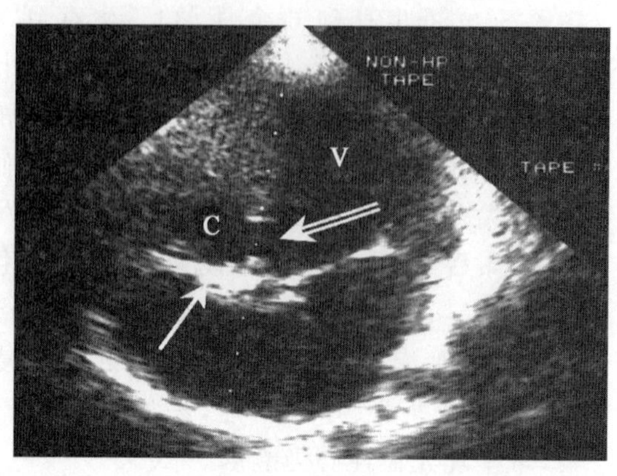

图 4-4-2 二维超声心动图心尖四腔心切面

超声心动图显示三尖瓣闭锁患者房室沟组织(实心箭头)替代三尖瓣,扩大的心房位于异常房室沟组织的后方,伴中等大小的室间隔缺损(空心箭头)位于心室与流出道之间

谱。彩色多普勒超声心动图可见红色血流束从右心房经房间隔缺损进入左心房,再经二尖瓣口进入左心室。

4. *心导管和心血管造影术* 右心导管可经房间隔缺损进入左心房,右心房压力高于左心房。压差大小和房间隔缺损直径成反比,缺损小,压差大。动脉血氧饱和度明显降低,左心房、左心室、肺动脉及主动脉的血氧饱和度相同。

5. *选择性右心房造影* 显示造影剂从右心房进入左心房、左心室,再进入肺动脉和主动脉(图 4-4-3)。心影下方可见未显影的三角区即右心室"窗洞",位于右心房、左心室与膈肌之间。有时造影检查可显示心室间隔缺损、右心室腔及流出道和肺动脉。此外,尚可显示两根大动脉的相互关系及位置。

【诊断与鉴别诊断】

临床上出现发绀、气急和乏力等症状,而心电图显示电轴左偏和左心室肥厚,P 波高而宽,则应高度怀疑可能有三尖瓣闭锁。右心导管检查和心血管造影、超声心动图检查可以明确诊断本病。

需与法洛四联症、Ebstein 畸形、大动脉转位、右心室双出口和单心室等鉴别。

【治疗】

1. *内科治疗* 三尖瓣闭锁的患儿应依据以下三点指导治疗:①调节肺动脉血流量以减轻低氧血症或充血性心力衰竭症状;②必须保留心肌功能、肺动脉血管床的完整性和肺动脉的完整,以利于更好地完成往后的 Fontan 手术;③细菌性心内膜炎和血栓性栓塞的风险必须减到最少。

肺动脉血流减少的情况见于大多数三尖瓣闭锁的婴儿,临床上的特点是显著发绀和低氧血症,低氧可导致酸血症并造成患儿死亡。严重低氧血症患儿应尽早应用前列腺素 E 静脉输入以维持动脉导管的开放并改善肺动脉血流。

肺动脉血流增加的患儿常合并非限制性室间隔缺损和大血管转位,患者可表现为严重的充血性心力衰竭,洋地黄和利尿药有利于改善心力衰竭症状,直至手术介入治疗能限制肺动脉的血流。

患者在牙科或手术治疗前应预防性使用抗生素。

2. *手术治疗* 肺血极度减少或严重增多的患儿,一般在出生后 6 个月之内给予姑息性手术,情况较好的患儿,4 岁以后给予矫正手术。

(1)姑息性手术

1)体肺循环分流术:常用的是左侧锁骨下动脉-肺动脉端侧吻合术或在锁骨下动脉与肺动脉之间联结一段 Gortex 人造血管。也可施行降主动脉-左肺动脉侧侧吻合术或升主动脉-肺总动脉侧侧吻合术。后两种手术可能产生肺动脉扭曲或吻合口太大致肺血流量过度增多。

2)带囊导管心房间隔缺损扩大术或闭式房间隔部分切除术:三尖瓣闭锁心房间相通 2/3 为卵圆孔未闭,1/3 为房间隔缺损。右心导管检查发现右心房压力高于左心房压力>5mmHg,需扩大心房之间通道,可用带气囊

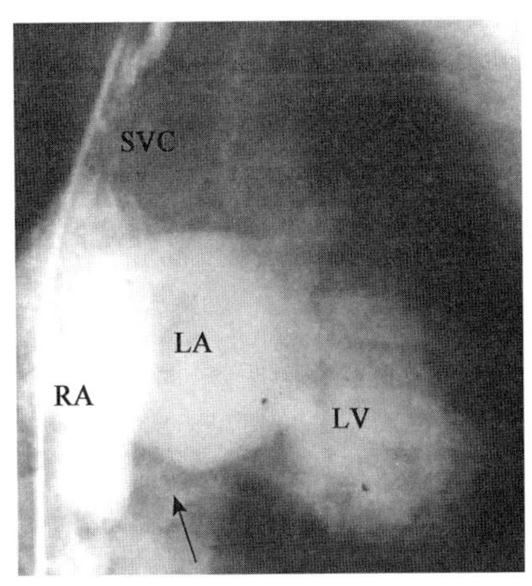

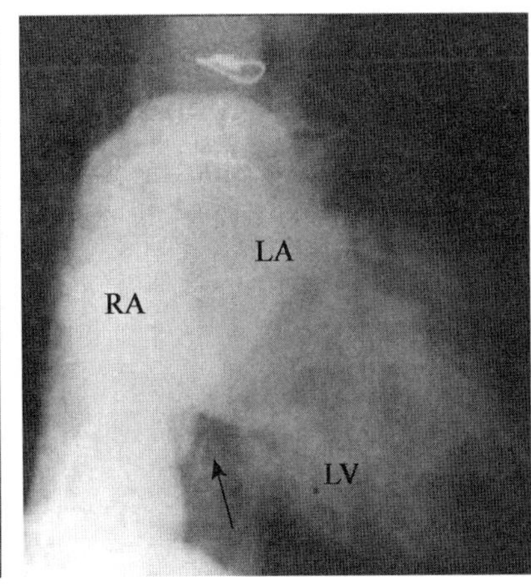

图 4-4-3　2例三尖瓣闭锁患者选择性上腔静脉（superior vena caval，SVC）**和右心房**（right atrial，RA）**造影**

额面图像显示左心房（left atrium，LA）和左心室（left ventricle，LV）浓密造影剂连续显影，右心室不显影，提示为三尖瓣肌化变异（箭头所示）

资料来源：Rao PS. 1997. Tricuspid atresia：anatomy，imaging，and natural history. In：Brawnwald E ed. Atlas of Heart Disease：Congenital Heart Disease. Philadelphia：Current Medicine，14

导管通过房间隔缺损进行气囊扩大缺损。此方法可在心导管检查时进行，常用于婴幼儿减轻症状。此外，可用闭式方法在房间隔造成一个缺损，解除右心房和腔静脉高压，缓解右心衰竭。

3）上腔静脉右肺动脉吻合术：手术疗效较好，其优点是不加重左心室负荷，也不产生肺血管病变。但6个月以下的病例手术死亡率较高，日后重建手术时操作难度很大。

4）肺动脉环扎术：肺循环血流量过多引致充血性心力衰竭，并易产生肺血管阻塞性病变。经内科治疗难于控制心力衰竭者，可施行肺动脉环扎术减少肺循环血流量，改善心力衰竭和防止发生肺血管病变。

姑息手术的应用可以控制患者的血流量，改善患者的生存，50%的患儿可以生存至青年。虽然如此，但患者仍有发生以下并发症的可能，包括交叉性的栓塞、卒中、脑脓肿、红细胞增多、进行性心脏扩大、心室功能不全、二尖瓣关闭不全和心律失常。

（2）矫治性手术：1968年Fontan施行右心房-肺动脉吻合术同时缝闭心房间隔缺损治疗三尖瓣闭锁获得成功。Fontan手术的目的是将体循环静脉回流入右心房的血液全部引入肺动脉，在肺内进行氧合而无需依靠右心室排送血液，保留解剖畸形。

手术指征有：①肺动脉平均压力＜2kPa（＜15mmHg）；②肺血管阻力＜4Wood unit/m^2；③左心室喷射指数＞0.6；④左心室舒张末期压力＜1.6kPa（＜12mmHg）；⑤二尖瓣无明显病变；⑥年龄＞2～3岁；⑦窦性节律；⑧主肺动脉直径比例≥0.75。

Fontan手术有下列操作方法：

1）右心房-肺动脉联结术：适用于三尖瓣闭锁大血管转位或肺动脉狭窄，但左、右肺动脉发育好。手术时肺总动脉根部离断，近心端关闭，肺总动脉经主动脉后转向右侧，与右房顶部吻合。术时需充分游离肺总动脉和左、右肺动脉，防止术后牵拉，引起吻合口狭窄。用心包补片关闭房间隔缺损时，将左心房顶部隔入右心房侧，保证吻合口直径大小。2岁以内吻合口直径不能小于2cm，3岁以上应为2.5～3cm。此外，在右心房与肺动脉之间安放带瓣外管道，经右心房切口应用补片闭合房间隔缺损。关胸前必须检查外导管是否受压，如有压迫应切除部分胸骨后板。

2)右心房-右心室流出道吻合术：适用于右心室流出道无狭窄，肺动脉瓣环和肺总动脉无狭窄或主动脉与上腔静脉间无空隙。手术方法：由右心房做“冂”形切口，心房壁翻向右室流出道切口，与切口下边缘做吻合，前壁用心包补片覆盖，形成通道。此外，在右心房与右心室之间安放外导管，可在体外循环下做右心室切口，切除漏斗腔内肥厚肌肉，室间隔缺损直接缝合或补片修复。经右心房切口，用补片闭合房间隔缺损。最后用涤纶织片或Gortex外管道吻合右心房与右心室漏斗部。

3)目前多采用改良Fontan手术和全腔静脉-肺动脉吻合术：此类手术的开展使三尖瓣闭锁手术治疗获得了良好的效果。尤其近5年来开展了心外管道全腔静脉-肺动脉吻合术，此手术无心内操作，无需心脏停跳，甚至无需体外循环，手术如此简化，已逐渐成为目前手术治疗三尖瓣闭锁的最适宜术式。

【手术疗效和预后】

分流手术：分流手术的并发症包括肺动脉血流过多，导致肺动脉血管床的损害。Trusle报道1947～1978年施行148例三尖瓣闭锁分流术效果，其中Potts手术52例、Blalock手术46例、Glenn手术22例、Waterston手术9例和其他手术19例，6个月内婴儿手术死亡率47.4%，而6个月以上为13.9%。手术生存病例随访95例，其中44例无症状，48例有轻到中度症状，3例有严重活动受限。在这些手术中，发现Glenn手术效果最好。Dick报道大组分流手术后病人能生存10～15年。Fontan手术早期死亡率为20%～30%。现有明显改善，手术效果满意。早期并发症有右心衰竭、胸腔渗液、肝大和腹水，大部分在1周后消失，仍有持续胸膜渗液。大多数病人术后发绀消失，活动能力明显增强。Miller报道病人术后进行右心导管检查，平均右心房压力1.87～2.40kPa(14～18mmHg)，动脉血氧饱和度87%～92%。但此手术还存在长期的同种或异种瓣膜功能不全等动力学异常。长期右心房负荷增加，导致右心房扩大，易发生心房性心律失常等问题，但大多数病例早期有满意效果。

【预防】

三尖瓣闭锁是一种复杂发绀型先天性心血管畸形，预后较差，生存期很短，约70%的病儿于出生后1年内死亡。目前无有效的预防措施，临床主要是诊断时要与其他发绀型的先天性心脏病进行鉴别，以求对患儿及时进行正确的治疗。

【三尖瓣闭锁与妊娠】

三尖瓣闭锁已成功接受Fontan手术的女性，如无严重的残留缺损，妊娠或许可成功完成。然而仍然有胎儿流产的风险。

1993年，Canobbio等的一项多中心研究中，包括11例Fontan手术后的孕妇共28次妊娠。在这11例患者中7例因三尖瓣闭锁、2例因单心室、2例因复杂性畸形曾接受Fontan手术。共12例胎儿存活出生(43%)，其中1例患者两次足月妊娠。9例(32%)在第一孕季流产，5例选择性流产，另外2例为早期妊娠。婴儿的孕龄平均为36.2周，平均体重为2331g(1050～3575g)。其中一例婴儿患者房间隔缺损。无一例在妊娠期间有心脏的合并症。

三尖瓣闭锁患者于妊娠前必须进行评估，包括功能能力的评估，超声心动图评估残留的缺损和心室功能。伴有显著右心房增大的患者，房性心律失常的风险会增加；右心房内血栓形成和血栓栓塞的风险增加。应用超声对比剂有助于心内血栓形成的诊断。患者有必要提前分娩以预防单心室患者心功能的恶化。

第五节　完全性大动脉转位

完全性大动脉转位(complete transposition of grate arteries,TGA)是指主动脉起自右心室,肺动脉起自左心室的发绀性先天性心脏病。本病常合并其他心血管畸形,如室间隔缺损、房间隔缺损、动脉导管未闭、卵圆孔未闭、肺动脉狭窄、三尖瓣闭锁、心内膜垫缺损、右位心、内脏转位、单心室、单心房、主动脉缩窄等。

大动脉转位由于大动脉根部与左、右心室关系的异常变化而发生先天性心脏畸形,临床可分为完全性大动脉转位、纠正性大动脉转位及部分性大动脉转位,部分性大动脉转位常被归类为右心室双出口。本病以完全性大动脉转位最为常见。

【病因与解剖】

大动脉转位是由于胚胎期心球和动脉总干的异常扭转、分隔所致。完全性大动脉转位是由于心球隔未进行旋转或旋转不够,几乎呈一直隔,使主动脉起源于右心室,肺动脉起源于左心室。纠正性大动脉转位是因为在胚胎发育时,心管的旋转位置与正常相反,左、右心室亦转向,含三尖瓣的右心室转至左侧,并向上与主动脉连接,含二尖瓣的左心室转向右侧,向上连接于肺动脉。

解剖学特点:①完全性大动脉转位在于主动脉、肺动脉与心室直接关系的异常,主动脉起自右心室,肺动脉起自左心室,而且主动脉错位于肺动脉的右前方,故称为右位型大动脉转位(图 4-5-1)。②纠正性大动脉转位除了大动脉的转位外,尚伴有左、右心室及房室瓣的错位,主动脉起自解剖学上的右心室,左心房经三尖瓣口与位于左心室区域的右心室(即功能性的左心室)相通;肺动脉起自解剖学上的左心室,右心房经二尖瓣口与位于右心室区域的左心室(即功能性的右心室)相通,这种大血管的走向,使得主动脉错位于肺动脉的左前方,故又称左位型大动脉错位。

完全性大动脉转位导致各自独立的体、肺循环,使体静脉的静脉血回流入右心房、右心室,经主动脉又到达全身各个组织器官,肺静脉的动脉血回流入左心房、左心室,经肺动脉又到达肺脏,故患儿难以存活。大动脉转位常伴有房间隔缺损、室间隔缺损、动脉导管未闭、肺动脉狭窄、房室管畸形等,造成了体-肺循环系统间的异常交通。

【流行病学】

完全性大动脉转位是新生儿最常见的发绀性先天性心脏病,其发病率占先天性心脏病的 5%～7%。占发绀性先天性心脏病的 20%,发绀性先天性心脏病的第二位;每年的总发病率为 20～30 例/100 000 存活出生新生儿。遗传特性为多因素。大动脉转位占本病的 90%,合并各症候群或心脏外畸形的情况罕见。合并糖尿病孕妇的婴儿发生大动脉转位先天性缺陷较常见。

未经治疗的患儿约 30%在出生后第 1 周死亡;50%在第 1 个月、90%在满 1 岁死亡。随着诊断、药物、外科技术的改进,短期至中期的总生存率已超过 90%。美国的资料显示,完全性大血管错位的发病没有种族的偏向,男性的发病占优势,占 60%～70%。

【病理生理】

完全性大动脉转位同时存在两个并行循环,其一是从右心房至右心室、主动脉、全身血管和体静脉,最终回到右心房,其二是从左心房至左心室、肺动脉、肺和肺静脉,最终回到左心房。肺循环并不能正常携氧。两套循环并行,但非正常贯序关系。两循环之间如无分流存在,患儿出生后将无法生存。临床上所见到的完全性大动脉转位病

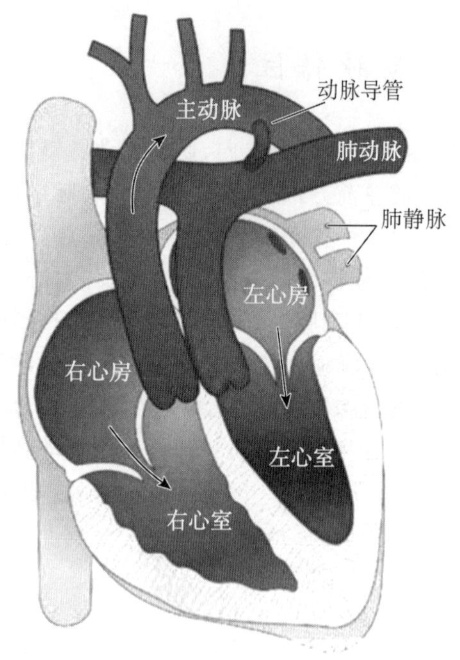

图 4-5-1 完全性大动脉转位示意图

人必然伴有不同类型的心内畸形而发生不同部位的分流。组织缺氧是该症的主要病理生理表现。由于唯一有效的载氧血流来自心内的畸形分流，分流量的大小影响着病人症状和体征的轻重以及病情发展的速度。分流量又决定于体循环和肺循环的阻力，如伴室间隔缺损分流量大时，往往导致肺血量过多，可在出生后很快形成肺动脉高压和相应的肺血管病变。

尽管快速肺血管病变形成的机制未完全明了，但其形成应与肺血流量的增加、肺动脉压力上升、高肺动脉氧分压、体循环缺氧和氧饱和度降低、血流速度加快、主动脉和肺动脉之间侧支循环增加和微血栓的形成等因素有关。肺动脉痉挛性收缩也可造成内皮细胞应力增加，促进肺血管壁中层和内膜的病变。

大动脉转位患者可由于长期的发绀而继发多种合并症，包括红细胞增多症和高黏滞综合征。患者可有头痛、运动耐量减低和卒中。血小板减少症也常见于发绀型先天性心脏病，并可导致出血的发生。随着年龄的增长，肺动脉血管阻力下降，伴有大室缺、动脉导管未闭或两者同时兼有的患者容易在早期发生充血性心力衰竭。伴有左心室流出道（肺动脉）狭窄的患者，心力衰竭的情况会减缓。

【临床表现】

1. *症状* 大动脉转位的临床表现取决于体肺循环之间交通的程度和有无合并肺动脉狭窄。主要表现为出生后即有发绀，而且多为严重的发绀，较法洛四联症的发绀重，但蹲踞现象不明显，如合并动脉导管未闭，肺血流通过未闭动脉导管进入降主动脉，则出现下半身发绀较上半身重的现象。如伴严重肺动脉狭窄，病人可有缺氧发作甚至晕厥。本病患者常有气促、婴儿期喂养困难、体重增长缓慢、早期出现心力衰竭及易患呼吸道感染。因病变类型不同，肺充血程度和体肺循环血液分流量多少不同，症状及其出现时间也不同。

根据大动脉转位患者并存的心脏血管畸形，本病可分为四型。

Ⅰ型：室间隔完整但伴有房间隔缺损或卵圆孔未闭（可能有动脉导管未闭），约占50％。婴儿出生时或数日内即出现缺氧、发绀、气急、酸中毒和心力衰竭，常在出生后数日内死于严重低氧血症。

Ⅱ型：伴心室间隔缺损（可能有卵圆孔未闭或动脉导管未闭），约占 25％。出现症状较迟，在出生后数周或数月内出现气急、发绀和充血性心力衰竭。

Ⅲ型：伴肺动脉狭窄和（或）室间隔缺损（可能有卵圆孔未闭或动脉导管未闭），约占10％。并有肺动脉瓣狭窄者肺血流量减少，肺高压和肺血管阻塞性病变延迟发生，出现症状较晚，有发绀、缺氧和酸中毒，但心力衰竭少见。

Ⅳ型：伴室间隔缺损及肺血管阻塞性病

变或其他畸形，约占15%。一般在1岁以后因肺动脉高压出现肺血管阻塞性病变，呈现呼吸困难、心力衰竭和进行性发绀。

2. 体格检查　常能发现中心性发绀、杵状指(趾)及生长发育迟缓。心脏检查心前区隆起，重者呈桶状胸。心尖搏动强烈，心率快，由于主动脉靠前，第二心音响亮、单一。合并室间隔缺损时，在胸骨左缘闻及响亮粗糙的收缩期杂音。合并肺动脉瓣狭窄者，可在胸骨左缘上方闻及响亮粗糙的喷射性收缩期杂音。分流量大的患者其心尖部可有舒张期杂音。出现肺动脉高压和肺血管阻塞性病变者，肺动脉瓣第二音常亢进。

【辅助检查】

1. X线检查　心影增大如卵状、肺动脉段平直，心底部狭小，肺血增多。伴肺动脉狭窄时则可见肺血减少，而心影扩大较轻，如靴形(图4-5-2)。

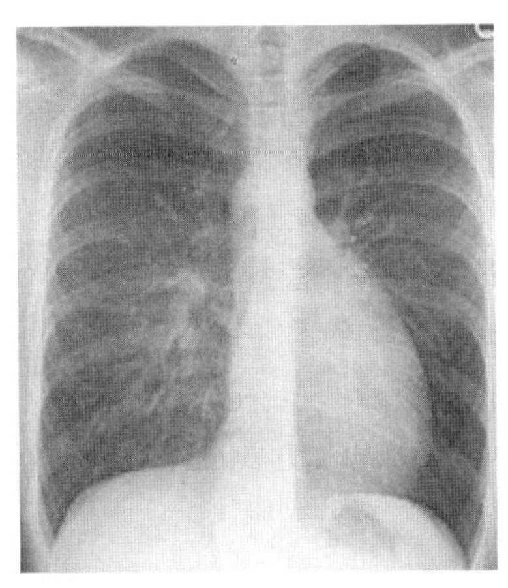

图4-5-2　大动脉转位患儿X线胸部正位片

心影增大如卵状、肺动脉段平直，心底部狭小，肺血增多

2. 心电图　心内分流量小以右心室肥大改变为主，分流量大时则可见双心室肥大。

3. 超声心动图　可以明确大血管转位的基本情况。可见肺动脉瓣与二尖瓣直接相连，而主动脉瓣与右心室之间有流出道。彩色多普勒检查可判别心脏各腔室的血流方向，有助于诊断。同时，在超声介导下还可行婴幼儿的气囊房间隔缺损成形术(图4-5-3)。

吕国荣报道11例大动脉转位的产前超声心动图诊断。产前超声筛查中，应用胎儿在四腔心断面、左心室或右心室流出道断面、三血管和三血管气管断面的声像图特征做出诊断。结果显示，在左心室和(或)右心室流出道断面上，能显示主动脉和肺动脉呈平行走向，主动脉发自形态学的右心室，肺动脉发自形态学的左心室；在四腔心断面上，单纯性完全性和纠正性大动脉转位都表现为四腔心对称，而复合性完全性大动脉转位皆表现为四腔心不对称；在三血管断面上，大动脉转位胎儿降主动脉比肺动脉更靠前胸壁，在三血管气管断面上，大动脉转位胎儿超声心动图皆显示两条血管而非三条血管(主动脉弓和上腔静脉)。报道认为，心脏基础加强等级心脏扫查各个断面能显示大动脉转位的声像图特点，有助于大动脉转位的产前诊断。

4. 心导管及心血管造影　此检查可了解大血管之间、心房与心室之间的位置关系，判别心内合并畸形的种类和程度(图4-5-4)。左右心室同时选择性造影并行后前位摄片对诊断该病是必不可少的。同时，也可以对合适的病人进行房间隔缺损形成术。

5. 超高速CT　临床应用表明，超高速CT是对复杂性先天性心脏病诊断的有力补充。它可以清晰地显示心脏病理解剖形态及其位置关系，而且能动态观察心房、心室与大血管的关系和功能，也有助于定量判别心内分流部位和分流量。

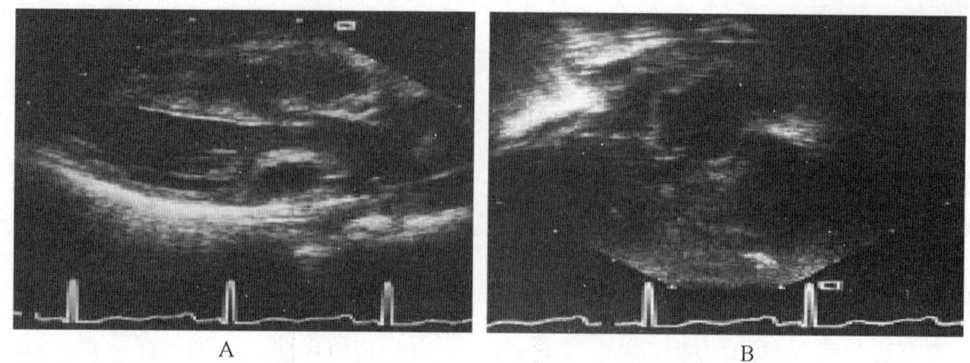
A B

图 4-5-3 大动脉转位和室间隔缺损患者二维超声心动图

A. 胸骨旁长轴观显示肺动脉起自后方的左心室，向后走向并分叉为左右肺动脉分支；大室间隔缺损位于流出道间隔部；B. 心尖四腔心观显示主动脉起自右侧的右心室

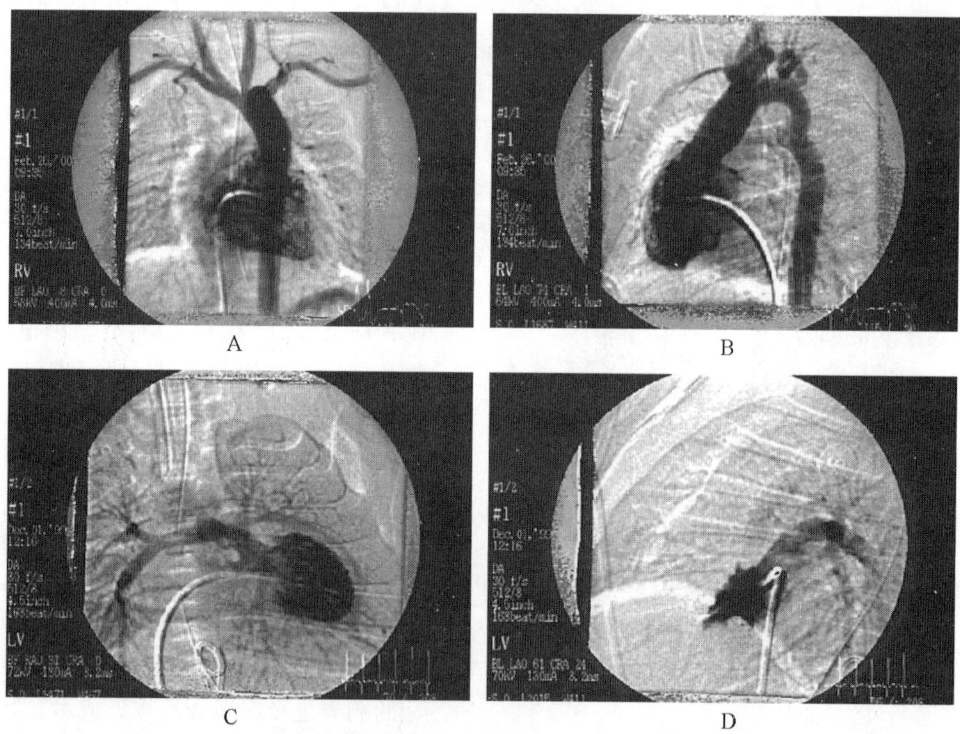
A B C D

图 4-5-4 大动脉转位患儿右心室造影

A. 左前斜位 10°显示主动脉起自右前方的右心室；B. 左前斜位 70°显示主动脉起自右前方的右心室；C. 右前斜位 30°显示肺动脉起自左后方的左心室；D. 头位 20°显示肺动脉起自左后方的左心室

【治疗措施】

1. 内科治疗　新生儿一旦确诊，立即应用前列腺素 E_1 静脉滴注。若见效果，可维持24h或数日保持动脉导管开放，血氧饱和度升高，发绀减轻。婴幼儿完全性大动脉转位有充血性心力衰竭时应予强心苷治疗，控制心力衰竭，纠正缺氧、酸中毒，为进一步治疗创造条件。

紧急行心导管和造影摄片检查以求尽快确诊，同时做心房间隔缺损形成术，以改善临床症状，争取时间确定手术方案。

2. 手术治疗

(1)导管介入性治疗：生后即有严重发绀、心力衰竭、不能耐受纠治性手术时，可急诊行气囊导管扩张房间隔缺损成形术。如果手术失败，发绀不减轻，血氧饱和度提高不满意及心力衰竭仍不能控制，可施行部分房间隔切除术。

(2)姑息性手术：常适于6个月内的患者，尤其是全身条件较差、不宜马上行根治手术者。

1)增加心房内分流：在单纯性完全性大动脉转位病例，可采用闭式房间隔造瘘术(Restan，1971)或 Blalock-Hanlon 房间隔造瘘术。术后心房水平分流量增加，使动脉血氧饱和度提高。

2)肺动脉环缩术：对大动脉转位伴肺动脉高压的病例，为阻止肺高压的继续进展和发生不可逆的肺血管病变，可采用此术式减少肺血量，降低肺血管压力，为日后行根治手术创造条件。

3)体循环和肺循环分流手术：如果有严重肺动脉狭窄，肺血流量减少，可采用 Blalock-Taussig 分流术或 Gleen 分流术，以期增加肺血流量，改善肺血管发育，缓解缺氧症状，为日后行根治术创造条件。

(3)根治性手术：多数外科学者倾向于尽早做一次性根治手术，达到矫正病变的目的。

1)房内改道手术：最常用的术式有 Mustard 和 Senning 手术。前者以心包补片做心房内改道，使肺静脉血回流至心房，然后经三尖瓣口进入右心室，随而进入主动脉，上下腔静脉血回流经二尖瓣口进入左心室，随后进入肺动脉。后者则是以心房房壁的组织做心房内血流改道，可减少前者术后的腔静脉梗阻和房性心律失常，为多数外科医师所推崇。

2)Rastilli 手术：在复杂性完全性大动脉转位伴室间隔缺损或肺动脉狭窄者，可采用此术式。手术以心内渠道的方式使室间隔缺损与主动脉连通，保证左心室内的血流能按正常的生理途径，由左心室通过室间隔缺损和内渠道进入主动脉。然后，以带瓣或不带瓣的心外管道将右心室与肺动脉连接，静脉血从右心室通过管道向肺动脉内流动。近年来，较多报道应用同种带瓣肺动脉管道重建右心室流出道。而过去应用较多的是人造血管和同种主动脉管道，有不少的术后并发症。

3)大血管转换手术(arterial switch procedure)：此术式被认为是治疗完全性大血管错位的理想术式。手术以将错位的主动脉与肺动脉重新调换位置为目的，采用在大血管起始部横断，然后相互调换位置并重新吻合的方法，同时需做冠脉的重新定位和转植。Jatene 首创此术式，几经改进并得以广泛采用。

针对婴幼儿大血管转换手术中冠状动脉转植的困难，改良术式 Damus-Stansel-Kaye 手术受到重视。此术式将肺动脉切断，近心端与升主动脉做端侧吻合，缝闭主动脉口，右心室做切口，并经此修补室间隔缺损，最后将右心室切口与肺动脉远端之间用带瓣或不带瓣的心外管道重建右心室流出道。

Mustard 手术平均死亡率约为24%(Kirklin，1986)，Senning 手术死亡率约为18%，但2岁以内仅5%(6～12个月无死亡报道)。急诊手术的死亡率约为24%，而在择期手术的病例，尽管心功能在Ⅲ级以上，但手术死亡率仅为4%。单纯性完全性大动脉转位大血管转换手术，术后存活率在1个月内可达74%～96%。

【预后】

如果不进行治疗，室间隔完整的完全性大血管错位病儿将有50%以上在出生后1个月内死亡，少数存活至6个月，约90%将在1岁内死亡，平均存活年龄0.65岁，极少数能存活至10岁。单纯性完全性大动脉转位并有房间隔缺损者预后较好，无房间隔缺损者仅有4%可生存1年。复杂性完全性大动脉转位仅合并有室间隔缺损者，早期存活率较高，约32%可存活至1岁。随之发生的肺动脉高压及肺血管疾病，如同时有肺动脉狭窄，则预后较好。已接受修复或姑息手术的大动脉转位患儿、合并室间隔缺损者，有少数(5%)可迅速发展为肺动脉阻塞性疾病，发绀的情况加重。

梁穗英等报道了2009年1月至2011年12月广东省人民医院产前或出生后诊断为大动脉转位患儿167例的结局。其中4例经胎儿心脏B超诊断后行引产，107例出生后行心脏B超及螺旋CT确诊后行大动脉调转术(ASO)；11例行其他手术，45例出生后放弃治疗。对118例行手术治疗的新生儿随访1～3年，15例死亡，102例患儿生长发育均正常，1例合并脑瘫后遗症。

【完全性大动脉转位与妊娠】

完全性大动脉转位患者接受Mustard手术后成功妊娠的病例已有一些报道。1993年，Lynch-Salamon报道3例在儿童期接受Mustard手术的患者均成功妊娠。其中2例患者妊娠期合并左心衰竭，另外1例发生早产。

Clarkson等回顾9例接受Mustard手术患者共15次妊娠的结局。所有患者妊娠前以及在每次妊娠期间都没有症状。共有12例存活出生，2例自动流产，1例宫内死亡。出生的婴儿没有发现先天性心脏病的临床证据。患者在妊娠期间右心室的容积增加，但是没有患者发生严重的心力衰竭。他们认为，这组患者中，很多已经接受Mustard手术后20～30年，但患者心功能状况良好，均能很好耐受妊娠。患者右心衰竭的程度各异，需要在妊娠过程中给予合理的评估。超声心动图可以很好地评估患者的右心室扩张程度、心功能和三尖瓣反流的情况；同时，还可以发现手术后的残留问题。作者还建议，在必要时可考虑给予运动试验和功能能力的评估。这个队列研究中的患者妊娠结局良好，但是对妊娠前已有右心室功能损害证据的患者，其妊娠的结局不能有等同的期待。这些患者在妊娠中，右心功能可能还会恶化，甚至是不可逆转。三尖瓣反流也可能加重，患者也可能会发生不可逆的变化。

据资料显示，Rastilli手术对于大血管转位和肺动脉狭窄的患者，是一个典型的外科修复术，许多接受过这种手术的年轻患者都可以存活至妊娠年龄。Carole的资料认为，如果接受Rastilli手术后的患者要准备生育，孕前的心功能被证实适合妊娠，而且没有残留的缺陷，例如主动脉瓣下狭窄或大血管的阻塞，患者有成功耐受妊娠的可能。

【纠正性大动脉转位与妊娠】

纠正性大动脉转位与妊娠的报道很少，Presbitero等报道了5例纠正性大动脉转位伴室间隔缺损和肺动脉狭窄患者共10次妊娠的结局，其中共有6例存活出生(60%)，2例早产，4例自动流产。报道还显示了纠正性大动脉转位妊娠结局分别优于与其他发绀先天性心脏病，例如，单心室、三尖瓣闭锁或两者兼有的患者，以及法洛四联症和肺动脉闭锁的患者，婴儿存活出生率分别为60%、31%和33%。纠正性大动脉转位患者的形态学右心室要承受系统循环的负荷，妊娠期容量的增加可以诱导心力衰竭的发生。因此建议这种患者在准备妊娠前应进行心功能和发绀程度的评估。

第六节 心内膜垫缺损

心内膜垫缺损(endocardial cushion defects)或称房室管缺损(atrioventricular canal defects),是胚胎前心内膜垫和后心内膜垫发育不良引起的一组畸形。临床上将此组畸形分为部分型和完全型两大类。

【病理生理】

1. 部分型　可有以下畸形:原发孔型房间隔缺损、二尖瓣前侧瓣裂、三尖瓣隔侧瓣裂,它们可以单独存在亦可联合出现。

2. 完全型　包括原发孔缺损、膜部室间隔缺损、左右房室瓣融合成共同房室瓣。

部分型心内膜垫缺损血流动力学改变与继发孔型房间隔缺损相似,如果二尖瓣裂伴严重反流,左心室增大、反流血流分流到右心房,右心负荷增加。完全型心内膜垫缺损可发生房室水平的左向右分流,以后可发生双向或右向左分流,并出现发绀,可早期发生心力衰竭和肺动脉高压。

【临床表现】

心内膜垫缺损患者,无论是部分型还是完全型,通常都在婴幼儿期被诊断并已行外科治疗。

1. 症状

(1)部分型心内膜垫缺损患者:症状通常开始于儿童,有的患者甚至成年才有症状,无症状期患者可因心脏杂音就医而确诊。

(2)完全型心内膜垫缺损患者:生后即有症状,表现为呼吸急促、发绀、呼吸道感染及心力衰竭。2008年我国报道完全型心内膜垫缺损合并妊娠1例,患者从小只能侧卧,不能平卧,不能进行体力活动,停经8个月余,反复呼吸困难、发绀、双下肢水肿。

2. 体征

(1)完全型心内膜垫缺损患者:发育不良,可伴发绀,部分患者有Down综合征面容。心前区隆起,心尖搏动弥漫。心尖区第一心音减弱呈单一心音,肺动脉瓣第二心音亢进并分裂,胸骨左缘剑突下及心尖区可闻响亮的全收缩期杂音或收缩期喷射性杂音。胸骨左沿下方或心尖部可闻舒张中期杂音。

(2)部分型心内膜垫缺损患者:有原发孔缺损者其听诊发现相当于继发孔缺损的杂音加上二尖瓣关闭不全的杂音。

【辅助检查】

1. X线检查　部分心内膜垫缺损患者心脏轻到中度扩大、右心房和右心室增大,也可伴左心室增大。完全型心内膜垫缺损心脏显著扩大呈球形。肺动脉段突出,肺野充血,主动脉结偏小。

2. 心电图　心电轴左偏,P-R间期延长,不完全右束支传导阻滞,右心室肥大或可见左心室增大。

3. 超声心动图　原发孔缺损患者,房间隔下部和十字交叉处连续中断,右心房、右心室、左心室扩大,肺动脉增宽,二尖瓣短轴切面见二尖瓣前叶开放时分裂成两部分,呈“马蹄形”,心尖四腔切面见四个心腔均增大,十字交叉点消失,两侧房室瓣的正常活动不见,代之以宽大的横跨房室间隔缺损的共同房室瓣,活动度增大;还可显示房室瓣有无分裂,彩色多普勒超声心动图可进一步判断分流方向、大小及房室瓣反流程度。

【治疗和预后】

完全型心内膜垫缺损预后很差,大多在15岁前死亡。部分型心内膜垫缺损预后大致同继发孔型房间隔缺损,但存在显著二尖瓣反流时,预后差。主要的并发症为心力衰竭、肺动脉高压和感染性心内膜炎。

国内报道完全房室间隔缺损,共同房室瓣重度反流,重度肺动脉高压孕8个月患者给予洋地黄、血管扩张药、利尿药、降低肺动脉高压等治疗控制症状后施行剖宫产术,手术经过顺利。但术后因急性左心衰竭、重度肺动脉高压、心功能Ⅳ级死亡。建议未经手术治疗的完全型心内膜垫缺损患者不宜妊娠。

经外科手术治疗的心内膜垫缺损患者可能较好地耐受妊娠，但偶然可发生房性心律失常并需要治疗。

心内膜垫缺损患者有时具有家族发病的倾向。

第七节　艾森门格综合征

艾森门格综合征（Eisenmenger syndrome）是指未经治疗的房间隔缺损、室间隔缺损、动脉导管未闭等一组存在左向右分流的先天性心脏病，由于进行性肺动脉高压而发展为肺动脉阻塞性病变，并继发右向左反向或双向分流，皮肤黏膜从无青紫发展至青紫的患者。艾森门格综合征代表了肺动脉高压的不可逆，心脏已失去最佳手术时机。

随着严重肺动脉高压药物治疗的进展，艾森门格综合征患者的生存获得改善，某些患者的肺动脉高压也存在逆转的可能，从而使这些患者重新获得外科修复或心肺移植的可能。

艾森门格综合征的女性妊娠存在极大的风险，右向左分流型患者对妊娠期血容量增加和血流动力学改变的耐受力差，一旦妊娠，母体和胎儿死亡率可高达30％～50％，因此不宜妊娠，若已妊娠也应尽早终止妊娠。

【病理生理】

肺动脉高压的定义为：静息时平均肺动脉压大于25mmHg，运动下大于30mmHg。2008年，世界卫生组织（WHO）更新了不同病因的肺动脉高压分类系统，根据Venice分类，艾森门格综合征被归在肺动脉高压病因分类的第一组。

艾森门格综合征的病理改变主要由于先天性的心脏缺陷中存在心内的分流，主要包括较大的室间隔缺损、动脉导管未闭、房间隔缺损等，大量的左向右分流造成右心舒张末压升高，肺动脉血流增多，血流增快等改变，导致了肺动脉高压的产生。当先天性心脏病合并肺动脉高压时，应尽早行手术或介入的方法根治。未及时手术治疗的先天性心脏病，肺动脉高压继续进展，可发生梗阻性肺血管病变，肺小动脉管壁增生、增厚，管腔狭窄，肺循环阻力进一步增加，当肺动脉压超过主动脉时，患者出现缺损部位的双向分流或右向左分流，皮肤黏膜出现青紫，称为艾森门格综合征，这时的肺动脉高压为不可逆转。当肺动脉高压形成后，右心室负荷增加，形成右心室肥厚劳损。患者的症状以进行性的肺小动脉阻力增高为特征，伴有低氧血症，可以引起心室功能衰竭并导致死亡。

【流行病学】

艾森门格综合征可以在发育期以前形成，但也可以在青春期或成年的早期形成。在发展中国家，大部分患者为未经矫正的先天性心脏缺陷患者，通常肺动脉阻力显著增高。

【病因学】

艾森门格综合征患者通常存在的先天性心脏缺损，可造成大的左向右分流，或由于外科原因建立大的左向右分流。这些分流的初期使肺动脉血流量增加。如果未能给予控制，肺动脉血流增加及肺动脉压增加都可导致肺小动脉发生重构，并最终形成肺动脉血管梗阻性病变。

根据Ohms法测，血流量（Q）与阻力（R）呈负相关，与压力（P）成正比，可得出公式$Q=P/R$。因此，只要血流量增加，例如，存在心内缺损且最初为左向右分流的患者，都可导致肺动脉压力增加；另外，只要阻力增加，如肺动脉血管梗阻性疾病，都可导致在相同压力下有效血流量减少。

艾森门格综合征的病理进展过程是由毛细血管床的可逆性改变进展为不可逆的改变。其变化包括内皮功能障碍和平滑肌增生导致肺动脉血流和压力的改变以及肺动脉血管阻力增加。

艾森门格综合征发生的细胞与分子机制还没有完全具有特征化，比较有代表性的途径是炎症反应、平滑肌细胞增生、血管收缩和纤维化的过程。先天性心脏病的肺动脉高压发生机制与其他肺动脉高压的发生机制具有共同的特点，但可能更加复杂。1958年，Heath与Edwards对描述艾森门格综合征的变化提出一个组织学的建议。

Ⅰ期：中度肥厚（可逆性）。

Ⅱ期：异常的肌性动脉细胞内膜过度增生（可逆性）。

Ⅲ期：内膜弹性纤维组织过度增生造成腔内的梗阻（部分可逆性）。

Ⅳ期：小动脉扩张和中层变薄（不可逆性）。

Ⅴ期：丛状病变，为瘤样改变（终末期，不可逆性）。

Ⅵ期：纤维变性和坏死性动脉炎（终末期，不可逆性）。

艾森门格综合征的患者经吸入100%的纯氧或一氧化氮后，仍无法纠正低氧血症，患者肺血管扩张试验为阴性。这个试验通常与肺血管阻力（PVR）大于12Wood unit有较好的相关性。

艾森门格综合征的病因包括大的、未经矫治的心内分流或先天性心脏病姑息性外科体肺动脉分流术；大的非限制性室间隔缺损；非限制性动脉导管未闭；房室间隔缺损，包括不含室间隔成分的原发孔大缺损；主肺动脉开窗；先天性心脏病姑息性体肺动脉吻合术。

根据患者心内分流的不同特点，肺动脉高压进展为艾森门格综合征的病因分类如下所述：

1）肺动脉血流增加：房间隔缺损、系统性的动静脉瘘，完全性肺静脉异常引流。

2）肺动脉压力和血流增加：包括大的室间隔缺损、大的动脉导管未闭，永存动脉干，不伴肺动脉瓣狭窄的单心室。

3）肺静脉压力增高：包括二尖瓣狭窄合并房间隔缺损（鲁登巴赫综合征），伴房间隔缺损的三房心，肺静脉回流梗阻。

艾森门格综合征患者中，肺动脉高压和逆向分流的发生依赖其心脏缺陷和手术干预的特异性，其病理生理的差异性有以下的不同点：

1）大的、非限制性的VSD或PDA：约50%的婴儿可在小儿期发生肺动脉高压。

2）VSD或PDA和大动脉转位：在出生后第1年内约40%的患儿可发生肺动脉高压。

3）大的继发孔ASD：约有10%的患者发生进展缓慢的肺动脉高压，常在30岁后发生。

4）永存动脉干和非限制性肺动脉血流：出生2年内，所有患者都会发生严重的肺动脉高压。

5）房室共同通道：在出生的2年内，所有患者都会发生严重的肺动脉高压。

6）外科体肺分流术后：肺动脉高压的发生依赖外科分流量的大小和解剖特点。

7）Blalock-Taussig分流术（锁骨下动脉与肺动脉）：10%的患者可发生肺动脉高压。

8）Waterston（升主动脉与肺动脉）或Potts（降主动脉与肺动脉）分流术：30%的患者可发生肺动脉高压。

【预后】

本综合征通常被认为是致命的，然而，有些患者可生存至60多岁。艾森门格综合征如果能被及时诊断和治疗，患者生命的期待值可为20～50年。慢性发绀性心脏病的合并症可影响多个器官系统，包括血液、骨骼、肾脏、神经系统，并可显著增加患者的发病率和死亡率。

Salehian 等的研究报道认为，左心室功能不全(LVEF 50%)，右心室肥厚，有心力衰竭的体征和症状可预测艾森门格综合征患者的死亡风险；超声心动图右心室和右心房特征的积分也被认为可预测非复杂先天性心脏病艾森门格综合征患者的不良预后；如果患者出现肺出血，应考虑为疾病快速进展的标志。患者如果出现发绀、右心室压增高和低氧血症，应注意患者的不良预后。未经矫治的先天性心脏病患者，如已发展为艾森门格综合征，预示患者的预后不良，患者缺乏生活质量，运动耐量显著受限或几乎完全丧失活动的能力。

艾森门格综合征患者出现合并症的时间依赖心脏缺损的解剖学特点，例如，21-三体(Down 综合征)可加速肺动脉血管阻塞性疾病的进展。未接受介入治疗的患者往往在儿童期或发育期出现反向的分流，随着症状的进展，患者可在生存至 20 年或 30 年左右发生死亡。患者的长期生存也依赖于肺动脉高压出现时的年龄。有报道显示，艾森门格综合征的成年患者与其他原因致肺动脉高压患者相比，预后较好。艾森门格综合征的妊娠患者死亡率约为 50%。

【临床表现】

1．症状　肺动脉高压的患者，其肺动脉血流不能随生理性的运动而相应增加，因而可出现相关的症状，患者的其他症状则与发绀性先天性心脏病致多系统的损害有关。

肺动脉高压的症状：气促、疲劳、嗜睡、运动耐量显著减低以及恢复时间延长、晕厥前期或晕厥。

心力衰竭的症状：劳力性呼吸困难、端坐呼吸、阵发性夜间呼吸困难、水肿、腹水、食欲减退、恶心。

红细胞增多症的症状：肌痛、肌无力、食欲减退、疲劳倦怠、指尖和嘴唇感觉异常、耳鸣、视物模糊或复视、视野盲点、头痛、头晕、精神反应迟缓、警觉性减低、情绪易怒；本症导致的血细胞比容增高和高黏滞综合征可继发血栓栓塞性事件，包括脑栓塞、肺梗死、咯血。患者的症状大多为非特异性的，多系统的。

出血趋势：轻度皮肤黏膜出血、鼻出血、月经过多、肺出血。

胆石征的症状：右上腹痛、胆囊结石、发热、大便颜色变灰白、黄疸。

肾结石的症状：肾绞痛、继发性痛风、关节疼痛水肿。

其他症状：逆行性的血栓性栓塞可导致局部终末器官的缺血性症状。肥大性骨关节病可导致长骨的疼痛和压痛。视网膜并发症包括短暂性视力丧失和自发性前房出血。

艾森门格综合征的患者肺动脉血管阻力增高，肺动脉循环血量降低，因而缺乏收缩期响亮的杂音或舒张期隆隆样杂音，心力衰竭的症状减轻或缺如，可使一些患者的诊断被延误。

婴儿出生后第 1 周，肺动脉血管阻力开始回落至正常水平，合并大的房间隔缺损、室间隔缺损或动脉导管未闭的患儿可由于大量的左向右分流而容易出现充血性心力衰竭的症状。如果患儿维持较高的肺动脉血管阻力时，左向右的分流会减少，肺动脉血流量也会减少。

随着年龄的增长，特别是在青少年患者，出现运动后气促、运动耐量低下、嗜睡和偶发性发绀对诊断本病有意义。

2．体格检查

(1)心血管的体征：本病为中央性发绀，患者青紫为全身性，成人患者的发绀出现较晚；动脉导管未闭患者为差异性发绀，下半身重于上半身；杵状指(趾)，有显著的颈静脉搏动波(a 波)；重度三尖瓣反流患者，有明显的 V 波，中心静脉压增高。心前区有抬举性搏动，肺动脉瓣第二音显著亢进，可闻及收缩早期喷射性杂音和收缩期吹风样杂音；肺动脉瓣关闭不全患者可闻及舒张早期杂音。三尖瓣区可有相对性关闭不全的收缩期杂音。原发病的杂音可变轻，甚至消失。如室间隔缺损患者，随着肺动脉压力升高，左向右分流减少，胸骨左缘收缩期杂音减轻、短速，如果分流变为逆向，在杂音完全消失前，收缩期杂音时相提前；动脉导管未闭患者来回性杂音的舒张期成分消失，甚至收缩期或舒张期杂音均消失。

（2）其他体征：呼吸系统可见发绀、咯血、呼吸急速；血液学的体征包括出血或外伤性瘀斑；红细胞增多症相关的眼底异常，包括血管充盈、视盘水肿、微血管瘤、眼底出血。腹部的体征：包括黄疸、右上腹触痛、急性胆囊炎者 Murphy 征阳性。血管体征：直立性低血压、局灶性缺血（逆行性栓塞）。肌肉和骨骼体征：杵状性变，肥大性骨关节病患者掌骨或跖骨关节触痛和关节渗液。皮肤体征：皮肤尿酸沉着物不多见。眼部的体征：包括结膜充血、虹膜发红、视网膜变化。

【辅助检查】

实验室检查包括血常规、生化检查、血清铁、血气分析；影像学检查可以发现心脏的结构性缺损、肺动脉的改变，包括肺动脉系统不可逆转的变化；心电图有助于显示基础心脏缺损的特征、右心室肥厚；组织学检查可以确定肺动脉血管的病理时期。

1. 实验室检查

（1）血常规：可以发现红细胞增多症，包括血细胞比容和血红蛋白浓度增加，红细胞数目增加。血小板功能障碍致出血时间延长。

（2）生化检查：发现直接胆红素增加、血尿酸增加，有时也会发现蛋白尿、尿素氮和血肌酐增高。

（3）红细胞增多症患者血糖过低，但临床上未见有明显的低血糖反应，称之为假性低血糖，为血中过多的红细胞在离体状态下仍会从血浆中不断摄取葡萄糖来进行无氧酵解；红细胞增多症患者血糖明显降低，且有头晕、出冷汗等低血糖反应，经进食或补充葡萄糖后症状消失。外周血中过多的红细胞对葡萄糖的利用增多，也会导致低血糖。Bartos 发现红细胞增多症患者红细胞内酶活性增加，包括糖酵解酶活性增加。

（4）红细胞增多症患者由于静脉切开放血术的缘故导致铁的储备减少，并导致血清铁蛋白减少，总铁结合力增加。

（5）其他检查：包括血氧饱和度减低；由于患者静息下仍呼吸急速，动脉血气分析可显示二氧化碳分压（$PaCO_2$）降低；由于右向左分流和混合性（呼吸和代谢）酸中毒可致氧分压（PaO_2）降低。

（6）脑钠肽（BNP）为肺动脉高压和心力衰竭预后的标志物。

2. 胸部 X 线检查　X 线为典型的肺血增多表现，肺动脉段显著突出，肺门血管影增粗，周围肺动脉内径纤细，与肺门血管不成比例，呈残根样改变；右心室或双心室增大，右心房或双心房扩大（图 4-7-1）。

3. 心脏的 MRI　可用于评估右向左分流的程度和介定心脏解剖学的变化。

4. 超声心动图（图 4-7-2～图 4-7-6）　显示右心室增大，右心室流出道、肺动脉增宽，肺动脉瓣血流频谱峰值前移；彩色多普勒显示三尖瓣反流，肺动脉瓣关闭不全，并可显示原发心血管畸形缺损处的双向或右向左彩色分流束。

脉冲连续波多普勒可以对心内的分流、右心室压进行定量测量，评估肺动脉的收缩压、舒张压，以及应用改良 Bernoulli 方程计算平均压。超声心动图可用于鉴别外科体肺分流。应用仰卧踏车运动测试可以证实运动后右向左分流增加。

经食管超声心动图可用于显示心脏后部结构，包括心房和肺静脉。

5. 心电图检查　右心房和右心室肥大，

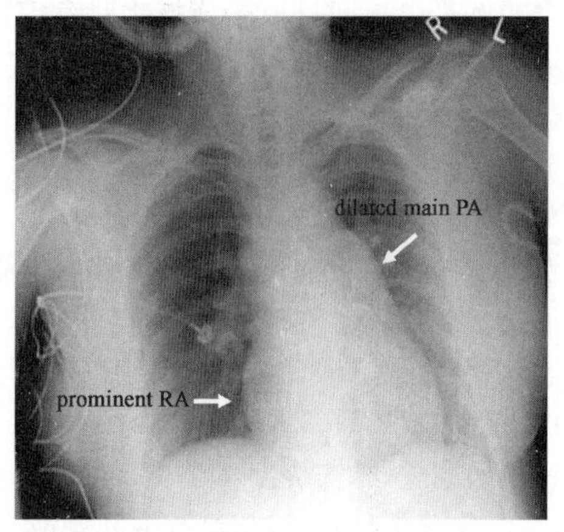

图 4-7-1 非限制性动脉导管未闭合并艾森门格综合征

24 岁女性患者，X 线胸片显示右心房增大、肺动脉扩张。dilated main PA. 主肺动脉扩张；prominent RA. 右心房增大

资料来源：Mikhael F El-Chami

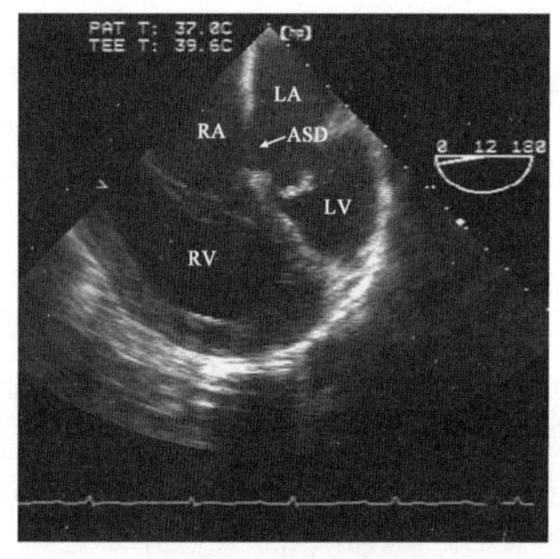

图 4-7-2 经胸四腔心面观

原发孔未闭心房间隔缺损，右心室腔增大。RA. 右心房；RV. 右心室，LA. 左心房；LV. 左心室

资料来源：Mikheal FEI-chami

电轴右偏，V_1 导联 R 波为高大的单相波，V_6 道联 S 波加深，ST 段和 T 波异常，肺型 P 波。房间隔缺损者可见 P 波增宽、变尖，P-R 间期往往延长。不完全性或完全性右束支传

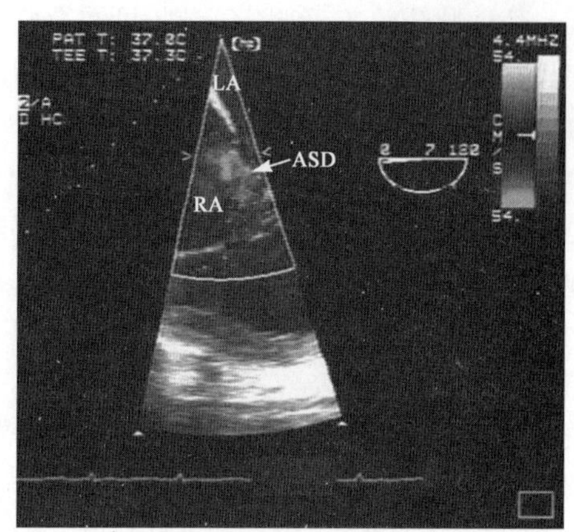

图 4-7-3 经胸心尖四腔心彩色多普勒

彩流通过大的原发孔房间隔缺损。ASD. 房间隔缺损；RA. 右心房；LA. 左心房

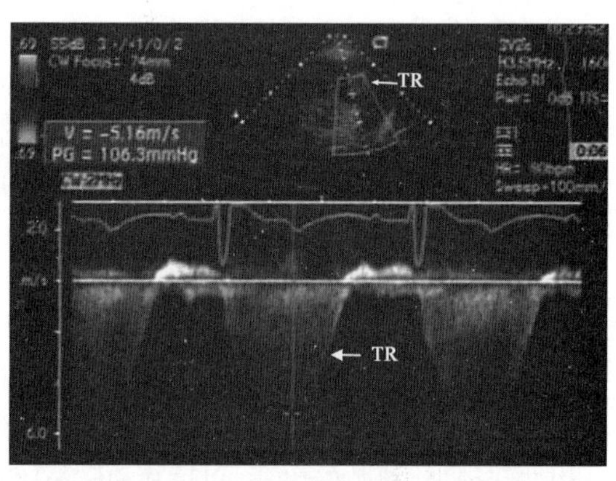

图 4-7-4 艾森门格综合征患者三尖瓣彩色多普勒

右心室收缩压增高（106mmHg），右心房压增高，提示肺动脉高压。TR. 三尖瓣反流

导阻滞以及右心室肥厚等。室间隔缺损者和动脉导管未闭者根据缺损大小的不同，可表现正常，也可出现左心室肥厚，肺动脉高压者，可有左、右心室合并肥大。

6. 6min 步行试验　对大龄儿童以上的艾森门格综合征患者能较好耐受。如果步行距离少于 300m，患者可选择步行试验；如果超过 300m 的阈值，应考虑进行心肺运动试验。心肺运动试验耗氧的峰值或 6min 步行

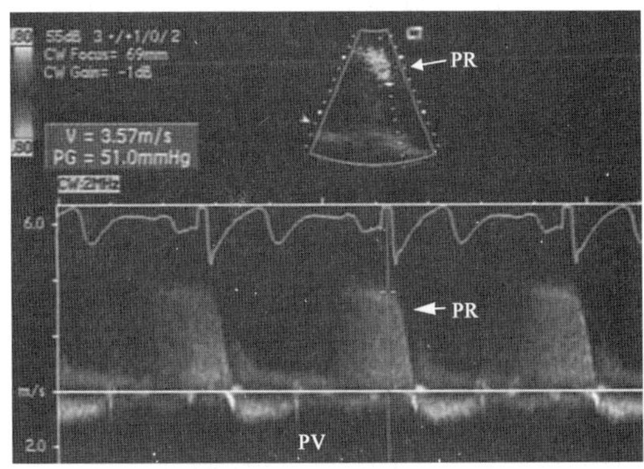

图 4-7-5　24岁未经纠正原发孔房间隔缺损继发艾森门格综合征女性患者经胸肺动脉多普勒

肺动脉舒张压为51mmHg，右心房压增高。PR. 肺动脉反流

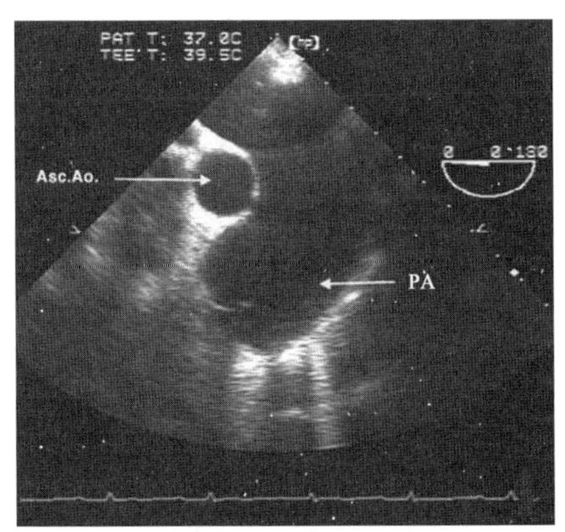

图 4-7-6　未经纠正原发孔房间隔缺损继发艾森门格综合征女性患者食管超声心动图

食管中部切面显示肺动脉显著扩张。PA. 肺动脉；AO. 升主动脉

距离减少是预后不良的表现。

7. 心脏导管检查　心脏导管检查可以有效确定和反映患者肺动脉高压的严重程度；确定动脉导管的开放情况和压力阶差、确定双向分流或右向分流；发现冠状动脉的异常和心内的结构缺陷，评估心室的收缩和舒张功能，测量肺动脉压力和血流情况，计算肺动脉血管阻力。

先天性心脏病合并艾森门格综合征的患者手术预后不良，实际上患者已失去手术治疗的机会。即使患者度过围术期，术后仍残存肺动脉高压，肺动脉高压仍继续进展。在判断患者手术指征时，右心导管检查和急性肺血管扩张试验是国际通用的金标准。

欧洲的研究显示，在右心导管术中，肺小动脉阻力指数＜6Wood unit/m^2，同时肺循环阻力与体循环阻力比＜0.3，患者可行手术治疗。如果患者肺小动脉阻力指数＞10 Wood unit/m^2则不建议手术治疗。对于肺小动脉阻力指数在6～9Wood unit/m^2，肺循环阻力与体循环阻力比在0.3～0.5的患者，建议行急性肺血管扩张试验来判断有无手术指征。在使用肺血管扩张药物后，如果患者肺小动脉阻力指数或肺循环阻力与体循环阻力比较，基础状态下降超过20%，肺小动脉阻力指数＜6 Wood unit/m^2，同时肺循环阻力与体循环阻力比＜0.3，则可行手术治疗。

因考虑射线对胎儿的影响，妊娠期不宜采用X线检查和心导管检查，但孕前的心导管检查则很有价值。

【治疗】

艾森门格综合征的治疗差异性很大，主要依据患者的年龄、发绀的程度、继发的红细胞增多症。没有症状的患者需要定期随访，及时发现需要治疗的潜在情况。目前，艾森门格综合征的治疗主要基于对原发性肺动脉高压的研究。因为两者之间有本质上的共同之处。

1. 一般处理

(1)氧疗：艾森门格综合征患者是否应接受氧疗仍有争议。有报道显示，成年患者接受氧疗对患者的运动能力和生存情况没有影响。但也有研究显示，某些患者在夜间吸氧可以获益。氧疗主要作为患者心肺移植前的辅助治疗措施。通常，商业飞机的机舱有合适的气压，患者的旅行应该是安全的，但是商业飞行通常建议患者吸氧。

（2）体液平衡与季节的影响：患者应避免突然补充过多液体或脱水，以免导致右向左分流增加。患者应避免非常炎热或潮湿的情况，以免加重血管扩张，导致发绀和增加右向左的分流。

（3）住院与随访：红细胞增多症一般不需住院治疗，但需特别注意感染性疾病及其合并症、其他血液学的情况。初次应用血管扩张药治疗的患者需要住院观察。患者病情稳定，可转移到基层的医疗单位或机构接受治疗。患者出院后应定期到心脏专科随访。

（4）乘坐飞机：艾森门格综合征患者乘坐飞机有发生深静脉血栓和血栓栓塞性事件，在高空容易发生缺氧性事件。早期有研究对48例非发绀患者与53例艾森门格综合征患者10年间乘坐飞机不良事件进行比较。艾森门格综合征患者中只有1例发生短暂缺血事件，另一例在机舱内受香烟烟雾影响而需吸氧。这个研究提示艾森门格综合征患者通常情况下可以安全乘坐飞机。但是，患者在旅途中注意避免脱水，应合理活动。

（5）吸烟与酒精的影响：艾森门格综合征患者绝对禁止吸烟。乙醇可以加重心肌损害和恶化高黏血症，造成血容量过低和系统低血压，并加剧右向左的分流。

2. 内科治疗

（1）右心衰竭：艾森门格综合征患者常表现为右心衰竭。治疗主要是避免和减轻右心衰竭的并发症。通常，可选用地高辛和利尿药。利尿药，特别是襻利尿药可以减轻淤血的症状。但是，艾森门格综合征的患者应小心使用，可用于前负荷过高的患者。

（2）中枢神经系统事件的预防：要预防静脉血栓形成、继发性的栓塞、颅内出血和继发于细菌性心内膜炎的脑脓肿。高危患者应考虑静脉内置入空气滤网、合理治疗高黏血症等。

（3）肺动脉血管扩张药的应用：艾森门格综合征患者肺动脉高压的病理生理与原发性肺动脉高压大致相同，两者内源性调节肺动脉扩张（前列环素、一氧化氮）与收缩（内皮素、血栓素）的神经激素平衡失调，并导致肺动脉血管重构，内膜纤维化，肺动脉血管阻力增加。因此，艾森门格综合征患者应用血管扩张药应与原发性肺动脉高压患者一样可以获益。目前，针对肺动脉高压的靶向治疗药物已陆续应用于临床，包括前列环素及其结构类似物、磷酸二酯酶抑制剂、内皮素受体拮抗剂和Rho激酶抑制剂等。

1）前列环素：长期应用前列环素（prostacyclin）治疗可以改善充血性心力衰竭和肺动脉高压患者的血流动力学情况，包括降低平均肺动脉压力、改善心脏指数、减低肺动脉血管阻力，改善患者的氧合，改善患者生活质量和肺动脉高压。

依前列醇（epoprostenol）由于半衰期短（5min），需要经中心静脉导管连续注射，在静脉用药期间，药物需保持低温。患者可以应用便携式的输液泵，固定在腰间，但治疗费用昂贵。

曲前列尼尔（treprostinil）或称曲前列环素，是前列环素类似物，半衰期长（4.5h），可以用于皮下注射。伊洛前列素（iloprost）是一种可吸入的前列环素，通过雾化器吸入，每天应用5～6次，已证实对成人原发性肺动脉高压有效。初步的证据显示对儿童心功能不全致肺高压有效，但由于可引起支气管痉挛，其在儿童的应用受到限制。

2）内皮素受体拮抗药：波生坦（Bosentan）是内皮受体拮抗药，在原发性肺动脉高压患者中的应用已获认可，在艾森门格综合征患者中的应用也得以证实。波生坦可以显著改善氧合和NYHA心功能分级。

多个研究中，波生坦用滴定法将剂量调至125mg，口服，每天2次。结果显示，波生坦应用安全，对艾森门格综合征患者有阳性的效果。波生坦在儿童患者的应用也已有报道。

Ambrisentan，是特殊的内皮受体-1 A拮抗药，其在原发性肺动脉高压患者的应用已被证实，但是，在艾森门格综合征患者中的应用资料不多。有研究显示，应用肺动脉血管扩张药，包括前列环素类似物或内皮受体拮抗药，可以延迟心肺移植的需要。

3）磷酸二酯酶抑制剂：昔多芬，一氧化氮样药物，商品名 Viagra（伟哥），是另一类血管扩张药。最初主要用于勃起功能障碍，现已被美国 FDA 批准用于原发性肺动脉高压。昔多芬作为磷酸二酯酶 5 抑制剂，可以增加环磷酸鸟苷（cGMP），导致血管松弛。昔多芬与一氧化氮吸入同用有协同作用。研究表明昔多芬在艾森门格综合征患者中的应用是安全的，对艾森门格综合征与原发性肺动脉高压患者的效应相同。

他达拉非（tadalafil），为另一种磷酸二酯酶抑制剂，可改善艾森门格综合征患者的氧饱和度和 WHO 分级，现已被美国 FDA 批准为肺动脉高压患者每天应用一次的治疗用药。

4）一氧化氮替代物（nitric oxide replacement）：创新的家庭一氧化氮输送装置已被用于严重肺动脉高压的患者，可作为吸入性的治疗药物。

5）联合治疗：根据肺动脉高压发病机制，联合应用针对不同治疗靶点的药物，将成为肺动脉高压更为有效的治疗选择。一些药物如磷酸二酯酶（PDE）抑制剂可以提高和延长其他药物如前列环素的作用。联合治疗的目的在于充分发挥各种药物的作用，最大限度地降低不良反应的发生。目前的联合用药方案多从伊洛前列素、西地那非及波生坦中任意选择两种或三种联合，多数专家推荐 PDE-5 抑制剂和波生坦联合，并可用于患者的长期治疗。对于急性右心衰竭和严重心力衰竭的患者，可以考虑短期联合伊洛前列素和 PDE-5 抑制剂，但是不宜长期应用。

（4）心内膜炎：艾森门格综合征患者发生心内膜炎的风险非常高。应反复向患者强调预防心内膜炎的重要性。通常，预防性使用抗生素应包括牙科、口腔、呼吸道、食管、泌尿生殖和胃肠道的手术操作；保持良好的口腔卫生，每天用软毛牙刷刷牙 2 次，用口腔清洗剂漱口，半年一次牙科检查；保护皮肤，避免挤压和损伤；避免咬甲癖。

（5）红细胞增多：艾森门格综合征患者几乎都伴有红细胞增多和高黏血症。不建议常规静脉切开放血。要行放血治疗的患者，要排除脱水的情况，排除血红细胞比值评估的误差，注意反复放血导致缺铁性贫血。如果患者有高黏血症，血细胞比容大于 65%，放血 250～500 ml，用等量的等渗氯化钠溶液替代，如果患者有心力衰竭，可用 5%的葡萄糖溶液替代。

（6）血栓和出血的合并症：艾森门格综合征患者容易发生血栓性事件，同时，也因为血小板功能异常，患者容易发生出血。如果患者的血细胞比容大于 65%，如要进行非心脏手术，应接受放血和等量液体的补充，以减少血栓和出血事件的风险。

（7）抗凝：艾森门格综合征患者肺动脉栓塞的风险增加，但是，出血，特别是肺出血的风险也同时增加。因此，不常规推荐抗凝治疗。研究发现，口服抗凝血药治疗是艾森门格综合征患者缺铁的一个因素。结果提示，接受抗凝治疗的患者应严格监测缺铁的情况。低血氧饱和度的患者，要小心补铁，以免血红蛋白水平过高。

3. *内科介入治疗*　我国安贞医院报道对选择性的艾森门格综合征患者应用内科介入试封堵的方法，对患者的缺损用封堵器进行介入治疗。如果试封堵后肺动脉压力下降、主动脉血压升高，表示试封堵结果满意，这些患者可通过微创的手段矫治患者的先天性心脏病缺损和改善肺动脉高压。试封堵结果不满意者，继续药物治疗，定期随访。

4. 外科手术　先天性心脏病的患者应尽早接受外科姑息性或根治性的治疗，以避免疾病进展为艾森门格综合征。一旦艾森门格综合征发展至不可逆转的阶段，任何的外科手段都不能逆转由先天性心脏病继发的肺动脉血管病变。对肺动脉高压和显著右心室衰竭的患者，房间隔开窗术是姑息的手段。例如，肺静脉梗阻的患者继发肺动脉血管阻力增加，如果给予房间隔开窗术，术后右心室压力可迅速下降。

严重肺动脉高压是原发性心脏缺损矫治手术的禁忌。如果仍然保留较大程度左向右分流，而且证实肺血管扩张试验为阳性，矫治性手术可以考虑。限制实施矫治性外科手术的患者包括有短暂性、动力性右心室流出道梗阻。

5. 心肺移植　艾森门格综合征的患者，如果基础的心脏缺损修复术已不可能，心肺移植是可以考虑的治疗手段。1981 年，第一例艾森门格综合征患者已成功接受心肺联合移植手术。自此，随着心肺移植技术的进步，新型免疫抑制剂、抗感染、抗病毒药物的应用，以及对移植患者适应证的改进，使患者的预后不断得到改善。2003 年 12 月复旦大学中山医院为 1 例房间隔缺损并重度肺动脉高压心肺功能衰竭的患者成功施行心肺联合移植术，患者已随访存活 5 年。2003 年 7 月，江苏大学附属人民医院为 1 例终末期先天性房间隔缺损伴艾森门格综合征患者施行同种原位心肺联合移植手术，已存活 3 年余，心功能Ⅰ级，生活质量良好。

据报道，1 年的生存率为 68%，5 年的生存率为 43%，10 年的生存率为 23%。主要并发症为感染、排斥和阻塞性支气管炎。目前已有心脏移植后存活时间超过 20 年的病例报道。

艾森门格综合征外科手术的适应证包括：①心-肺联合移植：单心室或复杂性先天性心脏缺损合并严重右心衰竭；②肺移植：肺动脉高压和艾森门格综合征外科先天性畸形矫治术后，右心功能保留的患者；③双侧肺移植：如果基础心脏缺损为简单病变，可接受心脏缺损修复术的患者，最好选择双侧肺移植手术。双侧肺移植的预后优于单侧肺移植。患者的预后和结局包括死亡率、NYHA 心功能分级、心输出量、术后肺水肿。

双侧肺移植也优于心肺移植，因为，术后可避免移植心脏冠状动脉疾病和心脏排斥。在目前移植器官短缺的情况下，只要有合适的适应证，双侧肺移植更值得考虑。

心肺移植的预后：艾森门格综合征患者接受心肺移植术后可获得满意的结果，肺功能可回复正常。

然而，因为某些供体的特殊问题使移植的应用复杂化。与单独以心脏作为供体比较，只有少数供体能同时适合作为肺或心脏的供体。另外，由于供体器官的体积过大也限制心肺移植术的开展。如果体重不相匹配超过 20%，通常作为心肺移植的禁忌。接受心肺移植患者的 5 年和 10 年生存率都显著低于单纯接受心脏移植的患者。

【避孕、妊娠与遗传学咨询】

1. 避孕　艾森门格综合征的妊娠患者中，胎儿的死亡率约为 25%，孕妇的死亡率约为 50%。因此，艾森门格综合征的患者应该避免妊娠，并强烈推荐患者接受输卵管结扎，如果患者拒绝输卵管结扎，应使用口服避孕药，或选择男用避孕套方法，但要注意失败后妊娠的风险。由于雌激素可使凝血功能亢进，导致血栓栓塞危险性增加，因此，艾森门格综合征患者应避免应用雌激素类的避孕药。艾森门格综合征患者采用避孕药物优于宫内放置节育环，节育环可导致月经增多，而且心内膜炎发生的风险增加。如果患者为非意愿性妊娠，在受孕后的早期，应推荐治疗性人工流产。

2. 孕妇的处理　尽管有更多先天性心

脏病的患者达到生育的年龄。但是，50年来，先天性心脏病的孕妇死亡率一直没有下降，艾森门格综合征的女性患者是绝对禁止妊娠的。

据统计，艾森门格综合征孕妇的死亡率为23%～50%，而多数资料显示死亡率可能超过50%。孕产妇最危险的时期在产后，患者死亡的时间多在产后第1周内。

围生期孕妇死亡风险增加的因素包括充血性心力衰竭、肺血管阻力突然增加或系统血管阻力下降、出血性贫血、血细胞比容大于60%、氧饱和度低于80%、晕厥。

因此，艾森门格综合征患者如果没有服从医学建议而受孕，早孕者应建议治疗性终止妊娠；对仍坚持继续妊娠的患者，应做好随访与管理。Carole A Warnes 和 Mikhael F El-Chami 等建议应做好以下的管理措施。

(1)心脏科医生和产科医生要密切合作做好患者的随诊。

(2)卧床休息以减少心脏的负荷，应保持侧卧位避免子宫对下腔静脉的压迫，保障静脉回流。第三孕季的患者需要绝对卧床，但可在床上应适当活动四肢以预防栓塞。

(3)患者如有气促应给予面罩吸氧。

(4)应密切监测胎儿宫内状况：定期检测胎盘功能、胎动、胎儿生物物理评分和胎儿超声心动图，评估胎儿的成熟度。

(5)如发生充血性心力衰竭，可以使用地高辛和利尿药，但要注意小心使用利尿药，避免血液浓缩。据报道，经静脉使用肺动脉扩张药如依前列醇(epoprostenol)和吸入一氧化氮(nitric oxide)可改善母亲的预后。一氧化氮能够通过鼻道吸入使用，但也可通过面罩或气管内插管吸入。肺动脉压如能减轻可使一些患者能成功耐受阴道或剖宫产分娩。如果使用一氧化氮，孕妇应在用药期间监测高铁血红蛋白。

(6)抗凝治疗仍然有争议，而且还没有建立共识。抗凝的依据是孕前已经合并发绀的患者、妊娠期间凝血的风险增加；但是，与此相反，患者也因发绀而同时存在出血的风险。有报道显示，某些患者给予抗凝治疗可能会增加孕妇死亡的风险。

对高危的患者，住院卧床期间，应给予肝素预防性治疗。在Avila等报道的大型单中心系列研究中，患者在麻醉下剖宫产前应用肝素、分娩后开始使用华法林抗凝治疗。

如果患者需给予抗凝治疗，建议在产前12h给予肝素，产后48h给予华法林，直至产褥期结束。

至少，患者应给予下肢的护理，可应用弹力袜，足够的水合，尽早活动以预防下肢血栓。

孕妇如果发生大量和急性出血，应给予新鲜冷冻血浆、冷沉淀物和血小板以替代丢失的血液。

(7)剖宫产的出血量通常大于经阴道分娩。过度出血可使患者的循环阻力突然下降，有效的肺循环灌注不足，因此，应及时补足丢失的血液。

(8)分娩期间应给予持续心脏监护，建立静脉通道和动脉血气监测的通道。中心静脉压监测可以迅速确定分流量和血流动力学的改变。指套脉搏血氧监测也可用于评估分流量的变化。

(9)全麻或联合腰麻下行选择性剖宫产已成为常见的分娩方式。应选择有经验且熟悉心脏病学的麻醉师。硬膜外麻醉较安全，一般不会发生低血压。血压如有下降应马上给予去甲肾上腺素，补充血容量。应用腰麻时，只能给予低剂量，并且需格外小心，因为有低血压发生的风险，禁止应用单剂量给药的腰麻方法。

(10)如果选择经阴道分娩，分娩的第二产程应尽量缩短，孕妇应避免过度用力，可合理选择钳产或吸引产为助产措施。剖宫产虽然有较大的死亡风险，但仍可作为产科的适应证，特别是有头盆不称的情况时。

(11)分娩后的第1天应绝对卧床并给予持续的监护,然后逐渐增加活动。可使用下肢充气压力装置,预防下肢静脉血流瘀滞和血栓形成。

(12)因为产后仍存在猝死的风险,患者应至少在医院观察14d。

3. 胎儿的处理　胎儿的主要风险包括动脉血氧饱和度下降、低氧血症和红细胞增多症。胎儿的死亡率为7.8%~28%,只有15%的胎儿能足月出生。

4. 遗传学　艾森门格综合征的女性患者,其子代获得先天性心脏病的风险约为10%,按原发性先天性心脏缺损患者统计,其风险率可能更高。如果这类患者合并妊娠,应进行胎儿超声心动图检查。

【进食与活动】

伴右心充血性心力衰竭的患者应给予无盐或低盐饮食。但是,要注意钠盐的平衡以维持血管内的容积。注意控制体重,因为过度的体重可加重心血管系统的损害;显著的肥胖是心肺移植手术的禁忌证。

艾森门格综合征患者参加剧烈的体育活动有发生猝死的风险,因此,应避免进行剧烈的活动。对某些患者,如果经过运动测试,可以依据安全的运动范围给患者开具运动处方。但患者的运动必须符合以下的标准:氧饱和度须保持在80%以上,不会诱发可伴症状的心律失常;没有心室功能衰竭的证据。伴有心内分流的患者,应禁止进行配备水下呼吸器的潜水运动,即使患者已被证实存在左向右分流,但是,患者仍可能存在短暂右向左分流和空气栓塞的风险。

【预防】

预防艾森门格综合征是非常关键的问题。艾森门格综合征从定义上是一个未经矫治的心脏缺损进展为失去常规手术机会的病理阶段。如果能及时认识这个问题,通过规范的围生期保健,可以使许多育龄女性的非孕期未被发现的心脏缺损得以在围生期被发现或确诊;另外,许多胎儿先天性心脏缺损也可以在宫内被发现,并能使胎儿在宫内获得治疗,或在出生后能及时和尽早获得有效的治疗措施,最终能最大限度地减少艾森门格综合征的发病率与死亡率。

【患者教育】

患者教育的要点:①饮食和体重的控制;②避免吸烟;③提供运动的处方;④避免成瘾性的嗜好,或仅允许摄入中等量的酒精;⑤避孕方法的指导和妊娠风险教育(艾森门格综合征的妊娠患者病死率约为50%);⑥建议行绝育手术(输卵管结扎),术前预防性使用抗生素预防细菌性心内膜炎;⑦口服或植入避孕药,但可通过激活凝血机制,增加肺梗死的风险;⑧教育患者认识红细胞增多症和高黏血症的体征和症状;⑨教育患者口腔卫生的重要性。

(吴沃栋　张　华　李映桃)

参考文献

陈纲,刘芳,吴琳,等.2011. 经右室穿刺肺动脉瓣球囊扩张治疗室间隔完整型肺动脉闭锁.中华小儿外科杂志,32(4):262-264

蒙文霖.2008. 完全型心内膜垫缺损合并妊娠1例报道.罕少疾病杂志,15(4):54-55

宓亚平,贾兵,李忻.2009. 室间隔完整型肺动脉闭锁的临床治疗策略.中华小儿外科杂志,(1):20-24

Burch TM, Mizuguchi KA, Wesley MC, et al. 2008. Echocardiographic features of pulmonary atresia with intact ventricular septum. Anesth Analg, 107(5):1509-1511

Chubb H, Pesonen E, Sivasubramanian S, et al. 2012. Long-term outcome following catheter valvotomy for pulmonary atresia with intact ventricular septum.J Am Coll Cardiol,59(16):1468-1476

Kutsche LM, Van Mierop LH. 1983. Pulmonary atresia with and without ventricular septal defect: a different etiology and pathogenesis for the atresia in the 2 types? Am J Cardiol,51(6):932-935

Li QZ,Cao H,Chen Q,et al.2013. Balloon valvuloplasty through the right ventricle: another treatment of pulmonary atresia with intact ventricular septum.Ann Thorac Surg,95(5):1670-1674

Mølgaard-Nielsen D, Pasternak B, Hviid A. 2013. Use of oral fluconazole during pregnancy and the risk of birth defects.N Engl J Med,369(9):830-839

Shinkawa T, Yamagishi M, Shuntoh K, et al. 2005. One-stage definitive repair of pulmonary atresia with intact ventricular septum and hypoplastic right ventricle.J Thorac Cardiovasc Surg,130(4):1207-1208

第 5 章

心脏瓣膜病与妊娠

风湿性心脏病(rheumatic heart disease)简称风心病,据统计风湿性心脏病是妊娠女性获得性心脏病中最常见的一种。妊娠后与血流动力学改变的耐受性及瓣膜性心脏病的分型有显著的关系。临床上也因瓣膜病变本身的严重程度而给予个体化的处理。同样患者的耐受性也与妊娠的时期相关。药物及介入性治疗的风险性需谨慎考虑母亲及胎儿的并发症。

【流行病学】

近十年,西方国家由于风湿热发病率的显著下降,使慢性风湿性瓣膜病的流行情况也同步地减少。然而,在很多发展中国家,风湿热仍然是地方性的主要流行性疾病。在一项对印度和尼泊尔中小学校的调查中显示,1984～1995 年风湿性心脏病的发生率仍为 1‰～5.4‰。而在西方国家相应的数字则低于 0.5‰。一项新近在巴基斯坦农村的调查,包括系统的临床筛查及经心脏超声多普勒确诊,其发病率为 5.7‰;而在生育期妇女其发病率在 8‰～12‰。超过 80%的风湿性心脏病患者对疾病并不知晓。78%的患者症状很轻或无症状(按纽约心脏病学会分级心功能为 NYHA Ⅰ～Ⅱ级),而仅有 8%的患者接受风湿热的防治。在某些国家特别是发展中国家,由于缺乏风湿热的防治,因而造成风湿性心脏病的发病情况没有下降的趋势。中国大陆风心病的人群患病率在 20 世纪 70 年代成人为 1.9‰～2.9‰,儿童为 0.4‰～2.7‰,80 年代分别为 1.99‰ 和 0.25‰,已有所下降。

在西方国家,瓣膜性心脏病是继先天性心脏病居第二位的最常见的妊娠合并心脏病,而在大多数发展中国家为位居第一的最常见的妊娠合并心脏病。在中国大陆,已有一些发达地区的医院报道先天性心脏病已跃居妊娠合并心脏病的首位。

在年轻女性,风湿性心脏病是瓣膜性心脏病的主要病因,其中以二尖瓣狭窄最为常见。而在妊娠期,二尖瓣狭窄的患者在瓣膜性疾病中耐受性最差。

在欧洲,按病因学比较,风湿性心脏瓣膜病远低于退行性瓣膜疾病,但仍然占心脏瓣膜性疾病的 27%。然而,退行性瓣膜病的流行情况在年轻女性并不常见。据统计,对妊娠耐受性较差的获得性心脏病中,风湿性心脏病占大多数。这种情况主要见于新移民,她们在原居地没有得到良好的医疗保健,瓣膜性心脏病通常没有被诊断。然而,在西方国家,风湿性瓣膜病的妊娠女性远低于发展中国家。这意味着,妊娠女性心脏瓣膜病的流行情况有减少的趋势。

【病理生理】

1. *左心室瓣膜狭窄性心脏病* 左心室瓣膜狭窄性心脏病主要包括二尖瓣狭窄和主动脉瓣狭窄。妊娠血流动力学的改变使狭窄瓣膜的血流增加,心排血量增加,妊娠后心动过速使舒张充盈期缩短,其后果是跨瓣压差显著增加,狭窄瓣膜上方的房室腔压力负荷增加。因此,二尖瓣狭窄患者对妊娠血流动力学改变的耐受性较差。特别自妊娠的中期（第二孕季）开始，妊娠生理的改变可使心排量增加30%～50%。在一项对221例心脏病女性患者276次妊娠的分析研究中显示，阻塞性左心瓣膜疾病是妊娠期心脏事件发生的重要预警因子。血流动力学的恶化与心排血量的增加呈直接正相关，而且通常是在第二孕季开始出现。

分娩后的一定时期内，仍然是血流动力学合并症出现的危险期。因为孕期心排血量和负荷的变化需3～5d才能恢复正常。分娩后下腔静脉压力减低，继发性胎盘血流终止和子宫收缩，均使心脏的前负荷增加。

2. *左心室瓣膜反流性心脏病*　妊娠期间血容量和心排血量进行性增加，使主动脉瓣或二尖瓣关闭不全患者瓣膜的反流量增加。然而，由于其他生理性改变，如心动过速和系统动脉阻力的减少都可增加前向的射血容积，而部分代偿瓣膜反流的后果。

通常，反流性瓣膜病患者，包括重度瓣膜反流的患者，对妊娠有较好的耐受性，但主要为慢性左心室扩张而左心室功能保留的患者。然而，由于急性反流性瓣膜病患者的充盈压急剧增加，妊娠患者通常不能耐受和代偿急剧的血流动力学改变。慢性风湿性瓣膜病的患者很少发生急性反流的情况，除非为风湿性瓣膜病合并感染性心内膜炎，或由于狭窄性瓣膜病患者接受经皮球囊扩张术继发急性重度反流的情况。

慢性主动脉或二尖瓣关闭不全并重度左心室功能不全的患者在妊娠期间失代偿的病例很罕见。研究显示，这些患者在妊娠期间的预后及处理与心肌病的患者相同。由于瓣膜反流造成慢性容量超负荷并继发左心功能不全。患者如果发生左心功能不全的表现，应更多地考虑重度瓣膜反流造成的后果。急性风湿热期间，患者如发生左心室功能不全的表现，应考虑风湿性心肌炎的可能。

【瓣膜性心脏病的分期和瓣膜病严重程度的定义】

瓣膜病患者的治疗主要依据瓣膜的不同病变和相关的症状特点，为了更好指导瓣膜性心脏病患者的介入性治疗，2014年3月，美国心脏病学会（ACC）与美国心脏协会（AHA）联合美国胸外科协会（AATS）、美国超声心动图学会（ASE）、美国心血管造影和介入协会（SCAI）、美国心血管麻醉师协会（SCA）和美国胸外科医师协会（STS）发布了《2014年心脏瓣膜病患者管理指南》。新指南较2006年和2008年的旧指南进行了多处重要修改，新指南对心脏瓣膜病的分期与2013年ACC/AHA心力衰竭管理指南相似，指南根据瓣膜性心脏病的进展分期，包括4个渐进阶段。A期：危险期；B期：进展期；C期：无症状重度病变期；D期：有症状重度病变期（表5-0-1）。对每一种瓣膜性病变，分期的主要依据为瓣膜的解剖学改变、瓣膜的血流动力学及其结局和相关症状。

表5-0-1　2014年ACC/AHA心脏瓣膜病患者治疗指南对瓣膜性心脏病进展的分期

分期	定义	描述
A期	危险期	具有发生心脏瓣膜病的危险因素
B期	进展期	进展性心脏瓣膜病（无症状的轻、中度病变）
C期	无症状重度病变期	无症状重度病变 C_1期：左右心室功能尚可代偿 C_2期：左右心室功能失代偿
D期	有症状重度病变期	出现心脏瓣膜病导致的相关症状

【瓣膜性心脏病妊娠风险分类】

2006年ACC/AHA瓣膜性心脏病治疗指南妊娠心瓣膜病的处理中,根据妊娠心瓣膜病的特点,对心瓣膜损害伴母亲和胎儿的危险状况提出高危或低危的分类意见(表5-0-2,表5-0-3)。

【瓣膜性心脏病妊娠风险与胎儿的预后】

胎儿的结局是合并心脏瓣膜病孕产妇预后的一部分。新生儿的合并症与母婴联合发病率或产科的危险因子相关,其在合并心脏病的孕产妇中显著高于非心脏病的孕产妇。

表5-0-2 2006年ACC/AHA指南对妊娠合并心瓣膜损害孕母和胎儿高危状况的评估

1. 伴或不伴症状的重度主动脉瓣狭窄
2. 主动脉瓣关闭不全伴心功能NYHA Ⅲ～Ⅳ级
3. 二尖瓣狭窄伴心功能NYHA Ⅲ～Ⅳ级
4. 二尖瓣关闭不全伴心功能NYHA Ⅲ～Ⅳ级
5. 主动脉瓣和二尖瓣病变伴重度肺动脉高压(肺动脉压高于周围血压的75%)
6. 主动脉瓣和二尖瓣病变伴重度左心室功能障碍(EF<0.40)
7. 人工机械瓣膜置换术后需要抗凝治疗
8. 马方综合征伴或不伴主动脉瓣关闭不全

表5-0-3 2006年ACC/AHA指南对妊娠合并心瓣膜损害孕母和胎儿低危状况的评估

1. 无症状主动脉瓣狭窄,平均压力梯度<25mmHg;主动脉瓣面积>1.5cm²,左心室功能正常(EF>0.50)
2. 主动脉瓣关闭不全,心功能NYHA Ⅰ级或Ⅱ级,伴左心室收缩功能正常
3. 二尖瓣关闭不全,心功能NYHA Ⅰ～Ⅱ级,伴左心室功能收缩正常
4. 二尖瓣脱垂,不伴二尖瓣关闭不全或伴轻至中度二尖瓣关闭不全,左心室收缩功能正常
5. 轻度二尖瓣狭窄(二尖瓣面积>1.5 cm²,压力阶差<5mmHg),不伴重度肺动脉高压
6. 轻至中度肺动脉瓣狭窄

妊娠合并风湿性心脏病已有大量的报道,据统计,新生儿合并症中,发病率相对较高的包括:胎儿宫内发育迟缓、早产、低体重儿。2010年广州市重症孕产妇救治中心的有关报道显示,妊娠合并风湿性心脏病的产妇以及胎儿的预后最差,早产率高。2004年,国外一项312例风湿性心脏病孕产妇的对照性研究显示:胎儿宫内发育迟缓、早产、低体重儿及Apgar计分<8分的发病率显著增高,但先天性异常和死产的发病率无显著性差异。

新生儿合并症的发病风险与孕产妇的心功能显著相关,其主要见于心功能Ⅲ级或Ⅳ级(NYHA)的妊娠患者中。上海仁济医院妇产科的报道显示妊娠合并心脏病患者心功能Ⅲ级与Ⅳ级孕产妇的新生儿体重、Apgar计分均明显偏低。

第一节　风湿性左室瓣膜狭窄性心脏病

一、二尖瓣狭窄

二尖瓣狭窄是妊娠女性最常见的风湿性心瓣膜病,是急性风湿热引起心脏炎后所遗留的以瓣膜病为主的心脏病,为慢性风湿性心脏病,其中累及二尖瓣的占95%～98%,

其中单纯二尖瓣病变占70%～80%、二尖瓣合并主动脉瓣病变占20%～30%。二尖瓣疾病多与主动脉瓣病变合并存在。

【病因与病理】

风湿性心脏瓣膜病中，40%患者为单纯性二尖瓣狭窄。由于风湿热反复发生，早期二尖瓣以瓣膜交界处及其基底部水肿、炎症及赘生物（渗出物）形成为主，后期在愈合过程中由于纤维蛋白的沉积和纤维性变，逐渐形成前后瓣叶交界处粘连、融合，瓣膜增厚、粗糙、硬化、钙化，以及腱索缩短和相互粘连，限制瓣膜活动能力和开放，致瓣口狭窄。其他病因包括二尖瓣环或环下钙化、先天性狭窄及结缔组织病等较为罕见。

舒张期二尖瓣口血流受阻是二尖瓣狭窄的主要血流动力学特征。为了维持左心室足够的充盈和心输出量，必须增加左心房的压力、房室间的压力梯度，因此，左心房压、肺静脉与肺动脉压力增加。肺静脉压力的升高可进一步使肺血管阻力增加，导致肺动脉高压。当肺静脉压超过毛细血管楔压时，将发生肺水肿。左心房压力增加可致左心房扩大。扩大的左心房降低左心房的收缩力，同时增加了发生心房扑动和心房颤动的风险。左心房和肺动脉压升高以维持有效循环，但患者在进行体力活动、情绪激动、心动过速、妊娠等情况下，均可使肺毛细血管压超过30mmHg而发生肺水肿。对二尖瓣狭窄患者的治疗，包括药物、介入手术的手段都需要根据二尖瓣狭窄的病理和临床的发展阶段而定。为此，2014年美国提出了瓣膜疾病的分期建议。每个分期的阶段根据瓣膜的解剖、血流动力学、心脏改变、症状而定义。二尖瓣狭窄的分期见表5-1-1。

表5-1-1　二尖瓣狭窄分期

分期	定义	瓣膜结构	血流动力学	心脏改变	症状
A	危险期	·舒张期二尖瓣前叶轻度隆起	·跨瓣血流速度正常	·无	·无
B	进展期	·风湿性瓣膜改变：交界处粘连融合，舒张期二尖瓣前叶隆起 ·求积法 MVA＞1.5cm²	·跨瓣血流速度增快 MVA＞1.5cm² ·压力半降时间＜150ms	·轻至中度左心房扩大 ·静息下肺动脉压正常	·无
C	无症状重度病变期	·风湿性瓣膜改变：交界处粘连融合，舒张期二尖瓣前叶隆起 ·求积法 MVA≤1.5cm² ·极重度 MS，MVA≤1.0cm²	·MVA≤1.5cm² ·极重度 MS：MVA≤1.0cm² ·压力半降时间≥150ms ·极重度 MS：压力半降时间≥220ms	·重度左心房扩大 ·PASP＞30mmHg	·无

（续　表）

分期	定义	瓣膜结构	血流动力学	心脏改变	症状
D	症状性重度病变期	·风湿性瓣膜改变：交界处粘连融合，舒张期二尖瓣前叶隆起 ·求积法 MVA≤1.5cm²	·MVA≤1.5cm² ·极重度 MS：MVA≤1.0cm² ·压力半降时间≥150ms ·极重度 MS：压力半降时间≥220ms	·重度左房扩大 ·PASP＞30mmHg	·运动耐量下降 ·劳力性呼吸困难

注：跨瓣平均压力阶差有助于评估 MS 对血流动力学的影响。通常认为，跨瓣平均压力阶差＞5～10mmHg 为重度 MS，但平均压力阶差可随心率和前向血流而变化，目前已不被用于瓣膜严重程度的评价。

MS（mitral stenosis）.二尖瓣狭窄；MVA（mitral valve area）.二尖瓣面积；PASP（pulmonary artery systolic pressure）.肺动脉收缩压。

资料来源：2014 年 ACC/AHA 瓣膜性心脏病治疗指南。

妊娠期二尖瓣狭窄的病理生理变化：

（1）二尖瓣狭窄合并妊娠对血流动力学的影响较大，对患者有很大的危害性，急性肺水肿的发生率很高，其机制包括：妊娠期心排血量（CO）增加，左心房和肺毛细血管压力进一步升高；心率增快使舒张期充盈时间缩短，通过二尖瓣的血流进一步减少，左心房压力进一步增加；妊娠期肺血容量增加、肺血管扩张使肺毛细血管压力上升。

（2）妊娠期，血液处于高凝状态，心房颤动导致在左心房产生血栓，心功能不全会加重静脉系统淤血，孕期患者活动减少均增加了孕产妇发生栓塞性并发症的可能。

【临床表现】

1. 症状

（1）呼吸困难：重度二尖瓣狭窄的妊娠患者临床情况几乎都有显著的恶化。妊娠期间最常出现的早期症状为劳力性呼吸困难，如果症状加重可表现为端坐呼吸和阵发性夜间呼吸困难，甚至出现肺水肿。呼吸困难的程度与狭窄程度与妊娠的阶段有关。通常，在过去无症状的二尖瓣狭窄患者，由于心脏症状的出现，才第一次被作出诊断。在第一个孕期，血流动力学的耐受性较好，因为心动过速和心排血量仍然是中等度的增加，症状通常在第二个孕期开始出现。肺水肿可以是首发症状，特别是二尖瓣狭窄合并心房颤动的患者，进行性呼吸困难最常见。

（2）咯血：咯血是二尖瓣狭窄妊娠患者的常见症状。通常见于严重二尖瓣狭窄，肺静脉压突然升高，支气管静脉破裂引起咯血，咯血后肺静脉压减低，咯血可自止。

（3）咳嗽：在平卧时干咳较常见，妊娠中，晚期症状明显。

（4）体循环栓塞：脑动脉、肺动脉、四肢动脉等部位均有发生栓塞的可能，严重者可导致孕妇死亡。

2. 体征　重度二尖瓣狭窄的妊娠患者常有“二尖瓣面容”。随着妊娠子宫的膨大，心尖搏动点和心界向左上外移。听诊心率增快，可出现心律失常；心尖区可闻及第一心音亢进和开瓣音，提示前叶柔顺、活动度好；心尖区有低调的隆隆样舒张中晚期杂音，局限，不传导。在理论上，妊娠期二尖瓣狭窄的临床诊断应较容易。因为，随着心排血量的增加杂音也随着增强，但是，也可因心动过速致使杂音容易被忽略。另外，在西方国家，二尖瓣狭窄的流行情况在减少，发病率较低，因此医生对二尖瓣狭窄的认识及杂音特点的警惕性不高，容易漏诊。

【辅助检查】

1. *心电图*　左心房扩大，呈“二尖瓣”型P波（P波增宽伴切迹，以Ⅱ、Ⅲ、aVF导联最明显），PV_1终末负向量增大。电轴右偏和V_1导联R波振幅增加提示右心室肥大。1/3的患者可合并心房颤动。

2. *超声心动图检查*　二尖瓣狭窄严重程度的参考值采用超声心动图二维平面法测量二尖瓣口的面积。多普勒二尖瓣面积测量采用压力减半时间法，因为较平面法容易操作，所以被广泛采用。压力减半时间法容易受负荷的情况影响，因此，在妊娠期特别容易受到影响。但是，新近的临床报道提示，压力减半时间法也可在妊娠的女性中应用。

根据二尖瓣瓣口面积，可将二尖瓣狭窄分为轻、中、重度。①轻度狭窄：二尖瓣瓣口面积1.5～2.0cm^2；②中度狭窄：二尖瓣瓣口面积1.0～1.5cm^2；③重度狭窄：二尖瓣瓣口面积<1.0cm^2。妊娠期间，二尖瓣面积与妊娠期间肺水肿发生的危险程度显著相关。

随着心排血量的增加，二尖瓣跨瓣压差也随之增加，瓣压差可作为患者耐受的标志，但不能作为二尖瓣狭窄严重程度的标志。二尖瓣平均压力阶差可作为患者随访及评估治疗效果的指标。用多普勒超声检测三尖瓣反流确定肺动脉收缩压是评估二尖瓣狭窄患者耐受性的另一个重要的超声心动图检测指标。

超声心动图检测在评估二尖瓣解剖学方面的病理特点具有重要的应用价值（图5-1-1，图5-1-2）。超声心动图可确定患者是否具备经皮二尖瓣成形术的适应证，而且可以评估手术的预后。瓣叶的厚度、钙化，瓣下结构受累的程度都被包括在不同的瓣膜积分系统，这些积分可以预测经皮二尖瓣成形术后即时和后期的结果。二尖瓣狭窄患者经外科或经皮二尖瓣成形术后仍可出现再狭窄的表现，超声心动图检查将有助于评估瓣缘再粘连的程度。如果再狭窄是由于新近瓣缘的再粘连，再次的二尖瓣成形术将会成功，如果是由于瓣膜或瓣下结构的硬化造成，球囊瓣膜成形术的疗效不显著，患者不能获益，或没有适应证。

超声心动图检查中，应同时关注其他瓣膜的损害。功能性的三尖瓣反流特点是瓣叶无结构上的变化，在妊娠期很常见，通常不需作特殊的处理，应与风湿性三尖瓣病变鉴别。风湿性三尖瓣病变有不同的治疗措施，特别是三尖瓣狭窄的病例。风湿性主动脉瓣关闭不全是二尖瓣狭窄常合并的病变，但通常不需作特殊的处理。相反，风湿性主动脉狭窄会加重血流动力学的影响，降低患者的耐受性。由于二尖瓣狭窄会降低主动脉的压力梯度，影响对主动脉瓣狭窄严重程度的估计，因此，需特别注意选择主动脉狭窄面积的动态评估方式。

对于妊娠患者，经食管心脏超声心动图检查应避免作为首选方法，其主要应用在经皮二尖瓣成形术前的评估，判别有否左心房反流的存在。妊娠期间，经食管心脏超声心动图检查最好在麻醉下进行，也可在介入治疗的过程中进行。

【治疗原则】

1. *药物治疗*　已出现症状或根据超声多普勒检查收缩期肺动脉压>50mmHg的重度二尖瓣狭窄的女性建议使用β受体阻滞药。普萘洛尔可作参考选择使用。但选择性的β受体阻滞药如阿替洛尔或美托洛尔应优先选择使用，因其更能降低因子宫收缩的作用造成的危险。β受体阻滞药的剂量应根据心率、心功能及超声多普勒二尖瓣平均跨瓣压差、收缩期肺动脉压而进行调节。因为妊娠期儿茶酚胺的活性增加，需使用大剂量的β受体阻滞药，特别是在妊娠的最后3个月。

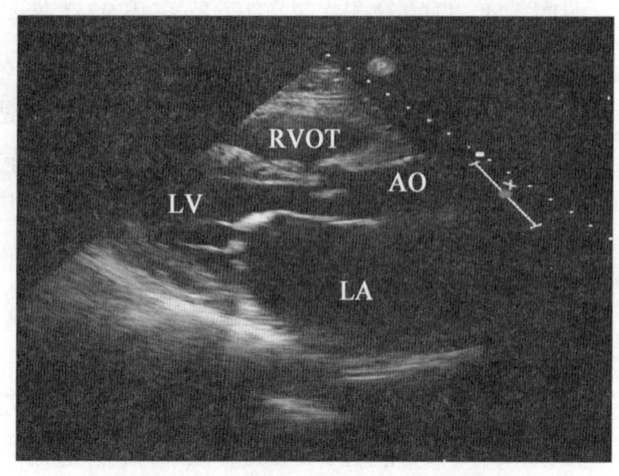

图 5-1-1　超声心动图左心室长轴切面

二尖瓣狭窄，左心房扩大，二尖瓣叶增厚，瓣尖处明显，前瓣呈鱼钩样改变

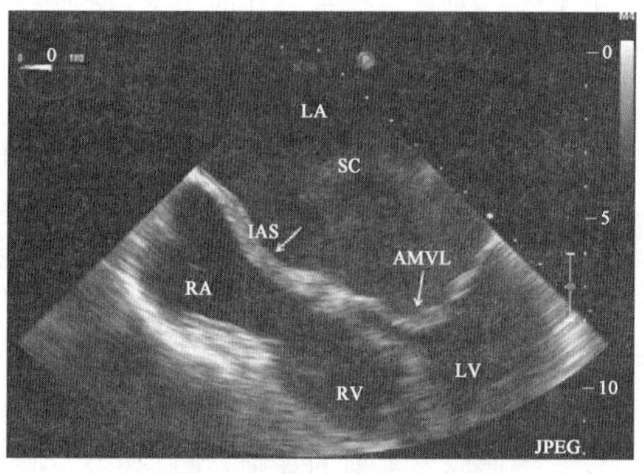

图 5-1-2　风湿性二尖瓣狭窄经食管超声心动图

二尖瓣前叶增厚并呈曲棍球棒样改变，左心房显著扩大，房间隔凹向右心房，左心室正常偏小

通常胎儿对β受体阻滞药的耐受性较好，但应注意在分娩期间使用β受体阻滞药具有新生儿心动过缓的潜在风险。

β受体阻滞药同时具有降低房性心律失常的危险性。重度二尖瓣狭窄的妊娠患者，特别容易发生心房纤颤，妊娠期间心律失常药物的使用应特别小心。国外的报道认为电转复可作为选择性的治疗措施，对胎儿也是安全的。

β受体阻滞药使用后仍出现气促和充血性心力衰竭时，应加用襻利尿药。剂量应逐渐增加，以避免血容量的过度减少。

对二尖瓣狭窄耐受性较好，心功能在NYHAⅠ～Ⅱ级，收缩期肺动脉压持续低于50mmHg的孕妇，经阴道分娩通常是安全的。硬膜外麻醉通常可减轻分娩时固有的血流动力学负荷。β受体阻滞药的剂量应根据分娩和产后早期的心率合理调整。在分娩期间，最好选择半衰期短的β受体阻滞药。在国外，甚至一些心功能在NYHA Ⅲ级或Ⅳ级的患者，在肺动脉导管压力的监测下，也可选择经阴道分娩。然而，近年对有严重症状的二尖瓣狭窄的妊娠女性多选择经皮二尖瓣成形术。心脏病学专家、产科医生和麻醉师应紧密合作，为患者设定一个安全的分娩模式。

轻度二尖瓣狭窄（瓣膜面积＞1.5cm^2）的患者预后良好，但是，患者也可因为二尖瓣跨瓣压差和肺动脉压增加而发生气促，β受体阻滞药也适用于这些患者。

2. *瓣膜的介入治疗*　有充血性心力衰竭的体征和伴有肺水肿高度危险的患者，尽管已进行积极的药物治疗，气促仍持续而不能缓解，在分娩过程中或产后早期，母亲和新生儿的生命将会受到威胁。因此，应考虑在妊娠期间对瓣膜进行介入性的干预，在分娩前减轻二尖瓣狭窄的程度。闭合式二尖瓣瓣膜成形术曾经在较长的时间被选择使用，但是心肺体外循环下的瓣膜成形术存在对胎儿的危险，胎儿的死亡率达20％～30％。研究报道，在心肺分流术期间的胎儿监测中显示有胎儿窘迫的体征。在新近的荟萃分析中，妊娠期闭式瓣膜成形术母亲的死亡率几乎为0，而新生儿的死亡率在2％～10％。

到20世纪90年代，妊娠期间对伴严重症状的二尖瓣狭窄患者行经皮二尖瓣成形术已成为可行有效的治疗方法。经皮二尖瓣成形术几乎替代了外科成形术。妊娠期间施行经皮二尖瓣成形术最受关注的主要是胎儿对手术过程的耐受性以及与放射相关的潜在危险性，因为手术中要使用X线透视进行监测。据国内外的经验报道，在行经皮二尖瓣成形术过程中，胎儿的心脏监测显示无胎儿宫内窘迫的体征。放射量保持在非常低的水平，不可能对胎儿造成短期甚至长期的后果。唯一避免胎儿接触放射的替代方法是在经食管超声心动图监测下施行经皮二尖瓣成形术。然而，这种方式合并症发生率较高，如心包填塞，因此这种探索性的方式并没有被广泛推荐使用。

应该强调，妊娠期间施行经皮二尖瓣成形术应由经验丰富的操作者进行，以尽可能降低合并症的风险，缩短手术的时间及放射线暴露的时间。Inowe球囊的应用已使手术更为方便。在手术过程中，患者的腹部应覆盖铅围裙。被扩张瓣膜的监测要依靠超声心动图，避免使用心导管或造影术。

自此，已有300多个妊娠期间施行经皮二尖瓣成形术的临床报道。结果显示，瓣膜的功能和临床的情况都获得显著改善。尽管大多数患者的妊娠过程和围生期的情况各有差异，但成功的经皮二尖瓣成形术后产妇都能安全地经阴道分娩。只有极少数危重患者须在妊娠期间行紧急的球囊扩张术。

经皮二尖瓣成形术是一个介入的过程，必然存在风险；血栓性栓塞的合并症罕有发生。瓣叶撕裂的创伤性二尖瓣反流是最严重的并发症，发生率约为5%，其后果对妊娠患者特别严重。重度的、急性的二尖瓣关闭不全造成血容量和心排血量增加，使患者不能耐受。对这些患者须行紧急的瓣膜外科手术，但又必然对胎儿造成很大的风险。经药物治疗后，症状不能缓解，妊娠患者的预后不良，但经皮二尖瓣成形术对妊娠患者带来的益处超越了其风险。然而，心功能在NYHA Ⅰ级或Ⅱ级患者的妊娠结局和胎儿的预后都是良好的。因此，没有症状或肺动脉高压的重度二尖瓣狭窄妊娠患者无须给予球囊瓣膜成形术。

尽管经皮二尖瓣成形术在妊娠患者中的应用有效、安全，但由于经济条件的原因，闭式二尖瓣成形术在某些发展中国家仍然被广泛应用，二尖瓣狭窄在这些国家的年轻女性中仍然很常见。

2014年，Sahar Naderi和Russell Raymond共同发表了关于孕前和孕期二尖瓣狭窄患者治疗策略的流程图，见图5-1-3。

3. 孕期栓塞事件的防治　妊娠时血液处于高凝状态，心房颤动导致血液紊流容易在左心房产生血栓，继发心功能不全引起静脉系统淤血，加上孕妇活动减少，均增加了孕妇发生栓塞性并发症的可能。栓塞可位于脑动脉、肺动脉、四肢动脉等部位，严重者导致孕妇死亡。对阵发性或持续性的心房颤动患者，不论二尖瓣狭窄的严重程度，抗凝治疗都是必需的。因此，对二尖瓣狭窄患者进行抗凝治疗都是正确的，况且妊娠期间都伴有高凝的状态。因在早孕期(孕4～12周)使用维生素K拮抗药可存在胚胎病理改变或胎儿出血的风险；国内外的学者大多主张在停经和确诊妊娠后停止使用维生素K拮抗药，同时在抗-Xa因子水平监测下改用低分子肝素抗凝。维生素K拮抗药在妊娠中期或晚期使用是安全的，在孕36周或计划终止妊娠(分娩)期应停止使用，并选择肝素作替代抗凝，产后24h维生素K拮抗药可被重新使用。对特别需要大剂量抗凝的孕妇应平衡使用长效肝素治疗与具有较高血栓栓塞并发症的关系。

经超声波或CT检查明确有栓子者，或首次发生栓塞3个月内，可给予肝素每天20 000～40 000U静脉滴注，肺栓塞者可加大剂量至80 000U。肝素不能通过胎盘，对胎儿无致畸作用。对极易产生血栓的孕妇可给予肠溶阿司匹林预防性应用，每天50mg口服。

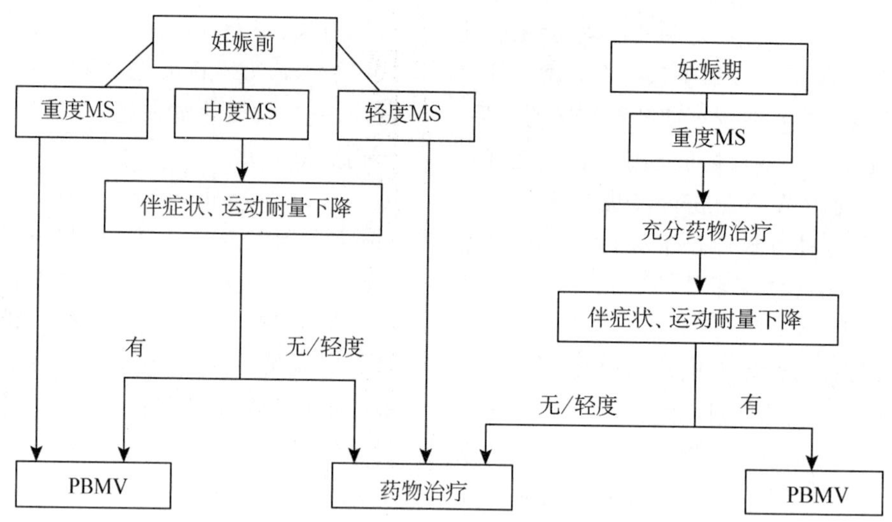

图 5-1-3　孕前和孕期二尖瓣狭窄患者治疗策略流程

MS. 二尖瓣狭窄(mitral stenosis);PBMV. 经皮球囊二尖瓣成形术(percutaneous balloon mitral valvuloplasty)

资料来源:Sahar Naderi, Russell Raymond. 2014. Pregnancy and heart disease. Cleveland Clinic

二、主动脉瓣狭窄

主动脉瓣狭窄主要是风湿热后遗的心脏瓣膜病,先天性主动脉瓣结构异常或主动脉瓣钙化所致少见。风湿性主动脉瓣狭窄多数同时合并主动脉瓣关闭不全和二尖瓣病变,单纯风湿性主动脉瓣狭窄罕见。患者在代偿期可无症状,瓣口重度狭窄的病人大多有倦怠乏力、呼吸困难(劳力性或阵发性)、心绞痛、眩晕或晕厥,甚至突然死亡。

【病因与病理】

风湿性主动脉瓣狭窄由风湿性心内膜炎反复发作后,引起主动脉瓣的瓣叶交界处粘连、融合和逐渐钙化,导致主动脉瓣狭窄和开放受限。

发病机制:①左心室代偿期:当瓣口面积缩小到一半以上时,左心室排血受阻而出现收缩期负荷过度,致使左心室与主动脉根部之间形成一定的收缩期压力阶差。随着主动脉瓣狭窄的加重,左心室发生向心性肥大以代偿左心腔的压力增高。②失代偿期:由于左心室壁增厚,心室收缩压力增高,射血时间延长,心肌耗氧量增加;左心室肥厚,心肌毛细血管密度相对减少,冠状动脉流量相对减少,左心室舒张末压增高,冠状动脉的灌注压减少,导致内膜下心肌缺血。心肌收缩力减弱,左心室舒张末压力和容量增加,左室扩张和射血分数下降,导致肺动脉高压。患者可发生心律失常、胸痛、心力衰竭甚至心源性猝死。

2014 年 ACC/AHA 心脏瓣膜疾病治疗指南对主动脉瓣狭窄进展的分期重新进行了修订。主动脉瓣狭窄进展的分期依据瓣膜的解剖、血流动力学及其后果、临床的症状。更新的分期能更好地指导临床医生对患者疾病的评估和制定治疗的策略,见表 5-1-2。

表 5-1-2 2014 年 ACC/AHA 心脏瓣膜疾病治疗指南主动脉瓣狭窄的分期

分期	定义	瓣膜结构	血流动力学	心脏改变	症状
A	危险期	• 双叶主动脉瓣（或其他先天性瓣膜畸形） • 主动脉瓣硬化	• V_{max}≤2m/s	• 无	• 无
B	进展期	• 双叶或三叶主动脉瓣轻至中度瓣膜钙化，收缩期瓣叶运动减弱 • 瓣缘呈风湿性改变	• 轻度 AS：V_{max} 2.0～2.9m/s 或平均△P＜20mmHg； • 中度 AS：V_{max} 3.0～3.9m/s 或平均△P 20～39mmHg	• 早期出现左室舒张功能不全 • LVEF 正常	• 无
C1	无症状重度病变期	瓣叶严重钙化或先天性狭窄伴瓣叶开放严重受限	• V_{max}≥4m/s 或平均△P≥40mmHg • AVA≤1.0cm² 或 AVAi≤0.6cm²/m² • 重度 AS：V_{max}≥5m/s 或平均△P≥60mmHg	• 左心室舒张功能不全 • 轻度左心室肥大 • LVEF 正常	• 无 • 运动试验有助于确定患者的症状情况
C2	无症状重度病变期伴左室功能不全	瓣叶严重钙化或先天性狭窄伴瓣叶开放严重受限	• V_{max}≥4m/s 或平均△P≥40mmHg； • AVA≤1.0 cm² 或 AVAi≤0.6cm²/m²	• LVEF＜50%	• 无
D1	症状性重度病变期压力阶差显著增高型	瓣叶严重钙化或先天性狭窄伴瓣叶开放严重受限	• V_{max}≥4m/s 或平均△P≥40mmHg； • AVA≤1.0cm² 或 AVAi≤0.6cm²/m² • AS 合并 AR 者瓣口面积可能更大	• 左心室舒张功能不全 • 左心室肥大 • 存在肺动脉高压	• 劳力性呼吸困难或运动耐量下降 • 劳力性心绞痛 • 劳力性晕厥或晕厥先兆

（续　表）

分期	定义	瓣膜结构	血流动力学	心脏改变	症状
D2	症状性重度病变期，显著低流速/低压力阶差伴 LVEF 降低型	瓣叶严重钙化伴瓣叶开放严重受限	· AVA≤1.0 cm^2 静息下 V_{max}＜4m/s 或平均△P＜40mmHg · 多巴酚丁胺负荷超声心动图显示 AVA≤1.0 cm^2 伴不同流量下的 V_{max}≥4m/s	· 左心室舒张功能不全 · 左心室肥大 · LVEF＜50％	· 心力衰竭 · 心绞痛 · 晕厥或晕厥先兆
D3	症状性重度病变期，严重低压力阶差伴 LVEF 正常或反常低流量的重度 AS	瓣叶严重钙化伴瓣叶开放严重受限	· AVA≤1.0cm^2 伴 V_{max}＜4m/s 或平均△P＜40mmHg · AVAi≤0.6cm^2/m^2；每搏指数＜35ml/m^2 · 血压正常下测量值(SBP＜140mmHg)	· 左心室壁相对增厚 · 左心室腔变小伴心搏出量减少 · 舒张期充盈受限 · LVEF≥50％	· 心力衰竭 · 心绞痛 · 晕厥或晕厥先兆

注：AR. 主动脉瓣反流；AS. 主动脉瓣狭窄；AVA. 主动脉瓣口面积；AVAi. 主动脉瓣口面积指数(瓣口面积/体表面积)；SBP. 收缩期血压；LVEF. 左心室射血分数；△P. 跨瓣压差；V_{max}. 主动脉瓣口峰值血流速度

【临床表现】

1. 症状

(1)心绞痛：60％有症状的患者常由运动诱发，休息后缓解。发生于劳累后，也可发生在静息时，表明与劳累和体力活动不一定有关。其产生的机制可能是由心肌肥厚、心肌需氧量增加及继发于冠状动脉过度受压所致的供氧减少，左心室收缩期室壁张力过高所致。

(2)眩晕或晕厥：约 30％的病人有眩晕或晕厥发生，其持续时间可短至 1min，长达半小时以上。部分病人伴有阿-斯综合征或心律失常。眩晕或晕厥常发生于劳动后或身体向前弯曲时，有时在静息状态，突然体位改变或舌下含服硝酸甘油治疗心绞痛时诱发。其产生机制尚不清楚，可能与下列因素有关：①劳动使周围血管扩张，而狭窄的主动脉口限制了心输出能力相应地增加，并导致脑供血不足；②发生短暂严重心律失常，导致血流动力学障碍；③颈动脉窦过敏。

(3)呼吸困难：劳力性呼吸困难往往是心功能不全的表现，常伴有疲乏无力。随着心力衰竭的加重，可出现夜间阵发性呼吸困难、端坐呼吸、咳粉红色泡沫痰。

(4)猝死：占 10％～20％，多数病例猝死前常有反复心绞痛或晕厥发作，但亦可为首发症状。其发生的原因可能与严重的、致命的心律失常，如心室颤动等有关。

(5)多汗和心悸：此类患者出汗特别多，由于心肌收缩增强和心律失常，患者常感到心悸，多汗常在心悸后出现，可能与自主神经功能紊乱、交感神经张力增高有关。

妊娠前没有症状的患者在妊娠中发生严重症状的情况也不多。虽然重度风湿性主动脉瓣狭窄在年轻的女性中不多见，但是，重度且伴症状的主动脉瓣狭窄妊娠患者则面临母亲与胎儿的极高风险。一般认为，发生心力衰竭后，患者的平均寿命为2年；发生晕厥后，平均寿命为3年；发生心绞痛后，平均寿命为5年。

通常患者发生主动脉瓣钙化的情况很轻或没有，所以，即使患者伴严重的主动脉瓣狭窄，但是临床仍可以听到主动脉瓣的第二音。

2. 体征　心脏听诊出现收缩期杂音。典型的杂音为收缩期粗糙的喷射性杂音，于胸骨左缘第三、四肋间最响，杂音强度在三级以上，持续收缩期全程，向颈部传导。在胸骨左缘第三、四肋间可触及收缩期震颤，左心肥大时，可触及心尖搏动增强，叩诊示心界向左下扩大。其他体征包括主动脉压减低、脉压差缩小。

【辅助检查】

1. 胸部X线检查　心影正常或左心室轻度增大，左心房可能轻度增大，升主动脉根部常见狭窄后扩张。在侧位透视下可见主动脉瓣钙化。晚期可有肺淤血征象。

2. 心电图检查　重度狭窄者有左心室肥厚伴ST-T继发性改变和左心房大。可有房室阻滞、室内阻滞(左束支阻滞或左前分支阻滞)、心房颤动或室性心律失常。

3. 超声心动图检查　主动脉瓣狭窄的严重程度可应用连续多普勒超声准确测定主动脉狭窄口的峰值流速，根据改良的Bernoulli方程可推算出主动脉最大跨瓣压差及平均跨瓣压差，因此能准确地反映主动脉瓣狭窄程度。利用左心室与主动脉间最大瞬时压差和平均压差都可以作为主动脉瓣狭窄的评价指标。用主动脉瓣平均跨瓣压差判断主动脉瓣狭窄程度容易受心输出量的影响，在妊娠的特殊情况下，用主动脉瓣平均跨瓣压差容易过高估计主动脉瓣狭窄的程度。然而平均跨瓣压差的估算是非常重要的，因为它与预后的评价相关。2006年ACC/AHA瓣膜性心脏病治疗指南主动脉瓣狭窄严重程度的评估标准见表5-1-3。

表5-1-3　2006年ACC/AHA瓣膜性心脏病治疗指南主动脉瓣狭窄严重程度的评估标准

程度	平均跨瓣压差(mmHg)	主动脉瓣口面积(cm^2)	血流速度(m/s)
轻度狭窄	＜25	＞1.5	＜3
中度狭窄	25～40	1.0～1.5	3～4
重度狭窄	＞40	＜1.0(或＜0.5 cm^2/m^2体表面积)	＞4

瓣膜解剖学的特点不影响患者的处理。但对鉴别诊断有重要的意义。其中较重要的有主动脉双叶瓣，因为它是年轻女性主动脉瓣膜狭窄的主要病因之一，如合并升主动脉扩张，对患者的处理则有特殊的影响。

超声心动图检查中应同时关注其他瓣膜的病变情况，特别是二尖瓣狭窄，风湿性主动脉瓣狭窄的患者通常同时存在二尖瓣狭窄的情况。

经食管超声心动图：能够对绝大多数的主动脉瓣狭窄做出较为准确的诊断，能清晰地显示主动脉瓣膜的数目、形态及活动状况，能够更准确地测量瓣口的面积，在明确主动脉瓣狭窄的病因方面具有极其重要的价值。

2014 年 ACC/AHA 心脏瓣膜疾病治疗指南推荐所有瓣膜狭窄病变的患者应在孕前接受临床和经食管超声心动图和多普勒超声的评估，以确定瓣膜狭窄的表现、程度和血流动力学的后果。指南对无症状和左心室功能正常瓣膜性心脏病患者超声心动图随访间期提出建议，见表 5-1-4。

表 5-1-4 2014 年 ACC/AHA 瓣膜性心脏病治疗指南对无症状和左心室功能正常瓣膜性心脏病患者超声心动图随访间期的建议

瓣膜病分期	瓣膜损害分类			
	主动脉瓣狭窄[1]	主动脉瓣反流	二尖瓣狭窄	二尖瓣反流
进展期(B)	每3～5 年(轻度 V_{max} 2.0～2.9m/s) 每 1～2 年(中度 V_{max} 3.0～3.9m/s)	每 3～5 年(轻度) 每 1～2 年(中度)	每 3～5 年 (MVA>1.5 cm²)	每 3～5 年(轻度) 每 1～2 年(中度)
重度病变期(C)	每 6～12 个月 (V_{max}≥4m/s)	每6～12 个月 左心室扩张：密切随访	每1～2 年 (MVA 1.0～1.5cm²) 每年 1 次 (MVA<1.0cm²)	每6～12 个月 左心室扩张：密切随访

注：混合性瓣膜病患者的随访间期应比单个瓣膜病的患者更短。

(1)射血容积正常；MVA. 二尖瓣面积；V_{max}. 最大血流速度。

【治疗】

主动脉瓣狭窄唯一最明确的治疗是主动脉瓣置换术。患者一旦出现主动脉瓣狭窄的症状就具有清晰的瓣膜置换适应证。如果患者不能耐受瓣膜置换术，经皮球囊主动脉瓣成形术可以减缓部分症状。药物治疗也只能提供暂时性的症状缓解，但是长期的后果不良。真正无症状的重度主动脉瓣狭窄患者，瓣膜置换的获益与否暂时不清楚。

1. 非介入性治疗

(1)急症处理：心力衰竭未被控制的处理包括吸氧、心电和血氧监护，开通静脉通道，使用襻利尿剂、硝酸酯(主动脉瓣狭窄患者对硝酸酯作用的敏感性增加)、吗啡(根据适应证和耐受性)、侵入性或非侵入性通气支持(根据适应证)。严重心力衰竭的患者经药物治疗无效者应考虑紧急手术治疗。

心绞痛患者需要给予心电监护。缓解胸痛的措施包括吸氧、应用硝酸酯和吗啡。但是，主动脉瓣狭窄的患者应用硝酸酯容易诱发晕厥，用药前应询问患者对硝酸酯的用药史。

晕厥的患者应该进行主动脉狭窄的诊断和狭窄程度方面的评估，其处理与其他病因致晕厥时相同。例如，重度主动脉瓣狭窄患者要严格限制体力劳动，避免过度运动诱发的晕厥，应用其他血管扩张药如钙拮抗剂、ACE 抑制剂等可诱发低血压和晕厥，注意避免使用。

心房颤动的患者应给予紧急的药物处理。主动脉狭窄患者对心房颤动的耐受性差，如合并症状和血流动力学的改变，要尽快使用药物或电击复律。

(2)药物治疗：症状性主动脉瓣狭窄患者的药物治疗仅限于不适宜手术治疗的患者。有肺动脉充血的患者，应小心应用洋地黄、利尿药、血管紧张素转化酶抑制剂(angiotensin-converting enzyme inhibitors,ACEI),被证实有心绞痛的患者可以应用β受体阻滞药。应用药物治疗时,应避免过度减低前负荷和系统血压。

心力衰竭和高血压患者可以应用血管扩张药,但是,对显著主动脉狭窄的患者,应注意避免过度降低前负荷和系统动脉血压。

2006年的指南显示,瓣膜性主动脉瓣狭窄患者不再推荐预防性使用抗生素以预防细菌性心内膜炎。

β受体阻滞剂:对不适宜手术治疗的患者,如被证实有心绞痛,可以应用β受体阻滞剂。艾司洛尔是超短效的选择性β_1受体阻滞剂,对β_2受体只有很少或没有影响。可特别用于手术前动脉压升高的患者。美托洛尔也是选择性β_1受体阻滞剂,可以降低心脏的自主收缩性。在静脉用药中,要细心监测血压、心率和心电图。

强心苷:是心脏正性肌力药物,并能通过增强迷走张力的作用减慢房室结的传导。不适宜外科治疗的主动脉瓣狭窄患者,如果存在肺动脉充血应给予地高辛治疗,地高辛也可用于合并心房颤动的患者,以控制左心的心室率。

襻利尿药:可用于主动脉瓣狭窄症状恶化例如伴急性肺水肿的患者,难治性心力衰竭的患者要用襻利尿药作支持性的治疗。

血管紧张素转化酶抑制剂(ACEI)与血管紧张素Ⅱ受体拮抗剂(angiotensin Ⅱ receptor blocker,ARBs):对严重主动脉瓣狭窄的患者要注意避免使用,以免诱发低血压和晕厥。ACEI或ARBs禁止用于妊娠期患者。

麻醉性镇痛药:例如,吗啡通过与神经系统和免疫系统的阿片受体结合而起作用,有助于患者减轻焦虑、抑郁。由于主动脉狭窄所致难治性心力衰竭的患者,应该使用吗啡治疗,以缓解呼吸困难。

2014年ACC/AHAA瓣膜性心脏病治疗指南对主动脉瓣狭窄患者的药物治疗提出建议,包括具有主动脉瓣膜狭窄发生风险(A期)或无症状主动脉瓣狭窄(B或C期)的患者如果合并高血压,应根据“指南导向药物治疗(GDMT)”的指引进行治疗,起始治疗的剂量要低,并且根据需要逐渐按滴定法增加剂量,治疗过程应给予密切的监护。严重失代偿主动脉瓣狭窄(D期)、NYHA心功能Ⅳ级、伴心力衰竭症状的患者,在血流动力学监护下,可应用血管扩张药治疗。轻至中度瓣膜钙化的主动脉瓣狭窄患者(B至D期),应用他汀不能预防血流动力学的恶化。

2. *介入性治疗*　重度主动脉瓣狭窄的患者一旦出现症状,即使症状较轻,其预后也极其不良,除非流出道的梗阻被解除。患者的典型症状容易被认识,但由于患者早期的症状常不被发现,合理的介入治疗的时机常被延误。因此,2014年的美国指南建议,对严重、有症状、发生钙化的主动脉瓣狭窄患者唯一有效的治疗是外科或经皮导管主动脉瓣置换术,目的是改善生存率、减轻症状、改善运动能力。指南指出,患者只要不存在影响其生存时间和生存质量的严重合并症,所有伴症状重度主动脉瓣狭窄的患者几乎都有主动脉瓣置换术的适应证,只要症状一旦发生,就应该尽早进行,而且认为年龄不是外科手术的唯一禁忌证。

(1)经皮导管主动脉瓣植入术:经皮主动脉瓣植入术(transcatheter aortic valve implantation,TAVI)是一个微创治疗的手段。如果是由于技术的限制或并存疾病情况存在风险而禁止外科治疗的患者,TAVI是替代外科AVR的理想选择。目前,TAVI已建立了完善的技术措施,由于经股动脉(transfemoral)穿刺操作简单,可不需外科医生直接参与,目前的发展和报道的资料显示,经股动脉途径是首选的方法,有周围血管病变的患者可选用心尖穿刺途径(transapical)。

TAVI 新近的主要适应证为:①有症状的 CAS (瓣膜口面积<1cm^2);②欧洲心脏手术风险评分(EuroSCORE)≥20 %或美国胸外科学会危险(STS)评分≥10 %;③解剖上适合 TAVI(主要为主动脉瓣环内径、外周动脉内径在合适的范围内)。

禁忌证包括期待寿命<12 个月、已植入机械主动脉瓣、心内膜炎、严重器质性二尖瓣反流等。

随着技术的改进,TAVI 继续得到迅速的发展,由于 TAVI 治疗患者数量的增加,临床应用的经验也得以丰富。新近发表的临床研究和专科中心的资料显示,TAVI 的结局较某些注册的结果要好。需要强调的是 TAVI 应由积累大量相关技术经验的专科中心和专家,包括心脏麻醉师等的团队来开展。

(2)主动脉瓣球囊瓣膜成形术(balloon valvuloplasty of the aortic valve,BAV):目前我国专家认为经皮球囊主动脉瓣膜成形术的主要适应证为:①儿童和青年的先天性主动脉狭窄;②严重主动脉狭窄的心源性休克不能耐受手术者;③重度狭窄危及生命,而因心力衰竭手术风险大的过渡性治疗措施;④严重主动脉瓣狭窄的妊娠女性;⑤严重主动脉瓣狭窄拒绝手术者,见图 5-1-4。

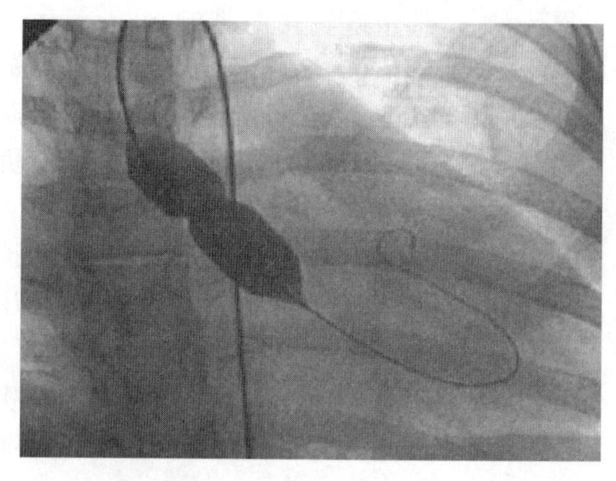

图 5-1-4　主动脉瓣球囊扩张过程

妊娠期被诊断为症状性重度主动脉瓣狭窄,经药物积极治疗,症状和血流动力学持续恶化,可给予经皮球囊瓣膜成形术

资料来源:Sahar Naderi, Russell Raymond. 2014. Pregnancy and Heart Disease. In Cleveland Clinic Published

(3)外科瓣膜置换术:外科主动脉瓣置换术已十分成熟,手术成功率在 98%以上,而且效果良好。主要适应证为:①有晕厥或心绞痛病史者;②心电图示左心室肥厚;③心功能Ⅲ~Ⅳ级;④左心室-主动脉间压力阶差>50mmHg。

3. 妊娠合并主动脉瓣狭窄的治疗　妊娠期无症状,平均主动脉跨瓣压差持续<50mmHg 的患者通常预后较好,只需密切随访。主动脉瓣狭窄的患者,不论其病因,经阴道分娩的过程均需要密切监护。由于患者周围血管阻力降低可造成母婴的风险,因此,硬膜下麻醉必须小心,麻醉诱导过程要缓慢,应避免脊髓阻滞麻醉。主动脉瓣狭窄的患者在分娩过程中,血流动力学的稳定至关重要。有研究者建议对重度主动脉瓣狭窄的患者实施剖宫产以避免突然增加动脉压和心排血量,并可缩短分娩的时间。

对发生心力衰竭伴显著呼吸困难的患者应给予利尿药。患者在分娩过程中存在心功能恶化的风险,重度主动脉瓣狭窄的妊娠患者,如经积极的药物治疗后心力衰竭的症状仍未能缓解(NYHA Ⅲ~Ⅳ级)或仍存在充血性心力衰竭的体征,应考虑给予介入治疗以减轻主动脉狭窄。孕期瓣膜介入性治疗中,尽量避免在人工心肺体外循环下行主动脉瓣置换术,因为对胎儿存在风险。如果患者的情况紧迫,最明智的选择是当婴儿的情况良好时进行主动脉瓣置换术,并且在人工心肺体外循环实施前行剖宫产。国内建议严重主动脉瓣狭窄的妊娠女性可考虑主动脉瓣膜成形术,国外建议对合适的病例可选择经皮主动脉瓣球囊成形术(PBAV)。这个技术的主要优势在于可避免使用人工心肺体外循环。年轻的女性风湿性主动脉瓣狭窄通常合并瓣缘的融合和仅为中度的瓣膜钙化。PBAV 可以使主动脉瓣的功能获得暂时的改善,使患者安全地度过围生期,把主动脉瓣置换的时间延迟至分娩以后。如果在妊娠期间须行主动脉瓣球囊成形术,应参照妊娠期经皮二尖瓣成形术采取的保护措施以减少放射线的影响。这个手术应严格限制在有丰富经验的医学中心进行。

重度风湿性主动脉瓣狭窄患者应手术矫正后再考虑妊娠。

【妊娠与狭窄性瓣膜病处理的指南建议】

2014 年 ACC/AHA 瓣膜性心脏病治疗指南对狭窄性瓣膜病的处理提出推荐性建议。

1. *产前咨询*　指南强烈建议,对可疑狭窄性瓣膜病的患者在妊娠前应接受临床的评估和经食管超声心动图检查。所有重度狭窄性瓣膜病的患者(C 期和 D 期),在妊娠前,均需接受心脏病专家的咨询,提供咨询的专家应具有处理妊娠心瓣膜病的丰富经验。所有在妊娠前要考虑手术治疗的患者孕前的咨询内容包括手术介入治疗对妊娠患者的利益与风险,机械人工瓣、生物瓣和瓣膜修复术的选择对妊娠的影响。

2. *医疗团队的配置*　严重狭窄性瓣膜病(C 期和 D 期)的妊娠患者应该在重症监护中心接受监护,这些中心应具有专门治疗和管理瓣膜性心脏病,并且富有处理妊娠期高危心脏疾病经验的心脏病专家、外科专家、麻醉师、产科医生的团队。

3. *运动试验的建议*　根据美国指南的建议,无症状重度主动脉瓣狭窄(主动脉瓣血流速度≥4.0m/s 或平均压力阶差≥40mmHg,C 期)患者于妊娠前进行运动试验是合理的。而在我国,还没有对同类患者在孕前的运动试验提出建议,应根据国情进行考虑和处理。

4. *药物治疗建议*　指南强烈推荐,二尖瓣狭窄合并心房颤动的妊娠患者应该接受抗凝治疗,除非患者有禁忌证。其他的推荐被认为是合理的治疗措施包括:二尖瓣狭窄的妊娠患者,如果病情需要可应用 β 受体阻滞剂控制心率,但患者需能耐受且无禁忌证。二尖瓣狭窄伴有心力衰竭症状(D 期)的妊娠患者应用利尿药也可能是合理的。狭窄性瓣膜病的妊娠患者不应使用 ACE 抑制剂和 ARBs。

5. *介入性治疗的建议*　2014 年的指南强烈推荐包括:症状性重度主动脉瓣狭窄患者(主动脉瓣血流速度≥4.0m/s 或平均压力阶差≥40mmHg,D 期),或症状性重度二尖瓣狭窄患者(二尖瓣面积≤1.5cm^2,D 期)建议于妊娠前先接受瓣膜的介入治疗。无症状性重度二尖瓣狭窄患者(二尖瓣面积≤1.5cm^2,C 期)如果瓣膜的解剖学利于二尖瓣球囊成形术,妊娠前应接受瓣膜的介入治疗。

指南认为是合理的推荐包括:无症状性重度主动脉瓣狭窄患者(主动脉瓣血流速度≥4.0m/s 或平均压力阶差≥40mmHg,C 期)妊娠前应接受瓣膜的介入治疗。重度二尖瓣狭窄的妊娠患者(二尖瓣面积≤1.5cm^2,D 期),妊娠期心功能为 NYHA Ⅲ～Ⅳ 级,经药物治疗仍持续存在心力衰竭症状,如果瓣膜的解剖学利于经皮介入治疗,孕期经皮二尖瓣球囊成形术是合理的;重度二尖瓣狭窄的妊娠患者(二尖瓣面积≤1.5cm^2,D 期),如患者为难治性心力衰竭,心功能为 NYHA Ⅳ 级,如果瓣膜的解剖学不利于经皮介入治疗,瓣膜的手术治疗是合理的。重度主动脉瓣狭窄的妊娠患者(平均压力阶差≥40mmHg,D 期),只有患者血流动力学的情况恶化或患者出现心功能为 NYHA Ⅲ～Ⅳ级的心力衰竭症状,瓣膜的介入治疗才是合理的。无严重心力衰竭症状的狭窄性瓣膜病妊娠患者,无需接受瓣膜手术治疗。

第二节　风湿性左室反流性心脏瓣膜病

一、二尖瓣关闭不全

正常的二尖瓣关闭功能取决于瓣叶、瓣环、腱索、乳头肌、左心室的完整结构和正常功能，其中任一部分发生结构和功能的异常均可引起二尖瓣关闭不全。风湿性二尖瓣病变最多见的是瓣膜纤维化增厚，瓣缘融合，开口狭小，形成单纯性二尖瓣狭窄。约有 1/3 二尖瓣狭窄的患者合并关闭不全。单纯性二尖瓣关闭不全在风湿性瓣膜病中少见，仅占5%左右。

【病因与病理】

1. 慢性二尖瓣关闭不全

(1)二尖瓣狭窄合并关闭不全：风湿热可致二尖瓣瓣膜长期反复炎症性病变，瓣膜呈纤维化、增厚、僵硬，瓣缘融合，瓣口狭窄，同时瓣叶因纤维化挛缩变形，瓣缘因纤维化增厚或钙化，卷曲不平，致使前后瓣叶不能在心室收缩时对拢闭合，腱索乳头肌也因纤维化、短缩，将瓣叶向心室腔牵拉，以致瓣叶活动受限，导致瓣膜开放受限的同时又存在关闭不全。

(2)单纯二尖瓣关闭不全：风湿热可致瓣膜一定程度的纤维化增厚，缩短变形，甚至可引起腱索和乳头肌增粗、融合、缩短和变形，但瓣缘无融合，瓣口无狭窄。急性风湿性心肌炎可致左心室扩大，二尖瓣瓣环随左心室扩大而增大，以后瓣叶基部瓣环增大更为明显，致使瓣叶面积相对不足，收缩期瓣口不能闭合。如风湿热急性期治疗后心肌炎治愈，左心室及瓣环缩小并恢复正常，则关闭不全可以消失。如果心肌炎未被治疗或治疗无效，则左心室和瓣环可持续增大，关闭不全的程度也逐渐加重。

慢性二尖瓣反流者，在收缩期由于部分血液反流至左心房，左心室前向排血量下降，左心房的血容量增加，压力增高，左心房逐渐扩大。慢性二尖瓣反流常导致巨大左心房，是防止肺静脉与肺毛细血管压力升高的一种代偿机制，也是急性二尖瓣关闭不全能够幸存的原因之一。单纯二尖瓣关闭不全者，左心房的大量血液在心室的舒张期能够顺利充盈左心房，使左心房和肺静脉压力升高减缓，因此，单纯二尖瓣关闭不全者肺淤血的发生延迟、减轻。而慢性失代偿二尖瓣反流者，左心室和左心房的压力增高，最终导致肺水肿和心源性休克。

2014 年 ACC/AHA 心脏瓣膜疾病治疗指南对原发性二尖瓣反流的分期见表 5-2-1。

2. 急性二尖瓣关闭不全　多因腱索断裂、瓣膜毁损或破裂、乳头肌坏死或断裂及人工瓣膜替换术后开裂而引起，可见于感染性心内膜炎、急性心肌梗死、穿通性或闭合性胸外伤、自发性腱索断裂或医源性二尖瓣关闭不全。

急性二尖瓣反流的血流动力学特点是，前负荷增加，后负荷减低，导致舒张末容积增加和收缩末容积减少，总的搏出量异常过度增加。但是，前向搏出减少，因为总搏出量中有大量的反流，被称为每搏反流量，其后果是左心房压力增加。

3. 二尖瓣关闭不全与妊娠　由于妊娠期间血容量和心排血量进行性增加，使二尖瓣关闭不全患者瓣膜的反流量增加。然而，由于其他生理性改变，如心动过速和系统动脉阻力的减少都可以增加前向的射血容积，而部分地代偿瓣膜反流的后果。与狭窄性瓣膜病的患者比较，反流性瓣膜病的患者能更好地耐受妊娠。因为在整个孕期，孕妇的后负荷减轻，从而能允许在心室充盈压没有增

表5-2-1 2014年ACC/AHA心脏瓣膜疾病治疗指南原发性二尖瓣反流的分期

分期	定义	瓣膜结构	血流动力学	心脏改变	症状
A	危险期	·轻度二尖瓣脱垂，闭合正常 ·二尖瓣轻度增厚，瓣叶活动轻度受限	·无MR射流或左心房中心射流面积<20% ·反流狭径（VC）<0.3cm	·无	·无
B	进展期MR	·重度二尖瓣脱垂，闭合正常 ·风湿性瓣膜改变，瓣叶活动受限，中心性闭合丧失 ·既往有IE	·中心射流面积占左心房20%～40%或收缩晚期二尖瓣见偏心反流 ·反流狭径<0.7cm ·反流容积<60ml ·反流分数<50% ·有效反流口面积（ERO）<0.40cm^2 ·造影等级1～2+	·轻度左心房扩大 ·无左心室扩大 ·肺动脉压正常	·无
C	无症状重度病变期	·重度二尖瓣脱垂，闭合不全或瓣叶呈连枷样改变 ·风湿性瓣膜改变，瓣叶活动受限，中心性闭合丧失 ·既往有IE ·放射性心脏病瓣叶增厚	·中心射流面积占左心房>40%或全收缩期见二尖瓣偏心反流 ·反流狭径≥0.7cm ·反流容积≥60ml ·反流分数≥50% ·有效反流口面积（ERO）≥0.40cm^2 ·造影等级3～4+	·中至重度左心房扩大 ·左心室扩大 ·安静或运动时可出现肺动脉高压 ·C1：LVEF>60%，LVESD<40mm ·C2：LVEF≤60%，LVESD≥40mm	·无
D	症状性重度病变期	·重度二尖瓣脱垂，闭合不全或瓣叶呈连枷样改变 ·风湿性瓣膜改变，瓣叶活动受限，中心性闭合丧失 ·既往有IE ·放射性心脏病瓣叶增厚	·中心射流面积占左心房>40%或全收缩期见二尖瓣偏心反流 ·反流狭径≥0.7cm ·反流容积≥60ml ·反流指数≥50% ·有效反流口面积（ERO）≥0.40cm^2 ·造影等级3～4+	·中至重度左心房扩大 ·左心室扩大 ·持续肺动脉高压	·运动耐量减低 ·劳力性呼吸困难

注：评估二尖瓣反流程度有不同的评估标准，但不是每一个评估标准都适用于所有患者，二尖瓣反流程度按这些量化的评估指标结合其他的临床证据分为轻、中、重度。

ERO（effective regurgitant orifice）：有效反流口面积；IE（infective endocarditis）：感染性心内膜炎；VC（vena contracta）：反流狭径；LVEF（left ventricular ejection fraction）：左心室射血分数；LVESD（left ventricular end-systoric diamension）：左心室收缩末直径；MR（mitral regurgitation）：二尖瓣反流。

加的同时增加心排血量。重度瓣膜反流的患者，妊娠期间也可以很好地耐受，但是这些患者被证实多为慢性、左心室扩张而仍保留左心室功能的患者。重度反流并伴有症状的患者，如果 LVEF 下降或合并肺动脉高压，孕期可因为容量负荷的增加而存在心力衰竭的发生风险。

因为充盈压急剧的增加，急性的反流性瓣膜病患者孕期常不能耐受妊娠。但风湿性瓣膜病的患者很少发生急性反流，除外风湿性瓣膜病并感染性心内膜炎患者。

二尖瓣关闭不全并重度左心室功能不全患者在妊娠期间失代偿的病例罕见。患者在妊娠期间的预后及处理与心肌病患者相同。由慢性容量超负荷致左心功能不全远超过风湿性心肌损害的后果。急性风湿热伴左心室功能不全的患者，应考虑风湿性心肌炎的可能。相对于风湿热的直接心肌损害，患者的左心功能不全，应更多地考虑重度瓣膜反流造成的后果。

【临床表现】

1. *症状*

(1)急性：轻度反流，仅有轻微劳力性呼吸困难。重度反流(如乳头肌断裂)，很快出现急性左心衰竭，甚至心源性休克。

(2)慢性：轻度二尖瓣关闭不全病人，可长期没有症状。当左心功能失代偿时，病人出现乏力、心悸、胸痛、劳力性呼吸困难等因心排血量减少导致的症状。随后，病情加重，出现端坐呼吸、夜间阵发性呼吸困难，甚至急性肺水肿，最后导致肺动脉高压、右心衰竭。

2. *体征* 心尖部收缩期杂音是二尖瓣关闭不全最主要的体征，典型者为较粗糙全收缩期吹风样杂音，多向腋下及左肩胛间部传导，后瓣受损时可向心底部传导。二尖瓣脱垂时只有收缩中晚期杂音。P_2亢进、宽分裂。

患者心尖搏动增强，向下移位；心尖区抬举样搏动及全收缩期震颤。并发肺水肿或右心衰竭时，出现相应体征。

伴有重度充血性心力衰竭症状或体征的慢性主动脉或二尖瓣关闭不全的妊娠患者不多见。既往已发现反流性杂音的妊娠患者在产前的随访中最常见。二尖瓣关闭不全患者在妊娠期间房性早搏会增加。妊娠期每搏输出量增加使脉搏跳跃，主动脉瓣反流程度的体征不典型。

【辅助检查】

1. *X 线检查* 急性者心影正常或左心房轻度增大不明显。慢性者可见左心房、左心室扩大，肺淤血，间质肺水肿征。可见二尖瓣环和瓣膜钙化。

2. *心电图* 轻或中度二尖瓣关闭不全者，心电图可见 P 波增宽并出现切迹，V_1导联 P 波为负向，宽度超过 0.04s，深度大于 1mm，提示左心房增大。中度关闭不全者，可显示电轴左偏或左心室增大肥厚。急性者心电图正常，窦性心动过速常见。慢性重度者可出现左心房增大、左心室肥厚或非特异性 ST 改变；心房颤动常见。

3. *心导管* 用于临床表现与非侵入性检查结果不相符；或术前需要精确评估反流程度；或需要排除冠心病时。

4. *超声心动图检查* 超声心动图脉冲多普勒和彩色多普勒显像可确诊并评估二尖瓣反流程度。M 型和二维超声心动图可观测房室大小、瓣叶形态及运动，明确病因。

在多普勒超声对二尖瓣关闭不全的反流定量评估包括：①反流分数(regurgitation fraction，RF)，RF =(总搏血量－有效搏血量)/总搏量；②反流量(regurgitation volume，RV)，根据 RV＝总搏血量－有效搏血量；③反流束测量：是临床应用较为简便且可靠的评估方法。彩色反流束的长度与面积和反流程度间有较好的相关性。一般认为，反流束最大长度小于 1.5cm 为轻度反流；1.5～3cm 为中度反流；3～4.5cm 为中重度反流；大于 4.5cm 为重度反流。反流面积/左心房面积之比标准：小于 20%为轻度反流；20%～40%为中度反流；大于 40%为重度反流。

反流口面积（effective regurgitant orifice，ERO）大小可评价二尖瓣反流的严重性，应用彩色多普勒超声血流会聚法（FCM）及多普勒血流量法可测得有效反流口面积。在 2014 年 ACC/AHA 瓣膜性心脏病治疗指南中，原发性二尖瓣反流患者不同分期的反流口面积特点为：进展性二尖瓣狭窄 B 期患者 ERO＜0.40cm^2，严重二尖瓣狭窄 C 期或 B 期患者 ERO≥0.40cm^2。

经食管超声心动图检查适用于建议外科治疗的严重二尖瓣反流患者，用于评估病因学和二尖瓣修复治疗的难易程度；也适用于经胸壁超声心动图未能确诊的患者，以评估二尖瓣及其附属结构。

超声心动图检查原理在各种反流性心脏瓣膜病都是一样的。由于妊娠期间的血流动力学的特殊性，应用定量多普勒超声心动图评估反流量和瓣口有效反流面积优于其他定量的方法。妊娠期间因为血容量的增加使左心室轻度扩大，要计算左心室的直径时应给予考虑。

妊娠期间超声心动图对瓣膜解剖的评价通常不会影响处理的方法。然而，风湿性二尖瓣关闭不全的患者如果准备在结束妊娠后行外科治疗，超声心动图的分析对评价二尖瓣修复的可行性有重要的价值。

【治疗】

1. *药物和非手术治疗*　二尖瓣反流伴有症状或左心室功能不全的患者可应用有效减轻后负荷的药物和利尿药。

功能性二尖瓣关闭不全伴左心室功能不全的患者可应用 β 受体阻滞剂，和应用双心室同步起搏治疗以减轻反流量。

急性二尖瓣反流合并血流动力学变化可考虑应用主动脉球囊反搏（IABP）治疗。

合并心房颤动者可应用 β 受体阻滞药、钙通道拮抗药、洋地黄，或联合治疗；发生心房颤动，或已接受二尖瓣置换术的患者应考虑抗凝治疗。

已接受人工心脏瓣膜治疗，有感染性心内膜炎、心脏瓣膜病和已接受心脏移植的患者，在牙科治疗前，包括牙龈、根尖区治疗，经口腔黏膜切口的治疗，需使用抗生素预防治疗。

慢性伴严重症状二尖瓣关闭不全患者可考虑应用心脏正性肌力药物（如多巴酚丁胺）。患者应咨询心胸外科有关手术治疗的意见。

2. *手术治疗*　手术治疗的适应证如下。

（1）急性二尖瓣反流：2014 年 ACC/AHA 瓣膜性心脏病治疗指南建议，急性严重二尖瓣反流伴症状的患者应该给予紧急二尖瓣手术治疗。急性二尖瓣反流的程度可有不同，二尖瓣反流量较轻的患者可以获得代偿，随着左心室的扩张，患者左心室压力降低，前向血流增加。但是，大多数急性和严重的二尖瓣反流患者需要手术治疗重建正常的血流动力学和缓解症状。其中，急性乳头肌完全性断裂的严重二尖瓣反流，患者常不能耐受。指南认为，即使不完全性乳头肌腱索断裂、血流动力学稳定的患者也有手术的适应证，因为患者存在突然恶化为完全性断裂的风险。乳头肌腱索断裂的患者，二尖瓣修复术通常容易进行而且优于二尖瓣置换术。手术的时机应根据患者的血流动力学情况而定。以细菌性心内膜炎为病因的患者手术宜越早越好，因为手术治疗的后果优于药物治疗。尽早手术的策略也适用于其他病因的急性二尖瓣反流患者。

（2）慢性二尖瓣反流：原发性二尖瓣关闭不全患者的手术治疗包括二尖瓣修复术或二尖瓣置换术。如果二尖瓣修复术能获得成功且疗效持久则优于二尖瓣置换术。

有手术适应证的风湿性二尖瓣疾病患者，如果瓣膜的条件适宜修复术，且长期抗凝治疗的可靠性不保证，应接受二尖瓣修复术治疗。修复能否成功主要依赖于瓣膜的形态学和手术者的经验。二尖瓣反流患者的临床症状、左心室大小及左心功能是考虑是否手术的决定因素。以下是国内常用的手术适应证：

1)无症状者手术适应证

a.左心室功能正常：无症状并且左心室功能正常的二尖瓣反流患者无需手术治疗。由于无症状连枷瓣叶引起的二尖瓣反流患者可能会在短期出现症状，猝死的危险性增加，应尽早手术。有二尖瓣修补术适应证者，手术越早越好。

b.左心室功能不全：无症状左心室功能不全的患者，LVEF ＜ 60%，LVESD ＞ 45mm，必须手术治疗，避免左心室功能出现不可逆的损害。由于患者存在左心室功能不全，因此，应尽量保存二尖瓣装置的完整性，防止术后左心室功能继续恶化。

2)有症状者手术适应证：大多数患者出现心力衰竭症状和持续性心房颤动是二尖瓣手术的适应证，即使射血分数和左心室收缩末期没有明显的进展。若患者具有二尖瓣修复的条件，即使症状轻微，也宜尽早手术治疗，以避免患者出现更严重的症状或左心室功能不全加重。瓣膜修补术可以提高患者的生活质量，避免瓣膜置入术给患者带来各种风险。有症状的连枷瓣叶致二尖瓣反流患者猝死风险增加，故宜早行手术。如果患者不适宜进行瓣膜修补术，应加强随访，若症状继续加重或心功能进一步恶化，需要手术恢复二尖瓣功能。

左心室功能正常，但症状轻微患者的治疗取决于经食管心脏超声二尖瓣解剖的情况，以判断是否具有瓣膜修补的条件，或必须接受瓣膜置换术。

3. 经皮二尖瓣修复术　经皮二尖瓣修复术是微创治疗，可替代外科手术和避免手术的风险，2013 年 10 月，美国 FDA 已批准 MitraClip 瓣膜修复系统在有症状的退行性二尖瓣反流患者中应用。结果显示经皮二尖瓣修复术减轻二尖瓣反流的作用虽然较少，但是同样能改善患者的预后，而且有很好的安全性。MitraClip 瓣膜修复系统主要应用于功能性、退行性瓣膜病，二尖瓣脱垂的患者。目前各种经皮二尖瓣反流修复术的研究还在进行。严重风湿性二尖瓣反流的患者多同时合并二尖瓣狭窄，外科手术和经皮介入的处理应结合风湿性二尖瓣狭窄的处理原则。

附：2014 年 ACC/AHA 瓣膜性心脏病治疗指南对慢性原发性二尖瓣关闭不全手术适应证提出以下建议

Ⅰ类推荐

1. 慢性重度原发性二尖瓣关闭不全伴症状(D)期，LVEF 大于 30%的患者建议给予手术治疗(B 级证据)。

2. 无症状慢性重度原发性二尖瓣关闭不全伴左心室功能不全[LVEF 30%～60%和(或)LVESD≥40mm]的患者应建议手术治疗(B 级证据)。

3. 具有手术适应证的慢性重度原发性二尖瓣关闭不全患者，如果前叶或前后叶均受累，成功和疗效持久的二尖瓣修复术则优于二尖瓣置换术(B 级证据)。

4. 慢性重度原发性二尖瓣关闭不全患者，如果因为其他的病因需要接受心脏手术时，患者应同时给予二尖瓣修复术(B 级证据)。

Ⅱa 类推荐

1. 无症状慢性重度原发性二尖瓣关闭不全(C1 期)伴保留左室功能(LVEF＞60%和 LVESD＜40mm)的患者，如果能在最好的心脏瓣膜治疗中心接受二尖瓣修复术，手术成功、疗效持久且术后无残余反流的可能性大于 95%，死亡率低于 1%(B 级证据)。

2. 无症状慢性重度非风湿性原发性二尖瓣关闭不全(C1 期)伴保留左室功能(LVEF＞60%和 LVESD＜40mm)的患者接受二尖瓣修复术是合理

的。手术成功和疗效耐久的可能性较高，或可有新发的心房颤动，并残留肺动脉收缩压＞50mmHg(B级证据)。

3. 慢性中度原发性二尖瓣关闭不全(B期)的患者，如果由于心脏的其他病因需要接受心脏手术，同时进行二尖瓣修复术是合理的(C级证据)。

Ⅱb类推荐

1. 有症状的慢性重度原发性二尖瓣关闭不全、LVEF≤30%的患者(D期)，应考虑手术治疗(C级证据)。

2. 有手术适应证的风湿性二尖瓣疾病患者，如果有可能接受成功和疗效耐久的修复术，且长期抗凝治疗的可靠性不保证，应接受二尖瓣修复术治疗(B级证据)。

3. 症状严重(心功能NYHA Ⅲ～Ⅳ级)的慢性重度原发性二尖瓣关闭不全(D期)，解剖条件适合修复，期待生存期合理，有手术的禁忌，有严重的合并症，经规范治疗仍保留严重症状的患者，应考虑给予经导管二尖瓣修复术(B级证据)。

Ⅲ类推荐:有害

孤立的重度原发性二尖瓣关闭不全，如受累的瓣膜仅限于后叶的一半以下者，除非已尝试修复并失败，否则不应给予二尖瓣置换术(B级证据)。

【妊娠合并二尖瓣反流的处理】

妊娠期慢性二尖瓣反流的患者主要见于风湿性心脏病和二尖瓣脱垂。孕期由于系统血管阻力的减低，因此患者在妊娠中的耐受性较好。无症状患者在妊娠期不需特殊的治疗。合并左心室功能不全的患者如出现严重充血性心力衰竭的症状和体征，且伴血流动力学异常时，特别在妊娠的晚期，利尿药、地高辛、硝酸酯可以应用。但血管紧张素转化酶抑制药和血管紧张素受体拮抗药在整个妊娠期间都是禁用的。因为在某些国家的药物市场盐酸肼屈嗪不可提供，所以在妊娠期合并心力衰竭时最常用的血管扩张药是硝酸酯类的药物。

妊娠期间应尽量避免外科治疗，如果在孕期接受二尖瓣修复术或置换术，胎儿死亡的风险会很高，心脏外科治疗通常使用的人工心肺体外循环对胎儿有高度的风险性。在妊娠期间，包括产后的围生期，反流性心瓣膜病患者的预后是良好的，心脏外科对患者显然是不合理的。心脏外科仅适用于极少数伴严重瓣膜反流并难治性心力衰竭的患者。

大多数合并反流性瓣膜病甚至出现过心力衰竭症状的患者都可以行阴道分娩。妊娠后外科手术的适应证要根据瓣膜病的程度和患者的耐受性，结合指南全面再评估。

分娩后如需要行瓣膜的置换术，瓣膜物质的选择应重点衡量机械瓣的使用年限而不需考虑抗凝治疗对妊娠后果的风险。

极少数瓣膜反流合并重度左心室功能不全(EF＜40%)且不能耐受妊娠的患者，应尽早考虑终止妊娠，避免继续妊娠而加重心力衰竭，如同心肌病患者的处理一样。

二、主动脉瓣关闭不全

目前，全球范围内主动脉瓣关闭不全的最主要病因是风湿性心脏病，而在欧美，则是先天性和退行性心脏疾病。据估计，美国不同程度二尖瓣反流的流行情况为总人口的2%～30%，其中只有5%～10%为重度的反流患者，重度主动脉瓣反流的患者在总人口中约小于1%。单纯性风湿性主动脉瓣关闭不全的发病率很低。据上海13 032例风湿性心脏病的统计分析，其发病率仅占其中的0.62%，主动脉瓣关闭不全合并狭窄或合并其他瓣膜病变的发病率则占12.78%。据Kirkein报道因主动脉瓣关闭不全而行主动脉瓣替换的1467例中，风湿性占46%。北京阜外医院2658例心脏瓣膜替换患者中，因单纯主动脉瓣关闭不全而换瓣的有197例，约占总换瓣手术病例的7.41%，其中约半数为单纯性风湿性主动脉瓣关闭不全。

【病理解剖与病理生理】

风湿性心脏病的反复发作，使主动脉瓣

叶纤维化、增厚和瘢痕挛缩,因瓣叶短缩和卷曲不能向中心靠拢,最终导致单纯性主动脉瓣关闭不全,但也常合并主动脉瓣狭窄。由于舒张期有大量的血液经关闭不全的瓣口反流入左心腔;使左心室扩张和室壁心肌肥厚。反流血液冲击二尖瓣前瓣的心室壁或左心室流出道的室间隔上,可形成冲击瘢。长期的主动脉反流会使主动脉瓣环扩大,主动脉根部扩大增粗,从而使反流进一步加重。

主动脉瓣关闭不全使左心室容量负荷增加。在舒张期,左心室要额外接受从主动脉反流进入左心腔的血流。在收缩期,左心室的排出量包含了前向排出量和主动脉的反流量,超出正常的充盈量。在舒张期,左心室与主动脉之间形成显著的压力阶差,反流的程度与舒张期跨瓣压差、前向血流量和反流量有关。慢性主动脉瓣关闭不全的早期,左心室舒张末压正常或轻度升高,左心室可代偿性扩大,以增加每搏排血量,保持循环的稳定。此后,左心室进行性扩大,慢性容量负荷过度,使心肌顺应性下降,左心室舒张末压明显升高;晚期,由于左房室环扩大,使二尖瓣乳头肌移位,产生功能性二尖瓣关闭不全。在心功能失代偿期,心排血量减少,左心房和肺毛细血管压力升高,以致发生肺水肿。

严重的关闭不全,反流量显著增高,使舒张期左心室充盈压迅速升高,甚至超过左心房压力,引起二尖瓣提早关闭,称之为功能性二尖瓣狭窄。

主动脉关闭不全患者的左心排血能力受主动脉与左心室之间压力阶差、外周动脉血管阻力、心肌顺应性和心率快慢或舒张期长短等因素的影响。主动脉关闭不全患者外周血管扩张是机体的另一代偿机制,有利于心脏向外周排血和相对减少左心室回流。

2014 年 ACC/AHA 心脏瓣膜疾病治疗指南对慢性主动脉瓣反流的分期见表 5-2-2。

【症状与体征】

1. 症状

(1)急性主动脉瓣关闭不全:由于突然的左心室容量负荷加大,室壁张力增加,左心室扩张,患者可迅速发生严重的呼吸困难,短时间内发生急性左心功能不全、肺水肿和低血压,极易导致死亡。如果心肌灌注压显著降低或发生主动脉夹层,患者可出现胸痛。

(2)慢性主动脉瓣关闭不全:通常情况下,主动脉瓣关闭不全患者在较长时间内无症状,即使明显主动脉瓣关闭不全者到出现明显的症状可长达 10～15 年;一旦发生心力衰竭,则进展迅速。

1)心悸:心脏搏动的不适感常由于左心室明显增大,心尖搏动增强所致,尤以左侧卧位或俯卧位时明显。由于脉压显著增大,身体各部常有强烈的血管搏动感,尤以头颈部为甚。

2)呼吸困难:劳力性呼吸困难最早出现,随着病情的进展,可出现端坐呼吸和夜间阵发性呼吸困难。

3)胸痛:心绞痛可在活动时和静息时发生,也可有夜间心绞痛发作。与主动脉瓣狭窄比较,心绞痛发作较少和较轻,持续时间也较短,对硝酸甘油反应不佳。可能是由于患者舒张压下降较显著对冠状动脉灌注不足,以及休息时心率减慢致舒张压进一步下降,使冠脉血流减小之故。亦有诉上腹部疼痛,推测可能与内脏缺血有关。

4)眩晕:迅速改变体位时可出现头晕或眩晕,晕厥较少见。

5)其他症状:疲乏、过度出汗多见。咯血和栓塞较少见。晚期右心衰竭时可出现肝脏淤血肿大,有触痛,踝部水肿,胸腔积液或腹水。

2. 体征

(1)心脏听诊

1)舒张期杂音:主动脉瓣区舒张期杂音为

表 5-2-2　2014 年 ACC/AHA 心脏瓣膜疾病治疗指南慢性主动脉瓣反流的分期

分期	定义	瓣膜结构	血流动力学	心脏改变	症状
A	危险期	• 双叶主动脉瓣(或其他先天性瓣膜畸形),主动脉瓣硬化 • 主动脉窦或升主动脉疾病 • 风湿热或风湿性心脏病史 • 感染性心内膜炎	• AR 严重程度:无或需要追踪	• 无	• 无
B	进展期	• 三叶瓣或二叶瓣(或其他先天性瓣膜畸形)轻至中度钙化 • 主动脉窦部扩张 • 风湿性瓣膜改变 • 曾有感染性心内膜炎	轻度 AR: • 左心室流出道反流束宽<25% • 反流狭径宽<0.3cm • 反流量<30 毫升/搏 • 反流分数<30% • 有效反流口面积<0.10cm² • 造影等级:1+ 中度 AR: • 左心室流出道反流束宽 25%~64% • 反流狭径 0.3~0.6cm • 反流量<30~59 毫升/搏 • 反流分数 30%~49% • 有效反流口面积 0.10~0.29cm² • 造影等级:2+	• 左心室收缩功能正常 • 左心室容积正常或轻度左心室扩大	• 无
C	无症状重度病变期	• 钙化性主动脉瓣疾病 • 主动脉双叶瓣或其他先天性畸形 • 主动脉窦或升主动脉扩张 • 风湿性瓣膜改变 • 感染性心内膜炎伴瓣叶异常闭合或穿孔	重度 AR: • 左心室流出道反流束宽≥65% • 反流狭径>0.6cm • 腹主动脉近端全舒张期血流倒流 • 反流量≥60 毫升/搏 • 反流分数≥50% • 有效反流口面积≥0.30cm² • 血管造影分级 3+~4+ • 另外,诊断慢性重度 AR 需要左心室扩张的证据	• C1:左心室功能正常,LVEF≥50%和轻至中度左心室扩大,LVESD≤50mm • C2:左心室收缩功能异常,LVEF<50%,重度左心室扩大,LVESD>50mm 或 LVESD > indexed 25mm/m²	• 无或具有运动试验可确定症状的状况

（续　表）

分期	定义	瓣膜结构	血流动力学	心脏改变	症状
D	症状性重度病变期	·钙化性主动脉瓣疾病 ·主动脉双叶瓣或其他先天性畸形 ·主动脉窦或升主动脉扩张 ·风湿性瓣膜改变 ·曾有感染性心内膜炎伴瓣叶闭合异常或穿孔	重度 AR ·左心室流出道反流束宽，≥65% ·反流狭径>0.6cm ·腹主动脉近端有全舒张期反向血流 ·反流容量≥60 毫升/搏 ·反流分数≥50% ·有效反流口面积≥0.30cm² ·造影等级：3+～4+ ·慢性重度 AR 需要左心室扩大的证据	·有症状重度 AR 伴正常收缩功能(LVEF≥50%)或轻至中度左心室功能不全(LVEF 40%～50%)或重度左心室功能不全(LVEF<40%) ·存在中至重度左心室扩张	·劳力性呼吸困难、心绞痛或更严重的心力衰竭症状

注：AR(aortic regurgitation)：主动脉反流；LVEF(left ventricular ejection refractive)：左心室射血分数；LVESD(left ventricular end-systoric dimension)：左室收缩末内径。

一高调递减型哈气样杂音，坐位前倾呼气末时明显。最响区域取决于有无显著的升主动脉扩张；风湿性者主动脉扩张较轻，在胸骨左缘第 3 肋间最响，可沿胸骨缘下传至心尖区；一般主动脉瓣关闭不全越严重，杂音所占的时间越长，响度越大。轻度关闭不全者，杂音柔和，出现于舒张早期；较重关闭不全时，杂音可为全舒张期且粗糙；在重度或急性主动脉瓣关闭不全时，杂音持续时间反而缩短。如杂音带音乐性质，常提示瓣膜的一部分翻转、撕裂或穿孔。

2)收缩期杂音：主动脉瓣关闭明显不全时，在心底部主动脉瓣区常可听到收缩中期喷射性、较柔和、短促的高调杂音，向颈部及胸骨上凹传导，为极大量的心脏搏出血流通过畸形的主动脉瓣膜所致，并非由器质性主动脉瓣狭窄引起。心尖区常可闻及柔和、低调的隆隆样舒张中期或收缩期前杂音，即 Austin-Flint 杂音。此乃由于主动脉瓣大量反流，冲击二尖瓣前叶，妨碍其开启并使其震动，引起相对性二尖瓣狭窄；同时主动脉瓣反流血与左心房回流血发生冲击，混合，产生涡流所致。此杂音在用力握掌时增强，吸入亚硝酸异戊酯时减弱。当左心室明显扩大时，由于乳头肌外移引起功能性二尖瓣反流，可在心尖区闻及全收缩期吹风样杂音，向左腋下传导。

3)第二心音：瓣膜活动很差或反流严重时主动脉瓣第二心音减弱或消失。

4)第三心音及第四心音：提示左心功能不全；左心房代偿性收缩增强时闻及第四心音。由于收缩期心搏量大量增加，主动脉突然扩张，可造成响亮的收缩早期喷射音。

急性严重主动脉关闭不全时，舒张期杂音柔和，短促；第一心音减弱或消失，可闻及第三心音；脉压可近于正常。

(2)周围血管体征：收缩压正常或稍高，舒张压明显降低，脉压差明显增大，可出现周围血管体征：水冲脉、毛细血管搏动征、股动脉枪击音、股动脉收缩期和舒张期双重杂音，以及头部随心搏频率的上下摆动。肺动脉高压和右心衰竭时，可见颈静脉怒张、肝脏肿大、下肢水肿。

(3)其他：心尖搏动向左下移位，范围较广，且可见有力的抬举性搏动。心浊音界向左下扩大。主动脉瓣区可触及收缩期震颤，并向颈部传导；胸骨左下缘可触及舒张期震颤。颈动脉搏动明显增强，并呈双重搏动。

【辅助检查】

1. *X线胸片*　左心室扩大，升主动脉和主动脉结扩张，呈“主动脉型心脏”，左心房可增大；肺动脉高压或右心衰竭时，右心室增大，肺静脉充血，肺间质水肿。常有主动脉瓣叶和升主动脉的钙化。主动脉根部造影可估计主动脉瓣关闭不全的程度，如造影剂反流至左心室的密度较主动脉明显，则说明重度关闭不全；如造影剂反流仅限于瓣膜下或呈线状反流，则为轻度反流。

2. *心电图*　轻度主动脉瓣关闭不全者心电图可正常。严重者可有左心室肥大和继发ST段压低和T波倒置的改变，电轴左偏。Ⅰ、aVL、$V_{5\sim6}$导联Q波加深，而r波在V_1、V_2都很小。晚期左心房增大。亦可见束支传导阻滞。

3. *超声心动图*　风湿性主动脉瓣关闭不全表现为瓣膜增厚、回声增强、瓣膜活动僵硬。主动脉根部水平短轴切面，舒张期可显示瘢痕组织收缩导致的瓣叶中心部分缩短，在瓣口中央呈现三角形的漏口，经食管超声心动图能清楚显示主动脉瓣关闭不全的漏口。

左心室腔明显扩大，室间隔与左心室后壁活动度增加，心室壁增厚。左心室功能失代偿时，左心房亦可增大。舒张期二尖瓣前叶快速高频的振动是主动脉瓣关闭不全的特征表现。

彩色多普勒超声胸骨旁左心室长轴切面、心尖切面与主动脉根部短轴切面显示主动脉瓣反流束为红色为主的五彩反流束。频谱多普勒超声心动图的血流频谱为充填波形，表明有多种血流成分。频谱形态略呈梯形，起于舒张早期，一般持续舒张全期，血流速度缓慢降低，波形的降支坡度较为平缓，见图5-2-1。严重主动脉关闭不全，左心室舒张末压显著增高时，降支坡度变陡且提前终止。多普勒超声在主动脉瓣关闭不全的分级见表5-2-3。

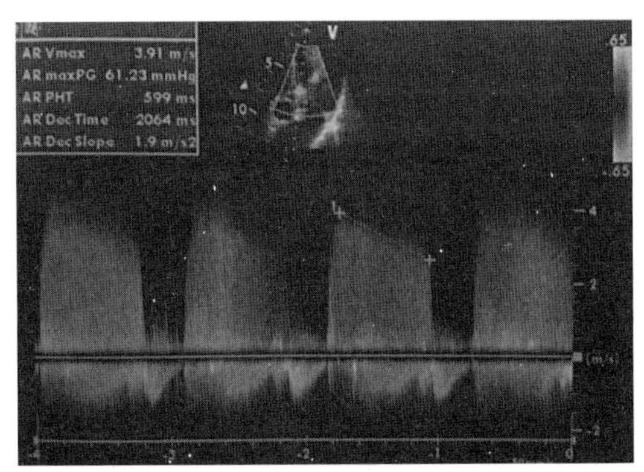

图5-2-1　主动脉瓣关闭不全的连续多普勒频谱

表5-2-3　主动脉瓣关闭不全的分级

	轻度	中度	中重度	重度
脉冲多普勒	瓣下方	瓣尖	乳头肌水平	超过
连续多普勒	可显示反流信号，但不明显	显示完整反流频谱	降支比升支密度强	羽毛样频谱
彩色多普勒高度比	＜25%	25%～46%	47%～64%	＞64%
彩色多普勒面积比	＜4%	4%～24%	25%～60%	＞60%

注：高度比采用胸骨旁左心室长轴切面反流束高度与左心流出道高度之比；面积比采用主动脉根部短轴切面反流束截面积与左心室流出道面积之比。

4. 平板运动试验　在国外，其可作为部分症状不典型的慢性严重主动脉瓣反流患者评估外科手术治疗建议的指引。

5. 核素检查　包括心室造影和心肌扫描。血池显像示左心室扩大，舒张末期容积增加。左心房亦可扩大。可测定左心室收缩功能，用于随访有一定价值。心肌扫描出现充盈缺损提示可能有心肌缺血。心室造影可作为无创评估主动脉瓣关闭不全的严重程度，左右心室排血量的比值如果大于2.0，提示有严重主动脉瓣关闭不全。

6. 心脏CT扫描和MRI　CT扫描和MRI在主动脉瓣反流患者的处理中还未被广泛采纳，有关这些影像技术在临床中应用的文章正逐渐增多。

7. 心脏导管　导管检查不需作为主动脉瓣反流患者的常规检查，但导管检查可以为患者提供一些特殊的临床价值。对有强烈手术适应证的患者，宜采用导管检查的情况包括以下几点：①有冠心病危险因子患者在瓣膜手术前对冠状动脉解剖的评估；②如果非介入性的检查不明确或与临床的症状不一致，可作为主动脉瓣反流程度、左心室功能、主动脉根部大小的评估。

【治疗】

1. 急性主动脉瓣关闭不全　患者需要给予合理的紧急处理，包括提供气道的管理，必要时行气管插管，考虑迅速的外科介入。应用正性心肌收缩力药物，如多巴胺或多巴酚丁胺；应用血管扩张药，如硝普钠或硝酸甘油，以改善左心室收缩功能和减轻后负荷。部分患者需要使用洋地黄，如地高辛，可以控制患者的心室率。在急性期应避免应用β受体阻滞剂。

2. 慢性主动脉瓣关闭不全

(1)内科治疗：慢性主动脉瓣关闭不全合并心力衰竭的患者可应用洋地黄和其他正性心脏肌力的药物、利尿剂及血管扩张剂，特别是血管紧张素转化酶抑制剂，有助于防止心功能恶化。患者如果需要进行的手术有发生细菌性心内膜炎的风险时，应预防性使用抗生素。

1)血管扩张剂治疗：慢性重度主动脉瓣关闭不全的治疗中，选择性的血管扩张剂治疗可以降低合并高血压患者的后负荷、减轻正常血压患者的室壁张力和改善左心室功能，但是，血管扩张剂不能显著降低反流量(前负荷)，因而不能使临床获益。

ACC/AHA指南对血管扩张剂的应用做出以下的建议：a. 长期血管扩张剂治疗适用于不宜手术的慢性重度主动脉瓣反流伴左心室功能不全和症状的患者；b. 短期应用血管扩张剂对改善严重左心室功能不全和心力衰竭患者手术前血流动力学情况是合理的；c. 无症状重度主动脉瓣关闭不全、左心室扩张和正常射血分数的患者长期应用血管扩张剂治疗可以被接受。

根据目前的指南，血管扩张剂不适于长期使用的情况：a. 无症状、正常射血分数的重度以下主动脉瓣反流患者；b. 无症状、左心室功能不全、适宜手术治疗的患者；c. 伴有症状、轻或中度左心功能不全、等候手术治疗的患者。

在2012年欧洲心脏病学会心胸外科学会指南推荐短期应用血管扩张剂和正性心脏肌力药物以改善瓣膜心脏手术前患者严重的心力衰竭症状。对重度主动脉瓣反流和心力衰竭，血管扩张药适用于合并高血压而不适宜手术的患者，或者手术后持续心力衰竭的患者。

2014年ACC/AHA的指南认为，血管扩张剂可以有效减低慢性主动脉瓣反流合并高血压患者的收缩压，最好应用二氢吡啶类钙拮抗剂、血管紧张素转化酶抑制剂(ACEI)或血管紧张素受体阻滞剂(ARBs)(Ⅰ类推荐，B级证据)。但要注意妊娠患者不宜应用ACEI或ARBs。慢性重度主动脉瓣反流者，β受体阻滞剂可减慢心率而提高患者的射血容积，因此对患者的血压影响不大。伴症状或左心室功能不全的重度主动脉瓣关闭不全患者（C_2 期和 D 期），如果因为合并症而不能接受手术治疗，药物治疗中应用 ACEI/ARBs 和 β 受体阻滞剂被认为是合理的（Ⅱa 类推荐，B 级证据）。

2）抗生素的预防性应用：新近的指南不再推荐所有的主动脉瓣反流患者在牙科前常规预防性使用抗生素，选择性应用的患者包括以下的情况：应用了人工瓣膜或在瓣膜修复中应用了人工物质的患者。患者既往有细菌性心内膜炎的病史。心脏移植患者由于瓣膜结构异常合并瓣膜反流。

（2）瓣膜的手术治疗：主动脉瓣反流的手术治疗需要应用人工瓣膜替代受累的瓣膜，随着外科技术的改进，应用主动脉瓣保留瓣膜修复术的可能性正在增加，使许多严重左心室功能不全的患者可以通过瓣膜手术获得改善，从而避免了心脏移植术。

美国新近的 ACC/AHA 指南认为，慢性重度主动脉瓣关闭不全患者的瓣膜手术需依据以下的情况：患者有症状；无症状的患者静息下的射血分数＜50％；无症状患者，左心室扩张（左心室收缩末直径，LVESD＞50mm）。

ESC/EACTS 指南的手术建议适用于以下患者：症状发作的重度主动脉瓣反流患者；伴左心室功能不全或显著左心室扩张，排除其他病因的患者；无症状伴左心室功能不全，EF＜50％的重度主动脉瓣反流患者。指南还建议，左心室舒张末直径（LVEDD）＞70mm，或左心室收缩末直径（LVESD）＞50mm 的重度主动脉瓣反流患者也应考虑手术治疗。另外，瓣膜手术被认为是合理的情况还包括：中度主动脉瓣反流，但需进行冠状动脉旁路术或其他升主动脉手术者；无症状重度主动脉瓣反流，正常射血分数和非严重左心室扩张（LVESD ＞50mm 或 LVEDD ＞70mm），如果有以下情况的患者，影像学的动态检查发现左心室进行性扩张、运动耐量恶化、运动可出现异常血流动力学改变（如平板运动中血压降低或不升）。但是，无症状、射血分数正常、非严重性左心室扩张（LVESD ＜50mm 或 LVEDD ＜70mm）的患者不应给予手术。

（3）机械与生物人工主动脉瓣：准备接受主动脉瓣置换术的患者，要认真考虑机械与生物人工主动脉瓣之间的利弊。传统的机械瓣通常较耐用，但是，由于增加了血栓形成的风险，患者需要接受长期的华法林抗凝治疗。生物人工瓣膜可避免长期华法林抗凝治疗的需要，但患者要面对瓣膜长期退化和再次手术的更大风险。对某些病例，需要对瓣膜做出选择，对活动性感染性心内膜炎患者，自体移植物更优于机械人工瓣。关于人工瓣膜与抗凝的问题请参考指南与有关章节。

（4）经导管主动脉瓣置换（transcatheter aortic valve replacement，TAVR）：是主动脉瓣狭窄的重要治疗手段，在以反流为主要病变的主动脉瓣疾病中，TAVR 技术的应用尚处于临床的研究阶段，正逐渐被推广。通过导管，经股动脉可以将生物人工瓣植入病变的主动脉瓣上方。

但是 TAVR 技术在主动脉瓣狭窄的应用后，又出现了以 TAVR 为病因的主动脉瓣反流问题。其处理的原则依据反流造成的血流动力学的影响和反流的程度，相关的处理技术和措施包括以下几点：球囊后扩张，适用于人工瓣膜贴壁不良或膨胀不足；圈套技术，应用 Snare 导管对已被植入的瓣膜再定位；介入性封闭，应用血管塞子封闭局部主动脉瓣反流的血流；植入瓣中瓣，二次人工瓣膜的再安置及再植入。

（5）饮食和活动：主动脉瓣关闭不全的患者，如果合并高血压和高容量血症，包括出现周围水肿和心力衰竭的症状，限制钠盐有显著的临床获益。

无症状和正常射血分数的患者保持正常的日常活动被认为是安全的，甚至可以进行轻度的体育活动和某些竞技性的活动，但是不鼓励参与等容运动。参与较剧烈运动的短期安全性则需要通过应用负荷试验的评估。剧烈运动的长期影响和风险不清楚。

3. *妊娠与主动脉瓣关闭不全* 妊娠期由于周围血管阻力的降低从而也减少了主动脉瓣的反流量。孤立性的主动脉瓣反流通常在限制钠盐摄入的同时可使用血管扩张药，如肼屈嗪或硝苯地平，也可使用利尿药。合并心力衰竭的妊娠患者，孕期不良预后的风险增加。对于有手术适应证的孕妇，手术应延迟至分娩后，以避免胎儿死亡的风险。伴有症状和合并左心室功能不全的患者，在产程和胎儿娩出过程中应给予血流动力学的监测，以保障产妇的安全。

【妊娠与反流性瓣膜病处理的指南建议】

1. *诊断和随访* 根据2014年ACC/AHA心脏瓣膜病治疗指南的建议，所有怀疑瓣膜关闭不全的女性在妊娠前都应通过临床和超声心动图的评估。瓣膜反流性疾病患者耐受妊娠的能力较狭窄性瓣膜病的患者要好。因为后负荷的减低可使心排量得到合理的增加而无需提高心室的充盈压。但是，合并症状的重度瓣膜反流的患者，由于左心室射血分数降低或出现肺动脉高压，而在妊娠中又由于血容量的增加，因此容易发生心力衰竭的症状。瓣膜关闭不全的患者孕前应通过临床和超声心动图的评估确定诊断、病因、测定瓣膜的反流量、测量LVEF和肺动脉压力，以评估妊娠的风险。

按指南分期为C期和D期的重度瓣膜关闭不全的患者应接受孕前咨询，由富有妊娠心血管疾病处理经验的心脏病专家提供指导。专家对这些患者的处理应由受孕前开始，包括全面的功能能力、瓣膜反流程度、肺动脉压力、左心室的大小功能的评估，判断瓣膜反流患者妊娠和分娩的风险，并向患者和家属明确说明妊娠的风险和预后。估计妊娠期间发生心力衰竭的风险很高的重度瓣膜反流者，应建议在孕前接受瓣膜的介入性治疗。如果瓣膜能被修复应避免瓣膜置换术。患者一旦受孕，应在具有瓣膜心脏病专业医生队伍和具有妊娠心血管疾病处理经验的危重孕产妇医疗中心进行密切的随访和处理。

指南认为，孕前需要心脏手术处理的患者，术前应接受心脏病相关专家的咨询，了解手术对妊娠的利弊，包括机械瓣、生物瓣和瓣膜修复术对妊娠患者的影响。所有人工瓣膜对妊娠都有一定的影响，机械瓣需要在妊娠的全程接受连续的抗凝治疗；生物人工瓣膜使用的寿命短，妊娠可加速瓣膜的毁损。

由于妊娠的生理性改变，包括血容量增加、后负荷降低、心率增加，使重度反流的患者在孕期存在极高的风险，而且持续整个妊娠期。患者在孕期可能发生肺水肿、心律失常，甚至孕妇的死亡。重度瓣膜反流也同时增加了胎儿的死亡风险。对患有瓣膜反流性疾病的孕妇，分娩的时机和方式都应给予重视，患者应接受密切的监护，直至分娩后的24h。

新的指南推荐，无症状重度瓣膜关闭不全患者在妊娠前接受运动试验的评估是合理的，除非患者同时存在左心室收缩功能不全或肺动脉高压。主动脉瓣关闭不全患者通常能耐受妊娠的血流动力学变化，运动试验有助于评估无症状患者在妊娠期发生心血管合并症的风险。

在妊娠期具有较高风险的运动试验指标包括：运动耐量受限；运动诱导肺动脉高压；运动诱发异常的症状。运动诱发症状的患者被视同有症状者。

2. *药物治疗* 大多数严重二尖瓣或主动脉瓣关闭不全的患者不需要特别的药物治疗。但是，如果在孕期出现严重的症状和心力衰竭的体征时，特别是在第三孕季，应用利尿剂和血管扩张剂可改善患者的症状和对妊娠的耐受性。目前由于肼屈嗪离开了很多国家的商业市场，在妊娠期应用的血管扩张剂通常是硝酸酯和二氢吡啶类钙拮抗剂。ACE抑制剂和ARBs由于对胎儿的毒性作用，被视为妊娠期的禁忌用药，而不应用于主动脉瓣反流的妊娠患者。患者如使用其中一种药物，在孕前必须停止或改用其他药物替代。

3. 介入治疗 2014年的指南说明，有症状重度瓣膜反流的患者在妊娠期存在发生心力衰竭的极高风险，因此，不管这些患者是否准备妊娠，都应该接受瓣膜修复或置换的手术治疗。手术治疗可以改善患者的长期预后，预防心功能的进一步恶化。对准备妊娠的女性，最理想的手术为瓣膜修复术。瓣膜置换术前，应把各种不同人工瓣膜在妊娠期的利弊与患者充分沟通。

妊娠期的瓣膜手术对孕妇和胎儿都具有很高的风险，胎儿的死亡率为30%～40%，据报道孕妇的死亡率可高达90%，需要在孕期接受手术的只是极少数难治性心力衰竭的重度瓣膜反流患者。手术必须充分做好准备，由熟悉心脏瓣膜疾病的心脏病专家、从事心血管手术的麻醉师、心脏外科专家、高危产科专家共同决定手术的合理时机，决定手术和分娩的先后顺序。需要接受体外循环的患者，高流量和常温灌注有助于胎儿的保护，尽可能缩短体外循环的时间，并需持续进行胎心监护。手术的时机应根据孕妇的病情和胎儿的情况而定，孕20～28周对胎儿较安全，致胎儿畸形和早产的风险最少。如果胎儿已经成熟，可考虑进行联合剖宫产下的心脏瓣膜手术。

指南推荐，重度瓣膜反流的无症状患者（C期），如果有瓣膜修复的指征，应在受孕前接受瓣膜修复术。相对没有计划受孕者，准备妊娠的无症状重度瓣膜反流患者应严格控制手术的适应证。成功的瓣膜修复手术可以降低患者妊娠和分娩的风险。不能成功修复的患者需要接受人工瓣膜置换术，植入人工瓣膜的患者，不管是机械瓣还是生物瓣，妊娠期间的风险都会增加。大多数无症状重度二尖瓣关闭不全的患者能耐受妊娠，没有证据表明这些患者在妊娠期间左心室功能不全的恶化加速。因此，在妊娠前，这些患者的治疗应以严格的药物治疗为主，小心选择瓣膜的手术治疗。估计在妊娠期发生心力衰竭风险很高的二尖瓣反流患者，包括左心室收缩功能减退和肺动脉高压者（肺动脉收缩压>50mmHg），如果在妊娠前需接受手术，应优先考虑瓣膜成形术，选择具有成功手术机会的医院，评估手术的风险，还要向患方表明必要时需进行二尖瓣置换术的可能性。指南认为，如果估计医院手术和修复的期待成功率低于95%，患者应选择更专业的手术治疗单位。

在妊娠期间接受心脏手术具有很高的风险，只有在病情严重，经卧床休息和充分的药物治疗后无效的难治性患者才在孕期给予手术治疗。

第三节 风湿性三尖瓣疾病

风湿性三尖瓣疾病不会单独存在，通常同时合并二尖瓣和主动脉瓣疾病，常表现为不同程度的三尖瓣关闭不全。

【病理生理】

风湿性三尖瓣狭窄的病理改变类似二尖瓣狭窄，表现为瓣叶增厚变硬、瓣膜交界处融合粘连，瓣下结构融合、变短。三尖瓣狭窄导致右心房向右心室充盈时受阻。三尖瓣狭窄右心房与右心室之间出现压力阶差，如果压差大于5mmHg，患者可出现末梢静脉淤血现象，包括颈静脉怒张和搏动增强，肝脏肿大和腹水。由于右心室充盈减少，右心室排血量减少，可一定程度减轻二尖瓣狭窄引起的肺动脉高压和肺淤血。

风湿性三尖瓣关闭不全主要为风湿性心瓣膜炎所致的瓣膜增厚、腱索及乳头肌增粗、缩短、粘连，常合并一定程度的狭窄。三尖瓣反流者在右心室收缩时，室内压升高，部分血流反流至右心房，使右心房血容量及压力增高、进入肺动脉内的血流量减少、肺动脉压降低，但右心房及体循环静脉压力升高，致体循环淤血。右心容量负荷的增加导致右心室、右心房扩大。2014 年 ACC/AHA 心脏瓣膜疾病治疗指南三尖瓣反流的分期见表 5-3-1。

【临床表现】

三尖瓣狭窄所致的临床症状并不具有特征性，其主要取决于三尖瓣狭窄的病因。风湿性三尖瓣狭窄多合并二尖瓣狭窄，其临床表现为二尖瓣疾病的症状，包括气促、夜间阵发性呼吸困难、咯血等。

单纯三尖瓣狭窄患者的表现为持久性静脉压增高导致的肝脏肿大、腹水和下肢水肿，颈静脉怒张。在胸骨下 1/3 左缘 4～5 肋间，可闻及滚筒样舒张期杂音，调高，范围较局限。

三尖瓣关闭不全的特征性症状少，由于心搏出量减少，可表现为乏力与呼吸困难，由于体循环压力增高，患者可有颈部静脉搏动，以及肝脏淤血性肿大，下肢水肿，甚至出现腹水。重要的体征表现为胸骨左缘第四肋间可闻及全收缩期的吹风样杂音，吸气末增强。部分患者因三尖瓣口舒张期血流量增大而引起功能性狭窄，则可听到第三心音及舒张中期杂音。颈静脉有明显的收缩期搏动，搏动传至肝脏，可引起收缩晚期肝膨胀性搏动。

表 5-3-1　2014 年 ACC/AHA 心脏瓣膜疾病治疗指南三尖瓣反流(TR)的分期

分期	定义	瓣膜解剖	血流动力学	心脏改变	症状
A	危险期	(1)原发性 · 轻度风湿性改变 · 其他(如伴赘生物的 IE，早期类癌或辐射性受损) · 瓣环内右心室起搏器或 ICD 导管 · 心脏移植后(组织活检) (2)功能性 · 正常 · 瓣环早期扩张	无或微量 TR	无	无或存在其他相关的左心、肺部/肺血管性疾病

（续　表）

分期	定义	瓣膜解剖	血流动力学	心脏改变	症状
B	进展期AR	(1)原发性 ·进展性瓣叶退化/损坏 ·中至重度脱垂，局部腱索断裂 (2)功能性 ·瓣环早期扩张 ·瓣叶中度牵拉	轻度TR： ·中心射流面积＜5.0cm^2 ·反流狭径宽未定义 ·CW射流密度轮廓：柔和、呈抛物线 ·肝静脉血流：收缩期为主 中度TR： ·中心射流面积5.0～10 cm^2 ·反流狭径宽未定义，但＜0.7cm ·CW射流密度轮廓：稠密多变 ·肝静脉血流：收缩期受阻	轻度TR： ·RV/RA/IVC正常 中度TR ·右心室无扩大 ·RA无或轻度扩大 ·随正常呼吸时相的变化，IVC无或轻度扩大 ·RA压力正常	无或存在其他相关的左心、肺部/肺血管性疾病
C	无症状重度病变期	(1)原发性 ·瓣叶呈连枷样或严重变形 (2)功能性 ·瓣环严重扩张(＞40mm或21mm/m^2)； ·瓣叶显著牵拉过度	·中心射流面积＞10 cm^2 ·反流狭径宽＞0.7cm ·CW射流密度轮廓：稠密、早期达峰，呈三角形 ·肝静脉血流：收缩期逆流	·RV/RA/IVC扩大，IVC随呼吸时相变化的幅度降低 ·RA压力升高呈"c-V"波 ·可能出现舒张期室间隔平坦	无或存在其他相关的左心、肺部/肺血管性疾病
D	症状性重度病变期	(1)原发性 ·瓣叶呈连枷样或严重变形 (2)功能性 ·瓣环严重扩张(＞40mm或21mm/m^2)； ·瓣叶显著牵拉过度	·中心射流面积＞10 cm^2 ·反流狭径宽＞0.7cm ·CW射流密度轮廓：稠密、早期达峰，呈三角形 ·肝静脉血流：收缩期逆流	·RV/RA/IVC扩大IVC随呼吸时相变化的幅度降低 ·RA压力升高呈"c-V"波 ·可能出现舒张期室间隔平坦 ·晚期RV收缩功能下降	疲劳、心悸、呼吸困难、腹胀、食欲不振、水肿

注：CW. 腔静脉连续波(continuous wave)；ICD. 置入式心脏除颤器；IE. 感染性心内膜炎；RV. 右心室；RA. 右心房；IVC. 下腔静脉。

【辅助检查】

1. 超声心动图检查　三尖瓣狭窄的二维超声心动图可以显示瓣叶增厚，增强，回声增强，以瓣尖部明显。舒张期开放受限，呈穹隆样改变。右心室正常或偏小，右心房增大，腔静脉血液回流右心房受阻，使上下腔静脉扩张。频谱多普勒超声心动图在右心室流入道可探及舒张期高速湍流频谱，峰值流速增加。连续多普勒测定三尖瓣舒张期峰值流速，再根据改良 Bernilli 方程推算出峰值跨瓣压差。同时可测量压力半降时间，推算瓣口面积，或通过连续方程，推算出瓣口面积。三尖瓣口面积以小于 $1.5cm^2$ 时，即为重度三尖瓣狭窄。彩色多普勒超声心动图舒张期可见五彩镶嵌血流束自右心房经狭窄的三尖瓣口至右心室。

风湿性三尖瓣关闭不全，M 型超声心动图可见瓣膜活动曲线增粗、增厚、反光增强。二维超声显示三尖瓣叶增厚，回声增强，瓣下结构可有粘连、缩短及畸形。右心容量负荷过重，室间隔与左心室后壁呈现同向运动，右心房、右心室增大，下腔静脉与肝静脉增宽。连续多普勒可以测定三尖瓣反流的峰值流速，推算出右心室收缩压与肺动脉收缩压，还可用多普勒超声心动图测定三尖瓣反流分数(RF)：$RF = (SV_T - SV_P)/SV_T$（SV_T 为通过三尖瓣口的每搏量，SV_P 为通过肺动脉瓣口的每搏量）。反流程度与反流分数的关系见表 5-3-2。

彩色多普勒超声心动图可见收缩期右心房内科探及蓝色反流束，反流起于三尖瓣口，延伸到右心房。

反流或狭窄的程度依据心脏的负荷情况，如果平均跨瓣压差超过 5mmHg，三尖瓣狭窄的程度被认为是显著的。如果血容量和心输出量增加，三尖瓣反流的程度可能会被过度估计，因此在妊娠期间要准确评估右心瓣膜病的程度会比较困难。血流动力学的评估只能根据右心衰竭临床特征和表现。

表 5-3-2　反流程度与反流分数的关系

反流程度	反流分数
微量	＜20％
轻度	20％～30％
中度	30％～50％
重度	＞50％

2. 心电图

(1)单纯三尖瓣狭窄：右心房增大，Ⅱ、Ⅲ和 aVF 导联 P 波振幅＞0.25mV，无右心室肥大。

(2)三尖瓣关闭不全：心电图示心房肥大，P 波高宽；并有右束支传导阻滞或右心室肥大，甚至心肌劳损。常有心房颤动。

3. 胸部 X 线检查

(1)单纯三尖瓣狭窄：右心房增大，上腔静脉扩张，但肺动脉段不突出。

(2)三尖瓣关闭不全：右心房和右心室增大，心脏右缘凸起，同时伴有其他瓣膜病造成的改变。

【治疗的原则】

1. 三尖瓣反流

(1)药物治疗：利尿剂可降低容量负荷，减轻系统淤血，因此可适用于重度三尖瓣反流伴右心衰竭的患者。最常用的利尿剂是襻利尿剂。但是对低流量综合征的重症患者应限制其使用。醛固酮拮抗剂可以增强襻利尿剂的利尿作用，特别是伴有肝淤血的患者，因为，肝淤血可以加重继发性的高醛固酮血症。

重度功能性三尖瓣关闭不全患者，应用药物治疗可降低肺动脉高压和肺动脉血管阻力。通常重度单纯性三尖瓣关闭不全(C 期和 D 期)的药物治疗需根据患者肺动脉高压和右心衰竭的情况，依据功能性三尖瓣反流的病因。通过侵入性测试，证实对肺动脉血管扩张药敏感的患者，用药后可降低肺动脉压力和肺动脉血管阻力并能有效减少右心室的后负荷和功能性的反流量。左心充盈压增高，例如系统性高血压的三尖瓣反流患者，药物治疗效果最好。

(2)手术治疗:2014 年的瓣膜病治疗指南强烈推荐,在进行左心瓣膜手术的同时,可对重度三尖瓣关闭不全(C 期和 D 期)患者行三尖瓣手术。

三尖瓣外科矫治术的适应证是二尖瓣或主动脉瓣手术时最常考虑的问题。无论是原发性或是功能性的重度三尖瓣关闭不全,通过左心瓣膜病的药物治疗,或降低右心后负荷的处理后,严重的反流情况不能获得改善时,应把三尖瓣矫治术作为左心瓣膜手术中的一部分。如果在左心瓣膜病术后再次对重度和单纯性三尖瓣进行手术,孕妇在围术期死亡率为 5%～10%。目前,三尖瓣修复术不会增加手术的风险,但是,可以显著增加心脏缺血的时间。如果为原发性的瓣膜病,往往需要根据病情采用瓣膜置换术替代瓣膜修复术。人工瓣膜的选择应该个体化,机械瓣膜存在血栓形成和抗凝的问题,组织瓣膜存在耐用性的问题,但是,有 meta-分析显示,这两种瓣膜对患者生存率的影响没有显著的差异。合并严重右心收缩功能不全和不可逆肺动脉高压的患者应考虑三尖瓣手术对患者的利弊。

指南显示,轻或中度,或以功能性三尖瓣反流为主的患者(B 期),如果三尖瓣环扩张,或已发生过右心衰竭患者,三尖瓣修复术能使患者获益。

2. 三尖瓣狭窄

(1)药物治疗:与重度三尖瓣关闭不全一样,襻利尿药可减轻伴有症状的重度三尖瓣狭窄患者的系统淤血和肝淤血的症状。对合并低流量综合征的重症三尖瓣狭窄患者,利尿药也应限制其使用。与二尖瓣狭窄相同,β受体阻滞药对三尖瓣狭窄患者同样有效。治疗过程中应同时关注左心瓣膜疾病和心房颤动的情况。

(2)手术和经皮介入性治疗:指南强烈推荐,在进行左心瓣膜手术的同时,可对重度三尖瓣狭窄患者行三尖瓣手术。解除严重的狭窄情况能降低右心房和系统静脉已被升高的压力,减轻合并的症状。对伴症状三尖瓣狭窄患者,瓣膜的手术治疗优于经皮球囊三尖瓣成形术。因为大多数重度三尖瓣狭窄的患者同时伴有三尖瓣关闭不全,特别是风湿性瓣膜病为病因的患者。经皮球囊三尖瓣成形术容易造成或加重三尖瓣关闭不全的情况。经皮球囊瓣膜成形术治疗三尖瓣狭窄的长期随访资料不多,手术治疗的预后与患者的右心功能有关。指南推荐,对伴症状单纯性重度三尖瓣狭窄而不伴三尖瓣关闭不全的患者,可以考虑给予经皮球囊三尖瓣成形术。

3. 妊娠期的治疗 对于非妊娠的患者,伴重度风湿性三尖瓣疾病时,不宜单独行经皮穿刺二尖瓣成形术,而应给予二尖瓣及三尖瓣联合瓣膜外科手术。然而,对于妊娠的特殊患者,因为外科手术中体外循环可能对胎儿造成较大的风险,经皮穿刺瓣膜成形术可给予考虑。当合并重度三尖瓣狭窄时,可以考虑行单纯二尖瓣或联合二尖瓣和三尖瓣的球囊成形术。

第四节 二尖瓣脱垂

二尖瓣脱垂(mitral valve prolapse, MVP)是指由于二尖瓣装置异常,造成瓣膜在心室收缩期异常脱入左心房。此症由 Barlow 于 1963 年首先描述,故又称 Barlow 综合征。二尖瓣脱垂是最常见的瓣膜性疾病,在美国,受累的患者占 2%～6%。患者的过程大多为良性,但是,偶然也可以发生严重的并发症,包括重度二尖瓣反流、感染性心内膜炎、心源性猝死和缺血性的心脑事件。二尖瓣脱垂在妊娠心脏病领域中特别受到关注，因为某些研究已提示在年轻的女性患者中有特别高的发病率和不良的预后。

【流行病学】

二尖瓣脱垂最常见的遗传形式是常染色体显性遗传，X 连锁遗传的情况已见报道。患病的基因在女性有较高的表达（2∶1）。MVP 可发生于各年龄组，较多见于女性，以14～30 岁女性最多。有 1/3 的患者无其他器质性心脏病而仅以二尖瓣脱垂为临床表现。

二尖瓣脱垂最常见于遗传性结缔组织疾病，包括马方综合征（Marfan syndrome），埃勒斯-当洛综合征（Ehlers-Danlos syndrome）、成骨不全、弹性假黄色瘤。MVP 也可继发于其他心脏疾病，如房间隔缺损、肥厚型心肌病、风湿性心脏病和心内膜炎。

二尖瓣脱垂是退行性二尖瓣反流发生的主要机制。在西方国家，风湿热发病率下降，退行性的病理改变是获得性心瓣膜病最常见的病因。二尖瓣反流是继主动脉狭窄之后最常见的心脏瓣膜疾病。据 2001 年欧洲一项25 个国家瓣膜性心脏病的调查统计，二尖瓣关闭不全占所有单个先天性左心瓣膜病的32%。在西欧，退行性的病变占轻中度（grade≥2/4）二尖瓣关闭不全的 61%以上。

二尖瓣脱垂的流行情况仍在争论中。1970 年和 1980 年的报道发病率较高，分别为 5%和 15%，主要见于女性。然而随着诊断标准的改变和地区的差异，流行的情况仍难以确定。根据 1999 年 Freed LA 等的一个大型社区研究报道，发病率为 2.4%，在总人口中，年龄和性别之间没有差异性。我国近年报道的人口发病率为 4%～6%。

【病理学特点】

二尖瓣脱垂是由于二尖瓣叶收缩期运动异常所致。其特点为瓣叶呈波浪形跨越二尖瓣环的平面，并产生伴或不伴二尖瓣关闭不全。轻度波浪形或方形运动，而二尖瓣外表结构无异常改变的二尖瓣仍被认为是正常瓣膜。“floppy value”是表示显著的波浪形运动伴腱索组织过长。“flail leaflet”连枷样瓣叶表示腱索断裂，“prolapse-脱垂”目前趋向用于表示所有二尖瓣退行性异常改变。

瓣膜脱垂的异常运动通常是瓣叶和瓣下装置结构异常的结果。最典型的异常是瓣膜黏液样变，也称 Barlow’s 病。这种疾病伴有瓣叶增厚，二尖瓣叶增大，腱索延长或断裂。二尖瓣脱垂的其他原因是纤维弹力组织退行性变，其表现为瓣叶变薄而无二尖瓣叶的增大。

二尖瓣脱垂的组织学改变为二尖瓣组织黏液样变性，特点是细胞外的基质扩展使瓣叶中层形成海绵层样细胞间质。其余的病理表现为纤维组织的胶原成分减少，心房弹力纤维断裂。细胞外基质的重构是由具肌原纤维特征的瓣膜间质细胞合成的金属蛋白酶所介导的。瓣环的扩张导致二尖瓣反流，二尖瓣环的钙化较罕见，黏液样变瓣膜的机械性后果是腱索的张力减少，比正常瓣叶有更大的伸展性，硬度减少。

二尖瓣脱垂最常见的形式是原发性瓣膜脱垂而无发生循环或心脏的病变。与退行性主动脉瓣狭窄患者不同，患者无明确的心血管危险因子。家族性群体性的病变少见。但可见以常染色体遗传的形式，某些基因已被确认，并提示家族性二尖瓣脱垂是异型基因瓣膜性疾病。

【临床表现】

1. *症状*　多数病人无明显症状，患者通常在传统的听诊时被发现收缩中晚期的喀喇音或心脏杂音、在常规心脏超声心动图检查和出现二尖瓣脱垂的合并症时被发现本病。二尖瓣脱垂患者的症状有三个方面：①患者的症状与原发病的功能障碍有关；②症状与二尖瓣反流的进展有关；③症状与合并症的发生有关（如卒中、心内膜炎、心律失常）。症状出现有间歇性、反复性和一过性的特点。但患者可无血流动力学异常的发现。目前的资料显示，这些症状不一定伴随血流动力学的变化。

常见的症状有：

(1)胸痛：发生率60%～70%，位于心前区，可呈钝痛、锐痛或刀割样痛，通常程度较轻，持续数分钟至数小时，与劳累或精神因素无关。

(2)心悸：出现在50%的患者中，原因不明。可能与心律失常如频发室性早搏、阵发性室上性心动过速或室性心动过速有关。

(3)呼吸困难和疲乏感：40%的患者主诉气短、乏力，常为初发症状。部分患者无心力衰竭的情况下，运动耐力降低。严重二尖瓣反流者可出现左心功能不全的表现。

(4)其他：可有头晕、晕厥及焦虑不安，紧张易激动，惧怕和过度换气等症状。

2. 体征　二尖瓣脱垂典型的杂音为收缩中晚期非喷射样喀喇音，此音在第一心音后0.14s以上出现，为腱索被忽然拉紧或瓣叶的脱垂忽然中止所致。紧接喀喇音可听到收缩晚期吹风样杂音，常为递增型，少数可为全收缩期杂音，并掩盖喀喇音。杂音可随患者心脏负荷情况而变化，心动过速或直立体位时杂音的强度增加。妊娠期间杂音的强度趋向减轻。重度二尖瓣脱垂可变为全收缩期杂音，而通常无喀喇音。二尖瓣后叶脱垂的杂音向胸骨缘和主动脉瓣区放射。二尖瓣前叶脱垂的杂音向左肩胛区放射。

年轻患者合并心房颤动的不多，即使无症状的患者动态心电图可检出房性早搏和室性早搏，或短阵室性心动过速。

体格检查应注意患者的异常表现，特别是直背综合征。患者体形多属无力型，可伴直背，脊柱侧弯或前凸，胸廓凹陷和关节过伸，两臂伸展距离大于身高。当发现有显著的体格异常，应进行相应的检查。

【辅助检查】

1. 超声心动图检查　超声心动图对二尖瓣脱垂的诊断和危险分层有重要的意义(图5-4-1～图5-4-3)，诊断的标准要严格掌

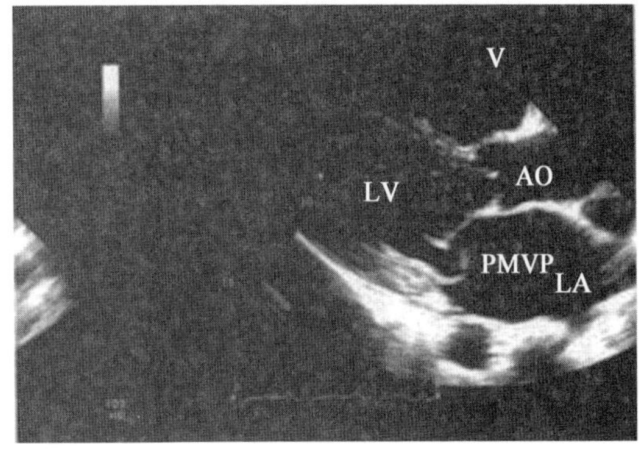

图5-4-1　左心长轴切面，二尖瓣后瓣脱垂

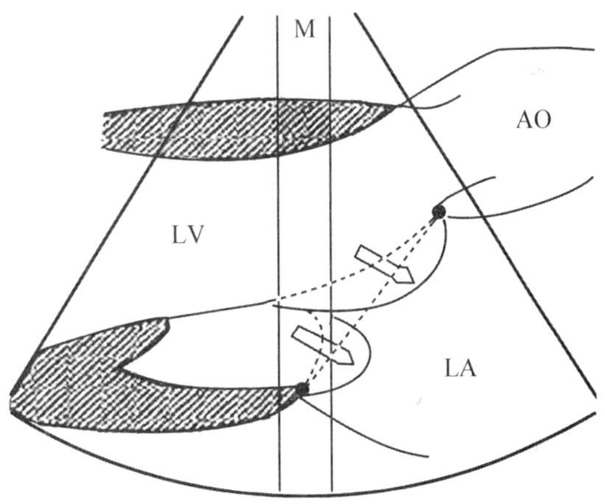

图5-4-2　左心长轴切面，瓣叶移位超越二尖瓣环

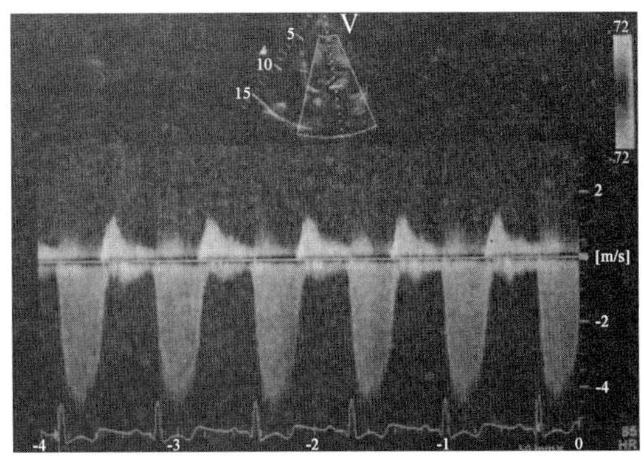

图5-4-3　频谱多普勒二尖瓣脱垂所致二尖瓣反流频谱信号

握，因为瓣膜脱垂的过度诊断较常见，特别是在心尖四腔心面观，可见正常心脏的瓣叶朝向左心房侧移动，因为二尖瓣环为非平面性。二尖瓣脱垂的超声心动图诊断需要在不同的超声层面持续观察瓣叶向左心房侧过度的运动，特别是在胸骨旁长轴面观，瓣叶移位超越二尖瓣环＞2mm。超声心动图检查也可以显示瓣膜增厚和冗长，特别是在胸骨旁短轴面观，瓣环的扩张和腱索的延长。典型的MVP瓣膜厚度至少为5mm，非典型的MVP瓣膜厚度可少于5mm。瓣膜脱垂的位点对评估其严重性和瓣膜修复的可能性提供有用的依据。按照标准分类每个瓣叶分成三个扇形，为前部、中部和后部。

瓣下装置的评估包括腱索的延长和断裂，采用经食管超声心动图能较好地观察腱索断裂，舒张早期瓣膜开放可呈“挥鞭样”运动。

彩色多普勒可发现二尖瓣反流并评估反流量的程度。反流的喷射方向为偏心性，其喷射的方向有助于确定脱垂的位点。反流的喷射路径沿着房间隔侧为后叶脱垂，沿着左房后壁侧为前叶脱垂。喷射的偏心性使对二尖瓣反流严重程度的评估更加困难，包括使用定量多普勒超声心动图。

利用二维超声心动图测量左心室和左心房的大小和左心室功能。如果为Marfan's综合征的患者更要仔细检查升主动脉的情况。

经食管超声心动图及其三维重建：经食管超声心动图可排除胸壁干扰、不受透声窗的限制，可对二尖瓣环及瓣叶进行多平面、全方位扫描和图像的三维重建，能真实再现二尖瓣环的马鞍形立体结构和二尖瓣叶整体活动范围。二尖瓣脱入左心房时，三维成像图上显示其“飘匙样”脱入左心房，前后叶间对合不良或存在缝隙；对小范围的局限性脱垂亦能良好显示其与参照结构二尖瓣环的关系，准确诊断脱垂部位与脱垂深度，还可对反流束进行立体重建及评估反流程度（图5-4-4）。

2. 心电图　大多数原发性二尖瓣脱垂心电图可以正常。典型心电图改变为Ⅱ、Ⅲ、aVF和$V_{4\sim6}$导联T波双相或倒置，伴或不伴轻度非特异性的ST段抬高或压低。T波形态常多变，可自行或随体位改变。心律失常在二尖瓣脱垂患者较常见，包括房性早搏、室性早搏、室上性心动过速、室性心动过速，以及各种不同程度的窦房、房室、心室内传导阻滞。

3. 心血管造影　心血管造影有助于二尖瓣反流的诊断，但随着超声心动图的应用，心血管造影已罕有应用的必要。

4. 胸部X线　二尖瓣脱垂无合并二尖瓣反流患者心影正常，合并重度二尖瓣反流患者X线显示心影增大，左心缘上部因左心房增大而变直，早期左心室可增大，后期右心室也可增大，心呈梨形。左心功能不全的患者可有肺淤血、肺纹理增粗等征象。部分病例可见胸廓扁平，直背、胸椎侧凸等胸廓畸形的表现，骨骼异常的X线征。马方综合征患者常显示主动脉根部、升主动脉扩张，并有瓣环钙化。

【合并症】

严重的二尖瓣反流是MVP患者最常见的合并症，是导致孤立性二尖瓣反流患者需要进行二尖瓣外科手术的首要原因，通常是腱索断裂的严重后果。

MVP患者感染性心内膜炎风险增加，其主要机制是由于瓣叶增厚、冗长和二尖瓣反流使心房内形成湍流。二尖瓣脱垂患者感染性心内膜炎的发生风险增加3～8倍。

心源性猝死和心脑血管缺血性事件也是MVP患者的主要合并症。心源性猝死与MVP的关系尚不清楚，资料提示MVP患者房性和室性心律失常增加，心律失常与心脏功能障碍有关，也与心源性猝死有关。MVP患者左心室扩大，功能障碍，重度二尖瓣反流，二尖瓣瓣叶厚度或冗余增加，心源性猝死和心脑血管缺血性事件的风险增加。

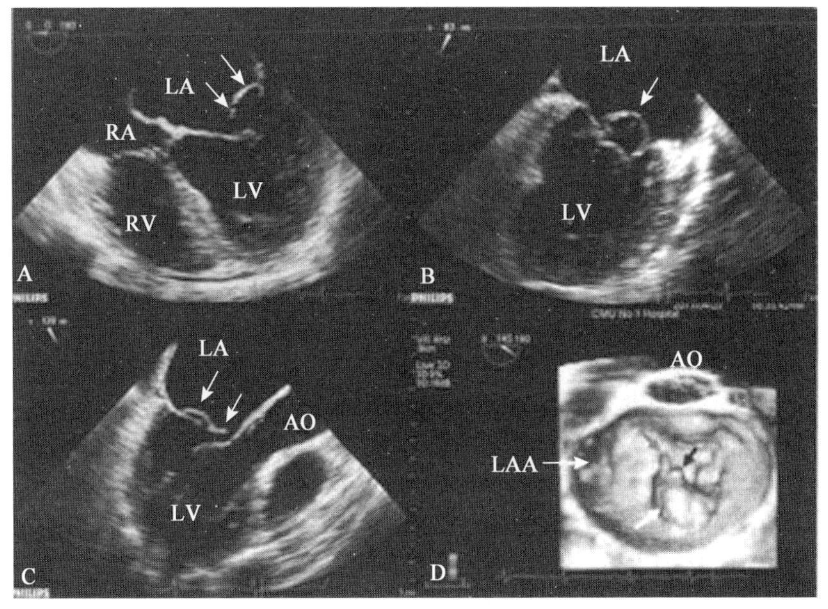

图 5-4-4 二尖瓣脱垂 P_2 区的二维及三维经食管超声心动图

食管中段四腔心(A)、两腔心(B)及三腔心(C)二维切面图像显示后叶 P_2 区(白箭头)于收缩期脱入左心房与前叶对合不良,瓣尖附着一条断裂腱索(红色箭头);D. 经食管实时三维局部放大二尖瓣左心房面观显示二尖瓣后叶 P_2 区(白箭头)收缩期局部显著隆起凸向左房,并可见一长一短两条腱索断裂(红色箭头所示断裂腱索与二维图像显示相同),黑色箭头所示断裂腱索在二维图像没有显示

如果患者的 QT 间期延长,室性早搏增加特别是出现非持续性或持续性的室性心动过速,应进行电生理的检查以评价诱发室性心动过速、心室颤动和心源性猝死的风险。

有研究显示,没有心脑血管疾病风险的年轻 MVP 患者,发生缺血性心脑血管事件的流行情况与 MVP 有关。理论机制是血小板纤维蛋白血栓形成的环境暴露,黏液样变性损伤的瓣膜最终有栓塞形成。资料提示这种机制还与二尖瓣反流的程度有关。

严重的二尖瓣反流、感染性心内膜炎、心源性猝死和心脑血管缺血性事件的主要风险因素是:年龄大于 50 岁,男性,有高血压,体重指数增加,二尖瓣叶厚度和冗余增加,左心房和左心室扩大。

【预后】

1. 非妊娠患者的预后　对二尖瓣脱垂预后的评估不尽一致。因为存在不同的诊断标准和选择性社区基础研究的入选标准。但研究的结果提示患者的结局主要与二尖瓣反流的严重程度和后果相关。一项来自 Framingham 心脏研究的入选二尖瓣脱垂患者多为轻度和无反流的患者,心脏事件的发生率很低。在一个 833 例无症状原发性二尖瓣脱垂患者的研究中,10 年的死亡率与二尖瓣的反流程度和左心室射血分数强烈相关。

心脏事件和心血管事件的死亡率在心脏射血分数≤50%和中度二尖瓣反流的患者中都显著增高。

2. 妊娠患者的预后　二尖瓣脱垂或即使合并二尖瓣反流的患者大都能很好耐受妊娠。妊娠期间主要的生理改变为血流动力学的容量负荷增加,心排血量增加,心率增加,系统血管阻力减低。血容量增多可使心脏容积增加有助于减轻瓣膜的反流，特别是瓣膜脱垂的情况下。系统血管阻力的减低也有助于减轻瓣膜的反流量。心率的加快可增加前向的射血容积，从而部分代偿反流的影响。

伴轻或中度二尖瓣反流的瓣膜脱垂患者在妊娠期间或分娩过程通常没有症状或无心脏的并发症。但妊娠可能会使患者的房性或室性早搏增加。在第二孕季后，随着心排血量的增加，机体做出相应的反应，重度二尖瓣反流的患者会发生气促。充血性心力衰竭较罕见，与狭窄性瓣膜性心脏病不同，二尖瓣反流的患者即使妊娠期间发生了气促或充血性心力衰竭，但临床的预后也大多较好。大多数血流动力学稳定的患者能采用经阴道分娩。

重度二尖瓣反流患者如合并以下三种情况，在妊娠期间的耐受性会较差：①当急性二尖瓣反流由主要的腱索断裂致充盈压力迅速增加；②心房颤动合并快速心室率；③长期的重度二尖瓣反流合并重度左心功能不全。患者的预后与扩张型心肌病相似。我国近十年先后报道二尖瓣脱垂合并妊娠约 18 例，合并急性心力衰竭 5 例，自然分娩 11 例(61.1%)，剖宫产 7 例(38.9%)，其中包括产科、社会和心脏的因素，胎儿窘迫 2 例，早产 3 例。所有产妇结局良好。

【治疗原则】

1. *非妊娠患者的治疗*　无症状的二尖瓣脱垂或无严重反流的患者不需要治疗。有显著症状性心律失常的患者可使用β受体阻滞剂。

建议禁忌使用中枢神经兴奋药物、咖啡因、乙醇、香烟。对反复发作性心悸、心慌的患者应进行 24h 动态心电图检查。室上性和室性心律失常的患者可用β受体阻滞剂。发生室上性心动过速者可静脉注射维拉帕米 5～10mg，必要时可重复注射。阵发性心房纤颤或心房扑动者，可静脉推注西地兰或普罗帕酮。

进展性或严重二尖瓣反流的患者应密切随访，在左心室扩张或发生左心室功能不全以前尽早外科手术。无症状中-重度二尖瓣关闭不全，左心室扩大，特别是伴心房纤颤和(或)肺动脉高压的患者，在左心室功能恶化前应进行外科手术。

如果二尖瓣反流为重度且伴有症状的患者应给予外科矫正术。如果患者无症状，但左心室射血分数＜60%或舒张末的左心室直径＞45mm，应给予外科手术。目前主张重度二尖瓣脱垂无症状患者应早期施行外科手术，特别是可以行瓣膜修复术的患者。

二尖瓣脱垂瓣膜修复术是更可取的治疗手段，与人工瓣膜置换术比较，手术的死亡率较低，且远期的效果更好。然而，二尖瓣修复的可行性依赖瓣膜的解剖情况。当瓣膜脱垂只牵连后瓣叶的中部(P_2)，瓣膜修复术在大多数患者是可行的，广泛的两瓣叶脱垂的病例，修复术的效果不良，特别是病变牵涉瓣膜连接部的患者。二尖瓣环的钙化可影响瓣膜置换的可行性。伴重度二尖瓣反流的患者，如要考虑早期外科手术，一定要根据超声心动图的分析结果以及外科医生的经验评估是否有瓣膜修复术的可能性。

年轻的女性患者，如果有妊娠的愿望，应强力推荐施行瓣膜修复术。以避免出现抗凝相关的合并症或生物人工瓣的退行性改变。瓣膜反流性疾病患者在妊娠期间有较好的耐受性，有国外的学者认为，不应由于妊娠的愿望而过早建议重度二尖瓣反流但无症状的患者施行外科手术。

血管扩张剂可以减轻二尖瓣反流的程度，但对延迟外科手术的临床效果不肯定。

关于心内膜炎的预防，二尖瓣脱垂有收缩中期喀喇音和收缩晚期二尖瓣反流性杂音的患者(包括瓣叶增厚或冗长的患者)应预防性使用抗生素。对孤立性收缩中晚期喀喇音而没有杂音的患者不推荐预防性使用抗生素，除非超声心动图证实有显著的瓣叶增厚或冗长。

2. 妊娠期间的治疗 轻或中度二尖瓣反流的患者一般不需要药物治疗，除非心律失常很频发或不能耐受的少数病例可选择β受体阻滞剂，患者通常有较好的耐受性和疗效。

合并重度二尖瓣反流、气促或充血性心力衰竭的患者应给予利尿剂和血管扩张剂治疗。妊娠期间禁忌使用血管紧张素转化酶(angiotensin enzyme-converting，ACE)抑制药和血管紧张素受体阻滞剂。妊娠期间，即使合并心力衰竭，也应避免施行瓣膜外科手术。胎儿的风险随母亲的预后而不同，死亡率为20%～30%。如要考虑给予二尖瓣外科手术，应推迟至分娩后进行。

抗生素的预防在无合并症的分娩中慎用。但在大多数医疗中心都使用抗生素做预防性治疗。

(吴沃栋 陈次滨)

参考文献

陈昕，杨亮，冯伟，等.2012. 实时经食道超声心动图术前评价二尖瓣脱垂的准确性研究.中国超声医学杂志，28(4)：327-329

程贤鹦，张丽娟，丁依玲.2007. 二尖瓣脱垂合并妊娠3例临床分析.现代妇产科进展，12：954-956

魏俊，王雁，刘国莉，等.2010. 44例妊娠合并先天性心脏病母儿结局临床分析.中国妇产科临床杂志，11：21-24

谢进生，李斌，孙衍庆，等.2007. 马方综合征患者孕产期及产后心血管系统并发症的临床分析.中华妇产科杂志，42(11)：742-744

张洁.2008. 妊娠合并二尖瓣脱垂综合征.中国现代药物进展，2(10)：50

Avierinos JF，Gersh BJ，Melton LJ，et al.2002. Natural history of mitral valve prolapse in the community.Circulation，106：1355-1361

Bekeredjian R，Grayburn PA. 2005. Valvular heart disease：aortic regurgitation.Circulation，112：125-134

Ben Farhat M，Ayari M，Maatouk F，et al.1998. Percutaneous balloon versus surgical closed and open mitral commissurotomy：seven-year follow-up results of a randomized trial.Circulation，97：245-250

Berg CJ，Callaghan WM，Syverson C，et al. 2010. Pregnancy-related mortality in the United States，1998 to 2005.Obstet Gynecol，116：1302-1309

Bonow RO，Carabello BA，Chatterjee K，et al. 2008. 2008 focused update incorporated into the ACC/AHA 2006 guidelines for the management of patients with valvular heart disease：a report of the American College of Cardiology/American Heart Association Task Force on Practice Guidelines (writing committee to revise the 1998 guidelines for the management of patients with valvular heart disease).J Am Coll Cardiol，52(13)：e1-e142

De Paepe A，Devereux RB，Dietz HC，et al.1996. Revised diagnostic criteria for the Marfan syndrome. Am J Med Genet，62：417-426

Drenthen W，Boersma E，Balci A，et al.2010. Predictors of pregnancy complications in women with congenital heart disease. Eur Heart J，31：2124-2132

Enriquez-Sarano M，Tajik AJ.2004. Aortic regurgitation.N Engl J Med，351：1539-1546

Freed LA，Levy D，Levine RA，et al.1999. Prevalence and clinical outcome of mitral valve prolapse. N Eng J Med，34：1-7

Gillinov AM，Cosgrove DM，Blackstone EH，et al. 1998. Durability of mitral valve repair for degenerative disease. J Thorac Cardiovasc Surg，116：734-743

Gopalakrishnan PP，Shukla SK，Tak T.2009. Infective endocarditis：rationale for revised guidelines for antibiotic prophylaxis.Clin Med Res，7：63-68

Hernandez R，Banuelos C，Alfonso F，et al. 1999. Long-term clinical and echocardiographic follow-up after percutaneous mitral valvuloplasty with the Inoue balloon.Circulation,99:1580-1586

James AH.2009. Venous thromboembolism in pregnancy.Arterioscler Thromb Vasc Biol,29:326-331

Jones EC, Devereux RB, Roman MJ, et al. 2001. Prevalence and correlates of mitral regurgitation in a population-based sample (the strong heart study).Am J Cardiol,87:298-304

Leon MB, Smith CR, Mack M, et al. 2010. Transcatheter aortic-valve implantation for aortic stenosis in patients who cannot undergo surgery. N Engl J Med,363:1597-1607

Levine HJ, Gaasch WH. 1996. Vasoactive drugs in chronic regurgitant lesions of the mitral and aortic valves.J Am Coll Cardiol,28:1083-1091

Lung B, Baron G, Butchart EG, et al. 2003. Aprospectve survey of patients with valvular heart disease in Europe:the Euro heart survey on valvular heart disease.Eur Heart J,24:231-243

Monin JL,Dehant P,Roiron C,et al.2005. Functional assessment of mitral regurgitation by transthoracic echocardiography using standarized imaging planes:diagnostic accuracy and outcome implications.J Am Coll Cardiol,46:302-309

Nesta F,Leyne M,Yosefy C,et al.2005. New locus for autosomal dominant mitral valve prolapse on chromosome 13: clinical insights from genetic studies.Circulation 112:2022-2030

Nishimura RA, Otto CM, Benow RO, et al. 2014. 2014 AHA/ACC guidelines for the management of patients with valvular heart disease:a report of the American College of Cardiology/American Heart Association Task Force on Practice Guidelines.Circulation,129:e521-e643

Novaro GM,Katz R,Aviles RJ,et al.2007. Clinical factors, but not C-reactive protein, predict progression of calcific aortic-valve disease:the cardiovascular health study.J Am Coll Cardiol,50:1992-1998

Oakley C,Child A,Iung B et al.2003. Expert consensus document on managementt of cardiovascular diseases during pregnancy. Eur Heart J, 24: 761-781

Oakley CM. 1995. Mitral valve prolapse. In: Acar J ed.Texbook of Acquired Heart valve Disease, Vol I.London:ICR Publishers,433-453

Pellerin D,Breckers S,Veyrat C.2002. Degenerative mitral valve disease with emphasis on mitral valve prolapse.Heart,88(suppl Ⅳ):Ⅳ-20-8

Ray JG,Vermeulen MJ,Schull MJ,et al.2005. Cardiovascular health after maternal placental syndromes (CHAMPS):population-based retrospective cohort study.Lancet,366:1797-1803

Reyes VP,Raju BS,Wynne J,et al.1994. Percutaneous balloon valvuloplasty compared with open surgical commissurotomy for mitral stenosis.N Engl J Med, 331:961-967

Roberts WC,Ko JM.2005. Frequency by decades of unicuspid,bicuspid,and tricuspid aortic valves in adults having isolated aortic valve replacement for aortic stenosis, with or without associated aortic regurgitation.Circulation,111:920-925

Roberts WC,Vowels TJ,Ko JM.2012. Natural history of adults with congenitally malformed aortic valves (unicuspid or bicuspid). Medicine (Baltimore),91(6):287-308

Salem DN,Stein PD,Al-Ahmad A,2004. et al.Antithrombotic therapy in valvular heart disease—native and prosthetic:The Seventh ACCP Conference on Antithrombotic and Thrombolytic Therapy.Chest,126:457S-482S

Saura D,Peñafiel P,Martínez J,et al.2008. The frequency of systolic aortic regurgitation and its relationship to heart failure in a consecutive series of patients.Rev Esp Cardiol,61(7):771-774

Silversides CK,Colman JM,Sermer M,et al.2003. Early and intermediate-term outcomes of pregnancy with congenital aortic stenosis. Am J Cardiol, 91:1386-1389

Siu SC,Sermer M,Colman JM,et al.2001.Prospective multicenter study of pregnancy outcomes in women with heart disease. Circulation, 104: 515-521

Siu SC, Sermer M, Harrison DA, et al. 1997. Risk and predictors for pregnancy-related complications in women with heart disease.Circulation,96:2789-

2794

Sutton MG, Plappert T, Hilpisch KE, et al. 2006. Sustained reverse left ventricular structural remodeling with cardiac resynchronization at one year is a function of etiology: quantitative Doppler echocardiographic evidence from the MulticenterI-nSync Randomized Clinical Evaluation (MIRACLE). Circulation, 113: 266-272

Vahanian A, Alfieri O, Andreotti F, et al. 2012. Guidelines on the management of valvular heart disease (version 12): the joint task force on the management of valvular heart disease of the European Society of Cardiology (ESC) and the European Association of Cardio-Thoracic Surgery (EACTS). Eur Heart J, 33: 2451-2496

Weiss BM, von Segesser LK, Alon E et al. 1998. Outcome of cardiovascular surgery and pregnancy: a systematic review of the period 1984-1996. Am J Obstet Gynecol, 179: 1643-1653

Wilson W, Taubert KA, Gewitz M, et al. 2007. Prevention of infective endocarditis: guidelines from the American Heart Association: a guideline from the American Heart Association Rheumatic Fever, Endocarditis, and Kawasaki Disease Committee, Council on Cardiovascular Disease in the Young, and the Council on Clinical Cardiology, Council on Cardiovascular Surgery and Anesthesia, and the Quality of Care and Outcomes Research Interdisciplinary Working Group. Circulation, 116: 1736-1754

Zoghbi WA, Enriquez-Sarano M, Foater E, et al. 2003. Recommendations for evalvuation of the severty of native valvular regurgitation with two-dimensional and Doppler echocardiography. J Am Soc Echo, 16: 777-802

Zoghbi WA, Enriquez-Sarano M, Foster E, et al. 2003. Recommendations for evaluation of the severity of native valvular regurgitation with two-dimensional and Doppler echocardiography. J Am Soc Echocardiogr, 16: 777-802

第 6 章

妊娠与人工心脏瓣膜

目前，已经置入人工心脏瓣膜的女性患者，很多是育龄女性，其中许多患者都有生育的愿望或已经进入了妊娠期。为此，人工心脏瓣膜相关的产科患者主要关注的问题包括：为准备妊娠的育龄者选择合适类型的人工瓣膜；置入人工心脏瓣膜对妊娠母亲及胎儿的潜在风险的评估；置入人工心脏瓣膜患者孕前、孕期和围生期瓣膜功能和血流动力学的评估及处理。

人工心脏瓣膜患者在妊娠期间可发生各种并发症，如人工心脏瓣膜血栓形成、再狭窄、瓣膜反流，及其诱发的心力衰竭。人工机械瓣膜在孕期的抗凝处理也增加了母婴的风险。1965 年首次报道了华法林胚胎病。40 多年后，人工机械瓣膜被证实是耐用和可靠的，在妊娠期间使用华法林抗凝治疗的理想方案也已经形成共识。生物瓣膜显示其优越性，窦性心律的患者则不需要抗凝治疗。然而生物瓣膜的耐用性不如机械人工瓣膜，特别是对年轻的患者，因此妊娠前或妊娠期间宜谨慎选择。

因为不可能有最完美的选择，根据病情的发展，心脏瓣膜病的女性在若干年后如果必须选择人工心脏瓣膜治疗，应指导患者在行瓣膜置换术的阶段之前尽早生育。

【人工瓣膜的类型】

1. *机械瓣*　是用非生物材料制成的人工瓣膜，基本结构包括瓣架、阀体、缝合环三部分，目前临床使用的机械瓣膜按其结构和形状分为侧倾碟瓣和双叶瓣(图 6-0-1)。

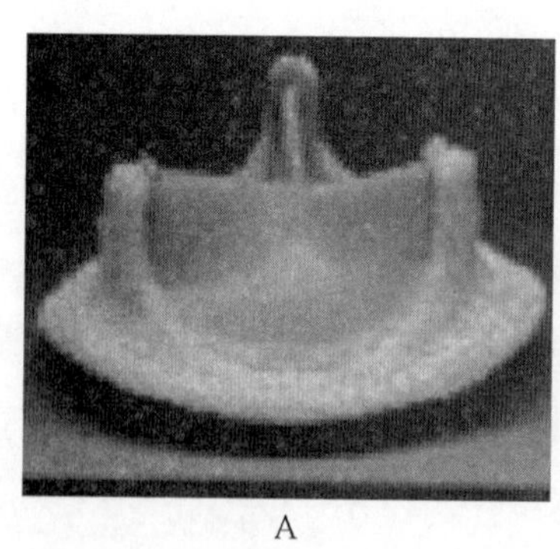

A

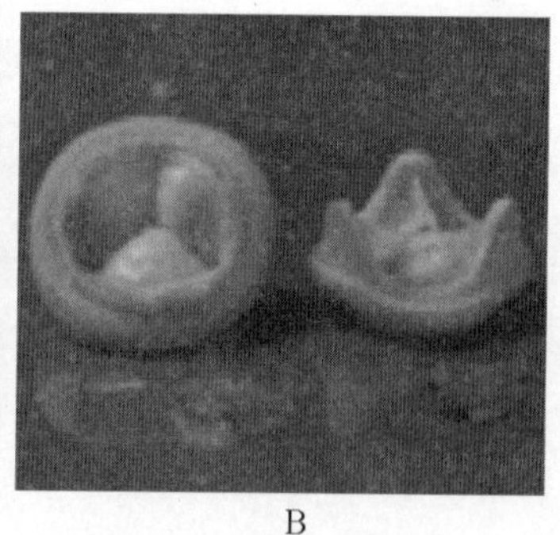

B

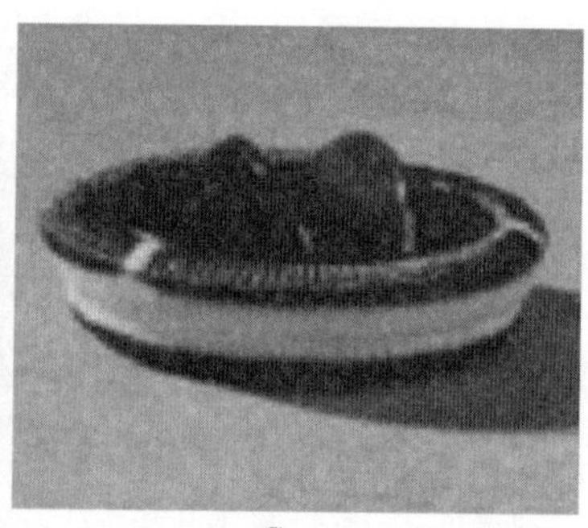

C

图 6-0-1　人工瓣膜

A、B. 生物瓣膜；C. 机械瓣膜

(1)侧倾碟瓣：瓣架由合金或热解碳制成，碟片为热解碳材料，用金属链把碟片悬夹于圆形瓣架内，瓣片在开放时向一侧倾斜，瓣口血流呈半中心型，跨瓣压差不大。

(2)双叶瓣：瓣架由热解碳制成，两个由热解碳制成的半圆形片状瓣叶镶嵌在瓣架内，瓣片似两扇门，其开关产生瓣的开放和关闭，瓣口血流呈中心型，跨瓣压差小。

目前已被弃用的笼球瓣由不锈钢铸成的笼架内镶嵌一硅橡胶制成的球体，通过球体在笼架内上下移动形成关闭和开放，瓣口血流呈周围型，跨瓣压差高，血流动力学性能差，血栓形成率高。由于笼架高，置入心室可引起左心室流出道梗阻及心律失常。

2. *生物瓣*　生物瓣是用生物组织经过特殊处理而制成的人工瓣膜，其基本结构是以金属合金为支架，支架外包涤纶纺织物，把生物组织制成的瓣镶嵌在支架上(图 6-0-1)。

生物瓣包括同种生物瓣、异种生物瓣和组织工程生物瓣，其中以猪瓣和牛心包瓣最为常用。心包组织因具有取材容易、价格低廉及其特有的高生物相容性等特点，理论上是一种理想的瓣膜替代材料。生物瓣瓣口血流为中心型血流，血流动力学性能良好。

【机械瓣与生物瓣的比较】

机械瓣的优点是耐疲劳性能好，预期使用寿命在 40 年以上，血流动力学性能优良，但容易发生血栓，病人需要终身应用抗凝药物，由此带来的并发症及社会问题比较突出。

生物瓣的优点是不易形成血栓和栓塞，术后抗凝治疗 6 个月即可，但瓣膜耐久性比机械瓣短，预期使用寿命一般是 10～15 年。病人不需要终身应用抗凝药物，血栓发生率低；缺点是耐久性受到限制，瓣叶组织变形、钙化和撕裂是异种生物瓣损坏的主要原因。目前人造生物瓣膜主要用于老年患者、育龄女性患者、居住地较偏远或医疗条件较差无法监测抗凝药物用量者。

第一节　临床评估与随访

随着生物医学工程的进步，人工瓣膜的研制和临床应用不断取得进展，但是至今尚未找到一种完全符合自体瓣膜的理想人工瓣膜，在妊娠期间人工心脏瓣膜患者仍会发生各种并发症，包括狭窄、反流、血栓形成和心内膜炎等。妊娠前及妊娠期间对人工瓣膜功能的评价已经成为妊娠患者在孕前咨询、孕期随访工作中的一项重要内容。超声心动图技术包括经胸和经食管两个途径的全面超声心动图检查，是目前评价人工瓣膜功能状态的最佳方法。

【超声心动图对人工瓣膜评估的应用】

1. *超声心动图的应用价值*

(1)二维超声心动图：主要观察人工瓣位置和类型、瓣架固定状态、生物瓣瓣叶厚度和活动情况，以及瓣叶上有无异常回声光团和机械瓣叶活动。

(2)频谱多普勒超声心动图：测量各类人工瓣瓣口前向血流参数。①二尖瓣为人工瓣：最大血流速、平均压差、压力半降时间。②主动脉瓣为人工瓣：最大血流速、最大压差、平均压差、主动脉瓣下峰值流速/主动脉瓣口峰值流速、有效瓣口面积。最大流速：生物瓣为 2～4m/s，笼球瓣为 3～4m/s，侧倾碟瓣为 3m/s 左右，双叶瓣为 2m/s 左右，但是 19 号或 21 号双叶瓣可达 4m/s。VLVOT/VAO：正常自然瓣为 0.75～0.90，人工瓣为 0.35～0.50。③三尖瓣为人工瓣：最大流速、最大压差、平均压差。

(3)彩色多普勒血流显像：重点观察：①人工瓣口前向血流类型，可分为周围型、半中心型、中心型；②人工瓣口反流及其程度；③瓣周漏及其程度。

(4)经食管超声心动图：经胸壁超声多普勒对人工瓣膜的评估常不敏感，经食管超声心动图声束由心后向前传递可改善信噪比，从而能较好地检出超声反射比较差的一些结构，如血栓等，经食管超声心动图是评价主动脉瓣、二尖瓣和三尖瓣位人工瓣反流的最好方法。高度可疑人工瓣合并症如瓣膜狭窄、反流、血栓形成和心内膜炎的患者就应选择经食管超声心动图检查。但经食管超声心动图对于人工瓣前方的病变和反流的显示不如经胸理想，应互补使用，不应作为一种常规方法。

2. 人工瓣膜合并症的诊断

(1)人工瓣膜狭窄：人工机械瓣膜置换术后跨瓣压差明显高于自然瓣膜，人工机械瓣膜均有轻度梗阻。

1)二维超声心动图：生物瓣叶增厚(大于3mm)、粘连和钙化，开放受限，机械瓣叶开放活动受限，双叶瓣叶开放不同步。

2)频谱多普勒超声心动图：二尖瓣人工瓣膜口流速大于2.5m/s，瓣压差减半时间大于200ms，主动脉瓣有效瓣口面积小于$1.0cm^2$(21号以上瓣)，有效瓣口面积较术后基础值减少30%或$V_{max}LVOT/V_{max}AO$小于0.2，三尖瓣人工瓣膜口最大流速大于1.5m/s。

3)彩色多普勒血流显像：可见人工瓣膜口狭窄射流束。

(2)人工瓣膜反流

1)功能性反流：笼球瓣多为一股中心型，侧倾碟瓣存在两股反流束，双叶瓣则可多达四股。

2)病理性反流：常见于以下3种情况：①生物瓣叶增厚、钙化、穿孔、脱垂、赘生物；②机械瓣血栓或肉芽组织增生，瓣环开裂，瓣片脱位；③瓣周漏或瓣周反流，是因为缝合开裂所引起的缝合环和周围自然组织之间的病理性反流。彩色多普勒显示瓣周漏为起源于人工瓣膜环外、宽而长的多彩湍流，通常持续时间长。主动脉瓣位人工瓣膜瓣周反流的起源和空间分布可以从胸骨旁短轴和左心室长轴切面来判定。二尖瓣的瓣周反流可以从心尖四腔心和心尖左心室长轴等切面来判定。缝合开裂的程度可以根据反流束范围占缝合环的多少来判定，小于10%为轻度，大于25%为重度。经食管超声心动图是评价二尖瓣、三尖瓣的人工瓣膜反流的最好方法，但对于人工瓣反流的显示不如经胸超声心动图理想，应互补使用。

(3)人工瓣膜血栓形成：人工瓣膜血栓形成可导致瓣膜功能异常，切面超声心动图可直接发现人工瓣膜上附着的血栓回声。新鲜血栓呈低回声光团，陈旧性血栓呈不规则强回声光团。血栓形成可引起人工瓣膜的阻塞和瓣叶开放受限，并可引起栓塞事件，如短暂性脑缺血发作、卒中或周围血管栓塞。经食管超声检出率高，约为50%，经胸检出率低，约为5%。

(4)人工瓣膜心内膜炎：人工瓣膜感染常累及人工瓣膜周的心内膜，导致瓣环与缝合环分离，形成瓣周漏。机械瓣感染的赘生物常位于缝合环、瓣环间，冠状窦与室间隔上；生物瓣感染的赘生物多发生在瓣叶边缘，可引起瓣叶穿孔或破裂。主动脉生物瓣赘生物多见于左心室流出道，常合并关闭不全；二尖瓣生物瓣多见于左心房面，赘生物易堵塞瓣口，产生狭窄。

【妊娠与人工瓣膜的临床评估及随访】

2014年ACC/AHA心脏瓣膜疾病治疗指南对置入人工心脏瓣膜女性与妊娠提出建议，关于孕期患者的诊断和随访的问题主要包括以下内容。

1. 孕前的临床评估和基础超声心动图检查　置入人工瓣膜的患者在妊娠期间可发生各种与人工瓣膜相关的合并症。由于妊娠期血流动力学的负荷增加，如果发生人工瓣膜血栓形成、狭窄、反流，或患者与瓣膜的不匹配都可导致心力衰竭。因此，患者在孕前必须要接受临床评估和基础超声心动图检查，判断瓣膜的功能和正常负荷下的血流动力学情况，发现孕前必须要处理的瓣膜异常情况。妊娠期的高凝状况可以增加机械人工瓣膜血栓形成的风险，因此，孕前的基础超声心动图检查可以作为孕期可疑瓣膜血栓形成的参考标准。

2. *孕期对人工瓣膜血流动力学的评估*　超声心动图检查可以评估孕期人工瓣膜的功能、心室功能和肺动脉压等血流动力学的情况。孕期心排血量增加,在第一孕季和第二孕季人工瓣膜的平均跨瓣压差增加,第三孕季跨瓣压差仍持续增高。其他超声心动图血流动力学指标包括二尖瓣人工瓣膜舒张期压力半降时间、无量化指数如主动脉人工瓣膜左心室流出道实时血流速度与主动脉瓣最大血流速度比值(dimensionless index)可用于评估人工瓣膜的功能。

3. *孕期人工瓣膜合并症的评估*　只要出现呼吸困难的症状或体格检查的异常改变,患者就有超声心动图复查的适应证。超声复查有助于了解患者的心室功能和人工瓣膜血流动力学的情况。生物瓣本身有组织退化的风险,生物人工瓣膜狭窄多为慢性的过程,而毗邻瓣叶钙化部位发生撕裂可导致生物人工瓣膜急性关闭不全。机械瓣膜可由于急性血栓形成而导致碟瓣关闭和开放受限而发生急性的狭窄或关闭不全。经胸超声心动图可以记录主动脉瓣或二尖瓣的经瓣血流。如果发现可疑的人工二尖瓣反流,需要给予经食管超声心动图检查。孕期虽然尽量减少辐射的暴露,但是,胸部X线有助于评估机械碟瓣的运动情况。

4. *孕期人工瓣膜血栓梗阻或栓塞事件评估*　带机械瓣的妊娠患者如果发生人工瓣膜血栓梗阻或栓塞事件,经食管超声心动图检查就有适应证,TEE可以观察碟瓣的运动功能、评估血栓的负荷。患者的治疗方案最终要根据病人的临床情况、胎儿的孕龄、瓣膜功能损害的程度和血栓的负荷而定。TEE对机械二尖瓣功能受损的判断具有特别重要的意义。对人工主动脉瓣的评估,须提供经胸超声心动图和经食管超声心动图以共同完善检查。胸部CT可以诊断人工瓣膜血栓形成和机械瓣运动受限,但由于放射暴露的问题,应避免在妊娠期进行。

5. *妊娠相关咨询、治疗和高危事件处理的专家队伍配备*　人工心脏瓣膜的选择应由患者、心脏内科专家、心脏外科专家共同决定,置入人工心脏瓣膜的年轻女性最重要的是要在术后尽早对妊娠做出诊断,并且要对患者充分强调,如果月经期缺漏一次,就有妊娠的可能性,应马上做妊娠试验。例如,妊娠诊断明确,患者应立即由心脏病专家和围产期专家共同联合随访和处理。瓣膜性心脏病年轻女性患者人工心脏瓣膜选择与妊娠咨询的流程图见图6-1-1。

对孕期人工瓣膜患者的处理与非妊娠患者之间有显著的不同,特别是抗凝治疗。因为孕期患者的高凝状态使机械人工瓣膜患者发生瓣膜血栓的风险增加。因此,能根据孕期的特点,了解孕期用药的禁忌证,能判断孕期可能发生的风险,能了解和解决孕期的合并症,正确指导抗凝患者受孕时间的心脏专科医生对患者的随访和咨询十分重要。

ACC/AHA指南强调,妊娠期,带机械瓣的患者发生严重合并症的风险很高。由于孕期的高凝状态,机械瓣血栓形成的风险增加,特别是二尖瓣置入人工瓣膜的患者。孕期抗凝的各种方案都存在风险。瓣膜血栓形成常为急性发作,其继发的严重心力衰竭和栓塞事件均可导致孕母和胎儿死亡的严重后果。孕期瓣膜血栓形成是内科,有时也是外科的急症。因此,建议配备熟悉心脏瓣膜疾病治疗和高危心脏疾病处理经验的心脏内科、外科、麻醉科和产科的医疗队伍,可使患者获得及时和合适的处理。

国内有关置入机械瓣或生物瓣女性在妊娠咨询中的建议应包括:置入机械人工心脏瓣膜的年轻女性应做好受孕计划,应用记事本详细记录每月月经,如果月经延期超过7~10d,应马上做妊娠试验。生物瓣耐久性差且易毁损,一般生物瓣10年后换瓣率为30%。因此,对应用生物瓣的孕前产科咨询还应告知:①生物瓣换瓣后心功能Ⅰ~Ⅱ级,且无并

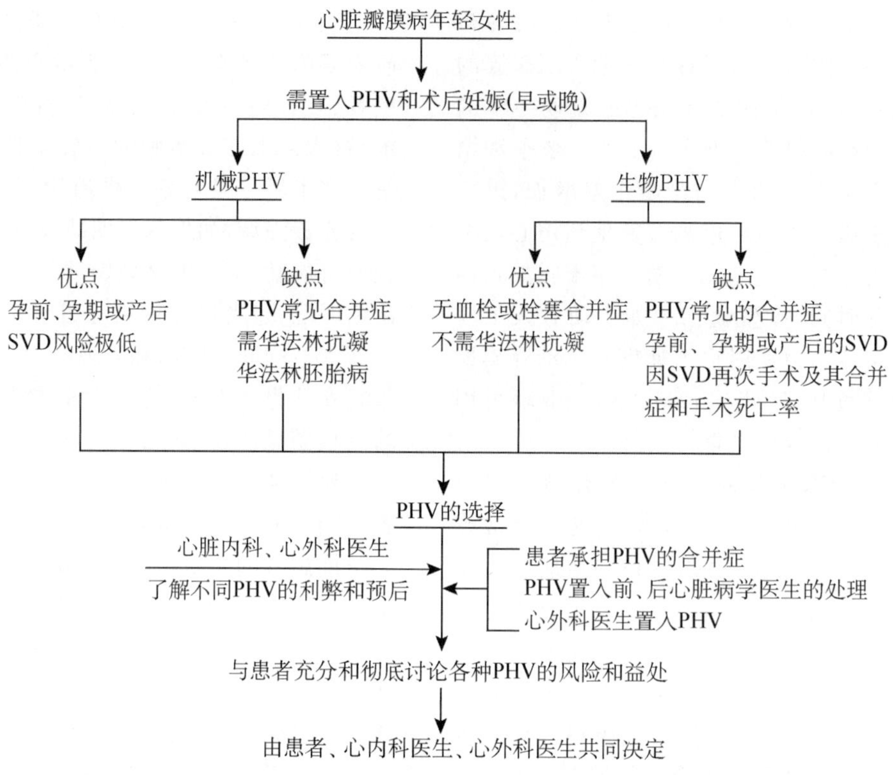

图 6-1-1 瓣膜性心脏病年轻女性患者人工心脏瓣膜选择与妊娠咨询的流程

PHV. 人工心脏瓣膜(prosthetic heart valve);SVD. 结构性性瓣膜毁损(structure valve deterioration,SVD)

资料来源:Hung L,Rahimtoola SH. 2003. Prosthetic heart valves and pregnancy.Circulation,107(9):1240-1246.

发症、预后好的患者能耐受妊娠和分娩。但是妊娠期可加速生物瓣的毁损,妊娠后约有47%的生物瓣结构衰败,提前再换瓣率为59%,而未妊娠女性仅为19%,且再次换瓣手术复杂、病死率高。②机械瓣因终身需用抗凝药,将增加妊娠并发症;换瓣两个或两个以上者不宜妊娠,换瓣越多者其预后越差。

第二节 机械人工瓣膜的抗凝治疗

在妊娠期间需要启动或继续抗凝的情况包括置入机械人工心瓣膜,某些血栓前状态,有静脉血栓性栓塞病史,急性深静脉血栓形成,或孕期发生血栓性栓塞,抗卵磷脂抗体综合征、心房颤动。目前,在妊娠期可以考虑选择的三个最常用的抗凝药物是华法林(warfarin)、普通肝素(unfractionated heparin,UFH)和低分子肝素(low-molecular-weight heparin,LMWH)。

(一)华法林

华法林可以自由通过胎盘并可致胎儿发生华法林胚胎病。1965年,首先由Hall对华法林胚胎病做出描述,这个综合征包括胎儿骨骼和软骨形成异常,其特点为鼻骨发育不全(nasal hypoplasia)伴或不伴钙化性软骨发育不全(骨骺点状钙化)。本病在第一孕季内使用华法林的胎儿中发病风险最高,但有报道认为华法林在第二和第三孕季应用时，可导致胎儿中枢神经系统的异常，例如视神经萎缩、小脑症畸形、精神发育迟缓、强直(状态)、张力减退，但其发病较为罕见。

华法林胚胎病的发生风险据估计为4%～10%。大多数有较高发病率的研究发表在20世纪60年代和70年代。美国在20世纪60年代和70年代使用抗凝治疗的剂量显著高于往后的年代。其中有10项较后期发表的研究，包括427例次妊娠，实际的发病率为零。1994～1999年报道的4项研究中，在189例存活新生儿中发病的有3例，发病率为1.6%。尽管后期的一些研究显示华法林胚胎病的发病率非常低，但从患者的角度来看，每一例存活的发病新生儿都至关重要。美国在后期的报道显示，孕妇使用5mg或低于5mg的华法林就可以维持合适的INR。研究表明，孕母应用华法林的每天剂量小于5mg时，华法林胚胎病的发生风险最低。

相对孕母，胎儿的华法林过量是不可避免的，因为胎儿维生素K依赖的凝血因子水平较低，而母亲凝血因子前体的分子量太大，不能跨越胎盘屏障，华法林对胎儿的潜在抗凝作用强于孕母。胎儿的风险呈剂量依赖性，母亲对华法林的需求量则有较大的变化差异，治疗中往往没有过多考虑和评估胎儿的风险。华法林可引起自动流产、早产、死胎、新生儿颅内血肿或胎盘后血肿。

资料显示，机械瓣膜的患者使用华法林发生瓣膜血栓形成的风险大体上低于普通肝素(3.9% vs 9.2%)。

(二)普通肝素

肝素不能跨越胎盘，所以不能抵达胎儿体内，被认为是孕期的理想抗凝药物。但如果作为动脉血栓性栓塞的长期预防其安全性和有效性仍然未被确定。肝素的作用强，有效时间短，有效的治疗窗较窄，以及其不可预测的药动学作用，因此，要在治疗中维持适度的抗血栓作用而不产生出血的并发症并非易事。不同的肝素使用途径、剂量和治疗期的建议各有差异。已有建议在第一孕季使用肝素，也有建议在妊娠全过程中应用，甚至建议在受孕前开始使用。来自美国的一个报道建议计划妊娠的夫妻，在妊娠试验阳性时开始使用，以便最大限度地减少肝素使用的时间，然而这些建议还未得到广泛的实践及推荐。

配合肝素锁的深静脉用药方法可避免皮下注射引起的疼痛和不可避免的创伤，已被推荐在临床应用，但增加了细菌进入体内的途径。葡萄球菌性心内膜炎的病例已见报道。预防人工心瓣膜血栓或栓塞所需肝素的剂量高于预防深静脉血栓的剂量，需常规检测活化部分凝血酶原激酶时间(APTT)。新近建议APTT的最小目标值是对照值的2倍，要求每12h检查1次。妊娠期间肝素的剂量要较高，肝素清除的半衰期随剂量而增加，其后果是随着治疗剂量向治疗有效范围接近，即使增加很小的剂量，也可能会造成APTT的显著延长，并伴随出血的风险。低于治疗剂量以下的抗凝治疗显然是不理想和无效的。因为安全窗口较窄，所以，严密的监测是必需的。

肝素治疗对患者有一定风险，可引起孕妇发生骨质疏松、出血、血小板减少症和血栓形成，被称为HITT综合征。患者在治疗前须检测血细胞计数，以排除血小板减少症。血栓的形成可由于血小板的聚集而产生，血小板减少症则可以发生血栓形成相反的风险事件。长期使用肝素可诱发骨质疏松，报道最常见于妊娠妇女。因为妊娠妇女是需要肝素长期治疗的一组人群，同时也因为妊娠妇女钙的转移作用。其他副作用包括荨麻疹、支气管痉挛和变态反应。然而，只要在妊娠6～12周小心使用静脉肝素，密切监测剂量，并发症的发生是非常少的。

(三)低分子肝素

低分子肝素(LMWH)抗凝效果的预测

性优于普通肝素，发生 HITT 综合征的风险也低于普通肝素，对孕妇骨密度的影响较轻。但是，在目前仍没有更多的资料证明人工心瓣膜患者可以从低分子肝素中获益。关于使用低分子肝素后人工瓣膜血栓形成的病例已见报道，有使用低分子肝素的人工瓣膜孕母和新生儿死亡的报道，也有妊娠妇女接受低分子肝素致畸或非致畸影响的报道。目前，支持在妊娠 36 周后改为使用低分子肝素的观点不多，相反，在妊娠 36 周选择性剖宫产的优势正逐步增加。

尽管存在这些问题，但低分子肝素在北美洲和欧洲的使用仍有增加的趋势，2014 年 ACC/AHA 瓣膜性心脏病治疗指南建议，要避免按常规固定剂量的用法，使用过程要仔细监测抗－Xa 的水平，使用低分子肝素皮下注射后 4～6h 检测抗 Xa 水平在 0.8～1.2U/ml 为治疗的目标值。有回顾性的综述显示，1989～2004 年，置入机械人工瓣膜的 74 位妇女共 81 次妊娠，大多数为二尖瓣人工瓣膜。在 81 次妊娠中血栓栓塞发生 10 例(12%)，都为二尖瓣人工瓣膜置换者。

如果在第一孕季，孕母使用华法林的剂量大于每天 5mg，胎儿出血性合并症的风险会由于高剂量下的持续抗凝作用而增高。由于这个原因，患者在妊娠全程给予低分子肝素的病例已见报道，但其安全性仍需进一步被证实。由于低分子肝素的抗凝作用不能迅速被清除，因此，至少在分娩前 24h 要停止使用，并改用普通肝素，普通肝素可以立即停止使用，否则，应考虑进行选择性剖宫产。

在 2014 年 ACC/AHA 指南建议妊娠期需在剂量调整下使用低分子肝素，在用药后 4～6h 检测抗-Xa 因子的目标水平为 0.8～1.2 U/ml，每天需检测 2 次。进一步的临床研究如能证实低分子肝素在孕期为安全有效的抗凝治疗，将可在整个孕期被持续应用。

(四)孕期抗凝治疗方案选择

第七届美国胸科医师学院(ACCP)抗栓治疗共识会议推荐妊娠期抗凝治疗的三个可供选择的策略，见图 6-2-1。对静脉血栓性栓塞，LMWH 已被选用于孕期的女性患者。对机械心瓣膜的妊娠女性患者抗凝治疗的资料有限，但肝素在孕期应用备受关注的问题是其预防瓣膜血栓形成的有效性。研究显示，口服华法林在妊娠全程的抗凝治疗对孕妇是最安全的。华法林可以通过胎盘屏障，并使胎儿与孕母均处于抗凝的状态。如果母亲处于完全抗凝的状态，经阴道分娩期间胎儿颅内出血的风险较高。因此，应建议孕妇在分娩前，最好在孕 36 周入院，停止使用华法林，用普通肝素或 LMWH 替代华法林。如果启动连续静脉应用普通肝素的措施，并保持活化部分凝血酶原时间(aPTT)＞2 倍对照值，建议在即将分娩前停止使用肝素。如果选择剂量调节下使用 LMWH(用药后 4～6h 检测抗-Xa 因子目标水平维持在0.8～1.2U/ml)，建议至少在分娩前 36h 改为静脉内应用普通肝素，并在分娩前 4～6h 停止使用，然后，在完成分娩后 4～6h 重新启动。置入机械瓣膜妊娠患者早产的风险增加，因此在预产期前，瓣膜性心脏病的治疗团队包括心脏内科、外科、麻醉和产科专家需要认真做好分娩计划。替代阴道分娩的措施包括择期剖宫产，可在华法林停用后的短期内进行。如果在口服华法林抗凝期间提前进入产程和分娩，剖宫分娩有适应证，维生素 K 和新鲜血浆可用于逆转 INR，必要情况下可应用鱼精蛋白作对抗。资料显示孕母使用华法林剂量每天大于 5mg 时，胎儿发生华法林胚胎病的风险很大。为此，在孕 6～12 周使用普通肝素或 LMWH 替代口服华法林可以降低胎儿患病的风险。患者必须明白减少胚胎病风险的同时可能会增加瓣膜血栓形成的风险。

2014 年 ACC/AHA 瓣膜性心脏病治疗指南推荐机械瓣膜妊娠患者的抗凝治疗流程见图 6-2-2。

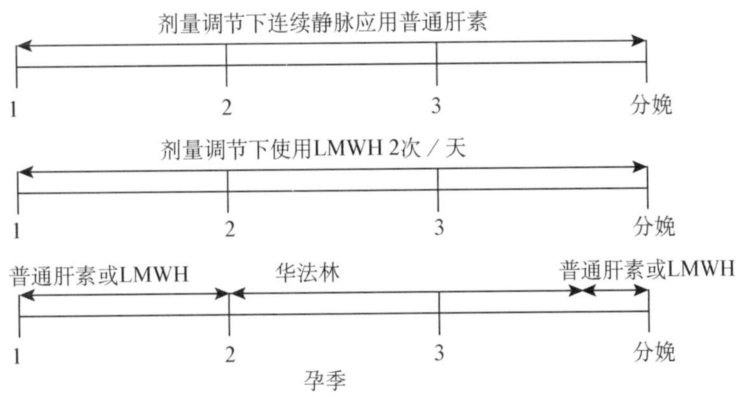

图 6-2-1 2004 年第七届美国胸科医师学院抗栓治疗共识会议推荐妊娠期抗凝治疗的三个策略

LMWH. 低分子肝素(low-molecular weight heparin)

资料来源：Sahar Naderi，Russell Raymond. 2014. Pregnancy and Heart Disease

我国薛秀珍报道 36 例心脏换瓣术后妊娠分娩，34 例剖宫术，术前 24～48h 停用抗凝药，术后 24h 恢复抗凝药的应用。产妇未出现严重并发症，婴儿无畸形等发生。

于桂琴等报道人工机械瓣膜置换术后妊娠，换瓣后至妊娠时间为 2～21 年，二尖瓣置换术 4 例，三尖瓣 1 例，主动脉瓣 1 例。其中 2 例产后出血，给予维生素 K_1 对抗，输血处理。

江燕萍报道瓣膜置换术后妊娠 21 例，生物瓣 2 例，机械瓣 19 例，换瓣术后至妊娠时间 2～12 年，19 例机械瓣患者整个孕期均服用华法林抗凝治疗。20 例采用剖宫术分娩，1 例产钳助产。2 例机械瓣血栓形成，1 例妊娠 6 个月停用华法林改用潘生丁后 B 超发现机械瓣膜上血栓形成后，再改用华法林；另一例在剖宫产后开胸手术取栓后母婴出院。

匡锋等报道 103 例女性机械心脏瓣置换术后妊娠期的抗凝治疗。患者整个妊娠期均采用口服华法林抗凝，结果显示，所有患者妊娠期间 3 例发现下肢静脉血栓形成，无严重栓塞并发症；30 例有一般性出血现象，腹腔自发性大出血 1 例；宫内死胎 4 例，新生儿胎儿畸形 5 例，其中 21-三体综合征 1 例，脑积水 4 例，ABO 血型不合溶血 1 例，低体重新生儿 6 例。所有产妇无产后大出血。

国内对机械人工心脏瓣膜妊娠患者的孕期抗凝治疗已见相关的报道，各学者根据我国的患者特点和临床实践对孕期抗凝治疗提出了自己的意见，但是我国还没有相关的指南和专家共识。根据国内的相关报道，归纳为以下的意见。

(1)瓣膜置换术后妊娠时机：一般认为，使用生物瓣者最好在术后 2 年左右妊娠，机械瓣最好在术后 2～3 年。

(2)孕期的随访：注意防治换瓣术后的远期并发症，如血栓形成、血栓性栓塞、出血、溶血、瓣膜功能失常。监测宫内胎儿生长发育，准确判断胎儿成熟度，制定最佳分娩时机。

(3)分娩方式：国内多数学者认为剖宫产是瓣膜置换术后妊娠的最佳分娩方式，择期剖宫产便于调整抗凝药的剂量，避免发生产后出血。

(4)孕期抗凝药的应用：江燕萍报道 20 例机械人工瓣患者整个孕期口服华法林，使用华法林的剂量在 2.5～3.0mg/d，PT 的监测为每周 1～2 次，维持 PT 在正常对照值的

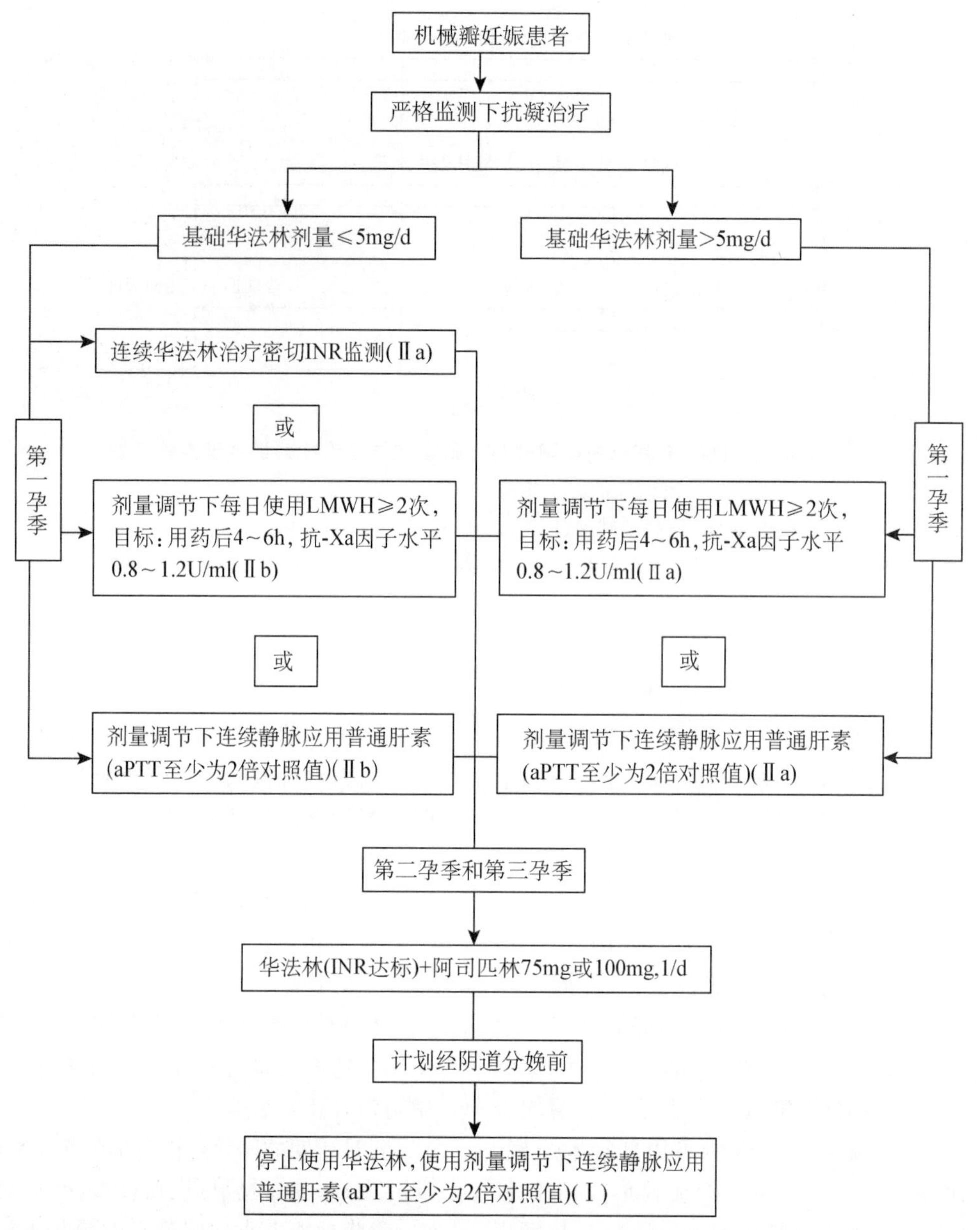

图 6-2-2　2014 年 ACC/AHA 瓣膜性心脏病治疗指南

资料来源：机械瓣妊娠患者的抗凝治疗流程

1.5～2.0 倍。择期剖宫产前 3d，停止使用华法林，再监测 PT，如未达正常范围，则于术前 4～6h 静脉推注维生素 K，急诊手术和分娩当天停药，术后或产后 24h 恢复使用华法林，使 PT 达正常对照值 1.5～2.0 倍。整个孕期监测 PT 进行抗凝。

匡锋等报道 103 例女性机械心脏瓣置换术后妊娠期的抗凝治疗。患者整个妊娠期均采用口服华法林的抗凝治疗，其中 87 例应用国产华法林（3.30±0.43）mg/d，16 例应用进口华法林（2.90±1.05）mg/d，在分娩前 3d 停用华法林，改为皮下注射肝素或低分子肝素。

(5)风险评估:国内的学者认为机械瓣膜置换术后女性在妊娠期间单一服用小剂量华法林(<5mg/d)为一种相对安全有效的抗凝治疗。国内未见小剂量华法林继发华法林胚胎病的报道。全程口服小剂量华法林(<5mg/d)虽然有导致流产、胎儿畸形、胎儿宫内死亡的发生风险,但是,对孕妇相对安全方便,总体风险不高。国内的意见认为,低剂量华法林对国内的女性患者能达到有效的抗凝指标,在严格监控条件下能有效避免孕妇发生血栓性或出血性的事件,是我国大多数机械瓣妊娠患者采用的抗凝方法。匡锋等报道分娩前改用低分子肝素替代华法林抗凝治疗,但没有提出检测抗-Xa因子作为监测目标,说明我国在抗凝监测方面还需要给予重视和提高,以保障抗凝治疗的安全性和有效性。

附:2014年ACC/AHA心脏瓣膜疾病治疗指南对置入人工心脏瓣膜女性在妊娠期间的药物治疗提出的建议

一、机械瓣膜与抗凝治疗

Ⅰ类推荐

1. 置入机械瓣妊娠患者的抗凝治疗应给予密切的监测(B级证据)。

由于孕期的高凝状态,置入机械瓣妊娠患者的人工瓣血栓形成风险增加。孕期抗凝的各种方案都可增加胎儿畸形、流产的风险,增加出血合并症包括胎盘下出血的风险,并可导致早产和胎儿死亡。然而,在没有任何抗凝措施下,孕妇死亡率可高达5%,血栓栓塞性事件的风险也高达24%,瓣膜血栓形成的风险也很高。由于孕期的生理改变,抗栓治疗的方案也需要相应地变化。因此,在妊娠的全程都应对抗凝治疗给予密切的监测,以评估其全身抗凝的有效性。

2. 在第二和第三孕季,置入机械瓣妊娠患者应给予华法林做抗凝治疗,并使患者获得抗凝治疗的合理INR比值(B级证据)。

在妊娠期,华法林是孕妇预防血栓性栓塞的最有效抗凝药。虽然在第一孕季使用华法林会存在胎儿畸形的发生风险,但是,在第二和第三孕季,华法林致胎儿畸形的发生率很低。如果在妊娠全程使用普通肝素,置入机械瓣的患者发生血栓栓塞性事件和孕妇死亡的风险最高。人工瓣大块血栓形成的病例已见于报道。虽然还没有随机对照的研究对不同的抗凝方案做比较,但妊娠全程使用华法林血栓栓塞性事件的风险<4%,而孕期全程使用普通肝素其风险为33%。妊娠全程使用普通肝素,孕妇可发生血小板减少症和产科的合并症。在孕期使用固定剂量低分子肝素(LMWH)可导致致命性瓣膜血栓形成。如果在抗-Xa因子水平监测下使用LMWH,与普通肝素比较,使用LMWH患者人工瓣血栓形成的发生率较低。然而,即使给予细心的抗-Xa因子监测,使用LMWH的患者仍然有瓣膜血栓形成的病例发生。目前,置入机械瓣的妊娠患者仍然没有很理想的抗凝治疗方案。而在第二和第三孕季,华法林对孕妇的获益权重则大于胎儿风险的轻微增加。

3. 置入机械瓣的妊娠患者在计划经阴道分娩前建议停止使用华法林,启动普通肝素,使活化部分凝血酶原时间(aPTT)>2倍对照值(C级证据)。

华法林可以通过胎盘屏障,并使胎儿与孕母均处于抗凝的状态。如果母亲处于完全抗凝的状态,经阴道分娩期间胎儿颅内出血的风险较高。因此,应建议孕妇在分娩前入院,停止使用华法林,启动普通肝素连续静脉应用的措施,并保持活化部分凝血酶原时间(aPTT)>2倍对照值,在即将分娩前停止使用肝素。置入机械瓣的孕妇早产的风险增加,因此,在预产期前,瓣膜性心脏病的团队包括心内科、外科、麻醉和产科专家需认真做好分娩计划。替代阴道分娩的措施包括择期剖宫产,可在华法林停用后短期内进行。

4. 在第二和第三孕季,置入机械瓣或生物瓣的妊娠患者建议给予低剂量阿司匹林(aspirin)75~100mg,每天1次(C级证据)。

虽然,置入人工瓣膜妊娠患者在抗凝治疗中增加阿司匹林的相关资料缺乏,然而,非妊娠患者加入阿司匹林可以有效降低血栓栓塞的发生风险。从产科的立场,在第二和第三孕季使用阿司匹林是安全的。

Ⅱa类推荐

1. 置入机械人工瓣膜妊娠患者,每天使用华法林的剂量≤5mg可达到治疗性INR目标值,且与患者充分讨论利弊的关系,在第一孕季连续使用华法林是合理的(B级证据)。

置入机械人工瓣膜妊娠患者在第一孕季的理想抗凝治疗仍存在争议。口服华法林对孕母是最安全的，但是可以增加华法林胚胎病的风险。使用普通肝素或低分子肝素抗凝可以避免华法林胚胎病的风险，但预防血栓性栓塞事件则不如华法林有效。华法林胚胎病的风险是与剂量相关的，如果华法林的每天剂量≤5mg，风险较低（<3%），而其他抗凝方案发生流产和胎儿死亡的风险增加。但是在第一孕季，口服华法林的风险与使用肝素者相同，特别是使用低剂量华法林的患者。如果每天使用华法林的剂量≤5mg 可达到治疗性 INR 的目标值，且对利弊的关系与患者和家属充分讨论，在第一孕季连续使用华法林是合理的。

2. 在第一孕季，如果置入机械人工瓣膜妊娠患者使用华法林的每天剂量>5mg 才能获得治疗性 INR 目标值，在剂量调节下使用低分子肝素，每天至少 2 次，并在用药后 4～6h 检测抗-Xa 因子目标水平维持在 0.8～1.2U/ml 被认为是合理的（B 级证据）。

使用华法林每天剂量>5mg 的患者，华法林胚胎病的风险>8%，对比华法林的每天剂量≤5mg 的患者，其风险为<3%。因此，在第一孕季考虑使用肝素抗凝治疗替代华法林被认为是合理的，因为肝素不能通过胎盘屏障可避免发生华法林胚胎病。低分子肝素可以更好地替代普通肝素，其优势在于皮下吸收和生物利用度较好，有较长的半衰期，抗凝反应的预测性较好。抗-Xa 因子的水平应密切监测，在妊娠的过程中，LMWH 用量的增幅可达 50%。抗-Xa 因子水平应密切监测，使其在用药后 4～6h 检测抗-Xa 因子目标水平维持在 0.8～1.2U/ml。在剂量精心调节下及应用低分子肝素的措施下，瓣膜血栓形成的风险低于使用普通肝素的患者，但仍然有发生瓣膜血栓形成的病例报道，即使是应用了最新一代机械瓣的患者。孕期应用低分子肝素的资料不完整，还存在未被解决的问题，包括理想的抗-Xa 目标水平，峰谷值水平的应用、理想的用药时机、每天用药次数为 2 次或 3 次的情况下患者的依从性问题。如果患者在第一孕季不选择口服抗凝治疗，剂量调节下应用低分子肝素的抗凝措施被认为是合理的。

3. 在第一孕季，如果置入机械人工瓣膜妊娠患者使用华法林的每天剂量>5mg 才能获得治疗性 INR 目标值，在剂量调节下连续静脉应用普通肝素并使活化部分凝血酶原时间（aPTT）至少为 2 倍对照值是合理的（B 级证据）。

如果决定在第一孕季使用普通肝素，患者接受静脉应用肝素被认为是合理的，但需细心监测 aPTT 并使目标值至少为 2 倍对照值。既往的研究显示，皮下注射普通肝素瓣膜血栓形成的发生率很高，特别是老一代的人工瓣膜。静脉应用普通肝素的不足包括严重感染和产科的风险增加。

Ⅱb 类推荐

1. 在第一孕季，如果置入机械人工瓣膜妊娠患者使用华法林的每天剂量≤5mg 可获得治疗性 INR 目标值，在剂量调节下使用低分子肝素，每天至少 2 次，并在用药后 4～6h 检测抗-Xa 因子目标水平维持在 0.8～1.2U/ml 可能是合理的（B 级证据）。

在第一孕季选择抗凝措施时需要与患者详细沟通不同方案的利弊关系。在第一孕季使用华法林发生华法林胚胎病的风险增加，但是，如果患者使用华法林的每天剂量≤5mg，华法林胚胎病的风险较低（<3%），但需注意瓣膜血栓形成和血栓性栓塞事件的风险增加。如果患者决定在第一孕季停止使用华法林，在详细沟通不同方案的利弊后，剂量调节下使用低分子肝素是预防血栓性栓塞事件最安全的选择。但合理的剂量需依据抗-Xa 因子的细心监测，在妊娠的全程剂量都需要进行调整。指南建议在用药后 4～6h 检测抗-Xa 因子，目标水平应维持在 0.8～1.2U/ml，每天至少需检测 2 次。

2. 在第一孕季，如果置入机械人工瓣膜的妊娠患者使用华法林的每天剂量≤5mg 可获得治疗性 INR 目标值，在剂量调节下连续静脉应用普通肝素并使活化部分凝血酶原时间（aPTT）至少为 2 倍对照值可能是合理的（B 级证据）。

使用华法林每天剂量≤5mg 的患者，决定在第一孕季停止使用华法林，在详细沟通不同方案的利弊后，在剂量调节下使用低分子肝素是预防血栓性栓塞事件最安全的选择。如果决定在第一孕季使用普通肝素，采用剂量调节下连续静脉应用普通肝素是合理的，但须细心监测活化部分凝血酶原时间（aPTT），使目标值至少为 2 倍对照值。皮下注射普通肝素瓣膜血栓形成的发生率很高，特别是老一代的人工瓣膜。静脉应用普通肝素的患者，由于长期保留深静脉导管而使感染和产科的风险增加。

Ⅲ类推荐：有害

如果在用药后 4～6h 不能监测抗-Xa 因子，低分子肝素不能用于置入机械瓣膜的妊娠患者（B 级证据）。

较早的研究显示，在没有抗-Xa 因子监测的情况下，使用固定剂量皮下注射低分子肝素抗凝的带机械人工瓣膜妊娠患者合并瓣膜血栓形成的风险很高，并可导致孕妇死亡。因为在妊娠的全过程中，低分子肝素的剂量需要增加。在剂量调节下应用低分子肝素时，需在用药后4～6h检测抗-Xa因子的水平。

第三节　妊娠与生物人工心脏瓣膜

生物瓣膜分为同种生物瓣和异种生物瓣，一般具有非常好的生物相容性和血流动力学特点。生物瓣作为人造心脏瓣膜的第二大系列，为完全中心血流，血流动力学性能优良，血栓栓塞发生率低，一般建议病人在置入生物瓣后只需服用3个月左右的抗凝血药物即可。但是生物瓣的寿命相对于机械瓣要短，一般的生物瓣工作年限为10年，最好的也只有15年左右，多数病人面临二次手术的风险。基于生物瓣膜的特点，生物瓣多用于60岁以上的老年人或者特殊的病人，包括瓣膜置换术后近期准备妊娠的女性患者。

一、生物瓣膜的分类

1. 同种生物瓣膜　为组织型瓣膜，包括主动脉瓣、肺动脉瓣和二尖瓣，取自人类尸体，经过抗菌消毒处理和低温保存。其优点主要为接近正常解剖、血流动力学特性优良、可成功重塑心室、具有抗感染性、血栓栓塞并发症发生率低、无需抗凝治疗，但取材限制及远期狭窄问题使其使用受到限制。另外一种同种主动脉瓣置换术采用自体肺动脉瓣移植(ross)手术。手术过程包括：切除病人正常的肺动脉瓣(自体移植瓣膜)，置换病人的主动脉瓣，另用冷冻保存的人类肺动脉瓣(同种异体瓣膜)代替已切除的肺动脉瓣。

2. 异种生物瓣膜　此种瓣膜是把牛心包或猪心包组织提取出来，经过化学处理脱去细胞组织，以防止排异反应，经戊二醛处理过的心包组织还能够使胶原纤维绞链增加组织强度，是临床应用的主要生物瓣膜。

二、生物瓣膜结构性毁损

生物瓣膜主要的问题是结构退行性改变(structure valve deterioration，SVD)，这种改变与时间并无简单的线性关系，而是在植入5～6年后进行性恶化，在16～39岁的患者中，SVD可以在术后第2～3年开始发生。生物瓣膜的结构性退行性变在儿童、青少年和年轻人进展较显著，而高龄病人则进展较缓慢。Yun等来自美国斯坦福大学的统计显示，在第一次人工瓣膜置换术后，生物人工瓣膜SVD的高发年龄在16～39岁，其中在术后10年的发生率为50%，15年的发生率为90%，见图6-3-1。有研究显示，对于生物性主动脉瓣的患者，年龄在39～44岁的患者10年内不发生结构相关事件的只有58%～70%，15年内只有33%。而70岁以上的患者植入瓣膜10年和15年后分别有95%和

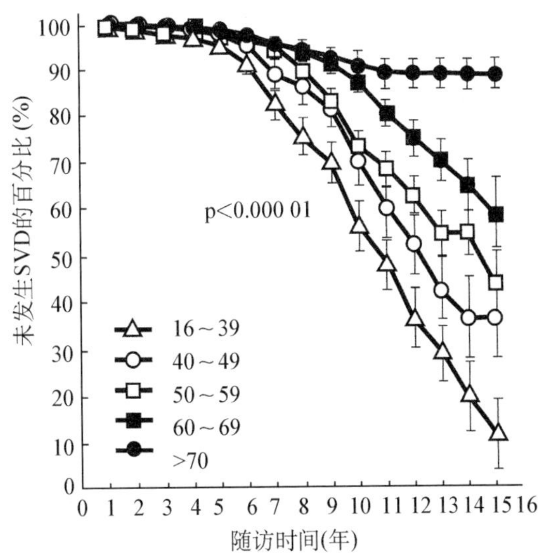

图6-3-1　美国斯坦福大学1408例置入各种猪生物瓣膜患者按置入时年龄分段随访15年，未发生结构性瓣膜毁损的比例

16～39岁患者中，术后第2～3年SVD开始发生，10年约为50%，15年约为90%

93%不出现结构相关事件。年龄在60～69岁的病人10年后也能达到92%～95%。Badduke和Jamieson的两个研究显示，使用猪生物人工心瓣膜置换术后SVD的10年发生率为76%和55%，人工瓣膜相关的再次手术的发生率为80%和60%。再次手术的死亡率为8.7%至3.8%。见表6-3-1。

表6-3-1 生物人工瓣膜与妊娠：晚期(10年)合并症

	Badduke et al(%)	Jamieson et al(%)
精算		
SVD	76.7±14.0	55.3±8.2
瓣膜相关合并症	78.3±12.7	
瓣膜相关再手术	79.7±12.4	59.8±7.8
非精算		
SVD	47.10	50.90
人工心脏瓣膜心内膜炎	11.80	5.70
血栓性栓塞	5.90	5.70
非SVD		1.90
猝死		1.90
总计	70.60	66.10
再手术死亡率	8.70	3.80

资料来源：Lynne Hung，Shahbudin H Rahimtoola.2003.Prosthetic heart valves and pregnancy. Circulation，107：1240-1246.

大多数已接受第一次风湿性二尖瓣病变瓣膜置换术的女性，如果二尖瓣植入猪生物瓣膜SVD的早期发生率或SVD的总发病率要高于主动脉瓣置换术。

生物瓣膜的SVD可造成一个或多个瓣叶增厚，进行性钙化，机械性磨损，撕裂或破裂致关闭不全，或瓣叶纤维化变得僵硬、钙化、出现狭窄和(或)关闭不全。临床表现为气促及心力衰竭症状加重。听诊可发现瓣膜狭窄或关闭不全的杂音。生物瓣膜结构性毁损的发生进程不像机械瓣那样突然，其进展一般都为逐步加重。我国朱平等对生物瓣膜进行了损坏原因的临床分析，研究包括1993～2004年的41例(47只)生物瓣膜失功能再次手术换瓣患者。两次换瓣间隔的时间为1～16年，平均为(9.7±4.1)年。失功能生物瓣膜大体标本观察及病理学检查结果为，47只带支架生物瓣膜中，瓣架无一损坏，42只瓣膜发生瓣叶撕裂或穿孔，35只有不同程度的钙化现象，且在瓣环表面和瓣脚周围有纤维组织增生，2只瓣膜有赘生物及血栓形成，47只生物瓣膜中损坏较重的瓣膜送病理学检查发现大量吞噬细胞和单核细胞浸润。结果显示生物瓣膜早期损坏以破损撕裂为主，晚期以钙化和破损撕裂等多种因素的复合病损结果出现。

三、妊娠与生物瓣膜结构性毁损

有关妊娠期生物瓣结构性毁损发生率与非妊娠者比较的研究有不同的结果，Badduke的结果显示，妊娠期的发生率为76.7%±14%，而非妊娠的发生率为25.8%±8.8%，其差异显著性有统计学意义($P<0.05$)；但是，Jamieson的结果为55.3%±8.2%与45.7%±4.8%，无显著统计学意义。这些研究为妊娠与非妊娠患者人工瓣膜SVD的不

同发生率提供重要的信息。

Lynne Hung 的资料分析显示，年龄在16～39 岁的孕龄女性在植入猪生物人工瓣膜后，SVD 可以在术后第 2 年开始发生，SVD 5 年的发生率为 10%～15%。妊娠期SVD 仍然可以发生，平均发生率为 24%，见表 6-3-2。猪生物瓣在妊娠期和结束妊娠后的早期有较高的 SVD 早期发生风险。虽然，术后 10 年和 15 年 SVD 的发生率提示育龄患者置入生物人工瓣膜仍是合理的，但是研究的结果提示，年轻的患者发生 SVD 的时间较早；在术后第 9 年，新型的猪瓣膜和非支架猪瓣膜的SVD 发生率仍然在早期带支架猪瓣膜 SVD 期待发生率的范围内，说明目前所有的猪瓣膜有相同的 SVD 发生率。研究表明，所有的资料显示对妊娠女性都有一定危害。

表 6-3-2　生物人工瓣膜与妊娠：早期生物人工瓣膜毁损(SVD)

参考文献	N	患者		早期 SVD
		n	发生率(%)	
Born et al	20	4	20	妊娠期或产褥期需再次手术
Bartolotti et al	7	2	29	分娩后 3 个月内
Salazar et al	5	3	60	妊娠期或产后 7～12 个月
Badduke et al	17	2	12	产后 3～10 个月再次手术
Hanania et al	42	5	12	产后 4～36 个月
Sbarouni & Oakley	49	17	35	妊娠期或产后短期内
总计	140	33	24	

资料来源：Lynne Hung，Shahbudin H Rahimtoola. 2003. Prosthetic heart valves and pregnancy. Circulation，107：1240-1246.

另外，许多仍保留窦性心律的女性患者，在妊娠期间可能最终发展为心房颤动，这些患者也需要抗凝治疗。二尖瓣病变患者本身存在或可发展为左心房扩大，左心房压力增高和血流动力学的改变可导致血栓形成，心房颤动可进一步增加血栓栓塞的风险。使用生物人工瓣膜的患者也容易发生栓塞。生物人工瓣膜患者如果没有接受抗凝治疗，其栓塞的发生与机械人工瓣膜患者在使用抗凝下的发生率相同。

未生育的年轻女性在妊娠之前如需考虑置入生物人工瓣膜，由于生物瓣的 SVD 后果，如下的情况必须要认真考虑：①在首次妊娠前 SVD 已经发生而需再次手术，SVD 也可能发生在妊娠期间或分娩后早期，术后 10～15 年再次手术的比例增加；②再次手术有母亲、胎儿和新生儿死亡的风险，儿童有失去生物意义母亲的可能性；③患者一生中可能有 2～4 次再次手术的可能性；④要平衡接受生物人工瓣膜后母亲或家庭由于 SVD 带来的风险与接受人工机械瓣膜致华法林胚胎病风险之间的关系。

生物瓣膜仍能为育龄患者提供一次或多次安全妊娠的机会，常被未生育的夫妻接受。对选择生物瓣膜的患者，应该给予详细的解释，让患者及家属明白在第一次手术的几年内仍须再行人工心瓣膜置换。第二次的换瓣手术会带来更明确的风险，此时他们的小孩年纪还很小，仍非常依赖其父母亲，再次手术有不可预测的个体性后果。对于左心功能受损，心功能为 NYHA Ⅲ级或Ⅳ级的患者，人工心脏瓣膜心内膜炎或其他急症情况再次手术的死亡率最高。但是，首次行选择性人工瓣膜置换术的死亡率仅为 5%。手术后的第 1 年，仍然有发生瓣周漏、栓塞、人工瓣膜心内膜炎的可能。

第四节 感染性心内膜炎的防治

感染性心内膜炎(infective endocarditis,IE)是因细菌、真菌和其他微生物(如病毒、立克次体、衣原体、螺旋体等)直接感染而产生心脏瓣膜或心室壁内膜的炎症。妊娠期感染性心内膜炎的诊断标准与非妊娠患者相同。早期的病变特点与赘生物的大小体积各有差异,超声心动图可以较早发现组织的破坏、溃疡和脓肿。感染性心内膜炎典型的临床表现有发热、杂音、贫血、栓塞、皮肤损害、脾肿大和血培养阳性等。感染性心内膜炎风险最高的患者为人工瓣膜的患者、心脏瓣膜修复术中使用人工物品者、既往有感染性心内膜炎病史者、某些特殊的先天性心脏病患者。

一、人工心脏瓣膜与感染性心内膜炎

【流行病学】

2011 年欧洲心脏病学会(ESC)妊娠期心血管疾病治疗指南认为在妊娠期合并感染性心内膜炎的情况很罕见,其在孕期总的发病率为 0.006%(1/100 000 妊娠),而已知瓣膜性心脏病或先天性心脏病的发病率为 0.5%。有吸毒药瘾者的发病率则更高。

感染性心内膜炎每年的发病率为(3～10)/100 000 病人。感染后 1 年的死亡率为 14%～46%。而人工瓣膜感染的发生率为 3%～6%。接受多个瓣膜置换术后心内膜炎的发病率较单个二尖瓣或主动脉瓣置换术后高。瓣膜置换术后 60d 内的感染性心内膜炎为早期心内膜炎,通常与皮肤切口的感染、手术血管内污染、其他(包括手术布类、手术器械)等有关;术后 60d 以后发生的心内膜感染为后期心内膜炎,与一般的感染性心内膜炎相似。机械瓣与生物组织瓣的心内膜炎发生机会相似。

在不发达国家,感染性心内膜炎主要见于风湿性心脏病患者,在发达国家,置入人工瓣膜和心内装置的患者合并感染性心内膜炎的情况正在增加。人工瓣膜患者发生感染性心内膜炎的风险高于非人工瓣膜患者 50 倍。感染性心内膜炎的患者多为静脉用药、糖尿病,或使用了免疫抑制药,患者合并的风险因素和临床的预后各有不同,非人工瓣膜患者与人工瓣膜患者的诊断和治疗也稍有不同。

【感染性心内膜炎的预防性治疗】

置入人工心脏瓣膜的患者感染性心内膜炎的风险显著增高。但是,即使对感染性心内膜炎风险很高的患者,预防性的措施对显著降低心内膜炎感染事件的证据仍然存在争议。由于过敏反应的风险和对抗生素耐药性的增加,支持预防用药的证据不足,从而导致美国心脏病协会对感染性心内膜炎发病风险极高患者在预防方面的推荐意见做出显著的修订。

2014 年 ACC/AHA 瓣膜性心脏病治疗指南认为感染性心内膜炎可造成心脏严重不良预后的极高危患者,见表 6-4-1,如人工瓣膜的患者应该给予预防性的治疗。预防的证据仅在牙科的操作方面被认为是合理的,这些操作包括牙龈组织的操作、牙周组织的操作、口腔黏膜穿刺。但是指南没有对具有极高风险的妊娠患者在常规阴道分娩或剖宫产给予预防性治疗的建议。

新的指南认为,虽然对既往有感染性心内膜炎患者的预防治疗方面缺乏随机对照或大规模前瞻性的队列研究,但是由于重复感染对死亡风险的叠加作用,以及重复感染具有潜在的致残合并症,而预防性治疗的风险相对较低,因此,推荐这些高风险的患者进行预防性治疗。

在日常生活中,短暂的菌血症很常见,例

如,刷牙和使用牙线(20%~68%)、使用牙签(20%~40%)、简单咀嚼食物(7%~51%)。具有发生细菌性感染性心内膜炎风险的患者应该建立和维持口腔健康以减少潜在的细菌感染途径。维持理想的口腔卫生可通过定期接受专业的牙科保健、使用合格的牙科产品,如手工、动力性、超声的牙刷,牙线,菌斑清除工具。

指南认为,目前没有证据对瓣膜性心脏病的患者在缺乏已知肠球菌感染下的胃肠道或生殖泌尿系检查给予感染性心内膜炎的预防治疗,例如,经食管心脏彩超、食管胃十二指肠镜、结肠镜、膀胱镜检查。患有基础性心脏病的患者在进行大多数的检查过程中感染性心内膜炎的发病率很低,目前没有证据支持预防性抗生素治疗可以获益,不加选择地使用抗生素可导致耐药菌的产生,发生肠道菌群失调性 Clostridium difficile 结肠炎,增加不必要的费用和药物的毒性作用。内镜检查致感染性心内膜炎的风险是很低的,在内镜检查期间或结束后的瞬间可以产生短暂的菌血症,但关于内镜继发感染性心内膜炎的报道很罕见。大多数胃肠内镜检查菌血症的发病率为 2%~5%,而且细菌的类型也不可能导致心内膜炎的产生。黏膜活检、息肉切除术、十二指肠乳头括约肌切开也不会增加菌血症的发病率。没有证据显示深部活检,例如,直肠和胃的活检可以增加菌血症的发病率。某些胃肠道的操作,如食管扩张(45%)、硬化剂注射(31%)、内镜逆行胰胆管造影(6%~18%)时,菌血症的发病率高于简单的内镜检查。但是,没有研究显示抗生素预防治疗可以减少感染性心内膜炎的发生率。

泌尿道的检查操作过程可以发生细菌性心内膜炎。如果在泌尿道感染的情况下菌血症的发生率较高,泌尿道感染的患者在择期的操作前包括震波碎石,应使用杀菌剂。尿路细菌培养的结果可以指导医生根据细菌学的情况合理选择抗生素。

表 6-4-1 2014 年 ACC/AHA 瓣膜性心脏病治疗指南推荐以下高危的心脏病患者预防性使用抗生素

置入人工心脏瓣膜或心脏瓣膜修补术中使用人工材料的病人
既往有感染性心内膜炎病史的病人
先天性心脏病的病人
——未修复的紫绀型先天性心脏病,包括姑息性分流和导管
——使用人工材料或装置完全修复的先天性心脏病,包括手术或介入操作后的头 6 个月内
——修复过的先天性心脏病,人工补片或人工装置部位或邻近残留缺陷(内皮化受抑)
瓣膜结构异常致瓣膜反流的心脏移植受体

二、妊娠期人工心脏瓣膜与感染性心内膜炎

正常分娩后菌血症的发病率为 0~5%,其中包括不同的病原体。然而,临床医生通常会认为在临床中很难保证在分娩中合并阴道或会阴出血撕裂等情况,从而给所有具有感染性心内膜炎风险的患者在分娩时常规预防性使用抗生素。在分娩过程中预防性治疗的适应证仍存在争论,指南的修订过程中认为感染性心内膜炎与阴道分娩或剖宫分娩是否相关还缺乏令人信服的证据。

【预防性应用抗生素】

妊娠的瓣膜性心脏病患者,预防性抗生素使用的适应证与非妊娠的情况相同,包括牙科手术或其他可致革兰阳性菌菌血症的各种有创检查或治疗。

1997 年美国心脏病学会(AHA)感染

性心内膜炎预防建议和1998年美国心脏病学院(ACC)/AHA的指南并不推荐瓣膜性心脏病患者在无合并症的阴道分娩后预防性常规使用抗生素,除非合并大量出血和严重的撕裂或行剖宫产术,或除非有明确被感染的可能。AHA建议高危患者包括:置入人工心脏瓣膜,既往有细菌性心内膜炎病史、复杂性先天性心脏病,或因外科的情况需要建立体肺循环,或行气管插管,有使用抗生素的适应证。

2003年欧洲心脏病学会(ESC)感染性心内膜炎的预防、诊断和治疗指南专家建议,抗生素预防性使用只适用于中高危的患者(如置入人工心脏瓣膜),或在产科的过程中有感染的情况,但是许多执业医生却常规使用抗生素,见表6-4-2。

表6-4-2 2003年ESC感染性心内膜炎预防、诊断和治疗指南:发生菌血症风险的诊断或治疗性项目

纤维支气管镜(钢性仪器)
尿路感染下的膀胱镜检查
泌尿道、前列腺穿刺活检
有牙龈或黏膜损伤风险的牙科操作
扁桃体和腺样体摘除术
食管扩张或注射硬化剂
阻塞性胆道的器械性操作
经尿道前列腺切除术
尿道的器械操作或扩张
震波碎石
有感染表现下的妇产科操作

2003年ESC妊娠合并心血管疾病处理专家共识建议(表6-4-3),抗生素预防性治疗适应证包括:置入人工心脏瓣膜或既往有感染性心内膜炎病史的患者;选择通过正常分娩的早产患者,因为其合并症不可预测,其他需要外科手段进行分娩的患者,或行心脏外科处理的妊娠患者应预防性使用抗生素。

表6-4-3 2003年ESC妊娠期间心血管疾病处理的专家共识

早产正常分娩慎用预防性抗生素,但应用于已置入人工心脏瓣膜者,或有心内膜炎病史的患者
其余的早产正常分娩患者也可以选择性使用预防性抗生素,因为早产者的合并症为不可预测有心内膜炎风险因素的患者在外科介入、剖宫产或心脏外科手术前应给予抗生素

2011年美国妇产科学会(ACOG)妇产科临床处理指南对临产和分娩预防性使用抗生素的意见认为,无感染的阴道分娩或剖宫产患者不推荐对感染性心内膜炎预防性使用抗生素,除非少部分患者在经阴道分娩时存在极高的致心脏不良后果的潜在风险。ACC/AHA的联合指南的推荐基于三个原因:①大多数情况下心内膜炎不是由侵入性操作所导致(无论是牙科、胃肠道或泌尿生殖系统),而是由日常活动随机发生的菌血症所致;②经泌尿生殖系统手术的女性预防性用药仅能防止少数心内膜炎的发生;③如果预防性抗生素治疗能获益,但抗生素相关不良事件的风险则超过其获益。

2011年ESC的指南对妊娠期合并感染性心内膜炎的治疗建议进行了修订,认为妊娠期对感染性心内膜炎的处理与非妊娠患者是相同的。在获得性心内膜炎高风险操作中(如牙科的操作),最高危患者(如置入人工心脏瓣膜),推荐应用感染性心内膜炎的预防性治疗,但是指南对常规的阴道分娩或剖宫分娩不推荐使用抗生素预防治疗。

【风险与预后】

2011年ESC指南的数据显示,孕期合并感染性心内膜炎孕妇的发病率和死亡率仍然很高,有研究报道为33%,主要是由于心力衰竭和血栓-栓塞的合并症所致。胎儿的死亡率也可高达29%。急性瓣膜反流所致的心力衰竭是最常见的合并症。如果药物治疗无效,则需要紧急外科手术处理。脑和周围的栓塞也是最常见的合并症。

【治疗】

孕期感染性心内膜炎的治疗与非妊娠患者相同，但要注意抗生素的胎儿毒性作用。ESC的指南建议，在妊娠期间，一旦患者被诊断为感染性心内膜炎，应根据细菌培养和药敏的结果，结合患者的治疗方案选择抗生素。ESC指南建议，各个孕季均可使用的抗生素包括青霉素(penicillin)、氨苄青霉素(ampicillin)、羟氨苄青霉素(amoxicillin)、红霉素(erythromycin)、美洛西林(mezlocillin)、头孢菌素(cephalosporin)，这些抗生素属于FDA药物分级的B类；万古霉素(vancomycin)、亚胺培南(imipenem)、利福平(rifampicin)、替考拉宁(teicoplanin)为C类的药物，表明不排除使用这类药物有一定的风险，使用这些药物的风险-获益比必须要认真考虑。D类药物在各个孕季中使用都有明确的风险，只允许在有致命性风险的适应证情况下使用，这些药物包括氨基糖苷类(aminoglycosides)、喹诺酮类(quinolones)和四环素(tetracyclines)。如果在孕期经药物治疗失败，应根据非妊娠患者的指南，必要时给予瓣膜外科治疗，能存活的胎儿应尽量在外科手术前先行分娩。

(吴沃栋　卢　聪)

参考文献

江燕萍.2005. 风湿性心脏病心脏换瓣术后妊娠及分娩处理.医师进修杂志，28(增刊)：19-22

匡锋，周新民，尹邦良，等.2011. 心脏瓣膜置换术后妇女妊娠全程口服华法令抗凝观察103例.中国胸心血管外科临床杂志，18(4)：321-324

薛秀珍.2007. 心脏换瓣术后妊娠分娩36例临床观察.中国妇幼保健，13：1753-1754

郑珞，徐霞郑，志群.2013. 机械瓣膜置换术后孕期全程口服华法令抗凝31例临床观察.海南医学，24(22)：3322-3324

朱平，卢聪，张镜芳.2006. 生物瓣膜失功能原因分析，中华胸心血管外科杂志，22(2)：93-95

Badduke ER, Jamieson RE, Miyashima RT, et al. 1991. Pregnancy and childbearing in a population with biologic valvular prostheses.J Thorac Cardiovasc Surg, 102: 179-186

Bartolloti U, Milano A, Massucco A, et al. 1982. Pregnancy in patients with a porcine valve bioprosthesis. Am J Cardiol, 50: 1051-1054

Bates SM, Greer IA, Hirsh J, et al. 2004. Use of antithrombotic agents during pregnancy: the Seventh ACCP Conference on Antithrombotic and Thrombolytic Therapy. Chest, 126(suppl 3): 627S-644S

Bonow RO, Carabello BA, Kanu C, et al. 2006. ACC/AHA 2006 guidelines for the management of patients with valvular heart disease: a report of the American College of Cardiology/American Heart Association Task Force on Practice Guidelines. J Am Coll Cardiol, 48: e82

Born D, Martinez EE, Almeida PAM, et al. 1992. Pregnancy in patients with prosthetic heart valves: the effects of anticoagulation on mother, fetus, and neonate. Am Heart J, 124: 413-417

Chan WC, Anand S, Ginsberg JS. 2000. Anticoagulation of pregnant women with mechanical valves: a systemic review of the literature. Arch Int Med, 160: 191-196

Chen WWC, Chau CS, Lee PK, et al. 1982. Pregnancy in patients with prosthetic heart-valves: an experience with 45 pregnancies. Q J Med, 51: 358-365

Chong MKB, Harvey D, Deswiet M. 1984. Follow-up study of children whose mothers were treated with warfarin during pregnancy. Br J Obs Gynae, 91: 1070-1073

Choudhary SK, Mather A, Chandler H, et al. 1998. Aortic valve replacement with biological substitute. J Cardiac Surg, 13: 1-8

Cotrufo M, de Luca TSL, Calabro R, et al. 1991. Coumadin anticoagulation during pregnancy in patients with mechanical valve prostheses. Eur J Cardiothorac Surg.5:300-305

Dore A, Sommerville J. 1997. Pregnancy in patients with pulmonary autograft valve replacement. Eur Heart J, 18:1659-1662

Ginsberg JS, Kowalchuk G, Hirsh J, et al. 1989. Heparin therapy during pregnancy-risks to the fetus and mother. Arch Int Me, 149:2233-2236

Gopalakrishnan PP, Shukla SK, Tak T. 2009. Infective endocarditis: rationale for revised guidelines for antibiotic prophylaxis. Clin Med Res, 7:63-68

Grunkemeier GL, Li H-H, Naftel DC, et al. 2000. Long-term performance of heart valve prosthesis. Curr Probl in Cardiol, 25:73-156

Hall JAG, Paul RM, Wilson KM. 1980. Maternal and fetal sequelae of anticoagulation during pregnancy. Am J Med, 68:122-140

Hanania G, Thomas D, Michel PL, et al. 1994. Pregnancy in patients with valvular prostheses-retrospective cooperative study in France (155 cases). J Arch Mal Coeur Vaiss, 87:429-437

Hung L, Rahimtoola SH, 2003. Prosthetic heart valves and pregnancy. Circulation, 107:1240-1246

Idir M, Madonna F, Rondant R. 1999. Collapse and massive pulmonary edema secondary to thrombosis of a mitral mechanical heart valve prosthesis during low-molecular weight-heparin therapy. J Heart Valve Dis, 8:303-304

Iturbe-Alessio I, del Carmen Fonseca M, Mutchinik O, et al. 1986. Risks of anticoagulant therapy in pregnant women with artificial heart valves. N Engl J Med, 315:1390-1393

Jamieson WRE, Miller DC, Akins CW, et al. 1995. Pregnancy and bioprosthesis: influence on structural valve deterioration. Ann Thorac Surg, 60: S282-S287

Larrea JL, Nunez L, Reque JA, et al. 1983. Pregnancy and mechanical valve prosthesis: a high-risk situation for the mother and the fetus. Ann Thorac Surg, 36:459-463

Nishimura RA, Otto CM, Bonow RO, et al. 2014. 2014 AHA/ACC guideline for the management of patients with valvular heart disease: a report of the American College of Cardiology/American Heart Association task force on practice guidelines. J Am Coll Cardiol, 63: e57-e185

Oakley CM. 1995. Anticoagulants in pregnancy. Br Heart J, 74:107-111

Pavunkumar P, Venugopal P, Kaul U, et al. 1988. Pregnancy in patients with prosthetic cardiac valve. a 10-year experience. Scand J Thorac Cardiovasc Surg, 22:19-22

Pieters FAA, Al-Halees Z, Hatle L, et al. 2000. Results of the Ross operation in rheumatic versus non-rheumatic aortic valve disease. J Heart Valve Dis, 9:38-44

Ross DN. 2000. The pulmonary autograft: the Ross principle (or Ross procedural confusion). J Heart Valve Dis, 9:174-175

Sahul WL, Emery H, Hall JG. 1975. Chondrodysplasia punctata and maternal warfarin use during pregnancy. Am J Dis Child, 129:360-362

Salazar E, Izaguirre R, Verdejo J, et al. 1996. Failure of adjusted doses of subcutaneous heperin to prevent thrombo-embolic phenomena in pregnant patients with mechanical cardiac valve prosthesis. J Am Coll Cardiol, 27:1698-1703

Sareli P, England MJ, Berk MR, et al. 1989. Maternal and fetal sequelae of anticoagulation during pregnancy in patients with mechanical heart-valve prostheses. J Am Coll Cardiol, 63:1462-1465

Sbarouni E, Oakley CM. 1994. Outcome of pregnancy in women with valve prosthesis. Br Heart J, 71: 196-201

Vitale N, Feo MD, DeSanto LS, et al. 1999. Dose-dependent fetal complications of warfarin in pregnant women with mechanical heart valves. J Am Coll Cardiol, 33:1637-1641

Wong V, Cheng CH, Chan KC. 1993. Fetal and neonatal outcome of exposure to anticoagulants during pregnancy. Am J Med Genet, 45:17-21

第7章

心肌心包疾病与妊娠

第一节 围生期心肌病

围生期心肌病(peripartum cardiomyopathy,PPCM)是一种围生期扩张型心肌病。2010年欧洲心脏病学会心力衰竭分会心脏病学PPCM(Heart Failure Association of the European Society of Cardiology Working Group on PPCM 2010)专家组对围生期心肌病的定义再次给予说明。围生期心肌病的定义为一个妊娠晚期和分娩后数月内左心室收缩功能失调伴有心力衰竭症状,可除外任何其他心力衰竭病因的特发性心肌病。围生期心肌病是一个排他性的诊断,患者可伴或不伴左心室扩张,其左心室射血分数大多低于45%。

1849年Richies首先报道了与妊娠有关的心力衰竭。1870年Vichow特别描述了与妊娠晚期及产褥期有关的原发性心肌病。1937年,围生期心肌病第一次描述为“与妊娠特别是产褥期相关的特发性心肌变性”。随着20世纪60年代心肌病诊断的确立与分类,围生期心肌病被划分为与妊娠相关的扩张型心肌病。

【流行病学】

围生期心肌病的确切发病率未完全明确,发病率为1∶300～1∶4000。约75%的病例为产后第1个月内被诊断,45%在第1周。不同的国家与地区发病率相差很大,在美国围生期心肌病的发病率有很大的差异,有的报道为1例/15 000活产儿、1例/4000活产儿,也有报道为1例/1300活产儿。在日本患病率为1例/6000活产儿,在南非为1例/1000活产儿,在海地为1例/350～400活产儿。尼日利亚的高发病率(1例/350～400活产儿)与传统摄入盐(干湖盐)和产后在加热的泥床躺40d(每日2次)造成的。高盐摄入导致容量负荷增加。在我国尚未见确切的统计资料,重庆地区1981年报道113例原发性扩张型心肌病中有本病约11%,西安报道为1∶297。中国台湾地区为1∶6147。岳晓辉等的我国围生期心肌病流行病学特点及转归荟萃分析,累计围生期心肌病患者1097例。资料显示我国PPCM初产妇病例数多于经产妇(53.3% vs 46.7%);农村患者占81.5%;产后3个月内发生PPCM者比例最高(67.3%),其次是妊娠最后1个月内(20.4%);PPCM患者合并贫血比例较高(51.4%),其次是高血压(48.5%);31.2%患者治愈,59.7%患者好转,未愈/死亡患者占9.1%。近几年来随着诊疗技术的进展及对围生期心肌病认识的提高,其发病率有增高的趋势。

围生期心肌病是所有生育年龄妇女所特有的疾病。最初认为,大于30岁的孕妇更常见,但大量的报道显示,围生期心肌病的发病年龄较广泛。认为大龄孕妇高发病率的偏见可能与大龄孕妇为甲状腺功能亢进、二尖瓣狭窄或高血压的高发群体有关，这些妊娠并发症和妊娠生理的改变均可导致肺水肿，因为诊断条件的关系常可造成误诊。

围生期心肌病在白种人，中国、韩国和日本女性均有报道。美国的对照研究表明，许多患者为美国南部的非洲裔美国女性，非洲裔美国女性围生期心肌病的风险高于非非洲裔美国人 15.7 倍。

【病因】

围生期心肌病的发病原因未完全明确，可能是多种因素功能作用的结果，其易感因素包括经产妇、多胎妊娠、家族史、种族、吸烟、糖尿病、高血压病、子痫、营养不良、高龄产妇、青春期妊娠及 β 受体激动剂的长期应用，也包括感染、先天性因素、炎症和自身免疫进程，现普遍认为与下列因素有关。

1. *炎症*　围生期心肌病患者心肌活检可见心肌炎症样的组织学改变，其发病率在不同的研究中的结果差异较大，为 9%～78%。该病患者血清 γ-干扰素、C 反应蛋白(CRP)、白介素-6(IL-6)和肿瘤坏死因子 α(TNF-α)显著增高。有研究显示，CRP 与本病患者的左心室舒张末及收缩末内径呈显著正相关，而与 LVEF 呈负相关。

2. *病毒感染*　一项小规模临床研究发现，在围生期心肌病患者的心肌病理检查标本中可检出亲心性病毒基因，但病毒的检出率在患者组和健康产后妇女组间并无显著差异，且 2/3 的患者存在心肌炎症反应但未检出病毒。2005 年的一项研究发现，26 例患者心肌活检标本中 8 例发现 B19 病毒、人类疱疹病毒 6、爱泼斯坦-巴尔病毒、巨细胞病毒。目前对于病毒感染在围生期心肌病中的意义尚不明确。

3. *自身免疫*　Ansari 等提出，胎儿细胞微嵌合可能触发了母体的异常自身免疫反应。在一些围生期心肌病的患者中也检出了多种针对不同心肌抗原的自身抗体。一项大规模多中心临床研究比较了围生期心肌病、特发性扩张型心肌病及正常对照组间免疫球蛋白 G(IgG)谱的差异，结果显示，在围生期心肌病组中，IgG 的所有亚型均显著升高，而特发性扩张型心肌病组中的 IgG 仅部分亚型升高。对于自身免疫是否参与了围生期心肌病的发生，抑或仅仅只是心脏损伤的结果，尚须进一步研究明确。

4. *氧化应激及泌乳素*　研究发现，围生期心肌病的发生与氧化应激、泌乳素裂解蛋白酶-组织蛋白酶 D(cathepsin D)及泌乳素密切相关。动物实验显示，敲除大鼠心肌细胞中的转录信号转导子与激活子-3(STAT-3)可使 STAT-3 的表达下降，增强氧化应激反应，激活组织蛋白酶 D。组织蛋白酶 D 可使 32u 的泌乳素裂解为 16u 的泌乳素片段，该片段可抑制内皮细胞增生，破坏毛细血管，促进血管收缩，抑制心肌细胞功能，促进细胞凋亡等。敲除 STAT-3 基因的大鼠可发生围生期心肌病，对上述基因敲除大鼠，给予多巴胺 D_2受体激动剂溴隐亭，可抑制泌乳素的分泌，阻止围生期心肌病的发生。人体试验也发现，围生期心肌病患者心肌中 STAT-3 的浓度显著降低。在围生期心肌病急性期，患者血清中氧化应激的标志物——氧化的低密度脂蛋白显著升高，活化的组织蛋白酶 D、泌乳素及 16u 的泌乳素片段也显著升高。

5. *基因学*　围生期心肌病被归类于非缺血性扩张型心肌病，但部分个案显示，围生期心肌病存在家族聚集性，部分患者的母亲或姐妹也诊断为围生期心肌病。Morales 等对来自 520 个家庭的 110 位患有非缺血性扩张型心肌病的女性患者进行筛查，发现有 45 例符合围生期心肌病的诊断，其中 19 例存在与扩张型心肌病相关的异常基因。上述研究表明，一部分围生期心肌病可能为基因异常所致，但也不排除部分患者本身即为家族性扩张型心肌病，只是首次于妊娠期发现并诊断。

6. *围生期心肌病相关的危险因素*　多产、多胎妊娠、高龄产妇、长时间使用缩宫素是发生围生期心肌病的危险因素。另有研究显示，非洲裔及高血压也与该病有显著相关性，但不除外二者仅为伴发疾病。此外，吸烟、营养不良、可卡因滥用、低社会经济地位、肥胖等也被认为与该病相关，但需大规模临床研究进一步证实。

7. *血浆硒的影响*　近期有报道血浆低硒是引起围生期心肌病的一个危险因素。至于硒缺乏是围生期心肌病的诱发因素还是其病因，有待进一步研究证实。

【病理与病理生理】

围生期心肌病患者心脏的病理改变与原发性扩张型心肌病的病理改变相似。肉眼下心脏明显扩大，心肌松弛，四个心腔均可增大扩张，多见双心室腔明显扩大，以左心室扩大明显。由于心肌肥大为扩张所掩盖，心肌虽然肥大，但因心室腔扩大而室壁通常不增厚而变薄，尤其是心尖部常变薄而使局部呈钝圆形。心脏瓣膜或心包一般无明显改变。心腔内附壁血栓形成不少见，心室腔内血栓脱落可致肺循环或体循环的栓塞。

尸检结果包括心脏扩大，心肌心内膜增厚、苍白，心包积液和心室血栓。光镜下检查可见心肌细胞肥大或变性，肌纤维分解、肌质消失，小血管周围淋巴细胞轻度浸润。如患者病程较长则心肌纤维化常见，尤其累及左心室心内膜下心肌，以成纤维细胞为主，还可见间质水肿、出血及脂肪浸润。心内膜、心肌活检标本镜下可见两种类型的肌质内沉淀物：第一种结构均匀，染色弥漫，呈颗粒状，是围生期心肌病患者所特有，几乎在所有的心肌细胞中均可见到；第二种形状不规则嗜碱染色，在其他心肌疾病也可见到。

围生期心肌病心肌收缩力减弱，心脏泵血功能障碍，左心室射血分数降低，心室内滞留血量过多，导致充血性心力衰竭，左心室舒张末压增高，心室被动扩张，肺循环及体循环淤血，产生顽固性心力衰竭。心肌纤维化可侵犯心脏传导系统，导致心律失常。由于心腔高度扩张，房室瓣周径扩大导致关闭不全。上述病理生理改变相继发生或合并存在，使血流动力学状态更趋恶化。

【临床表现】

围生期心肌病患者的许多主诉也可在正常妊娠期观察到。呼吸困难、头晕、端坐呼吸、运动能力降低往往是正常孕妇的症状。运动期间的轻度呼吸困难在正常妊娠尤为常见。孕期典型的呼吸困难常被描述为无法得到足够的空气，或无法深呼吸。孕期的这些症状被认为是孕激素介导的过度换气。

围生期心肌病（PPCM）的早期快速诊断常不规范。48%的患者其确诊的时间常需7d以上，其中一半确诊前已发生重大的不良事件。患者在分娩前往往没有相关的典型症状，分娩相当于心脏的负荷试验，如果患者在分娩中没有出现症状，医生常不会把PPCM作为心功能失代偿的首要病因。

许多PPCM患者出现心力衰竭或重大不良事件（如卒中或呼吸衰竭）前常没有相应的体征或症状，医生对心肌病的进展也常缺乏警惕，约19%的患者在妊娠的最后一个月出现典型的症状。患者的症状与心脏收缩功能不全的非妊娠患者相同。如果围生期的患者在短期内迅速发生典型的症状应及时给予正确的评估。

1. *症状*　临床症状表现轻重不一，轻者无明显症状，重者呈难治性心力衰竭甚至死亡。本病起病突然或隐匿，主要有以下临床表现。

（1）以左心室充血性心力衰竭症状为主，表现为咳嗽、端坐呼吸、阵发性夜间呼吸困难、疲劳、心悸、水肿。

（2）肺循环及栓塞引起的症状：50%伴有相应器官栓塞症状，肺动脉栓塞者可突然出现胸痛、呼吸困难、咯血和咳嗽、缺氧等症状，大面积肺梗死则可引起急性右心衰竭、休克和猝死。脑、肾、脾等重要脏器的栓塞症状：偏瘫、昏迷、急性肾衰竭、剧烈腹痛。

2. 体征 正常的怀孕，由于内源性孕激素的增加，呼吸潮气量增加，患者常需深呼吸，然而，呼吸频率在正常范围。正常妊娠的特点是颈静脉X和Y波降支明显加深，但颈静脉压力正常。心脏听诊，96%的孕妇可于胸骨旁左缘、肺动脉瓣区闻及收缩期喷射性杂音，吸气时肺动脉的血流杂音减弱。由于右心的血流增加，第一心音(S_1)亢进，第二心音(S_2)分裂更显著。但是在正常的妊娠期能否闻及第三心音(S_3)仍存在不同的看法。约1/3的正常妊娠妇女可发生外周水肿。然而，在怀孕后期应警惕水肿的突然变化，水肿常为异常的表现，应进一步进行检查。

围生期心肌病的病人，心力衰竭的体征与非妊娠心脏收缩功能障碍的患者是相同的。在海平面，97%的患者可表现为心动过速和脉搏血氧饱和度降低。如果深部腱反射亢进和阵挛提示先兆子痫的可能。围生期心肌病的体征包括：①心脏普遍性扩大，搏动弱而弥散；②心音低钝，心尖区可闻及第三心音(S_3)或奔马律，肺动脉瓣第二心音响亮，可闻及二尖瓣或三尖瓣收缩期反流性杂音；心律失常；③双肺散在湿啰音；④颈静脉怒张、颈静脉压升高，肝大、腹水、下肢水肿；⑤血压可增高、正常或偏低；⑥栓塞现象。

患者的体征可随心功能改善而迅速减轻或消失。

【辅助检查】

1. 实验室检查

(1)肌酸磷酸激酶(creatinine phosphokinase,CPK)：正常分娩后CPK可从子宫释放而使血浆水平升高，剖宫产术后CPK可由子宫和(或)骨骼肌释放而升高。因此，单纯的CPK水平升高不能诊断围生期心肌病(PPCM)，因为其升高的原因很多，包括正常分娩、骨骼肌肉疾病与病毒性心肌炎。

正常情况下，胎盘释放的CPK中，CPK-MB同工酶约占6%或更多一些。因此，如果没有心肌梗死临床表现和心电图(ECG)改变，CPK检查在产褥期的应用价值非常有限。

(2)肌钙蛋白I(troponin-I)：升高可指示心肌病变。一项研究发现，在诊断围生期心肌病的2周内，如果心肌肌钙蛋白T水平大于0.04ng/ml，诊断后的6个月患者存在持续性心功能不全的敏感性为60%。由于其敏感性较低，本试验在临床的应用价值还不完全清楚，但这些患者应给予积极的药物治疗，并接受密切的超声心动图监测和随访，无论肌钙蛋白T的结果如何。

(3)排除子痫前期的相关检查：通过合理的实验室检查及结合病史、症状和体格检查以排除子痫前期。子痫前期的主要症状例如高血压、水肿(2011年ESC指南不把水肿作为子痫前期的诊断标准，因为在正常妊娠中有60%的孕妇可发生水肿)；异常检查结果包括以下的内容：血清肌酐水平高于0.8mg/dl，肝酶升高，血小板减少，尿试纸测试尿蛋白超过“1＋”，24h尿肌酐清除率降低，约为150ml/min，24h尿蛋白超过300mg，尿液分析可正常，或微量蛋白尿1＋～2＋，或更高。

(4)病因学的检查：患者应监测促甲状腺激素水平测定，维持血钾水平高于4mmol/L和镁水平高于2mmol/L。其他血清学检测可有助于明确心肌病的病因，包括感染性的检查(如病毒、立克次体、HIV、梅毒、南美锥虫病、白喉毒素)；排除如酒精中毒和可卡因中毒的可能；排除全身性疾病如胶原血管疾病、结节病、甲亢、嗜铬细胞瘤和肢端肥大症等。聚合酶链反应(PCR)可用于在PPCM患者常规治疗无改善情况下的病毒病理学检查。

(5)N末端脑钠肽(NT-proBNP)与脑钠肽(BNP)：可用于围生期心肌病心力衰竭的诊断、疗效检测(排除用外源性重组BNP进行治疗)、预后评估;另外,可用于对心源性与非心源性呼吸困难的鉴别诊断,两者之间的诊断分界值可作为临床的参考,见表7-1-1,其在可疑心力衰竭患者鉴别的应用价值在2012年ESC心力衰竭指南中为Ⅱa级推荐,意义在于排除其他原因导致的呼吸困难,为患者的预后提供信息。

(6)血常规和血清免疫球蛋白:部分患者出现贫血,血清中的免疫球蛋白IgM、IgG、IgA升高,补体C3下降。

(7)免疫荧光和免疫组化染色:可用于心内膜心肌活检标本检测抗心肌自身抗体。

2. X线检查　如果孕妇新发生呼吸困难、心动过速、低氧,应及时进行胸部X线照片,以尽早确立肺水肿的诊断和明确低氧的病因,排除肺炎,孕妇的腹部应给予屏蔽。孕妇在腹部屏蔽下接受2次胸部放射线检查后胎儿的放射暴露大约为0.000 07,而妊娠期胎儿可接受的放射暴露最高限在5rads。

表7-1-1　以循证为基础的BNP和NT-proBNP诊断心力衰竭(HF)的临界值

	BNP(pg/ml)		NT-proBNP(pg/ml)	
	HF不可能(LR-阴性)	HF可能(LR-阳性)	HF不可能(LR-阴性)	HF可能(LR-阳性)
>17岁	<100 (0.13)(1)	>500 (8.1)(1)	—	—
>21岁	—	—	<300 (0.02)(2)	—
21~50岁	—	—	—	>450 (14)(2)
50~75岁	—	—	—	>900 (5.0)(2)
>75岁	—	—	—	>1800 (3.1)(2)
估计GFR<60 ml/min	<200 (0.13)(3)	>500 (9.3)(3)	—	—

注:BNP. 脑钠肽(B-type natriuretic peptide);NT-pro BNP. N末端脑钠肽(N-terminal proBNP);GRF. 肾小球滤过率;HF. 心力衰竭;LR. 可能的概率(likelihood ratio);-. 不能肯定。(1)数据源于Breathing Not Properly(1586例急诊患者,HF的发病率47%);(2)数据源于PRIDE(1256例急诊患者,HF的发病率57%);(3)数据源于Breathing Not Properly(452例急诊患者,HF的发病率49%)。

资料来源:Ioana Dumitru,MD,Heart Failure.

患者胸部X线检查表现为肺野斑片状浸润,肺淤血,上肺纹理增多,肺血管粗大扩张,肺门模糊,胸腔积液;心脏扩大,以左心室增大为主,表明患者为充血性心力衰竭。若并发肺梗死,则可见梗死影,常可伴肺实质或间质水肿,见图7-1-1。

如果妊娠患者发生肺部感染时也可发生非心源性肺水肿,但患者心脏压力正常,肺血管分布没有变化。

如果X线表现为双下肺浸润渗出,但没有肺血流重新分布的改变,提示妊娠期非心源性肺水肿,常为孕期低渗透压所致或为非典型性肺炎。

子痫前期患者的非心源性肺水肿、毛细血管渗出是子痫前期的主要X线表现。X线显示肺野渗出明显,但肺纹理没有增粗,没有肺血流重新分布等心脏收缩功能不全的肺水肿表现,患者只需静脉注射10mg呋塞米后症状可得到迅速的改善,见图7-1-2。

3. 心电图　围生期心肌病的心电图特征:① 心脏扩大,P波增宽,振幅增高;心室扩大以左心室为主。②传导阻滞:室内阻滞、

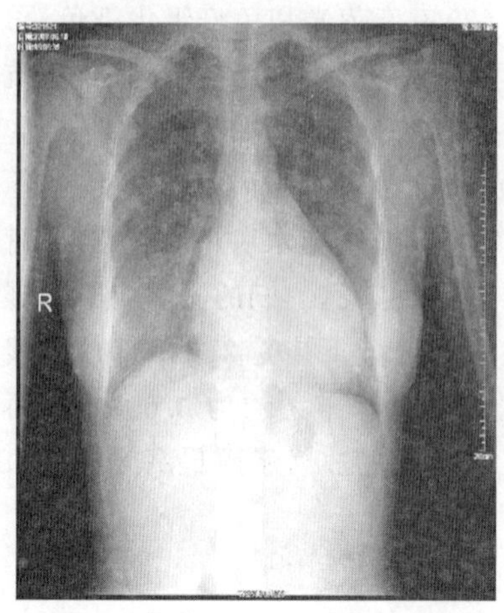

图 7-1-1　围生期心肌病胸部正位片

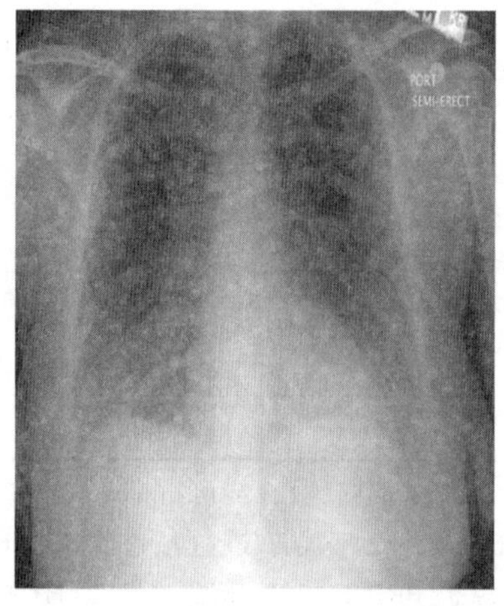

图 7-1-2　子痫前期患者的非心源性肺水肿

左束支阻滞多见。③QRS 电轴左偏占 27％，右偏占 3％。④心律失常以室性期前收缩最常见。⑤其他改变：QRS 低电压、Q-T 间期延长、非特异性的 ST 段或 T 波改变、窦性心动过速等（图 7-1-3）。与其他类型扩张型心肌病不同的是，心房颤动的发生率较低。

4. 超声心动图检查　超声心电图对围生期心肌病的诊断与鉴别诊断有极大的帮助，有助于与其他心脏病相鉴别。围生期心肌病超声心动图的典型表现为：心腔扩大，主要以左心房、左心室扩大为主，少部分患者表现为全心扩大；主动脉内径正常，少数患者伴有肺动脉扩张或伴高压；左心室壁搏动普遍减弱，左心室射血分数减低（图 7-1-4）；部分可见心腔内附壁血栓（图 7-1-5）。因心脏增大引起心脏瓣膜关闭不全，主要以二尖瓣关闭不全为主，轻中度多见，少数为重度，常伴有肺动脉瓣、主动脉瓣轻度关闭不全。围生期心肌病左心室功能不全的超声心动图诊断评估标准：左心室射血分数＜45％，左心室短轴缩短率＜30％，左心室舒张末内径＞2.7 cm/m^2。

5. 心导管检查　可见肺动脉压、肺微血管楔压升高，右心室舒张末期压力上升，心排血量减少。通过右心导管进行心内膜、心肌活检也有助于诊断。在诊断过程中应注意把围生期心肌病孕母右心导管获得的数据与正常妊娠的生理性血流动力学改变相鉴别，以免影响诊断。

6. 放射性核素心室造影　这种方法可以较好地用于心脏功能的评估，但由于孕期辐射暴露的缺点，已经被超声心动图所取代。但在明确缺血性心肌病患者室壁运动异常有优势。

【诊断和鉴别诊断】

1. 诊断标准　①既往无心脏病史。②发生于妊娠期最后 1 个月至产后数月内的充血性心力衰竭。③无其他可确定的心力衰竭原因。④超声心电图检查发现有左心室收缩功能减退：左心室射血分数＜45％，左心室短轴缩短率＜30％，左心室舒张末期内径＞2.7cm/m^2。

2. 鉴别诊断

(1)起病在妊娠 28 周前及产后 5 个月后，在孕前或产前已经长时间内有心脏病症状及体征的患者，可不考虑围生期心肌病。

(2)注意与孕前各种心脏病鉴别，尤其是与风湿性心瓣膜病、先天性心脏病、心肌炎及其他类型的原发性或继发性心肌病。此类疾病可在妊娠前或妊娠前期无症状、体征，到妊

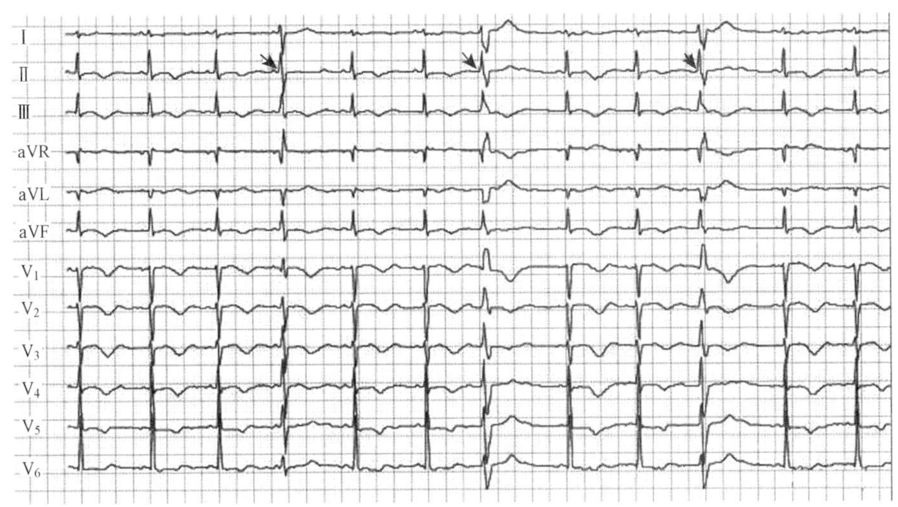

图 7-1-3　围生期心肌病的心电图

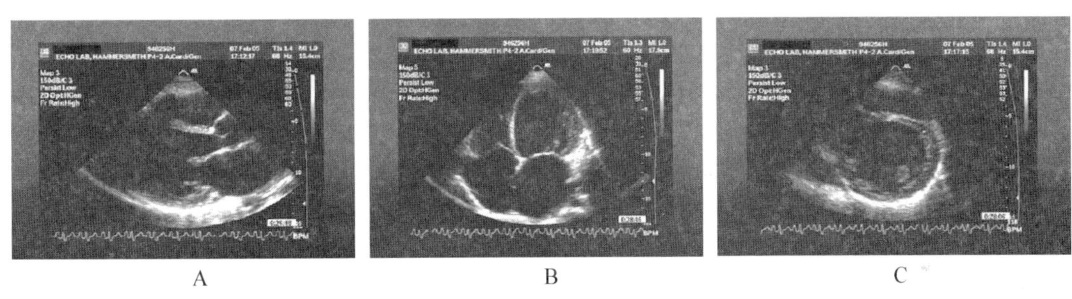

A　　B　　C

图 7-1-4　围生期心肌病超声心动图

A. 左心室长轴切面；B. 心尖位左心室长轴；C. 乳头肌水平短轴切面。结果提示：左心房、左心室扩大，左心室搏动普遍减弱

娠后期心脏负荷加重后才出现症状。可通过心脏体格检查、心脏彩超及心电图等相关检查进行鉴别诊断。

(3)与先兆子痫并发心力衰竭相鉴别：先兆子痫临床表现主要为高血压、蛋白尿、水肿。机制主要为：当血压显著升高时，冠状动脉痉挛致心肌缺血甚至灶性坏死而诱发心功能不全。特点主要为：心脏无显著扩大，无严重心律失常，常伴肾脏损害。先兆子痫心力衰竭患者预后较好。因为先兆子痫患者的血容量减少，只有合并肺水肿的患者才应该接受低剂量的利尿药治疗，误诊为先兆子痫的围生期心肌病患者可能会影响其合理的治疗。

(4)与羊水栓塞、肺栓塞相鉴别：羊水栓塞的典型症状包括肺循环衰竭、全身出血倾向、多器官功能衰竭。肺栓塞常见症状包括不明原因呼吸困难及气促、胸痛、晕厥、咯血等。可通过检测凝血功能、肺动脉CTA、母体循环或肺组织中羊水成分等相关项目来明确诊断。

(5)与正常妊娠后期出现乏力、气促、下肢水肿相鉴别。

【治疗】

围生期心肌病初次心力衰竭经早期治疗

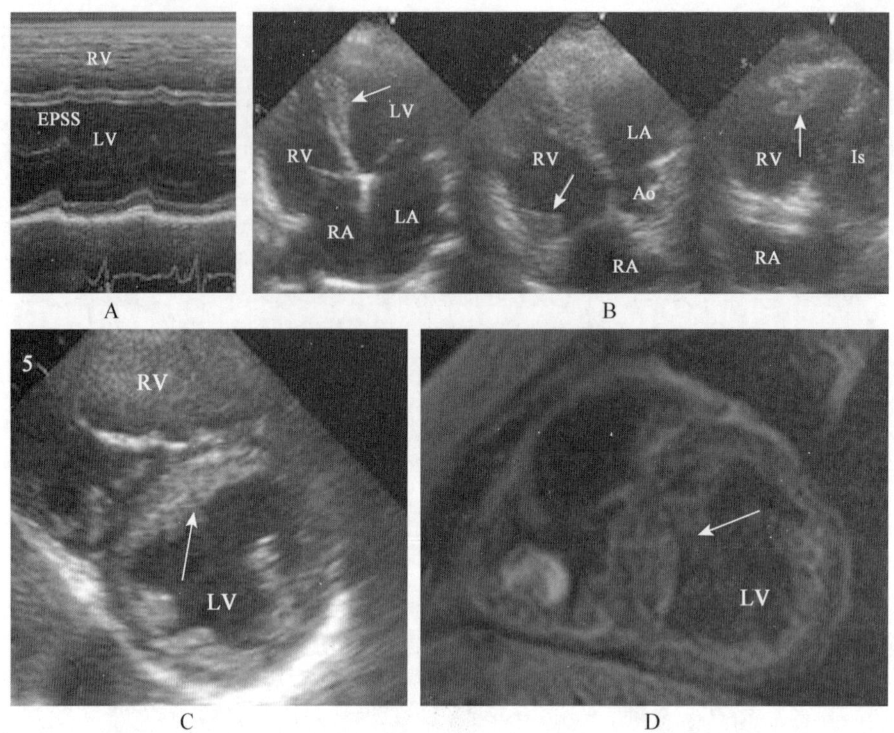

A B C D

图 7-1-5 围生期心肌病合并心室血栓形成超声心动图与 MRI 检查

A. M 型超声：室间隔搏幅明显降低（箭头所示）；B. 超声心尖切面：室间隔左心室侧、三尖瓣前叶瓣环右心室侧壁及右心室侧壁近心尖部存在中等回声附壁血栓（箭头）；C. 乳头肌水平超声：室间隔左心室侧新月形血栓形成（箭头）；D. 乳头肌水平心脏 MRI：室间隔左心室侧新月形血栓形成（箭头）

后 1/3～1/2 患者可完全康复，因此应早发现、早治疗相当重要。患者应迅速转移重症监护病房（ICU）以便密切监测患者状态，强化对母亲和胎儿的全面医疗服务。如果母亲的孕龄小于 37 周，患者应转移到一个具有新生儿重症监护中心的医疗单位。

收缩功能障碍妊娠患者的治疗与非妊娠患者的处理一样。主要的治疗药物包括地高辛、利尿药、肼屈嗪和硝酸盐，可减轻心脏的负荷；而 β 肾上腺素能阻滞药包括卡维地洛或琥珀酸美托洛尔已经显示可以降低各种病因致收缩功能障碍的死亡率和住院率。由于存在静脉和动脉血栓形成的风险，如果患者的左心室射血分数小于 30%，应考虑启动肝素抗凝治疗。一旦胎儿被娩出后，患者的血流动力学情况稳定，可以按标准的抗心力衰竭方案进行治疗。

1. *心力衰竭前期治疗* 对无明显临床症状，但心电图及超声心动图呈左心室肥大及心功能代偿期的患者，应该在严密监测下卧床休息，但不宜绝对卧床休息，适当被动或主动活动肢体，保证充足的睡眠，同时加强营养、补充维生素，应用改善心脏代谢的药物如辅酶 A、ATP、肌苷等。

2. *心力衰竭的治疗*

（1）休息：临床上有心功能不全症状者，应该绝对卧床休息，间断低流量吸氧，保证充足睡眠。

（2）利尿：给予低盐饮食，利尿药仅允许在肺淤血的情况下使用，因为利尿药可以引起胎盘血流灌注不足。呋塞米及氢氯噻嗪最为常用。醛固酮拮抗药应避免使用。螺内酯在妊娠早期可能与抗雄激素作用有关。应用利尿药时应该注意水、电解质平衡。血管内容量不足是先兆子痫患者的临床特征，利尿药应非常谨慎地使用。但是围生期心肌病患者在诊断肺水肿时，襻利尿药应该是第一线的治疗，呋塞米的起始剂量应由10mg小剂量开始。

(3)强心治疗：β受体兴奋药多巴胺和多巴酚丁胺为正性肌力作用的强心治疗。目前推荐使用多培沙明，具有多巴胺能和β_2受体兴奋作用，其抗心力衰竭处理优于多巴胺和多巴酚丁胺，适用于顽固性心力衰竭，通过降低心脏前后负荷和正性肌力作用，明显提高每次心搏量、心排血量和降低心室充盈状况，增加肝肾等重要脏器的血流量，改善重要脏器的功能，增加尿和钠的排泄，而且可以改善心室顺应性。

左心功能不全的患者也可应用洋地黄类药物进行强心治疗，尤其适合合并心房颤动的心力衰竭患者。宜根据病情轻重、缓急选择洋地黄制剂种类及其剂量，用药期间密切观察洋地黄毒性反应，以便及时处理。洋地黄类药物可缩短产程，可能与其对子宫肌直接作用有关。洋地黄类药物可通过胎盘循环，但胎儿很少出现洋地黄中毒。

(4)镇静剂：一般可使用地西泮、艾司唑仑、硝西泮等，避免使用吗啡，慎用哌替啶，在孕期禁用吗啡，以免影响胎儿呼吸。

(5)血管扩张剂：本类制剂主要应用于急性左心衰竭或经强心、利尿等抗心力衰竭处理后效果不佳的心力衰竭患者，尤其适用血压明显升高的心力衰竭患者。血管扩张药主要有：①硝酸酯类：如硝普钠、单硝酸异山梨酯，此类药物可有效减轻心脏前后负荷，且负性肌力较弱，但使用该类药物会减少子宫和胎盘血流灌注，分娩前应慎用；②钙离子阻滞剂：如尼群地平、尼莫地平等，该类药物会影响产程，临产前禁用；③血管紧张素转化酶抑制剂(ACEI)、血管紧张素受体阻滞剂(ARB)及肾素抑制剂在妊娠期内禁止使用，在哺乳期如果病情需要可以使用ACEI，如贝那普利、卡托普利或依那普利。围生期心肌病孕产妇在胎儿娩出后，如果心功能未能纠正，可以选择使用ACEI或ARB。

(6)β受体阻滞剂：不推荐用于心力衰竭早期，因为它可以导致心力衰竭加重。如患者心功能稳定，尤其是合并快速型心律失常，可使用β_1高选择性受体阻滞剂(如美托洛尔)，但阿替洛尔不允许使用。已有较多的资料显示孕期可使用美托洛尔，使用卡维地洛也是合理的。

3. *抗凝治疗* 在妊娠期，孕妇的凝血功能活性增加，再加上围生期心肌病的左心室射血分数降低，因此应该考虑使用低分子肝素或口服抗凝药物。对于通过影像学检查发现心内血栓形成或是有全身性栓塞证据的患者，推荐使用抗凝治疗；同样也推荐在阵发性或持续性心房颤动，左心室射血分数小于30%的患者启动抗凝治疗。抗凝药物主要有普通肝素、低分子肝素、华法林。推荐在妊娠期内使用低分子肝素或维生素K拮抗药预防卒中。当使用低分子肝素时，需要密切监测Xa抗体水平。如使用普通肝素抗凝，应注意在分娩前4h停用，分娩后6～12h继续使用。产前停止使用华法林，产后可长期口服，但应密切监测患者的凝血功能。

4. *抗心律失常治疗* 围生期心肌病患者心律失常发生率高达10%～60%。对于频发房性或室性早搏，可选用心律平或奎尼丁，严重室性心律失常可静脉滴注利多卡因。应避免使用胺碘酮，以免对胎儿甲状腺发育造成影响，仅在其他治疗失败时以最低有效量应用。在抗心律失常药物无效的情况下，可考虑使用电复律、超速起搏。

5. *免疫抑制治疗* 妊娠期一般以肾上腺皮质激素作为免疫抑制药，静脉注射地塞米松 10～20mg/d，连用 5～7d，病情稳定者可口服泼尼松 20～60mg/d。也可使用免疫球蛋白治疗，有小型临床试验表明：对比未予免疫球蛋白治疗的围生期心肌病患者，已给予免疫球蛋白者可显著提高心脏射血分数。

6. *疼痛控制* 在分娩过程中，尽早有效控制产妇的疼痛至关重要。区域麻醉，如硬膜外麻醉或腰麻不会引起吸入麻醉所致的心肌抑制。理想的情况下，分娩的患者应早期接受硬膜外麻醉，必要时应用催产素可增加产力。镇痛药可以减轻疼痛，降低患者的交感神经张力，可部分减轻患者的心脏前负荷。

7. *溴隐亭治疗* 根据 Abe 的报道，新近的实验数据显示催乳素在围生期心肌病的发病中起作用。使用溴隐亭可以减少催乳素的分泌。在小型研究中显示溴隐亭在治疗中获益。一位急性围生期心肌病的日本女性经溴隐亭治疗后，血清催乳素水平下降，左心室功能改善，心力衰竭症状很快减轻，BNP 水平下降，见图 7-1-6。目前，溴隐亭对围生期心肌病治疗作用的报道不多，在有力的证据公布以前应谨慎使用。

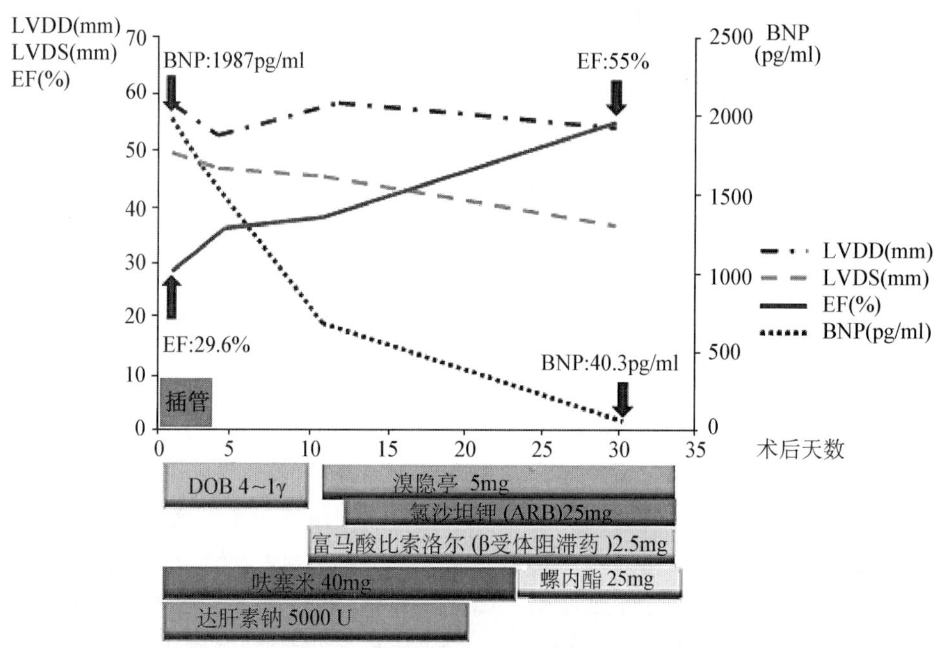

图 7-1-6　使用溴隐亭治疗围生期心肌病患者疗程与 BNP 水平

应用多巴酚丁胺和呋塞米抗心力衰竭起始治疗，分娩后 11d 射血分数仍较低（LVEF35%～40%），BNP 水平仍较高；患者再接受 ARB（氯沙坦）和 β 受体阻滞剂（比索洛尔）治疗，应用溴隐亭 5mg/d 减少催乳素的分泌。结果：左心室功能改善，心力衰竭症状减轻（LVEF 55%），BNP 水平下降

LVDD. 左心室舒张末内径；LVDS. 左心室收缩末内径；EF. 射血分数；BNP. 脑钠肽；DOB. 多巴酚丁胺

资料来源：Abe T，Amano I，Sawa R，et al. 2010. Recovery from peripartum cardiomyopathy in a Japanese woman after administration of bromocriptine as a new treatment option. J Nippon Med Sch，77(4)：226-230

8. *介入性治疗与心脏移植* 虽经上述积极规范治疗后病情仍无好转甚至恶化的围生期心肌病，可考虑给予主动脉球囊反搏、体外膜肺、心室辅助装置、双心室起搏与心脏移植。但要清楚，围生期心肌病的预后不同于扩张型心肌病，通常在围生期心肌病诊断后

的6个月患者的情况会有显著改善，左心室功能可以恢复正常。患者自动恢复的比例相对较高，大约可达50%，因此要为患者采取介入治疗前必须要考虑患者的预后问题。2011年ESC的指南建议，如果患者在出现症状的6个月后，经理想的药物治疗，仍然存在心力衰竭的症状和严重的左心室功能不全，QRS间期＞120ms，临床医生通常会建议给予双心室起搏同步治疗或置入心脏转复除颤器(ICD)。如果患者没有机械循环支持的条件或个人的原因不愿接受，或如果在机械循环支持后6～12个月仍未能恢复，可以保留心脏移植的考虑，但如果患者的心功能有改善，心脏移植的考虑应该尽量延迟。围生期心肌病患者接受心脏移植的预后与扩张型心肌病患者相同。

Pradipta Bhakta对围生期心肌病治疗的展望认为，肿瘤坏死因子α已被推荐为未来的治疗措施，其他新型的药物己酮可可碱(pentoxifylline)可以增进血液循环、降低血液黏稠度、改善组织器官的供养；具有血管扩张作用的重组B型利肽奈西立肽(nesiritide)和正性肌力药物左西孟旦(levosimendan)在围生期心肌病的应用还需要临床试验做进一步的研究。

(1)体外膜肺(extracorporeal membrane oxygenation，ECMO)：极度心肺衰竭(如ACC/AHA心力衰竭分期D)的一些患者唯一的措施就是使用ECMO支持治疗(图7-1-7)。ECMO可以提供氧和血液循环，使患者的心肺获得改善和恢复的机会。与体外循环不同，体外循环的使用只能为数小时，而ECMO可以使用3～10d。

ECMO的置入过程中，可选择经皮右颈静脉或股静脉穿刺把导管置入右心房，也可以通过外科手段置入右心耳。另一条动脉导管可置入股动脉或主动脉弓。通过ECMO加压回流的静脉血，血液在ECMO可同时进行氧合、保温和抗凝，然后再进入动脉循环。

ECMO可用于严重心力衰竭有可能好转患者的短期循环支持。尽管对心源性休克的应用有良好的结果，大多数需要循环支持的患者只需心室支持部分就能获得改善。

2015年Sharma报道妊娠和产褥期ECMO体外生命支持的应用模式，ECMO虽然可增加孕母和胎儿的出血风险，但荟萃分析显示，由于心肺衰竭而应用ECMO的孕母和胎儿中，其生存率分别为80%和70%。只有少数的病例报道有小至中度的阴道出血，罕有发生致命性的产后出血情况。目前，还没有制订一个理想的孕产妇应用ECMO的抗凝策略。结论认为，只要孕产妇有强烈应用ECMO的适应证，掌握好应用的合理模式，孕期应用ECMO是安全的，母婴伴随的合并症风险也较低。

(2)心室辅助装置(ventricular assist devices，VADs)：VADs也可称为心室辅助系统，是治疗心力衰竭的有力工具。有些装置可用于急性或慢性心力衰竭(如ACC/AHA心力衰竭分期D)。依据装置中所使用的特殊功能部分，用一个左心室辅助装置(left ventricular assist device，LVAD，图7-1-8)、一个右心室辅助装置(right ventricular assist device，RVAD)、双室辅助装置(biventricular assist device，BiVAD)可对右心室和左心室实施循环辅助。血液从衰竭的心脏引进泵，然后再被泵入主动脉(使用LVAD的患者)或肺动脉(使用RVAD的患者)。除外Impella的装置(Abiomed，公司产品)，只能从左心室引出血液，然后再排进降主动脉。

LVAD只能暂时性放置，可用于急性严重心肌炎或已进行心脏手术的患者作为恢复的过渡性辅助治疗，可以减轻功能衰竭心脏的负荷，有助于逆转心脏的重构；对晚期心力衰竭的患者，可作为等待心脏移植的过渡性治疗，在心脏移植前可以允许患者进行康复，甚至患者可以回家。

LVAD的长期治疗(为终末性治疗，而

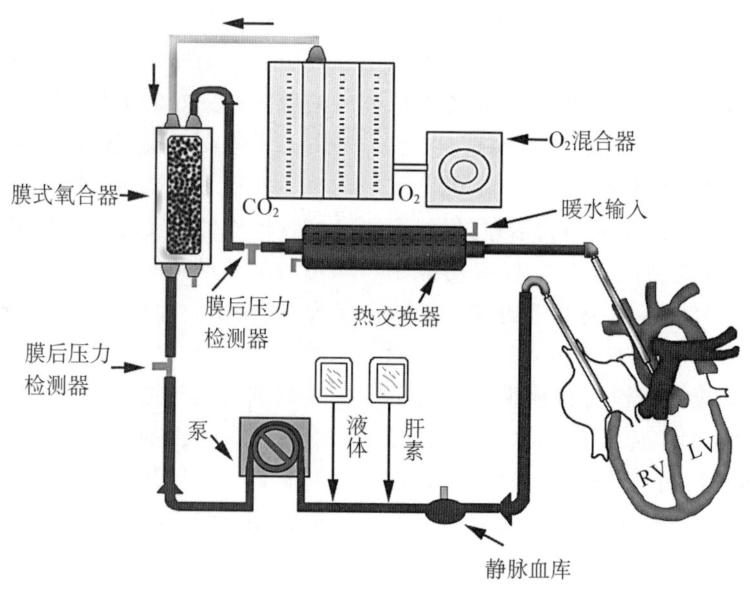

图 7-1-7 **体外膜肺（Extracorporeal membrane oxygenation，ECMO）系统模拟图**

RV：右心室；LV：左心室；O_2：氧气；CO_2：二氧化碳

资料来源：Ioana Dumitru，MD，Heart Failure.

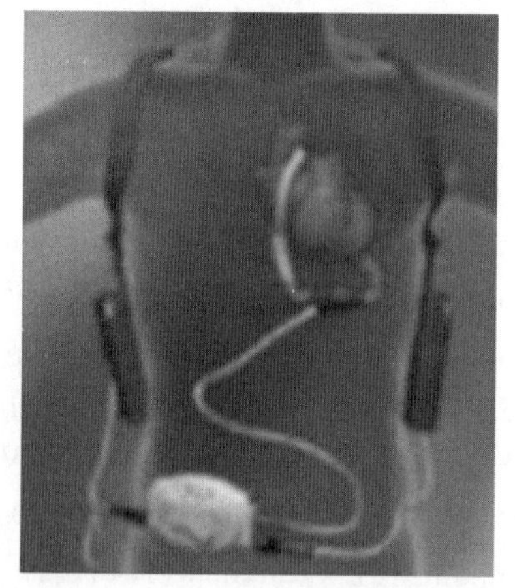

图 7-1-8 Thoratec 公司 HeartMate II® **左心室辅助装置**

非过渡性治疗）可用于没有其他治疗措施可选择的患者。患者为终末性严重心力衰竭而非心脏移植的候选患者，心脏辅助装置可作为延续生命的措施。根据循证的证据，LVADs 对充血性心力衰竭患者生活质量的改善优于药物治疗。

VADs 的潜在合并症包括机械故障、感染、血栓性栓塞事件。尽管有潜在的缺陷，但是，使用 VADs 患者的生存率约为 70%。对严重心力衰竭患者，这个比例是令人满意的。心脏辅助装置在临床应用和生理学的问题随着研究的深入还将会得到进一步的改进和发展。

2010 年 Brendt 等报道一例未确诊结核性缩窄性心包炎 24 岁患者孕 26 周因误诊羊水感染综合征和脓毒血症，孕妇经心脏正性药物支持下行心包切开术和应用左心室辅助装置治疗后孕妇存活。

（3）人工心脏（artificial heart）：近十年，原位移植全人工心脏的技术仍然在不断完善。对比左心室辅助装置，全人工心脏具有更多的优点，包括可以辅助严重双心室衰竭的患者，不需外置佩戴的设施，感染机会更少，能使适合心脏移植的患者获得治疗系统性疾病如心脏淀粉样变或恶性肿瘤的机会。目前最受瞩目的两种全人工心脏是：SynCar dia Systems 公司的 SynCardia 全人工心脏(图 7-1-9)和 Abiomed 公司的 AbioCor 全人工心脏。2004 年，SynCardia 全人工心脏已被美国 FDA 批准用于过渡至心脏移植的患者。AbioCor 全人工心脏是一种经皮肤传送能量的新型全人工心脏，避免了患者需要经体外输送能量。患者不需体外电池袋，而且电池也只可连续使用 4h。新型的全人工心脏使用线圈通过皮肤传送能量，而不需要经皮的导管。这个特征的最大优点是全人工心脏是密闭的，可减少外源性的感染。SynCardia 和 AbioCor 在同位移植前先要进行部分心脏移植。在患者自己的心脏被分离后全人工心脏同步与保留的心房和大血管的分离缘缝接。虽然经过 40 多年的努力，人工心脏的技术尚不成熟，但将来全人工心脏必将成为极严重心力衰竭和双心室衰竭患者外科治疗的常规项目之一。

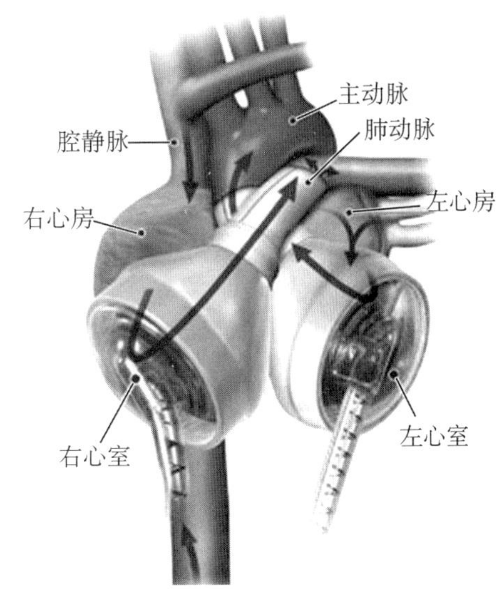

图 7-1-9　可供原位移植的 SynCardia 全人工心脏(total artificial heart)

2014 年 Loyaga-Rendon 等公布了一项 2006～2012 年的注册研究，分析了 1258 例女性患者在机械辅助循环支持下的结局。其中围生期心肌病的患者为 99 例，其余为非围生期的心肌病。结果显示接受持续机械循环的围生期心肌病患者的预后优于非围生期心肌病患者。但患者中心肌恢复的比例不多，3 年的循环支持后，终末性围生期心肌病患者需要接受心脏移植的患者不足一半。

【饮食和活动】

围生期心肌病患者应遵循低钠(2g/d 的氯化钠)饮食。严格卧床休息可能会增加静脉血栓栓塞的风险，已不再被推荐为主要的治疗措施。活动的限制应该根据病人的症状。对严重的围生期心肌病患者，卧床休息可以更好地改善子宫胎盘的灌注。

【咨询】

许多内科医生对妊娠期合并心血管疾病的诊断和治疗的经验不足，最好的途径是充分地咨询产科、围生医学的专家，并共同制定诊治的方案以及对这些措施的风险与效益比做出评价。诊治方案对孕妇最大获益的权重应大于对胎儿的影响，但是通常要做出这样的结论并不容易。提供咨询的专家在处理孕产妇疾病方面应具有丰富的经验，包括心脏内科专家、产科专家、呼吸与危重病专家、高危产科专家(孕产妇和胎儿医学、围生医学)、麻醉医师。

【产科处理】

1. 分娩处理　胎儿娩出后可以降低母亲代谢的需求，但由于分娩时子宫及全身骨骼肌收缩而使大量血液涌向心脏，产后循环血量的增加，使病变的心脏发生心力衰竭。如果患者的血流动力学情况稳定，产科学上没有剖宫产的适应证，应推荐阴道分娩，阴道分娩通常为首选，因为其合并子宫内膜炎和肺栓塞的合并症较低，而这些并发症大多继发于剖宫产。如果药物治疗无效或因为产科的原因而胎儿必须分娩，最好采用引产经阴道分娩。在分娩的过程中，需严密监测血流动力学的情况。主张镇痛分娩，避免患者过度用力，必要时产科医生可应用低位产钳或吸引器阴道助产以协助胎儿娩出。据报道，

17%的患者可以足月经阴道分娩而胎儿的情况良好。

如果经充分的治疗后患者心力衰竭进行性加重及血流动力学不稳，应该采取紧急分娩。剖宫产术的适应证如下：①妊娠最后1个月发生的心力衰竭；②既往及孕期曾发生过心力衰竭，或心功能Ⅲ～Ⅳ级，应在心力衰竭控制后的适宜时机行剖宫产；③胸片有肺淤血的表现（早期心力衰竭）即使心功能Ⅰ～Ⅱ级也应行剖宫产。剖宫产术的麻醉方式首选硬膜外麻醉，或腰硬联合麻醉，注意麻醉深度的选择。

2. *母乳喂养* 由于母乳喂养可以导致高代谢状态，建议产后人工喂养并应予回奶。

3. *再次妊娠* 围生期心肌病患者再次妊娠的复发风险可达30%～50%，产后应避免再次妊娠。围生期心肌病患者如果要再次妊娠应参考以下的建议：①孕前应接受超声心动图检查，如果结果正常，应进行多巴酚丁胺负荷超声心动图再评价；②持续左心功能不全的患者不建议再次妊娠；③超声心动图结果正常，但收缩功能储备降低的患者应该接受警告，她们不能耐受妊娠期增加的血流动力学负荷；④完全恢复的患者应告知，如果再次妊娠会存在复发的可能。

【胎儿的影响】

胎儿的并发症：围生期心肌病患者可合并缺氧，也可由于内科治疗中的过度利尿后母体血容量减少，后负荷过低而造成低血压，这些因素均可导致胎盘灌注不足和胎儿宫内窘迫，但是也要注意避免过度关注对胎儿的影响而放弃对孕母必要的治疗或合理的检查。

【预后】

围生期心肌病预后可归纳为三种情况。

（1）第一次发生心力衰竭的患者，经常规治疗后临床的症状和体征可迅速消失，心脏迅速缩小至正常，其后无心力衰竭症状出现，心脏也无增大。既往有研究对围生期心肌病患者随访16年，没有复发的病例为最理想的一类，其中约50%的患者再次妊娠。

（2）第一次心力衰竭发生后症状和体征消失、心脏缩小，但此后心力衰竭反复发作，心脏持续增大，此类患者多在几年内死亡，不宜再次妊娠。

（3）第一次心力衰竭发作起，心力衰竭症状一直未能很好控制，心脏从未缩小，或心脏持续增大，心力衰竭持续存在，此类患者预后极差，随时有可能因心力衰竭加重而死亡，绝对不能再妊娠。

本病的预后很大程度上取决于左心室功能恢复情况及心脏能否恢复到正常体积。早期治疗效果良好，1/3心功能无损害，1/3遗留有心脏扩大，预后不良，1/3产后3个月内死亡。首次发作6个月内心脏大小恢复正常的预后良好，6个月后心脏仍扩大，5年病死率超过85%。围生期心肌病患者死亡的常见原因是进行性心力衰竭、心律失常或血栓栓塞。栓塞事件相关的死亡率则高达30%。

早年小型系列的报道显示：围生期心肌病的死亡率为7%～50%，大约一半的死亡病例发生在分娩后的3个月内。后期的报道显示：在美国，非洲裔美国人的2年死亡率为15.9%，其他美国人口的死亡率为3.3%～9.6%；在南非，6个月的死亡率为10%～27%，2年的死亡率为28%；在海地，2年的死亡率为15%。

2012年我国北京协和医院马璐璐报道2000～2009年共收治19例围生期心肌病，住院期间没有死亡病例，12例产后左心室功能恢复正常，3例发展为持续性心肌病，3例出现室上性心律失常，3例患者接受抗凝治疗，无患者出现血栓栓塞性表现，但报道缺随访的结果。我国张华东报道围生期心肌病16例，临床治愈11例，好转5例；6个月随访2例心功能Ⅲ级，LVEF为40%～45%。岳晓辉等的我国围生期心肌病流行病学特点及转归荟萃分析，累计围生期心肌病患者1097例，31.2%患者治愈，59.7%患者好转，未愈/

死亡患者占9.1%。

【患者教育与人文关怀】

由于本病的发病特点和预后问题，美国的学者认为对围生期心肌病的患者必须要做好患者教育与人文关怀。因为妊娠女性期待妊娠和分娩都是幸福的，一旦发生严重的并发症，患者会感到害怕、生气或无助。因此，最好的办法是与患者和家属充分沟通有关本病的问题，从而使他们明白所发生的情况。

有经验的医生会如实告诉患者疾病的诊断，而且因为本病的病因还不能确定，所以不是患者本身的错误或过失所造成的后果，希望患者能依从进一步的检查和治疗。同时，医生应耐心听取患者的问题，还要注意患者的情绪。如实交代病情和真诚的交流可以使患者和家属感到安慰。应该为患者安排有经验的相关专家进行咨询和会诊，使患者相信医生正在探讨所有的治疗办法，努力为患者解决问题。美国的学者还建议为患者提供一些参考书籍和文章，帮助患者了解围生期心肌病的治疗问题。

对一个细心和尽职的医生，真诚和努力获得的是患者和家属的信任，有助于患者的治疗和康复。

【预防】

(1)做好孕前、孕时检查与保健工作。

(2)宣传计划生育，防止多胎、多产。

(3)预防孕期合并症，如感染、贫血、妊娠期高血压疾病等。

(4)加强对孕妇卫生知识的宣教、合理营养、补充足够蛋白质与维生素。

(欧阳海春　吴沃栋　李映桃)

第二节　心肌炎与妊娠

心肌炎(myocarditis)指心肌本身的局灶性或弥漫性炎症病变，分为急性、亚急性或慢性，也可分为感染性和非感染性两大类。感染性可由细菌、病毒、立克次体、螺旋体或寄生虫等引起。非感染性包括免疫介导损伤(如移植心脏排斥)、免疫性疾病(如红斑狼疮)及中毒(如化学、物理或药物中毒)。目前我国最常见的心肌炎是病毒性心肌炎。本节重点叙述病毒性心肌炎。

病毒性心肌炎(viral myocarditis，VMC)是由于病毒感染引起的局限性或弥漫性心肌炎性病变，其典型病理改变为心肌间质增生、水肿及充血，内有多量的炎性细胞浸润。大部分可以自愈，部分迁延而遗留各种心律失常，少数可发展为扩张型心肌病(dilatedcardiomyopathy，DCM)，可导致心脏损伤和严重的急性心力衰竭，甚至猝死。

【流行病学】

病毒性心肌炎可发生在各个年龄段，以儿童及40岁以下的成年人居多，35%的患者在10～30岁，一般认为男性稍高于女性，妊娠期女性亦可发生心肌炎并构成对母婴的风险。心肌炎的后遗症对妊娠女性有较大影响。发病一般以夏季多见，冬季最少，可能与柯萨奇病毒的流行多见于夏季和初秋有关。大部分为散发，少数地区有小范围暴发流行。国外文献报道，急性病毒感染患者中病毒性心肌炎的发病率为1%～5%，暴发时发病率可达50%。

【病因】

几乎所有的人类病毒感染均可累及心脏，引起病毒性心肌炎，其中以肠道病毒包括柯萨奇A、B组病毒及脊髓灰质炎病毒等常见，尤其是柯萨奇B组病毒(coxsackie virus B，CVB)占30%～50%。此外，人类腺病毒、风疹、流感、单纯疱疹、脑炎、肝炎(A、B、C型)病毒及HIV等都能引起心肌炎。

病毒性心肌炎的发病机制为病毒的直接作用，包括急性病毒感染及持续病毒感染对心肌的损害；病毒介导的免疫损伤作用，主要是T细胞免疫；以及多种细胞因子和一氧化氮等介导的心肌损害和微血管损伤。这些变化均可损害心脏功能和结构。

【发病机制与病理】

病毒性心肌炎的发病机制目前未完全明确，主要机制考虑为：①病毒的直接作用，包括急性病毒感染及持续病毒感染对心肌的损害；②病毒介导的免疫损伤作用，主要是 T 细胞免疫；③多种细胞因子和一氧化氮等介导的心肌损害和微血管损伤。

病毒性心肌炎病理变化主要为以心肌病变为主的实质性病变和以间质为主的间质性病变。按病变范围有弥漫性和局灶性之分。典型改变是心肌间质增生、充血及水肿，内有多量炎性细胞浸润等。随临床病情的轻重不同，心肌病理改变的程度也轻重不一。病毒性心肌炎病理的变化见图 7-2-1。

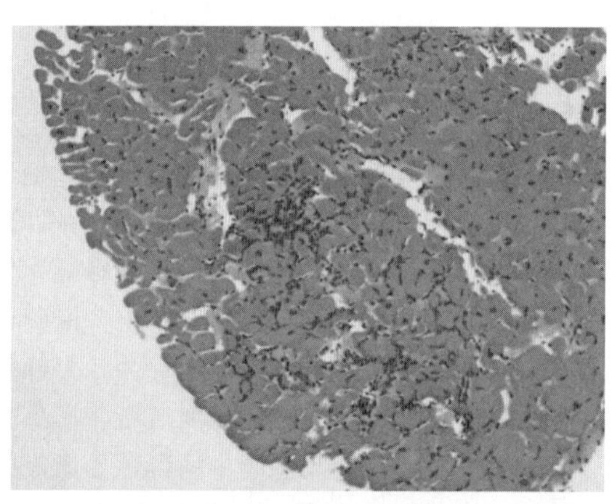

图 7-2-1　病毒性心肌炎病理变化

损伤的心肌细胞可见大量淋巴细胞浸润

资料来源：Dr. Donald Weilbaecher

【临床表现】

1. 症状　病毒性心肌炎患者症状取决于病变的广泛程度，轻重变异很大，轻者可完全没有症状，重者也可以猝死。多数患者于发病前 1～3 周有病毒感染前驱症状，如发热、咽痛、全身倦怠感，即所谓“感冒”样症状或恶心、呕吐等消化道症状。然后可出现心悸、胸痛、呼吸困难、水肿，甚至 Adams-Stokes 综合征。

2. 体征

(1)心脏增大：轻者心界不增大，也可有暂时性心脏浊音界增大，不久恢复正常。重者心脏显著增大，反映心肌炎症范围广泛而病变严重。

(2)心率改变：心率增速与体温不相称，心音呈胎心音，如有心包摩擦音则反映有心包炎存在。

(3)杂音：心尖区可能有舒张期杂音或收缩期吹风样杂音。舒张期杂音是由左心室扩大造成的相对二尖瓣狭窄，收缩期吹风样杂音为发热、贫血、心腔扩大所导致。一般杂音响度不超过 3 级，病情好转后消失。

(4)心律失常：各种心律失常都可能出现，以室性期前收缩最常见，其次为房室传导阻滞。此外，病态窦房结综合征、心房颤动均可出现。心律失常也是造成病毒性心肌炎猝死的原因之一。

(5)心力衰竭：危重症病毒性心肌炎患者可出现急性心力衰竭，属于心肌收缩功能衰竭，全心衰竭，所以除一般心力衰竭表现外，易合并心源性休克。

【辅助检查】

1. 生化检查　血常规中白细胞计数可升高，在急性期血沉可增速。反映心肌损伤或坏死指标：心肌肌钙蛋白 T 或 I 的定量测定、心肌肌酸激酶同工酶(CK-MB)的定量测定增高。

2. X 线检查　局灶性病毒性心肌炎可无异常变化。弥漫性病毒性心肌炎或合并心包炎的患者心影增大，严重者可见肺淤血或肺水肿。病毒性心肌炎胸片改变见图 7-2-2。

3. 心电图

(1)心律失常：各种心律失常都可能出现，以室性早搏最常见，其次为房室传导阻滞。此外，病态窦房结综合征、心房颤动均可出现。心律失常多见于急性期，在恢复期消失，也可以随瘢痕形成而造成持久的心律失常。

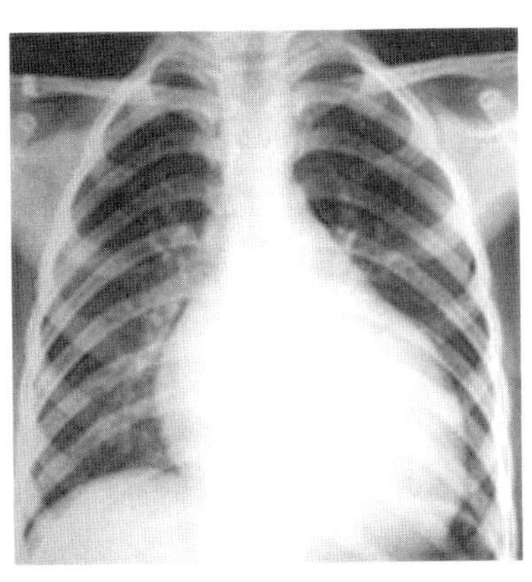

图 7-2-2　病毒性心肌炎胸片改变

(2)ST-T 变化：T 波倒置或低平常见，ST 段可有轻度移位(7-2-3)。

4. *超声心动图*　超声心动图检查可有左心室收缩或舒张功能异常、室壁厚度增加、节段性及区域性室壁运动异常、右心室扩张及运动异常、心肌回声反射增强和不均匀等(图 7-2-4)。

5. *病原学检查*　病毒感染心肌的确诊有赖于心肌、心内膜或心包组织内病毒、病毒抗原、病毒基因片段或病毒蛋白的检出，反复进行心内膜心肌活检有助于本病的诊断、病情和预后判断。但一般不作为常规检查。

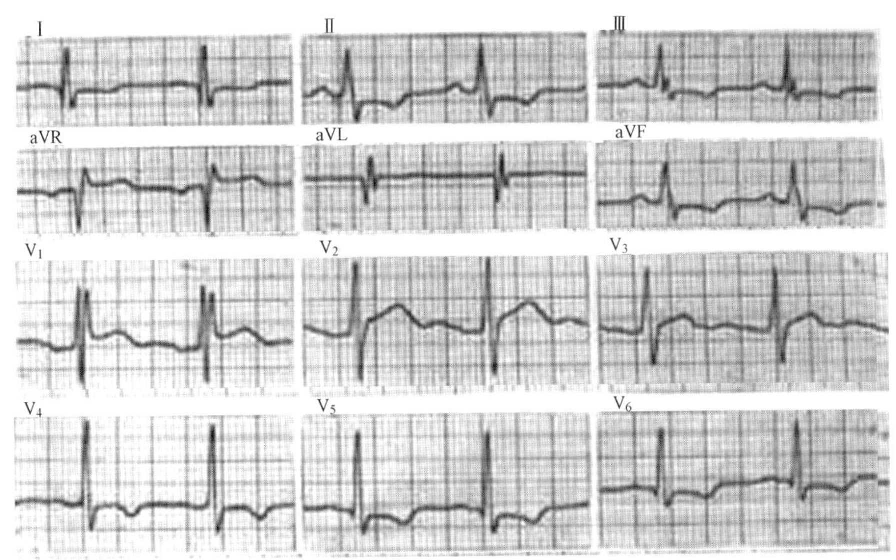

图 7-2-3　病毒性心肌炎心电图改变

【诊断和鉴别诊断】

1999 年全国心肌炎心肌病专题研讨会提出的成人急性心肌炎诊断参考标准如下：

1. *病史与体征*　在上呼吸道感染、腹泻等病毒感染后 3 周内出现与心脏相关的表现，如不能用一般原因解释的感染后严重乏力、胸闷头晕(心排血量降低)、心尖第一心音明显减弱、舒张期奔马律、心包摩擦音、心脏扩大、充血性心力衰竭或阿-斯综合征等。

2. *心律失常或心电图表现*　上述感染后 3 周内出现下列心律失常或心电图改变者

(1)窦性心动过速、房室传导阻滞、窦房阻滞或束支阻滞。

(2)多源、成对室性期前收缩，自主性房性或交界性心动过速，阵发或非阵发性室性心动过速，心房或心室扑动或颤动。

(3)两个以上导联 ST 段呈水平型或下斜型下移≥0.05mV、ST 段异常抬高或出现

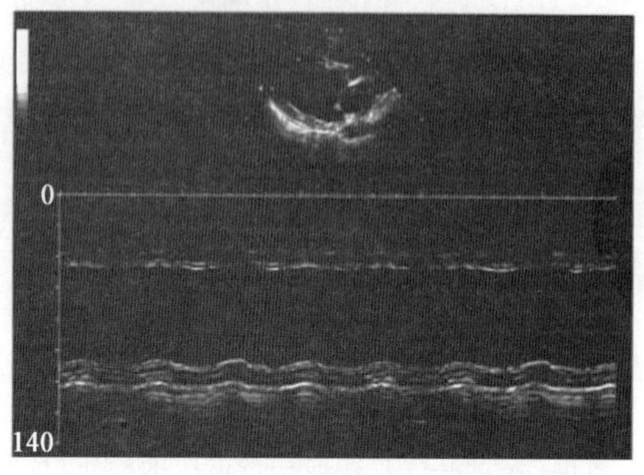

图 7-2-4 病毒性心肌炎超声心动图改变

左心室腔径增大,室壁运动减弱

异常 Q 波。

3. 心肌损伤的参考指标　病程中血清心肌肌钙蛋白 I 或肌钙蛋白 T(强调定量测定)、CK-MB 明显增高。超声心动图示心腔扩大或室壁活动异常和(或)核素心功能检查证实左心室收缩或舒张功能减弱。

4. 病原学依据

(1)在急性期从心内膜、心肌、心包或心包穿刺液中检测出病毒、病毒基因片段或病毒蛋白抗原。

(2)病毒抗体第 2 份血清中同型病毒抗体(如柯萨奇 B 组病毒中和抗体或流行性感冒病毒血凝抑制抗体等)滴度较第 1 份血清升高 4 倍(2 份血清应相隔 2 周以上),或一次抗体效价≥640 者为阳性,320 者为可疑(如以 1∶32 为基础者则宜以≥256 为阳性,128 为可疑阳性,根据不同实验室标准做决定)。

(3)病毒特异性 IgM 以≥1∶320 者为阳性(按各实验室诊断标准,需在严格质控条件下)。如同时有血中肠道病毒核酸阳性者更支持有近期病毒感染。

注:同时具有上述 1、2 中任何一项,3 中任何二项,在排除其他原因心肌疾病后临床上可诊断急性病毒性心肌炎。如具有 4 中的第(1)项者可从病原学上确诊急性病毒性心肌炎;如仅具有 4 中第(2)、(3)项者,在病原学上只能拟诊为急性病毒性心肌炎。如患者有阿-斯综合征发作、充血性心力衰竭伴或不伴心肌梗死样心电图改变、心源性休克、急性肾衰竭、持续性室性心动过速伴低血压发作或心肌心包炎等在内的一项或多项表现,可诊断为重症病毒性心肌炎,如仅在病毒感染后 3 周内出现少数期前收缩或轻度 T 波改变,不宜轻易诊断为急性病毒性心肌炎。对难以明确诊断者,可进行长期随访,有条件时可做心内膜心肌活检进行病毒基因检测及病理学检查。

在考虑病毒性心肌炎诊断时,应除外 β 受体功能亢进、甲状腺功能亢进症、二尖瓣脱垂综合征及影响心肌的其他疾病如风湿性心肌炎、中毒性心肌炎、冠心病、结缔组织病、代谢性疾病及克山病(克山病地区)等。

【治疗】

首先抗病毒治疗。近年来提出用丙种球蛋白冲击疗法和干扰素或干扰素诱导预防和治疗病毒性心肌炎,干扰素也具抗病毒、调节免疫等作用,但价格昂贵,非常规用药。近年来采用黄芪、牛磺酸、辅酶 Q_{10} 等中西医结合治疗病毒性心肌炎有抗病毒、调节免疫和改善心脏功能等作用,具有一定疗效。

其次抗炎治疗。目前不主张早期使用糖皮质激素,但在有房室传导阻滞、难治性心力衰竭、重症患者或考虑有自身免疫的情况下则可慎用。

再次支持对症处理。病毒性心肌炎患者应卧床休息,急性期应卧床休息 2～3 个月。少食多餐,膳食中含足够的热量、高蛋白、丰富维生素。可使用促进心肌代谢药物,补充维生素 B_1 和维生素 C,酌情应用能量合剂。心力衰竭时使用利尿剂、血管扩张剂、血管紧张素转化酶(ACE)抑制剂等药物。期前收缩频发或有快速心律失常者,应用抗心律失常药物。高度房室传导阻滞、快速室性心律失常或窦房结功能损害而出现晕厥或明显低血压时可考虑使用临时性心脏起搏器。

使用上述药物治疗病毒性心肌炎的同时应注意对孕妇、胎儿的不良影响。

【产科处理】

妊娠早期患病者，应警惕胎儿畸形，孕期应建议行胎儿产前咨询。妊娠晚期患病者除严重病例，一般在内科治疗病情稳定的基础上维持妊娠至足月，但应注意宫内感染给新生儿带来的危害。早孕发病，心功能Ⅲ级患者应行治疗性人工流产，心功能Ⅰ级、Ⅱ级可继续妊娠。心力衰竭时必须纠正后才考虑终止妊娠。终止妊娠方法：妊娠3个月内，宜采用人工流产；超过3个月，应在严密监护下进行引产术；孕晚期，检测胎儿成熟可行剖宫产。

【预后】

大部分患者经过恰当治疗后能痊愈，但有心律失常持续较长时间尤其是各型期前收缩，也可以在1年后房室传导阻滞及各型期前收缩持续存在，如无不适可不必用抗心律失常药物干预。一般急性期定为3个月，3个月后至1年为恢复期，1年以上为慢性期。患者在急性期可因急性心力衰竭、严重心律失常和心源性休克而死亡。部分患者经过数周至数月后病情可趋稳定，但可能遗留一定程度的心功能减退、心脏扩大、伴或不伴有心律失常或心电图异常等，经久不愈，形成慢性心肌炎或扩张型心肌病。

（欧阳海春）

第三节　肥厚型心肌病与妊娠

肥厚型心肌病（hypertrophic cardiormyopathy，HCM）是以左心室（或）右心室肥厚为特征，常为不对称肥厚并累及室间隔，左心室血液充盈受阻、舒张期顺应性下降为基本病态的原发性心肌病。

根据心室壁肥厚的部位又可以分为四型：前室间隔肥厚型（Ⅰ型）；前和后室间隔肥厚型（Ⅱ型）；室间隔与左心室前侧壁均肥厚型（Ⅲ型）；肥厚累及后间隔和（或）左心室侧壁，也可仅累及心尖部，前间隔和左心室下（后）壁不厚（Ⅳ型）。其中Ⅲ型最为常见，约占52%，Ⅳ型最少见。也可根据左心室流出道有无梗阻分为非梗阻性肥厚型和梗阻性肥厚型心肌病。梗阻性肥厚型心肌病以主动脉瓣下部室间隔肥厚明显，过去亦称为特发性肥厚型主动脉瓣下狭窄（idiopathic hypertrophic subaortic stenosis，IHSS）。

【流行病学】

近年，我国大范围的资料揭示肥厚型心肌病患病率为180/10万。世界肥厚型心肌病的人群患病率为200/10万。我国的患病率与全球相近。

【病因】

肥厚型心肌病病因未完全明确，目前被认为是常染色体显性遗传疾病，其依据是本病常有明显家族史（约占1/3），常合并其他先天性心血管畸形，可见到HLA抗原的遗传基因型。肌节收缩蛋白基因如心脏肌球蛋白重链及心脏肌钙蛋白T基因突变是主要的致病因素。还有人认为本病发病的促进因子有儿茶酚胺代谢异常、细胞内钙调节异常、高强度运动、高血压等。

【病理】

肥厚型心肌病的病变主要改变在心肌，以心肌肥厚为主，心脏重量增加。肥厚型心肌主要以左心室形态学的改变为主。其特征为不均等的心室间隔增厚[非对称性心室间隔肥厚（asymmetric septal hypertrophy，ASH）]，不成比例的心肌肥厚常使室间隔的厚度与左心室后壁厚度之比值大于1.3，少数可达3。有一种变异型肥厚型心肌病，以心肌均匀肥厚或心尖部肥厚（apical hypertrophy,APH)为主。肥厚型心肌病的大体病理改变见图 7-3-1。

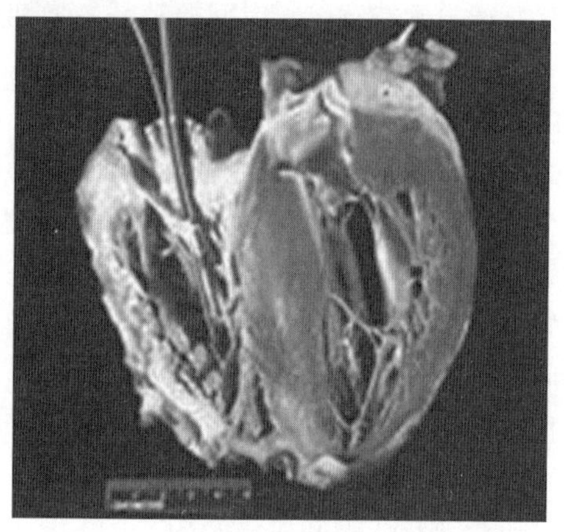

图 7-3-1 肥厚型心肌病的大体病理改变

本病的组织学特征为心肌细胞肥大、排列紊乱、形态特异,尤以左心室间隔部改变明显。显微镜镜下见心肌细胞排列紊乱,细胞分支多,心肌细胞极度肥大,细胞核畸形,线粒体增多,细胞内糖含量增多等表现。电镜下见肌原纤维排列也紊乱。肥厚型心肌病的组织改变见图 7-3-2。

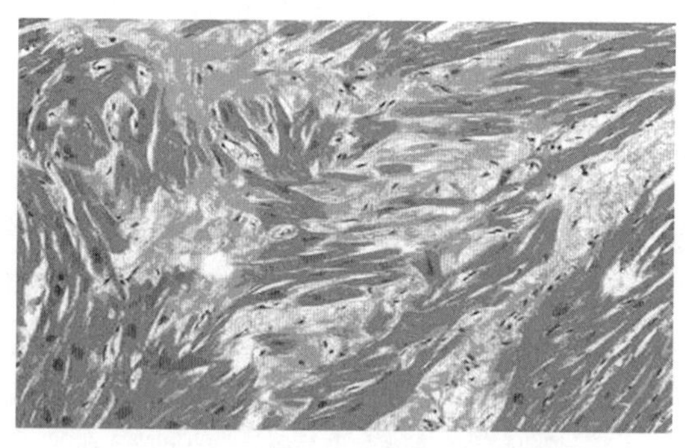

图 7-3-2 肥厚型心肌病的组织改变

【病理生理】

1. *左心室流出道梗阻* 在心脏收缩期,肥厚的心肌可使心室流出道狭窄,这在梗阻性肥厚型心肌病比较明显。当心室收缩时,尤其是在收缩期中、后期,肥厚的室间隔肌凸入左心室腔,使处于流出道的二尖瓣瓣前叶与室间隔靠近而向前移位,引起二尖瓣关闭不全及左心室流出道狭窄。在左心室射血早期,流出道梗阻较轻,喷出约 30%心搏量。在左心室射血中晚期,流出道梗阻明显,喷出约 70%心搏量。流出道梗阻是指在收缩期左心室腔与流出道之间存在压力阶差,流出道与主动脉间无压力阶差。部分患者静息下流出道梗阻不明显,运动或情绪激动后明显。

2. *二尖瓣反流* 主要因收缩期二尖瓣前叶前向移位引起的二尖瓣关闭障碍,也可因乳头肌与二尖瓣前叶的附着异常、二尖瓣脱垂或二尖瓣前叶反复碰撞室间隔而磨损等形成。

3. *心肌舒张功能异常* 肥厚的心肌顺应性降低,使心室舒张期充盈发生障碍。舒张末期压可升高。舒张期心腔僵硬度升高,左心室扩张度降低,充盈量与充盈速率均减少,因此心搏量减少。引起心肌舒张功能异常的因素可能有多种:如肌原纤维与钙调节异常引起的肌力松弛减慢、电机械活动形式异常;局部心肌在舒缩过程中的不同步和对左心房收缩的依赖性增加。

4. *心肌缺血* 可由下列一种或多种引起:小血管病变使血管扩张受限,心室间隔穿支小动脉受压、管腔变窄、心肌桥的形成、冠状动脉灌注压降低、心肌内的毛细血管密度减少。

【临床表现】

大部分患者可无自觉症状,而因猝死或在体检中被发现。症状大多开始出现于 30 岁以前,男女均可患病。

1. *症状*

(1)呼吸困难:多见于劳累或情绪激动后。其原因主要为左心室顺应性降低,舒张末期压力升高,引起肺静脉压力升高,造成肺淤血。同时,与室间隔肥厚伴存的二尖瓣关闭不全可以加重肺淤血。

(2)乏力、头晕与晕厥:多见于活动或情绪激动后。其原因主要有以下几点:①由于流出道梗阻和左心室顺应性差，因此造成心排血量降低，导致体循环、脑动脉供血不足；②体力活动或情绪激动后交感神经兴奋性增高，使肥厚心肌收缩力增加，致使左心室顺应性进一步降低，舒张期血液充盈更少，流出道梗阻更加重，心排血量更少。

(3)心前区疼痛：多见于活动或情绪激动后，与心绞痛相似，但可能不典型。是由于肥厚的心肌需氧增加而冠状动脉供血相对不足引起的。

(4)心悸：由于心律失常或心功能减退所致。

(5)心力衰竭：多见于晚期肥厚型心肌病患者。晚期患者心肌广泛纤维化，心室收缩功能减弱，易发生心力衰竭与猝死。

(6)猝死：近年认为室性心律失常是肥厚型心肌病患者猝死的主要原因。据报道，室性心律失常总的发生率高达50%，严重的心律失常最常见于下列患者：①有晕厥史；②心脏肥厚范围广泛；③左心室流出道梗阻明显；④室间隔厚度超20mm；⑤左心室舒张末期压力大于2.67kPa(20mmHg)；⑥动态心电图有室性心律失常证据和严重的心肌缺血证据。

2. 体征

(1)体格检查：可有心脏轻度增大，心尖搏动向左下移位，有抬举性搏动。

(2)心脏杂音：流出道有梗阻的患者可在胸骨左缘第3～4肋间或心尖部听到较粗糙的喷射性收缩中晚期杂音，可伴有收缩期震颤。杂音产生机制考虑为：①主要是由于收缩期血流经过狭窄处时的漏斗效应(venturi effect)将二尖瓣吸引移向室间隔使狭窄更为严重，收缩晚期甚至可完全阻挡流出道；而同时二尖瓣本身出现关闭不全。②室间隔不对称肥厚造成左心室流出道狭窄。胸骨左缘3～4肋间所闻及的流出道狭窄所致的收缩期杂音，不同于主动脉瓣膜器质性狭窄所产生的杂音。凡能增加心肌收缩力或减轻心脏负荷的措施均可使杂音增强，如使用异丙肾上腺素、硝酸甘油及洋地黄类药物，做Valsalva动作及体力活动后。凡使心肌收缩力下降或增加心脏负荷的措施可使杂音减轻，例如给予血管收缩药物和β受体阻滞药、取下蹲位、握拳。

(3)异常心音：第二心音可以呈反常分裂，原因为左心室喷血受阻，从而导致主动脉瓣延迟关闭。第三心音常见于伴有二尖瓣关闭不全的患者。

【辅助检查】

1. 胸部X线检查　心影增大多不明显，如有心力衰竭则呈现心影明显增大。

2. 心电图　因心肌肥厚的类型不同而有不同的表现(图7-3-3)。常见的表现有以下几点。

(1)左心室肥大：见于60%的患者，其存在与心肌肥大的程度与部位有关。

(2)ST-T改变：见于80%以上的患者，以心尖局限性心肌肥厚的患者因冠状动脉心肌内分布异常而在胸前导联出现巨大倒置T波。

(3)异常Q波的存在：深而不宽的病理性Q波可在Ⅰ、aVL或Ⅱ、Ⅲ、aVF、V_5、V_6导联上出现，反映不对称性室间隔肥厚，不要误认为心肌梗死。

(4)部分患者合并预激综合征。

3. 超声心动图　超声心动图是临床上主要的诊断手段，主要有以下表现：①室间隔的非对称性肥厚，左心室肥厚典型形态呈壶腹状，即中间大、两头小或弥漫至心尖部，病变位置室壁运动幅度减低，收缩期增厚率降低，严重的患者心室内腔明显变小，收缩期甚至成闭塞状；②左心室舒张功能减退，包括快速充盈时间延长、顺应性减低及等容舒张时间延长；③二尖瓣腱索或前叶收缩期前移；④运用彩色多普勒法可了解杂音起源和计算梗阻前后的压力差(图7-3-4)。

4. 心导管检查和心血管造影　心导管检查示：心室舒张末期压上升，有梗阻者在左心室腔与流出道间有收缩期压差。心室造影显示左心室腔变形，呈香蕉状、犬舌状、纺锤状（心尖部肥厚时），见图7-3-5。冠状动脉造影常无异常。

5. 心内膜心肌活检　心肌细胞畸形肥大、排列紊乱有助于诊断。

【诊断和鉴别诊断】

1. 诊断　由于肥厚型心肌病常常无症状。因此，往往是孕妇在例行产前检查时被发现，或因妊娠激发出相应症状而通过客观检查做出诊断。有心室流出道梗阻的患者因具有特征性临床表现，因此诊断并不困难。对于无心室流出道梗阻的患者，需结合心电图、超声心动图及心导管检查做出诊断。对临床或心电图表现类似冠心病的患者，诊断冠心病依据不充分又不能用其他心脏病来解释，则应想到本病的可能。如有阳性家族史（猝死、心脏增大等）更有助于诊断。

2. 鉴别诊断　本病通过超声心动图、心电图、心血管造影及心内膜心肌活检可与高血压心脏病、冠心病、先天性心血管病、主动脉瓣狭窄等相鉴别。

【治疗】

1. 肥厚型心肌病的治疗原则　本病的治疗原则为弛缓肥厚的心肌、减轻左心室流出道狭窄和控制心律失常。药物治疗包括β受体阻滞剂及钙通道阻滞剂。对重症梗阻性患者可进行介入或手术治疗，置入双腔DDD型起搏器，如果发生猝死风险可置入ICD，消融或切除肥厚的室间隔心肌。

2. 妊娠期肥厚型心肌病的处理　在无症状的轻型患者中，可以很好地耐受妊娠，怀孕和分娩的结果常常是良好的，但是，需密切随访。因为血流动力学和临床症状的恶化多发生在妊娠的晚期和分娩过程中。

对有左心室流出道梗阻的患者，应尽量避免：①因大量利尿、失血引起血容量骤降；②地高辛或拟交感神经药对心脏的刺激；③药物或麻醉造成的血管扩张；④闭气（Valsalva）动作。

妊娠期肥厚型心肌病的治疗措施如下：

（1）β受体阻滞剂：对于较轻的左心室流

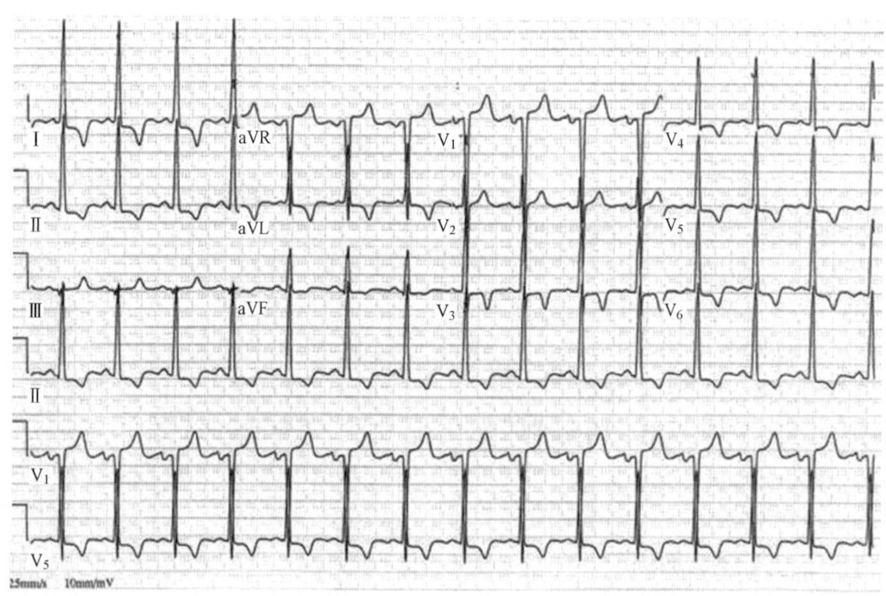

图7-3-3　肥厚型心肌病的心电图：左心室肥大、ST-T改变

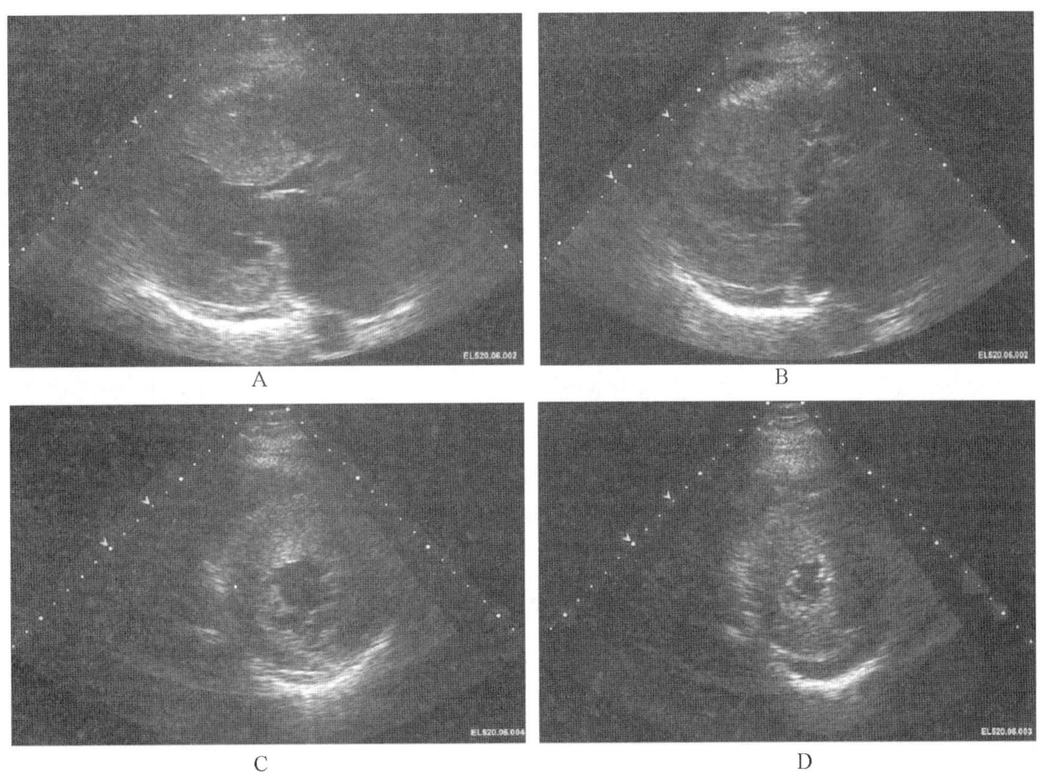

图 7-3-4 肥厚型心肌病的超声心动图：左心室壁厚度明显增加，以室间隔增厚为主

A. 舒张期胸骨旁长轴位；B. 收缩期胸骨旁长轴位；C. 舒张期短轴位；D. 收缩期短轴位，二尖瓣前叶收缩期前移引起左心室流出道梗阻

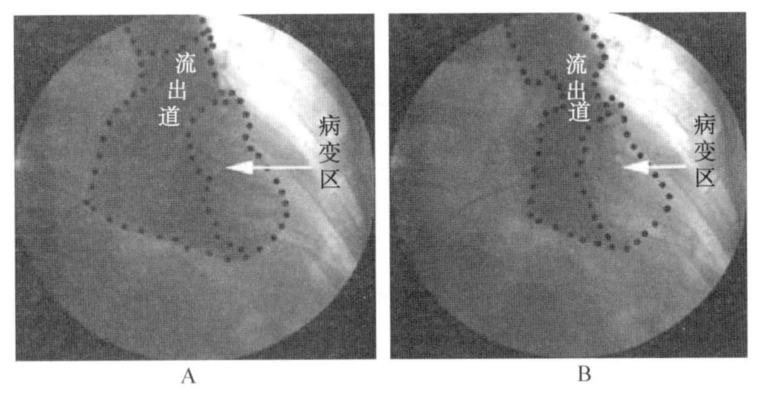

图 7-3-5 肥厚型心肌病心室造影

A. 舒张末期；B. 收缩末期

出道梗阻和(或)室壁最厚超过 15mm 的患者推荐应用β受体阻滞剂，目的是为了预防因劳力或情绪激动后突发的肺淤血。β受体阻滞剂还可以应用于心房颤动的心室率控制及控制室性心律失常。β受体阻滞剂的目标剂量是将心室率控制在 70/min 以下。在有症状的 HCM 孕妇中常规使用已取得满意的效果。但值得注意的是，应用β受体阻滞剂有可能导致胎儿在宫内生长迟缓、新生儿低血糖、低阿普加评分及房室传导阻滞，但上述现象较少发生。因此，仅用于有明显症状的 HCM 孕妇，并密切监测胎儿在宫内的生长及产后新生儿 48h 心率、血糖。在哺乳期，β受体阻滞剂不是禁忌证，但研究发现，阿替洛尔、醋丁洛尔、纳多洛尔、索他洛尔在乳汁中的血药浓度比其他β受体阻滞剂显著增高。

(2)钙通道阻滞剂：当β受体阻滞剂不能耐受时可以应用维拉帕米。维拉帕米可以安全地应用于妊娠期女性，但对于重症的左心室流出道梗阻，应用维拉帕米可能引起血流动力学的恶化和猝死。因此，对于严重左心室流出道梗阻患者，应在医院严密监护下使用维拉帕米。

(3)抗心律失常药物：抗心律失常药物用于控制快速室性心律失常与心房颤动，以胺碘酮较常用。药物治疗无效时可考虑电复律。

(4)抗心力衰竭治疗：对晚期已有心室收缩功能损害而出现充血性心力衰竭者，其抗心力衰竭治疗与其他原因所致的心力衰竭相同。

(5)对于阵发性或持续性心房颤动患者，推荐按妊娠阶段剂量应用低分子肝素或维生素 K 拮抗药抗凝治疗。

(6)双腔 DDD 型起搏器或 ICD 置入：有报道 HCM 伴有症状的孕妇，联合运用钙通道阻滞剂和β受体阻滞剂，仍不能完全控制症状，经置入房室顺序双腔起搏器后症状明显改善，如果有发生猝死风险可置入 ICD。操作中因胎儿母亲要受到放射线照射危险。因而，仅用于严重症状、药物不能耐受或不起反应的孕妇。

(7)外科心肌切除术：对诊断肯定，内科药物治疗不佳的梗阻性肥厚型心肌病患者考虑外科手术治疗，行间隔肌纵深切开术和肥厚心肌部分切除术，部分患者需要同时行二尖瓣置换术或成形术以缓解症状。

多数 HCM 患者，呼吸困难的症状与左心室舒张功能障碍导致肺静脉压升高有关。因此，正性肌力药物(如洋地黄)不但无益，甚至会加重流出道梗阻，致使病情加重。血管紧张素转化酶抑制剂，因有潜在的不良反应，孕妇禁止使用。

【产科处理】

1. *分娩方式* 大部分肥厚型心肌病患者可顺利完成正常的阴道分娩，剖宫产术仅适用于产科学的适应证。无症状的肥厚型心肌病患者，在分娩过程中可能出现临床症状病情恶化，这可能与子宫收缩时血管内血容量增加有关。在分娩的过程中，须严密监测血流动力学的情况，主张镇痛分娩，避免患者过度用力，必要时产科医生可应用低位产钳或吸引器阴道助产以协助胎儿娩出。为了防止左心室流出道梗阻加重，分娩时应注意避免低血容量，评估失血量并及时补充，催产素在梗阻性肥厚型心肌病患者中使用是安全的，而由于前列腺素有强烈的扩血管作用，因此对梗阻性肥厚型心肌病患者不用作产前、产后的子宫收缩药物。梗阻性肥厚型心肌病患者可用硫酸镁作为解痉药，治疗早产和子痫前期。

2. *麻醉方式* 麻醉方式取决于左心室流出道梗阻程度。硬膜外麻醉可以引起全身性血管舒张及低血压，所以对于严重的流出道梗阻患者应小心应用。

【预后】

本病的预后因人而异，可从无症状到心

力衰竭、猝死。病程发展缓慢，可以稳定多年不变，但一旦出现症状则可以逐步恶化。主要死亡原因为猝死与心力衰竭。猝死多见于年轻人及儿童，在有阳性家族史的青少年中尤其多发，其出现与体力活动有关。猝死可能机制包括快速室性心律失常、窦房结病变与心脏传导障碍、心肌缺血、舒张功能障碍、低血压，前二者最重要。心房颤动可促进心力衰竭的发生。少数患者可并发感染性心内膜炎或栓塞等。一般成人病例10年存活率为80%，小儿病例为50%。成人死亡多为猝死，而小儿则多为心力衰竭，其次为猝死。

【预防】

本病由于病因未完全明确，又与遗传基因有关，故难以预防。对患者进行生活指导，提醒患者避免劳累、激动、持重或屏气等，减少猝死的发生。避免使用增强心肌收缩力（如洋地黄类及β受体兴奋药如异丙肾上腺素等）和减少心脏容量负荷的药物（如硝酸甘油等），以减少加重左心室流出道梗阻的因素。

（欧阳海春）

第四节　心包疾病与妊娠

心包疾病可来源于各种病因，常表现为心包炎、缩窄性心包炎和心包积液。按病情进展，可分为急性心包炎（伴或不伴心包积液）、慢性心包炎。临床上以急性心包炎和慢性缩窄性心包炎最常见。据国内临床资料统计，心包疾病占心脏疾病住院患者的1.5%～5.9%。心包疾病的发病风险女性与男性相同，然而，自身免疫性疾病在女性中更常见。虽然心包疾病在怀孕期间可能会零星地出现，但目前尚没有证据显示妊娠可增加各种心包疾病的易感性。女性心包疾病患者的特殊处理包括妊娠与哺乳期的处理，特别是药物的治疗问题。心包疾病合并妊娠的患者如果能给予多学科的密切关注和治疗，期待的妊娠结局也与非妊娠患者相同。

一、急性心包炎

急性心包炎（acute pericarditis）为心包脏层和壁层的急性炎症，也可以同时合并心肌炎和心内膜炎，常由病毒、细菌、自身免疫、肿瘤、物理、化学等因素引起。心包炎常是某种疾病表现的一部分或为其并发症，常被原发疾病所掩盖，也可以单独存在。

【流行病学】

心包炎的流行病学资料国内外均尚缺乏，在尸检中的发生率为2%～6%。在1948～1999年，上海医科大学附属中山医院和华山医院的内科住院患者中，心包炎患者占1.39%～2.32%。在美国，住院患者急性心包炎的发生率约为1/1000。目前，各种与妊娠相关心包炎的病例罕有报道。

【病因】

急性心包炎可由各种原发的内外科疾病引起。常见的病因包括：①急性特发性或称急性非特异性；②感染：病毒、立克次体、细菌、真菌、寄生虫等；③异常免疫反应：风湿热、系统性红斑狼疮、类风湿关节炎、心肌梗死后综合征、心包切开后综合征、过敏性等；④邻近器官疾病：急性心肌梗死、肺梗死、胸膜炎、主动脉夹层等；⑤肿瘤性：原发或继发；⑥代谢性疾病：尿毒症、痛风等；⑦物理因素：外伤、放射性。过去常见病因为风湿热、结核及细菌感染。近年来，随着抗生素和化学治疗的进展，结核性、化脓性和风湿性心包炎的发病率已明显减低。病毒感染、肿瘤、尿毒症性及心肌梗死性心包炎发病率明显增多。

妊娠期间，主动脉壁层变薄，容易发生主动脉根部撕裂并导致急性心包填塞和突然死亡，常见于合并高血压、Marfan综合征，双叶主动脉瓣或主动脉瓣缩窄的经产妇患者。急性特发性和自身免疫性疾病是妊娠合并大量心包积液最常见和最主要的病因。

【病理】

根据心包炎炎症反应的范围，可分为局限性或弥漫性两种；根据病理变化，急性心包炎可以分为纤维蛋白性和渗出性两种，前者可发展成后者。在急性期，心包壁层和脏层心包出现纤维蛋白、白细胞及少许内皮细胞的渗出物。此时尚无明显液体积聚，为纤维蛋白性心包炎；以后渗出物中的液体量增加，则转变为渗出性心包炎，常为浆液纤维蛋白性，液体量可达2～3L，大部分为黄而清的液体，偶可浑浊不清、化脓性或呈血性。渗液多在数周至数月内吸收，也可伴随发生壁层与脏层的粘连、增厚及缩窄。渗液也可在较短时间内大量积聚引起心脏压塞。急性心包炎时，心外膜下心肌有不同程度的炎性变化，如范围较广可称为心肌心包炎。

【病理生理】

心包渗液是急性心包炎引起一系列病理生理改变的主要原因。正常情况下，心包腔平均压力接近于零或低于大气压，呼气时近于正压，吸气时呈轻度负压。急性纤维蛋白性心包炎或少量积液不致引起心包内压力升高，故不影响血流动力学。如心包渗液继续增加，心包腔内压力上升，当达到一定程度时就限制心脏的扩张，心室舒张期充盈减少，心搏量降低。此时机体启动代偿机制：①增强心肌收缩力以提高射血分数；②升高静脉压以增加心室的充盈；③升高周围小动脉阻力以维持动脉血压；④加快心率、增加心排血量，通过代偿机制维持正常静息状态下的心排血量。但如心包渗液继续增多或是液体迅速增多，代偿机制无法满足机体基本需要，导致心排血量显著下降，循环衰竭而产生休克，此即为心脏压塞或称心包填塞(cardiac tamponade)。心包积液增长速度快，心包来不及适应地伸展，心包腔内压力突然上升至20mmHg以上，可引起急性心包填塞。如心包积液增长速度缓慢，心包逐渐扩张适应积液量的增加，超过2000ml时才出现心包填塞，表现为亚急性或慢性心包填塞。

在第三孕季，约40%的正常妊娠女性可见少量的心包积液。有些大量心包积液的心包或心肌心包疾病患者，随着妊娠过度体液潴留和体重的增加，临床可无症状。

2011年，Jaume Sagristà-Sauleda等对心包积液患者血流动力学受损严重程度分级(图7-4-1)。通过心导管的测量，心包积液大多可引起血流动力学参数的异常。一些患者仅有心包填塞的超声心动图发现，只有相对少数病人有明显的临床填塞症状，因此，临床填塞代表心包积液引起血流动力学最严重的损害。

【临床表现】

1. 纤维蛋白性心包炎

(1)症状：以心前区疼痛为主要症状。缓慢发展的结核性或肿瘤性心包炎疼痛症状可能不明显，如急性非特异性心包炎及感染性心包炎。胸骨后、心前区疼痛示急性心包炎的特征，可为剧痛、刀割样疼痛；也可为钝痛或压迫样痛。与呼吸运动有关，常因咳嗽、深呼吸、变换体位或吞咽而加重，尤其是左侧卧位或抬腿时加重，坐位或前倾位时减轻。疼痛位置常局限于胸骨下或心前区，可放射到颈部、左肩、左臂及左肩胛骨，也可达上腹部。本病所致的心前区疼痛可能与心绞痛类似，但心绞痛不受呼吸和体位的影响，持续时间较短，舌下含服硝酸甘油有效。

(2)体征：心包摩擦音是纤维蛋白性心包炎的典型体征，有60%～85%的病例可闻及心包摩擦音。因炎症而变得粗糙的壁层与脏层在心脏活动时相互摩擦而发生的声音，呈搔刮样粗糙的高调声音，与心音的发生无相关性，往往盖过心音又较心音更贴近耳边。

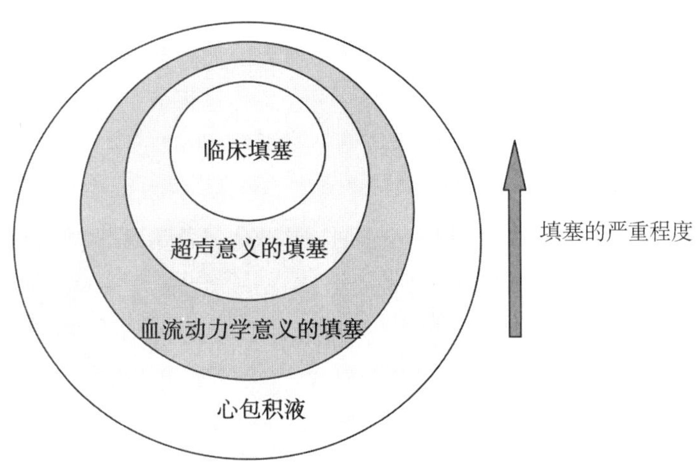

图 7-4-1　Jaume Sagristà-Sauleda 等对心包积液患者血流动力学受损严重程度分级

典型的摩擦音可听到与心房收缩、心室收缩和心室舒张相一致的三个成分，但大多为与心室收缩、舒张相一致的双相性摩擦音。心前区均可闻及，以胸骨左缘第 3～4 肋间、胸骨下部和剑突附近最为显著。其强度常受呼吸和体位的影响，坐位时身体前倾、深吸气、俯卧位或将听诊器胸件加压时摩擦音增强。心包摩擦音可持续数小时或持续数天、数周。当积液增多将二层心包分开时，摩擦音消失，但如有部分心包粘连，虽有大量心包积液，有时仍可闻及。心前区听到心包摩擦音就可做出心包炎的诊断。

2. *渗出性心包炎*　临床表现取决于心包积液对心脏的压塞程度，轻者仍可维持正常的血流动力学，重者则出现循环障碍或衰竭。

(1)症状

1)心脏压缩的症状：可出现呼吸困难、烦躁不安、面色苍白、乏力、发绀、水肿，甚至休克。

2)心包积液对邻近器官压迫的症状：呼吸系统和大血管受压迫可引起肺淤血、通气受限、肺活量减少，从而加重呼吸困难。呼吸困难严重时，患者呈端坐呼吸，身躯前倾、呼吸浅速、面色苍白，可有发绀。气管受压可产生咳嗽和声音嘶哑。食管受压常可出现吞咽困难症状。

(2)体征

1)心脏体征：心尖搏动减弱或消失，可出现于左侧心浊音界内侧或不能扪及。心脏叩诊浊音界向两侧增大，皆为绝对浊音区，相对浊音界消失。心音低而遥远。在有大量积液时可在左肩胛骨下出现浊音及左肺受压迫所引起的支气管呼吸音，称心包积液征(Ewart 征)；少数患者在胸骨左缘第 3、4 肋间可闻及心包叩击音。大量渗液可使收缩压降低，而舒张压变化不大，脉压差变小。

2)心脏压塞：快速心包积液时，即使仅 100ml，也可引起急性心脏压塞，出现明显心动过速、脉压变小、血压下降和静脉压明显上升。如心排血量显著下降，可产生急性循环衰竭、休克等。当心包积液积聚较缓慢时，可出现亚急性或慢性心脏压塞，表现为颈静脉怒张、奇脉(Griesimger-Kussmaul's 征)和静脉压升高等。此时，还可以出现体循环静脉淤血体征，如肝大、腹水、皮下水肿、肝颈静脉反流征等表现。

【辅助检查】

1. *血液检查*　取决于原发病，感染者常有白细胞计数增加、血沉增快等炎症反应。

2. X 线检查　对纤维蛋白性心包炎诊断价值不大，对渗出性心包炎有一定价值。当成人液体量超过 250ml、儿童超过 150ml 时，可见心脏阴影向两侧增大，呈水滴状或烧瓶状，心影随体位改变而移动，心脏搏动减弱或消失。如肺部无明显充血现象而心影显著增大是心包积液的有力证据，可与心力衰竭相鉴别（图 7-4-2）。

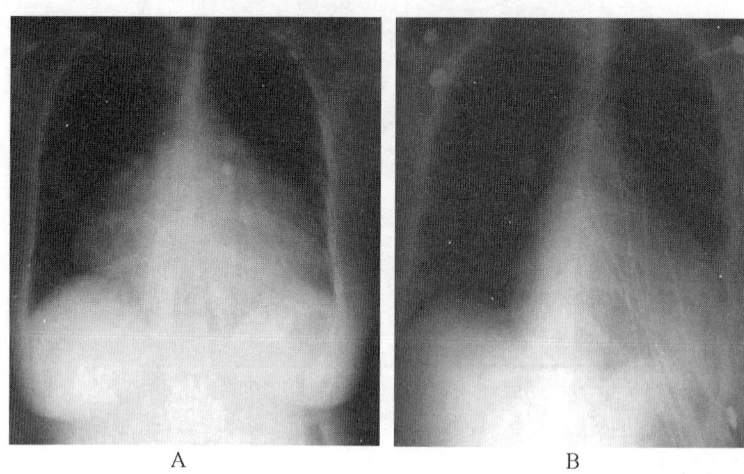

图 7-4-2　急性心包炎胸部正位片（引自：周智）

A. 心包放液穿刺术前：心脏轮廓明显增大，如烧瓶状，肺野组织正常；B. 心包放液穿刺术后

3. *心电图*　心包本身不产生电动力，急性心包炎时心电图异常来自心包下的心肌，有 60%～80%的病例有心电图改变，多数在胸痛后数小时或几天内出现。

（1）心包炎的典型心电图演变分为四期：①广泛的 ST 段呈弓背向下抬高，见于除 aVR 导联以外的所有常规导联中，呈弓背向下型，aVR 导联中 ST 段压低（图 7-4-3）；②数日后 ST 段回到基线，出现 T 波低平；③多导联 T 波倒置并达到最大深度，可持续数周或长期存在；④一般在 3 个月内 T 波恢复直立。病变轻或局限时可有不典型演变，出现部分导联 ST-T 改变。

（2）其他改变：心包积液时有 QRS 低电压，大量渗液时可见电交替；除 aVR 和 V_1 导联外，P-R 段压低，提示包膜下心房肌受损；常有窦性心动过速。

4. *超声心动图*　对诊断心包积液简单易行，迅速可靠。正常心包腔内可有 20～30ml 起润滑作用的液体，超声心动图常难以发现，如在整个心动周期左心室后壁之后均有液性暗区，则心包腔内至少有 50ml 液体，则可以确诊为心包积液（图 7-4-4）。心脏压塞时的特征为：心包腔内四周充满液性暗区，右心房及右心室舒张期塌陷；吸气时右心室内径增大，左心室内径减少，室间隔左移等。超声心动图可以鉴别无回声区是心包肿块、胸腔积液还是心外膜脂肪垫，也可反复检查以观察心包积液量的变化。

5. *心脏 CT 或心脏 MRI*　心脏 CT 和心脏 MRI 越来越多地用来诊断心包炎，二者均可以非常敏感地探测到心包积液和测量心包的厚度。心脏 CT 可以测量急性心包炎时心包的增厚，但这并不是诊断急性心包炎的指标。最敏感的诊断急性心包炎的方法是心包 MRI 延迟显像。心包 MRI 能清晰地显示

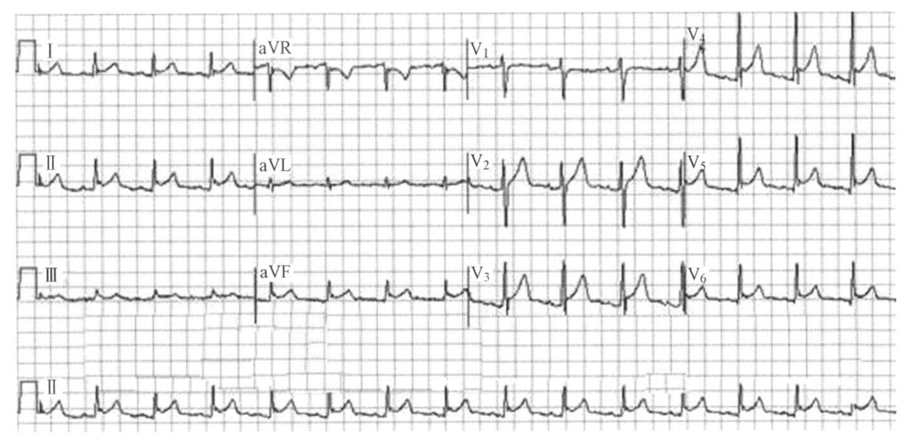

图 7-4-3　急性心包炎心电图

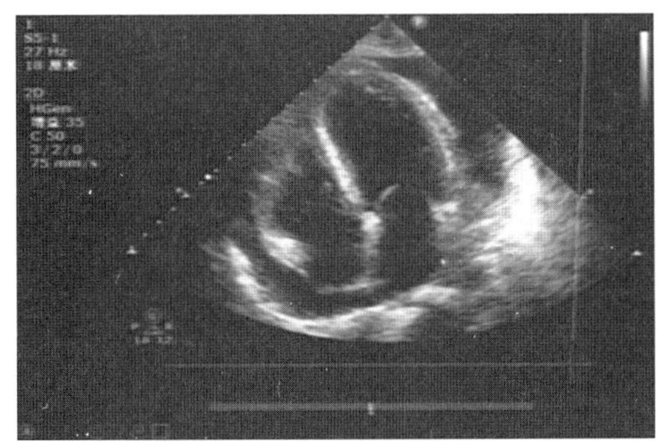

图 7-4-4　急性心包炎超声心动图

显示为中量心包积液，心尖四腔心切面示心脏四周均可见较厚液性暗区

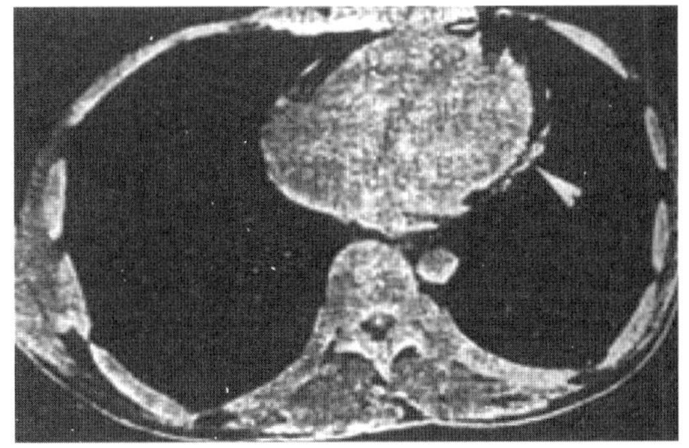

图 7-4-5　急性心包炎磁共振成像

心包积液的容量和分布情况，并可分辨积液的性质。低信号强度一般为病毒感染等非出血性渗液；中、重度信号强度可能为含细胞、蛋白较多的结核性渗出液等(图 7-4-5)。

6. 心包穿刺　对诊断困难或有心脏压塞征象者可行心包穿刺。心包穿刺可证实心包积液的存在并对抽取的液体进行生物学(细菌、真菌等)、生化、细胞分类的检查。抽取一定量的积液也可解除心脏压塞症状。必要时可经穿刺在心包腔内注入抗菌药物或化疗药物等。心包穿刺的主要指征是未能明确病因或有心脏压塞的渗出性心包炎。

7. 心包镜及心包活检　心包镜可直接窥察心包，在可疑区域进行心包活检，从而提高病因诊断的准确性。

【诊断和鉴别诊断】

根据临床表现、X 线、心电图及超声心动图检查可做出心包炎的诊断，然后需结合不同病因性心包炎的特征及心包穿刺、活体组织检查等资料对其病因学做出诊断。现将五种常见的心包炎鉴别如下。

(1)急性非特异性心包炎：发作前数日常有上呼吸道感染史，起病多急骤，反复发作，呈持续发热，胸痛剧烈，心包摩擦音出现早而明显。实验室检查白细胞计数正常或轻度增高，血培养无致病菌。心包积液量少，外观草黄色或血性，淋巴细胞占多数。非甾体类抗炎药治疗有效。

(2)结核性心包炎：常伴原发性结核病或其他浆膜腔结核并存，低热、盗汗、消瘦，无明显胸痛，有心包摩擦音。实验室检查白细胞计数正常或轻度增高，血培养阴性，心包积液大量，血性，淋巴细胞较多，有时找到结核分枝杆菌。抗结核治疗可帮助鉴别。

(3)化脓性心包炎：常有原发感染病灶，有明显的败血症表现。高热、胸痛、有心包摩擦音。实验室检查白细胞计数明显增多，血培养可阳性。心包积液较多，呈脓性，中性粒细胞占多数，细菌培养能找到化脓性细菌。有心包压塞症状，必要时行心包切开。

(4)肿瘤性心包炎：多由转移性肿瘤或淋巴瘤、白血病等引起。临床症状多不明显或被原发病表现掩盖。实验室检查白细胞计数正常或轻度增高，血培养阴性，心包积液大量，多为血性，淋巴细胞较多，细菌培养阴性。积极治疗原发病后症状可缓解。

(5)心脏损伤后综合征：有手术、心肌梗死、心脏创伤等心脏损伤史，可反复发作，常有发热、胸痛，无心包摩擦音。实验室检查白细胞计数正常或轻度增高，血培养阴性，心包积液中量，常为浆液性，淋巴细胞较多，细菌培养阴性。

【治疗】

急性心包炎的治疗取决于病因，也与早期诊断及正确治疗有关。急性心包炎的治疗包括对原发病的病因治疗、解除心脏压塞和对症治疗。患者应卧床休息，直至胸痛消失与体温消退。有胸痛症状者可给予阿司匹林或布洛芬等镇痛药物对症处理。结核性心包炎应尽早开始抗结核治疗，并给予足够的剂量与疗程，直到结核活动停止后1年左右停药。风湿性心包炎应加强抗风湿治疗，常用肾上腺糖皮质激素。化脓性心包炎应选用足量敏感有效的抗生素，并反复心包穿刺和心包腔内注入抗生素。急性非特异性心包炎和心脏损伤后综合征患者在其初次发作后，可有心包炎症反复发作，称为复发性心包炎，发生率20%～30%，是急性心包炎最难处理的并发症。大部分患者需反复给予大剂量非甾体类抗炎药物治疗，使用数月后缓慢减量直至停药。如果无效，则可给予皮质激素治疗，顽固性复发性心包炎伴严重胸痛的患者可考虑外科心包切除术治疗。心包炎如出现心脏压塞症状，应进行心包穿刺放液，如渗液继续产生或有心包缩窄表现，应及时做心包切除，以防止发展为缩窄性心包炎(图7-4-6)。

【产科处理】

(1)大约40%的健康妊娠妇女在第三孕季可出现轻到中度的心包积液，如能排除其他病因，毋需特殊处理。

(2)妊娠20周后正常胎儿在超声探查时可有≤2mm深度的少量心包积液。如超过上述范围应考虑为异常，应进一步检查。

(3)妊娠期间，有关心包疾病处理的资料不多。妊娠期间应避免使用非绝对必需的所有药物和干预措施，如确实需要治疗，大多同非妊娠者，妊娠期间应根据特殊的诊断和治疗问题做特殊的处理。非选择性的非甾类抗炎药和阿司匹林可在第二孕季安全使用，但应在妊娠的后期，或对所有的孕妇均应在孕32周前撤除，因为可导致动脉导管过早闭合，秋水仙碱在妊娠期禁用。低至中等量的去氢可的松在所有的孕期和哺乳期都可以使用。

(4)合并心包疾病的患者应在疾病的静止期计划妊娠。

【预后】

急性心包炎的预后主要取决于病因，如为结核性或化脓性心包炎等，及时治疗，可望获得痊愈，而并发于急性心肌梗死、恶性肿瘤或系统性红斑狼疮等，则预后不良。病毒性或特发性心包炎有自限性，自然病程1～3个月。部分急性心包炎患者遗留心肌损害和发展成缩窄性心包炎。

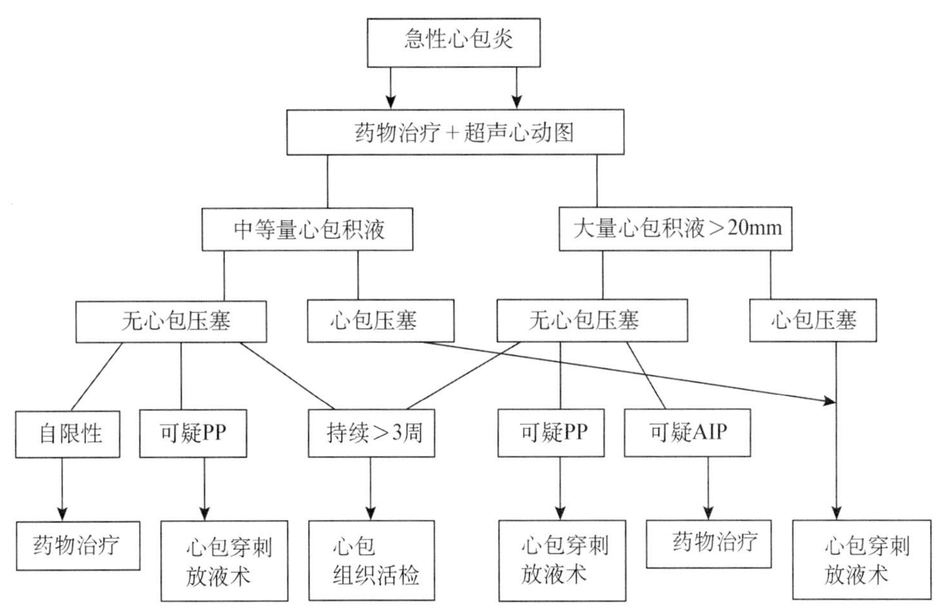

图 7-4-6　Jaume Sagristà-Sauleda 等的急性心包炎伴中或重度心包积液患者的治疗建议

PP. 化脓性心包炎；AIP. 急性特发性心包炎

二、缩窄性心包炎

缩窄性心包炎(constrictive pericarditis)是指心脏被厚实致密的钙化或纤维化心包所包围，使心室舒张期充盈受限而产生一系列循环障碍的病症。

【病因】

缩窄性心包炎的病因未完全明确，大部分继发于急性心包炎，有时可观察到急性转变为缩窄性的发展过程，但大部分病例急性阶段症状不明显，待出现缩窄性心包炎的症状时往往失去原有疾病的病理特征，因此很多患者病因不明确。其病因在我国仍以结核性为最常见，其次为急性非特异性心包炎、化脓性或创伤性心包炎后。放射性心包炎和心脏直视手术后引起者逐渐增多。也有部分患者其病因不明。

【病理与病理生理】

正常情况下，心包由壁层和脏层组成：心包内光滑，通常约有 50ml 的流体，可以减少心包内心脏运动的摩擦。急性和亚急性心包炎后，心包纤维蛋白沉积，其又可引起心包积液，心包组织慢性纤维化瘢痕形成，钙化，最常累及心包壁层。缩窄性心包炎形成一个纤维瘢痕组织外壳，其早期易膨胀，薄壁，心包腔呈炎症性增厚，融合，心包腔内潜在的空间闭塞，心室失去弹性，静脉回流受限，心室充盈减少，前负荷不足，心室和心房的充盈压差消失。因为心肌未受影响，在充盈期前 1/3 心室充盈通畅，其后，由于心包变得僵硬而对血流及血流动力学产生影响。因此，心室压力开始迅速下降(右心房压力波形描记形成一个陡峭的 Y 形下降支)然后突然上升到一个水平直至收缩期前(在左或右心室压力波形描记形成“dip-and-plateau”或称“平方根符号”样的波形)，见图 7-4-7。缩窄性心包炎与限制型心肌病的鉴别在于舒张早期心肌功能保留。在疾病后期，心脏的收缩功能也很少受到影响。邻近心包的心肌可由于炎症浸润，瘢痕萎缩或纤维化而影响心肌。动物实验模型显示，体积弹性曲线的变化(图 7-4-8)

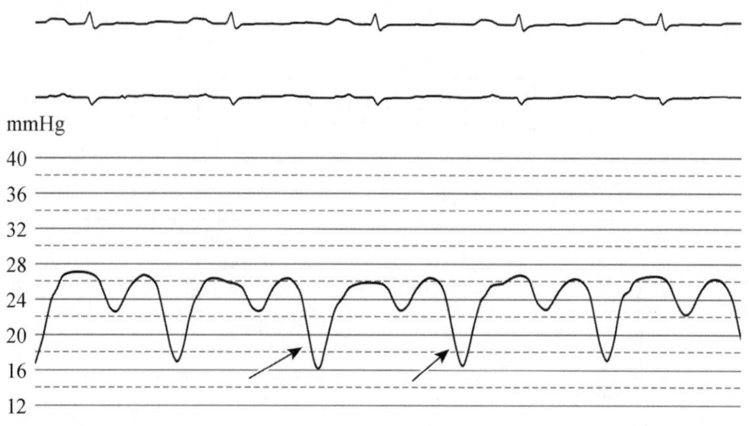

图 7-4-7　缩窄性心包炎患者右心房压力波形描记(引自:Sean Spangler, MD)

心室压力开始迅速下降(右心房压力波形描记形成一个陡峭的 Y 下降支-箭头指示)然后突然上升到一个水平直至收缩期前(在左或右心室压力波形描记形成"dip-and-plateau""或称 "平方根符号"样的波形)

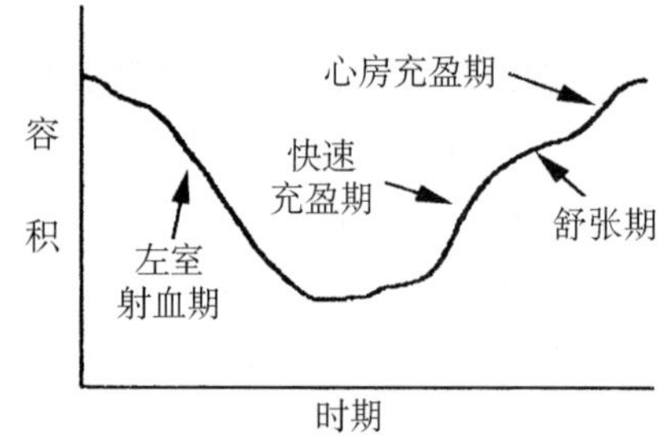

图 7-4-8　缩窄性心包炎左心室容积曲线
(声学定量法测量)
引自:Sean Spangler, MD

与缩窄性心包炎的基本病理生理变化。随着心包缩窄的发展,右心室与左心室舒张压增高,心搏量减少,心室容积小量增加可致舒张末期压显著增加。

患者的症状包括充血性心力衰竭,特别是右心衰竭。由于心脏无法增加心搏量,随着病情的发展,心排血量逐渐不能满足运动,甚至休息的需要。缩窄性心包炎的临床症状与其典型血流动力学的表现相关,由于心包的约束,在早期快速充盈和压力上升后最终致所有房室腔舒张压差消失(图 7-4-9),从而限制了舒张晚期充盈,导致静脉淤血,心输出量减少。为维持心排血量,患者代偿性心率加速。静脉压升高并致颈静脉怒张、腹水、肝大、下肢水肿等。吸气时周围静脉回流增多,而已缩窄的心包使心室失去适应性扩张的能力,致静脉压增高,吸气时颈静脉更明显扩张,称 Kussmaul 征。

【临床表现】

缩窄性心包炎的起病常隐匿。心包缩窄多于急性心包炎后 1 年内形成,少数可长达数年。其症状和体征类似于右心衰竭。

1. 症状

(1)呼吸困难:缩窄性心包炎的最早期症状为劳累后呼吸困难,是由于心排血量相对固定,活动时不能够相应增加引起。后期可因大量的胸腔积液、肺部充血,以致休息时也出现呼吸困难,甚至端坐呼吸。

(2)咳嗽:主要由于肺静脉压力升高,致使液体进入小气道,引起咳嗽发射。

(3)乏力:回心血量减少,心排血量降低,

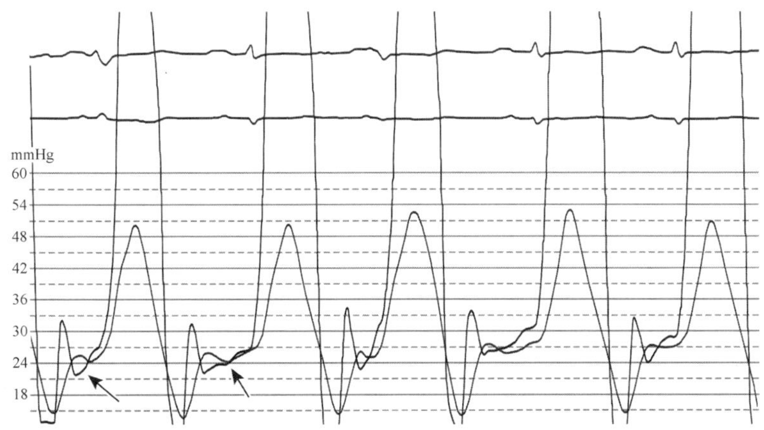

图 7-4-9　缩窄性心包炎患者同步记录右心室和左心室压力曲线：左右心室舒张压相等（引自：Sean Spangler，MD）

可引起乏力症状。

(4)水肿：缩窄性心包炎由于静脉压升高，液体积聚在静脉系统，引起下肢水肿和大量腹水，也可伴有肝大。

(5)全身症状：可有胃纳差、眩晕、心悸、咳嗽、上腹疼痛等症状。

2. 体征

(1)心脏本身的表现：心浊音界正常或稍增大，心尖搏动减弱或消失，大部分患者收缩期心尖负性搏动。心音轻而遥远，通常无杂音，可闻及心包叩击音。心包叩击音系一额外心音，发生在第二心音后，呈拍击性质，系舒张期充盈血流因心包的缩窄而突然受阻并引起心室壁的振动所致。心律一般为窦性，有时可有心房颤动。动脉收缩压降低，脉压变小。脉搏细弱无力。

(2)心脏受压的表现：缩窄性心包炎体循环回流受阻，表现为颈静脉怒张、肝大、与颈静脉搏动一致的肝脏搏动、胸腔积液、腹水、下肢水肿。心包缩窄使心室舒张期扩张受阻，心室舒张期充盈减少，使心搏量下降。吸气时周围静脉回流增多而已缩窄的心包使心室失去适应性扩张的能力，致静脉压增高，吸气时颈静脉明显扩张，称为 Kussmaul 征。

【辅助检查】

1. 血常规及生化检查　无特征性改变，可有轻度贫血、肝损害、低蛋白血症。

全血细胞计数发现稀释性贫血的证据可提示充血性心力衰竭的可能。如果存在细菌性感染、风湿热或接受激素治疗者，白细胞可显著增多。恶性肿瘤患者化疗期白细胞可能减少。

充血性心力衰竭患者血液稀释可致低钠血症或称假性低钠血症。患者如果使用大量利尿药可致低氯血症和高碳酸血症性碱中毒。肾功能不全者，血尿素氮(BUN)与血清肌酐水平可短期升高。

动脉血气分析可表现为代谢性酸中毒(如低 pH 和低碳酸氢根)，可伴或不伴代偿性呼吸性碱中毒(如二氧化碳分压降低)，常见于右心衰竭的患者。

合并肺源性心脏病者可致肝淤血并转氨酶水平升高。肝大、腹水、门脉压增高者可见低蛋白血症。合并活动或慢性炎症者，非特异性标志物，如血沉(ESR)升高，或伴正细胞正色素性贫血。合并心包切开术后综合征者，ESR 和 C 反应蛋白(CRP)水平均可升高。

缩窄性心包炎患者的脑钠肽(BNP)水平可轻度升高(通常低于 150ng/L)。限制型心肌病患者 BNP 水平普遍较高(超过 650ng/L 可作为诊断指标),BNP 水平可用于两者的鉴别诊断。

如果病因不明者建议行相关胶原性血管疾病的检查,如抗核抗体(ANA)、类风湿因子(RF)水平的检测。

结核性心包炎患者纯化蛋白衍生物(PPD)皮试结果应为阳性(除外非活动性患者)。

心包液细胞学检查有助于恶性肿瘤性疾病的诊断。

2. *心电图* QRS 波低电压,尤其肢体导联,T 波低平或倒置。

3. *X 线检查* 可示心影正常、偏小或轻度增大,左右心缘变直,主动脉弓小或难以辨认;上腔静脉常扩张,有时可见心包钙化,见图 7-4-10。

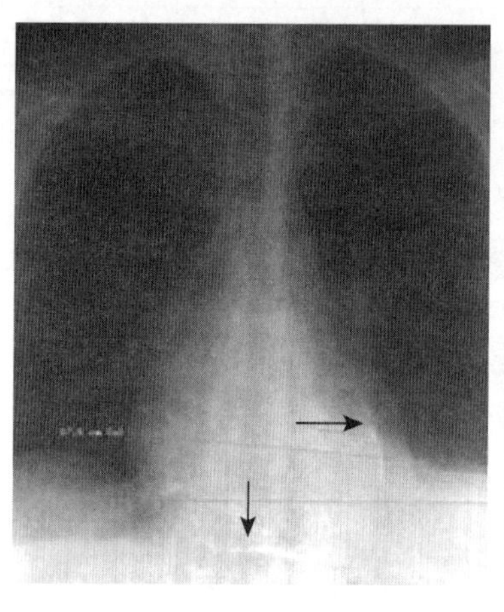
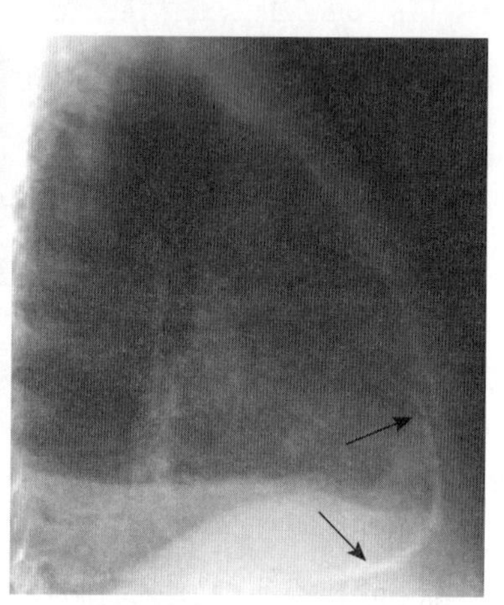

图 7-4-10 结核性缩窄性心包炎胸部正侧位照片(箭头显示心包钙化)

4. *超声心动图* 是目前用于诊断的最主要的无创伤手段,对缩窄性心包炎的诊断价值远较心包积液低。左右心房扩大,心包增厚、粘连,反射增强、室壁活动减弱、室间隔矛盾运动等(图 7-4-11),表现多样化。

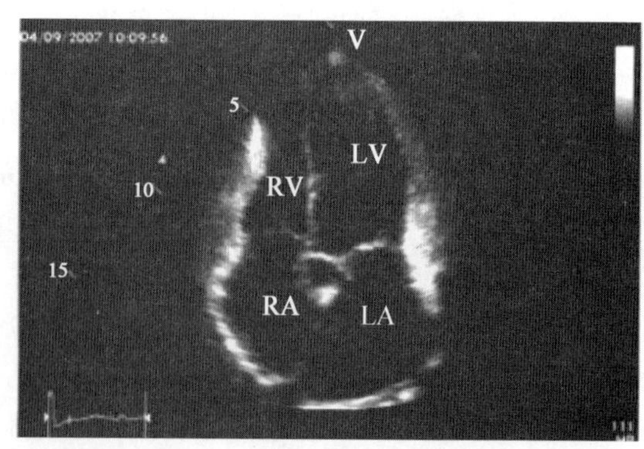

图 7-4-11 缩窄性心包炎超声心动图

左右心房明显扩大,心脏形态呈葫芦形,房室瓣环处心包回声增强;RV. 右心室;RA. 右心房;LV. 左心室;LA. 左心房

5. MRI 既能直接显示心包形态和厚度、继发性心房和下腔静脉扩张,又能动态观察到室间隔异常摆动,因此是诊断缩窄性心包炎的理想方法(图 7-4-12)。

6. *右心导管检查* 心导管检查可以明确诊断。缩窄性心包炎特征性表现是:肺微血管压、肺动脉舒张压力、右心室舒张末期压力、右心房平均压均显著升高且都在同一高水平;右心房压力曲线呈 M 或 W 波形,a 波与 v 波几乎同等高度;右心室收缩压轻度升高,呈舒张早期下陷及高原形曲线。

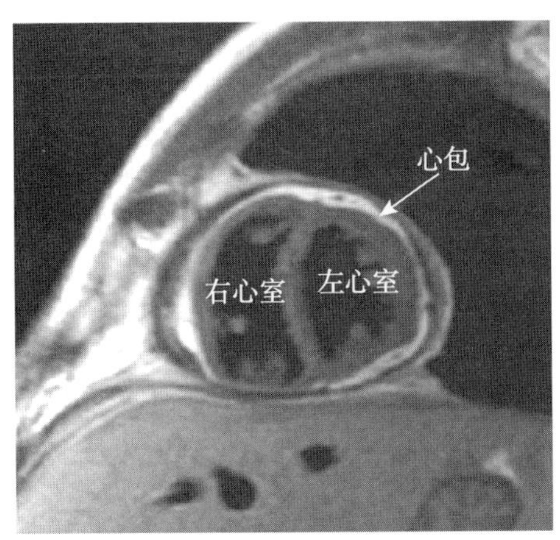

图 7-4-12 缩窄性心包炎患者 MRI 表现：心包显著增厚

7. 组织活检 目前运用心包腔纤维内镜探查，并进行组织活检，可帮助了解病因。同时心内膜活检有助于与限制型心肌病鉴别。

【诊断与鉴别诊断】

缩窄性心包炎如有典型的临床表现结合辅助检查诊断并不困难。临床上常需与肝硬化、充血性心力衰竭及结核性腹膜炎相鉴别。缩窄性心包炎和限制型原发性心肌病的临床表现和血流动力学改变与本病相似，两者鉴别可能十分困难，必要时需通过心内膜心肌活检来诊断。

【治疗】

早期施行心包切除术不但可以提高心功能的等级、改善生活质量，还可以降低死亡率，以避免发展到心源性恶病质、严重肝功能不全、心肌萎缩等。通常在心包感染被控制、结核活动已静止即应手术，并在术后继续用药 1 年。少数严重病例的药物治疗以对症治疗为主，但必须小心使用。患者应注意低盐饮食、限制摄入过多水分、有症状者严格限制活动。

1. 药物治疗 大多数病例药物治疗无益，除非患者有明确的感染性指征，缩窄性心包炎与急性心包炎不同，后者常应用非甾体抗炎药、环氧合酶(COX)-2 抑制药、秋水仙碱、糖皮质激素或联合治疗常可获益。虽然，急性心包炎已获得合理治疗，但缩窄仍可能会发生。一过性心包缩窄也被称为短暂性缩窄性心包炎，血容量理想且临床情况稳定的患者，可门诊随诊，继续应用非甾体抗炎药或消炎镇痛药 2～3 个月。

缩窄性心包炎出现以下情况可进行药物治疗。

(1)亚急性缩窄性心包炎在心包发生纤维化前应用消炎镇痛药可能有效。

(2)利尿药，特别是襻利尿药主要用于减轻循环淤血的情况，但是，要注意监测血压，以免前负荷过低而导致心输出量不足。

(3)根据基础病因采取有针对性的特异性药物治疗。直接病因治疗，例如抗结核治疗是合适的。

(4)合并症的治疗，例如房性心律失常也需要对症用药处理。

(5)一般情况下，β 受体阻滞药和钙拮抗药应避免使用，患者通常伴有窦性心动过速主要是缩窄性心包炎患者的代偿性反应，使患者在每搏出量不变的情况下以维持心输出量。

(6)严重进展性缩窄性心包炎患者行心包切除术后可能获益不多，而且患者的手术风险较高。

2. 心包切除术(pericardiectomy) 完全性心包切开术(complete pericardiectomy)对缩窄性心包炎的疗效确切，是一个根治性的治疗措施。如果患者的病情时间不长，钙化程度不重，心肌功能正常或为早期心功能不全，术后效果良好。对手术适应证的问题要从长远考虑，因为有些心功能为 NYHA Ⅰ级或Ⅱ级的患者在数年内病情仍可稳定。

心包切开术的手术过程长，技术复杂。手术有两个标准进入途径，一个经前外侧胸腔切开术，另一个经胸骨正中切开术。心包剥离尽可能广泛，特别是横膈-心室接触部分。如果心包与心尖部严重粘连可以应用准分子激光分离。手术的并发症包括出血、房性或室性心律失常、室壁破裂。

进入心包的方法有多种，视频辅助下胸腔镜的应用仍然在研究阶段。随着医疗技术的进一步发展，缩窄性心包炎的诊断和治疗会有所改进。

心源性的死亡率和发病率与患者术前心肌的萎缩和纤维化相关。术前可应用CT检查确诊，注意高风险患者的手术适应证以最大程度降低手术的死亡率(低于5%)。

术后发生低心输出量的患者常为虚弱，伴有腹水或液体潴留的患者。低心输出量的患者需要维持较高的左心房压，需要应用拟交感性药物注射治疗，或联合循环的机械支持。体外膜肺(ECMO)或主动脉内球囊反搏均可用于危重的病人。

确诊缩窄性心包炎的患者不需药物治疗，通常应考虑外科手术。患者需维持一定的血容量状态，利尿药和降低后负荷的药物应谨慎使用；降低前负荷或后负荷都可加重的心脏填塞和使心功能突然恶化，特别是当患者在全麻下行心包切开术前更需注意容量的问题。

【预后】

据报道，手术的死亡率在5%～15%，另有报道为围术期30d的死亡率为6.1%。手术的死亡原因包括心力衰竭恶化、败血症、肾衰竭、呼吸衰竭和心律失常。80%～90%的患者术后心功能能可达NYHAⅠ级或Ⅱ级。

心包切开术后患者的症状通常会减轻，舒张期充盈多可恢复正常。有研究发现，手术后，只有60%的患者其心脏的血流动力学能完全恢复正常。有些患者仍然需要一定的恢复时间，但有些术前病史较长的患者，术后其舒张充盈的异常情况仍然持续，因此，应建议有症状的患者尽早手术治疗。少数成功接受手术，但是症状仍然保留的患者可能为缩窄性-限制性混合型病变者。

有报道58例缩窄性心包切开术后的病例，术后4年约有30%的患者仍有某些显著的症状。患者多可能为持续性的限制型或缩窄型，或混合型病变者，可通过患者呼吸过程中经二尖瓣和三尖瓣多普勒的信号记录而证实。

如能及时行心包剥离术，大部分患者能获得很好的疗效。少数患者因病程长，有明显心肌萎缩和心源性肝硬化等严重并发症，则预后较差。

【缩窄性心包炎与妊娠】

1989年Wojtarowicz报道了1例缩窄性心包炎患者妊娠合并循环衰竭。妊娠期间患者血流动力学发生改变，建议孕期应该应用超声心动图进行血流动力学的监测协助诊断。1988年Gray报道放疗15年后患者合并缩窄性心包炎妊娠，孕妇死亡1例。1992年Bakri报道1例24岁霍奇金病放化疗后诱导严重渗出性缩窄性心包炎妊娠患者，孕前无症状，患者早产一死胎。2010年Brendt等报道1例未确诊结核性缩窄性心包炎的24岁患者孕26周因误诊羊水感染综合征和脓毒血症，因为延误诊断和对结核性心包炎的治疗而出现血流动力学不稳定和心源性休克。孕妇经心脏正性药物支持下行心包切开术和应用左心室辅助装置治疗后孕妇存活。

目前有关缩窄性心包炎合并妊娠的报道很少，关于孕期治疗的指导性资料也相对缺乏。缩窄性心包炎可引起系统的淤血和体液贮留增加，但妊娠期间患者血流动力学发生改变，建议孕期应该应用超声心动图进行血流动力学的监测协助诊断。缩窄性心包炎患者的心输出量常可通过增加心率来维持，妊娠期患者心率增加更明显，妊娠子宫对腔静脉的压迫回心血量减少，可影响心输出量，应注意患者保持左侧半卧位，应慎用利尿药。轻度患者可使用压力长筒袜，必要时，对药物治疗无效者，可在妊娠期间施行心包切除术而不必给予心脏的分流术。避免在怀孕期间使用非绝对必要的所有药物和干预措施是孕期治疗的主要宗旨。治疗原则同非妊娠者，必要时予终止妊娠。

（欧阳海春　吴沃栋　张　华）

第五节　妊娠合并心力衰竭

心力衰竭（heart failure HF）是妊娠合并心脏病的孕产妇死亡最常见、最主要的原因，其严重威胁着母婴生命安危，是产科的急症。

【妊娠对心血管系统的影响】

妊娠、分娩及产褥期均可能使心脏病患者的心脏负担加重而导致心力衰竭。心力衰竭最易发生在妊娠32～34周，分娩期及产褥期，是孕产妇死亡的重要原因之一。

随着妊娠的进展，子宫逐渐增大，胎盘循环建立，母体代谢率增高，内分泌系统也发生许多变化，因此，导致母体对氧及循环血液的需求量大大增加，在血容量、血流动力学等方面将发生一系列变化。

孕妇的总血流量较非孕期增加，一般于妊娠第6周开始，32～34周达高峰，较妊娠前增加30%～45%。此后维持在较高水平，产后2～6周逐渐恢复正常。血容量增加引起心排血量增加和心率加快。妊娠早期主要引起心排血量增加，至4～6个月时增加最多，较孕前平均增加30%～50%。心排血量受孕妇体位影响极大，约5%的孕妇可因体位改变而使心排血量减少出现不适，如“仰卧位低血压综合征”。妊娠中晚期需增加心率以适应血容量的增多，分娩前1～2个月心率平均每分钟约增加10次。对于血流限制性损害的心脏病如二尖瓣狭窄及肥厚型心肌病患者，可能会出现明显的症状，甚至发生心力衰竭。

分娩期为心脏负担最重的时期。子宫收缩使母体动脉血压与子宫之间压力差减小，因而子宫血流减少。分娩期，子宫每次收缩母体静脉循环血量增加600～800ml，因此全身血容量增加；每次宫缩时心排血量约增加24%，同时有血压升高，脉压增大及中心静脉压升高。第二产程时由于产妇屏气，有先天性心脏病的孕妇有时因肺循环压力增加，使原来左向右分流转为右向左分流而出现发绀。胎儿胎盘娩出后，子宫突然缩小，胎盘循环停止，子宫血窦内约有500ml血突然进入体循环；另外，由于腹腔内压力骤减，大量血液向内脏灌注，造成血流动力学急剧变化。妊娠期的生理性高容量，而分娩期又由于失血（阴道分娩平均出血量为500～600ml，剖宫产出血量为1000ml）使循环系统发生显著的改变，以及孕期高代谢状态对循环的影响均可使孕妇的病理心脏极易发生恶化而出现心力衰竭和肺水肿。

产后3d内仍是心脏负担较重的时期。除子宫收缩使一部分血液进入体循环以外，孕期组织间潴留的液体也开始回到体循环。妊娠期出现的一系列心血管系统变化在产褥期尚不能立即恢复到孕前状态。心脏病产妇此时仍应警惕心力衰竭的发生。

【妊娠合并心力衰竭的诊断要点】

妊娠本身可以出现一系列酷似心脏病的症状和体征，如心悸、气短、踝部水肿、乏力、心动过速等。心脏检查可以有轻度扩大，心脏杂音。妊娠还可使原有心脏病的某些体征发生变化，增加了心脏病诊断的难度。诊断心力衰竭可以从以下几方面着手。

1. 病史　孕妇初诊时应详细询问以往有无心脏病史，尤其是风湿性心脏病和风湿病史。过去诊疗情况，有无心悸、气短、心力衰竭等。

2. 有无心功能异常的某些症状　如劳力性呼吸困难，经常性夜间端坐呼吸，咯血，经常性胸闷胸痛等。

3. 体征　查体可发现有无发绀，杵状指，持续性颈静脉怒张。心脏听诊有2级以上舒张期或粗糙的3级以上全收缩期杂音。有无心包摩擦音，舒张期奔马律，交替脉等。

4. 辅助检查

(1)12导联心电图：有无严重心律失常，如心房颤动、心房扑动、室性心动过速、三度房室传导阻滞、ST段及T波异常改变等。

(2)后前位和左侧位X线胸片(腹部前后围铅板，保护胎儿)：有无显示心脏明显扩大，尤其个别心腔扩大。

(3)血液检查：全血细胞计数，电解质，肾功能和肝功能。

(4)尿液常规检查。

(5)超声心动图检查：有无心腔扩大，心肌肥厚，瓣膜运动异常，心脏结构畸形等。

(6)感染性心内膜炎或败血症者进行血培养。

妊娠合并心脏病患者，若出现下述症状及体征，可考虑为早期心力衰竭：①轻微活动后即出现胸闷、心悸、气短；②休息时心率每分钟超过110次，呼吸频率每分钟超过20次；③夜间常因胸闷而坐起呼吸，或到窗口呼吸新鲜空气；④肺底部出现少量持续性湿啰音，咳嗽后不消失。

【心力衰竭的诊断标准】

1. 美国国家心肺研究所(Nat Heart & Lung Inst)提出以下诊断标准。

(1)主要条件：①肺部可听到啰音；②胸部X线平片有心力衰竭表现；③肺小动脉楔压：肺动脉舒张压或左心室舒张平均压在1.87kPa(14mmHg)以上。

(2)次要条件：①听诊有第三心音；②心脏指数在2.2L/(min・m^2)以下，动、静脉血氧差在5.5%容积以上或中心静脉血氧饱和度在56%以下；③中心静脉压升高；④动脉血氧分压在7.33kPa(55mmHg)以下。

凡符合上述一项主要条件和任何一项次要条件或同时具有三项次要条件者，可诊断心力衰竭。

2. 如果临床以上条件不能监察，可采用以下两种诊断标准。

(1)充血性心力衰竭的Framingham诊断标准

主要标准：①阵发性夜间呼吸困难或端坐呼吸；②颈静脉怒张；③肺部啰音；④心脏扩大；⑤急性肺水肿；⑥S_3奔马律；⑦静脉压增高大于0.399kPa(16cmH_2O)；⑧循环时间大于25s；⑨肝颈静脉反流征阳性。

次要标准：①踝部水肿；②夜间咳嗽；③劳累时呼吸困难；④肝脏肿大；⑤胸腔积液；⑥肺活量减至最大的1/3；⑦心动过速(心率大于120次/分)。

主要或次要标准对治疗的反应，5d内体重下降大于4.5kg。

(2)Boston心力衰竭诊断标准：见表7-5-1。表中标准同时具备两项标准或一项主要标准，两项次要标准，可确定心力衰竭的诊断。

表7-5-1 Boston心力衰竭诊断标准

条件	评分
1. 病史	
休息状态下呼吸困难	4
端坐呼吸	4
夜间阵发性呼吸困难	3
平地走路时呼吸困难	2
爬坡时呼吸困难	1
2. 物理检查	
心率异常	1～2
90～100次/分	1
大于110次/分	2
颈静脉压升高	2～3
大于0.147kPa并伴有肝大或水肿	3
大于0.147kPa(6cmH_2O)	2
肺啰音(肺底1分，超过肺底2分)	1～2
肺鸣音	3
第三心音	3
3. 胸部X线检查	
肺泡性肺水肿	4
间质性肺水肿	3
双侧胸腔积液	2
心胸比率大于0.50(后前位)	3
肺尖部血液重分布	2

Boston 心力衰竭诊断标准：如总积分超过8分，可确诊心力衰竭，5～7分为可疑心力衰竭，低于4分则无心力衰竭，因其根据血流动力学变化作为依据，故较为可靠。

【心脏病患者心功能分级】

心功能的分级一般以孕妇日常体力活动耐受能力为依据。纽约心脏病协会（NYHA）依据患者病情将心脏功能分为4级。

Ⅰ级：一般体力活动不受限。

Ⅱ级：一般体力活动稍受限，活动后心悸、轻度气短，休息时无症状。

Ⅲ级：一般体力活动显著受限，休息时无不适，轻微日常活动即感不适、心悸、呼吸困难，或既往有心力衰竭史者。

Ⅳ级：不能进行任何体力活动，休息时仍有心悸、呼吸困难等心力衰竭表现。

这种分级的优点是简便易行，不依赖任何器械检查，多年来一直应用于临床。其不足之处是分级的主要依据是主观症状，和客观检查可能不一致，有时甚至差距很大。而且体力活动的能力受平时训练、体力强弱、感觉敏锐性等多种因素的影响，个体差异很大。因此NYHA对心脏病心功能分级进行了多次修订，1994年采用并行的两种分级方案，第一种是上面提到的患者主观功能量（functional capacity）评估，第二种是根据客观检查手段（心电图、负荷试验、X线、超声心动图等）来评估心脏病的严重程度，分级方法如下。

A级：无心血管病的客观依据。

B级：客观检查表明属于轻度心血管病患者。

C级：属于中度心血管病患者。

D级：属于重度心血管病患者。

其中轻、中、重度没有做出明确规定，由医生根据检查进行判断。可以将患者的两种分级并列，如心功能Ⅱ级C、Ⅰ级B等。

【心脏病患者的妊娠风险】

心脏病孕产妇的主要死亡原因是心力衰竭。心脏病患者能否安全度过妊娠，分娩及产褥期，与心脏病的类型、严重程度、是否手术矫治、心功能级别、孕期监护及医疗条件等多种因素有关。对于有心脏病的育龄妇女，一定要求做到孕前咨询，以明确心脏病类型、程度、心功能状态，并确定能否妊娠。对可以妊娠者一定要从孕前3个月开始在产科和心血管科医生共同监管下做好围生期保健。据资料显示，未经系统产前检查的心脏病孕产妇心力衰竭发生率和孕产妇死亡率，比经过系统产前检查者高10倍。

2011年欧洲心脏病学会妊娠期心血管疾病治疗指南推荐了WHO孕妇心血管疾病风险分级，并按级别对相关疾病给予分类。WHO孕妇心血管风险分级如下。

Ⅰ级：不会增加孕妇的死亡风险，病情不会出现或轻微。

Ⅱ级：轻度增加孕妇的死亡率，或病情中度严重。

Ⅲ级：显著增加孕妇的死亡率或病情严重；需要专家的指导，如果决定妊娠应在妊娠全程、分娩和产褥期加强心脏病专科和产科的监测。

Ⅳ级：孕妇死亡的风险极高，或病情严重，妊娠为禁忌。如果一旦妊娠，应考虑终止妊娠，如果继续妊娠，应按Ⅲ级处理。

WHO孕妇心血管风险分级按疾病分类包括，Ⅰ级：肺动脉狭窄，动脉导管未闭，二尖瓣脱垂，轻度缺损成功修复后的房或室间隔缺损，肺静脉畸形引流；Ⅱ级：未手术的房或室间隔缺损，已修复的法洛四联症；Ⅱ～Ⅲ级：轻度左心室功能受损，肥厚型心肌病，不包括在WHOⅠ级或Ⅳ级内的先天性或组织瓣膜病，无主动脉扩张的马方综合征，主动脉扩张<45mm合并二叶式主动脉瓣的主动脉病变，已修复的大动脉缩窄；Ⅲ级：机械瓣膜，系统性右心室，Fontan循环，未修复的发绀型心脏病，其他复杂性先天性心脏病，马方综合征主动脉扩张40～45mm，主动脉扩张

45～50mm 合并二叶式主动脉瓣的主动脉病变；Ⅳ级：任何原因的肺动脉高压，严重左心衰竭，LVEF＜30％，NYHA Ⅲ～Ⅳ级，有围生期心肌病史并遗留左心功能受损，重度二尖瓣狭窄，伴严重症状的主动脉瓣狭窄，马方综合征主动脉扩张＞45mm，主动脉扩张＞50mm 合并二叶式主动脉瓣的主动脉病变，先天性大动脉缩窄。

【治疗原则】

1. 一般治疗

(1)休息：休息可减轻心脏负荷。在休息时，机体需要的氧和养料均减少，耗氧量显著降低，运动时耗氧量每分钟 1500ml，休息时为 300ml。每日心跳呼吸减少，呼吸费力程度减轻等，使所需的血流量明显减少，心脏负荷明显减轻。休息后肾血流量增加，循环血量减少。心脏负荷减轻。应避免过劳及情绪激动，充分休息，每日保证至少 10h 的睡眠。

(2)体位：明显肺淤血或肺水肿，明显呼吸困难，取半坐位或坐位，两下肢下垂，以减少静脉回心血量，减轻肺淤血或呼吸困难。

(3)吸氧：血氧饱和度降低或呼吸困难，发绀者，氧流速 4～6L/min，氧蓬法 8～10L/min，蓬内氧浓度 40％～50％，再高有害无益。吸氧通常用鼻导管给氧法，氧气要湿化，以免呼吸道干燥。

(4)饮食：控制饮食，也是治疗心力衰竭的重要方法之一。每日要少食多餐，应进食高蛋白、高维生素、低盐、低脂肪易消化的食品，以流质、半流质为宜，整个孕期体重增加不宜超过 10kg，以免加重心脏负担。每日热量为 1200～1500kcal。饮食中限制钠盐的摄入量。正常成年人食盐 10g/d，心力衰竭Ⅰ级者 1～2g/d，Ⅱ级者 1g/d，Ⅲ级者 0.4g/d。待心力衰竭控制后，给予低盐饮食 5～7g/d。妊娠 16 周以后，每日食盐量不超过 4～5g。如果病人食欲差，饮食中不必严格忌盐。应用利尿药而大量利尿时，因大量钠离子排出，故不须限制钠盐摄入。水分摄入，不必严格限制，1.5～2L/d 为宜。若体内潴留氯化钠 7g，则需 1000ml 水潴留方可维持体内渗透压的正常平衡。

2. 妊娠合并心力衰竭的药物治疗　与未孕者基本相同。常用治疗心力衰竭的药物如下。

(1)利尿剂：襻利尿剂是目前最常用的利尿药，如呋塞米、利尿酸、丁尿胺(酸)，由于都作用在髓襻升支粗段的髓质和皮质部，故称为襻利尿药。当肾小球滤过率下降时，仍保持有利钠作用，在低蛋白血症、低钠、低钾、低氯时，其利尿功能仍不受影响。襻利尿剂是作用最强的速效利尿剂。

1)作用机制

a. 能减少有效循环血量，减轻心脏负荷，使心肌收缩力处于 Starling 曲线顶点以前的升长，可改善心功能，降低左心室舒张末压及肺毛细血管楔压，减轻肺淤血，增加肺的顺应性，改善呼吸功能。

b. 高浓度迅速抵达致密斑，阻断肾小球反馈机制，使肾内扩张血管。当前列腺素合成增加，肾内血液重新分配，故肾功能不全时呋塞米也有效。

c. 对髓质的作用能抑制尿稀释，且控制尿的浓缩功能，对低钠血症水肿者也有效。

d. 有扩张静脉迅速增加静脉容量，降低肺毛细血管楔压的作用，可改善急性肺水肿和重度心力衰竭。

2)用法

a. 呋塞米(速尿)：呋塞米 20～40mg，放入 5％葡萄糖液内静注 10min。利尿效果不好时，可成倍增加剂量，最大剂量 600～1000mg/d。用到 200mg 以上，需放入 5％葡萄糖液 100ml 中静脉滴注。

b. 利尿酸：副作用较大，已渐趋少用。25～50mg 加入 5％葡萄糖内缓慢静注。

c. 丁胺尿(丁苯氧酸，布美他尼)：利尿最大效应与呋塞米相同，所需剂量仅为呋塞米的 1/50。毒副作用小，每次 0.5～2mg，肌注，静注。

3)副作用

a. 水与电解质紊乱：襻利尿药的排水、失钠、失钾明显，可引起脱水、直立性低血压、低钠、低氯、代谢性碱中毒、心律失常等。

b. 听力障碍：可有耳鸣、听力下降或暂时性耳聋，偶可引起永久性耳聋，其产生原因可能与药物引起内耳淋巴液电解质成分改变，或耳蜗管内基底膜上的细胞受损有关。

c. 尿酸代谢障碍：呋塞米可抑制尿酸的排泄，导致高尿酸血症而诱发痛风。这可能是细胞外液容量减少，导致远曲小管对尿酸盐重吸收增加所致。也有可能是呋塞米和尿酸在有酸分泌途径上发生竞争的结果。

d. 其他：偶可引起消化道反应。

(2)正性肌力药物

1)洋地黄类：能直接增强心肌收缩力，有中等强度的正性肌力作用，可提高心排血量。由于药物直接作用于心肌细胞的 Na^+-K^+-ATP 酶，使酶失活，Na^+ 外流和 K^+ 内流因而减少。细胞内 Na^+ 增高，促使肌浆网释放 Ca^{2+} 与 Na^+ 交换，从而增强心肌收缩力。洋地黄的正性肌力作用可使正常心肌耗氧量增加，同时又使心搏量增加，心室容积缩小，室壁应力降低，心率明显减慢，心肌耗氧因而明显减少。其综合结果是总耗氧量降低，心肌工作效率提高。治疗量洋地黄略降低窦房结自律性，减慢房室传导，降低心房肌的应激性，缩短心房肌不应期而延长房室结不应期。中毒量时洋地黄可降低窦房结的自律性，减慢心房、心室、房室交界区的传导速度，缩短浦肯野纤维的有效不应期，因此可导致各种心律失常的发生。

应用正性肌力药时，因孕妇血液稀释，血容量增加及肾小球滤过率增强，同样剂量的药物在孕妇血液中浓度相对偏低。但孕妇对洋地黄类药物的耐受性较差，须注意毒性反应。多不主张预防性应用洋地黄，早期心力衰竭者可给予作用和排泄较快的制剂，以防止药物在组织内蓄积；而在产褥期随组织内水分一同进入体循环引起毒性反应。不主张用饱和量，以备随孕周增加而发生心力衰竭时抢救用药，病情好转即停药。妊娠晚期心力衰竭的患者，原则是待心力衰竭控制后再行产科处理，应放宽剖宫产指征。如为严重心力衰竭，经产科各种措施均未能奏效，继续发展必将导致母儿死亡时，也可边控制心力衰竭边紧急剖宫产，取出胎儿，减轻心脏负担，以挽救孕产妇生命。

用法：毒毛花苷 K 0.25～0.5mg 静注，5～10min 起效，30～60min 达高峰；毛花苷 C(西地兰)每次 0.2～0.4mg，静注 5～10min 起效，0.5～2h 达高峰。洋地黄治疗后若心力衰竭缓解，而心力衰竭的病因或诱因(如败血症、妊娠或分娩、大量输血或输液等)已消除，不必继续给予维持量。

心电图有助于判断洋地黄过量或不足。心房颤动或心房扑动心室率超过 100 次/分，大多反映洋地黄量不足；而心室率规律且增快如交界性心动过速，或心室率规律但减慢如三度房室传导阻滞或呈室性早搏二联律，表示洋地黄中毒；静息时心室率 60～70 次/分，运动后不超过 90 次/分，常表示维持量适当。

洋地黄毒性反应：自不采用洋地黄化或饱和量的给药方法以来，洋地黄的致命性毒性反应及其致死率已明显降低。中毒性表现有：①胃肠道反应，纳差、恶心、呕吐；②心律失常；③神经系统表现，如头痛、眩晕甚至神志错乱；④视觉改变，如黄视或绿视。血清地高辛浓度＜0.5ng/ml 反映用量不足，＞2.0～2.5ng/ml 为中毒。

毒性反应处理：①停药；②苯妥英钠，首剂 125～250mg 溶入注射用水静脉推注，无效时可每 5～10min 静注 100mg，共 2～3 次，多数在给药后 5min 内心律失常缓解，可持续 5～60min，待心律失常转复后，改为口服 50～100mg，每 6h 1 次，维持 2～3d；③口服氯化钾 3～4g/d；d. 利多卡因，治疗心律失常；e. 阿托品，治疗二度或三度以上窦房结或房室传导阻滞。

2）cAMP 依赖性正性肌力药：衰竭心肌细胞内 cAMP 水平低，提高细胞内 cAMP 浓度从而促进 Ca^{2+} 内流，增强心肌收缩，曾被视为可恢复衰竭的心肌收缩功能。

β受体激动剂：多巴胺和多巴酚丁胺，静脉给药，2～10μg/(kg·min)，对低排血量、高充盈压和低血压急性和慢性心力衰竭均有效。

3）磷酸二酯酶抑制剂：通过抑制使 cAMP 裂解的磷酸二酯酶 F-Ⅲ，抑制 cAMP 的裂解，而增高细胞内 cAMP 浓度，增加 Ca^{2+} 内流，产生正性肌力作用及增高血管平滑肌细胞内 cAMP 含量而具有扩血管作用。例如氨力农、米力农、依诺昔酮等可增加心排血量，降低左心室充盈压效果明显。

（3）血管扩张剂

分类：静脉扩张剂，主要扩张静脉系统，适用于左心室充盈压增高所致肺淤血；动脉扩张剂，主要扩张动脉系统，适用于后负荷过重、组织灌注不足时；平衡血管扩张剂，对前二者均有作用。

急性心力衰竭时，由于交感因子或体内诸多加压因子代偿性增高，几乎所有的病人肺小动脉及周围小血管均处于收缩或痉挛状态，使左、右心室负荷加重，从而导致或加重心力衰竭。因此心力衰竭时应用血管扩张药开辟通路。循环畅通后，利尿或加泵（心脏正性药物）才能达到治疗目的。动脉扩张药可降低左心室排血抗阻，也减少心室容量，降低前负荷；静脉扩张剂通过减少心室的容量也减少后负荷。

扩张剂的类型及应用如下：

1）硝酸酯类

a.硝酸甘油：片剂 0.3～0.6mg，3 次/日，舌下含化通过黏膜吸收，约 2min 起作用，3～15min 作用最大，对急性心力衰竭，在给药 5～10min 后，左心室充盈压由 20mmHg 可下降到 10mmHg。硝酸甘油静脉内滴注，低浓度 30～40μg/min，静脉扩张胜过小动脉扩张作用，从而减少静脉和肺静脉的回流，降低左、右心室的舒张末压，较大剂量 65μg/min 时，有明显的小动脉扩张，导致血压下降，一般应从小剂量开始逐渐增大剂量，在心和血压监测下，静滴 5μg/min 开始，每 5min 增加 5μg，直到出现作用或副作用。副作用有头痛、心悸、直立性低血压、心动过速。

b.二硝基异山梨醇酯（消心痛）：片剂 10～20mg，舌下含化，每日 3～4 次，5～7min 起作用，持续 30～60min，口服 5～30min 起效，持续 2～5h。10～20μg 加入 5%GS 250～500ml 中静脉滴注，用于急性心力衰竭，主要是缓解肺淤血症状，且由于右心室充盈压下降，肝及肢体淤血也可获得改善，对严重心力衰竭者，需加用其他扩血管药物。

2）酚妥拉明：是一种常用的 α 受体阻滞药，以扩张动脉为主，也扩张静脉，有全身性直接松弛血管平滑肌的作用，在促使周围血管扩张上起主要作用，使肺动脉压力及体循环周围阻力均降低，增加心排血量，心功能明显改善，因此心室射血阻力减低，后负荷减轻。

对急性心力衰竭及肺水肿者可先给予较大冲击剂量 5mg 静脉推注，一般常用剂量为 1～5μg/(kg·min)，根据临床情况给予 10～20mg 或 40mg 加 5%GS 250ml 静滴，可增加至 75μg/(kg·min)。对血压较低者，可与多巴胺、多巴酚丁胺联合应用，以增加心肌收缩力，消除周围血管的过分扩张作用，避免血压进一步下降，酚妥拉明 40～80mg＋多巴胺 40～80mg，加入 5%～10%GS 500ml 中以 1～2ml/min 的速度静滴，此比例仍起血管扩张作用，以后可视病情调节。

副作用：由于血容量不足或用量过大，有时可突然发生血压过低。

3)硝普钠:又称亚硝基亚铁氰化物,是心力衰竭治疗中常用的血管扩张剂,其药理作用为直接松弛小动脉和静脉血管平滑肌,降低周围血管阻力,使血压降低,同时降低静脉张力及降低舒张末期压力,使心功能改善,心排血量增加,降低心前、后负荷,使心力衰竭得以控制。所以是一种平衡血管扩张剂,适用于高血压合并左心衰竭、二尖瓣和主动脉瓣反流等合并严重心力衰竭,尤其心脏手术后急性心力衰竭。低血压者禁用。25ml 硝普钠+5%GS 500ml,静脉滴注,开始 10μg/min,之后每 5min 加 5~10μg/min 直达预期效果,最大量为 75~200μg/min,如出现低血压或其他副作用前停止增量。要严格监测血压,防止血压下降过快,收缩压下降不要超过 5%~20%或舒张压维持在原有基础的 60%~70%。代谢物是氢化物,在肝脏解毒,不宜长期应用。药物可透过胎盘在 20min 内母体-胎儿达平衡,大剂量可引起胎儿氢化物中毒,导致死亡,妊娠期只能使用于危重病例。

4)肼屈嗪:是 α 受体阻滞药,可阻断 α 受体,使外周血管扩张,直接松弛毛细血管前小动脉平滑肌,对静脉作用小。降低外周阻力,从而减轻心脏后负荷,增加心排血量,扩张肾动脉,增加肾血流量,产生明显的利尿作用。副作用有心率加快、恶心等。12.5~25μg+5%GS 250~500ml 静脉滴注。注意监测血压、心率。

(4)血管紧张素转化酶抑制剂(ACEI):心力衰竭病人肾素-血管紧张素-醛固酮系统活化,循环中的浓度升高。应用 ACEI 治疗可有效减少血管紧张素Ⅱ的生成,减少其对心肌的损害,改善心肌和血管的重塑,有效降低心力衰竭患者的死亡率。由于 ACEI 可致胎儿肾小管发育不良、羊水过少、生长迟缓、颅骨骨化障碍、肺发育不良、挛缩、大关节、贫血、胎儿宫内死亡。因此,在妊娠期内,应禁止使用血管紧张素转化酶抑制剂(ACEI),以及血管紧张素受体阻滞剂(ARBs)及肾素抑制剂。在哺乳期,如果有需要可以使用 ACEI,如贝那普利、卡托普利或依那普利。治疗中如需减轻心脏后负荷,可用肼屈嗪和硝酸酯类药物取代 ACEI 或 ARBs。

1)卡托普利:妊娠期间应用,据报道可发生早产、婴儿体重过低、羊水过少,长时间使用可发生胎儿死亡。一般小剂量短期口服 12.5mg,2 次/日。

2)依钠普利:药物作用时间较卡托普利长,给药可减为 2.5~5mg,1~2 次/日,对胎儿的副作用同卡托普利。

3)贝那普利(洛汀新):通过降低心脏前、后负荷而缓解心力衰竭病人的症状和体征。对肾病变组织,能改善肾小球高灌注压、高血流量、高滤过率的状况,降低肾血管阻力,减轻肾小球损伤。剂量 5~10mg,1 次/日,口服。对胎婴儿的副作用与卡托普利相同。

(5)钙通道拮抗剂:硝苯地平有扩张冠状动脉使外周阻力降低,能减轻心脏后负荷,降低心室壁张力,使心肌耗氧量减少。合并高血压时,降低血压而不影响子宫胎盘血流。但低灌注和低血压是最好不用,常用剂量:10mg,3~4 次/日,口服。

【产科处理】

1. 妊娠期

(1)动态评估心脏功能:定期进行超声心动图检查,测定心脏射血分数、每分钟心排血量、心脏排血指数及室壁运动状态,判断随妊娠进展心功能的变化。

(2)定期产科和心血管科共同监管下围生保健:能及早发现心力衰竭的早期征象。在妊娠 20 周以前,应每两周行产前检查一次。20 周以后,尤其是 32 周以后,发生心力衰竭的概率增加,产前检查应每周一次。孕 18~24 周超声筛查胎儿出生缺陷,特别行胎儿超声心动图以排除胎儿先天性心脏病。发现母体早期心力衰竭征象应立即住院。孕期经过顺利者,亦应在妊娠 36~38 周提前住院待产。

(3)防治心力衰竭：预防及治疗各种引起心力衰竭的诱因。预防上呼吸道感染，纠正贫血，治疗心律失常。孕妇心律失常发生率较高，对频繁的室性期前收缩或快速心室率，必须用药治疗。防治妊娠期高血压疾病及其他合并症与并发症。

(4)终止妊娠：凡不宜妊娠的心脏病孕妇，应在妊娠 12 周前行人工流产。妊娠超过 12 周时，终止妊娠必须用较复杂的手术，其危险性不亚于继续妊娠和分娩，因此，应密切监护，积极防治心力衰竭，使之度过妊娠与分娩。对顽固性心力衰竭的病例，为减轻心脏负荷，应与心内科医生配合，在严密监护下行剖宫取胎术终止妊娠。

2. 分娩期　妊娠晚期应提前产科评估并选择适宜的分娩方式。

(1)阴式分娩及分娩期处理：心功能Ⅰ～Ⅱ级，胎儿不大，胎位正常，宫颈条件良好者，可考虑在严密监护下经阴道分娩。

1)第一产程：安慰剂鼓励产妇，消除紧张情绪。适当应用地西泮、哌替啶等镇静药。有条件的医院，可给予硬膜外麻醉镇痛分娩。密切注意观察血压、脉搏、呼吸、心率。一旦发现心力衰竭征象，应取半卧位，高浓度面罩吸氧，并给予毛花苷丙 0.4mg 加入 25%葡萄糖溶液 20ml 缓慢静脉注射，必要时 4～6h 重复给药 0.2mg。产程开始后即应给予抗生素预防感染。

2)第二产程：要避免屏气加腹压，应行会阴后-侧切开术，给予胎头吸引或产钳阴道助产术，尽可能缩短第二产程。

3)第三产程：胎儿娩出后，产妇腹部放置沙袋，以防腹压骤降而诱发心力衰竭。要防止产后出血过多而加重心肌缺血，诱发先天性心脏病出现发绀，加重心力衰竭。可静脉注射或肌内注射缩宫素 10～20U，禁用麦角新碱，以防静脉压增高。产后出血过多者，应适当输血、输液，注意输液速度不可过快。

(2)剖宫产：对胎儿偏大、产道条件不佳及心功能Ⅲ～Ⅳ级者，均应择期剖宫产。剖宫产可减少产妇因长时间宫缩引起的血流动力学改变，减轻心脏负担。由于手术及麻醉技术的提高，术中监护措施的完善及高效广谱抗生素的应用，剖宫产已比较安全，故应适当放宽剖宫产指征。以连续硬膜外阻滞麻醉为好，麻醉剂中不应加肾上腺素，麻醉平面不宜过高。为防止仰卧位低血压综合征，可采取左侧卧位 15°，上半身抬高 30°。术中、术后应严格限制输液量。不宜再妊娠者，同时行输卵管结扎术。

3. 产褥期　产后 3d 内，尤其产后 24h 内仍是发生心力衰竭的危险时期，产妇须充分休息并密切监护。应用广谱抗生素预防感染，直至产后 1 周左右无感染征象时停药。心功能在Ⅲ级及以上者，不宜哺乳。

【围生期心脏手术的指征】

妊娠期血流动力学的改变使心脏储备能力下降，影响心脏手术后的恢复。加之术中用药及体外循环对胎儿的影响，一般不主张在孕期手术，尽可能在幼年、孕前或延至分娩后再行心脏手术。若妊娠早期出现循环障碍症状，孕妇不愿人工流产，内科治疗效果不佳，手术操作不复杂，可考虑手术治疗。手术时期宜在妊娠 12 周以后进行，在手术前注意保胎及预防感染。人工瓣膜置换术后需长期应用抗凝剂，在妊娠及哺乳期最好选用肝素钠(heparin sodium)而不用华法林(warfarin)，后者可通过胎盘，也可进入乳汁，有引起胎儿畸形及胎儿、新生儿出血的危险。

【妊娠合并充血性心力衰竭的处理】

1. 妊娠高血压综合征心力衰竭　对妊娠高血压综合征心力衰竭在利尿的同时应用血管扩张剂，可使循环途径畅通，血管扩张药如酚妥拉明是 α 受体阻滞剂，使小动脉舒张，可减慢心率，降低血压，增加心排血量，降低心脏后负荷，静脉用量为 10～20ml 加入葡萄糖溶液 250ml 缓慢点滴，以 40μg/

min的速度输入，需严密观察血压，随时调整滴速，最大剂量为75～100μg/min。当血压、心力衰竭控制不满意或舒张压达140mmHg时可选用硝普钠。硝氰氧化物主要用于平滑肌，使动、静脉均扩张，降低周围血管阻力及降低心脏舒张末期压力。使血压迅速下降和心排血量增加，改善心功能，剂量25～50mg加入5%葡萄糖溶液500ml中，开始滴速为10～20μg/min，每隔5min增加10μg，一般到75μg/min，要使血压下降到满意为止，但收缩压下降不要超过15%～20%为好。硝普钠的直接代谢产物为氰化物，可与红细胞硫氧基结合而有毒性作用，肝功能严重减损者慎用。药物可通过胎盘进入胎儿血循环，一般在症状改善后应迅速分娩。肼屈嗪为α受体阻滞剂，可使外周血管扩张，外周阻力降低60%，心排血量增加80%，可增加心、脑、肾和内脏的血流量及子宫胎盘血流量，达到降压作用。副作用有心率加快、心悸、恶心等不适症状，对器质性心脏病患者慎用，一般以12.5～25mg加入5%葡萄糖溶液静脉滴注，严密观察，血压若有下降，随时调整滴速，以维持舒张压在90～100mmHg为宜。其他强心利尿剂的应用与充血性心力衰竭治疗相同。

2. *围生期心肌病心力衰竭* 文献报道该病的病死率高达25%～50%，仁济医院自1993～1998年有围生期心肌病10例，产妇均存活，新生儿13例存活(双胎4例)，有1例心力衰竭发作时分娩，早产儿死亡。治疗以积极控制心力衰竭，洋地黄为首选，以增加心肌收缩力。窦性心动过速或洋地黄治疗后心率仍不减慢，可加氨酰心安(阿替洛尔)12.5～25mg/d口服。频繁发作室上性心动过速，用美西律500mg加入5%葡萄糖溶液500ml，2～3ml/min静脉滴注。心率控制后改为100～200mg/d口服。改善心肌代谢可用1-6FDP 5g/d静脉滴注，同时用呋塞米40～80mg静脉推注，减轻心脏负担。并以扩血管药物(包括扩张周围静脉)如异山梨酯或硝酸甘油静滴，可减轻心脏前负荷，使回心血量减少，降低肺静脉压力及解除肺动脉痉挛。如伴有高血压肺水肿心力衰竭，可短期应用上述的扩血管药物。心力衰竭控制后，应及时终止妊娠。

3. *妊娠合并心脏瓣膜病变* 风湿性心脏病伴二尖瓣狭窄在妊娠期发生心力衰竭，特别在妊娠中期，是由于二尖瓣狭窄，发生肺动脉高压、肺淤血导致肺水肿而出现心力衰竭。1952年Brock首次报道，妊娠期二尖瓣扩张术，获得成功。上海第二医科大学18例妊娠合并二尖瓣狭窄中在妊娠28周以下发生心力衰竭者7例(39%)，其中3例均在心力衰竭控制后，于妊娠27～29周进行二尖瓣扩张术，术后心功能改善Ⅰ～Ⅱ级可妊娠继续到36～38周，以剖宫产终止妊娠，母婴均健康。妊娠伴多瓣膜病心力衰竭时，首选药物为强心苷类药物，并佐以扩张静脉的血管扩张剂，如硝酸甘油、异山梨酯及硝酸山梨醇等，以其中之一10mg加入5%葡萄糖溶液250ml，20ml/h缓慢静滴，并加用利尿药以降低心脏前负荷。其中7例转入医院时均已在妊娠晚期31周左右，为兼顾胎儿存活，其中5例在控制心力衰竭的同时采取羊膜腔穿刺1～2次/周，每次宫内注射地塞米松10mg，促胎肺成熟，待L/S比值≥2时行剖宫产，新生儿娩出后在气管插管中注入肺活通100mg，均未发生RDS综合征而存活。

4. *胸廓畸形并发呼吸衰竭* 该症早期呼吸衰竭时往往无明显的临床特征，一旦患者出现烦躁不安、精神恍惚、头痛、心动过速等症状时，应立即进行动脉血气分析，当血氧饱和度低于70%，PaO_2＜60mmHg(8kPa)，$PaCO_2$＜50mmHg(6.65kPa)，动脉血pH＜7.32时，即可诊断呼吸衰竭。处理方法可做气管切开正压给氧，或应用气管插管加压给氧后上机械呼吸机，同时强心、利尿，务必改善肺通气，纠正酸碱平衡及电解质紊乱。

【心脏病对胎儿的影响】

不宜妊娠的心脏病患者一旦妊娠，或妊娠后心功能恶化者，流产、早产、死胎、胎儿生长受限、胎儿窘迫及新生儿窒息的发生率均明显增加。围生儿死亡率是正常妊娠的2～3倍。患心脏病孕妇心功能良好者，胎儿相对安全，以剖宫产终止妊娠者较多。某些治疗心脏病的药物对胎儿也存在潜在的毒性反应，如地高辛可以自由通过胎盘到达胎儿体内。

（陈次滨）

参考文献

曹泽毅.2004. 中华妇产科学.2版.北京：人民卫生出版社

陈灏珠.1997. 实用内科学.10版.北京：人民卫生出版社，1079-1164

陈灏珠.2009. 实用内科学.13版.北京：人民卫生出版社

陈菊芳，肖伟.1996. 产科呼衰的监测与治疗.中国实用妇科与产科杂志，12：75

方志成，周昌娥，王斌，等.2005. 围产期心肌病预后因素探讨.中国现代医学杂志，15(3)：437-439

洪素英，张惠英，潘伟芬，等.1999. 妊娠合并47例心衰的诊断和处理.航海医学，20：47

洪素英.2003. 实用妇产科学.2版.北京：人民卫生出版社，283-286

黄慧华，洪素英，潘伟芬，等.1997. 围生期心肌病7例报告.上海医学，20：47

陆再英，钟南山.2008.内科学.7版.北京：人民卫生出版社

马璐璐，黄宇光.2012. 妊娠合并围产期心肌病患者的围产期处理.中国医学科学院学报，34(2)：195-196

岳晓辉，刘楠，薛晓艳.2011. 我国围产期心肌病流行病学特点及转归荟萃分析.中国妇产科临床杂志，12(5)：359-363

张华东，陈怀生，潘楚云.2011. 围产期心肌病伴急性心力衰竭16例的诊治分析.中华临床医师杂志：电子版，5(6)：1800-1801

张子彬，Tsung O，Cheng MD.1997. 充血性心力衰竭.2版.上海：上海科学技术文献出版社

邹仁恕，丁桂荣，戴淑琴，等.1993. 硝普钠与多巴酚丁胺联合应用治疗妊高征合并急性心功能衰竭.中华妇产科杂志，28：620

Abe T，Amano I，Sawa R，et al.2010. Recovery from peripartum cardiomyopathy in a Japanese woman after administration of bromocriptine as a new treatment option.J Nippon Med Sch，77(4)：226-230

Adler Y，Guindo J，Finkelstein Y，et al.1998. Colchicine for large pericardial effusion. Clin Cardiol，21(2)：143-144

Akhtar MI，Samad K.2011. Anaesthetic challenges in emergency surgical repair of acute aortic dissection rupturing into the pericardium in a pregnant patient. J Pak Med Assoc，61(1)：85-87

Alabed S，Cabello JB，Irving GJ，et al.2014. Colchicine for pericarditis.Cochrane Database Syst Rev，8：CD010652

Ansari AA，Fett JD，Carraway RE，et al.2002. Autoimmune mechanisms as the basis for human peripartum cardiomyopathy. Clin Rev Allergy Immunol，23：301-324

Aravot DJ，Banner NR，Dhalla N，et al.1987. Heart transplantation for peripartum cardiomyopathy. Lancet，2：1024

Avila WS，de Carvalho MEC，Tschaen CK，et al. 2002. Pregnancy and peripartum cardiomyopathy. A comparative and prospective study. Arq Bras Cardiol，79：484-493

Aziz TM，Burgess MI，Acladious NN，et al. 1999. Heart transplantation for peripartum cardiomyopathy：a report of three cases and a literature review.Cardiovasc Surg，7：565-567

Bakri YN，Martan A，Amri A，et al.1992. Pregnancy complicating irradiation induced constrictive pericarditis.Acta Obstet Gynecol Scand，71(2)：143-144

Bendon RW, Sebastian MM. 2009. Stillborn infant with calcified chorionic epithelium, corneal scarring, and pericarditis. Fetal Pediatr Pathol, 28(6): 274-278

Benlolo S, Lefoll C, Katchatouryan V, et al. 2004. Successful use of levosimendan in a patient with peripartum cardiomyopathy. Anesth Analg, 98: 822-824

Bhakta P, Biswas BK, Baner jeeB. 2007. Peripartum Cardiomyopathy: Review of the Literature. Yonsei Med J, 48(5): 731-747

Box LC, Hanak V, Arciniegas JG. 2004. Dual coronary emboli in peripartum cardiomyopathy. Tex Heart Inst J, 31: 442-444

Bradham WS, Bozkurt B, Gunasinghe H, et al. 2002. Tumor necrosis factor-alpha and myocardial remodeling in progression of heart failure: a current perspective. Cardiovasc Res, 53: 822-830

Brendt P, Herbstreit F, Peters J, et al. 2010. Cardiogenic shock following cesarean delivery due to undiagnosed tuberculous constrictive pericarditis. Int J Obstet Anesth, 19(4): 448-451

Bültmann BD, Klingel K, Näbauer M, et al. 2005. High prevalence of viral genomes and inflammation in peripartum cardiomyopathy. Am J Obstet Gynecol, 193: 363-365

Chraibi S, Ibnabdeljalil H, Habbal R, et al. 1998. Pericardial tamponade as the first manifestation of dermatopolymyositis. Ann Med Interne (Paris), 149(7): 464-466

Colucci WS, Elkayam U, Horton DP, et al. 2000. Intravenous nesiritide, a natriuretic peptide, in the treatment of decompensated congestive heart failure. Nesiritide Study Group. N Engl J Med, 343: 246-253

Cénac A, Gaultier Y, Devillechabrolle A, et al. 1988. Enterovirus infection in peripartum cardiomyopathy. Lancet, 2: 968-969

Cénac A, Simonoff M, Moretto P, et al. 1992. A low plasma selenium is a risk factor for peripartum cardiomyopathy. A comparative study in Sahelian Africa. Int J Cardiol, 36: 57-59

Desai D, Moodley J, Naidoo D. 1995. Peripartum cardiomyopathy: experiences at King Edward Ⅷ Hospital, Durban, South Africa and a review of the literature. Trop Doct, 25: 118-123

Elkayam U, Tummala PP, Rao K, et al. 2001. Maternal and fetal outcomes of subsequent pregnancies in women with peripartum cardiomyopathy. N Engl J Med, 344: 1567-1571

Felker GM, Jaeger CJ, Klodas E, et al. 2000. Myocarditis and long-term survival in peripartum cardiomyopathy. Am Heart J, 140: 785-791

Fett JD, Carraway RD, Dowell DL, et al. 2002. Peripartum cardiomyopathy in the Hospital Albert Schweitzer District of Haiti. Am J Obstet Gynecol, 186: 1005-1010

Fett JD, Christie LG, Carraway RD, et al. 2005. Five-year prospective study of the incidence and prognosis of peripartum cardiomyopathy at a single institution. Mayo Clin Proc, 80: 1602-1606

Ford RF, Barton JR, O'brien JM, et al. 2000. Demographics, management, and outcome of peripartum cardiomyopathy in a community hospital. Am J Obstet Gynecol, 182: 1036-1038

Gray SF, Muers MF, Scott JS. 1988. Maternal death from constrictive pericarditis 15 years after radiotherapy. Case report. Br J Obstet Gynaecol, 95(5): 518-520

Hibbard JU, Lindheimer M, Lang RM. 1999. A modified definition for peripartum cardiomyopathy and prognosis based on echocardiography. Obstet Gynecol, 94: 311-316

Imazio M, Brucato A, Adler Y, et al. 2007. Prognosis of idiopathic recurrent pericarditis as determined from previously published reports. Am J Cardiol, 100(6): 1026-1028

Imazio M, Brucato A, Cemin R, et al. 2011. Colchicine for recurrent pericarditis (CORP) a randomized trial. Ann Intern Med, 155(7): 409-414

Imazio M, Brucato A, Maestroni S, et al. 2011. Prevalence of C-reactive protein elevation and time course of normalization in acute pericarditis: implications for the diagnosis, therapy, and prognosis of pericarditis. Circulation, 123(10): 1092-1097

Imazio M, Brucato A, Maestroni S, et al. 2011. Risk

of constrictive pericarditis after acute pericarditis. Circulation,124(11):1270-1275

Imazio M,Brucato A,Mayosi BM,et al.2010. Medical therapy of pericardial diseases:part I:idiopathic and infectious pericarditis. J Cardiovasc Med (Hagerstown),11(10):712-722

Imazio M,Brucato A,Rampello S,et al.2010. Management of pericardial diseases during pregnancy, J Cardiovasc Med (Hagerstown),11(8):557-562

Imazio M,Brucato A,Trinchero R,et al.2009. Diagnosis and management of pericardial diseases. Nat Rev Cardiol,6(12):743-751

Imazio M,Brucato A.2012. Management of pericarditis in women. Womens Health (Lond Engl),8(3):341-348

Imazio M,Demichelis B,Cecchi E,et al.2003. Cardiac troponin I in acute pericarditis.J Am Coll Cardiol,42(12):2144-2148

Imazio M,Demichelis B,Parrini I,et al.2004. Day-hospital treatment of acute pericarditis:a management program for outpatient therapy. J Am Coll Cardiol,43(6):1042-1046

Imazio M,Trinchero R,Brucato A,et al.2010. COlchicine for the Prevention of the Post-pericardiotomy Syndrome (COPPS):a multicentre, randomized, double-blind, placebo-controlled trial. Eur Heart J,31(22):2749-2754

Imazio M.2011. Evaluation and management of pericarditis.Expert Rev Cardiovasc Ther,9(9):1221-1233

InançM,Akpek M,Inanç MT,et al.2012. Acute pericarditis during 5-fluorouracil,docetaxel and cisplatin therapy.Turk Kardiyol Dern Ars,40(6):532-535

Iyoda M,Ajiro Y,Sato K.2006. A case of refractory uremic pleuropericarditis--successful corticosteroid treatment.Clin Nephrol,65(4):290-293

Kall LH,Yong WW,Power JA,et al.1990. Severe Congestive heart failure and cardiomypathy as a complication of myotonic dystrophy in pregnancy. Obstet Gynecol,78:481-485

Kaźmierczak E,Joks M,Straburzyńska E,et al.2011. Exudative pericarditis in a pregnant woman as the first sign of non-Hodgkin's lymphoma. Kardiol Pol,69(8):825-826

Kim SH,Song JM,Jung IH,et al.2009. Initial echocardiographic characteristics of pericardial effusion determine the pericardial complications.Int J Cardiol,136(2):151-155

Kuo I,Pearson GJ,Koshman SL.2009. Colchicine for the primary and secondary prevention of pericarditis:an update. Ann Pharmacother,43(12):2075-2081

Lampert MB,Hibbard J,Weinert L,et al.1993. Peripartum heart failure associated with prolonged tocolytic therapy. Am J Obstet Gynecol,168:493-495

Lampert MB,Weinert L,Hibbard J,et al.1997. Contractile reserve in patients with peripartum cardiomyopathy and recovered left ventricular function. Am J Obstet Gynecol,176:189-195

Lewis R,Mabie WC,Burlew B,et al.1997. Biventricular assist device as a bridge to cardiac transplantation in the treatment of peripartum cardiomyopathy.South Med J,90:955-958

Lin AH,Phan HA,Barthel RV,et al.2013. Myopericarditis and pericarditis in the deployed military member:a retrospective series.Mil Med,178(1):18-20

Loyaga-Rendon RY,Pamboukian SV,Tallaj JA,et al.2014. Outcomes of patients with peripartum cardiomyopathy who received machanical circulatory support. Circ Heart Fail,7(2):300-309

Maisch B,Seferovic PM,Ristic AD,et al.2004. Guidelines on the diagnosis and management of pericardial diseases executive summary;The task force on the diagnosis and management of pericardial diseases of the European society of cardiology. Eur Heart J,25(7):587-610

Markel G,Imazio M,Brucato A,et al.2013. Prevention of recurrent pericarditis with colchicine in 2012.Clin Cardiol,36(3):125-128

Mastroianni A,Coronado O,Chiodo F.1997. Tuberculous pericarditis and AIDS:case reports and review.Eur J Epidemiol,13(7):755-759

Mendel Son MA.1997. Congenital cardiac disease

and pregnancy.Glin perinatol,24:467-482

Nakayama Y,Ohtani Y,Kobayakawa N,et al.2009. A case of early phase dialysis associated effusive constrictive pericarditis with distinct surgical findings.Int Heart J,50(5):685-691

Okutomi T,Saito M,Amano K,et al.2005. Labour analgesia guided by echocardiography in a parturient with primary dilated cardiomyopathy. Can J Anaesth,52:622-625

Pearson GD,Veille JC,Rahimtoola S,et al.2000. Peripartum cardiomyopathy: National Heart, Lung and Blood Institute and Office of Rare Diseases (National Institutes of Health) workshop recommendation and review.JAMA,283:1183-1188

Rizeq MN,Rickenbacher PR,Fowler MB,et al.1994. Incidence of myocarditis in peripartum cardiomyopathy.Am J Cardiol,74:474-477

Sagristá-Sauleda J,Barrabés JA,Permanyer-Miralda G,et al.1993. Purulent pericarditis:review of a 20-year experience in a general hospital. J Am Coll Cardiol,22(6):1661-1665

Sagristà-SauledaJ, MercéAS, Soler-Soler J, et al. 2011. Diagnosis and management of pericardial effusion World J Cardiol,3(5):135-143

Sharma NS,Wille KM,Bellot SC,et al.2015. Moden use of extracorporeal life support in pregnancy and postpartum.ASAIO J,61(1):110-114

Sliwa K,Fett J,Elkayam U.2006. Peripartum cardiomyopathy.Lancet,368:687-693

Sliwa K,Förster O,Libhaber E,et al.2006. Peripartum cardiomyopathy: inflammatory markers as predictors of outcome in 100 prospectively studied patients.Eur Heart J,27:441-446

Sliwa K,Hilfker-Kleiner D,Petrie MC,et al.2010. Current state of knowledge on aetiology, diagnosis, management, and therapy of peripartum cardiomyopathy:a position statement from the Heart Failure Association of the European Society of Cardiology Working Group on peripartum cardiomyopathy.Eur J Heart Fail,12:767-778

Sliwa K,Skudicky D,Bergemann A,et al.2000. Peripartum cardiomyopathy: analysis of clinical outcome, left ventricular function, plasma levels of cytokines and Fas/Apo-1.J Am Coll Cardiol,35:701-705

Soler-Soler J,Permanyer-Miralda G,Sagristà-Sauleda J.1990. A systematic diagnostic approach to primary acute pericardial disease. The Barcelona experience.Cardiol Clin,8(4):609-620

Thompson JL,Burkhart HM,Dearani JA,et al.2009. Pericardiectomy for pericarditis in the pediatric population.Ann Thorac Surg,88(5):1546-1550

Tseng JR,Lee MJ,Yen KC,et al.2009. Course and outcome of dialysis pericarditis in diabetic patients treated with maintenance hemodialysis. Kidney Blood Press Res,32(1):17-23

Warraich RS,Sliwa K,Damasceno A,et al.2005. Impact of pregnancy-related heart failure on humoral immunity:clinical relevance of G3-subclass immunoglobulins in peripartum cardiomyopathy. Am Heart J,150:263-269

Whitehead SJ,Berg CJ,Chang J.2003. Pregnancy-related mortality due to cardiomyopathy: United States,1991-1997.Obstet Gynecol,102:1326-1331

Wojtarowicz A, Cwajda H, Szczygielski A. 1989. Constrictive pericarditis as a cause of circulatory failure in a pregnant woman. Wiad Lek,42(12):826-831

Yared K,Baggish AL,Picard MH,et al.2010. Multimodality imaging of pericardial diseases. JACC Cardiovasc Imaging,3(6):650-660

第 8 章

妊娠合并冠脉疾病与急性冠脉综合征

第一节　冠状动脉疾病

冠状动脉疾病在孕龄女性中并不常见，但随着现代女性生活方式的变化，本病在孕龄女性中的流行情况有增加的趋势。在妊娠期间，缺血性心脏病的发生并不常见，据 Angela 的资料，发生率约为 1/10 000 存活出生。随着孕妇年龄和妊娠次数的增加，冠状动脉粥样硬化性疾病的发生率也会增加。虽然如此，妊娠期间的冠状动脉事件仍然不是动脉粥样硬化为主要病因，心绞痛也不以冠脉事件中的最主要症状；在妊娠相关的心肌梗死中，动脉粥样硬化是最常见的病因，冠状动脉夹层、冠状动脉痉挛、血栓性栓塞、先天性冠状动脉疾病等也相继有报道。

一、冠状动脉粥样硬化性心脏病

冠状动脉粥样硬化性心脏病（coronary atherosclerotic heart disease），也称为缺血性心脏病（ischemic heart disease，IHD）。冠状动脉粥样硬化是急性冠状动脉综合征患者的主要基础病变，其发生发展经过脂肪条纹形成、斑块成熟和破裂，以及血管内血栓形成等阶段。冠状动脉由于斑块和血栓引起的狭窄或阻塞，可导致心肌缺血及相应的心脏病变。

通常，动脉粥样硬化性心脏病按症状和体征的临床表现可分为：①无症状心肌缺血；②心绞痛，包括稳定型心绞痛；③急性冠脉综合征（acute coronary syndrome，ACS），包括急性 ST 段抬高型心肌梗死（ST elevated myocardial infarction，STEMI）、非 ST 段抬高型心肌梗死（non-ST elevated myocardial infarction，NSTEMI）或不稳定型心绞痛（unstable angina，UA）；④慢性缺血性心肌病；⑤心源性猝死。

【NSTE-ACS 术语的新定义】

2014 AHA/ACC 非 ST 段抬高型急性冠脉综合征（non-ST-elevation acute coronary syndromes，NSTE-ACS）指南对 2007 ACCF/AHA 不稳定型心绞痛和非 ST 段抬高型心肌梗死患者治疗指南和 2012 年的更新指南进行了全面的修订。非 ST 段抬高型急性冠脉综合征（NSTE-ACS），这个术语的提出强调不稳定型心绞痛（UA）和非 ST 段抬高型心肌梗死之间（NSTEMI）病理生理上的连续性，UA 和 NSTEMI 的临床表现难以区分，因此，指南在考虑临床的评估与治疗中，将 UA 和 NSTEMI 一并考虑。

新的指南表明，ACS 这个术语兼容了急性心肌缺血和（或）梗死，通常由于冠脉血流突然减少所致。其区分的关键点在于心电图 ST 段抬高，或新出现的左束支阻滞，如有这些心电图表现的患者就有紧急冠状动脉造影的适应证，以判断患者是否需要冠脉再灌注治疗以重新开放可能完全闭塞的冠脉。患者的心电图如果没有持续的 ST 段抬高提示为

NSTE-ACS。NSTE-ACS 的进一步区分依据心肌坏死的生物标记物，如果心肌标志物的升高并且与临床的情况相符，患者应考虑为 NSTEMI，否则，患者应被认为 UA。

我国有学者认为新版指南采用新的术语 NSTE-ACS，替代了 UA 和 NSTEMI，因而，冠心病的临床表现也可考虑分为急性冠状动脉综合征（包括 ST 段抬高型急性冠脉综合征、非 ST 段抬高型急性冠脉综合征）、稳定型心绞痛、无症状性心肌缺血、猝死和缺血性心肌病五种类型。

【流行病学】

1999 年美国心脏病学会（AHA）首次公布心血管疾病预防中女性的特殊临床建议。自此，女性在心血管疾病的知晓、治疗和预防已取得持续的进展。但是，心血管疾病已成为美国女性首要的死亡原因，也不再是男性专有的疾病。心血管的死亡比例已由 1997 年的 30%上升至 2009 年的 54%。2007 年，女性患者年龄校正后的冠心病死亡率为 95.7/100 000，约占所有心血管疾病死亡的一半，但在 1980 年只占 1/3。在美国，每分钟大约有一个女性患者死于心血管疾病。回顾过去 40 年的趋势，目前，年龄在 35～54 岁的美国女性冠心病的死亡率显然还在增加。

随着职业女性推迟妊娠和养育子女，孕龄女性发生心绞痛的情况逐渐增多，由于饮食不良、缺乏相对的体力活动、高血压、高胆固醇、吸烟，已开始对孕龄女性的身体造成损害，可能使冠状动脉疾病首次在妊娠过程中发生。与此相反，职业的家庭主妇却可以有更多的活动机会。

目前，即使在发达国家，人们通常不清楚冠状动脉疾病是女性死亡的最常见病因，或者认为冠状动脉疾病仅限于绝经后的女性，甚至一些健康工作者也仍然保留这种观点。这些误解可能导致女性认为她们能够安全地推迟妊娠，并可以减少冠状动脉疾病的风险。

【疾病危险因素】

本病为多病因疾病，其危险因素包括血脂异常、高血压、吸烟、糖尿病和糖耐量异常、年龄因素、性别因素、遗传因素或家族史及饮食中抗氧化剂的缺少（抗氧化剂是食物中的营养成分，可以帮助我们身体内的细胞免受氧化应激反应造成的伤害，如暴露于紫外线下、污染或烟雾等。抗氧化剂可以阻止自由基破坏我们的细胞。富含抗氧化剂的食物包括茶、咖啡、巧克力、红酒、草莓、蓝莓、胡萝卜和菠菜，以及大蒜、花椰菜和粗粮等）。

新近，先兆子痫已被确认为动脉粥样硬化的危险因素。有研究表明，妊娠失败（包括流产和死胎）与其后发生的心、脑、肾血管事件相关。

研究表明，合并糖尿病和高血压的男性和女性之间的各种危险因素的流行情况显著不同。合并糖尿病的女性冠心病死亡风险是非糖尿病女性的 2.6 倍，而男性则为 1.8 倍；高血压可以使女性的风险增加 2～3 倍。代谢综合征患者的冠心病发病危险因素增加，特别是合并糖尿病和吸烟的女性更加显著。

基因和环境因素两者都非常重要，家族性高胆固醇血症可以产生早发的冠状动脉粥样硬化，以及较早出现症状、发生心绞痛和心肌梗死。患者的胆固醇水平，特别是低密度脂蛋白胆固醇增高。

曾做过纵隔放疗的患者，数年后可伴冠状动脉狭窄和继发动脉粥样硬化，结节性多动脉炎伴冠状动脉炎、抗磷脂综合征、斯蒂尔病（Still's disease）和曾患川崎病的患者都可以发生冠状动脉血栓。冠状动脉造影可发现显著的动脉粥样硬化改变、可伴有纤维变性，狭窄或梗阻。

【动脉粥样硬化与流产和死产】

Michael 在丹麦的一项研究中报道，合并流产和死产的妊娠女性，发生动脉粥样硬化的风险显著增加。与没有流产的妊娠女性相比，流产对心肌梗死和脑血管病的风险分别增加13%和16%，肾性高血压的风险增加20%。合并死胎的妊娠女性心肌梗死、脑血管病和肾性高血压的发生风险甚至更高。合并死胎妊娠女性比流产患者具有更大的心血管疾病发生风险。

研究显示，流产女性发生不良预后的影响有累积性。例如，研究显示，每增加一次流产，心肌梗死、脑梗死和肾血管性高血压的发病率分别增加9%、13%和19%。其中，与非流产的妊娠女性相比，肾血管性高血压的发病率，年龄小于35岁的患者可增加55%，而年龄大于或等于35岁的患者只增加6%。通常认为，女性不容易发生动脉粥样硬化，但是，系统的炎症和血管的病理改变与妊娠的不良事件有一定关系。这些研究发现，妊娠失败的事件与其后在这三个器官发生动脉粥样硬化的事件相关。关于先兆子痫，已被认为是缺血性心脏病和脑梗死的危险因子。

【动脉粥样硬化发病机制】

有多种学说，包括脂质浸润学说、血栓形成学说、平滑肌细胞克隆学说等从不同角度来阐述动脉粥样硬化的发病机制。近年多数学者支持内皮损伤反应学说。认为本病各种主要危险因素最终都损伤动脉内皮细胞。粥样硬化病变的形成是动脉对内膜损伤做出的炎症-纤维增生性反应的结果。Ross于1999年在他的损伤反应学说的基础上明确提出动脉粥样硬化是一种炎症性疾病，指出动脉粥样硬化是具有慢性炎症反应特征的病理过程，其发展始终伴随炎症反应。

1. 内皮细胞功能紊乱与动脉粥样硬化

血管内皮是一个多功能的内分泌器官，可合成及分泌多种生物活性物质，参与机体复杂功能的调节过程。正常情况下内皮功能可抑制血管平滑肌收缩、血小板聚集、血管平滑肌细胞增生、白细胞黏附和血栓形成。如果内皮功能受损，其抑制作用减弱或消失，可导致缩血管物质释放量增多，黏附分子表达促进单核细胞聚集于血管内膜下，以及生长因子增多引起血管平滑肌的增生和迁移，血小板聚集、组织因子的表达、纤溶酶原激活物抑制因子1（PAI_1）减少，从而使血栓更易形成，并促进动脉粥样硬化的进程。

（1）血管舒缩功能的调节障碍：血管内皮细胞分泌的一系列活性物质NO、前列环素（PGI_2）和超极化因子是主要的血管舒张因子；ET_1、AngⅡ、去甲肾上腺素（NE）、5-羟色胺（5-HT）和血栓素（TX）A_2、PAI-1是主要的血管收缩因子。NO可以对抗AngⅡ、ET_1等血管收缩因子，而且还可以抑制血小板黏附聚集、白细胞黏附浸润、血管平滑肌细胞增殖，防止LDL的氧化修饰。

血管舒缩功能的调节受基础内分泌的影响。在应激的状态下，例如，在乙酰胆碱（ACh）、CO_2、缺血缺氧、温度或运动等的应激情况下，血管平滑肌对NO和PGI_2的生物利用度减少，NO合成或释放减少；而血管收缩因子ET_1、TXA_2、AngⅡ的合成、分泌作用增加。内皮功能受损的情况下，血管收缩因子异常增加，血管舒张因子异常下降，导致血管舒缩功能异常，血管弹性下降。研究表明，各种心血管危险因素如高血压、糖尿病、高血脂、吸烟等除可以导致内皮功能受损，促进ET、AngⅡ等分泌增加外，NO合成或释放减少，并通过氧化应激作用，降低NO的生物活性，使内皮依赖性舒张功能明显受损，血管收缩、弹性下降，最终导致血管结构和功能改变。

（2）血小板聚集抑制及凝血功能调节作用障碍：内皮细胞能够产生许多调节凝血和血小板功能的重要物质，主要的抗血小板物质有PGI_2和NO。二者协同作用可增加血小板环磷腺苷（cAMP）的含量，抑制血小板积聚。当血管内皮损伤或受到某些细胞因子刺激后，PGI_2与NO合成和分泌减少，生物利用度下降，抑制血小板聚集作用障碍。内皮细胞的凝血与血栓形成的作用增强，血小板聚集功能被激活。抗凝血的功能减弱，血栓形成的风险增加。内皮细胞受损，血管性血友病因子（VWF）大量释放，血浆VWF含量增高，可促进血小板的黏附与聚集，有利于血栓的形成。

血管内皮细胞受损，可从细胞释放血栓调节蛋白（TM），血浆TM水平增高，游离的凝血酶增多，TM的抗凝作用减弱，促凝血作用增强。研究证实，TM与动脉粥样硬化的发生呈正相关。血管内皮细胞受损，纤溶酶原激活剂抑制物-1（PAI-1）大量释放，血浆PAI-1含量和活性增加，组织纤溶酶原激活物（t-PA）的活性降低，PAI-1与t-PA形成1∶1的平衡关系失调，纤溶活性降低，有利于血栓的形成。

（3）黏附分子表达和炎症反应的作用：炎症反应可以影响血管内皮细胞的功能，内皮细胞及其功能受损也影响着炎症反应的发生、发展。血管内皮细胞主动参与了炎症反应并在炎症反应过程中起到重要的调控作用。

炎症反应是动脉粥样硬化形成的基础。炎症反应包括单核细胞进入血管壁内并被激活，内皮细胞激活，细胞因子和趋化因子等促炎症介质上调。其中单核细胞进入血管壁内被认为是动脉粥样硬化形成的关键步骤。当内皮细胞受到高血压、吸烟、高脂血症、肥胖以及炎症刺激时，会分泌一系列的黏附分子，导致白细胞的聚集。血液中的单核细胞通过黏附分子的作用黏附在内皮细胞，并通过细胞趋化因子进入动脉内膜。一旦单核细胞进入动脉内膜，即成熟为巨噬细胞，并吞噬血管内膜的脂蛋白形成泡沫细胞。巨噬细胞在动脉内膜不断增殖生长，并且分泌大量的生长因子和细胞因子，使动脉内膜的炎症反应不断扩大。同时，巨噬细胞还分泌金属蛋白酶（MMPs）和组织因子（TF），可溶解动脉内膜的细胞外基质，从而导致斑块纤维帽的消化和斑块破裂。随着对动脉粥样硬化形成过程中炎症反应机制的认识，多种炎症因子已被确认为动脉粥样硬化的标志物。

2. 动脉粥样硬化斑块的产生和发展　动脉粥样硬化的病因仍未明确，但是，有多种因素与动脉粥样硬化斑块的发生相关。这些因素包括基因和获得性的因素。动脉粥样硬化的发生过程包括凝血、炎症、脂代谢、内膜损伤和平滑肌细胞增生（图8-1-1，表8-1-1）。

表8-1-1　劳力性心绞痛按加拿大心血管学会分级

Ⅰ级	一般日常活动不引起心绞痛发作，费力大、速度快、时间长的体力活动则易引起发作
Ⅱ级	日常体力活动略受限制，在饭后、受冷风吹袭、情绪激动时更明显
Ⅲ级	日常体力活动显著受限，在一般条件下以一般速度步行一个街区或上一层楼即可引起心绞痛发作
Ⅳ级	轻微活动可引起心绞痛，甚至休息时也可发作

（1）粥样斑块形成：动脉粥样硬化的启动过程中至少有两个过程。①包括低密度脂蛋白（LDL）的血浆蛋白加速穿过内皮细胞，并聚积在富含蛋白多糖的内皮下；②血液中的单核细胞通过黏附分子的作用黏附在内皮细胞，并通过细胞趋化因子进入动脉内膜。

动脉粥样硬化形成的机制：氧化的低密度脂蛋白（Ox-LDL）是动脉粥样硬化的核心，当血液中的低密度脂蛋白（LDL）被活性氧（ROS）等自由基氧化后被称为氧化的低密度脂蛋白（Ox-LDL），并进入血管壁。Ox-LDL损伤血管壁的内皮细胞，使内皮细胞间隙变大；在单核细胞趋化因子-1（MCP-1）和Ox-LDL的趋化作用下，单核细胞进入血管壁；Ox-LDL很快被单核细胞摄取（成为巨噬细胞），随后转变为泡沫细胞，Ox-LDL使泡沫细胞坏死崩解，形成糜粥样坏死物，粥样硬化斑块形成。

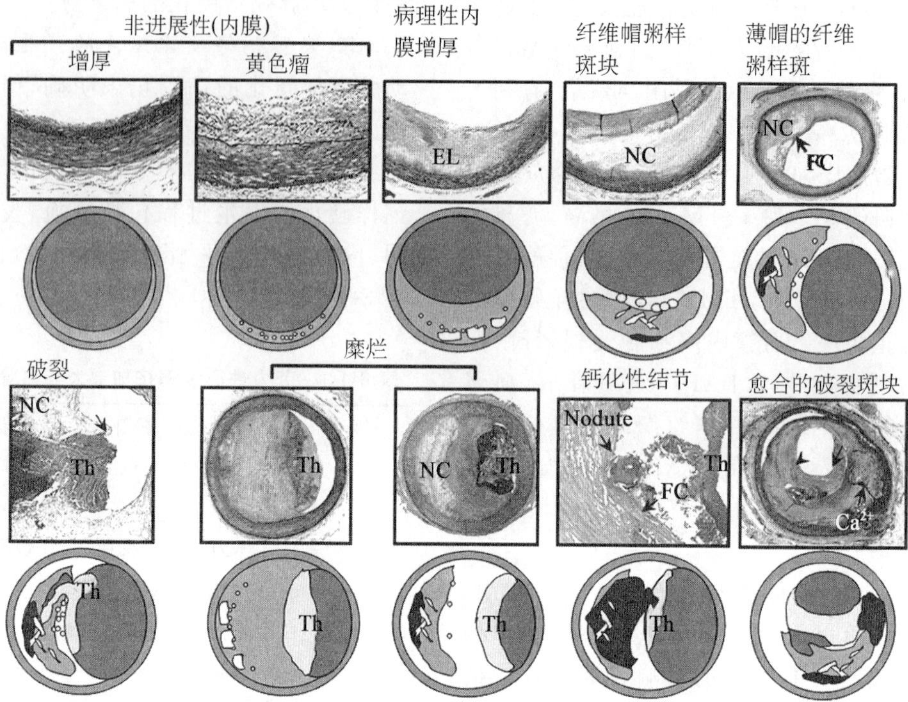

图 8-1-1 冠状动脉粥样硬化的发生,根据 AHA 分类修改的冠状动脉粥样硬化形态学示意图

非进展性的损害:内膜增厚和内膜黄瘤(泡沫细胞聚集,称为脂肪条纹形成,AHA Ⅱ型)。进展性斑块发生的初期:病理性内膜增厚(AHA Ⅲ型),是过度性的损害,为进一步发展为纤维粥样斑的前体。薄帽的纤维粥样斑,为斑块破裂的前体。糜烂可以发生在 PIT 或 FA 的病变基础上,钙化性结节为钙化碎片生成并突出血管腔,可诱发血栓事件。愈合的破裂斑块含细小的坏死核心,钙化斑局部表面有富含由蛋白聚糖修复的区域。多个愈合的破裂斑块可造成管腔的狭窄

EL. 细胞外的脂质(extracellular lipid);FC. 纤维帽(fibrous cap);NC. 坏死核心(necrotic core); Th. 腔内血栓(luminal thrombus)

资料来源:Virmani R,Kolodgie FD,Burke AP,et al. 2000. Lessons from sudden coronary death:a comprehensive morphological classification scheme for atherosclerotic lesions. Arterioscler Thromb Vasc Biol,20(5):1262-1275

随着动脉粥样硬化斑块的形成,常导致泡沫细胞死亡,形成坏死性核心。在持续存在的炎症反应下,粥样硬化斑块变得很不稳定。活化的巨噬细胞分泌一种可降解胶原纤维帽的酶。不稳定斑块形成后很容易破裂。破裂后的斑块释放大量高度致凝血的物质进入血管腔,导致局部血栓形成。

(2)动脉粥样硬化的病理学改变:动脉粥样硬化的病理变化主要累及体循环系统的大型肌弹力型动脉(如主动脉)和中型肌弹力型动脉(以冠状动脉和脑动脉罹患最多,肢体各动脉、肾动脉和肠系膜动脉次之,下肢多于上肢),而肺循环动脉极少受累。

美国心脏病学学会根据其病变发展过程将其细分为 6 型:Ⅰ型,脂质点;Ⅱ型,脂质条纹;Ⅲ型,斑块前期;Ⅳ型,粥样斑块;Ⅴ型,纤维粥样斑块;Ⅵ型,复合病变。

Virmani 等学者根据大量猝死患者的病

理形态学资料对AHA的分类进行了修订。修订的病理形态学意见既保留了AHA分型的表述，也强调了对血栓事件发生的重要形态学改变(图8-1-2)。

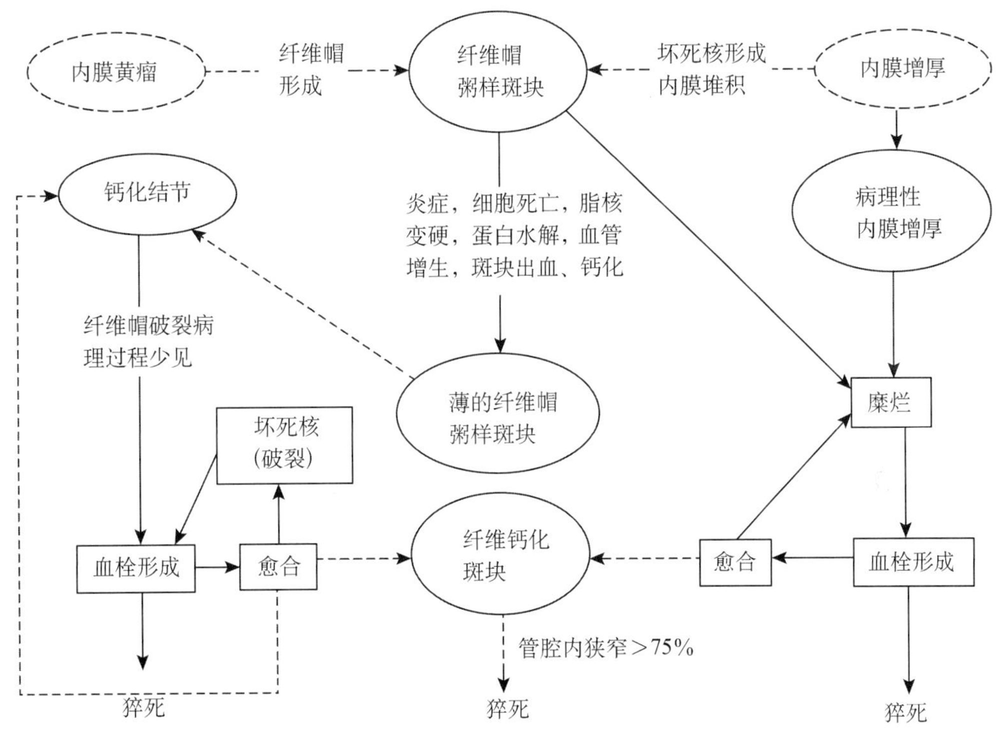

图8-1-2　动脉粥样硬化病变略图(根据AHA推荐分类修订)

图中为动脉粥样硬化的7个病理分类。虚线的两个类型在病变发生初期的作用存在争议，这两个类型能够存在而不进展为纤维帽粥样硬化斑(如，AHA分型的Ⅳ型)。不同类型之间的发展演变过程由不同的联线连接。连线包括实线和虚线，表示各类病变的转变，虚线表示发生的进程不确定，实线表示发生的转变过程有强烈的证据

资料来源：Virmani R，Kolodgie FD，Burke AP，et al. 2000. Lessons from sudden coronary death：a comprehensive morphological classification scheme for atherosclerotic lesions. Arterioscler Thromb Vasc Biol，20(5)：1262-1275

脂质沉积伴内皮黏附分子激活是动脉粥样硬化的早期标志。炎症巨噬细胞参与了动脉粥样硬化形成的全过程，并起重要的作用。高脂血症诱导巨噬细胞向动脉内膜渗透是最早的病理学改变之一。

动脉粥样硬化斑块形成中最主要的事件是血栓形成，可发生在任何动脉血管床(冠状动脉、主动脉、颈动脉等)。斑块破裂、糜烂、钙化结节这三个病理形态学改变都可以引起急性冠状动脉血栓形成。斑块破裂是指纤维帽破裂或断裂，破裂斑块上有血栓形成，同时其下方可伴有坏死核心。斑块糜烂可以表现为，血栓连续切片中未能显示坏死核心与深层内膜之间的连续性，内皮缺失和血栓重叠在由平滑肌细胞和蛋白多糖构成的斑块底层。钙化结节的特征是出现高密度的钙化体并伸出血管腔内，合并腔内血栓形成的形态学改变较少见。

从临床的角度，动脉粥样硬化的斑块可分为两类：一类是稳定型，纤维帽较厚而脂质池较小的斑块；另一类是不稳定型（又称为易损型）斑块，其纤维帽较薄，脂质池较大，易于破裂。易损型斑块破裂常导致急性心血管事件的发生。

【病变特点和临床表现】

动脉粥样硬化好发于弹性和肌性的动脉，也可发生在动脉循环中的医源性静脉移植血管中。主动脉常最早发病，随后是颈动脉、冠状动脉和髂股动脉。Sawabe 等的报道认为，主动脉的疾病进程发展最快，其次是冠状动脉和股动脉，最少发生动脉粥样硬化的是颈动脉和颅内动脉。发病初期，病变最常发生在分支血管，低剪切力的血管段是斑块的好发部位。

冠状动脉发病部位最多见于冠脉的近端，左前降支近端是最常见的发病部位，其次是右冠状动脉和左旋支冠状动脉。冠状动脉的粥样硬化斑块多分布在近侧段，分支口处病变常较重。在早期，斑块分散，呈节段性分布，随着疾病的进展，相邻的斑块可互相融合。在横切面上斑块多呈新月形，管腔呈不同程度的狭窄。有时可并发血栓形成，使管腔完全阻塞。根据斑块引起管腔狭窄的程度可将其分为 4 级：Ⅰ级，管腔狭窄在 25%以下；Ⅱ级，狭窄在 26%～50%；Ⅲ级，狭窄 51%～75%；Ⅳ级，管腔狭窄在 76%以上。

冠状动脉粥样硬化常伴发冠状动脉痉挛，痉挛可使原有的管腔狭窄程度加剧，甚至供血中断。冠脉由于斑块和血栓引起的狭窄或阻塞，导致心肌缺血及相应的心脏病变，临床表现为 ACS，包括 STEMI（STE-ACS）、NSTEMI 和 UA（NSTE-ACS），猝死和心力衰竭。

【冠状动脉粥样硬化的影像学诊断和评估】

冠状动脉粥样硬化的影像学诊断和评估主要是依靠血管造影术，CT 血管造影术提供了通过非介入评介冠状动脉狭窄和斑块特征的另一个途径。Motoyama 等报道，CT 冠状动脉造影的低衰减斑块和阳性的血管重构可以预测将来的急性冠脉事件。心脏的 MRI 也是通过非介入途径诊断冠状动脉病变的方法。血管内超声（intravascular ultrasound，IVUS）能提供高分辨率的冠状动脉粥样斑块影像，可分析其形态学特征，在评价病变的稳定性方面显著优于冠状动脉造影。颈动脉超声是评价颈动脉粥样硬化和全身动脉粥样硬化的非介入技术。

动脉粥样斑块的局部钙化病变较常见，并随年龄增长而增加。钙化是斑块负荷的标记，绝对钙化积分并不一定表示斑块的不稳定或易于发生临床的事件。一项尸检的研究证实，斑块的体积与钙化的形态学有较好的相关性，但是，残腔与钙化之间没有相关性。

二、心绞痛与非 ST 段抬高型急性冠脉综合征

心绞痛是一过性心肌缺血所致，以心前区疼痛为主要临床表现的一组综合征。非 ST 段抬高型急性冠脉综合征（NSTE-ACS）兼容了急性心肌缺血和（或）梗死，强调不稳定型心绞痛（UA）和非 ST 段抬高型心肌梗死（NSTEMI）之间病理生理上的连续性，包括了 UA 和 NSTEMI 临床表现的急性冠脉综合征。

冠状动脉粥样硬化是心绞痛和 ACS 患者最主要和最常见的病因，约占心绞痛患者的 90%，其他冠状动脉疾病包括冠状动脉夹层、冠状动脉痉挛、血栓性栓塞、先天性冠状动脉疾病。心绞痛也可由非冠状动脉心脏病如肥厚型心肌病、严重的主动脉狭窄、关闭不全、梅毒性主动脉炎或主动脉夹层动脉瘤累及冠状动脉开口、大动脉炎侵犯冠状动脉、某些先天性心脏病和严重的贫血等所致。

妊娠过程中如出现心绞痛应给予全面的

检查，了解引起心肌缺血的病因和诱因。因为在孕期冠状动脉疾病患者心肌缺血的情况还可能加重，斑块破裂和血栓形成的风险仍在增加。发生过心绞痛的患者在孕前应接受检查，患者通常对孕期妊娠可能出现的风险并不知情。

【临床表现】

由于心肌缺血引起的典型心绞痛通常持续数分钟，位于胸骨下部，可放射至颈部、下颌部、上腹部或手臂，高于下颌骨或低于上腹部，位于左侧胸壁上方局部细小区域的情况较为罕见。心绞痛常由于活动或情绪压力下诱发，休息可以缓解。舌下含服硝酸甘油通常在30s或数分钟内缓解。根据病史、患者的症状可分为典型心绞痛、非典型心绞痛、非心脏原因胸痛。2012 ACCF/AHA/ACP/AATS/PCNA/SCAI/STS稳定缺血性心脏病患者诊断和处理指南建议对临床上发生胸痛的患者进行分类（表8-1-2），以及对急性心绞痛患者必须进行分型，区分为稳定型心绞痛或不稳定型心绞痛两种类型。

表8-1-2 胸痛的临床分类

典型心绞痛（定义）	(1)不同程度和持续时间的胸骨后不适 (2)由活动或情绪压力诱发 (3)休息或含服硝酸甘油可缓解
非典型心绞痛（可疑）	符合以上特点的其中2点
非心源性（胸痛）	符合以上典型心绞痛特点的其中1点或完全不符合

资料来源：2012 ACCF/AHA/ACP/AATS/PCNA/SCAI/STS Guideline for the Diagnosis and Management of Patients with Stable Ischemic Heart Disease.

1. 稳定型心绞痛　是指在一段时间内心绞痛的发病保持相对稳定，均由劳累诱发，发作特点无明显变化，属于稳定劳累性心绞痛。

2. NSTE-ACS　按照2014 AHA/ACC NSTE-ACS指南，胸痛或心绞痛的患者应该区分稳定型心绞痛和非ST段抬高型急性冠脉综合征（NSTE-ACS），即包括非ST段抬高型心肌梗死（NSTEMI）和不稳定型心绞痛（UA）。不稳型心绞痛（UA）通常是指新发的心绞痛，其发作频率、强度、持续时间增加，或在静息情况下发生的心绞痛，主要表现见表8-1-3。2012指南UA患者发生死亡和非致死性MI的近期风险见表8-1-4。

【体格检查】

心绞痛或NSTE-ACS患者的体格检查可以正常，但是，也可伴有心力衰竭的体征。急性心肌缺血可以发生S_4、第二心音（S_2）反常分裂，二尖瓣反流可导致乳头肌功能异常和出现新的杂音。这些体征在无NSTE-ACS患者中也可出现，是非特异性的。

胸痛的患者如伴有触痛则提示为肌肉和骨骼的疾病，如在腹部可同时扪及搏动性包块则提示腹主动脉瘤的可能。体格检查有助于明确患者的诊断，发现可致命的严重致病因素。主动脉夹层可伴背痛，触诊脉搏不对称，双上臂收缩压差≥15mmHg，或有主动脉瓣反流性杂音。心包摩擦音提示急性心包炎，奇脉提示心包填塞的可能。气胸的患者可发生呼吸困难和胸痛，为胸膜炎性痛，双侧呼吸音不等；胸膜摩擦音提示肺炎和胸膜炎。

【辅助检查】

1. 心电图检查　NSTE-ACS患者到达急诊室应立即给予常规12导联心电图检查，并应在10min内做出心电图的诊断。NSTE-ACS患者心电图有心肌缺血的ST-T改变，表现为ST段水平或下斜型压低，新发现T波倒置或原已倒置的T波变为直立。症状缓解后心电图缺血恢复更具有诊断价值。患者如果在严重心绞痛发作时表现为短暂ST段抬高，症状缓解后ST段迅速恢复正常，这种变化是变异型心绞痛的心电图表现。如果患者的心电图相对正常，或最初不能明确诊断，但

表 8-1-3 不稳定型心绞痛的三个主要表现

静息性心绞痛	心绞痛发生在休息时，通常持续>20min，心绞痛的表现发生在 1 周内
初发型的心绞痛	心绞痛的强度至少在 CCS 分级Ⅲ级以上，首次心绞痛发生在 2 个月以内
恶化性心绞痛	已确诊的心绞痛发作频率显著增加、持续时间更长或疼痛阈值降低(例如，首次症状发生后的 2 个月内心绞痛的严重程度至少增加了 CCS 分级Ⅰ级，其严重程度至少达到 CCS 分级Ⅲ级)

注：CCS. 加拿大心血管学会。

资料来源：2012 ACCF/AHA/ACP/AATS/PCNA/SCAI/STS Guideline for the Diagnosis and Management of Patients with Stable Ischemic Heart Disease.

表 8-1-4 2012 ACCF/AHA/ACP/AATS/PCNA/SCAI/STS 指南 UA 患者发生死亡和非致死性 MI 的近期风险

	高度风险	中度风险	低度风险
特征	至少具有以下任一特征	无高度风险因素 具有以下任一特征	无高度或中度风险因素 具有以下任一特征
病史	缺血性症状出现的前 48h 发作节奏加速	有MI 史，周围或脑血管疾病或 CABG，或 Aspirin 使用者	N/A
心绞痛特点	持续发作(>20min)的静息性心绞痛	持续(>20min)的静息性心绞痛已缓解，有中或重度 CAD 的可能；静息性心绞痛(>20min)休息或舌下含服硝酸甘油可以缓解；夜间心绞痛；新发心绞痛，或近 2 周心绞痛为非持续(>20min)；静息性心绞痛进展为 CCS 分级Ⅲ或Ⅳ级，有中或重度 CAD 的可能	心绞痛发作频率、强度、持续时间增加；心绞痛触发阈值降低；近 2 周至 2 个月新发作的心绞痛
临床体征	肺水肿，由心肌缺血所致的可能性极大；二尖瓣反流杂音新发或加重；S_3、肺部啰音新出现/加重；低血压、心动过缓、心动过速；年龄>75 岁	年龄>75 岁	N/A
心电图	静息性心绞痛伴短暂 ST 的改变>0.5mm 束支传导阻滞，新发或可能为新发持续性室性心动过速	T 波改变 病理性 Q 波或静息时 ST 段在多个导联(前、下、侧壁)下移<1mm	心电图正常或没有变化
心脏标志物	心脏 TnT、TnI 或 CK-MB 提高(例如，TnT 或 TnI≥0.1ng/ml)	心脏 TnT、TnI 或 CK-MB 轻度提高(例如，TnT>0.01 但<0.1ng/ml)	正常

注：CABG. 冠状动脉旁路术；CAD. 冠状动脉疾病；CCS. 加拿大心血管学会；CK-MB. 磷酸肌酸激酶同工酶；TnI. 肌钙蛋白 I；TnT. 肌钙蛋白 T；N/A. 无相关体征或病史。

资料来源：2012 AHA/ACP/AATS/PCNA/SCAI/STS Guideline for the Diagnosis and Management of Patients with Stable Ischemic Heart Disease.

症状反复，应在第1个小时内相隔15～30min复查心电图，并应同时给予V_7～V_9和V_3R～V_4R导联心电图检查。注意束支阻滞或心室起搏可能掩盖了缺血或损伤的表现。

稳定型心绞痛患者常规12导联心电图可正常，可疑心绞痛的患者应根据情况建议选择24h动态心电图来发现心绞痛的心电图改变，或无症状性的心肌缺血改变。心电图运动负荷试验对冠心病心绞痛的诊断具有一定的意义。心绞痛病情稳定的患者可进行运动负荷心电图检查，有助于判断预后。

但心电图运动负荷试验的特异性男性显著高于女性。女性运动试验的可靠性往往不如男性。因为非典型的胸痛往往发生在冠心病低发的人群中。女性运动试验检测的结果不明确、假阳性、检测失败较常见。这种情况特别多见于年长的女性。因为女性常不能在平板上完成足够的运动量，心脏达不到足够的负荷。英美国家的学者认为，平板运动负荷试验在年轻的妊娠患者仍然有应用价值。这些患者能完成更大的运动量，并且可获得较强的阳性结果。

对持续ST段抬高或前壁ST段下移提示后壁心肌梗死可能的患者，应按照STEMI的指南处理。

2. *超声心动图*　静息二维超声心动图发现心肌节段性运动异常及心功能减退有重要意义。负荷超声心动图可以帮助识别心肌缺血的范围和程度，而且不容易出现假阳性，可避免射线的影响。经胸超声心动图可以排除心包积液或心包填塞。经食管超声心动图有助于主动脉夹层的诊断。

3. *放射性核素*　这种检查主要有^{201}Tl-心肌显像或心肌负荷试验，在冠状动脉供血不足部位的心肌可显示灌注缺损。

4. *胸部X线*　可以发现致胸痛的肺部病变，主动脉夹层可致纵隔增宽。

5. *CT*　胸部CT加强扫描有助于排除肺动脉栓塞和主动脉夹层。CT冠状动脉血管成像可以直接显示冠状动脉血管壁和腔内的情况，准确性稍差于冠状动脉造影。适合于临床冠心病诊断不明，或需要判断冠状动脉病变程度。是一项无创性的检查手段。

6. *冠状动脉造影*　目前仍然是诊断冠心病冠脉病变最准确的方法，因为它是有创性检查方法，通常在上述方法不能确诊时或者是对于诊断明确者需要介入治疗时才进行。

妊娠期间应尽量减少孕产妇应用放射线的核素影像检查。孕妇接受胸部放射线检查时，胎儿暴露放射线的剂量非常少。如果孕妇的胸部放射线检查是非常必需时，也可被认为是安全的。但是，如果放射剂量超过10rad，应考虑终止妊娠。

7. *心脏生化标志物的检查*　这些检查对不稳定型心绞痛有诊断意义。肌钙蛋白I（cTnI）、肌钙蛋白T（cTnT）是NSTE-ACS患者心肌损伤最敏感和特异的指标，比CPK-MB具有更高的特异性、敏感性。目前认为cTnI或cTnT检查超过正常范围提示非ST段抬高型心肌梗死，但是要排除继发性的其他原因。肌钙蛋白通常在症状发生数小时内升高，并持续数天。大面积心肌梗死患者肌钙蛋白持续升高可达2周以上。较敏感的肌钙蛋白试剂其阴性的结果相对心肌梗死的阴性预测参考值＞95%，高敏肌钙蛋白的阴性预测参考值＞99%。

8. *其他生化检查*　包括BNP或NT-proBNP、血脂、血糖、尿酸、肝肾功能、血清离子、高敏感CRP有助于对患者的危险因素评估、判断预后和指导下一步的处理。

【诊断】

1. *稳定型心绞痛*　患者有典型的胸痛，心绞痛症状通常在1～3个月稳定，发作的持续时间和程度相对固定，诱发疼痛的劳力和情绪激动程度相同，休息或用硝酸甘油后可迅速缓解，有心肌缺血的客观证据，除外其他原因所致的心绞痛，一般即可建立诊断。

2. NSTE-ACS的诊断　NSTE-ACS包括了不稳定型心绞痛(UA)和NSTEMI，ACS可根据患者心前区疼痛的症状特点和心电图心肌缺血的改变，结合年龄和冠心病的危险因素诊断，UA的诊断见表8-1-2。NSTE-ACS诊断的关键点在于ACS患者心电图没有持续的ST段抬高。NSTE-ACS的进一步区分依据心肌坏死的生物标志物，如果心肌标志物的升高与临床的情况相符，应考虑为NSTEMI，否则，应考虑为UA。

UA的表现可以没有心肌缺血性损伤的客观资料(心电图和肌钙蛋白正常)，这种患者的最初诊断仅能依据患者的临床病史和对判断的解析。但是，随着肌钙蛋白试剂敏感性的提高，分子标志物-阴性的ACS变得很罕见。

NSTE-ACS患者的心电图可表现为ST压低，短暂ST段抬高和(或)持续T波倒置，但不符合STEMI的诊断。只有心电图异常或肌钙蛋白升高的分别孤立的改变不足以做出ACS的诊断，但是，应给予合理的临床解释。

【鉴别诊断】

1. 稳定型心绞痛　要与以下情况进行鉴别。

(1)不稳定型心绞痛：与稳定型劳力性心绞痛不同，不稳定型心绞痛包括初发的劳力性心绞痛、恶化型心绞痛及自发性心绞痛，因其发病机制与稳定型心绞痛不同。

(2)心脏神经功能症：患者常主诉胸痛，有时可伴有心悸、疲乏及其神经衰弱的症状。

(3)肋间神经痛：疼痛常累及1～2个肋间，为刺痛或灼痛，多为持续性，沿神经走行处多有压痛。

(4)其他心脏病引起的心绞痛：肥厚型心肌病、主动脉瓣膜病变、严重的心律失常、主动脉夹层、大动脉炎等均可引起心绞痛，需要鉴别。

(5)其他疾病：包括食管疾病、纵隔疾病、肺和胸膜病变有时也可引起胸痛，需要鉴别。

2. NSTE-ACS的鉴别诊断

(1)非缺血性心血管问题所致的胸痛：如主动脉夹层、主动脉瘤延伸、心包炎、肺栓塞。

(2)非心血管病因所致的胸、背或上腹部不适：包括肺部(肺炎、胸膜炎、气胸)；胃肠(胃食管反流、食管痉挛、消化性溃疡、胰腺炎、胆道疾病)；肌肉骨骼(肋软骨炎、神经根型颈椎病)；精神疾病；其他(如镰状细胞危象、带状疱疹)。

(3)NSTE-ACS还需与非粥样硬化为病因致急性冠状动脉不足，非冠状动脉为病因致心肌氧供需不足的情况进行鉴别诊断。

(4)NSTE-ACS与STEMI的鉴别相对较容易，主要依靠心电图的改变。UA与NSTEMI相区别，需根据心肌酶谱、心脏血清标记物和心电图的动态观察才能区别。如果心肌标志物的升高与临床情况相符，应考虑为NSTEMI，否则，应考虑为UA。这组患者一般需要冠状动脉造影进一步评估病变的程度。

(5)UA和NSTEMI的鉴别：主要依据缺血的严重程度是否足以引起心肌的损害并导致能够量化地检测到心肌损伤分子标志物。如果没有心电图的资料、肌钙蛋白的检查也欠缺时，常考虑为疑似ACS可能。

【临床评估】

2014 AHA/ACC指南关于NSTE-ACS患者早期处理的建议和预后风险分层见表8-1-5。对疑似ACS的患者，应基于患者症状和体征评估其发生ACS及不良预后的可能性，并给予危险分层和决定患者是否需要住院治疗和选择有助于患者的治疗方案。

通过利用临床病史、体格检查、心电图和心肌肌钙蛋白对ACS患者进行风险评估积分和临床预测，可有助于明确ACS患者不良预后的风险。通常的风险评估工具包括TIMI风险积分(表8-1-6)、PURSUIT风险积分、GRACE 风险积分、NCDR-ACTION 注册登记等。这些评估的工具已被有效地用于评估急诊室胸痛患者的结局。

伴持续胸痛或其他症状如严重呼吸困难、晕厥或晕厥前期、心悸者提示 ACS 的可能，应由急救交通工具送达急症室，如有条件应行院前 12 导联心电图检查和肌钙蛋白(肌钙蛋白 I 或 T)水平测定，以便患者到达急诊室时能立即对 ACS 做出判断。

表 8-1-5　2014 AHA/ACC NSTE-ACS 指南，早期处理的建议和预后风险分层

建　议	建议分级	证据水平
可疑 ACS 患者到达急诊室 10min 内应完成 12 导联心电图，以尽早明确 ACS 的诊断	Ⅰ	C
有症状而心电图未能确诊者应于第 1h 内每 15～30min 重复心电图检查	Ⅰ	C
符合 ACS 症状的患者应检查心肌肌钙蛋白(cTnI 或 cTnT)	Ⅰ	A
所有符合 ACS 症状的患者，在接收患者时和患者症状发生后的 3～6h 应给予心肌肌钙蛋白 I 或 T 的系列检查	Ⅰ	A
应用风险积分评估 NSTEMI 患者的预后	Ⅰ	A
风险分层的模型可用于患者的风险管理	Ⅱa	B
中/高风险的 ACS 患者，首次心电图诊断未确诊者应增加 V_7～V_9 导联的记录	Ⅱa	B
中/高风险的 ACS 患者，首次心电图诊断未确诊者应用持续心电监测是合理的	Ⅱb	B
应考虑应用 BNP 或 NT-pro-BNP 评估可疑 ACS 患者的风险	Ⅱb	B

表 8-1-6　2014 AHA/ACC NSTE-ACS 指南推荐应用的 NSTE-ACS 患者 TIMI 风险积分

TIMI 风险积分	随机入组后 14d 内的总死亡率，新发或复发心肌梗死，严重复发性缺血性事件需紧急血管重建的发生风险(%)
0～1	4.7
2	8.3
3	13.2
4	19.9
5	26.2
6～7	40.9

注：TIMI 危险积分是患者入院时 7 个临床指标变量积分的总和。下列的变量分别赋予 1 个分值：年龄≥65 岁；≥3 个冠状动脉疾病的风险因素；有冠状动脉狭窄≥50%的病史；心电图 ST 段偏移；24h 前发生过两次心绞痛的事件；在 7d 前使用过阿司匹林；心脏生物标志物升高。
TIMI. 心肌梗死溶栓治疗。

【治疗】

1. *一般治疗* 稳定型心绞痛发作时应立刻休息，一般患者在停止活动后症状即可消除。平时应尽量避免各种已知足以诱发的因素，如过度的体力活动、情绪激动、饱餐等，冬天注意保暖。调节饮食，特别是一次进食不宜过饱，避免油腻饮食，禁忌烟酒。调整日常生活与工作量；减轻精神负担；保持适当的体力活动，以不致发生疼痛症状为度；处理诱发或恶化心绞痛的伴随疾病，治疗高血压、糖尿病、血脂紊乱等，减少冠状动脉粥样硬化危险因素。

NSTE-ACS患者入院早期的处理目的是迅速减轻缺血症状，预防心肌梗死和死亡。主要措施包括氧饱和度小于90%、呼吸困难和高危的患者吸氧、卧床休息、镇静，持续心绞痛和血流动力学不稳的患者应接受CCU监护，对于高危者应该至少监护24h。患者应给予抗心绞痛、抗血小板和抗凝治疗，尽早安排介入性的检查或治疗。

2. *药物治疗* 用于稳定型心绞痛的药物包括调脂药物、抗血小板制剂、β受体阻滞剂、硝酸酯类和钙拮抗剂等。能够控制和改善心绞痛发作的药物主要是硝酸酯类(包括硝酸甘油、异山梨酯等)、β受体阻滞剂(比索洛尔、美托洛尔)和钙拮抗剂。有关地尔硫䓬和维拉帕米在孕期应用的相关资料有限。研究已显示地尔硫䓬有潜在的致畸作用。另外，高血压的降压治疗、调血脂的他汀类药物治疗，以及抗血小板的阿司匹林治疗对于降低稳定型心绞痛患者死亡率和致残率的证据充分，也作为心绞痛的主要药物治疗措施。

NSTE-ACS患者住院早期的药物治疗建议见表8-1-7。本建议未对妊娠期的用药加以说明，妊娠期的用药参考表8-1-8(妊娠缺血性心脏病的药物治疗)。

表8-1-7 2014 AHA/ACC NSTE-ACS指南，NSTE-ACS患者住院早期的药物治疗建议

治疗建议	建议分级	证据水平
吸氧		
氧饱和度小于90%、呼吸困难和高危的患者吸氧	Ⅰ	C
硝酸盐		
持续缺血性心绞痛患者每5min舌下含服硝酸甘油×3次，评估是否有静脉使用硝酸甘油的需要	Ⅰ	C
持续缺血、心力衰竭、高血压的患者可静脉应用硝酸甘油	Ⅰ	B
近期曾应用磷酸二酯酶抑制剂是应用硝酸甘油的禁忌证	Ⅲ:有害	B
镇痛治疗		
最大剂量抗缺血药物应用后，缺血性心绞痛仍持续者静脉应用硫酸吗啡是合理的	Ⅱb	B
NSTE-ACS患者不能启用非甾体类抗炎药(除阿司匹林外)，或住院期间应停止使用，因为可增加主要心血管事件风险	Ⅲ:有害	B
β肾上腺素能受体阻滞剂		
没有心力衰竭、低心排血量、心源性休克和其他对β受体阻滞剂有禁忌证的患者，在入院24h内应使用口服β受体阻滞剂	Ⅰ	A
心力衰竭稳定和左心室收缩功能减退的NSTE-ACS患者，可应用琥珀酸美托洛尔缓释片、卡维地洛、比索洛尔β受体阻滞剂治疗	Ⅰ	C

（续　表）

治疗建议	建议分级	证据水平
初始使用β受体阻滞剂治疗有禁忌证的患者应再次评估其后治疗的适应证	Ⅰ	C
左心室收缩功能正常的NSTE-ACS患者持续应用β受体阻滞剂治疗是合理的	Ⅱa	C
存在休克风险的患者静脉应用β受体阻滞剂具有潜在的危害性	Ⅲ：有害	B
钙离子拮抗剂(CCBs)		
复发性缺血，β受体阻滞剂有禁忌证，但不伴以下情况，包括左心室功能不全、心源性休克风险增加、PR间期>0.24s、二或三度房室传导阻滞无置入心脏起搏器的患者，初始治疗可应用非二氢吡啶类CCBs	Ⅰ	B
复发性缺血使用β受体阻滞剂和硝酸酯后，如无禁忌证，可使用非二氢吡啶类CCBs	Ⅰ	C
有缺血症状，使用β受体阻滞剂无效或有禁忌证和不可接受的副作用，建议使用CCBs，但应避免使用短效非二氢吡啶类钙拮抗剂	Ⅰ	C
冠状动脉痉挛者建议使用长效CCBs和硝酸酯	Ⅰ	C
如无β受体受体阻滞剂，应禁止使用速释硝苯地平	Ⅲ：有害	B
胆固醇管理		
无禁忌证的情况下启用或连续使用高强度的他汀类	Ⅰ	A
最好在24h内做空腹血脂检查	Ⅱa	C

表8-1-8　妊娠缺血性心脏病的药物治疗

药物	通过胎盘	妊娠危险度系数[1]	胎儿的潜在影响	哺乳
ACEI	能	C	肾衰竭，羊水过少，新生儿无尿，宫内生长迟缓，早产，新生儿低血压，贫血，骨骼畸形，肢体挛缩，永存动脉导管未闭，肺发育不全，呼吸窘迫，胎儿消瘦(fetal wasting)	适合
乙酰水杨酸	能	C(小剂量) D(全量，第三孕季)	增加出血，增加围生期死亡率，生长迟缓，动脉导管过早关闭	适合
氨氯地平	能	C	动物实验有胚胎毒性作用，人类研究证据不足	不推荐
β受体阻滞剂				
醋丁洛尔	能	B	胎心缓慢，胎儿宫内生长迟缓，早产	适合
拉贝洛尔	能	C	低血糖症，呼吸抑制	建议监测婴儿心率
美托洛尔	能	C		
普萘洛尔	能	C		
阿替洛尔	能	D		

（续　表）

药物	通过胎盘	妊娠危险度系数[1]	胎儿的潜在影响	哺乳
氯吡格雷	未知	B	人类研究证据不足，兔和大鼠无胚胎毒性	不推荐
地尔硫䓬	能	C	资料不足，增加主要出生缺陷的发生率	适合
肼屈嗪	能	C	胎儿心律失常报道1例，在第三孕季后期使用报道：短暂性新生儿血小板减少症和胎儿窘迫，有效的证据提示妊娠期使用安全	适合
硝苯地平	能	C	有低血压，宫内生长迟缓的报道	适合
硝酸甘油	未知	C	有低血压、宫内生长迟缓的报道和心动过缓的少数病例报道	无资料
他汀类药物	未知	X	大鼠可致畸，但家兔未见报道，在人类增加骨骼和中枢神经系统的出生缺陷	不推荐
普通肝素	不能	C	无致畸作用	适合
维拉帕米	能	C	无足够的人类研究证据	适合

注：吴沃栋译。

(1)妊娠危险度系数：A. 对照研究显示对胎儿无风险；B. 在人类应用无风险证据；C. 不能排除风险的可能，D. 有明确的风险证据；X. 妊娠期禁忌；ACEI. 血管紧张素转化酶抑制剂。

资料来源：Kealey AJ. 2010.Coronary artery disease and myocardial infarction in pregnancy：a review of epidemiology，diagnosis，and medical and surgical management. Can J Cardiol，26(6)：e185-e189.

指南建议 NSTE-ACS 的患者，如果 LVEF＜0.40，患有高血压、糖尿病、稳定的慢性肾脏疾病患者，除非有禁忌证，否则应随时开始或持续应用 ACEI。如果不耐受 ACEI，可选择 ARB（Ⅰ级，证据水平：A）。醛固酮拮抗剂建议用于心肌梗死后的患者，或 LVEF≤0.40、糖尿病或心力衰竭的患者；但患者应无显著肾功能不全（血肌酐：男性＞2.5mg/dl，女性＞2.0mg/dl）；或使用治疗量 ACEI 和β受体阻滞剂合并高血钾（K^+＞5.0 mmol/L）。

ACEI 或 ARB 在妊娠患者中使用被认为是禁忌的，除非是产后的患者，而且有左心收缩功能障碍、血压仍偏高及合并糖尿病。他汀类适用于各种类型冠心病的1级和2级预防及稳定斑块的治疗。醛固酮拮抗剂不建议在妊娠或哺乳期应用。

抗血栓治疗目前主要有抗血小板和抗凝两种治疗方法，抗血小板的常用药物有阿司匹林、氯吡格雷（妊娠中除了非常必要，如支架置入后）、血小板糖蛋白Ⅱb/Ⅲa受体阻滞剂（妊娠的安全性资料缺乏）。抗凝的主要药物有肝素和低分子肝素。2014 AHA/ACC NSTE-ACS 指南对确诊或可疑 NSTE-ACS 与 PCI 介入治疗患者抗血小板/抗凝的治疗提出建议，见表 8-1-9，指南的建议并没有对妊娠的情况加以说明，表 8-1-9 的内容仅供临床参考。

3. 冠状动脉造影和冠状动脉血运重建治疗　2014 AHA/ACC NSTE-ACS 指南认

表 8-1-9 2014 AHA/ACC NSTE-ACS 指南，确诊或可疑 NSTE-ACS 与 PCI 患者抗血小板/抗凝治疗建议

建 议	剂量与特殊考虑	建议分级	证据水平
阿司匹林			
所有被接收后的患者迅速给予非肠溶阿司匹林	162～325mg	Ⅰ	A
继续无限期给予维持量阿司匹林	81～325mg/d	Ⅰ	A
P2Y12 抑制剂			
不能应用阿司匹林者在氯吡格雷负荷量后每天的维持剂量	75mg	Ⅰ	B
启动了早期介入性治疗或符合缺血性疾病指引策略的患者应用 P2Y12 抑制剂加阿司匹林至少 12 个月以上		Ⅰ	B
氯吡格雷	300mg 或 600mg 负荷量后用 75mg/d		
替格瑞洛	180mg 负荷后 90mg/d，2 次/日		
冠脉支架 PCI 治疗后患者应用 P2Y12 抑制剂(氯吡格雷、普拉格雷或替格瑞洛)连续治疗至少 12 个月以上	N/A	Ⅰ	B
早期介入性治疗或符合缺血性疾病指引策略的患者应用替格瑞洛优于氯吡格雷	N/A	Ⅱa	B
血小板糖蛋白Ⅱb/Ⅲa 受体阻滞剂			
血小板糖蛋白Ⅱb/Ⅲa 受体阻滞剂用于早期的介入性治疗或评估为中/高危的患者(如肌钙蛋白阳性)	优先选择依替巴肽或替罗非班	Ⅱb	B
注射用的抗凝和纤溶治疗			
依诺肝素钠皮下注射可用于住院或接受 PCI 治疗前的患者	1mg/kg，1 次/12 小时，皮下注射；肌酐清除率＜30ml/min 的患者减少至 1mg/(kg·d)；选择性的患者可给予 30mg iv 的负荷剂量	Ⅰ	A
比伐卢定可用于诊断性冠脉造影和 PCI 术前采用早期介入策略的患者	负荷剂量为 0.10mg/kg；负荷后用 0.25mg/(kg·h)同时接受双抗血小板者仅可临时使用 GP Ⅱb/Ⅲa 抑制剂	Ⅰ	B
磺达肝癸钠皮下注射可用于住院或接受 PCI 治疗前的患者	2.5mg/d，皮下注射	Ⅰ	B
使用磺达肝癸钠治疗者在接受 PCI 时会额外附加抗-Ⅱa 的抗凝活性	缺乏有效的资料	Ⅰ	B
静脉注射普通肝素 48h 或至 PCI 前	负荷剂量 60U/kg(最大剂量 4000U)，静脉输注 12U/(kg·h)（最大 1000U/h)	Ⅰ	B
NSTE-ACS 的患者不推荐静脉溶栓治疗	缺乏有效资料	Ⅲ：有害	A

为，NSTE-ACS与稳定型心绞痛患者处理的最主要差别是更趋向于对NSTE-ACS患者实施血管重建术（包括PCI和冠脉旁路术），因为ACS患者很容易由心肌缺血进展为心肌梗死并对生命造成威胁。与药物治疗相比，血管重建术对减轻ACS患者的心绞痛症状（包括再发心绞痛）更为可靠。关于PCI术的考虑，指南认为，与只给犯罪血管PCI术比较，多支血管的PCI术在NSTE-ACS患者冠状动脉血运重建术治疗是合理的（Ⅱb类推荐，B级证据）。

按ESC妊娠心脏病治疗指南推荐，对妊娠患者，非ST段抬高型心肌梗死如果没有风险的威胁，应该选择保守治疗。除非患者经药物治疗或血管再灌注失败，血流动力学不稳定，才应选择介入性的治疗，见表8-1-10。

表8-1-10　2011年ESC妊娠心血管疾病治疗指南/冠状动脉疾病的治疗建议

建　议	建议分级	证据水平
胸痛的妊娠女性应进行心电图和肌钙蛋白的检查	Ⅰ	C
妊娠期STEMI最好选择冠状动脉成形术作为再灌注治疗	Ⅰ	C
无危险临床指标的NSTE-ACS应考虑保守治疗	Ⅱa	C
有危险临床指标的NSTE-ACS（包括NSTEMI）应考虑介入性治疗	Ⅱa	C

国外资料显示，平板运动负荷试验在年轻的妊娠患者仍然有应用价值。如果心脏负荷试验阳性，患者应行冠状动脉造影术，并且计划施行经皮穿刺冠脉介入术（PCI），应用药物涂层可降解支架。选择性PCI应在第一孕季以后进行，术中应小心屏蔽子宫以减少射线的影响。术后应给予氯吡格雷和阿司匹林。PCI术比单纯提高抗心绞痛药物的剂量更有效、更安全。如果需要使用β受体阻滞剂通常用美托洛尔替代阿替洛尔，因为据临床试验发现在高血压的妊娠母亲中使用阿替洛尔有发生低体重儿（其诱因可能是高血压，而不一定是药物）。

冠状动脉造影可以发现一些意外的问题。有川崎病史患者在妊娠期间因冠脉瘤的血栓可导致心绞痛和心肌梗死的发生，并且往往需要外科的处理而不是冠脉成形术。

据报道，成功的冠状动脉搭桥外科手术后，患者仍可以正常妊娠。这种情况可见于某些家族性高胆固醇血症的患者。这些患者及偶有纯合子或联合型纯合子，可因为主动脉根部包括主动脉瓣近端或远端狭窄，而发展为左心室流出道梗阻。外科手术包括带主动脉瓣广泛主动脉根部移植术和冠状动脉再植术。手术通常应在妊娠之前进行。同时也应咨询临床遗传学家。家族性高胆固醇血症为常染色体显性遗传，其纯合子的子代将肯定是杂合子，因而本病的杂合子有50%的机会将疾病遗传至下一代。虽然如此，这些女性患者不容易被识别，目前无任何关于他汀类药物对胎儿造成不良后果的报道。因此，通常建议将考来烯胺（cholestyramine）改变为他汀类。妊娠期患者的冠状动脉疾病可能会进一步加重。

4. 低危患者的处理　患者症状表现和体征较轻，心电图改变不显著，没有心脏生物标志物升高的患者治疗措施是抗血小板，抗缺血，治疗心绞痛症状，提高生活质量，严格控制冠状动脉粥样硬化的危险因素，强化ABCDE的长期预防方案，达到改善预后、延长生存期的主要目标。不稳定型心绞痛患者需要密切随访观察，发现早期不稳定的因素，积极处理。

5. 分娩　据国外的统计，大部分的病例选用阴道分娩（分娩的问题另章讨论）。

【预后】

心绞痛患者多数能生存很多年，但有发生急性心肌梗死或猝死的危险，有室性心律失常或传导阻滞者预后较差，但决定预后的主要因素为冠状动脉病变范围和心功能。左冠状动脉主干病变最为严重，三支血管病变及心功能减退病人的生存率与左主干狭窄相同，左前降支近段病变较其他两支的病变严重。

【疾病预防】

疾病预防参照2011更新的美国心脏病学会(AHA)女性心血管疾病预防指南[Prevention of Cardiovascular Disease in Women—2011 Update: A Guideline From the American Heart Association(AHA)]，见表8-1-11。

表8-1-11　2011更新的美国心脏病学会(AHA)女性心血管疾病预防指南

1. 生活方式干预

吸烟：女性应被劝告不要吸烟，避免进入吸烟的环境，为吸烟者提供咨询、尼古丁的替代物等。药物治疗应结合行为计划或戒烟计划共同进行(Ⅰ类推荐，B级证据)。

体力活动：应建议女性进行中等强度的运动，累计每周至少150min，高强度运动每周75min，或等量的联合中等强度和高强度运动的需氧体力运动；需氧运动应间歇进行，至少间隔10min，最好1周内均匀进行(Ⅰ类推荐，B级证据)。

女性如果每周增加需氧运动到5h，高强度运动每周2h，或两者联合的等量运动，将增加心血管的益处(Ⅰ类推荐，B级证据)。

女性应被建议参与有利于所有肌群的肌肉加强性运动，每周≥2d(Ⅰ类推荐，B级证据)。

需要减重的女性应建议参与中等强度以上的体力运动，在1周大多数时间，最好每天进行的运动累计最少60～90min(Ⅰ类推荐，B级证据)。

2. 心脏康复

全面减少心血管疾病风险的计划，包括心血管疾病或卒中的康复，以家庭或社区为基础、医师指导下的康复运动训练计划，建议向新近急性冠状动脉综合征、冠状动脉血管成形术后、新发或慢性心绞痛、新近发生脑血管事件、周围动脉病变的女性推行(Ⅰ类推荐，A级证据)；向新近或既往有症状的心力衰竭或LVEF≤35%的女性推行(Ⅰ类推荐，A级证据)。

3. 食物摄入

应建议女性摄入丰富的水果和蔬菜，选择粗粮、高纤维食物，多吃鱼，特别是含油的鱼类，至少每周两次。限制摄取饱和脂肪、胆固醇、酒、钠盐和糖，避免反式脂肪酸(Ⅰ类推荐，B级证据)。

注意：建议妊娠女性避免进食高度污染含大量汞的鱼(如鲨鱼、旗鱼、鲭鱼或马头鱼)。

4. 保持或减轻体重

需要维持或要达到理想体重的女性，应进行合适的体力运动、摄入合理的热量、遵循良好的生活习惯。

5. ω-3脂肪酸

高胆固醇和高甘油三酯女性应考虑以鱼类或胶囊制剂(如EPA 1800mg/d)的形式摄取ω-3脂肪酸作为一级或二级预防(Ⅰ类推荐，B级证据)。

注意：不同鱼油产品所含EPA和DHA(有效成分)的量有很大的差异。

6. 干预主要的危险因素

(1)血压

理想水平和生活方式：理想血压<120/80mmHg；鼓励通过采取合理的生活方式如控制体重、增加运动、控制酒精在中量、限制钠盐、摄入丰富的水果和蔬菜、低脂肪的奶制品，以达到理想的血压(Ⅰ类推荐，B级证据)。

药物治疗：当血压≥140/90mmHg(慢性肾衰竭或糖尿病患者的血压≥130/80mmHg)，有药物治疗的适应证。

噻嗪类利尿剂是药物治疗的一部分，适用于大多数患者，除非有禁忌证或其他特殊的血管性疾病对其他的药物有强制性的适应证。伴急性冠脉综合征或心肌梗死的高危患者，起始的治疗应使用β受体阻滞剂和(或)ACEI/ARBs，如果需要可增加其他药物如噻嗪类利尿剂，以达到目标血压(Ⅰ类推荐，A级证据)。

注意：ACEI/ARBs在妊娠期禁忌使用，当女性有怀孕的可能时应谨慎使用。

（续　表）

(2)血脂和脂蛋白水平

理想水平和生活方式：应鼓励女性通过生活方式的途径达到理想的水平：LDL-C＜100mg/dl，HDL-C ＞50 mg/dl，甘油三酯＜150mg/dl，非 HDL-C（总胆固醇减去 HDL）＜130mg/dl(Ⅰ类推荐，B级证据)。

1)高危女性降低 LDL-C 的药物治疗

冠心病患者降低 LDL-C 的药物治疗应与生活方式的途径同步进行，以达到血脂的目标 LDL-C ＜100 mg/dl(Ⅰ类推荐，A级证据)，血脂的目标同样适用于其他动脉粥样硬化的心血管疾病、糖尿病或 10 年绝对危险因子＞20%的患者(Ⅰ类推荐，B级证据)。

2)其他危险女性降低 LDL-C 的药物治疗

LDL-C≥130mg/dl，有多个危险因子或 10 年绝对危险因子在 10%～20%的女性，应用生活方式的途径可达到降低 LDL-C 的目的(Ⅰ类推荐，B级证据)。

LDL-C≥160mg/dl，有多个危险因子或 10 年绝对危险因子＜10%的女性，应用生活方式的途径可达到降低 LDL-C 的目的(Ⅰ类推荐，B级证据)。

LDL-C≥190mg/dl，不管是否存在心血管疾病的危险因子，都需要应用生活方式的途径以达到降低 LDL-C 的目的(Ⅰ类推荐，B级证据)。

年龄＞60 岁，伴冠心病的风险＞10%，如果已通过改变生活方式，无急性炎症过程的表现，hsCRP ＞2 mg/dl，应该考虑应用他汀类药物(Ⅱb类推荐，B级证据)。

3)低 HDL-C 或非 HDL-C 增高的药物治疗

在 LDL-C 达标后的高危女性，如果 HDL-C 过低(＜50mg/dl)，或非 HDL-C 过高(＞130mg/dl)，应用烟酸(niacin)或贝特，将可获益(Ⅱb类推荐，B级证据)。

(3)血红蛋白

糖尿病的女性通过生活方式的干预，结合药物治疗，使患者的 HbA1C＜7%，如果不伴有显著的低血糖，患者将可获益(Ⅲa类推荐，B级证据)。

7. 预防性的药物干预

(1)阿司匹林

1)高危的女性

冠心病的女性，除非有禁忌证，否则应使用阿司匹林(75～325mg/d)治疗(Ⅰ类推荐，A级证据)。

糖尿病的女性，除非有禁忌证，否则使用阿司匹林(75～325mg/d)治疗是合理的(Ⅱa类推荐，B级证据)。

高危的女性，有应用阿司匹林的适应证，但不能耐受治疗，应选择氯吡格雷(clopidogrel)作为取代(Ⅰ类推荐，B级证据)。

2)其他危险等级或健康的女性

使用阿司匹林治疗(81 mg/d 或 100 mg/每隔一天)，对年龄≥65 岁的女性，如果血压已经达标，作为预防缺血性卒中或急性心肌梗死的获益大于胃肠道出血和出血性卒中的风险(Ⅱa类推荐，B级证据)，对年龄＜65岁的女性作为缺血性卒中的预防是合理的(Ⅱb类推荐，B级证据)。

阿司匹林：心房颤动

阿司匹林(75～325 mg)应用于慢性或阵发性心房颤动、对使用华法林有禁忌证或卒中低风险的女性患者(每年＜1%或 CHADS2 积分＜2)(Ⅰ类推荐，A级证据)。

华法林：心房颤动

慢性或阵发性心房颤动的女性，应使用华法林并维持 INR 在 2.0～3.0，除非被认为是卒中低风险者(每年＜1%或高出血风险的患者)(Ⅰ类推荐，A级证据)。

达比加群：心房颤动

对阵发性或持续性心房颤动患者，有卒中或系统性栓塞危险因子，但无置入人工心脏瓣膜或无显著血流动力学影响的心脏瓣膜病，无严重肾衰竭(肌酐清除率 15ml/min)或进行性的肝功能损害(损害基础的凝血功能)，在预防卒中或系统血栓栓塞中，应用达比加群的获益与华法林相当(Ⅰ类推荐，B级证据)。

（续 表）

(2)β受体阻滞剂
所有心肌梗死或急性冠脉综合征后的女性患者，如果左心室功能正常，而且没有禁忌证，应该使用β受体阻滞剂12个月以上(Ⅰ类推荐，A级证据)，或3年以上(Ⅰ类推荐，B级证据)。
左心室功能衰竭的女性应长期应用β受体阻滞剂治疗，除非有禁忌证(Ⅰ类推荐，A级证据)。
左心功能正常的冠状动脉或血管性疾病女性患者应考虑长期给予β受体阻滞剂治疗(Ⅱb级，证据水平：C)。
(3)ACE抑制剂/ARBs
心梗后或已获临床证据的心力衰竭、LVEF ≤40%、有糖尿病的女性患者应使用ACEI(除非有禁忌证)(Ⅰ级，证据水平：A)。
心梗后或已获临床证据的心力衰竭、LVEF ≤40%、有糖尿病的女性患者，如果不能耐受ACEI，应由ARBs替代(Ⅰ级，证据水平：B)。
注意：ACEI/ARBs在妊娠期禁忌使用，当女性有怀孕的可能时应谨慎使用
(4)醛固酮拮抗剂
心梗后，如果没有显著的低血压、肾功能不全或高血钾，并已接受ACEI和β受体阻滞剂治疗、LVEF ≤40%的症状性心力衰竭女性患者，有应用醛固酮拮抗药(如螺内酯)的适应证(Ⅰ级，证据水平：B)

资料来源：J Am Coll Cardiol. 2011,57(12):1404-1423.

三、自发性冠状动脉夹层

自发性冠状动脉夹层(spontaneous coronary artery dissection，SCAD)是一种罕见的非创伤性冠状动脉内膜自发撕裂或冠状动脉壁内出血形成血管夹层的疾病，可造成冠状动脉血流减少或阻断，是年轻女性或妊娠相关急性心肌梗死和猝死的重要原因之一。

【流行病学】

本病自1931年首次报道以来，至今已超过150例妊娠相关自发性冠状动脉夹层的病例先后被报道。这些患者通常较年轻，平均年龄35～46岁，健康且没有合并心血管危险因子。据Branden报道，自发性冠状动脉夹层在妊娠期的发病率为1/20 000分娩～1/30 000分娩。约1/4自发性冠状动脉夹层发生在围生期，最常见于第三孕季，或在产后的早期。资料发现，冠状动脉夹层是围生期心肌梗死的主要病因(50%)，产后发病的患者(34%)多于产前(11%)。本病的死亡率很高，目前的资料显示约为50%。急性期存活患者的长期生存率为85%。猝死是本病常见的表现形式。自发性冠状动脉夹层合并急性心肌梗死的总死亡率超过70%，因此，本病常由尸体解剖所发现。

【危险因素】

有荟萃分析显示，64%(76例)的患者没有任何的危险因子，6%(7例)有多个危险因子，这些危险因子包括抗磷脂抗体(1.68%)、纤维肌性发育异常(0.84%)、缺血性心脏病家族史阳性(5%)、高胆固醇血症(0.84%)、高血压(5.88%)、吸烟(9%)、口服避孕药(0.84%)、危险因子不详(5%)。高龄和经产妇自发性冠状动脉夹层的发生风险更高。另外，自发性冠状动脉夹层与可卡因滥用有关。

【病因与发病机制】

自发性冠状动脉夹层的病因学和发病机制仍然不很明确。本病好发于围生期，提示与激素水平的改变有关，认为黄体激素水平过高导致血管壁的生物化学与结构发生改变，酸性黏多糖的合成减少，可导致胶原合成减少，正常情况下由弹性纤维形成的血管皱褶消失，网状纤维断裂，动脉壁强度减弱，容易造成主动脉撕裂，冠状动脉的撕裂也归因于这一相同的机制。多支冠状动脉撕裂的病变与这种病理改变也相一致。

其他病理生理学的因素是妊娠期血流动力学的应力作用。Heefner 假设，妊娠期血流动力学的应力首先导致内膜破裂，由于妊娠期凝血机制的改变，可导致中膜的迟发性血肿。如果没有内膜的撕裂，原发性的血管滋养血管破裂和继发的出血可以进入动脉的中层，这个病理改变的假设已被提出，并作为自发性冠状动脉夹层的基础病理机制。

其他的假设还包括嗜酸粒细胞的综合作用(由嗜酸性粒细胞释放蛋白酶的松解作用)，有些学者也注意到，自发性冠状动脉夹层受累血管外膜周存在的炎症浸润，炎症浸润使动脉壁的松解蛋白酶释放并导致血管壁脆弱。囊性中膜坏死和胶原代谢的缺陷也可见于一些自发性冠状动脉夹层的患者，如本病可见于马方综合征患者。有病例被认为自发性冠状动脉夹层与抗磷脂抗体具有相关性，与前列环素合成-刺激血浆因子缺乏及脂蛋白(a)的增高有关。

另外，产后使用溴麦角环肽抑乳也被认为可诱发冠状动脉的痉挛而导致动脉壁的撕裂。溴隐亭是多巴胺能药物，已有报道在用于抑制泌乳后会致冠状动脉痉挛和心肌梗死。血管收缩性药物能够使冠状动脉痉挛，并使内皮破损导致血管中层的出血性撕裂、血小板聚集和血栓形成。

非妊娠因素还包括剧烈的体力活动，血流动力学压力增大，特别是与阵痛和分娩过程。

【诊断与影像学诊断】

根据目前的资料，普遍认为，发生胸痛的任何年轻围生期或产后女性都应高度怀疑自发性冠状动脉夹层的可能。如果缺血性心脏事件的可疑指数很高，尽管缺乏任何心脏病危险因子，都应考虑进行紧急的冠状动脉造影。

1. 冠状动脉造影　妊娠相关自发性冠状动脉夹层常发生在正常的冠状动脉，夹层可发生在左冠状动脉，也可在右冠状动脉。女性患者好发于左冠状动脉，但是，男性中约有 2/3 发生在右冠状动脉。Kemineni 等对 154 例自发性冠状动脉夹层病例的综述中显示，左前降支夹层通常好发于女性，占 66%，而男性占 41%。右冠状动脉夹层的患者中，男性占 50%，女性为 28%。

妊娠相关的自发性冠状动脉夹层多位于左前降支，典型的夹层撕裂起始的位点常在冠状窦 0.2cm 以内。冠状动脉造影的影像学表现为：①冠状动脉腔内见随血流漂动的内膜撕裂片；②冠状动脉腔内内膜分离，形成与管腔平行的线形或螺旋线形的影像；③造影剂充盈假腔，假腔扩大，真腔受压变窄、不规则或完全闭塞，假腔内造影剂排空延迟或滞留(图 8-1-3)。

到目前为止，冠状动脉夹层大多是在死亡后被做出诊断的，如果前降支冠状动脉被撕裂，反映患者因前壁心肌梗死而有较高的死亡率，而其他冠状动脉受累则可能有完全不同的后果。在妊娠患者中，夹层撕裂可以表现为单发或多发，也可表现为单支或多支血管受累。有资料统计，左前降支动脉受累的占 41%(49 例)，右冠状动脉受累的占 11%(13 例)，多支血管撕裂的占 35%(42 例)。其他血管受累的发生比例较低，左主干受累为 6%(7 例)，左旋支为 4.2%(5 例)，钝缘支为 0.84%(1 例)。

新近的资料建议，妊娠合并心肌梗死的患者应给予冠状动脉造影，以尽早发现自发性冠状动脉夹层，有利于确定合理的治疗措施。

2. 冠状动脉血管内超声(IVUS)　IVUS 能清晰地显示夹层内膜片，判断夹层撕裂的开口和真假腔，确定夹层的范围、程度和合并的血栓；IVUS 还能发现冠状动脉壁内血肿及其造成的夹层。

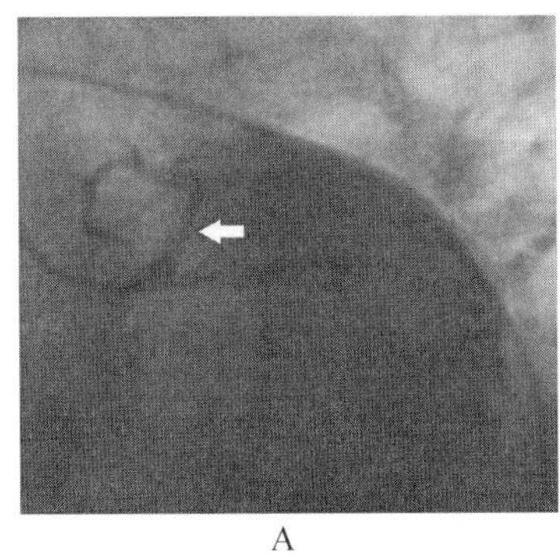
A

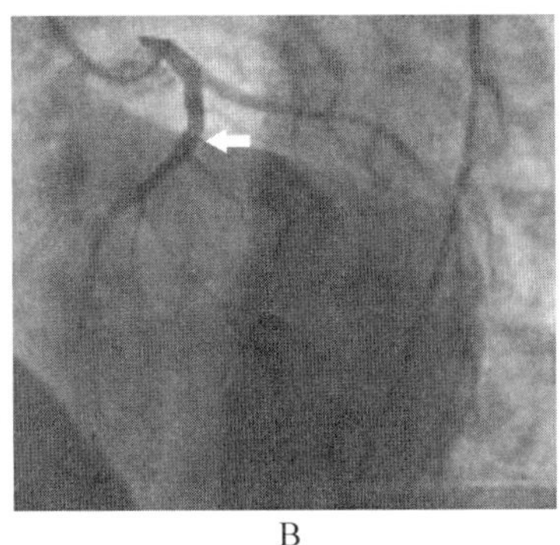
B

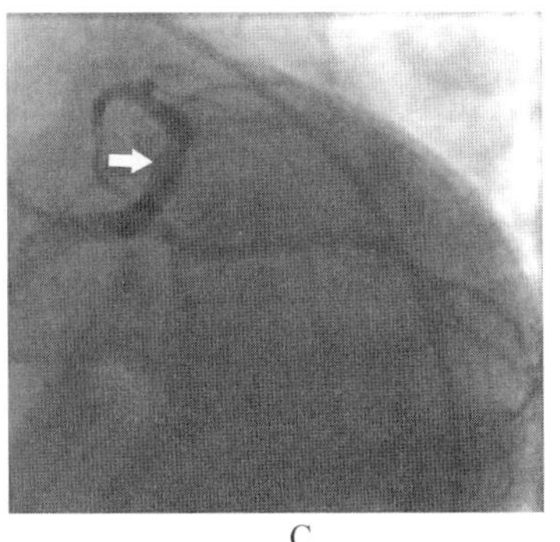
C

图 8-1-3　左冠状动脉造影

ST 段抬高型急性前间壁心肌梗死患者为 28 岁女性，G_3P_3，产后 3 周，反复发作性胸痛伴向左臂放射 1 周。A. 第一次冠状动脉造影显示左冠窦与第一对角支之间的撕裂（箭头）；B. 1 周后再次造影的撕裂部位（箭头）；C. 3 个月后造影的撕裂部位（箭头）

资料来源：Heart Views，2012，13(2)：53-65

3. *多层螺旋 CT 冠状动脉显像*　对冠状动脉夹层的诊断和随访有重要的作用。

【临床表现】

冠状动脉夹层可由于内膜撕裂或血管壁的血肿导致假腔形成，压迫真腔，造成冠脉真腔的狭窄和心肌缺血。最常见的症状为急性冠脉综合征，可表现为不稳定型心绞痛、ST 段抬高型或非 ST 段抬高型急性心肌梗死和心源性休克。无心肌梗死证据的猝死最为常见。表现为心肌梗死的死亡率为 70%。如果能在急性期存活，患者的存活率约有 85%。如果冠脉继发的梗阻为不完全病变，心肌梗死的并发症并不严重，患者多有存活的机会。

【治疗】

自发性冠状动脉夹层治疗的指引仍需进一步建立和完善。目前公布的资料中处理的策略各有不同，包括保守治疗、经皮冠状动脉介入（percutaneous coronary intervention，PCI）、冠状动脉旁路移植术（coronary artery bypass grafting，CABG）和心脏移植。

以下的因素可影响治疗方案的决定，包括患者血流动力学的稳定性、动脉撕裂的位置、受累血管的数量、冠状动脉介入治疗的有效利用度。Mortensen 等提到，应根据冠脉撕裂的位置和范围决定治疗的策略。左主干受累应选择冠状动脉旁路术；左前降支近端，左旋支和右冠状动脉的病变应选择冠状动脉介入治疗，远端冠状动脉的病变采用保守治疗。

1. *保守治疗*　保守治疗中选择的药物包括肝素、β 受体阻滞剂、钙拮抗剂、硝酸酯类、利尿剂；抗血小板治疗包括阿司匹林、氯吡格雷、糖蛋白Ⅱb/Ⅲa 抑制剂。

目前，这些药物在妊娠期应用的安全性证据有限。能在孕期安全应用的药物包括普通肝素和低分子肝素、阿司匹林、β 受体阻滞剂、硝酸酯类、吗啡、呋塞米。ACEI、ARBs 由于对胎儿具有危害，是妊娠期禁忌应用的药物。氯吡格雷在哺乳期不建议使用，在孕期使用的安全性还不清楚。糖蛋白Ⅱb/Ⅲa 抑制剂在妊娠期使用的安全性也还不清楚。

Atay 等认为，已度过急性期，无进行性缺血的证据，或心脏导管检查无显著狭窄的患者，在近期最好选择保守治疗；但是，大多数患者可由于撕裂的扩展，有复发性心绞痛、心肌梗死或猝死发生的可能。

2. 溶栓治疗　在妊娠期，溶栓治疗的应用仍然存在争议。溶栓治疗可以溶解假腔的血栓，从而可以改善真腔的血流。但是，由于溶解假腔的血栓，又可导致已存在的撕裂扩展。妊娠是溶栓治疗的相对禁忌证，应尽量避免应用溶栓治疗。据文献报道，至今，溶栓治疗只占 7.56%(9 例)，非溶栓治疗占 86%(96 例)。

3. 经皮冠状动脉介入(PCI)治疗　单支血管受累，有进行性缺血证据的自发性冠状动脉夹层应选择 PCI 治疗(图 8-1-4)。药物洗脱支架(drug-eluting stents, DES)是否优于裸支架(BMS)还不清楚。但是，所有妊娠期间的 AMI 患者置入的支架均为金属裸支架。药物涂层支架在妊娠期应用的安全性仍然不清楚。接受药物涂层支架的患者需要长期应用氯吡格雷和阿司匹林的联合抗血小板治疗，而伴有心脏疾病患者采用剖宫产分娩的可能性比较高，妊娠期使用药物涂层支架容易发生出血性问题，应尽可能避免。妊娠自发性冠状动脉夹层是罕见的事件，目前还没有相关的临床试验。有报道认为，IVUS 在冠脉介入治疗中的应用有助于准确判断真腔，清晰显示夹层的开口和范围，对指导支架的选择，决定释放的位置，准确覆盖撕裂开口有重要的应用价值。

4. 冠状动脉旁路移植术(CABG)　Paez 等报道 1 例经外科血管成形术心室辅助装置和心脏移植治疗的病例。对左主干撕裂、多支血管撕裂或复杂性病变，或冠状动脉介入治疗失败的患者，应优先考虑冠状动脉旁路移植术。

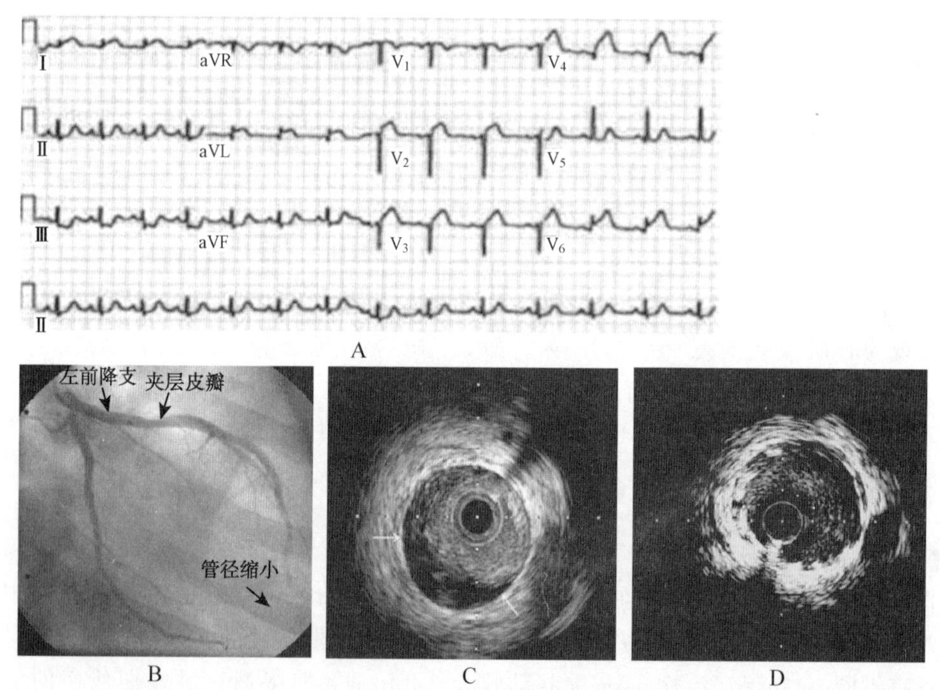

图 8-1-4　患者为 33 岁女性，产后 2 周，冠状动脉左前降支自发性夹层

A. 12 导联心电图显示前侧壁导联 ST 段抬高；B. 右前斜位左前降支显示近端的扩张和内膜有片状拍击物，显著的管径缩小，血管远端血流减少；C. IVUS 在左前降支中部横切面显示血管壁中层与外膜间的夹层(箭头 5 至 9 点之间)；D. 血管内支架置入后 IVUS 显示支架贴壁良好，未见残余夹层

资料来源：J Tehran Heart Cent. 2012，7(2)：78-81

外科心肌血管重建术能使患者获得良好的预后，是多支血管夹层撕裂患者的一线治疗选择。但是，手术中要清楚地确定其真腔仍然很困难，如果移植血管与假腔吻合可能导致不可逆转的心肌缺血和患者的死亡。心脏移植已成功用于冠状动脉撕裂合并严重心力衰竭的患者。

【预后】

一项文献资料分析，31 例妊娠合并冠状动脉撕裂的病例，所有患者被医院收治，其中药物治疗的死亡率是 60%，外科治疗的死亡率为 0%。新近的文献回顾分析了 42 例患者，其中 21 例发生猝死。在心肌梗死后仍能存活 24h 以上的死亡者为继发性冠状动脉撕裂。有 2 例妊娠合并冠状动脉撕裂的心肌梗死患者成功进行了心脏移植。1 例非妊娠的冠状动脉撕裂和心肌梗死患者，血管再成形术失败，术后数天接受了心脏辅助装置治疗。急性期存活的患者如果其后一直没有症状，经药物治疗安全，通常能获得长期生存。

四、冠状动脉栓塞

妊娠期间发生栓塞性心肌梗死的血栓可来自人工瓣膜、二尖瓣狭窄患者左心房的血栓、感染性心内膜炎的赘生物。有报道冠状动脉栓塞的血栓来自围生期心肌病的心室腔内血栓。

据 Celia Oakley 报道，1 例置入人工二尖瓣和主动脉瓣的患者，在发现妊娠后，因自行停止服用华法林后并发前壁心肌梗死。妊娠合并高凝状态容易造成左心房的心耳血栓形成，即使患者仍维持窦性心律。另一例二尖瓣狭窄并宫内妊娠 8 周患者，因为发作性腹痛，被怀疑异位妊娠，后被发现为大范围下壁后壁心肌梗死。超声心动图检查不能预测进一步的血栓发生情况。二尖瓣狭窄减轻后，且又能维持窦性心律就能保证患者在 10 年内的妊娠结局可能会成功。

冠状动脉栓塞是急性心肌梗死中罕见的病因。由于要在急性事件中做出精确的诊断仍然很困难，因此，这种非动脉粥样硬化的冠脉事件的流行病学情况仍然不清楚。通常，在尸体解剖或冠状动脉造影中，有 4%～7% 的心肌梗死为非动脉粥样硬化性的冠脉疾病。在 Prizel 等的一个尸体解剖的研究中发现，419 例心肌梗死的死亡病例中，共有 55 例(13%)显示为冠状动脉栓塞性的梗死。在直接 PCI 中，通过冠状动脉造影可发现远端栓塞形成的征象，可见远端末梢小血管断流的现象，也被认为是一个不良预后的标记。据报道，在继发血栓栓塞急性心肌梗死的病例中，非瓣膜性疾病的心房颤动是最常见的血栓栓塞危险因子。促凝血的状态例如肥胖、妊娠、遗传性易栓症和肿瘤是目前冠状动脉栓塞的重要附加危险因素。冠状动脉血栓栓塞的病因见表 8-1-12。

表 8-1-12 冠状动脉栓塞的病因

心房颤动
心脏外科
冠状动脉粥样硬化
扩张型心肌病
肿瘤栓塞、血栓通过未闭的卵圆孔或房间隔缺损
介入期间的医源性栓塞(气泡、血块、钙化沉积物)
左心室室壁瘤
人工瓣膜的非感染性血栓
感染性心内膜炎的坏死物栓子
肿瘤(心房黏液瘤、乳头状的纤维弹性组织瘤)
瓣膜性心脏病

ST 段抬高型心肌梗死患者，如果合并了血栓栓塞的危险因子，应高度怀疑冠状动脉栓塞(图 8-1-5)，应尽快将患者转送到介入室，应用血栓抽吸装置和血管内超声探查非常重要。据报道，冠脉血管内溶栓或支架置入被认为是血管再灌注的策略。但是，与动脉粥样硬化性的急性冠状动脉综合征比较，目前对冠状动脉血栓栓塞还没有理想的治疗共识。治疗的要点主要在强化抗凝和介入技

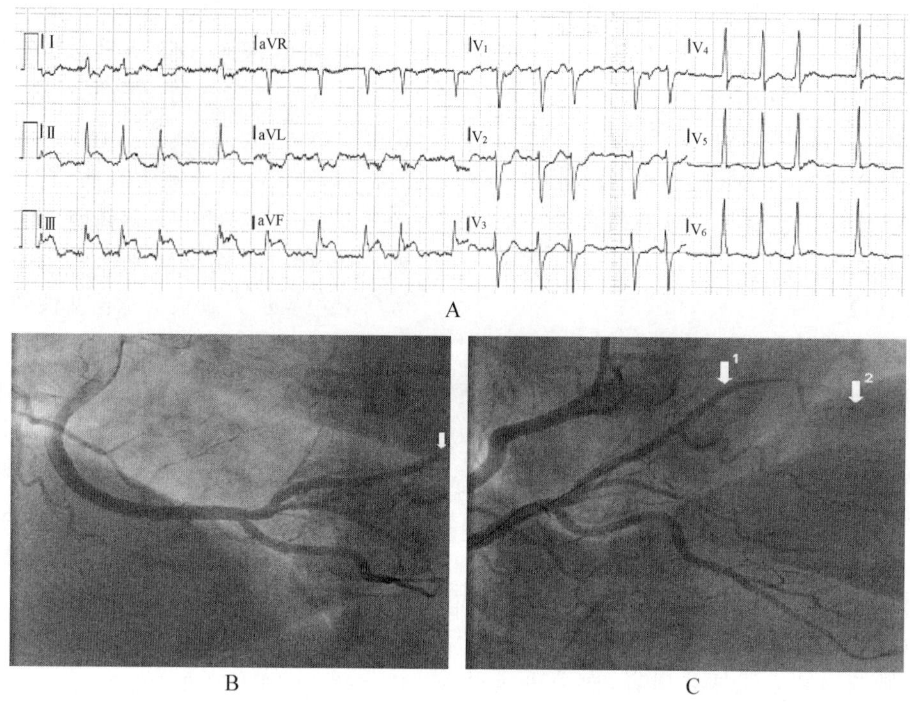

图 8-1-5　66 岁女性高度可疑心房颤动合并冠状动脉栓塞下壁心肌梗死

A. 救护车记录心电图;B. 右冠状动脉造影,左前斜头位,箭头指向末端血管突然堵塞;C. 右冠状动脉造影,左前斜头位,钢丝不能通过堵塞物,可被移动进入更小的右冠后外侧分支,箭头 1 为原堵塞点,箭头 2 为移动后的位点

资料来源:C Camaro,WRM Aengevaeren.2009. Acute myocardial infarction due to coronary artery embolism in a patient with atrial fibrillation. Neth Heart J, 17(7/8): 297-299

术的应用,特别是有适应证的情况下应用血栓抽吸装置。有专家认为,如果心肌梗死的病理基础是血栓栓塞,支架置入也不一定是最理想的血管再通手段。

五、先天性冠状动脉变异

冠状动脉变异(coronary artery anomalies,CAA)是一组先天性冠状动脉疾病的总称,可分为冠状动脉起源异常、冠状动脉内部解剖结构异常、冠状动脉终止异常,其发生率为 1%～2%。冠状动脉起源异常(anomalous origin of coronary artery,AOCA)是指冠状动脉的起始、走行或分布异常。冠状动脉开口的位置发生变异是先天性的冠状动脉在解剖上的变异,一般是由于在胚胎时期的异常发育或发育不完全而造成。根据冠状动脉异常对心肌和循环的影响,患者可无临床症状,或可引起心肌缺血、心绞痛、心肌梗死、心力衰竭或猝死。

先天性冠状动脉异常偶可见于妊娠女性和已经修复的法洛四联症和其他心脏缺损的患者。冠状动脉瘘产生的连续性杂音可能会在产前检查首次被发现。瘘口较大的患者也可能没有症状甚至妊娠期间也没有产生不适。

报道认为,冠状动脉起源异常可导致临床事件的发生,尤其是年轻人猝死的一种冠状动脉变异。2002 年由 DhawanR 报道的一例冠状动脉起源肺动脉异常患者,在有心绞痛、二尖瓣反流、左心衰竭发生前曾两次妊娠。在给予左冠状动脉开口结扎术、内乳动脉与左前降支搭桥术及二尖瓣置换术后患者情况良好。

【冠状动脉的起源异常和走行异常】

1. 流行病学　AOCA 由 While 和 Edwards 在 1948 年首先对其做出描述，人们对其了解是因为 AOCA 引发心肌缺血从而导致猝死。据文献报道，AOCA 的检出率为 0.5%～1.3%。我国吴瑛等报道 22 636 例冠状动脉造影中检出冠状动脉开口起源异常 234 例，总检出率为 1.03%，其中右冠状动脉起源异常 138 例(58.97%)，是涉及起源异常最多见的冠状动脉；左冠状动脉起源异常 89 例(38.03%)。

2. 临床分类及意义　最常见的是冠状动脉起源于对侧冠状窦，包括右冠状动脉起源于左侧冠状窦或左侧冠状动脉近端，左冠状动脉起源于右侧主动脉窦或右侧冠状动脉近端，然后走行于它们正常外周位置，心外膜下层的血管沟内。异常的近端冠状动脉必须横跨至对面，并走行四种不同的路径：①向前绕过右心室流出道(前游离壁路径)；②向后绕过主动脉根部(主动脉后径路)；③走行于主动脉根部和肺动脉干之间(血管间路径)；④室间隔内(间隔路径)。冠状动脉的异常还包括开口变异和瘘管，冠状动脉的发育异常可单独存在，亦可伴有成人先天性心脏病，例如二叶式主动脉瓣和法洛四联症、大动脉转位等。

冠状动脉发育异常的分类：冠状动脉起源和走行异常可无明显的临床症状，但也有发生致命风险的可能。Garg 等根据临床特点进行分类：①良性的冠状动脉发育异常包括并行左主干(左前降支、左回旋支分别开口于左冠状窦)，左回旋支缺如或起源于右冠状窦，或右冠状动脉开口过高、分布正常，左或右冠状动脉开口于后窦，冠状动脉间的沟通，小分流的冠状动脉瘘等；②潜在危险的冠状动脉发育异常，包括冠状动脉起源于肺动脉，左冠状动脉起源于右冠状窦，右冠状动脉起源于左冠状窦，单支冠状动脉，大的冠状动脉瘘等。

冠状动脉发育异常的分类意义：良性的异常是表示冠状动脉血流正常，瘘管的管径较细，分流量较小，不产生明显的血流动力学改变，不引起心肌缺血，故无明显的临床症状和体征，通常在影像学检查中被发现。潜在危险的冠状动脉发育异常可由于冠状动脉走行于主、肺动脉间，受主、肺动脉的压迫，或由于大的冠状动脉瘘增加心脏的负荷，瘘口远端血流大量减少，而使心肌局部供血不足，或由于单支冠状动脉及冠状动脉发育不良等产生明显的血流动力学改变，引起心肌缺血、心绞痛、心肌梗死、心力衰竭或猝死。

3. 检查方法

(1)运动试验：运动平板试验可能是预测冠状动脉异常起源于对侧冠状窦最敏感的手段，检查可导致心排血量增多及非生理性的心动过缓。但是这种反应状态是猝死的潜在诱因。因此，一般禁止做运动试验检查。

(2)超声心动图：心脏超声也是较为理想的无创性诊断冠状动脉先天性异常的检查手段。可用于检测冠状窦畸形，可识别大多数冠状动脉变异，但不能识别直径小于 2mm 的血管。可广泛用于临床，避免放射暴露。但是，据报道，仍有 6%～10%的患者在经胸超声心动图检查无法清晰描绘双侧冠状动脉起源。在诊断的敏感性和准确性上仍有争议。

(3)冠状动脉、左心室和非选择性主动脉根部造影：选择性冠状动脉造影目前是我国成人先天性冠状动脉开口起源和走行异常检出的最主要方法。如果常规方法和造影未能在通常位置发现相应冠状动脉开口或在显示某一冠状动脉分支时在常规区域显影缺如，有可能为冠状动脉起源异常，可行左心室或非选择性主动脉造影判断冠状动脉开口的异常位置。

(4)CT血管成像:有报道,多排螺旋CT血管成像(CTA)在检查冠状动脉起源异常、分布和走行方面优于冠状动脉造影(图8-1-6)。CTA可以提供优秀的空间和时间分辨率,确保可以精确地评价冠状动脉变异的解剖结构。CTA可替代冠状动脉造影,无创、准确地诊断各种冠状动脉先天发育异常及其复杂的畸形,并可立体显示其与心脏、大血管的关系。

(5)MRI:是当前最好的检查手段,可以避免放射暴露和造影剂的使用,可提供优质的成像。在判断冠状动脉起源方面,MRI优于常规血管造影,尤其是检查有先天性缺陷的患者。2010年ACC/AHA指南推荐CTA或MRI作为检查冠状动脉起源异常的Ⅰ类推荐。

4. *治疗* 治疗方案应取决于患者的缺血症状、冠状动脉损害的相关表现和年龄。治疗的方法分为非介入性处理、冠状动脉血管成形术及支架置入术,手术修复。手术方法包括冠状动脉旁路术、冠状动脉去顶术、冠状动脉开口再置术。

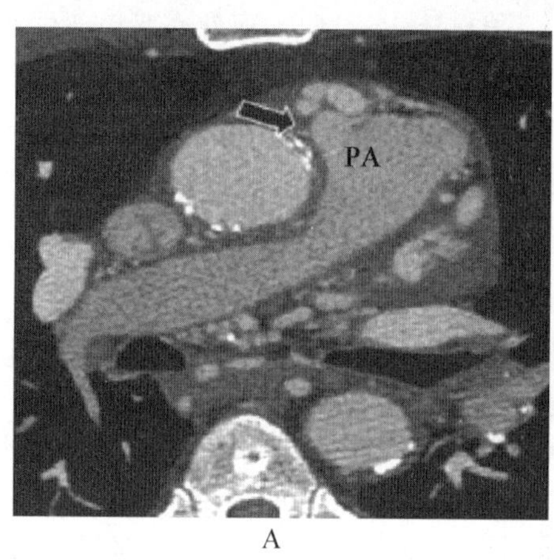

A

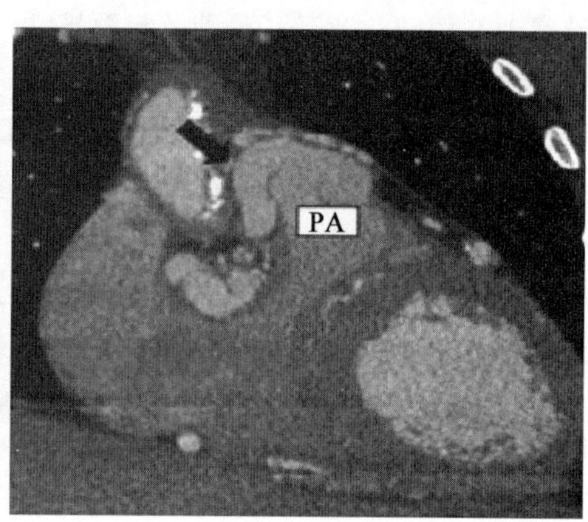

B

图8-1-6 冠状动脉CT成像

A、B图均显示右冠状动脉(黑箭头)异常起源于肺动脉,呈扩张迂曲并有多个侧支改变

资料来源:Mahani,MG Agarwal PP.2011.Coronary artery anomalies on CT angiography. Appl Radiol,40(6):18-25

【先天性冠状动脉瘘】

冠状动脉与心脏4个心腔中的任何一个心腔或靠近心腔的大血管之间存在先天性异常交通,称为先天性冠状动脉瘘(coronary artery fistula)。

先天性冠状动脉瘘占先天性心血管畸形的0.2%~0.25%,占同期先天性心脏病手术的0.2%,属少见畸形。先天性冠状动脉瘘的自然闭合机会极少见。Liberthson等分析173例的资料(平均年龄24岁),6%由于冠状动脉瘘死亡,其中20岁以下患者病死率为1%,而20岁以上成人(平均年龄43岁)病死率为14%。

1. *病因* 先天性冠状动脉瘘同其他先天性心脏病一样,可能因妊娠早期母亲因风疹等病毒感染,营养不良,子宫受到某些物理、化学(包括放射线、药物等)的影响和遗传因素等,使胚胎时期心肌局部区域发育停止在早期阶段,窦状隙持久存在,使冠状动脉与心腔直接交通,形成了冠状动脉瘘。

2. *发病机制* 在胚胎时期,心脏的血流是由心肌中许多内皮细胞所组成的宽大的肌小梁间隙供应。这种类似窦状的间隙与心腔和心外膜血管相通。随着心脏的发育,冠状动脉便从主动脉根部、冠状静脉由冠状静脉窦生长而出，渐分布于心脏表面，而与心外膜血管和心肌间的窦状间隙相通，因心肌的发育生长将窦状间隙逐渐压缩，演变为细小管道，渐形成正常冠状动脉血循环的一部分。当心脏发育障碍时，局部宽大的窦状间隙存留，使冠状动脉系统通过冠状动脉异常的瘘管与心腔异常交通，形成了冠状动脉心腔瘘。其瘘管随着年龄增长逐渐变大，并使冠状动脉直接分流到心腔的血流逐渐增加。

冠状动脉瘘对血流动力学的影响主要取决于瘘的大小和瘘入的部位。瘘入心房者因心房内压力低，房壁薄，扩容性大。因此，由瘘发生的血液分流量比瘘入心室者大。瘘入右心室的分流量比入左心室者多。冠状动脉瘘与右心腔交通者，心脏收缩和舒张期均有左向右分流，增加右心负荷，并使肺血流量增多，但致肺循环血流量/体循环血流量大于1.8者较少。长期左向右分流可导致肺动脉高压。随着年龄的增长可并发充血性心力衰竭。冠状动脉瘘与左心交通者不产生左向右分流，心脏收缩和舒张期血流经瘘管分流入左心房或仅舒张期分流入左心室，均使左心负荷增加。

因部分冠状动脉血流从面对高阻力的心肌血管床转向低阻力瘘管而直接回流入连接的心腔，这种冠状动脉“窃血”现象可减少心肌灌注，使局部心肌供血不足；或因合并冠状动脉瘤形成，在舒张期血液淤积在动脉瘤内，可压迫心肌及远侧冠状动脉致心肌缺血。动脉瘤内可形成血栓，血栓堵塞或脱落可导致远端冠状动脉栓塞及心肌梗死。

先天性冠状动脉瘘的心脏有不同程度的扩大，特别是左心室扩大和肥厚，升主动脉扩张。在心脏表面，异常交通的冠状动脉近侧部扩大曲张、壁变薄，或可形成梭形动脉瘤。

冠状动脉瘘口进入心腔或静脉的类型有：①冠状动脉瘘主干或分支末端瘘管一般为单一瘘口；②瘘支动脉多个瘘口或形成血管丛样变；③ 瘘口位于冠状动脉主支的侧面与心腔形成一侧壁交通，或冠状动脉明显扩张，形成冠状动脉瘤，从心脏表面不能确定瘘口的确切部位和大小。根据瘘管发生的动脉和分流进入的心腔而分为左、右冠状动脉瘘。右冠状动脉比左冠状动脉多，前者占50%～60%，后者占30%～40%，两者同时存在者少，占2%～10%。冠状动脉瘘和心腔连接部位以右侧心腔或其连接的血管居多，约占90%，瘘入左心房、左心室等左心系统者占10%。按瘘口进入心腔部位发生率的多寡，依次为右心室、右心房（包括腔静脉、冠状静脉窦）、肺动脉、左心房（包括近心腔的肺静脉）。瘘入左心室者罕见。

3. 临床表现

（1）症状：大部分患者可终身没有症状。少部分患者的分流量可随年龄的增长而增大，在小儿期，原无症状的患者可在成年后出现。当肺循环血流量/体循环血流量大于1.5时，患者常出现乏力、心悸、劳力性气短或气促、水肿、咯血和阵发性呼吸困难等心力衰竭的表现。冠状动脉“窃血”现象可导致缺血性心绞痛，发生率为6.7%～18.4%，但发生心肌梗死少见。

（2）体征：心前区可闻及2～3级连续性杂音，有时可伴有局部的震颤，杂音的部位与动脉瘘进入心腔的部位有关，一般右心室瘘以胸骨左缘第4～5肋间，右心房瘘以胸骨右缘第2肋间，肺动脉或左心房瘘在胸骨左缘第2肋间较为明显。

4. 并发症　患者可合并充血性心力衰竭、细菌性心内膜炎、心肌梗死或瘘管破裂，或剧烈运动中不明原因的猝死等。

5. 诊断　根据症状、心前区杂音、X线心脏影像、心电图及超声心动图检查，一般可诊断本病，但需与动脉导管未闭、主动脉窦瘤、主-肺间隔缺损及室间隔缺损合并主动脉瓣关闭不全相鉴别，不典型的病例常需多层螺旋CT、电子束CT、磁共振成像、升主动脉造影或选择性冠状动脉造影检查。

6. 鉴别诊断　需要鉴别的主要疾病有动脉导管未闭、主动脉窦动脉瘤破裂、主动脉-肺动脉间隔缺损、高位室间隔缺损伴主动脉瓣关闭不全、左冠状动脉发源肺动脉。

7. 影像学检查

(1)X 线检查:①冠状动脉-右心及肺动脉瘘,属心底部左向右分流。按其分流量的大小,肺血可呈不同程度增多,一般为轻至中度增多,常伴左心房或右心室增大,升主动脉弓部常较膨凸。②冠状动脉-左侧心腔瘘,无肺血增多征象。血流动力学相当于主动脉瓣反流。分流量较大者左心室呈中至高度增大,升主动脉弓部膨隆,心脏搏动增强呈"陷落脉"。③某些纡曲扩张的冠状动脉(尤其右侧),可构成心影边缘或形成向外的异常膨凸,少数病例瘤样扩张的冠状动脉可见钙化。少量分流者 X 线表现可属正常范围。

(2)超声心动图检查:二维超声心动图能够清楚地显示扩张的冠状动脉,追踪冠状动脉的走向,同时用彩色多普勒观察、发现瘘口的所在部位,二维超声心动图与彩色多普勒相结合,能准确地诊断本病。

(3)心血管造影检查:升主动脉造影应属首选,粗大的冠状动脉瘘需选择性冠状动脉造影。主要的征象:①受累冠状动脉多纡曲扩张或呈瘤样扩张,形成梭囊状动脉瘤。与心腔或大血管相通的瘘口一般为单个,局部呈瘤样扩张,少数可见两个或以上的多个瘘口;②某些冠状动脉瘘,其冠脉尤其分支不扩张或轻度纡曲扩张,末端多发的微小血管网与心腔相通。

(4)CT 成像:多层螺旋 CT 可以清楚显示冠状动脉瘘的起源、管腔形态、瘘口的大小、数量及汇入心腔的准确解剖位置,对先天性冠状动脉瘘有较高的诊断价值,尤其对诊断并发动脉瘤和心内外畸形的冠状动脉瘘更有价值,是无创性诊断本病的可靠方法(图 8-1-7)。

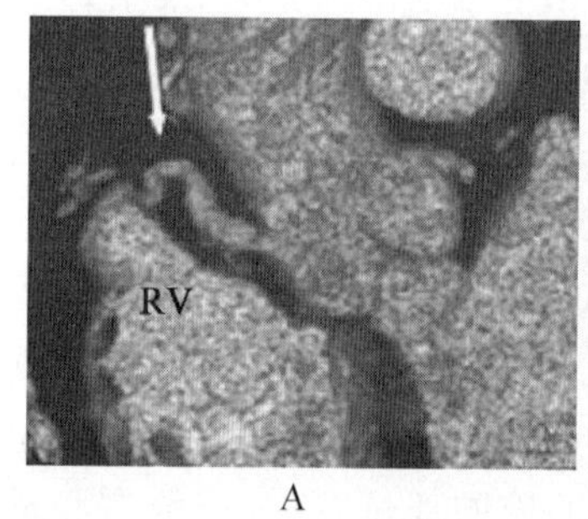

A

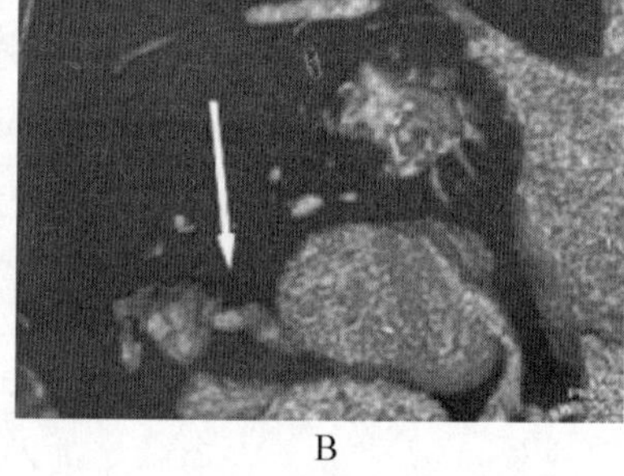

B

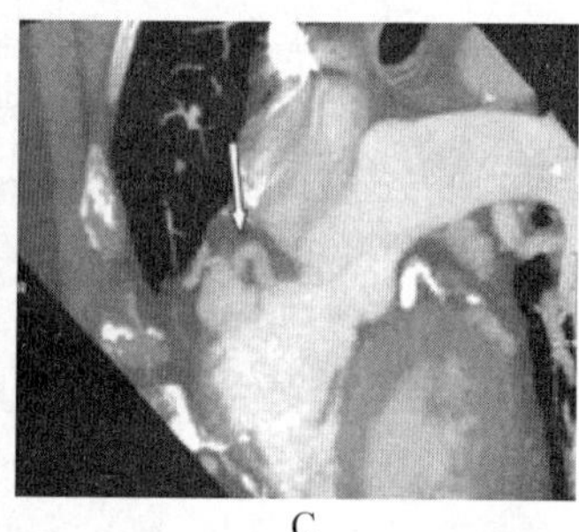

C

图 8-1-7　冠状动脉心室瘘 CT 成像

A、B. 容积再现(volume-rendered, VR)成像;C. 斜位重建影像,箭头显示右冠状动脉瘘入右心室,瘘管呈扩张和迂曲

资料来源:Mahani MG, Agarwal PP. 2011.Coronary artery anomalies on CT angiography. Appl Radiol, 40(6):18-25

8. 治疗　冠状动脉瘘可随年龄增长而出现较多的并发症,如充血性心力衰竭、细菌性心内膜炎、心肌梗死或瘘管破裂、剧烈运动中不明原因的猝死等,故应在儿童期给予手术治疗,合并其他先天性心脏病可同期手术治疗。

(1)手术适应证:充血性心力衰竭或心绞痛者有明确的手术适应证。对无症状的婴幼儿患者,可延缓手术。分流量较小,肺循环血流量/体循环血流量在 1.3 以下或高龄的无症状患者可以不手术,但对无症状者的手术问题尚有争论。建议早期手术者认为,先天性冠状动脉瘘的自然闭合率低,血流动力学变化和冠状动脉"窃血"现象常在大龄儿童或成年期出现。冠状动脉瘤形成、细菌性心内膜炎及心力衰竭等并发症将随年龄的增长而增加。早期治疗，尤其在无症状青少年患者，关闭瘘口可消除分流，改善心肌供血，预防症状的发生和并发症。

此外，冠状动脉瘘合并冠状动脉瘤患者应及早手术治疗。因瘤体大压迫心肌及远侧冠状动脉致心肌缺血、心脏扩大，甚至发生心力衰竭。如果动脉瘤内血栓形成，可导致血栓脱落、冠状动脉栓塞和心肌梗死。

(2)手术方法：手术治疗的目的是选择性关闭瘘管而不损害正常的冠状循环。部分畸形可不需体外循环关闭瘘口，需在体外循环下修补的情况有：心脏后方的瘘，显露困难，如右心室流入道、冠状静脉窦或心室后壁瘘；冠状动脉显著扩张或合并冠状动脉瘤时从心表面不能确定瘘口的确切部位需切开扩张的冠状动脉或切开冠状动脉瘤闭合瘘口；从心腔内进行瘘口关闭。常用的手术方式包括：

1)瘘支动脉结扎术：对冠状动脉主支末端瘘和分支末端瘘，可以结扎或缝扎处理。但是，因为该术式有潜在心肌梗死之虑，有医生主张放弃。

2)冠状动脉下切线缝合术：对起自冠状动脉主干或主分支的侧面瘘，在瘘处的冠状动脉下面做数个切线褥式缝合，采用经心肌贯穿瘘管的带垫片褥式缝合结扎，可防止撕裂心肌并牢固地关闭瘘口，而冠状动脉的管腔仍能保持通畅。

3)经心腔内瘘口修补术：位于心脏后面的瘘或瘘口不易接近，显露不良时，可在体外循环下切开瘘入的心腔，经心腔内关闭瘘口。

4)切开扩张的冠状动脉或冠状动脉瘤瘘口修补术：瘘支动脉显著扩张或合并巨大冠状动脉瘤患者，从心脏外表不能确定瘘口，可在体外循环下靠近瘘口纵行切开扩张的冠状动脉或动脉瘤，直视下进行瘘口缝合补片修补冠状动脉近端主干瘤样瘘或合并巨大冠状动脉瘤修补术，如果该手术方式可引起远侧冠状动脉循环障碍，应同时做主动脉-冠状动脉旁路移植术，以保持远侧心肌血液供给。例如，做冠状动脉瘤切开清除血栓，修补瘘口，同期做冠状动脉旁路移植术或做冠状动脉瘤切除、大隐静脉移植术。

(3)并发症：残余瘘和心肌缺血是最常见的并发症，早年发生率约为4%和3.7%，自2005年来采取褥式带垫片缝合或补片修补后发生率已下降。如果出现上述并发症可做术中超声心动图和心电图进行诊断，再行手术治疗。

9. 预后及预防　冠状动脉瘘手术治疗效果良好，手术死亡率低于2%，术后心肌梗死发生率约3%，术后残余瘘或复发率约4%。中国医学科学院阜外医院32例冠状动脉瘘手术治疗，无手术死亡，无术后心肌梗死发生，术后残余瘘1例，经2次手术治愈，其中25例随访时间平均4.5年，手术优良率96%，无晚期死亡。

针对致病因素进行预防，大力提倡优生优育，妊娠早期避免病毒感染，减少子宫受不良物理和化学因素的影响，必要时进行产前遗传学或染色体检查。

治疗据病情而定，分流量小，无临床症状者，可不必手术治疗，但需预防感染性心内膜炎；有症状者一般主张尽早手术，结扎或修补瘘口，亦可将永久性栓堵药物经导管注入将瘘口阻塞，术后症状可望缓解；对因某些原因不宜手术者可采取药物对症治疗。

第二节　妊娠合并ST段抬高型急性冠脉综合征

急性冠脉综合征(acute coronary symdrom，ACS)发生在孕龄女性很罕见，包括急性ST段抬高型ACS(STE-ACS)和非ST段抬高型ACS(NSTE-ACS)。2012年ESC妊娠心脏病治疗指南引用了急性ST段抬高型ACS(ST-elevation ACS,STE-ACS)的提法。妊娠期和围生期的急性心脏事件主要为STE-ACS,表现为ST段抬高型心肌梗死(STEMI)。在妊娠期和产褥期ACS的诊断标准与非妊娠患者相同,主要由胸痛、心电图的改变和心肌分子标志物组成。ACS的病理基础主要为易损或高危斑块导致不同程度的心肌缺血,但在妊娠期,缺血性心脏事件的发生并不都是这样,自发性冠状动脉夹层、冠状动脉栓塞、冠状动脉痉挛等也构成妊娠期ACS发生的病理机制。据报道妊娠期T波倒置出现在非缺血性心脏情况有增多的趋势,但是,如果患者的肌钙蛋白I(nTnI)水平增高,应注意考虑缺血性心脏病的可能,也要注意避免把患者的胸痛症状归因于妊娠的其他问题而延误诊断的时机。

据Angela的资料,随着孕妇年龄和妊娠次数的增加,另外由于生殖技术的发展,使更多大龄女性妊娠,因此,冠状动脉疾病的发生率也会增加。据统计,孕期发生STEMI的风险可增加3～4倍。因此,无论在全球或我国,孕期间发生STEMI的风险还将会继续增加。资料显示,与妊娠相关的STEMI孕产妇有较高的死亡率和较高的胎儿丢失率。近十年,由于STEMI的诊断和治疗已有很大的进步,包括孕期STEMI患者在内,其预后已获显著的改善。

【流行病学】

1. *发病率* 妊娠过程中发生心血管并发症的事件较罕见,Angela的资料显示,妊娠期急性心肌梗死(acute myocardial infarction,AMI)主要为STEMI,其发病率为(0.6～1)/10 000妊娠。妊娠心血管并发症的发生率为0.4%～4%。Ladner等的荟萃分析中,根据美国加州1991～2000年出院患者的统计,急性心肌梗死发病率为1/35 700分娩。James等对2000～2002年美国全国范围住院患者的调查显示,所有妊娠相关的出院患者中,AMI的患者共859例,发病率为1/16 129分娩。James等的资料显示出较高的发病率,反映了妊娠AMI的诊断能力有了较大的提高,以及发病患者数量的增加。Ladner等2005年发表的一个超过10年的有关妊娠和产褥期AMI的研究报道显示,在研究的最初一年的发病率为1/73 400分娩,在最后一年为1/24 000分娩。

目前,我国妊娠合并STEMI的发病率尚无确切的统计学数据。据广州重症孕产妇救治中心统计,2003年1月1日至2011年7月31日,该院分娩数为21 486例,妊娠合并急性心肌梗死共2例,发病率为1/10 743分娩(0.93/10 000分娩),与国外报道的数据相近。

2. *病因与危险因素* 孕产妇合并AMI的风险是生育年龄非妊娠女性的3～4倍,影响其风险的因素是多方面的(表8-2-1～表8-2-3)。据Hankins等的回顾性分析,在70例妊娠合并AMI的病例中,只有9例的病因为动脉粥样硬化。在一个关于125例妊娠相关AMI的回顾分析中,有冠状动脉形态学改变的共有68例,43%的患者被发现伴或不伴有冠状动脉内血栓的动脉粥样硬化,有明确或可疑冠状动脉内血栓但无动脉粥样硬化证据的患者为21%,冠状动脉夹层撕裂的占16%,痉挛的占1%,冠状动脉剖析正常的占所有患者的29%。冠状动脉剖析正常的原因可能包括有血管造影术或尸体解剖的时间过于延后,冠状动脉撕裂已复原,血凝块溶解,冠状动脉痉挛。

(1)动脉粥样硬化:冠状动脉粥样硬化是妊娠期心肌梗死的主要病因。孕期缺血性心脏病的危险因子与一般人群常见的危险因子相同。年轻女性的常见心脏病危险因子包括动脉粥样硬化疾病的家族史、血脂代谢异常、糖尿病、吸烟、曾使用口服避孕药(表8-2-4)。资料显示,在冠状动脉粥样硬化患者中,45%吸烟,24%血脂异常,22%有AMI家族史,15%有高血压,11%有糖尿病。

表 8-2-1 妊娠或产后心肌梗死的易患因素或特殊病因

自发性冠状动脉撕裂
高凝状态
　冠状动脉血栓形成
　遗传性血栓形成倾向
　冠状动脉栓塞
　　来自人工二尖瓣或主动脉瓣
　　来自二尖瓣狭窄患者的左心房
　　来自伴围生期或其他原因心肌病患者的左心房或左心室
　　来自先天性心脏病患者房间隔缺损或卵圆孔未闭患者的逆行血栓
　　来自葡萄胎或绒毛膜癌患者胎盘的栓子
子宫收缩剂
　麦角衍生物
　溴隐亭
先兆子痫

资料来源：Celia Oakley. 2007. Coronary artery disease. In：Celia Oakley ed. Heart Disease in Pregnancy.2nd ed. Malden：Blackwell Publishing，204.

表 8-2-2 妊娠合并心肌梗死的发病因素或联合发病因素

冠状动脉粥样硬化
冠状动脉炎
　结节性多动脉炎
　抗磷脂综合征
　斯蒂尔病
　Takayasu's 动脉炎
　陈旧川崎病
　Behcets 病
冠状动脉栓塞
　感染性心内膜炎
　左心房黏液瘤
可卡因滥用者
嗜铬细胞瘤

资料来源：Celia Oakley. 2007. Coronary artery disease. In：Celia Oakley ed. Heart Disease in Pregnancy.2nd ed. Malden：Blackwell Publishing，204.

表 8-2-3 妊娠相关急性心肌梗死的临床情况和风险

临床情况	OR(95% CI)	P
高血压	11.7(6.9～21.2)	<0.01
血栓形成倾向(包括血栓症的病史和抗磷脂综合征)	22.3(8.2～61.1)	<0.01
贫血	2.0(1.3～3.2)	<0.01
糖尿病	3.2(1.5～6.9)	<0.01
偏头痛	4.2(1.0～17.1)	0.05
吸烟	6.2(4.1～9.5)	<0.01

资料来源：James AH，Jamison MG，Biswas MS，et al. 2006. Acute myocardial infarction in pregnancy：a United States population-based study. Circulation，113：1564-1571.

表 8-2-4　103 例妊娠合并心肌梗死患者的部分资料

Variable	产前组 (n=46)	围生期组 (n=22)	产后组 (n=35)	合计 (n=103)
平均年龄(±SD,岁)	33±6	32±5	34±5	33±5
年龄范围(岁)	19～45	24～44	22～43	19～44
前壁 MI[n/n(%)]	30/41(73)	16/22(73)	27/31(87)	73/94(78)
经产妇[n/n(%)]	27/37(73)	6/13(46)	19/29(66)	53/80(66)
高血压(%)	18	15	11	15
糖尿病(%)	13	10	11	11
吸烟(%)	62	15	43	45
心肌梗死家族史(%)	33	5	18	22
高脂血症(%)	23	15	32	24
先兆子痫(%)	2	7	9	6
MI 后合并充血性心力衰竭或心源性休克,[n(%)]	2(4)	3(14)	4(11)	9(9)
冠状动脉解剖[n(%)]	41(89)	21(95)	34(97)	96(93)
狭窄	25(54)	6(27)	10(29)	41(40)
夹层撕裂	5(11)	11(50)	12(34)	28(27)
血栓	2(4)	1(5)	5(14)	8(8)
痉挛	1(2)	0	1(3)	2(2)
栓塞	2(4)	0	0	2(2)
正常	6(13)	3(14)	4(11)	13(13)
死亡[n(%)]				
孕产妇	4(9)	4(18)	3(9)	11(11)
婴儿	5(11)	1(5)	—	6(9)[(1)]

注:(1)66 例产前或围生期急性 MI 患者中的 6 例;MI. 心肌梗死(myocardial infarction)。

资料来源:Arie Roth,Uri Elkayam. 2008. Acute myocardial infarction with pregnancy,JACC,52:171-180.

在孕期,血脂代谢障碍对孕妇可能有不良的影响。妊娠可以加剧总胆固醇、低密度脂蛋白胆固醇和甘油三酯水平的增加,高密度脂蛋白胆固醇的水平显著下降。

有人统计,许多年轻的工作女性仍然饮食不良、吸烟、驾驶、惯于久坐、缺少运动、高血压、高胆固醇,这些因素均使冠状动脉粥样硬化出现在孕龄女性,并使冠状动脉疾病首次在妊娠过程中发生。与此相反,全职家庭主妇和母亲却可以有更多的活动机会。

基因和环境因素两者都非常重要,家族性高胆固醇血症可以产生早发的冠状动脉粥样硬化,以及较早发生心绞痛和心肌梗死。

目前,在发达国家的大多数人仍然不清楚冠状动脉疾病是女性死亡的最常见病因,他们认为冠状动脉疾病仅限于绝经后的女性，甚至一些健康工作者也仍然保留这种观点。这些误解导致女性认为她们能够安全地推迟妊娠，并可以减少冠状动脉疾病的风险。

(2)自发性冠状动脉夹层：自发性冠状动脉夹层是妊娠相关 AMI 患者的另一个主要病因之一，但作为 AMI 的病因，在非妊娠人群中很罕见。

本病好发于围生期，提示与激素水平的改变有关，认为黄体激素水平过高导致酸性黏多糖的合成减少，胶原合成减少，动脉壁强度减弱，容易造成主动脉撕裂或自发性冠状动脉夹层。

其他病理生理学的因素是妊娠期血流动力学的应力作用，嗜酸粒细胞的综合作用(由嗜酸粒细胞释放蛋白酶的松解作用)，与抗磷脂抗体具有相关性，与前列环素合成-刺激血浆因子缺乏，脂蛋白(a)的增高有关。

产后使用溴麦角环肽抑乳被认为可诱发冠状动脉痉挛并致动脉壁撕裂。血管收缩性药物能使冠状动脉痉挛，并使内皮破损导致血管中层的出血性撕裂、血小板聚集和血栓形成。

孕期其他因素还包括剧烈的体力活动，血流动力学压力增大，特别是阵痛和分娩过程。

(3)冠状动脉血栓形成和栓塞：约 8%的患者为无动脉粥样硬化疾病的冠状动脉血栓形成，最好的解释是在妊娠的状态下凝血和纤溶系统的改变，组织纤溶酶原激活物(tPA)释放减少，tPA 的抑制物增加，凝血因子的水平增加，具有功能的 S 蛋白水平减少，导致形成高凝状态。据报道，妊娠吸烟患者由于血小板聚集力增强，45%的患者血栓症的风险增加。

孕期栓塞性心肌梗死的血栓可来自人工瓣膜、二尖瓣狭窄和心房颤动患者左心房的血栓、感染性心内膜炎的赘生物。有报道冠状动脉栓塞的血栓来自围生期心肌病的心室腔内血栓、先天性心脏病患者房间隔缺损或卵圆孔未闭患者的逆行血栓、左心房黏液瘤、羊水栓塞、来自葡萄胎或绒毛膜癌患者胎盘的栓子等。

(4)冠状动脉痉挛：据研究统计，约 13%的妊娠相关 AMI 患者的冠状动脉可被发现为正常。笔者认为，短暂的冠状动脉痉挛可能是最好的解释，其原因是冠状动脉对血管紧张素Ⅱ和去甲肾上腺素的反应性增强，或由于内皮功能异常。冠状动脉痉挛的其他可能的原因包括：①由于仰卧位子宫的灌注减少，肾素释放和血管紧张素产物生成增加；②用于控制产后或流产后出血和抑制泌乳的麦角衍生物的应用。

(5)高龄妊娠和经产妇：随着职业女性推迟妊娠和生育，孕龄女性发生心绞痛和 AMI 的危险因素仍在增高，高龄妊娠的人口比例也在增加，经产妇的发病最为常见(66%)。心肌梗死的风险可以伴随孕产妇的年龄而显著增加，资料显示，30～34 岁的孕产妇为 8.8/100 000 次妊娠，35～39 岁为 19.0/100 000次妊娠，40 岁以上为 30.2/100 000 次妊娠。Arie 的资料中，患者的年龄在 19～44 岁，72%的 AMI 孕产妇年龄大于 30 岁，38%的年龄大于 35 岁。据报道，我国1995～2011 年发生急性心肌梗死的妊娠女性共 13 例，年龄在 24～42 岁；大于 30 岁的患者共 10 例(77%)；大于 35 岁的患者共 10 例(38%)，与国外的年龄结构相近。

(6)先兆子痫：先兆子痫与内皮功能损伤有关，已被确认为妊娠期心肌梗死和远期心血管疾病死亡的危险因子，其临床背景与妊娠期急性心肌梗死强烈相关。有研究报道，死于子痫患者心肌收缩带坏死的情况比对照组显著增加，提示冠状动脉痉挛的情况在子痫患者中较常见。

(7)妊娠期血流动力学改变：妊娠的正常生理改变可以使基础的冠状动脉疾病加重。在妊娠期间血容量、心搏出量和心率显著增加，心肌耗氧量增加；生理性的贫血和舒张压降低可以减低心肌氧的供应。

在产褥期，由于回流心脏的静脉血流量增加，腔静脉受压解除，子宫收缩排空的血流转流进入系统循环，血流动力学的负荷增加。

在阵痛和分娩中，焦虑、疼痛、子宫收缩可使心肌耗氧增加 3 倍，心肌缺血可加重。

(8)其他易患因素或特殊病因(表 8-2-1)：妊娠相关心肌梗死的其他易患因素或特殊病因包括冠状动脉痉挛(自发性或诱导性)、血栓性栓塞、血管炎(川崎病)，胶原血管病(马方综合征)、羊水栓塞和嗜铬细胞瘤。

曾做过纵隔放疗的患者，数年后可伴发冠状动脉狭窄和继发动脉粥样硬化，结节性多动脉炎伴冠状动脉炎、抗磷脂综合征、斯蒂尔病(Still's disense)和以前曾患川崎病的患者都可以发生冠状动脉血栓。

甲基麦角新碱可用于诊断冠状动脉痉挛的激发试验，也有产后应用甲基麦角新碱发生急性心肌梗死的一些病例报道。

(9)种族或种性：据报道，心肌梗死的风险在不同种族或种性之间有差异，黑种人女性的风险率最高，为 11.4/100 000，白种人和拉丁人种的女性分别为 7.6/100 000 和 4.2/100 000。

(10)输血输液，产后感染：妊娠期间输血输液，产后感染等被认为是孕产妇 AMI 的显著危险预测因子。

(11)可卡因滥用：可卡因滥用情况正在增加，少数年轻女性的心肌梗死患者，无显著的冠心病危险因素，但被怀疑与可卡因滥用有关。其发生机制可能为药物导致强烈的冠状动脉痉挛，有时可并发冠状动脉夹层和血栓形成。

冠状动脉疾病的高危患者在孕前应进行非介入性的筛查，在受孕前必须合理控制血管危险因子包括高血压和糖尿病。

3. 死亡率　妊娠合并急性心肌梗死的病死率为 5.1%～37%。大多数的孕产妇死亡发生在急性心肌梗死的初期或在发病后的 2 周内，常与分娩有关。围生期被诊断为 AMI 女性患者的死亡率高于产前或产后。Arie 的荟萃分析中共包括从 1995～2005 年 12 月的 95 例患者，其中孕产妇死亡 11 例，死亡率为 11%。除 1 例死于心脏外科手术期间和另一例死亡发生于心导管术期间，其余的孕产妇死于心肌梗死的发病期间。Ladner 等报道的情况相同。在 Arie 的资料中，1 例患者的发病与妊娠期间应用间羟叔丁肾上腺素中止早期子宫收缩有关，2 例与产后应用溴麦角环肽回奶有关，1 例与分娩后马上应用麦角胺有关。Roth 与 Elkayam 提供的资料中，1 例患者在前间壁心肌梗死 2d 后的冠状动脉造影显示广泛的冠状动脉夹层撕裂，并导致母亲和胎儿的死亡；围生期的死亡率为 18%，高于产前(9%)或产后(9%)。Arie 早期资料的死亡率为 21%，其他学者的报道为 38%。新近 Ladner 的报道为 7.3%，James 的报道为 5.1%。近期的资料可能反映了近十年妊娠相关 AMI 患者的预后有了很大的改善。

Arie 的报道显示，胎儿的死亡率为 9%(6/68)，Angela 的报道显示，死胎的发生率为 12%～34%，主要与孕产妇的死亡有关。如果孕产妇能存活，胎儿的预后通常良好。

【诊断】

妊娠女性 AMI 患者的常规诊断标准与非妊娠患者相同，主要包括症状、心电图和心脏的标志物。但是，在妊娠期间，某些诊断方法的选择受到胎儿安全性的影响，诊断的指标也会受到正常妊娠的生理改变的影响。

1. 临床表现

(1)主要症状

胸痛：胸痛为急性心肌梗死最常见的症状。我国报道的妊娠急性心肌梗死的患者大多数都以胸痛为首发症状，胸痛可在情绪激动后、做家务时、大便后，也有患者在睡眠中突然出现。胸痛可为胸骨后或心前区的疼痛，有压迫感，多为剧烈疼痛或闷痛。胸痛可为持续性或间歇性，或经休息不能缓解，并向左肩、右肩和背部放射。当孕产妇出现的胸痛等症状时，常被归因于妊娠，延误了诊断心肌梗死的时机。

胃肠道症状：严重胸痛的心肌梗死孕产妇超过50%可出现恶心、呕吐。有心肌梗死患者的发病以上腹痛为主，容易误诊为急腹症。

心律失常：心律失常在急性心肌梗死患者中极为常见，70%～90%的患者可发现不同类型的心律失常，是心肌梗死早期死亡的主要原因。心律失常可包括快速性的期前收缩、室上性心动过速、室性心动过速、心房扑动、心房颤动和心室颤动；或者缓慢性的窦性心动过缓、窦性停搏和各种类型的传导阻滞。有心肌梗死合并三度房室传导阻滞的孕妇以突然出现胸闷、气促、肢端发绀、手足冰冷为首发症状，相当部分的急性心肌梗死患者因心律失常而发生猝死。

急性心力衰竭和心源性休克：是急性心肌梗死的严重合并症。多为左心衰竭，右心室梗死时可出现右心衰竭、血压降低，而肺部啰音和呼吸困难不明显。我国何社红报道一孕38周患者大便后出现胸闷、气促、面色苍白、咳嗽、咳白色泡沫痰、烦躁不安，血压降至75/50mmHg，心率145次/分，心音减弱，双肺可闻及大量湿啰音，诊断急性广泛前壁心肌梗死，急性左心衰竭，在持续性硬膜外麻醉下行紧急剖宫产，术后患者血压持续下降，抢救无效死亡。

全身症状：常见有发热、出汗、剧烈疼痛者多为大汗淋漓、全身乏力等。

其他症状：患者可有烦躁不安，严重的患者有恐惧或濒死感，少数患者可以发生晕厥为起始症状，或伴有轻度的意识迟钝。

(2)体征：急性心肌梗死患者的体征与梗死的范围和并发症的情况而有不同的表现。妊娠期急性心肌梗死的早期体征常被误以为是妊娠的症状和正常的体征，容易被忽视。

一般表现：急性心肌梗死患者多有焦虑和痛苦表情。合并心力衰竭患者呈半坐位或端坐呼吸，心源性休克患者常面色苍白、发绀、表情淡漠、肢冷出汗，常呈卧位。

血压和心率：前壁梗死的患者多表现为交感神经亢进，心率增快，血压升高。下壁梗死多为副交感神经亢进，可表现为窦性心动过缓、血压下降。心排血量明显降低时，血压会显著下降。大面积心肌梗死可导致血压显著下降和心源性休克。

体温：多数患者在心肌梗死后24～48h可有轻中度的体温升高，可持续数天。

胸部体征：左心功能不全的患者肺部可听到湿啰音或哮鸣音。肺部湿啰音的变化是心肌梗死患者心功能Killip分级的主要依据。

心脏体征：梗死面积不大的患者心脏多无扩大，但合并高血压或心力衰竭的患者，心脏可向左扩大，心脏浊音界可轻度至中度增大。心率增快或减慢，心尖区第一心音减弱，可出现第三或第四心音奔马律。10%～20%的病人在发病后2～3d出现心包摩擦者，多在1～2d消失，少数持续1周以上；发生二尖瓣乳头肌功能失调者，心尖区可出现粗糙的收缩期杂音；发生心室间隔穿孔者，胸骨左下缘出现响亮的收缩期杂音。发生心律失常、休克或心力衰竭者出现有关的体征和血压变化。

(3)并发症

乳头肌功能失调或断裂：乳头肌因缺血、坏死等而收缩无力或断裂，造成二尖瓣关闭不全，心尖区有响亮的吹风样收缩期杂音，容易引发心力衰竭。

心脏破裂：为心肌梗死的严重并发症，常在发病1周内出现，多为心室游离壁破裂，患者可因心包积血和急性心包填塞而猝死。室间隔破裂穿孔可在胸骨左缘第四肋间出现响亮的收缩期杂音，常伴震颤，患者可导致急性心力衰竭而死亡。何社红报道42岁女性，剖宫产术后4d，突发胸前区疼痛，诊断前壁、下后壁、侧壁心肌梗死，经胸超声心动图显示前壁、侧壁、下后壁运动减弱，心尖部破裂，送往手术室准备行心脏修补术的过程中，患者心跳停止，抢救无效后死亡。

室壁瘤形成：发生率国内尸检资料为20%，临床资料为28%。为在心室腔内压力影响下，梗死部位坏死心肌的心室壁呈瘤样向外膨出而形成。较常见于透壁性心肌梗死的病人，急性室壁瘤发生在急性期的坏死心肌部位，慢性室壁瘤多见于心肌梗死愈合期。患者心界扩大，心脏搏动较广泛，可有收缩期杂音，心音减弱。心电图示ST段持续抬高。超声心动图检查可显示室壁膨胀瘤的异常搏动和附壁血栓。

2. 实验室检查

(1)心电图：有研究报道，在健康女性剖宫产麻醉诱导后，可发现心电图ST段压低，其改变与心肌缺血的表现相似，容易发生误诊。Gore等报道，26例选择性剖宫产女性给予动态心电图(Holter)观察，42%剖宫术中和38.5%剖宫术后的产妇ST段发生显著的改变。42%的患者可发生胸痛，并需要使用吗啡类的镇痛药物，然而，其中大多数患者的肌钙蛋白水平正常。

1)透壁性心肌梗死的典型心电图改变：①高尖T波，或原为倒置的T波突然变直立；②ST段抬高，发病数小时后，ST段明显抬高，弓背向上，与直立的T波连接，形成单向曲线，在面向坏死区周围心肌损伤区的导联上出现ST段抬高呈弓背向上型；③异常Q波，在面向心肌坏死区的导联上出现宽而深的Q波；④T波改变，随着抬高的ST段回到基线水平，直立的T波逐渐倒置，由浅变深，形成冠状倒T波。以后T波逐渐变浅，也可恢复直立，部分患者T波可持续不变。

2)心肌梗死的分期：①超急性期：发病数小时内，表现为高尖T波。②急性期：数小时后，ST段逐渐抬高形成单向曲线，1～2d出现病理性Q波，同时R波减低，ST段抬高持续数日于2周左右。③亚急性期：抬高ST段逐渐回到等电位线，T波变为平坦或倒置。④恢复期：数周至数月或数年后，T波呈V形对称性倒置，此可永久存在，也可在数月至数年后恢复，病理性Q波或QS波常持久不变。

3)判断部位和范围：可根据出现特征性改变的导联来判断心肌梗死的部位。前间壁V_1、V_2；前壁V_3、V_4；前侧壁V_5、V_6、I、aVL；下壁Ⅱ、Ⅲ、aVF；广泛前壁V_1、V_2、V_3、V_4、V_5、V_6；高侧壁I、aVL；正后壁V_7、V_8、V_9；右心室V_{3R}、V_{4R}、V_{5R}。

闭塞冠状动脉与心电图定位关系，左前降支(LAD)闭塞可出现前间壁、前壁、前侧壁和广泛前壁心肌梗死，有时可同时有下壁(近心尖部)梗死图形。左旋支(LCX)闭塞可出现高侧壁或下壁梗死图形。右冠状动脉(RCX)可出现下壁、右心室，有时可同时出现前间壁梗死图形。

4)非Q波型心肌梗死的心电图改变：无病理性Q波心肌梗死心电图表现可有两种类型。①QRS波群不出现异常Q波，但相应的导联中R波电压进行性降低，ST段轻度抬高，有典型的T波演变；②QRS波群不出现异常Q波，只在梗死部位的导联ST段明显压低超过0.2mV，T波倒置，ST段下降持续数日，T波有梗死的演变过程。非Q波型心肌梗死的诊断需结合临床症状和血清酶学的改变来考虑。

(2)超声心动图：超声心动图在孕期的应用安全，可用于评价节段性室壁运动异常的表现和心室功能减低。经胸超声心动图还可很好诊断急性心肌梗死的严重合并症包括乳头肌功能失调或断裂、心脏破裂、室壁瘤形成和附壁血栓。

(3)心肌分子标志物：在妊娠期，因为正

常的阵痛和分娩期间心肌分子标志物的水平可发生改变，对其变化的评价比较复杂。Shivvers 等报道，在分娩后的 30min 内，肌酸激酶(creatine kinase，CK)和 CK-MB 的水平可增加几乎两倍，其原因与子宫和胎盘含有大量的这些酶类物质有关。CK-MB 水平持续升高并在分娩 24h 后达到最高水平。相反，肌钙蛋白 I(troponin I)的水平在分娩后只有轻度的升高，并保持在正常值上限以下，但是，先兆子痫和妊娠高血压的患者也可能有轻度的升高。

在急性心肌梗死发病后动态测定心肌酶的活性，对疾病的确诊和预后的判断有极其重要的意义。目前，常用的酶学检查有以下几种：天冬酸氨基转移酶(AST)、乳酸脱氢酶(LDH)及其同工酶、肌酸磷酸激酶(CPK)及其同工酶(CK-MB)。心肌结构蛋白的测定已成为诊断急性心肌梗死的一种高灵敏度和高特异性的方法。常用的有心肌肌钙蛋白 cTnI 和 cTnT。AMI 后各种酶和肌钙蛋白的时相变化见表 8-2-5。

表 8-2-5　AMI 后各种酶和肌钙蛋白的时相变化表

心肌酶	开始时间(h)	峰值时间(h)	恢复时间(d)
AST	6～8	12～48	3～5
LDH	8～18	24～72	4～14
CPK	4～12	12～36	2～4
CPK-MB	3～6	12～24	1～2
cTnI	2～4	10～24	5～10
cTnT	2～4	10～24	5～14

(4)脑利钠肽(BNP)：是由心室肌细胞分泌的一种多肽类心脏激素，是利钠肽家族的一员。证据显示 BNP 和氨基末端脑钠肽前体(amino-terminal fragment of pro-BNP，NT-proBNP)同缺血性心脏病的严重程度及预后密切相关。AMI 患者发病后的血浆 BNP 水平可迅速升高，心肌坏死和局部张力变化可促进 BNP 合成和释放增加。一般在急性心肌梗死后 20h 血浆中的 BNP 水平达到高峰。此后，血浆中的 BNP 以两种方式发生变化：单峰，升高的 BNP 逐渐恢复至正常水平；双峰，梗死后 5d 血浆中的 BNP 水平形成第二次高峰。左心室功能异常可能是形成第二次峰值的原因。研究表明，在 AMI 后，测定血浆中 BNP 水平可识别有无左心室收缩功能不全，而且在判断左心室重构和死亡风险方面可能优于超声心动诊断。因此，BNP 水平的检测可作为 AMI 早期和心肌缺血损伤后评估心功能和预后的重要实验室指标。2011 年美国 UNSTEMI 指南更新提示，非 ST 段抬高型心肌梗死的女性患者，肌钙蛋白和 CK-MB 增高的情况不如男性常见。但是高敏 CRP 和 BNP 增高的情况较男性常见。心脏分子标志物水平增高对预后的预测价值与男性相同。

(5)心肌缺血运动试验：据国外的资料，在妊娠期间，如果需要确诊心肌缺血，或对 AMI 后随访风险统计可以进行运动试验。孕妇进行中至重度的运动试验，发生胎心缓慢、胎心变异度减少，没有胎动的情况已见于报道。基于这些发现，建议最好行次极量的运动试验(最大预测心率的 70%)，并且在可能的情况下给予胎监。超声心动图负荷试验可以提高对心肌缺血诊断和孕妇活动能力评估的敏感性。

(6)胸部放射线和核素影像检查：妊娠期

间应尽量减少孕产妇应用放射线的检查。孕妇接受胸部放射线检查时，胎儿暴露放射线的剂量非常少。如果孕妇的胸部放射线检查是常必须时，也可被认为是安全的。孕妇在接受心血管放射性核素影像检查中最常用的两种核素是^{99m}锝和^{201}铊，但胎儿辐射吸收剂量＜1rad。心导管检查和介入治疗对胎儿放射线的暴露通常＜1rad。但某些心导管术困难，荧光暴露时间较长，胎儿的X线暴露剂量很容易达到5～10rad。如果胎儿的放射剂量＜5rad，通常可不推荐终止妊娠，但是，如果放射剂量超过10rad，应考虑终止妊娠。

(7)心导管术：Jams等发表了一份关于美国人口妊娠心肌梗死患者的荟萃分析，其中包括了一组386例接受心导管术的患者资料，但没有提及孕产妇心导管术的预后。另一组92例患者分别在产前、围生期和产后接受了心导管术，术中发生致命性冠状动脉撕裂1例，事件发生在第二孕季。另一例产后患者接受冠脉球囊扩张术，但术中没有置入支架，术中发生冠状动脉撕裂需要紧急外科旁路手术。因为心导管术有增加冠状动脉撕裂的风险可能，因此，在妊娠期间或产后早期，如果患者情况稳定，或疾病风险较低，最好选择非介入性检查。

【妊娠相关心肌梗死的鉴别诊断】

妊娠期间大多数心血管疾病都可通过超声心动图检查获得诊断。超声心动图检查应及时，因为，尽早明确诊断，能够使患者得到合理的治疗和处理，最终能及时挽救患者的生命(表8-2-6)。

1. 围生期心肌病　围生期心肌病的表现酷似心肌梗死，也可以呈急性的发病过程。患者可表现为胸痛、肺水肿，心电图有心律失常的改变，心肌肌钙蛋白水平也同样可以升高。超声心动图表现为局部的左心室壁搏动异常。而围生期心肌病通常为全心包括右心室心肌搏动低下。冠状动脉造影可提供最终的诊断结果。

表8-2-6　妊娠期间心肌梗死的鉴别诊断

围生期心肌病(伴或不伴冠状动脉栓塞)
肺动脉栓塞
深静脉血栓
羊水栓塞
主动脉根部撕裂
急性心包炎
体液超负荷
剖宫产后
子宫松弛药静脉滴注

2. 主动脉根部撕裂　通常呈突发性、疼痛的程度酷似急性心肌梗死、典型的疼痛向背部放射并向下方转移，撕裂如牵连冠状动脉(通常为右冠状动脉)可合并心肌梗死，通常可导致主动脉瓣反流。

3. 肺梗死　肺梗死是患者迅速出现呼吸衰竭的原因之一，甚至可出现心跳骤停，而心电图往往仍表现为窦性节律(电机械分离)。患者可出现缺血性胸痛，心电图ST段下移，并伴有肌钙蛋白的升高。超声心动图可发生迅速的变化。

4. 急性心包炎　急性心包炎可引起胸痛，其中包括有胸膜刺激的疼痛，身体向前倾时症状更明显。心电图可有广泛前壁心肌梗死样的改变。但患者没有循环障碍的表现，超声心动图可见左心室收缩动能良好，心肌的标志物轻微的提高而且无显著的变化。

5. 急性肺水肿　剖宫产后体内水分过多，或早产患者应用子宫松弛药羟苄羟麻黄碱(ritodrine)静脉滴注时，如果使用盐水而不是5%葡萄糖，都可能导致患者突然发生肺水肿。但超声心动图表现仍为正常，心室收缩有力，心排血量增高。

【治疗】

妊娠合并ST段抬高型ACS的患者应根据患者的情况立即转送到具有介入治疗条件的医疗中心，并尽快进行冠状动脉造影和紧急的经皮冠状动脉介入术。并发症的治疗通常应按常规处理。妊娠期由于要考虑母亲和胎儿的情况，因此会影响治疗的选择。治疗的方案应由心脏病专科和产科共同处理。如果可能，患者应在ICU进行观察和治疗。患者应给予密切的监护和合适的产科处理，一旦胎儿或母亲的情况需要，可进行紧急的分娩处理。

1. 血管重建术

(1)妊娠期的经皮冠状动脉介入术(percutaneous coronary intervention，PCI)：妊娠期ST段抬高型ACS的患者接受PCI治疗优于溶栓治疗，冠状动脉造影可以明确冠状动脉夹层的诊断。Jam等报道了135例妊娠期PCI，其中接受支架置入的患者127例，但报道没有PCI术的时机和后果的相关内容。Arie等报道了92例妊娠期冠状动脉造影术，其中产前49例，产后43例；接受PCI术38例，包括产前23例，围生期6例，产后6例。55%的患者接受冠状动脉支架置入术。接受PCI术的患者孕期分别为第6～38周，大部分在第三孕季。其中一例产后的患者在接受球囊扩张术时发生广泛的冠状动脉撕裂，需要接受紧急外科冠状动脉旁路术。所有妊娠期间的AMI患者置入的支架均为金属裸支架。药物涂层支架在妊娠期应用的安全性仍然不清楚。接受药物涂层支架的患者需要长期应用氯吡格雷和阿司匹林双抗血小板治疗，而伴有心脏疾病患者采用剖宫产分娩的可能性比较高，妊娠期使用药物涂层支架容易发生问题，应尽可能避免。

(2)冠状动脉旁路术(coronary artery bypass graft，CABG)：关于在妊娠期冠状动脉旁路术的安全性问题的资料不多。Jam等报道的61例妊娠期间接受外科血管旁路术，但缺乏关于手术后果的资料。Arie等的回顾分析提供了10例冠状动脉旁路术的病例，7例患者因为冠状动脉撕裂接受手术，5例患者在产前已经接受了外科旁路术；其中1例Turner综合征患者因为主动脉撕裂伴右冠状动脉窦口堵塞，术后3个月由于患者病情恶化和心力衰竭死亡，但胎儿在选择性剖宫术后存活。Shaht等报道一例患者因为妊娠期PCI术中合并左主干撕裂接受冠状动脉旁路术后胎儿发生宫内死亡。

2. 溶栓治疗　在妊娠期，溶栓治疗仍有很大的争议，通常被认为是禁忌的，因为，既往的临床试验通常把妊娠的患者排除在外，有效的资料都为非对照的研究。妊娠期间溶栓治疗的临床经验主要为tPA在卒中、人工心脏瓣膜、血栓症、肺栓塞或深静脉血栓形成患者的应用。据报道，有些研究已证实链激酶和tPA在胎盘的转移非常缓慢，以致不能对胎儿产生纤维蛋白溶解的效应。尿激酶和rtPA在动物的研究和现阶段对人类的研究资料中未发现有致畸作用的报道。在现有的资料中，虽然溶栓治疗对母亲和胎儿的后果大多良好，但有些报道也证实存在母婴的合并症包括孕产妇的出血、早产、胎儿丢失、自发性流产、阴道出血、大块的绒毛膜下血肿、胎盘剥离、子宫出血需要紧急剖宫产、产后出血需要输血。有些报道认为，偶然性的胎儿丢失不一定与溶栓治疗相关，但这种相关性也不能明确地被排除。

继发于冠状动脉夹层撕裂的AMI患者应用溶栓治疗的安全性和有效性仍然不清楚。有学者认为溶栓治疗对这些患者是双刃剑，可能会增加出血的风险和撕裂的进一步加剧。因此，溶栓治疗只能作为妊娠合并ST段抬高型急性心肌梗死患者紧急PCI治疗以外的次要选择，特别是对围生期和产后早期冠状动脉撕裂发生可能性很高的患者要慎重选择溶栓治疗。

Arie等专家认为，目前有效的资料还不足以过早对溶栓治疗在妊娠合并AMI患者中的应用做出明确的推荐。目前，考虑到溶栓治疗在妊娠期应用的有效性和安全性的有效证据不足，在妊娠AMI的患者中，冠状动脉解剖正常和撕裂的发生率相对较高，因此，妊娠期间和围生期的ST段抬高型急性心肌梗死患者最好选择介入治疗的策略。

2011 年 ESC 妊娠心血管疾病治疗指南仍然认为，急性冠状动脉综合征患者如果生命受到威胁而在缺乏 PCI 的条件时，溶栓治疗应该允许保留。

3. *药物治疗* 非妊娠急性心肌梗死药物治疗包括了一些可能被应用的药物：硫酸吗啡、β 受体阻滞剂、硝酸甘油、钙拮抗剂、肝素，抗血小板的治疗包括阿司匹林、氯吡格雷、糖蛋白Ⅱb/Ⅲa 受体抑制剂。目前，仅有不多的有效资料能提供妊娠期间使用这些药物的安全性信息。

(1)硫酸吗啡(morphine sulfate)：FDA 妊娠药物 C 类。国外一个 448 例妊娠期曾接触吗啡患者的报道显示，没有药物致畸作用的证据。吗啡经胎盘转移非常迅速，如果在接近胎儿娩出前的短时间内给药，可引起新生儿呼吸抑制。吗啡仅以痕量进入母乳，除非给予大剂量或重复给药，而且吗啡与母乳具有相容性。

(2)硝酸盐类(nitrates)：包括硝酸甘油 nitroglycerin(FDA 妊娠药物 B 类)；危害等级 C，硝酸异山梨酯 isosorbide dinitrate (FDA 妊娠药物 B 类)。硝酸盐除了被用于心肌梗死和缺血性心脏病外，妊娠期间，还以静脉或口服的形式用于高血压的治疗，用于抑制急性子宫收缩，产后患者胎盘滞留时用于松弛子宫。经皮肤外用的硝酸甘油治疗早产不会对胎儿造成任何影响或出现子宫灌注的问题。建议谨慎地应用硝酸甘油静脉滴注，以避免孕产妇的低血压和减少子宫灌注。目前，还缺乏应用硝酸盐对女性哺乳影响的相关资料。

(3)β 肾上腺素能阻滞剂(beta-adrenergic blocking agents)：美托洛尔 metoprolol，阿替洛尔 atenolol(FDA 妊娠药物 C 类)。β 肾上腺素能阻滞剂已广泛用于妊娠高血压、心律失常、二尖瓣狭窄、马方综合征和心肌缺血。目前没有关于致畸的报道，副作用包括胎儿或新生儿心动过缓、低血糖、高胆红素血症、出生后呼吸暂停，均来自非对照的报道。另外，阿替洛尔的应用，特别是在第一孕季的应用与胎儿发育迟缓发生率增加有关。因为非选择性的 β 受体阻滞剂在子宫的活性可以进一步被增强，因此最好应用选择性的 β 受体阻滞剂。在哺乳期用药应密切注意副作用的情况，因为 β 受体阻滞剂的积聚浓度在母乳大于血浆。

(4)钙通道阻滞剂(calcium channel blockers，CCB)：硝苯地平 nifedipine(FDA 妊娠药物 C 类)、地尔硫䓬 diltiazem(FDA 妊娠药物 C 类)、维拉帕米 verapamil(FDA 妊娠药物 C 类)。目前，只有二氢吡啶、CCB 硝苯地平能较常用于高血压、先兆子痫和安胎的治疗，在孕期的应用已显示其安全性。有关地尔硫䓬和维拉帕米在孕期应用的相关资料有限。一个受监管下的研究已显示地尔硫䓬有致畸的作用。CCB 与硫酸镁共同应用时应谨慎注意其协同效应。硝苯地平、地尔硫䓬和维拉帕米均可经母乳排泄。需要使用这些药物的母亲应建议不要用母乳喂养。美国儿科学会认为应用这些药物与母乳有相容性。

(5)血管紧张素转化酶抑制剂(angiotensin converting enzyme inhibitor，ACEI)和血管紧张素受体拮抗剂(angiotensin receptor antagonist，ARB)：FDA 妊娠药物 C 类。由于 ACEI 对胎儿的毒性作用可显著影响胎儿肾脏的发育，在妊娠患者中使用被认为是禁忌的。其他有害作用包括羊水过少、胎儿宫内生长迟缓、早产、骨骼畸形、肢体挛缩、呼吸窘迫综合征、低血压、肺发育不全、无尿症、新生儿死亡。1992 年，美国食品与药品管理局(FDA)发出警告，禁止 ACEI 在妊娠的第二和第三孕季使用。Shotan 等在 1994 年报道了致畸作用的证据，建议在第一孕季也同样应避免使用 ACEI。Cooper 等也相继证实了同样的发现。ARB 对胎儿的毒性作用与 ACEI 是相同的。ACEI 和 ARB 两组药物在所有妊娠合并心肌梗死的患者中都应避免使用。ACEI 可以在母乳中被检测到(1%，captopril)。资料显示，ACEI 与母乳之间具有相容性，ARB 是否经人类母乳排泄还不清楚。在大鼠的乳汁中可以明显地检测到氯沙坦的相关水平及其活性代谢产物。

(6)醛固酮拮抗剂(aldosterone antagonists)：依普利酮 eplerenone(FDA 妊娠药物 B 类)。依普利酮是醛固酮拮抗剂，被认为可改善 AMI、左心室功能不全(左心室 EF%≤40%)、充血性心力衰竭、糖尿病患者的生存。因为缺少在人类妊娠期应用的安全性证据，只有当潜在的益处大于潜在的风险时，依普利酮才能在妊娠患者中应用。目前，还没有关于依普利酮在人类母乳中浓度的相关资料。使用依普利酮的女性不建议哺乳。

(7)HMG-CoA 还原酶抑制剂(statins)：FDA 妊娠药物 B 类。在人类妊娠期间使用本类药物的有效资料非常有限。洛伐他汀在动物研究已经证实可增加骨骼先天缺陷的发生率，同样，氟伐他汀可增加母亲、胎儿和新生儿的死亡率。来自全球范围的 137 份药物上市后的监督报告显示，在妊娠期接触过辛伐他汀或洛伐他汀的患者没有显示不利的妊娠结局。然而，因为这些药物抑制甲羟戊酸的合成，甲羟戊酸在 DNA 复制中起重要作用，是胚胎发育中类固醇和细胞膜的合成所必需的。由于 HMG-CoA 还原酶抑制剂在妊娠中使用的证据不足，在妊娠中不推荐使用。

(8)普通肝素和低分子肝素：普通肝素 UFH(FDA 妊娠药物 C 类)，低分子肝素 LMWH(FDA 妊娠药物 B 类)。普通肝素和低分子肝素两者均不能通过胎盘，有一些报道认为两者都不会引起胎儿的不良影响。低分子肝素优于普通肝素，因为有较长的半衰期，较大的生物利用度，减少肝素-凝结蛋白的亲和力，对疗效有较好的预测性。已有一些研究显示在孕期应用安全。长期应用低分子肝素时管理方便，且有较好的可行性。在计划分娩前 6h，要停止使用普通肝素。产后只要能显示产妇已充分止血，且有适应证，应尽早重新开始使用肝素或低分子肝素。

(9)抗血小板治疗 (antiplatelet therapy)

1)阿司匹林 aspirin(FDA 妊娠药物 C 类)：阿司匹林在第一孕季内应用的安全性仍然不确定，因为动物实验已经显示有出生的缺陷，包括脊柱和颅骨裂、筋膜和眼睛缺损，中枢神经系统、内脏和骨骼畸形。妊娠期间，应用高剂量阿司匹林的安全性问题仍有争论，应避免长期使用，因为可以增加孕母和胎儿的出血风险，增加围生期的死亡率，宫内生长迟缓，动脉导管过早关闭。另外，一个 meta 分析和一个大型的包括了 9000 名患者的随机研究已提示，第二和第三孕季应用低剂量的阿司匹林(150mg/d)是安全的。虽然，阿司匹林以很低的浓度经乳汁排泄，但没有不良反应的报道。美国儿科学会提示，在哺乳期要谨慎使用阿司匹林。

2)噻吩吡啶衍生物 thienopyridine derivatives(FDA 妊娠药物 B 类)：有关妊娠期孕产妇应用氯吡格雷或噻氯匹定的资料非常少。先后关于在妊娠第 6～37 周应用氯吡格雷的病例报道共 6 例，其中一例接受了冠状动脉旁路术后的患者发生胎儿宫内死亡，但报道没有把药物对胎儿的影响做出结论。另一例来自 Klinzing 的报道，为特发性血小板减少合并 AMI 病史的患者，在妊娠的全程应用氯吡格雷治疗，没有合并症发生。在妊娠的最后一周，为了保障局部麻醉的安全性，应停止使用氯吡格雷。目前，氯吡格雷的代谢产物是否经母乳排泄还不清楚，应用氯吡格雷或噻氯匹定的女性不建议哺乳。

3)糖蛋白Ⅱb/Ⅲa 抑制剂(glycoprotein Ⅱb/Ⅲa inhibitors)：依替巴肽 eptifibatide (FDA 妊娠药物 B 类)；阿昔单抗 abciximab (FDA 妊娠药物 C 类)。在随机研究中妊娠的患者通常被排除，有效的资料来源非常有限。只有更多的资料证明胎儿的安全性之时，才应考虑在妊娠中使用，并将选择剖宫术作为分娩的方式，以避免这些药物的抗血小板作用造成分娩时发生胎儿颅内出血的风险。

【临产与分娩】

急性心肌梗死的患者，应推迟分娩。如果可能，至少应在发病的两周以后。在这段时间，孕产妇的死亡率很高。分娩可以增加心脏血流动力学的负荷和心肌的耗氧，增加心肌缺血的风险。考虑分娩的途径，应选择对心脏的血流动力学负荷影响最小的方式。对大多数急性心肌梗死的患者，剖宫术是产科的唯一适应证，经阴道分娩已极少被采用。

妊娠合并心肌梗死患者的分娩方式应结合产妇的产科情况和临床情况而定。选择性剖宫产分娩可以避免产程时间过长和过度的体力负荷，可以较好地控制分娩的时机，有利于产科、麻醉科、心脏病专科和儿科共同协作参与以保障母婴的安全。

大多数冠心病患者能耐受经阴道分娩。早年的一些荟萃分析提供的资料显示，近期心肌梗死的孕产妇经阴道分娩的死亡率是14%，剖宫术的死亡率是23%。近年的资料显示，没有证据说明某一种分娩的方式能超越其他的方式。在经阴道分娩的过程中，建议在第二产程给予助产的措施。如果产妇和胎儿有不全代偿的情况，试产失败或孕产妇的血流动力学情况加剧恶化，医疗人员应做好紧急剖宫产的准备。

另一方面，阴道分娩可以消除由于麻醉、手术过程合并的潜在风险，包括血流动力学的不稳定、大出血、疼痛、感染、呼吸系并发症、盆腔内脏器损伤、对再生殖的潜在不良影响(流产、异位妊娠、前置胎盘、胎盘植入)。在一个荟萃分析中，103例妊娠相关心肌梗死患者中只有10例接受剖宫产分娩，其剖宫产的比例低于同期一般人群(30%)的比例。这些资料提示，在病情稳定的妊娠相关心肌梗死患者中，如果能采取减轻心脏负荷和供氧等的相关措施，患者完成经阴道分娩是相对安全的。

在阵痛和分娩的过程中，产妇尽量保持左侧卧位以减轻主动脉和腔静脉的受压，保证最大的心排血量。另外，患者的疼痛、害怕和焦虑不安，可导致心动过速和高血压，并增加心脏的耗氧量，应采取相关预防和治疗措施。分娩中的其他处理还包括输氧，产妇的监护设备包括心电图、脉搏氧饱和度仪、胎心监测仪。如果患者新近曾发生心脏事件，左心室功能显著受损可考虑给予动脉导管或肺动脉导管进行血流动力学的监测。应持续监测重要的生命指标包括血氧饱和度、心电图和胎心。为了预防和改善阵痛和分娩中心肌缺血的情况，可通过静脉途径给予硝酸甘油、β受体阻滞剂和钙拮抗剂。应该注意硝酸甘油和钙拮抗剂可能有对抗宫缩和延长阵痛时间的作用。

连续的硬膜外麻醉可以使疼痛减到最低。盐酸麻黄素通常作为区域麻醉合并低血压患者的血管加压药，其应用可帮助维持胎盘的灌注。应避免在分娩后立即应用麦角生物碱，因为有发生冠状动脉痉挛的风险。产后48h患者的血流动力学可以发生显著的变化，因此应在CCU或ICU给予持续监护。

据资料报道，这些建议来自非对照的证据，患者的临床处理应个体化。

【再次妊娠】

曾患有心肌梗死的患者，妊娠并非是绝对禁忌。再次妊娠的风险依赖多个因素，包括心肌梗死后剩余的左心室功能、冠状动脉的解剖、心肌缺血的情况、发生心肌梗死与上次妊娠之间的时间。全面的心脏评估包括心电图、运动负荷试验、超声心动图和再次孕前的冠状动脉评估。如果患者因为妊娠停止使用孕期禁忌的药物，应再次给予新的心脏评估。如果患者已行血管成形术或有心肌梗死的病史，应劝告患者推迟妊娠，直到心肌缺血复发或血管再狭窄风险显著降低时。通常应至少在血管成形术或心肌梗死后的一年。患者再次受孕前应对妊娠、阵痛和分娩合并的心脏风险问题进行咨询。一旦妊娠被确诊，患者应对活动能力、心脏症状进行再评估，如果需要，患者应限制活动。孕妇应在高危产科和心脏专科密切随诊，最好应由熟悉妊娠合并心脏病问题的专家随诊。再次妊娠中，患者仍然存在心肌缺血的风险，随着妊娠的进展，心肌耗氧量进行性增加，出现心脏并发症的风险也在增加。

结论：缺血性心脏病在妊娠中虽然少见，但是对孕产妇和胎儿却有显著的影响。在妊娠的人群中缺血性心脏病和心肌梗死的诊断不容忽视，需要高度的警惕。肝素钠、水杨酸盐、β受体阻滞剂、硝酸盐和某些钙通道拮抗剂都可以在妊娠中安全使用。如果需要紧急的血管成形术，最好选择经皮冠状动脉介入治疗，如果不能给予血管成形术，也可考虑溶栓治疗。如果有必要，也可在妊娠中安全地应用冠状动脉旁路移植术。通过应用高流量和常温状况下体外循环，胎儿可得到最好的预后。生存的问题最受关注，治疗不能因为妊娠而被制止。大多数伴冠状动脉疾病的患者能耐受经阴道分娩，建议合理地控制疼痛、在第二产程给予辅助分娩措施。虽然曾有心肌梗死的病史并不是再次妊娠的绝对禁忌证，但患者存在心肌缺血和左心室功能不全进一步加重的风险。已患有冠状动脉疾病的患者应在受孕前认真进行心脏情况的评估（表 8-2-7），妊娠过程中必须密切随访。

表 8-2-7　2011 更新的美国心脏病学会（AHA）女性心血管疾病预防指南/女性心血管疾病风险分级

风险状态	风险状态的条件
高危人群 （≥1 个高危状态）	冠心病的临床表现 脑血管疾病的临床表现 周围动脉疾病的临床表现 腹主动脉瘤 慢性肾脏疾病的终末期 糖尿病 10 年心血管疾病预测风险≥10%
危险人群 （≥1 个主要危险因素）	吸烟 SBP≥120mmHg，DBP≥80mmHg，或正接受高血压治疗 总胆固醇≥200mg/dl，HDL-C<50mg/dl，或正接受调脂治疗 肥胖，特别是中心性肥胖 饮食习惯不良 缺乏运动 早发心血管病家族史，一级亲属发病年龄 男<50 岁，女<65 岁 代谢综合征 亚临床动脉粥样硬化的证据 （例如，冠状动脉钙化、颈动脉斑块或 IMT 增厚） 平板运动试验不能耐受或出现异常心率，停止运动后可恢复 系统性自动免疫性胶原-血管性疾病 （例如，红斑狼疮或类风湿关节炎） 先兆子痫病史，妊娠糖尿病史或妊娠诱导的高血压史

（续　表）

风险状态	风险状态的条件
无心血管疾病风险人群	总胆固醇＜200mg/dl(未经治疗) BP＜120/80mmHg(未经治疗) 体重指数(BMI)＜25kg/m^2 戒烟 体力运动达标：年龄＞20岁的成人，中等强度运动≥150min/周，高强度运动≥75分钟/周，结合健康的饮食(DASH-的食谱)

注：吴沃栋译。SBP. 收缩压；DBP. 舒张压；HDL-C. 高密度脂蛋白胆固醇；IMT. 中层厚度；BP. 血压；DASH. 预防和治疗高血压饮食疗法。

（陈晞明　吴沃栋）

参考文献

何玉甜，苏春宏，王晓怡，等.2012. 妊娠合并急性心肌梗死二例报告并文献复习.中华妇产科杂志，47(8)：621-623

Bredy PL，Singh P，Frishman WH.2008. Acute inferior wall myocardial infarction and percutaneous coronary intervention of the right coronary during active labour.Cardiol Rev，16：260-268

Cabou C，Lacroix I，Roncalli J，et al.2006. Myocardial infarction in a young female smoker taking oral contraception.Arch Mal Coeur Vaiss，99：80-85

Cuthill JA，Young S，Greer IA，et al.2005. Anesthetic considerations in a parturient with critical coronary artery disease and a drug-eluting stent presenting for Caesarean section.Int J Obstet Anesth，14：167-171

Daoulah A，Al Qahtani A，Mazen Malak M，et al. 2012. Role of IVUS in assessing spontaneous coronary dissection：a case report. J Tehran Heart Cent，7(2)：78-81

El-Deeb M，El-Menyar A，Gehani A，et al.2011. Acute coronary syndrome in pregnant women. Expert Rev Cardiovasc Ther，9(4)：505-515

Garg RK，Jolly N.2007. Acute myocardial infarction secondary to thromboembolism in a patient with atrial fibrillation.Int J Cardiol，123：e18-e20

Härtel D，Sorges E，Carlsson J，et al.2003. Myocardial infarction and thromboembolism during pregnancy.Herz，28(3)：175-184

Iadanza A，Del Pasqua A，Barbati R，et al.2007. Acute ST elevation myocardial infarction in pregnancy due to coronary vasospasm：a case report and review of the literature.Int J Card，115：81-85

James AH，Jamison MG，Biswas MS，et al.2006. Acute myocardial infarction in pregnancy：a United States population-based study. Circulation，113：1564-1571

Kealey AJ.2010. Coronary artery disease and myocardial infarction in pregnancy：a review of epidemiology，diagnosis，and medical and surgical management.Can J cardiol，26(6)：e185-e189

Klinzing P，Markert UR，Liesaus K，et al.2001. Case report：successful pregnancy and delivery after myocardial infarction and essential thrombocythemia treated with clopidogrel. Clin Exp Obstet Gyn，28：215-216

Mahani MG，Agarwal PP.2011. Coronary artery anomalies on CT angiography.Appl Radiol，40(6)：18-25

Mosca L，Mochari-Greenberger H，Dolor RJ，et al.2010. Twelve-year follow-up of American women's awareness of cardiovascular disease risk and barriers to heart health. Circ Cardiovasc Qual Outcomes，3：

120-127

Pradhan AD, Visweswaran GK, Gilchrist IC. 2012. Coronary angiography and percutaneous interventions in pregnancy. Minerva Ginecol, 64(5): 345-359

Roth A, Elkayamu. 2008. Acute Myocardial Infarction With Pregnancy. JACC, 52: 171-180

Sakai K, Inoue K, Nobuyoshi M. 2007. Aspiration thrombectomy of a massive thrombotic embolus in acute myocardial infarction caused by coronary embolism. Int Heart J, 48: 387-392

Taniike M, Nishino M, Egami Y, et al. 2005. Acute myocardial infarction caused by a septic coronary embolism diagnosed and treated with a thrombectomy catheter. Heart, 91: e34

Tsuda E, Ishihara Y, Kawamata K, et al. 2005. Pregnancy and delivery in patients with coronary artery lesions caused by Kawasaki disease. Heart, 91: 1481-1482

Tsui BC, Stewart B, Fitzmaurice A, et al. 2001. Cardiac arrest and myocardial infarction induced by postpartum intravenous ergonovine administration. Anesthesiology, 94: 363-364

Van de Walle S, Dujardin K. 2007. A case of coronary embolism in a patient with paroxysmal atrial fibrillation receiving tamoxifen. Int J Cardiol, 123: 66-68

Virmani R, Kolodgie FD, Burke AP, et al. 2000. Lessons from sudden coronary death: a comprehensive morphological classification scheme for atherosclerotic lesions. Arterioscler Thromb Vasc Biol, 20(5): 1262-1275

第 9 章

妊娠与心律失常

第一节　妊娠期心律失常的发生机制与诊断

在妊娠期间常会发生心律失常，通常心律失常可发生在母亲和胎儿都健康的情况下。既往有心律失常的患者，妊娠期间可以复发，或者心律失常的发生可以作为已知心脏疾病的表现。然而，大多数患者既往没有心脏病史，如果为新发的心律失常，应给予警惕和关注。在妊娠期间发生的心律失常大多是良性的，过程较简单，通常不会影响患者的活动能力，也大多不会对生命造成威胁。但在症状发生过程中，患者应注意休息和限制活动，同时应给予安慰。少数患者需合理地使用抗心律失常药物，以保证母婴的安全和良好的妊娠结局，心律失常致孕妇死亡的情况极其罕见。

【妊娠期间心律失常的发病和流行病学】

妊娠期间窦性心律将增加 10 次/分，窦性心率大于 100 次/分、异位搏动、间歇性窦性心动过速和非持续性心律失常在妊娠期间很常见。50%以上的心律失常妊娠女性因为症状而就诊，持续性的心动过速较少见，据估计，在孕龄女性中的心律失常的诊断仅为(2～3)/1000，某些在妊娠期间发生的心律失常为妊娠前已有的复发性心律失常，但也有相当数量的病例为妊娠中首次发生。心动过缓在妊娠中很少见，发病率约为 1/20 000，通常为窦房结病变或先天性完全性房室传导阻滞。因为心动过速而死亡的孕妇极少见。在英国，近 12 年来没有因为非结构性心脏病心律失常而死亡的记录。近年我国报道，妊娠合并心律失常中，合并器质性心脏病占 6.14%～13.1%，无器质性心脏病心律失常患者，妊娠结局良好。合并器质性心脏病心律失常患者早产、围生儿死亡、孕产妇死亡均明显增加。国内报道心律失常产妇足月分娩率在 89.67%～90.3%，其中剖宫产率 32%、自然分娩率 68%；新生儿低于胎龄儿为 4.89%～9.7%，新生儿窒息率 4.5%～5.34%。大多数妊娠合并心律失常能顺利通过妊娠期和分娩期。对有器质性病变的严重心律失常宜采取有效措施，以确保母婴安全。

【妊娠对心动过速机制及节律起源的影响】

正常女性妊娠后心血管系统发生一系列变化，子宫体积增大，宫底位置逐渐升高，膈肌上升使心脏向上及向前外移位，大血管轻度发生扭曲；孕期血容量增加，心排血量增加，心血管对妊娠的代偿适应包括增加静息心率、血管内容积和心排血量，减低外周血管阻力，心脏的房室腔扩大，增加射血容积和增强儿茶酚胺的张力，增加心房和心室壁张力，心肌细胞延伸依赖性离子通道激活。除了这些改变，妊娠期间内脏的警觉性增高，使患者较为注意窦性心动过速的症状和异位搏动的发生，而这些异位性搏动通常不会被患者觉察。

妊娠期孕妇的恶心、呕吐、进食少，造成水电解质失衡，或孕前有心脏病史，如风湿性心脏病、先天性心脏病（手术或未手术矫正）、心肌炎或心肌病、预激综合征、遗传性或其他形式的获得性长 QT 综合征妊娠后可以诱发或加重心律失常。妊娠期心律失常的常见病因见表 9-1-1。

表 9-1-1　妊娠期心律失常的常见病因

结构性心脏病	结构正常心脏
先天性心脏病形成的折返环	先天性单纯性心电异常传导
非发绀性心脏病，如房缺/室缺	房室结双通道致房室折返性心动过速
发绀性心脏病，如法洛四联症	预激综合征/加速性旁路
瓣膜性心脏病，如双叶主动脉瓣	离子通道病
获得性	**获得性**
瓣膜性心脏病，风湿热活动	传导系统退行性疾病
瓣膜性心脏病，心内膜炎	获得性长 QT 综合征，药物或代谢
心肌病	

心动过速往往由一个或多个机制触发和持续，心动过速的机制包括局灶性、折返性和离子通道的原因（表 9-1-2）。妊娠期间的生理改变可以触发或改变这些机制。

1. *异位局灶性心动过速*　局灶性的心动过速可由一小簇异常的细胞也称为“ectopic focus，异位局灶性细胞”引起。自律性、折返性和触发活动都可能是局灶性心动过速的原因。异位局灶性细胞可以在心房或心室的心肌中产生。但某些部位往往是好发部位，例如，右心室流出道和心房与肺动脉和腔静脉连接部毗邻的地方。异位局灶可以产生去极化，提前阻止了下一个窦性激动，从而产生心房或心室的异位心搏。这种情况可以产生单个或持续的心动过速。每个异位的心脏搏动的心电图形态是统一的，前面都有一个异位的 P 波（例如，房室局灶性心动过速）或形态畸形的 QRS 波（例如，室性局灶性心动过速）。

妊娠的心血管生理改变可以使异位局灶的活性增强，异位早搏在妊娠期间特别常见。持续性的局灶房性或室性心动过速可以在妊娠期间第一次出现。临床发现频发的异位早搏或反复自行中止的心动过速多为局灶性心动过速。

局灶性心动过速可由体力活动激发，并可随着运动的停止而自行中止。通常，对作用在结区的抗心律失常药物反应敏感，如 β 受体阻滞剂、维拉帕米或地高辛。

2. *折返性心动过速*　心脏可能存在一些异常的电流称“折返性的电流”（图 9-1-1），折返性的电流由一个或多个以下的成分构成：心房肌、心室肌、房室结、附属的房室结通道。折返性心律失常的特征是：一个激动的脉冲围绕折返的电流通路传导，每一个折返电流可产生一个心搏，脉冲环绕折返电流的距离越大，下一个折返脉冲返回时，电兴奋回复的可能性越大，从而形成持续的折返，其特点如下：①折返电流的长度（mm）＞脉冲传导速度（mm/ms）×不应期（ms）；②妊娠的生理改变更符合这个规律，心室腔的扩大增加了折返环的长度，儿茶酚胺张力增加可缩短折返的周期。

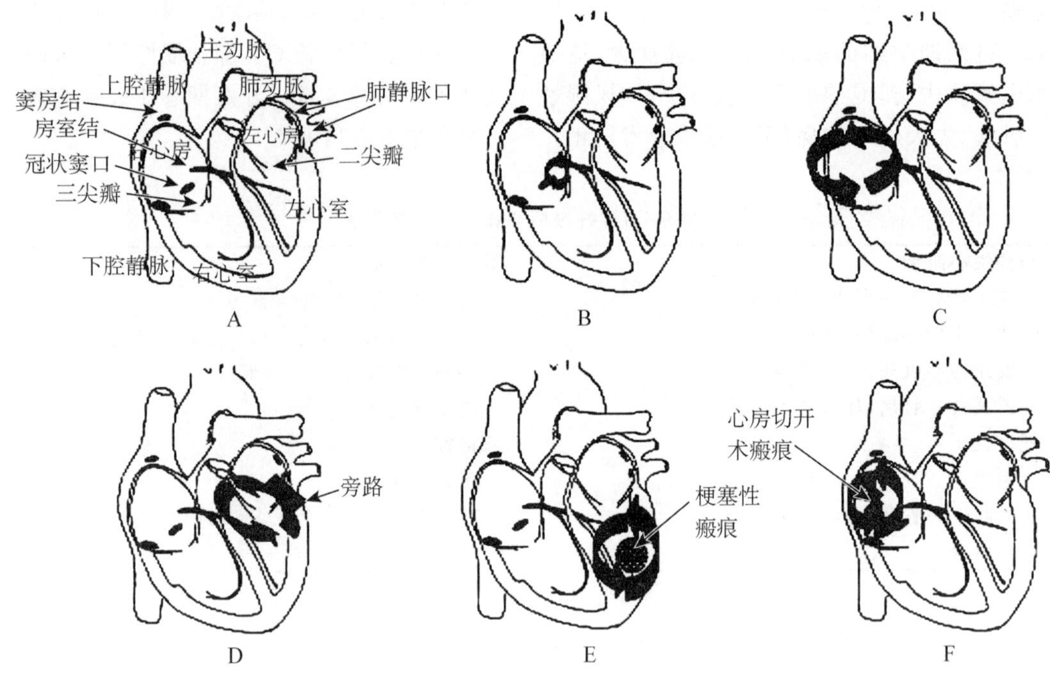

图 9-1-1 折返电流示意图

A. 心脏解剖示意图；B. 房室结区的房室结折返电流；C. 房扑折返电流通常的形式：围绕右心房三尖瓣环逆钟向旋转；D. 房室折返电流，预激综合征患者以旁路作为折返电流的逆行支；E. 折返性室性心动过速，围绕左心室梗死瘢痕区的折返电流；F. 围绕右心房切开术瘢痕的折返性心动过速

资料来源：David Lefroy，Dawn Adamson. 2007. Heart rhythm disorders. In：Celia Oakley ed. Heart Disease in Pregnancy. Malden：Blackwell Publishing

表 9-1-2 心动过速的发生机制与临床特点

局灶性心动过速
为 QRS 形态相同的早搏型的心动过速
通常为"骤停——骤起"
运动和儿茶酚胺张力增高时可以加速
通常心脏结构正常
对 β 受体阻滞剂和维拉帕米反应敏感
心脏转复通常无效，容易早期复发
折返性心动过速
折返是最常见的心动过速机制
超声心动图和静息心电图通常正常，或有基础疾病的表现
偶发的早搏可触发和终止心动过速，通常与心动过速发生时的形态不同
对Ⅰ类和Ⅲ类抗心律失常的药物敏感，特别是房室结不参与的心动过速
心脏转复较理想
离子通道和长 QT 综合征
静息心电图的 ST 段和(或)T 波可异常

（续　表）

可以发生晕厥和心脏骤停
为多形性室速，其终止依赖触发因素
缓慢型心律失常是引起长 Q-T 综合征的常见原因
发作的形式与某些相关的药物类型或离子的不足有关
家族的趋向性
β受体阻滞剂有效，但其他抗心律失常药物应避免使用，因为可加重病情

折返性的心动过速较局灶性心动过速更常见，心率更稳定，第Ⅱ、Ⅲ类的抗心律失常药物可作用在心房或心室的心肌，治疗更有效，这些药物可延长心肌折返的周期，预防持续折返的发生。

3. *离子通道异常*　心肌细胞内 K^+、Na^+ 通道蛋白基因密码的畸变可以损伤和延迟心肌的复极，并引起不同形式的先天性长 QT 间期综合征。在先天性长 QT 间期综合征的研究中 Levine Bailey 和 EI sherif 等发现阻滞钾通道及增加钙内流能诱发早期后除极的发生，从而延长心肌复极时间而引起触发活动及室性快速心律失常。遗传的多样性也是对药物诱导或其他形式获得性长 QT 综合征的基础。其他的离子通道畸变是某些家族性心房颤动和 Brugada 综合征的发病原因，受影响患者的心电图特点为不完全右束支阻滞图形，胸导联 V_1 至 V_3，ST 段上抬。患者很容易发生室性心动过速而晕厥或猝死。

妊娠对心脏离子通道、长 QT 综合征和多形性室速的影响尚未有详尽的研究报道。尽管大多数的患者为常染色体显性遗传，但强烈提示遗传的表达依赖性激素，反过来，提示妊娠期激素环境的改变也可以影响相关心脏离子通道的表达情况。

【临床表现与辅助检查】

1. *病史与症状*　病人的现病史和既往史有助于心律失常的诊断。病史包括发作的时间、频度、持续时间、伴随的症状、治疗情况（使用过的药物、药物治疗反应）等；详细询问发作时的心率、节律、发作起止与持续时间，了解发作时有无低血压、晕厥、抽搐、心绞痛、心力衰竭等表现。既往合并哪些疾病，如风湿性心脏病、先天性心脏病及手术矫治的情况、心肌炎、心肌病等。对于有遗传倾向的心律失常患者，特别是有猝死家族史的患者。还要了解其家族成员发病情况。

心悸是最常见的症状，通常呈间歇性，发生严重症状的情况罕见。根据病史，间歇性的心跳和漏搏为早搏的症状。早搏通常在休息时比较显著，在运动时可自觉消失。

心房颤动与规律的心动过速的鉴别是节律不规则，心房颤动的发作与其他常见的心动过速一样，可以骤发，也可以骤然终止。室上性心动过速既可以自动终止，也可以通过例如屏气、用力、喝冷饮等常用的自我迷走刺激法而终止。窦性心动过速通常需要数分钟后心率才逐渐减慢。

首次发生室上性心动过速的患者可出现晕厥前或晕厥症状，但通常可自动恢复神志；再次复发时，晕厥或晕厥前的症状少见，患者通常会自行坐下或躺下，以避免晕厥的发生。如果室上性心动过速终止后出现晕厥前或晕厥症状，可能为窦性心律恢复延迟，为病态窦房结综合征的一个标志性症状，且可以被β受体阻滞剂加重。

伴或不伴心悸的复发晕厥，对胎儿都不利，因为可以减少胎盘的血流，在某些情况下为母亲死亡的先兆。

心律失常导致的晕厥可引起短暂的神志不清或合并外伤。在运动期间或运动开始后出现的晕厥常引起较严重的后果，并提示心律失常的机制有儿茶酚胺依赖性的情况，相反，典型的迷走机制诱发的晕厥多呈渐进性，患者多能避免损伤的发生。

心律失常的患者可表现为疲倦、气短、水肿和心悸、胸闷等心功能不全的症状，心房颤动和心房扑动的患者可能会出现血栓栓塞的症状。

既往有心脏病病史的患者，发生心律失常的可能性会增加。在儿童期，已行心脏手术的先天性心脏病患者通常都可存活到成年或育龄期，但常易患心律失常，虽然血流动力学的状况良好，但也应特别给予重视。曾接受心房外科手术如已行 Mustard 或 Fontan 纠正术的大动脉转位患者，特别容易合并心房扑动，同样，右心室损伤的患者也容易合并心房扑动。

如曾经行 Fallot's 四联症纠正术的患者可能会发生心房扑动或右心室流出道起源的室性心动过速，特别是纠正术不完全，而且存在持续血流动力学异常者。

2. 体格检查　体格检查的重点是心脏听诊，以了解病人心率的快慢、节律是否规整，可初步判断病人是缓慢性还是快速性心律失常。心律失常发作并伴症状时可出现脉搏异常、第一心音强度改变、颈静脉波呈间歇性的大炮波，提示房室脱节，是三度房室传导阻滞或室性心动过速的特征。应注意寻找心律失常相关心脏疾病的体征，包括既往心脏外科术后的瘢痕、结构性心脏病的杂音和心力衰竭的体征。同时听诊双肺，若双肺底闻及水泡音，则提示病人已存在心功能不全。系统查询也很重要，例如，甲状腺毒性作用也可以心律失常作为表现。

3. 体表心电图　体表心电图是心律失常诊断的最主要手段。临床上采用 12 导联心电图。可以从心脏的立体结构方面判断心律失常的性质和部位。然而 12 导联心电图由于记录时间短，不容易描记到短暂心律失常的图形。所以临床上常常采用 P 波清楚的导联（Ⅱ、Ⅲ、aVF 和 V_1 导联）较长时间描记，便于捕捉心律失常。注意 P 波和 QRS 波形态，P-QRS 关系，PP、PR 与 RR 间期，判断基本心律是窦性还是异位。房室独立活动时，找出 P 波与 QRS 波群的起源（选择Ⅱ、aVF、aVR、V_1 和 V_5、V_6 导联）。P 波不明显时，可试加大电压或加快纸速，做 P 波较明显的导联的长记录。

既往无心脏病的患者，在无心律失常发生期间，心电图可表现正常，有些患者的 12 导联心电图可反映患者基础的心电异常情况，如频发的早搏或预激综合征（Wolff-Pankinson-Wihite syndrome）。

心动过缓的患者的心电图可表现为静息时的窦性心动过缓或间歇性的窦性停搏，疾病继发的 P-R 间期延长，或束支阻滞。窦性心动过缓可以窦房结的自律性减低（P-P 间期＞1s）或是二度或三度房室传导阻滞（体表心电图上 P 波频率＜100 次/分时，QRS 波少于 P 波）。

合并心脏病的患者，静息心电图的异常表现可反映心脏的情况及其既往接受过的外科干预的情况。QRS 波电压增高和电轴转位的改变可能是左心室肥厚的表现，心房扩大可合并 P 波异常，Fallot's 四联症患者，多可合并右束支传导阻滞异常。

患者发生症状期间的 12 导联心电图记录对心律失常的诊断最有帮助，但这种情况通常不易做到，QRS 波绝对不规则的心动过速通常为心房颤动的结果，偶然也可为房性心动过速或为心房扑动伴不同比例房室传导的表现。QRS 波规则，无增宽（＜120ms）的心动过速（＞100 次/分）如果每个 QRS 波伴随正常 P 波规则出现，多为窦性心动过速；如果无 P 波或 P 波异常，可为阵发性室上性心动过速。

规则、宽大的 QRS 波（＞120ms）的心动过速通常是阵发性室上性心动过速伴束支差异性传导或室性心动过速，或室上性心动过速伴预激，通常由异常旁路形成。置入心脏起搏器的患者，宽大的QRS波心动过速可能为起搏器介导的心动过速。应细致地在心电图上寻找起搏脉冲信号，如果为双腔起搏系统，起搏电压会较低，并可被心电图高度滤过。

4. 持续心电记录　当心律失常的发生呈间歇性，症状发生时，12导联体表心电图常不能及时记录。持续心电监护可用于住院病人的床边检测，或者24h动态监测，常可捕获症状发生较频繁患者的心律失常事件。对症状发生频率较低的患者，可以为患者佩戴心脏节律事件监测器。做7d或更长时间的连续记录，可以记录患者活动状态下症状事件发生时的情况，保存患者每日症状发生时的心电记录，记录的心脏节律可能与患者的症状相关。当心率超过心电记录仪已程控的范围时，也可记录无症状的心脏事件。在持续心电记录期间，应鼓励患者按正常的活动生活，特别要进行先前可激发症状的活动。

置入式的loop记录仪主要是用于诊断不明原因的晕厥（图9-1-2）。虽然妊娠期间使用置入式loop记录仪的公开资料不多。但妊娠期间使用持续心电记录并没有反指征。电池的寿命通常可达18个月。已发表的非妊娠患者的资料中，诊断率可高于50%。

5. 超声心动图　超声心动图对具有结构和功能性心脏病患者的诊断和随诊具有无可争辩的价值，是所有心律失常的妊娠患者临床检查不可缺少的部分，因为是非侵入性的检查，对胎儿没有危险，是排除围生期心肌病最好的检查方法。

6. 运动心电图　除了产科的原因需要绝对卧床休息外，运动心电图的检查可考虑在妊娠期间使用。特别适用于由于反复运动而激发症状，而其他检查不能明确心律失常的诊断。在运动心电图检查期间，应给予密切的监护。运动负荷不能超过大部分患者每日常规体力活动的最高水平。运动期间，若出现低血压，对胎儿具有风险，应立即停止运动检查。

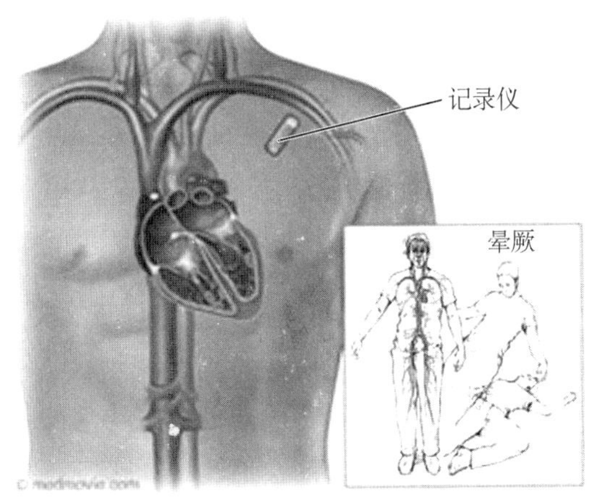

图9-1-2　置入式的loop持续心电记录仪

7. 倾斜试验　根据病史，对可疑血管迷走机制为诱因反复发作性晕厥的患者，倾斜试验可用于明确诊断。因为检查可以诱发显著和持续的低血压，对胎儿会产生影响，然而，有资料证实检查过程安全。有人认为，在妊娠中首次发生迷走性晕厥较罕见，因为妊娠期间女性患者可由于循环血容量和儿茶酚胺水平增加而得到相应的保护，晕厥在产后发生的情况较常见，因为产后体液迅速丢失，血管内的容量相对不足，机体需重新调节到非妊娠的生理状态，机体的易损性增加。

8. 侵入性的心脏电生理检查和导管射频　心脏电生理是目前心动过速患者导管射频治疗前通常进行的检查过程。但电生理与射频的过程都可因离子辐射对胎儿产生风险。几乎所有患者的心律失常都可通过药物治疗，直到分娩。对那些不能控制并有生命危险的心律失常，可选择射频治疗，应使射线对胎儿的暴露减至最小可能。在母亲的腹部用铅衣覆盖屏蔽。或可使用超声心动图或非荧光导管定位（如CARTO或EnSite NavX）

指引导管的放置。

9. 药理学试验　在某些情况下，药理学的试验可为诊断提供重要的依据。QRS 波不宽的心动过速，腺苷既可用于终止心动过速（房室结折返性心动过速 AVNRT；房室折返性心动过速 AVRT，某些房性心动过速），也可在转复为原基础心律以前短暂减慢心动过速的心率（心房扑动、房性心动过速、窦性心动过速）。QRS 波增宽的心动过速，腺苷可用于室上性心动过速（减慢或终止）与室性心动过速（无影响）的鉴别诊断。腺苷可选择性地减慢房室结的传导，但对旁路的传导无影响。如果常规心电图无预激的表现，腺苷可使预激综合征患者潜伏的预激波在心电图上表现出来。

有猝死家族史、有典型心电图改变的患者应考虑 Brugada 综合征，如果诊断可疑，Flecainide 激发试验有助于典型心电图特征的表现。

10. 遗传学检测　某些心脏的情况可以增加心律失常的发生机会，并常有明确的遗传学基础，包括有长 QT 综合征、Brugada 综合征、肥厚型心肌病、家族性扩张型心肌病、心律失常起源右室流出道。这些情况有增加趋势，虽然常规的遗传学检测对这些心律失常在妊娠风险的评估并不十分有价值，但必须采集详细的家族史，包括家族早年发生猝死的特殊问题。咨询有关这些心律失常遗传给子代的风险，对受影响的家庭成员应尽早给予诊断。

第二节　妊娠期心律失常的治疗

在妊娠期间早搏和持续性心动过速会出现更频繁，或可以首次在孕期中出现，症状性的阵发性室上性心动过速也可在孕期急性发作。2011 年 ESC 妊娠心脏病治疗指南指出，在妊娠期约 15%（平均 5%）的先天性心脏病患者因为室上性心动过速或室性心动过速而需治疗。在孕期，患者自觉心悸更加明显，但是大多都是良性的表现。妊娠期首次发生室性心动过速的患者应给予密切的关注，应注意是否为结构性心脏病的表现。孕期主要关注的还有应用心律失常药物对胎儿的不良影响。另外，对孕期复发性快速心律失常要注意应用或停止抗心律失常药物的获益和风险问题。治疗中应根据孕妇的基础疾病的特点给予个体化的处理。对症状性的快速心律失常，建议患者尽可能在孕前接受导管射频治疗。

【抗心律失常的药物治疗】

妊娠的生理改变可影响药物的吸收作用和某些途径的代谢。因此，要获得合适的治疗药物水平而又避免毒性作用是较困难的。这样可解析某些女性患者虽然继续维持妊娠前的有效治疗，但在妊娠期间心律失常的症状仍反复发生。

抗心律失常药物本身有致心律失常作用的不良反应，大多数抗心律失常药物被美国食物和药物管理局（FDA）作为妊娠期间 C 类药物。抗心律失常药物诱导先天性畸形的最大风险发生在胎儿器官形成时期，这个时间在孕 3～11 周，直至第一孕季末结束。此后的风险主要是影响发育和功能完善，或直接对胎儿组织的毒性作用，在足月分娩前或在分娩期间短时间给药对分娩有不良的影响，或分娩后对新生儿产生影响。

如果心律失常对血流动力学产生影响，存在心动过速心肌病的影响，或存在其他不稳定的症状，应给予药物干预。患者能耐受的、良性的心动过速可不需药物治疗，但应给予常规心电监测。药物的合理选择要依据心律失常发生机制，以及具有在妊娠中安全使用的依据。

1. 腺苷　腺苷可作为室上性心动过速

(SVT)和宽 QRS 波心动过速的紧急治疗用药。具有在妊娠女性中安全使用的依据。可以直接快速静脉推注,有非常短的药物作用有效时间,正常小于 5~10s。其抑制窦房结和房室结构的功能,可诱发短暂的心动过缓和房室传导阻滞。但对胎儿心率的影响不明确。腺苷对支气管哮喘患者禁忌,容易诱发支气管痉挛,也禁用于正服用双嘧啶氨醇的患者,因为有延长心脏停搏时间的风险。

2. 地高辛　地高辛在妊娠中使用的历史较长,被认为是安全的。地高辛可通过胎盘,但不会致畸。可通过肾脏排泄,但可被联合应用的胺碘酮所抑制。主要用于心房颤动患者控制心室率,也可对局灶性房性心动过速有效。

3. β受体阻滞剂　普萘洛尔是具有最长使用历史的β受体阻滞剂,在妊娠中使用被认为是安全的。β受体阻滞剂无致畸作用,β受体选择性阻滞如美多心安的使用较广泛,因为其对 β_2 受体介导的子宫无力作用影响较少。但是,β_1 选择性阻滞剂对心脏的β受体阻滞不完全,因为心肌存在功能性的 β_2 受体,因此抗心律失常的作用稍弱。已有相关的报道,β受体阻滞剂与胎儿心动过缓、张力减退、低血糖和宫内发育迟缓有关。2011 年的 ESC 指南建议妊娠期的任何心律失常不应选择阿替洛尔。

索他洛尔(sotalol)是具有β受体阻滞剂和Ⅲ类抗心律失常药物共同作用的药物,可以通过胎盘,由肾脏排泄,被 FDA 分类为妊娠 B 类药物,在妊娠患者的应用中无不良后果的报道。

4. 氟卡尼　氟卡尼(flecainide)常被用于妊娠的患者,对心脏结构正常的患者可合理使用,但应避免用于心肌疾病的患者,特别是避免用于伴室性心动过速或心肌缺血的患者。

5. 胺碘酮　关于使用胺碘酮对母亲的益处与胎儿安全性之间的争论已得到显著的缓和,胺碘酮是一种非常有效的抗心律失常药物,用于治疗和预防具生命威胁伴心肌疾病的室性心律失常。然而,人们真正关注的是,胺碘酮可致胎儿甲状腺功能低下和脑部的损害。胺碘酮可通过胎盘,胎儿的药物浓度约为母亲血清水平的 10%,母亲使用胺碘酮可致胎儿甲状腺肿,可压迫新生儿的上气道。因此,胺碘酮只能在母亲的生命受到威胁而没有其他药物可选择的情况下才可以使用,而且,应控制在最低的有效剂量以内。

6. 维拉帕米　没有致畸作用的报道,维拉帕米可通过胎盘,对胎儿的心血管可产生影响。静脉注射维拉帕米用于替代腺苷终止室上性心动过速。如果β受体阻滞剂为禁忌的药物,或患者不能耐受时,口服维拉帕米可预防室上性心动过速的复发。

【抗心律失常的非药物治疗】

1. 直流电心脏复律　直流电心脏复律可用于终止持续性的心动过速,电复律前应给予常规麻醉,也可应用咪达唑仑(midazolam)或地西泮(diazepam)做深度镇静。通常,心脏复律的电极板置于胸骨右缘 2~3 肋间(心底部),另一块放在左腋前线内第 5 肋间(心尖部)和心尖部。但是对于心房颤动的患者,应用心脏前后位的复律会更有效。用力向下按压胸壁上的电极,减少电极板的分离,增加电场的强度,最大限度提高复律的成功机会。放电时双相波的电流可在能量的阈值内使心律转复,能量的阈值是单相波所需能量的一半。所有的快速心律失常,除了心室颤动,在电复律时应采用 R 波同步复律,减少诱导心室颤动发生的危险。

心房扑动或颤动的患者在转复为窦性心律后是发生血栓栓塞的易患者。直流电复律不应在心房颤动发生时间超过 24h 的患者中进行,除非心律失常可导致严重的心血管危害,或者患者在心律失常发生后已被充分地抗凝,或已被经食管超声心动图证实右心房内无血栓存在。直流电转复后抗凝治疗应持续至少 4 周。

直流电心脏复律在各孕期的应用都十分安全，因为电场的强度对胎儿的影响很低。然而，在电复律的全程应给予胎儿密切的监测。如考虑患者的气道不畅，为减少胃内容物的误吸，麻醉医师可选用全麻和气管插管。

妊娠期间直流电复律的注意要点：合并心房颤动或心房扑动的患者需要抗凝；直流电心脏复律应在全麻情况下进行；应在胎儿监测下进行；房性心律失常患者电极最好放置在心脏的前后位；紧压心前的电极；如果可能应使用双相波除颤；心律规则的心动过速首次应选用 50J；心房颤动患者首次应选用最大的输出功率（例如，360J）。

2. 置入式心脏除颤器　已安置置入式心脏除颤器（implanted cardioverter defibrillator，ICD）的患者，能成功妊娠并有良好的预后。具有潜在威胁的心律失常可被 ICD 迅速识别并通过置入的右心室电极释放一系列快速程序起搏脉冲，或通过右心室的环状电极和被放置在左前胸廓的 ICD 外壳的电极之间释放的同步电流而自动复律。ICD 能迅速识别和终止这些心律失常，从而减少血流动力学的影响和降低对胎儿危害的风险。ICD 的配置可集中最大的电场强度在母亲的心肌，然而对胎儿的影响是最小的。ICD 释放的能量是体外直流电心脏复律的 1/10。一个 44 例置入 ICD 女性妊娠的研究中，82%的患者能成功完成妊娠而没有合并症，没有母亲死亡的报道，只有一例胎儿死亡，8 例患者曾分别发生一次或多次的 ICD 电击。

已安置 ICD 的年轻女性患者如果要计划妊娠，应在妊娠前由心脏病专家确认患者具有良好的心脏状况。

3. 妊娠期的心脏起搏治疗　妊娠期或分娩期，症状性的心动过缓、血流动力学情况恶化和发生晕厥的完全性心脏传导阻滞患者可以选择性地推荐临时心脏起搏。在孕期置入永久心脏起搏器（最好是单腔）的风险通常很低，置入的手术过程安全，特别是胎儿已经超过孕 8 周以后。孕期可以选用超声指引下进行手术，以避免辐射对胎儿的影响。

4. 妊娠期的导管射频治疗　难治性心动过速的妊娠患者，如果药物治疗无效，可以考虑导管射频治疗，如果在病情允许的情况下，射频治疗最好能推迟至第二孕季，而且应该选择有经验的中心进行。

【常见心律失常的治疗】

1. 心动过缓

（1）窦性心动过缓

1）临床症状：发生窦性心动过缓的患者，静息心率＜60 次/分应考虑甲状腺功能低下，或体温过低，应用了降低心率的药物如 β 受体阻滞剂、钙拮抗剂或地高辛等。间歇性的窦性心动过缓可见于窦房传导异常的疾病，高度迷走张力的患者可发生迷走性的晕厥。窦性心动过缓和窦性停搏可发生在呼吸暂停综合征的患者。

妊娠期间心动过缓和传导阻滞罕有发生，妊娠期患者需要提高心率和心排血量，有结构性心脏病的心动过缓患者可出现症状，无结构性心脏病的心动过缓患者预后良好。

分娩时可由于 Valsalva 的反射方式而出现窦性心动过缓。极少数产妇可能会出现仰卧位低血压综合征的心动过缓，是由于子宫压迫下腔静脉回流受阻而出现反常的血压下降和窦性过缓。

2）心电图：窦性心律的频率低于 60 次/分；常伴有窦性心律不齐；病态窦房结综合征可表现为窦性停搏、窦房阻滞或窦性停搏、慢-快综合征。

3）治疗：仰卧位低血压综合征的心动过缓可通过改变为左侧卧位而缓解。窦性心动过缓持续出现症状者可给予临时心脏起搏。

（2）房室传导阻滞

1）临床症状：先天性完全性的心脏传导阻滞通常在小儿时期被发现，约 30%在成年时发现，也可在妊娠时被发现。无症状的患者平均心率＞50 次/分。获得性的二度或三度房室传导阻滞通常见于特发性的传导系统疾病，最常见于先天性心脏病外科纠正术后，孕期中较少发现，个别患者可能有其他明确的病因。

2）心电图

a. 一度房室传导阻滞：每个心房冲动都能传导至心室，但PR间期>0.20s。

b. 二度房室传导阻滞：二度Ⅰ型又称莫氏Ⅰ型或文氏阻滞：P-R间期进行性延长直至下一个P波受阻不能下传心室；相邻R-R间期进行性缩短直至下一个P波不能下传心室；包含受阻P波在内的R-R间期小于正常窦性P-P间期的2倍。二度Ⅱ型房室传导阻滞又称莫氏Ⅱ型房室传导阻滞：心房冲动传导突然阻滞，数个P波之后有一次QRS波群脱落，而PR间期恒定（正常或延长），形成2∶1、3∶2、4∶3等比例的房室传导阻滞。

c. 三度房室传导阻滞：心房与心室活动无固定关系。心房率快于心室率，心房冲动可为窦性或房性（房速、房扑、房颤）。心室起搏点：①希氏束及近邻：心室率40～60次/分，QRS波群正常。②室内传导系统远端：心室率20～40次/分，QRS波宽大畸形。

3）治疗：孤立性的先天性完全性心脏阻滞妊娠的预后良好，不需心脏起搏器帮助。获得性的二度或三度房室传导阻滞（图9-2-1），经病因治疗不能缓解症状的患者需要置入永久心脏起搏器治疗。

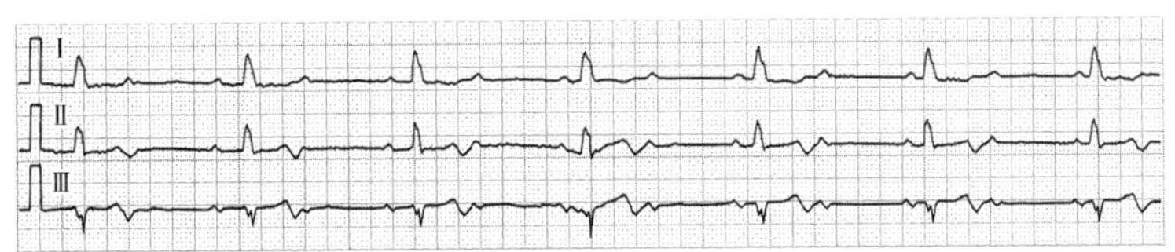

图9-2-1　三度房室传导阻滞合并室性逸搏心律

2. 期前收缩

（1）房性期前收缩

1）临床症状：妊娠期间，房性的期前收缩通常会增加，患者可有心悸或无症状，症状与患者的个体敏感性有关。房性期前收缩患者可合并或不合并结构性和先天性心脏病。房性期前收缩可由情绪、疲劳、饮酒或咖啡、喝茶、吸烟等，以及心力衰竭、洋地黄中毒等病理的情况发生或加重。

2）心电图：提前出现的房性P波；P-R间期>0.12s；P波后的QRS波形态正常或畸形；期前收缩后有不完全性代偿间歇。

3）治疗：无结构性心脏病患者通常不需药物治疗。去除诱因，避免过度疲劳，根据患者的情况需要，可给予β受体阻滞剂。心力衰竭患者可用洋地黄和（或）利尿剂等改善血流动力学情况。

（2）室性期前收缩

1）临床症状：妊娠期间，室性期前收缩也会明显增加，患者对室性期前收缩的感知也增加。室性期前收缩为合并或不合并结构性和先天性心脏病患者在妊娠期最常见的心律失常。

2）心电图：提前发生的QRS时限>0.12s，宽大畸形，ST与T波的方向与QRS波主波方向相反；室性期前收缩后代偿间歇完全（图9-2-2）。

3）诊断和治疗：心电图的检查有助于明确期前收缩的起源。动态心电图可记录早搏和心动过速的发生情况，超声心电图有助于对症状持续或症状加重患者心脏结构和功能的评估，但超声心动图的结果通常为正常。患者通常不需药物治疗。但如果患者的情况需要，可给予β受体阻滞剂。

3. 窦性心动过速

1）临床症状：妊娠期间窦性心动过速

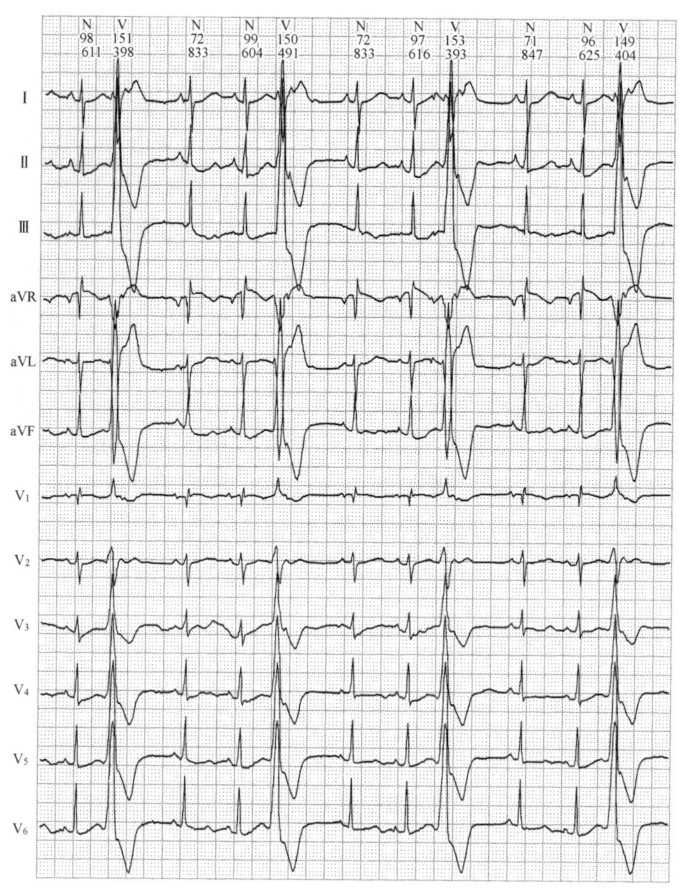

图 9-2-2　室性期前收缩心电图

(心率＞100 次/分)的情况较常见,如果心率持续超过 110 次/分,应迅速查找发生心动过速的基础病因,包括感染、炎症性的疾病、甲状腺毒性作用和心肌病的可能等。

2)诊断和治疗:动态心电图检查有助于鉴别窦性心动过速在正常昼夜节律的变异与固定频率的加速性房性心动过速的鉴别。这个鉴别诊断很重要,因为持续长时间快速心室律的患者可发生心动过速性心肌病,患者需要给予治疗。妊娠期间症状明显的窦性心动过速患者可给予 β 受体阻滞剂治疗,患者的症状可在分娩数天内缓解。

4. 室上性心动过速

1)临床症状:室上性心动过速是妊娠期间最常见的严重心脏事件。可在妊娠期间首次发作,既往有室上性心动过速病史的女性,在妊娠期心动过速的发作会加重。获得性或先天性结构性心脏病的妊娠患者更多见,而容易出现血流动力学和左心室功能的障碍,患者可出现头晕、晕厥、心绞痛和呼吸困难等。妊娠期间,局灶性房性心动过速患者对药物不敏感、房速发作持久,而且常合并结构性心脏病,常使治疗更困难。无结构性心脏病的患者对室上性心动过速耐受性较好。

2)心电图:室上性心动过速为 QRS 波不宽、规则、P 波异常或缺如的心动过速。QRS 波增宽的心动过速可见于室上性心动过速合并差异性传导,可呈左或右束支阻滞图形。宽 QRS 波心动过速患者阵发性室上性心动过速与室性心动过速的鉴别特点见表 9-2-1。

心房扑动常需与其他形式的阵发性室上性心动过速相鉴别,心房扑动心电图的基线呈典型的大锯齿状，在体表心电图的Ⅱ、Ⅲ和aVF导联容易被发现。房室结折返、房室折返性心动过速和房性心动过速的典型表现常为规则的、窄的QRS波心动过速，在无症状期患者的心率可正常。根据心律失常发作和终止过程、P波的形态和与QRS波的关系及对腺苷的反应性，常有助于鉴别阵发性室上性心动过速的发生机制。但也有例外的患者。

3)治疗：无论是什么样的发生机制，通过颈动脉窦的按摩等迷走刺激手法可能会终止室上性心动过速。反复室上性心动过速发作的患者常会用这种手法自行终止，当应用这种手法失败时，可通过应用腺苷静脉注射处理，逐渐增加注射剂量，直致获得理想的反应(图9-2-3)。如果心动过速不被腺苷终止，根据2011年ESC妊娠合并心脏病治疗指南建议，可静脉注射美托洛尔。任何血流动力学不稳定的阵发性室上性心动过速建议选用紧急电复律。只有患者不能耐受发生的症状，或由于心动过速导致血流动力学的改变方建议预防性使用抗心律失常药物。地高辛或心脏选择性β受体阻滞剂(美托洛尔)是一线药物，其次为索他洛尔、氟卡尼或普罗帕酮。妊娠的患者只有在非常特殊的情况下才考虑导管消融术。

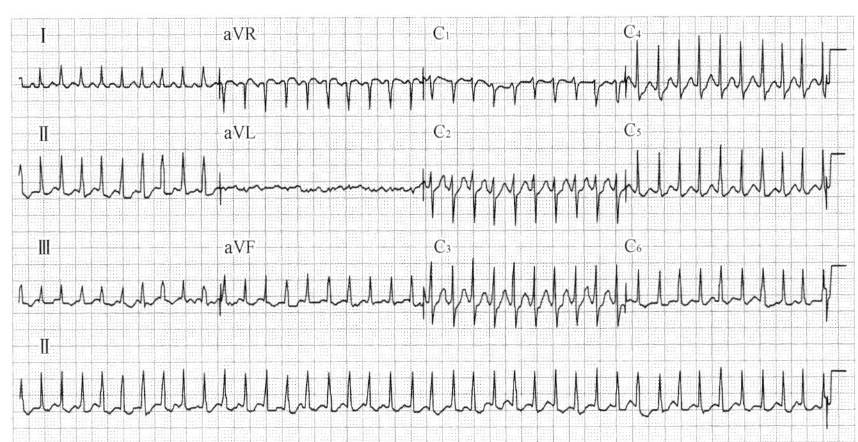

图9-2-3 阵发性室上性心动过速心电图

36岁，孕期发生QRS波正常的室上性心动过速，230次/分，无明显的P波，用腺苷治疗后心电图恢复正常，余后孕期无继续用药，无复发事件；产后接受射频治疗

表9-2-1 宽ORS波心动过速的鉴别诊断要点

室性心动过速	室上性心动过速伴束支阻滞或差异性传导
过去史	**过去史**
心肌梗死	相同的心动过速反复发作
心肌病	病情多年无恶化的证据
心室外科手术史	有明确的室上性心动过速病史
其他心室损伤或瘢痕	颈动脉部位随脉搏同步快速搏动
体格检查	
第一心音强度变化	
颈静脉波间歇的Cannon波	
心动过速的心电图	**心动过速的心电图**
融合波和窦性夺获	QRS波升支/降支尖锐

（续　表）

室性心动过速	室上性心动过速伴束支阻滞或差异性传导
胸前导联 QRS 的同向性一致	
QRS 形态呈不典型束支阻滞图形	
窦性心律心电图	**窦性心律心电图**
宽 QRS 波与心动过速 QRS 波形态完全不同	无异常/预激综合征
对颈动脉窦按摩或高剂量腺苷无反应	颈动脉窦按摩或腺苷可使心动过速逐渐减慢或终止

2008 年 Vereckei 提出了 aVR 单导联鉴别宽 QRS 波心动过速的新流程：①QRS 波起始为 R 波时诊断室性心动过速，否则进入第二步；②QRS 波起始为 r 波或 q 波的时限＞40ms为室性心动过速；③以 QRS 为主波时起始部分有顿挫时为室性心动过速，否则进入第四步；④QRS 波的心室初始除极速度（Vi）与终末除极速度（Vt）的比值 Vi/Vt 值≤1 为室性心动过速，Vi/Vt 值＞1 为室上性心动过速（图 9-2-4）。

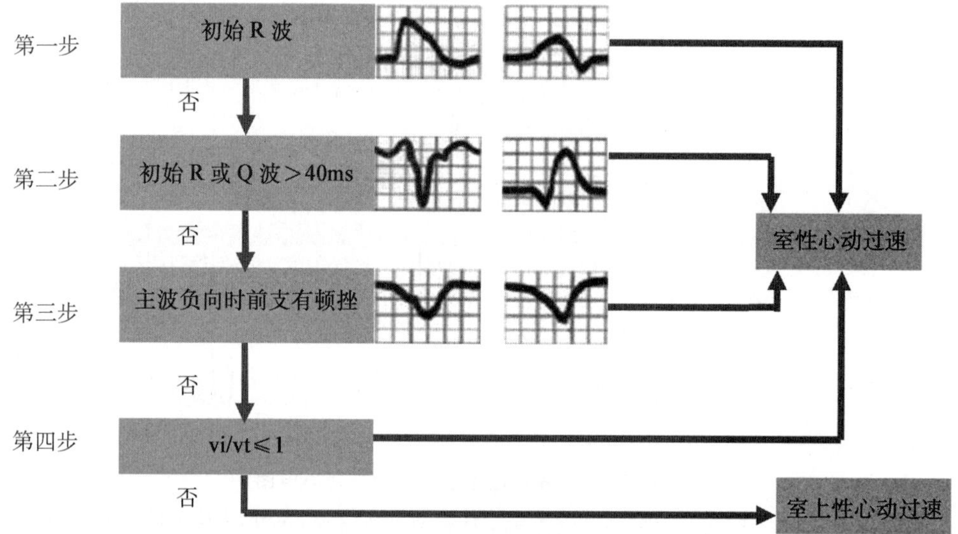

图 9-2-4　Vereckei 提出 aVR 单导联鉴别宽 QRS 波心动过速的新流程

资料来源：郭继鸿 . 2009.宽 QRS 波心动过速鉴别诊断新流程 . 临床心电学杂志，18(6)：457-469

5. 预激综合征（Wolff-Parkinson-White，WPW syndrom）

1）临床表现：预激综合征无心动过速发作不引起症状，心动过速发作可引起心悸、心慌、心跳。大多数患者的心脏结构正常，但是 WPW 综合征的患者可能会合并肥厚性的心肌病或 Ebstein's 的畸形，WPW 综合征患者很容易发生房室折返性心动过速（AVRT），在妊娠期间发作的机会可能会增加。WPW 综合征的患者同时也容易发生心房颤动，通过异常旁路心房快速的频率传递到心室，结果，某些患者可造成超过 300 次/分的快速心室率，这种情况可造成充血性心力衰竭、低血压、心室颤动或心脏骤停，对生命造成威胁。

2）心电图：①房室旁道：PR 间期（实质上是 P-δ 间期）缩短至 0.12s 以下，大多为 0.10s；QRS 时限延长达 0.11s 以上；QRS 波群起始部粗钝，与其余部分形成顿挫，即所谓预激δ波;继发性ST-T波改变。②房结:房希旁道PR间期少于0.12s,大多在0.10s;QRS波群正常,无预激波。这种心电图表现又称为短PR、正常QRS综合征或LGL(Lown-Ganong-Levine)综合征。③结室:束室连接PR间期正常,QRS波群增宽,有预激波。

3)治疗:并发室上性心动过速时,治疗同一般室上性心动过速。I类的抗心律失常药物,例如,氟卡尼(flecainide)可抑制或阻滞异常旁路的传导,同时对心房具有抗颤动的作用,是折返性心动过速紧急和预防性用药的选择。调节房室结功能的药物,如β受体阻滞剂、维拉帕米和地高辛对房室结的影响都是非选择性的,甚至可以加速旁路的传导。患者分娩后可选择导管射频治疗。

心电图表现为WPW综合征的患者可从未有心律失常发生的经历,这样的患者不需给予治疗性的药物,如果患者存在自限性心悸,但未能被证实心动过速的发生,应给予24h动态心电图检查。有时δ波的出现可为间歇性,这种情况说明患者发生心动过速的风险很低。

6. *心房扑动和心房颤动*

(1)心房扑动:心房扑动(atrial flutter,AF)是指快速、规则的心房电活动。在心电图上表现为大小相等、频率快而规则(心房率一般在240~340次/分)、无等电位线的心房扑动波(图9-2-5)。在没有结构性心脏病的妊娠女性中,心房扑动并不常见。如果心脏的右心房负荷被加重(如Fontan循环术后),则容易发生心房扑动。

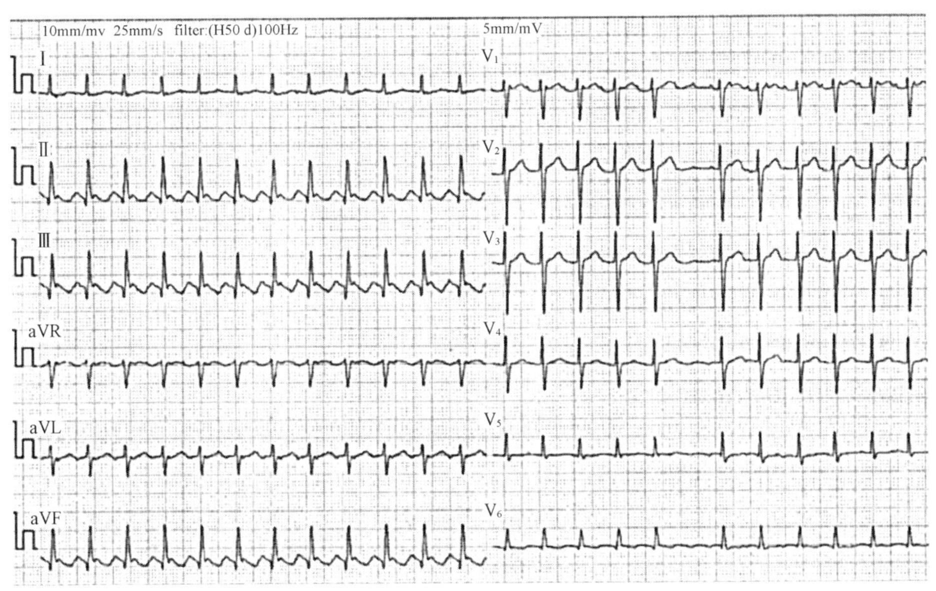

图9-2-5 心房扑动呈2:1、3:1传导

临床表现:①心室率不快的患者可无明显不适,或仅有心悸、心慌、乏力;②严重者头晕、晕厥、心绞痛或心功能不全,少数患者可因心房内血栓形成脱落而引起脑栓塞;③房扑伴2:1房室传导时心室率规则为140~160次/分,伴不规则房室传导时心室率可较慢,且不规则。

房扑往往有不稳定的趋向,可恢复窦性心律或进展为心房颤动,但亦可持续数月或数年。房扑时心房收缩功能仍得以保存,栓塞发生率较心房颤动低。

按摩颈动脉窦能突然减慢房扑的心室

率,停止按摩后又恢复至原先心室率水平。

(2)心房颤动:心房颤动简称房颤,是最常见的持续性心律失常,房颤总的发病率为0.4%,随着年龄增长,房颤的发生率不断增加,75岁以上人群可达10%。

国内研究报道妊娠期心房颤动患者大多合并结构性心脏病,而且主要见于风湿性心脏病,如果左心房血流动力学负荷被加重,例如,二尖瓣狭窄容易发生心房颤动。少数患者为非结构性心脏病,如甲亢,或特发性心房颤动。

1)临床表现:大多数患者有心悸、胸痛、疲乏、头晕或黑矇,甚至呼吸困难等症状。患者的症状与房颤的心室率、心功能及伴随疾病、房颤持续时间等因素有关。妊娠期间患者对症状的敏感性增加。部分患者房颤发生后可无任何症状。

二尖瓣狭窄或心室舒张功能不全的患者会合并心室充盈障碍,合并心房颤动或扑动快速心室率的患者将会减低心室的充盈。因为,随着心率增加,心脏循环的周期中,舒张充盈间期的比例相对减少,结果心室的充盈压力增加,前向血流减少,同时周围血管收缩,反射性使水潴留增加。除非给予处理,否则,患者会迅速发展为急性肺水肿。对于肺水肿患者,儿茶酚胺的水平增加,又进一步使心率和心室的充盈压增加,并形成恶性循环。

当发生了心房颤动或扑动,左房心耳部的血流容易停滞并可能形成血栓,血栓形成后,常只是松弛地黏附在心房的内膜上,可以形成栓塞的碎片并脱落,造成系统动脉分支的栓塞。血栓栓塞和卒中常为二尖瓣狭窄患者、左心房扩大或左心功能不全患者、既往有血栓栓塞病史患者的合并症。在心脏复律为窦性心律的开始几天,随着心房收缩功能逐渐恢复至正常,栓塞的风险特别高。

2)心电图:P波消失,由形态和时限均不规则的颤动波代替;心室率极不规则;QRS波形态通常正常,合并室内差异性传导时QRS波可增宽。

3)治疗:通常急性肺水肿的处理可使用利尿剂、吗啡和硝普钠。国内报道,对二尖瓣狭窄妊娠患者合并心房颤动或扑动快速心室率的处理大多用西地兰静脉给药,或地高辛口服,以减慢心室率。近年来,按美国和欧洲的指南意见,建议使用心脏选择性的β受体阻滞剂如美托洛尔,口服或在必要时静脉缓慢给药。经合理的处理,患者的生命可能被挽回。

如果心房颤动或扑动已存在数周或更长的时间,患者会逐渐耐受。通常的处理方法是使用房室结阻滞剂控制心室率,而不是力求恢复窦性心律,应同时长期使用抗凝剂。患者如果不能耐受心房颤动或扑动,或出现胎儿低灌注,则需要给予直流电转复。地高辛可以控制心室率,但没有预防复发的作用;对左心功能不全的患者,β受体阻滞剂、Ⅰ类抗心律失常药物氟卡尼、索他洛尔应谨慎使用。胺碘酮在其他药物治疗无效时可以选用,对心功能不全的患者使用安全,但应注意控制在最低的有效剂量,以免对胎儿造成影响。如果患者未给予长期抗凝的处理,心房颤动或扑动一旦被诊断,应尽早给予抗凝治疗。

大多数非结构性心脏病的心房扑动可通过射频有效地消除,是预防复发的治疗选择。通常,治疗应延迟至分娩后进行。近年,心房颤动根治性射频治疗的研发和应用已取得显著的进展。然而,据报道,成功率各异,长期随访的资料不足,仍然存在一些较大和严重的、与治疗过程相关的并发症,因此,最好只选择在最合适的患者中进行。

在我国妊娠合并心房颤动的患者,通常在控制心室率和心功能的处理后,根据患者的心功能和产科的情况适时给予医源性的流产、引产或剖宫产结束妊娠。据国内报道,医源性早产的发生率为23.08%,妊娠足月分娩占53.8%。

7. 特发性室性心动过速　特发性室性

心动过速(idiopathic ventricular tachycardia,TVT)是一组没有明显心脏结构和功能异常的单形性室性心动过速。发生在妊娠期最常见的特发性室性心动过速是起源于肺动脉瓣下右心室流出道局灶性室性心动过速,左心室后下部也常是好发部位,虽然左、右心室的其他部位,如游离壁、心尖部也可发生,但相对少见。发生在左心室后下部者多与左后分支有关,故亦称为分支性室性心动过速。特发性的左心室室性心动过速在妊娠期间发生的情况少见,呈右束支阻滞图形,对钙通道阻滞药维拉帕米敏感,其发生机制可能是左后分支参与的折返,也不排除触发活动。电生理检查时能被心室程序期前刺激或周长递减刺激所诱发,有时心房刺激也能诱发。

1)临床表现:特发性室性心动过速与其他类型的室性心动过速不同,特发性室性心动过速几乎不会加速成为不稳定的节律,也不会发生心脏停搏,其预后被认为是良性的。

2)心电图:典型的患者可发生频发、成对的室性早搏,骤发和短阵的复发性非持续性室性心动过速(图 9-2-6)。有报道在 Holter 的监测中早搏的比例可占心室率的 1%～50%或更高比例,早搏或心动过速时 QRS 波的形态通常呈左束支阻滞(LBBB)的图形,QRS 的电轴+90°～+110°,在Ⅱ、Ⅲ、aVF 导联中 QRS 波为正向波,偶然在 V_1 导联中 QRS 波呈双向或正向,而不是典型的 LBBB 图形,这种情况提示起源在左心室流出道,或在主动脉根部左冠状动脉 Valsalva 窦的位置。

3)治疗:大多数特发性室性心动过速患者对 β 受体阻滞剂的反应良好,最好选用根治性的射频治疗。建议在分娩后给予导管射频治疗,因为,复发的可能性很大。

特发性的左心室室性心动过速在心动过速发生期间,V_1 导联的 QRS 波呈典型的右束支阻滞图形,QRS 波电轴约在－60°。这种情况通常为折返性的心律失常,对维拉帕米反应敏感。

8. *继发于结构性心脏病的单型性室性心动过速*　任何使心室肌发生瘢痕、肥大和浸润的疾病过程都可以干扰心肌电学的完整性,包括心肌梗死、扩张型心肌病。围生期心肌病、肥厚型心肌病、心律失常性右心室流出道心肌病、结节病、肿瘤和淀粉样变。但据国内外报道,在妊娠晚期或分娩后的早期,围生期心肌病合并新发单型性室性心动过速的情况很罕见。妊娠期结构性心脏病合并室性心动过速的母亲发生猝死的严重风险增加,常须紧急处理。

心肌的发病部位形成正常心脏除极弥散的屏障。屏障的形成又构成了持续性室速折返回路的必要成分。在这种情况下,多个折返环可以同时存在,某些短径路的折返环可以维持快速的室性心动过速。

1)临床表现:快速性的室性心动过速可引起低血压,减少心脏冠状动脉的灌注和造成心内膜缺血,并可恶化为心室颤动,使病情不稳定。

心电图和超声心动图:常规静息 12 导联心电图和超声心动图检查可以有效地排除患者存在的基础结构性心脏病,并有助于患者的危险分层。

2)心电图:① 3 个或以上室性期前收缩连续出现;② QRS 波群形态畸形＞0.12s,ST-T 方向与主波方向相反,单型性室性心动过速 QRS 波群形态可以不变(图 9-2-7);③基于不同类型的室性心动过速,心室率范围在 70～250 次/分,RR 间期规则或略不规则;④心房独立活动与 QRS 波群无固定关系,形成房室分离,偶有心室夺获与室性融合波;⑤发作突然开始。

3)治疗:结构性心脏病妊娠患者合并室性心动过速紧急处理包括静脉应用利多卡因,静脉注射胺碘酮和直流电心脏复律。血流动力学不稳定的室性心动过速患者应立即给予心脏电复律,对妊娠患者是安全的措施;患者可耐受

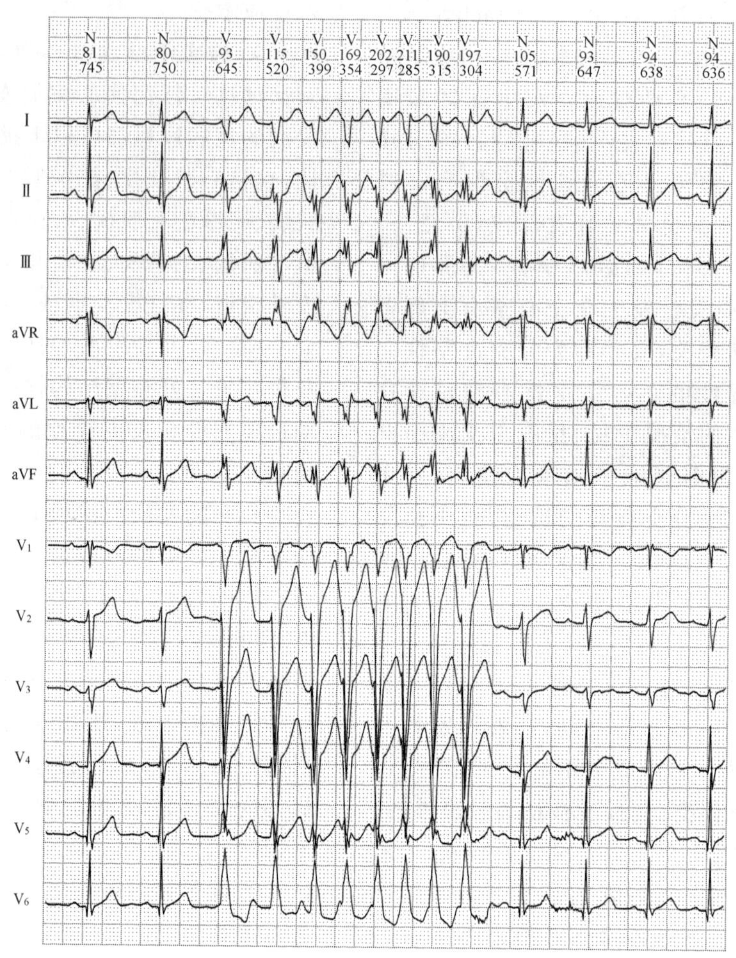

图 9-2-6　短阵特发性室性心动过速

的室性心动过速，也应及时恢复窦性心律，可通过心脏电复律，抗心律失常药物的应用，或选择性采用超速抑制。对稳定性单形性室性心动过速的患者可考虑静脉注射胺碘酮，胺碘酮可用于预防室性心动过速的复发，并被认为是减少结构性心脏病患者猝死风险的唯一抗心律失常药物。心脏选择性的β受体阻滞剂如美托洛尔可作为预防性治疗。无结构性心脏病患者使用β受体阻滞剂无效情况下，索他洛尔或Ic类抗心律失常药物可考虑使用。胺碘酮和(或)ICD置入也应考虑用于需确保妊娠母亲生命的难治性室性心动过速患者。左心室射血分数≤35%患者使用ICD的对照生存获益超过理想的药物治疗。

9. *多形性室性心动过速*(polymorphic VT)　多形性室性心动过速与单形性室性心动过速的鉴别为每个QRS复合波的形态存在连续的形态改变，并同时合并心率的显著不规则。除非多形性室性心动过速能在数秒钟内自动停止，否则必然会发生晕厥。如果持续发生，会恶化为心室颤动。多形性室性心动过速可继发于急性心肌梗死或心肌复极异常，包括长QT间期综合征和Brugada综合征。

尖端扭转型室性心动过速是一个特别类形的伴获得性长QT综合征的多形性室性心

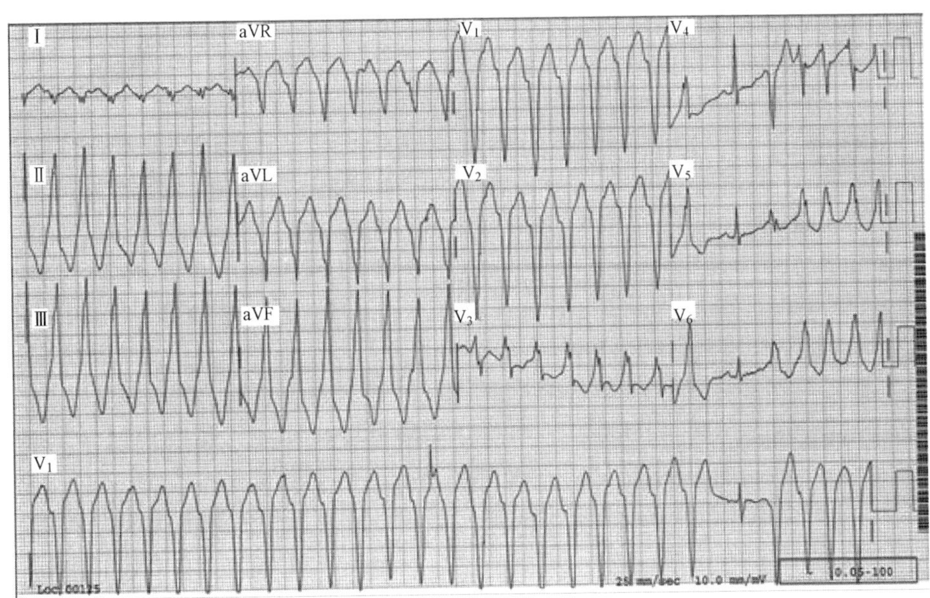

图 9-2-7 单型性室性心动过速

动过速(图 9-2-8)。与诱发尖端扭转型室性心动过速有关的药物为Ⅰ类和Ⅲ类抗心律失常药物、大环内酯类抗生素、无镇静作用的抗组胺药、抗抑郁药、抗精神病药。女性的易患性高于男性。电解质失平衡可加重发病的风险。

Brugada 综合征为常染色体显性遗传性疾病。研究认为编码钠电流、瞬时外向钾电流(Ito)、ATP 依赖的钾电流、钙-钠交换电流等离子通道的基因突变都可能是 Brugada 综合征的分子生物学基础。

1)临床表现:典型的表现呈快速短暂发作,可引起晕厥先兆或晕厥。有发生心室颤动的极高风险。

2)心电图:多形性室性心动过速每个 QRS 复合波的形态存在连续的形态改变,并同时合并心率的显著不规则。每一次的短阵发作多起始于 R-R 间期呈短一长一短的心动周期顺序之后(图 9-2-8)。

2002 年 8 月欧洲心脏病协会总结了 Brugada 综合征的心电特征并将其分为三型(图 9-2-9)。

Ⅰ型:以突出的"穹隆型"ST 段抬高为特征,表现为 J 波或抬高的 ST 段顶点≥2 mm,伴随 T 波倒置,ST 段与 T 波之间很少或无等电位线分离。

Ⅱ型:J 波幅度(≥2mm)引起 ST 段下斜型抬高(在基线上方并≥1mm),紧随正向或双向 T 波,形成"马鞍型"ST 段图型。

Ⅲ型:右胸前导联 ST 段抬高<1mm,可以表现为"马鞍型"或"穹隆型",或两者兼有。

3)治疗:紧急的处理包括纠正电解质的不足(包括补充镁盐),在用药计划中,去除任何有潜在触发风险的药物。使用短阵超速心室起搏,心室率在 100~120 次/分,将可立即消除心律失常并同时可预防多形性室性心动过速相关依赖性的心脏停搏。

先天性长 QT 综合征是遗传性决定的心脏离子通道异常,最常见影响 K^+ 或 Na^+ 通道。长 QT 综合征的女性在妊娠期不会增加心律失常的发生风险,但在产后心律失常的发生风险可增加 5 倍以上。对大多数长 QT

综合征的患者，β受体阻滞剂可有效预防心律失常的发生。某些如需用足够大量的β受体阻滞剂的患者，有必要置入心脏起搏器。如果已使用足量的β阻滞药，但心动过速仍持续发作的患者，则需要置入ICD。β受体阻滞药对Bragada综合征患者无效，患者如有症状，必须置入ICD。

10. 心脏停搏　心脏停搏（cardiac arrest）也称心跳呼吸骤停（cardiopulmonary arrest），是指心脏突然停止有效收缩，可表现为心室颤动、电-机械分离、心脏静止。心排血量突降为零，机体的有效循环丧失，临床上患者迅速出现神志不清及昏迷状态。如果是由于心脏原因导致心脏停搏，称为心源性猝死（sudden cardiac death，SCD）。

1）病因：妊娠女性发生心脏停搏的情况很少见，在分娩的女性中约为1/30 000。产科的失血性休克、羊水栓塞、肺动脉栓塞、围生期心肌病和急性冠状动脉或主动脉撕裂都是妊娠和刚分娩后女性患者引起心脏停搏的病因。心脏停搏存在较高风险的包括长QT综合征，是青年人发生猝死的常见病因。先天性长QT综合征的女性在产后发生心脏停搏的风险大于孕前或妊娠期间。据2011年广州危重孕产妇救治中心报道，本院同期分娩量为17 101例，其心跳骤停的发生率为1∶1425（12/17101），心跳骤停孕产妇的原发病因：41例孕产妇发生心跳骤停，其中失血性休克12例（29%）、羊水栓塞7例（17%）、重度子痫前期及子痫7例（17%）、感染性休克6例（15%）、心脏病2例（5%）、原因不明2例（5%）、其他个别原因共5例（12%）。国内外有报道与缩宫素使用相关的心脏骤停。缩宫素广泛用于促进子宫收缩的合成激素，其不良反应包括心动过速、低血压、心肌梗死、抽搐、过敏等。国外一项随机双盲试验提示10U缩宫素快速静脉推注会产生心肌梗死样症状。

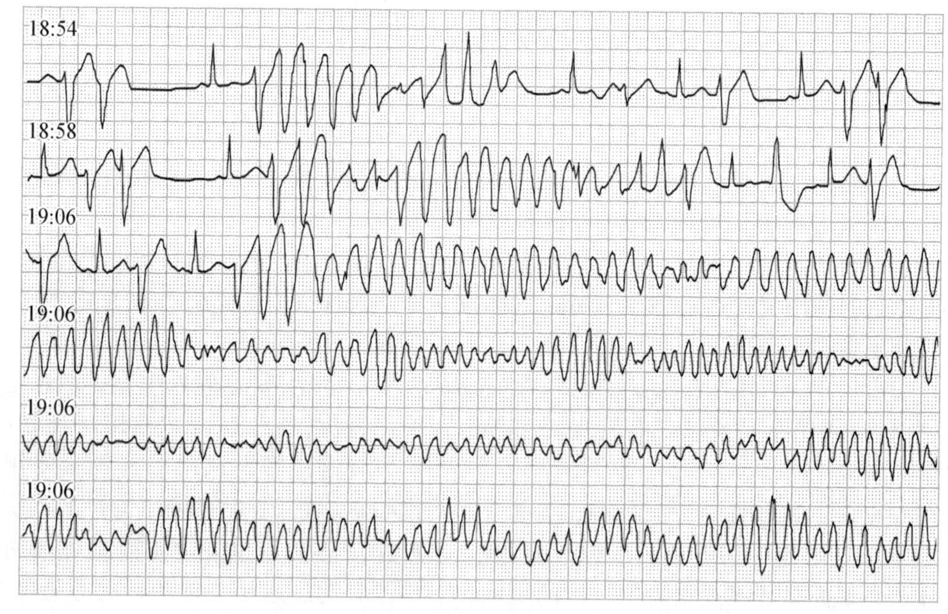

图 9-2-8　长QT综合征合并尖端扭转型室性心动过速

2）诊断：心脏停搏必须依靠简捷的临床判断，突然意识丧失、伴颈动脉和股动脉搏动消失就可以肯定心脏停搏的诊断，心脏停搏的其他临床表现还包括心音消失、瞳孔散大、

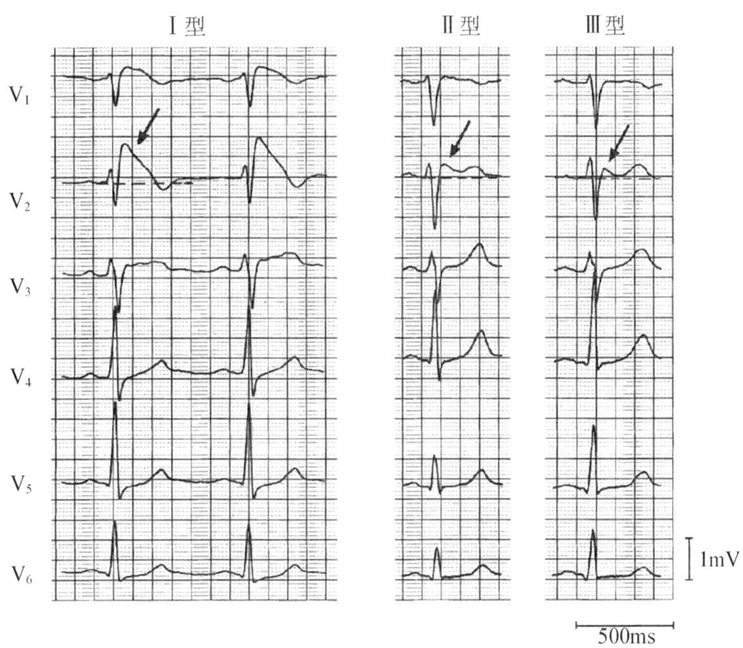

图 9-2-9 Brugada 综合征

反射消失、呼吸停止。心电记录示心室停搏或心室颤动为确诊的客观依据。

3）预防：产科发生心脏停搏的后果严重，因此，要根据产科的主要原因制定有效的预防措施。高危患者在发生心脏停搏前的几小时或数天前，生命体征有恶化的迹象，国内的统计心跳骤停发生在急诊科和手术室的孕产妇最终存活率高于产房和产科普通病房，因此，要对高危的孕产妇进行密切的监护，健全生命体征的危急预警制度和有效的应急措施。在产科的用药中，要规范使用缩宫素这类产科的常用药物。对有发生多形性室性心动过速或室颤风险的女性患者可在孕前或孕中置入 ICD。2011 年，Carla Bonanomi 报道一例合并左心室心肌致密化不全心肌病孕 12 周患者置入 ICD 的病例。患者临床表现为左心功能不全、持续性室性心动过速和心脏血栓形成。

4）治疗：心脏停搏是医学的急症，在一定的情况下，只要及时抢救就有逆转的可能。心脏停搏的处理是紧急进行心肺复苏（cardiopulmonary resuscitation，CPR），提供有效的循环和呼吸支持，如果存在心室颤动的证据，要给予紧急的电除颤。国内报道为心脏停搏孕产妇行体外临时心脏起搏。如果为心脏停搏或显著心动过缓的患者安装体外临时心脏起搏，要注意起搏信号是否能建立有效的心脏收缩和有效的体循环。对存在心电机械分离的患者，应继续给予有效的胸外按压。

产科医生和儿科医生应尽早参与救治。应做好剖宫产的安排，对孕 25 周以上的患者，要做好救治胎儿和心脏复苏的准备。在妊娠的晚期，因为主动脉腔受压，静脉血流减少，特别是在仰卧位时。受压的情况可通过使患者保持左侧卧位，使子宫倾向左侧而减轻。胸腔受压是因为胸部较平常上抬，因为增大的子宫使横膈和心脏向上移。妊娠期胃的排空延迟，因此应尽早行气管插管，以预防误吸。及时的围死亡期剖宫产术（perimortem caesarean section,PMCS)对挽救孕妇和胎儿生命有一定价值。

5)预后:广州危重孕产妇救治中心报道,41 例孕产妇发生心跳骤停,所有患者经初级心肺复苏均成功,最终存活 12 例(29%),死亡 29 例(79%)。据统计,有经验和有效的心肺复苏的生存率为 15%,而无经验的仅有 2%。心室颤动的死亡率很高,在3~5min 给予有效的电除颤,生存率可提高到 30%。心脏停搏的生存率与其病因相关。

【妊娠期的处理】

孕期指导:心律失常的患者应按期行产前检查,合并结构性心脏病心功能Ⅲ~Ⅳ级的心律失常患者应按高危孕产妇给予密切的观察或监护。患者应限制体力活动,增加休息时间,左侧卧位以增加心搏出量,给予合理的营养和饮食,纠正和治疗损害心功能的各种因素和疾病。

1. *妊娠期间心律失常患者的处理要点*

(1)明确诊断是首要的目的,心律失常的诊断可通过临床评估和合理的心电学检查。明确诊断有助于对患者的预后和合理的治疗提供可靠的依据。对于心律失常的患者,不应凭经验给予症状性的治疗,因为通常症状治疗可能无效、不合理或可能对患者有害。

(2)要明确心律失常患者是否存在心脏疾病,为此,心脏超声心动图是最有价值的辅助检查项目。例如,新发心房颤动的患者可能被发现过去被漏诊的二尖瓣狭窄,这样可为妊娠患者的抗凝治疗提供重要的依据。

(3)心律失常可能是系统疾病的临床表现,因此应通过合理的临床检查,积极寻找和排除病因。例如,窦性心动过速的患者应常规排除和考虑甲状腺功能异常、出血、肺栓塞、感染和炎症的情况。

2. *妊娠与非妊娠患者处理的差异* 妊娠期心律失常的治疗与非妊娠患者有显著的差异。其原因为:①由于使用 X 线对胎儿潜在的危害,因此要避免包括射频导管消融术和心脏起搏器的安置术,虽然这些都是对非妊娠患者的常规治疗手段;②某些可造成胎儿危害的抗心律失常药物要注意谨慎使用;③妊娠期间的生理改变可影响抗心律失常药物的药动学作用,从而影响评估药物血浆水平的准确性,影响药物治疗的安全性和有效性;④与非妊娠患者相比,妊娠患者对心律失常症状的耐受性较好,而不需简单地依赖药物,而且分娩后心律失常的症状可能会自动改善。

【分娩的原则】

妊娠期间合并心律失常患者的心功能Ⅰ~Ⅱ级,血流动力学稳定,无合并严重器质性心脏病,一般可在严密监护下阴道分娩。对合并严重心律失常和严重器质性心脏病的患者,在病情改善、血流动力学和心电稳定的情况下行剖宫产术。国内资料显示剖宫产率占 32%。因心律失常行剖宫产的比例占剖宫产总数的 30%~40%。

【产后的处理】

妊娠期间曾发生对患者和胎儿造成威胁的许多心律失常要给予根治性的射频导管消融。应建议患者在分娩后进行治疗。分娩后心律失常通常会减轻,少数患者也可能没有症状,产后哺乳期的患者可能不愿进行介入性心脏治疗,虽然严重并发症的发生率非常低(但不等于零)。尽管新近无症状发生,但打算在将来再次妊娠的患者仍建议给予射频治疗。既往曾发生过严重心律失常,在往后的妊娠中复发的风险会增加。

结论:妊娠期间发生心律失常的情况较常见,大多通过保守治疗都能成功,通常相对较少或非常慎重地使用抗心律失常的药物(表 9-2-2)。合并结构性心脏病的心律失常或在窦性心律下的异常心电图都应受到关注。需要产科、新生儿科和心脏病科的密切合作以保证患者得到合理的治疗,使母亲和胎儿获得最理想的预后。

表 9-2-2　2011 年欧洲心脏病学会(ESC)妊娠心血管疾病治疗指南/心律失常的治疗建议

室上性心动过速(SVT)的治疗建议	推荐分级[a]	证据水平[b]
阵发性 SVT 的紧急复律建议:迷走方法,后选 iv 腺苷	Ⅰ	C
任何血流动力学不稳定的 SVT 建议:选择紧急电复律	Ⅰ	C
SVT 的长期维持治疗建议:口服地高辛[c]或美托洛尔/普萘洛尔[c,d]	Ⅰ	C
阵发性 SVT 的紧急复律可考虑:iv,美托洛尔或普萘洛尔	Ⅱa	C
SVT 的长期治疗:如果地高辛或β受体阻滞剂无效,应考虑口服索他洛尔[e]或恩卡尼[f]	Ⅱa	C
阵发性 SVT 的紧急复律可考虑:iv,维拉帕米	Ⅱb	C
SVT 的长期治疗:如果建议使用的药物无效,在选择胺碘酮前应考虑口服普罗帕酮或普鲁卡因酰胺,并作为最终的选择	Ⅱb	C
SVT 的长期治疗:如果其他房室结阻滞剂无效,应考虑口服维拉帕米以调节心室率	Ⅱb	C
任何心律失常都不应选择阿替洛尔	Ⅲ	C
如果临床有适应证,建议在妊娠前或在任何的妊娠期间多可置入 ICD	Ⅰ	C
先天性长 QT 综合征的长期治疗:当治疗可显著获益,在妊娠期间和产后建议应用β受体阻滞剂	Ⅰ	C
特发性持续性 VT:建议口服美托洛尔[c,d],普萘洛尔[c,d],维拉帕米[c,d]	Ⅰ	C
持续性的稳定型或不稳定型的 VT:建议紧急电转复	Ⅰ	C
持续性,血流动力学稳定的单型性 VT 的紧急复律:应考虑 iv 索他洛尔[f],或普鲁卡因酰胺	Ⅱa	C
永久心脏起搏器或 ICD(最好选单腔)的置入术,特别是在胎龄大于 8 周时,应考虑在超声心动图指引下进行	Ⅱa	C
持续性、单型、血流动力学不稳定、电复律不敏感,或对其他药物无反应的 VT 紧急复律,应考虑 iv 胺碘酮	Ⅱa	C
特发性 VT 的长期治疗:如果其他的药物无效,应考虑口服索他洛尔[c]、恩卡尼[f]、普鲁卡因酰胺[f]	Ⅱa	C
药物难治性而且患者不能耐受的心动过速,应考虑导管消融术	Ⅱa	C

注:药物剂量的用法请参考心房颤动、室上性心律失常和室性心律失常三个已发表的患者治疗指南。

a. 推荐分级;b. 证据水平;c. 房室结阻滞药不能用于静息 ECG 有预激表现的患者;d. β受体阻滞剂在第一孕季需慎用;e. Ⅲ类药物不能用于 QTc 延长的患者;f. 某些房性心动过速可考虑在交界区房室结使用房室结阻滞药,如恩卡尼和普罗帕酮。

资料来源:2011 年欧洲心脏病学会(ESC)妊娠心血管疾病治疗指南。

(吴沃栋)

参 考 文 献

陈永东.2010. 静脉注射胺碘酮治疗围产期心肌病并持续性室性心动过速.河北医药,32(8):973-974

丁俊蓉,周益伟,肖新政.2010. 妊娠合并心房纤颤 11 例临床分析.中国全科医学,13(6):657-659

郭存玲,韩艳菲.2012. 妊娠合并心律失常的处理和对妊娠结局的影响.实用心脑肺血管病杂志,

20(4):631-632

郭继鸿.2009. 宽 QRS 波心动过速鉴别诊断新流程. 临床心电学杂志,18(6):457-469

黄天晴,陈敦金,刘慧姝,等.2011. 心跳骤停孕产妇发病原因及临床特点分析. 中华妇产科杂志,46 (10):742-747

梁阿娟,林建华,凌婉文.2007. 妊娠合并心房颤动的诊治.现代妇产科进展,16(6):446-448

林建华,林其德.2005. 妊娠合并心律失常的诊治.中国实用妇科与产科杂志,21(10):586-588

牛刚,黄顺英,沈宏伟.2001. 妊娠合并心律失常 239 例临床分析.中国现代医学杂志,11(1):49-50

覃冠德,邓亚菊.2011. 有症状的妊娠期心律失常 456 例临床分析及治疗评价.陕西医学杂志,40(4):437-439

王晓君,刘汛芳.2007. 有症状的妊娠期心律失常 227 例临床分析.新医学,38(6):392-393

熊鹰,周娅.2006. 妊娠合并心律失常 379 例临床分析.南方医科大学学报,26(12):1713-1714

许志强,史俊巧,张凤敏.2008. 围生期快速型心律失常 96 例临床分析.临床荟萃,23(12):874-875

尹慧,邢继政,金英华,等.2008. 70 例围生期一过性心肌缺血和(或)心律失常的临床分析.中国妇幼保健,23(20):2814-2815

赵卫秀,林建华.2004. 妊娠合并心律失常 236 例临床分析.上海第二医科大学学报,24(12):1045-1046

Blomstrom-Lundqvist C,Scheinman MM,Aliot EM, et al. 2003. ACC/AHA/ESC guidelines for the management of patients with supraventricular arrhythmias.Circulation,108:1871-1909

Chow T, Galvin J, McGovern B. 1998. Antiarrhythmic drug therapy in pregnancy and lac-tation.Am J Cardiol,82:58I-62I

Conti JB,Curtis AB.2005. Arrhythmias during pregnancy.In:Saksena S ed. Electrophysiological Disorders of the Heart.Philadelphia:Elsevier,517-532

Ferrero S,Colombo BM,Ragni N.2004. Maternal arrhythmias during pregnancy.ArchGynecol Obstet,269:244-253

Gowda RM,Khan IA,Mehta NJ,et al.2003. Cardiac arrhythmias inpregnancy:clinical and therapeutic considerations.Int J Cardiol,88:129-133

Grubb BP.1998. Neurocardiogenic syncope.In:Grub BP ed. Syncope:Mechanisms and Management. New York:Futura Publishing Co,73

Klein V,Repke JT.1984. Supraventricular tachycardia in pregnancy:cardioversion with verapamil. Obstet Gynecol,63:16S-18S

Kloeck W,Cummins RO,Chamberlain D,et al.1997. Special resuscitation situations:an advisory statement from the International Liaison Committee on Resuscitation.Circulation,95:2196-2210

Lee RV, Rodgers BD, White LM, et al. 1986. Cardiopulmonary resuscitation of pregnant women. Am J Med,81:311-318

Lee SH, Chen SA, Wu TJ, et al. 1995. Effects of pregnancy on first onset and symptoms of paroxysmal supraventricular tachycardia.Am J Cardiol, 76:675-678

Magee LA,Downar E,Sermer M,et al.1995. Pregnancy out-come after gestational exposure to amiodarone in Canada. Am J Obstet Gynecol, 172:1307-1311

Mason BA,Ricci-Goodman J,Koos BJ.1992. Adenosine in the treatment of maternal paroxysmal supraventricular tachycardia. Obstet Gynecol, 80:478-480

Natale A,Davidson T,Geiger MJ,et al. 1997. Implantable cardioverter-defibrillators and pregnancy: a safe combination? Circulation,96:2808-2812

Ovadia M,Brito M,Hoyer GL.1994. Human experience with amiodarone in the embryonic period.Am J Cardiol,73:316-317

Puri A, Sethi R, Singh B, et al. 2009. Peripartum cardiomyopathy presenting with ventricular tachycardia: a rare presentation.Indian Pacing Electrophysiol J,9(3):186-189

Rashba EJ,Zareba W,Moss AJ,et al.1998. Influence of pregnancy on the risk for cardiac events in patients with hereditary long QT syndrome. Circulation,97:451-456

Shotan A, Ostrzega E, Mehra A, et al. 1997. Incidence of arrhythmias innormal pregnancy and relation to palpitations,dizziness,and syncope.Am J Cardiol,79:1061-1064

Tan HL, Lie KI. 2001. Treatment of tachyarrhythmias during pregnancy and lactation. Eur Heart J, 22:458-464

Task Force on the Management of Cardiovascular Diseases during Pregnancy of the European Society of Cardiology (ESC). 2011. ESC Guidelines on the management of cardiovascular diseases during pregnancy. Eur Heart J, 32(24):3147-3197

Tawam M, Levine J, Mendelson M, et al. 1993. Effect of preg-nancy on paroxysmal supraventricular tachycardia. Am J Cardiol, 72:838-840

第 10 章

遗传性心血管疾病

先天性心脏病是在胚胎时因心血管发育异常所致的心脏血管形态、结构、功能、代谢的异常。病因包括环境和遗传两个主要因素。环境因素主要为胚胎发育时母体接触的化学物质或物理因素的影响(如高温、辐射暴露等)、宫内感染、母亲妊娠期疾病及服用药物等因素。遗传因素指胎儿接受父母亲异常的基因所带来的影响。

第一节　遗传性心血管疾病的分类与诊断

遗传性心血管疾病根据遗传因素分为染色体病、单基因病、多基因病等。其中 90% 为多基因遗传,5%为染色体病,3%为单基因病,1%～3%与环境因素有关。

【分类】

1. 单基因遗传性心血管病　孟德尔遗传病又称单基因病,是由一对等位基因控制的疾病或病理性状,人体中只要单个基因发生突变就足以发病的一类遗传性疾病。它的传递方式遵循孟德尔分离定律。基因位于染色体上,而染色体有常染色体和性染色体之分,同时,基因因遗传方式的不同也有显性基因与隐性基因之别。

位于不同染色体上的致病基因,其遗传方式也不同,据此可将单基因病分为常染色体显性遗传病、常染色体隐性遗传病、X 伴性显性遗传病、X 伴性隐性遗传病、Y 伴性遗传病五种。

2. 多基因遗传性心血管病　多基因遗传病是多对微效基因协同作用并与环境因素共同导致的心血管疾病,此类基因赋予患者易感性,故称为疾病易感基因(susceptibility genes)。致病基因无显性与隐性之分。各对基因单独作用时影响较少,但其作用可相互累积产生累加效应而表达不同的临床表型。多基因遗传性心血管病包括先天性心脏病、高血压病、冠心病和风湿热等。受累人群可高达人群总数的 20%。所致死亡数可占各类心血管疾病所致死亡数的 70%以上。

多基因遗传病通常具有如下特点:①先证者的各级亲属发病率均高于群体发病率;②家族性聚集倾向;③先证者同胞发病率远比单基因遗传病的发病率(1/2 或 1/4)低,在 1%～10%;先证者之后出世的同胞发病率比其他亲属高;④与先证者的亲缘关系越近,发病率越高;⑤先证者的父母为近亲婚配的比率稍高于普通群体的近亲婚配率;⑥同卵双生的同病一致率高于异卵双生。某一遗传病如基本符合上述特征,而且其实际调查的患病先证者各级亲属发病率与上述预期的发病率间无显著性差异,就可确认该病遗传性质可能为多基因遗传病。

除遗传因素外,环境因素对多基因遗传引起的畸形也有一定的影响,诸如社会经济原因对母体及其子宫的影响均可导致畸形的产生。常见的这类先天畸形有脊椎裂、唇裂、腭裂、短指或缺指、先天性心脏病、先天性幽门狭窄、先天性髋脱臼、先天性肾缺乏、先天性巨结肠症等。

先天性心脏缺陷(congenital heart defects,CHDs)是一种很常见的先天畸形,在新生婴儿中发病率为4%～8%,其病因是异质性的,由单基因或染色体异常引起,也有因风疹病毒感染母体或糖尿病引起的,大多数病因不清。由于其类型较多,群体发病率及经验风险率也不一样。如多因子阈值模型所示,其一级亲属风险率是多因子性状的群体发病率的平方根。各种心脏缺陷畸形在群体和同胞中的发病率见表10-1-1。

表10-1-1　主要先天性心脏缺陷在群体及同胞中的发病率

心脏缺陷	群体发病率	同胞中频率(%)	群体发病率的平方根
室间隔缺损	1/575	4.3	4.2
动脉导管未闭	1/1200	3.2	2.9
房间隔缺损	1/1500	3.2	2.6
主动脉狭窄	1/2250	2.6	2.1

3. 染色体异常心血管病　染色体不平衡包括染色体数量或结构的改变,可导致心脏发生异常,而且多以综合征形式出现,常合并其他的畸形和智力障碍,可累及多个系统和器官而呈多发性畸形,临床常为散发性发病。因此,任何先天性心脏缺损的小孩或成人如伴有异形的特征和认知障碍,应进行染色体核型检查,以排除染色体的异常。常见的联合症如房室间隔缺损可见于Down综合征(唐氏综合征、21号染色体三体性),主动脉缩窄是Turner综合征(45X)女性患者的特征性畸形表现。

【诊断】

遗传病的诊断是开展遗传咨询和防治的基础,遗传病的诊断检查要注意收集以下资料。

1. 病史

(1)对有先天畸形、生长发育障碍、智力发育落后、性发育异常或有遗传病家族史者应做全身检查,并且做详细的家系调查和家谱分析,了解其他成员健康情况,了解死产、流产和血缘关系。新生儿期出现黄疸不退、腹泻、持续呕吐、肝大、惊厥、低血糖、酸中毒、高氨血症、电解质异常,以及尿中有持续臭味,应疑为遗传性代谢病,并做进一步检查。

(2)记录母亲妊娠史,如胎儿发育情况、母亲有无糖尿病、羊水过少等。糖尿病母亲婴儿畸形发生率高,羊水过多儿常有畸形。

(3)详细询问母亲孕期用药史及疾病史,母体孕期患风疹及巨细胞病毒感染可造成胎儿器官畸形,但有感染病史不一定与畸形有因果关系。虽然回顾性流行病学调查认为一些药物与畸形有关,但真正能证实的致畸因素很少。

2. 体格检查

(1)头面部注意头围,有无小头畸形、小下颌畸形,耳的大小,耳位高低,眼距,眼裂,鼻翼发育,有无唇裂、腭裂和高腭弓,毛发稀疏情况和颜色。

(2)注意上身长与下身长的比例、指距、手指长度、乳头距离、皮肤和毛发色素、手纹、外生殖器等。注意黄疸、肝脾大和神经系统症状。嗅到一些不正常的汗味或尿味等时,可提示某些遗传病的可能,主要见于氨基酸代谢病。

3. 实验室检查

(1)染色体核型分析:将一个处于有丝分裂中期的细胞中的全部染色体按大小及形态特征有秩序地配对排列,观察有无染色体数目或结构异常。

(2)生物化学检查:测定血、尿、红细胞、白细胞、皮肤成纤维细胞中酶和蛋白质或中间代谢产物。近年,在国内逐步开展的遗传性代谢病串联质谱检测技术(MS/MS)、气相色谱-质谱技术(GC/MS)已逐步成为遗传性代谢病诊断的常规检测工具,特别是串联质谱技术可诊断多种氨基酸代谢病、有机酸代谢紊乱、脂肪酸和肉碱代谢紊乱等疾病,在临床上发挥着重要作用。

(3)基因诊断:基因诊断是在 DNA 水平上对受检者的某一特定致病基因进行分析和检测,从而对疾病进行特异性分子诊断。

(李广镰　吴沃栋)

第二节　单基因遗传性心脏病

单基因遗传病简称单基因病(monogenic disease,single gene disorder),是指单一基因突变引起的疾病,符合孟德尔遗传方式,所以称为孟德尔式遗传病。患有心脏病的患者咨询关于他们子代的风险时,首先需要确定患者是否为孤立性的心脏缺损,或是否具有单基因或孟德尔遗传病的相关特征。例如,某些重要的单基因疾病可以根据遗传的模式合并先天性心脏病。

一、Holt-Oram 综合征

Holt-Oram 症候群是一种不常见的症候群,全球不同族群都有个案报道。此症的发生没有性别差异;产前的超声检查或许可以发现比较严重的肢体畸形。目前尚未有整体疾病发生率的报道。在美国,此症的发生率估计约为每十万新生儿中有 0.95 个。

【病因】

此症最早由 Holt 与 Oram 两位医师在 20 世纪 60 年代报道。研究确认此综合征是由于转录因子 TBX5 基因的变异作用造成。位于第 12 对染色体长臂(12q24.1)上的转录因子(transcription factor;TBX5)是一个在胚胎发育时影响心脏及上肢发展的重要基因。该基因的突变导致基因功能丧失,造成心脏及上肢的畸形;因此又将此症称为心手症候群(heart-hand syndrome)。

【临床表现】

这个症候群的特征主要表现在心脏与手上。

先天性心脏病是这个症候群中最常见到的疾病状态。心脏中最常见的异常是继发孔房间隔缺损 (atrial septal defect,ASD),其次为室间隔缺损(ventricular septal defect,VSD)。二者共占心血管畸形的 70%以上。另外,其他先天性心脏异常有动脉导管未闭(patent ductus arteriosus,PDA)或大动脉转位(transpositions of the great arteries),心律失常最常见为完全性右束支传导阻滞和一度房室传导阻滞。

骨骼的异常为上肢的畸形,常为双侧性,不一定为对称性,下肢不会受影响;骨骼的异常可造成前臂多种形式的畸形。最常见桡侧骨骼受累,包括拇指缺失、发育不全和三节指骨。其次为掌骨、腕骨和桡骨发育不全,桡骨和尺骨完全缺失,肱骨也可能异常等。骨骼异常可导致相应的骨骼肌继发性改变,如大小鱼际肌、指间肌、上肢肌群、胸大小肌发育不良、萎缩等。智力障碍和学习困难并不是 Holt-Oram 综合征的特征。

【遗传模式】

该症候群与遗传相关,其遗传模式是家族性常染色体显性遗传。不过,散发型的病例多为基因突变所致。此外,疾病的表现呈多样性;例如,严重症状的双亲其后代的症状可能比较不严重,反过来,双亲症状不严重却生下症状严重的孩子。

【治疗和预防】

可根据患者的心血管与上肢畸形进行矫

形手术，以改善生活能力。

为防止遗传的流行，应对患者的婚育问题提出建议。婚后的患者应进行医学监督，对胎儿进行监测，详细的胎儿超声心动图，应在孕18～20周进行，如果发现患病胎儿，且能够确定肢体部分异常，应对其预后和治疗给予认真考虑，或建议流产。

二、Noonan综合征

Noonan综合征（Noonan syndrome，NS）即先天性侏儒痴呆综合征，是一种常染色体显性遗传性疾病。本病的基本特征包括先天性心脏缺损，典型的是肺动脉狭窄，也可见房间隔缺损、肥厚型心肌病；身材矮小，智力发育障碍，漏斗胸，自身凝血机制异常；儿童的面部特征特别显著，呈蹼状颈，鼻根塌陷。全球的发生率估计约为1/1000至1/2500新生儿。本综合征按Jacqueline Noonan命名，是最常见的伴先天性心脏病的遗传性疾病。幼童常未被发现本病，诊断该病的年龄通常为9岁（图10-2-1）。

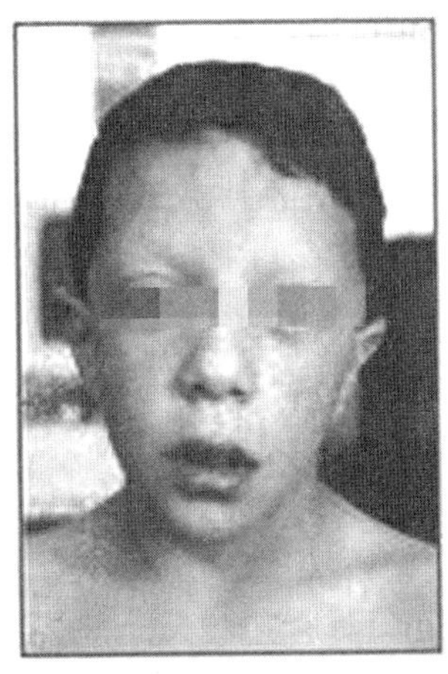

图10-2-1　9岁Noonan综合征患儿

【病因】

因为本病有家族聚集的报道，符合常染色体显性遗传（图10-2-2），亦有报道个别家系有同胞同病，故也可能是常染色体隐性遗传。本病有遗传异质性。家系成员有的仅有轻微症状和体征。由于基因缺失，所以染色体核型分析通常可没有发现异常。突变的基因（RAS/丝裂原活化蛋白激酶信号通路）为细胞信号基因PTPNⅡ，位于第12号染色体，是超过半数受累患者的发病基因，并可作为临床的确诊证据。但事实上受累的双亲有时不一定遗传给他的患病子女，本综合征也有可能为新的散发性基因突变而发病。除了基因PTPNⅡ，另有KRAS、SOS1和RAF1基因的突变也与Noonan综合征的发病有关。

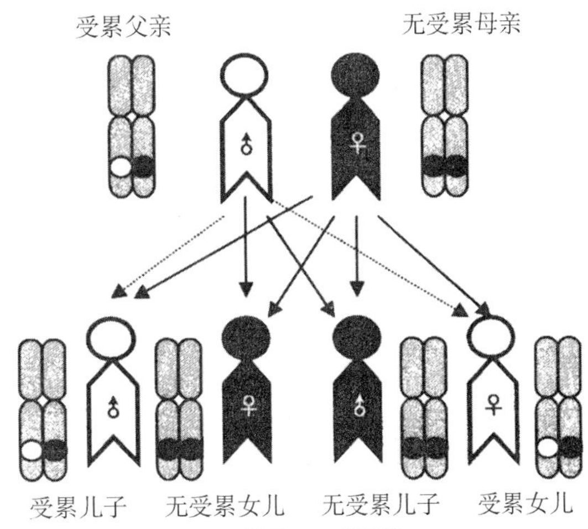

图10-2-2　Noonan综合征为表达不同表型的常染色体显性遗传

【临床表现】

患者身材矮小，但比例多正常，伴智力水平降低，偶伴感觉及神经性听力缺陷，面容有以下特征：宽前额、眼距宽、单或双睑下垂；睑裂斜向下、内眦赘皮、口角向下、斜视、马鞍鼻、耳位置低、耳郭多皱襞且向后旋；后发际低，颈侧部皮肤松弛或形成翼扑；腭弓高，错牙咬合，悬雍垂分叉，偶可见腭裂。皮肤常有多发性色素病，指甲发育不全，手足常发生淋巴性水肿，常有瘢痕形成，可有皮肤弹性过度。患者还常有轻度的骨骼异常表现：肘外翻，盾状胸，乳头间距过宽，脊柱侧后凸。X线检查可见胸骨、椎体、肢体和颅骨异常。胸廓畸形多较突出，胸骨上部向外移位，下部向内移位，使同一患者既有鸡胸又有漏斗胸。30%～50%的患者有心脏缺陷，以右侧心脏畸形为特征，最常见的类型为肺动脉狭窄、动脉导管未闭和主动脉口狭窄。男性睾丸发育不全主要是生精细胞发育不全，赖迪细胞发育多正常，只有少数男性患者有生育能力。

1. 组织系统

心脏：2/3 的患者有以下的心脏缺损：肺动脉狭窄约占 50%，房间隔缺损占 10%，室间隔缺损少见。此外，心肌肥厚、动脉导管未闭、主动脉缩窄、主动脉口狭窄、法洛四联症、头臂血管异常、多瓣膜发育不全、共同房室管、左心室发育不全、冠状动脉瘘、Ⅳ型总动脉干、Ebstein 畸形、二尖瓣脱垂、单脐动脉也有报道。婴儿期可伴心力衰竭。

胃肠系统：婴儿胃肠发育停滞，食欲减少，消化不良，频繁或强烈的呕吐，吞咽困难。

生殖泌尿系统：隐睾症。

淋巴系统：宫颈后的水囊瘤，蹼状颈；由于淋巴功能不全体液积聚可导致淋巴水肿。

发育：笨拙，智力水平低下，协调能力差，运动迟滞，言语延迟。

骨骼肌：无明确原因的严重关节和肌肉疼痛。

血液学：90%以上的患者合并出血性疾病，容易碰伤，包括血小板功能障碍、低巨核细胞性血小板减少症；凝血障碍包括：冯·威利布兰德病（血友病），活化部分凝血激酶时间延长，因子Ⅲ：C、因子Ⅺ：C、因子Ⅻ：C 的部分不足，凝血因子联合缺陷，纤溶酶原激活物抑制剂-1（PAI-1）和组织型纤溶酶原激活剂（t-PA）两者失衡。

神经学：部分 Noonan 综合征患者可合并阿诺德-基亚里畸形（Ⅰ型）。

2. 体格与外表

身高和姿势：身材矮小，颈部脊柱融合，脊柱侧凸，胸骨突起（鸡胸），胸骨凹陷（漏斗胸），关节挛缩或紧缩，关节伸展过度或松弛，生长迟缓，肩胛骨翼状，肌张力减退。

头部：颈侧部皮肤松弛或形成翼扑状，短颈、颈后发际低、宽前额、三角形面容、卷发。

眼部：眼距宽、眼睑下垂、睑裂斜向下、内眦赘皮、眼球突出、屈光不正，斜视、眼球震颤。

鼻部：小鼻，鼻朝上，马鞍鼻。

耳部和听力：90%的患者耳低位、耳轮增厚，耳郭多皱襞且向后旋，易患慢性中耳炎，可有听力丧失。

口与语言：口角向下、人中沟深，下颌细小，高腭穹，有牙齿问题，咬合困难，舌活动和言语能力拙劣。

四肢与肢端：指端钝圆饱满、手足背水肿，肘外翻。

皮肤：四肢末端淋巴性水肿，常有瘢痕形成，外侧的皮肤过度角化，多发性色素痣。

【诊断】

尽管已明确四种患病的基因，Noonan 综合征诊断时仍然要依据临床的特征。患者需要进行 PTPN11、SOS1、RAF1 或 KRAS 基因突变的筛查，但是，相关基因突变的阴性结果也不能排除诊断，因为 Noonan 综合征的其他更多的发病基因可能还没有被发现。对本病的诊断价值在于指导患者的医学和发育的评估，排除其他疾病的可能，更准确地做出疾病流行的风险评估。

【治疗与预防】

有明确基因突变家族史的孕妇应进行绒毛膜脱落细胞的产前检查。双亲为 Noonan 综合征患者或既往双亲曾生育患 Noonan 综合征的后代，妊娠期应给予详细的胎儿超声心动图检查。

三、Leopard 综合征

Leopard 综合征（Leopard syndrome，LS）也称豹皮综合征。这个综合征的名字是一个首字母简略词，源自 Multiple Lentigine（多发性黑痣-L），ECG abnormalities（心电图异常-E），Ocular hypertelorism（眼距过宽-O），Pulmonary stenosis（肺动脉狭窄-P），Abnormalities of the genitalia（生殖器官的畸形-A），Retardation of growth（生长迟缓-R）and sensorineural Deafness（感音神经性耳聋-D）。临床具有以下的主要特征：多形性的雀斑样痣，心电图异常，眼距增宽，肺动脉狭窄，生殖器畸形，生长迟缓和感觉神经性耳聋。如果患者有多形性雀斑和任何以上的特征，都可以考虑此诊断。本病亦被称为多发性黑痣综合征、弥漫性黑痣综合征、心脏皮肤综合征、神经心肌病性黑痣病、Moynahan 综合征、心脏雀斑综合征等。

【流行病学】

1936 年首次由 Zeisler 和 Becker 报道全身黑色痣病，至今全球有超过 200 例关于 Leopard 综合征的报道。本病的出生流行情况无统计资料，发病率很低，为较罕见的综合征。在 Bentires-Alj 等的病例荟萃分析中，也称为神经-心脏-面部-皮肤（NCFC）综合征，被认为是继 Noonan 综合征后第二种常见的伴先天性心脏缺损的遗传性疾病。

【病因】

LS 是散发性或常染色体显性遗传，约 85%的患者有明确的 LS 诊断，患者被发现位于 12q24.1 染色体的 PTPN11 基因发生错义突变。PTPN11 基因编码 Src 同源区 2（SH2）磷酸酪氨酸磷酸酶（SHP2）蛋白，其特征为具有两个纵排的 Src 同源区 SH2（N-SH2 and C-SH2）和一个蛋白酪氨酸磷酸酶（PTP）区域。SHP2 的功能是通过 RAS-促分裂原活化蛋白激酶途径的特殊作用，作为下游区生长因子、细胞活素和激素多个受体的胞质信号传感器。据报道，目前为止已共有 11 种不同的 PTPN11 错义突变，发生在外显子 7、12 和 13（Tyr279Cys/Ser，Ala461 Thr，Gly464Ala，Thr468Met/Pro，Arg498 Trp/Leu，Gln506Pro，and Gln510Glu/Gly），其中 Tyr279Cys 和 Thr468Met 发生在约 65%的患者中。PTPN11 基因在生殖细胞突变也与 40%～50% 的 Noonan 综合征患者及类 Noonan 综合征（Noonan-like syndrome）/多发性巨细胞病变综合征患者相关。根据已知的变化显然可以作为排除 NS 或 LS 的依据，有助对 NS 和 LS 之间基因型与表型相关性的区别。

在 PTPN11 突变的患者中，外显子 7 和 12 与肥厚型心肌病（HCM）的关系，外显子 8 与肺静脉狭窄的关系已被确定。没有 PTPN11 突变的患者中，心电图异常和左心室肥厚的疾病流行情况较高。伴不同基因型的肥厚型心肌病史 LS 患者中，没有 PTPN11 突变的患者有较高的猝死家族史，常有左房扩大、缓慢性和其他不利的心律失常、非节律性的心脏事件增加。PTPN11 基因外显子 13 的突变常与重要的心脏表型相关，特点为严重的梗阻性肥厚型心肌病可迅速进展，常在出生前已发病，随诊中常伴有严重的心脏合并症，包括心力衰竭、猝死，患者多需接受室间隔外科手术。LS 患者的自身分析显示 Thr468 残基突变的患者中，身材矮小的较少见（26%），耳聋患者的比例也较低（9%），而相对 Tyr279 残基突变的患者中身材矮小患者比例较高（47%），耳聋患者的比例也较高（24%）。该项资料证实了 Thr468Met 的突变对体格生长和心脏发育的不利影响较少，患者肺动脉瓣狭窄的发病率较低。

据相关的系列报道，约 5%的患者没有 PTPN11 或 RAF1 基因的突变。细胞构件或 RAS 信号途径附加基因编码的分析将可能扩展 LS 基因的遗传异质性。在 LS 和相关的疾病中，PTPN11 基因突变的频谱和分布是不同的。

已发现 Noonan 综合征的基因本身仍可发生畸变，其表现可与 Noonan 综合征重叠。

【临床表现】

1. 面部　面部畸形的特性在出生和最初的婴儿期内仅有轻微的表现，但随年龄的变化而发生显著的改变。在儿童期面部有最独特的特征，包括眼距离过远、鼻梁平坦、眼睑下垂、厚唇、低位耳，耳轮过度折叠、大而外翻的耳郭，翼状颈皮，颈部、皮肤冗长，皮肤过早出现皱纹(图 10-2-3)。

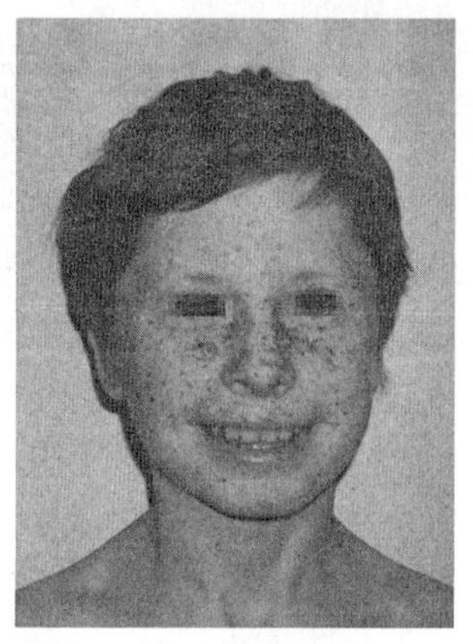

图 10-2-3　Leopard 综合征患儿的面部特性与色斑
(选自：Robert A Schwartz)

2. 心脏　心电图的异常可见于 75％的患者，包括：平均 QRS 额面电轴转向，患者可没有合并结构性的心脏异常；左心室或右心室肥厚占 46％，常合并 q 波，P 波异常，QTc 延长和复极异常；传导异常，例如 P-R 间期的延长、不完全的传导阻滞、束支传导阻滞或完全性的房室传导阻滞。约 70％的 LS 患者有心脏缺损，最常见肺动脉瓣狭窄，患者可伴或不伴有发育不良。也有资料称肥厚型心肌病最常见，而且是唯一造成生命威胁的心脏问题；肥厚型心肌病通常为非对称性，主要影响左心室，其中 40％的患者会发生左心室流出道梗阻，LS 患者发生致命性的心脏事件和猝死已有报道。肥厚型心肌病常在多发色斑出现前发病，并随多发色斑的出现而逐渐加重。二尖瓣脱垂、二尖瓣裂或其他的心脏形态学畸形占 LS 患者的 42％。较少见的有心房或心室间隔缺损、冠状动脉畸形、心尖室壁瘤、左心室致密化不全、室间隔多发的缺损、孤立性左心室增大、心内膜弹力纤维增生症。

3. 皮肤　多发性色斑是 LS 患者显著的特征，可在出生时或出生后不久出现，如果幼年时不存在，在 5 岁后也会出现，且随年龄增长而增加，直到青春期。色斑或痣为扁平、黑褐色斑疹样，大部分分散在面部、颈、躯干上部等的日照部位，少数在黏膜表面，偶然在低色素的皮肤也可以出现。咖啡斑(café-au-lait spots)可见于大约一半的患者(图 10-2-4)，与多发性神经纤维瘤 I 型患者并发的咖啡斑相似。组织学检查为色素积聚在真皮和深部表皮层，单位面积皮肤黑色素细胞数量增加。

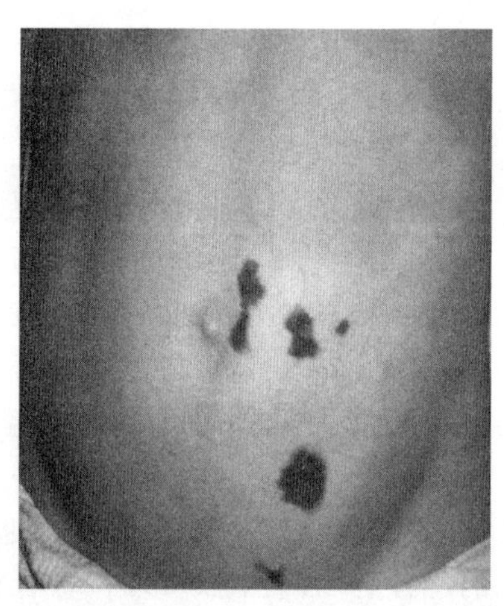

图 10-2-4　Leopard 综合征患儿的多发性色斑—咖啡斑(café-au-lait spots)
(选自：Robert A Schwartz)

4. 体重和身高　1/3 的新生儿出生体重正常或高于平均重量。随后，LS 患者呈现生长迟延。

5. 骨骼异常　胸廓畸形包括：75％的新生儿可见胸部宽阔、鸡胸和漏斗胸；下颌前凸、翼状肩胛骨、脊柱侧凸和关节过度屈曲的改变少见。

6. 生殖和泌尿道畸形　双侧隐睾约见

于50%的男性患者，尿道下裂和生殖器发育不全较常见；有报道女性患者青春发育延迟和卵巢发育不全；较多的病例通过受累母亲的传递患病，男性的生育能力减低；肾脏的畸形包括马蹄形肾，但较罕见。

7. 听觉缺失　感觉神经性耳聋可见于15%～25%的患者。大多数患者可在出生或儿童期被诊断，也可在成长的后期发展为耳聋。

8. 神经学异常　新生儿张力过低较常见，并可致精神运动发育延迟，约30%的患者有中度的学习困难，但智力低下的情况较罕见。

9. 肿瘤　血液病学的合并症例如骨髓增生异常、急性髓细胞性白血病、神经母细胞瘤；在PTPN11和体细胞BRAF变异的患者中有被诊断恶性黑素瘤的患者，一个5岁的患儿被诊断双侧眼球上迷芽瘤。

【诊断和鉴别诊断】

LS是一种罕见的常染色体显性遗传病，有较高的外显率和显著的变异性表达。主要的特征有身材矮小，有同质异形的面容，心脏畸形，色素沉着过度的损害，特别是多发性着色斑和咖啡斑。根据Voron等的意见，如有多发性着色斑和两个主要的特征为可疑LS的临床诊断。如缺乏着色斑的患者有三个特征性的表现，和一个密切相关的表现则有诊断价值。因为，有些特征随年龄的增长出现，幼小的患者常仅表达部分的表型，诊断可能有困难，分子水平的检测有助于这些患者的诊断。Digilio等建议，在出生的第1个月如果出现三个主要的特征，包括肥厚型心肌病、特殊的面部畸形和咖啡斑，提示可诊断LS。

LS也称为神经心脏面部皮肤综合征，该综合征也包括一些重叠的疾病，例如，Noonan综合征、多发性神经纤维瘤Ⅰ型、Costello综合征、心脏面部皮肤综合征。所有这些都由Ras信号途径的某些构件发生突变而引起。除了最显著的特征例如多发性着色斑，LS的特征大部分与Noonan综合征重叠。LS的诊断应注意与各表型重叠的疾病鉴别。

【遗传咨询】

LS是由杂合(子)的常染色体基因错义突变所引起。家族性的病例常被报道。由母亲传递而发病的情况与男性生育能力的减低相关。遗传咨询应包括：

(1)制订三代的家系图，对皮肤、心脏畸形、身材矮小和学习困难的情况进行特殊的查询。

(2)查询妊娠、生长发育和学习的情况。

(3)检查发育的参数、面部畸形、皮肤、骨骼、关节、心脏和外生殖器。

(4)完成亲代临床和心脏病学的检查，应包括超声心动图、心电图。

(5)了解患者的现病史、临床表现和临床变异性、发病和再显的风险率。最后做出临床和分子生物学检查的建议，并最终确诊。

(6)患者的处理和随访：给予有效的治疗和干预。

如果双亲中的一个受累，再显的风险率约为50%。生殖细胞突变和常染色体隐性遗传还未见报道。一旦在散发的患者中确认新生突变，同胞的再显危险率就很高。在分子生物学的检查中应首先进行PTPN11基因的筛查。在PTPN11基因阴性的患者中再进行RAF1基因的筛查。

【产前诊断】

NS和LS之间的产前诊断特别困难。正常核型肥厚型心肌病的胎儿应怀疑LS的可能，且应对其双亲进行体格检查。如果其中一位受累，应随时或密切行产科超声检查，在孕20周应行胎儿超声心动图检查，并进行绒毛膜绒毛或羊水样本DNA突变分析。

【治疗和预后】

临床的处理、随访和治疗大部分与Noonan综合征相同。但是，仍有一些差异性需要注意，应根据LS患者个体的特殊临床问题和需要进行考虑。要完善临床的检查，心脏病学、生殖泌尿系和神经学评估，听力的测试。实验室检查应包括PTPN11和RAF1基因的分子生物学分析。

通常LS患者的长期预后良好。一旦心脏的畸形被确诊，应由心脏病专家定期进行评估，特别是在多发性色斑出现时要密切监测。轻度的肺动脉瓣狭窄预后较好，但是，严重的肺动脉瓣发育异常需行瓣膜成形术或瓣膜置换术。肥厚型心肌病患者如果左心室与主动脉有显著的压力梯度时可使用β受体阻滞剂或钙通道阻滞剂。如症状未能改善，可进行左心室流出道心肌的外科切除术。肥厚型心肌病患者应进行致命性事件的风险评估，预防患者发生猝死。使用生长激素的患者，应监测心功能；一旦出现多发性着色斑或咖啡斑，应给予紫外线吸收防护；生殖泌尿、肌肉骨骼、神经学和口腔的异常应给予监护和治疗。发育延迟和学习困难的患儿，应在婴儿期开始注意启动激励性和重复性的教育方法。张力减退可采用物理和作业疗法。男性儿童的隐睾症可造成成年后的生育问题。大多数LS的成年患者不需要特殊的治疗。

四、马方综合征

马方综合征（Marfan's syndrome）又名蜘蛛指（趾）综合征，属于一种先天性遗传性结缔组织疾病。主要表现为骨骼、眼和心血管系统受累。心血管方面表现为大动脉中层弹力纤维发育不全、胸主动脉或腹主动脉扩张、形成胸主动脉瘤或腹主动脉瘤。发病率为0.04‰～0.1‰。两性发病，无种族差异。Antoine Marfan于1896年首例报道，此后有类似病例报道，于1931年正式称之Marfan综合征。

【病因】

本病为先天性中胚叶发育不良的遗传型结缔组织病，系常染色体显性遗传性疾病，个别呈常染色体隐性遗传，本病有家族发病倾向，具体发病原因不明。据认为与先天性蛋白质代谢异常有关。患病的父母有50%的机会遗传给子代。

引起马方综合征的基因已经被分离，编码原纤维蛋白-1（fibrillin-1，FIB1）缺陷基因位于染色体15q21.1。偶尔可由患者弹性蛋白和胶原组织肽链之间的横向联合受损，即赖氨酰氧化酶缺陷。此外本病与酸性黏多糖沉积、唾液酸增多、透明质酸堆积、硫酸软骨素形成不良或过度破坏有关，从而影响了弹力纤维和其他结缔组织纤维的结构和功能，使相应的器官发育不良及出现功能异常。Abraham等（1982）提出，主动脉弹性蛋白有异常，桥粒蛋白和异桥粒蛋白减少，而赖氨酰残基相应增加，是该病的主要改变。病人尿中羟脯氨酸排泄量有增高，血中黏蛋白和黏多糖也增高。在主动脉和肺动脉中层有酸性黏多糖沉积。

目前的研究认为，原纤维蛋白-1、微原纤维相关蛋白、潜在转化生长因子β结合蛋白（TGF-βR2）等成分之间的结合形成微原纤维，微原纤维参与弹性纤维的组成和形成，分布于器官的细胞外基质中，提供柔韧性的连接方式。微原纤维可储存和释放生长因子，以控制组织、器官的生长和修复。FBN1基因的突变可减少功能原纤维蛋白-1的量，使微原纤维构成减少，使生长因子过度释放，组织过度生长和不稳定。弹力纤维缺损，结缔组织纤维结构和功能异常，影响全身的脏器（中胚层组织），尤其是骨骼、晶状体悬韧带、主动脉壁等心血管系统，以及气道的结构强度。原纤维蛋白的基因突变可引发马方综合征及相关的微原纤维病。

最近的研究提示，转化生长因子β（TGF-β）的信号途径是马方综合征表型形成的最后共同通路，基因缺损最终导致微纤维蛋白与结缔组织基质结合减少或缺陷。马方综合征Ⅱ型（MFS2 mapped at 3p24.2-p25）患者的转化生长因子β受体2（TGF-βR2）基因突变的发现，为证实 TGF-β 信号的异常是马方综合征的发病机制提供了直接的证据。TGF-βR 2 和 TGF-βR1 的变异是与马方综合征相似的新型显性遗传综合征的病因，包括 Loeys-Dietz 主动脉瘤综合征。研究的结果定义了马方综合征新的类型，即是，一类与结缔组织病相关的疾病，TGF-β 信号病（TGF-β signalopathies）。

原纤维蛋白基因 2(FBN2)与先天性挛缩的蜘蛛足样指/趾有关，又称 Beals 综合征。

据报道，至少 25%的马方综合征患者为 FBN1 基因的新突变，患者可无家族发病的情况。例如，我国的研究报道，FBN1 外显子 6 基因的突变 G640A 是马方综合征致病的原因之一。

【病理】

本综合征的病理改变以心血管系统最显著并具有代表性，表现为升主动脉扩张，主动脉慢性夹层动脉瘤形成，心脏瓣膜呈黏液性水肿性改变，瓣膜呈气球形，腱索增粗、心脏肥大和二尖瓣钙化。显微镜下可见有主动脉中层弹力组织稀疏和碎裂，伴平滑肌呈不规则的螺纹状改变，胶原量增加，并可见有异染性物质呈囊状空泡散在于主动脉夹层瘤的中层，显示为囊状中层坏死和弹力纤维中度变性，伴平滑肌束紊乱。主动脉瓣的组织病理改变为正常结构破坏和丧失，囊状变性和组织纤维细胞丧失。皮肤的病理改变表现为空泡状退行性变及弹力纤维排列紊乱。关节滑膜改变也是弹力纤维变性、胶原增多及异染性物质呈散在性囊状分布。眼的异常为晶状体脱位或半脱位。

【临床表现】

1. *骨骼肌肉系统*　主要有四肢细长，蜘蛛指(趾)，双臂平伸指距大于身长，双手下垂过膝，上半身比下半身长，有时见漏斗胸、鸡胸、脊柱后凸、脊柱侧凸、脊椎裂等(图 10-2-5)。韧带、肌腱及关节囊伸长、松弛，关节过度伸展。长头畸形、面窄、高腭弓、耳大且低位。皮下脂肪少，肌肉不发达，胸、腹、臂皮肤皱纹。肌张力低，呈无力型体质。

(1)掌骨指数：为在双手 X 线后前位片上，示指、中指、环指和小指 4 个掌骨平均长度除以该 4 掌骨中部的平均宽度所得数值。正常人掌骨指数小于 8，该综合征男性大于 8.4，女性大于 9.2。

(2)拇指征：令患者拇指内收，横置于掌心伸直并握拳。如果伸展的拇指明显超出该手尺侧缘，则为阳性(图 10-2-6)。

(3)腕征：患者以一手在对侧桡骨茎头近端处握住对侧手腕，以拇指和小指围绕 1 周，如果拇指与小指不加压力时可相互重叠则为阳性(图 10-2-6)。

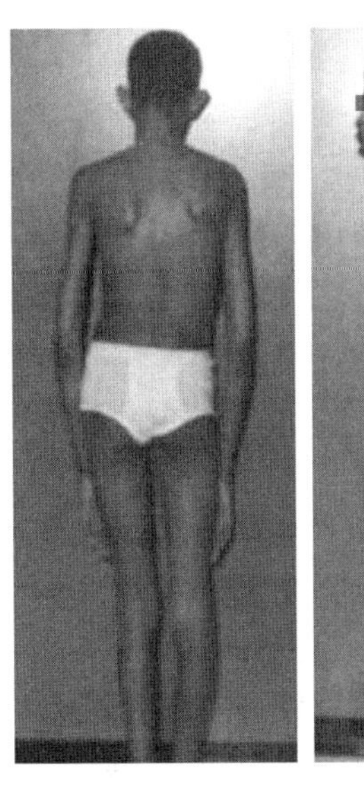
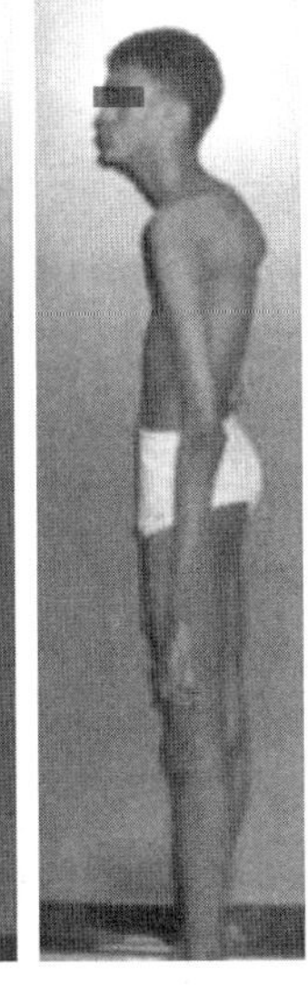

图 10-2-5　马方综合征患者高瘦体型，上下肢不成比例，脊柱后侧凸畸形

2. *皮肤改变*　最常见的皮肤表现为皮纹增宽或有萎缩性皮纹，可见于身体的许多部位，尤以胸部、肩部三角肌区和大腿部为显著。

3. *心血管异常*　约 80%的患者伴有先天性心血管畸形。常见主动脉进行性扩张(70%～80%)、主动脉瓣关闭不全，由于主动脉中层囊样坏死而引起的主动脉窦瘤、夹层

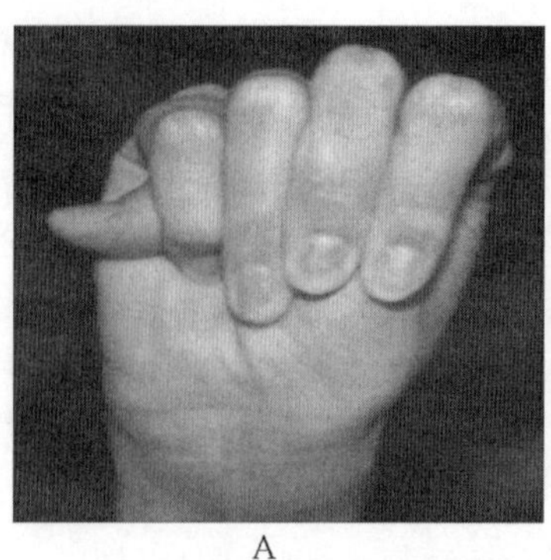
A

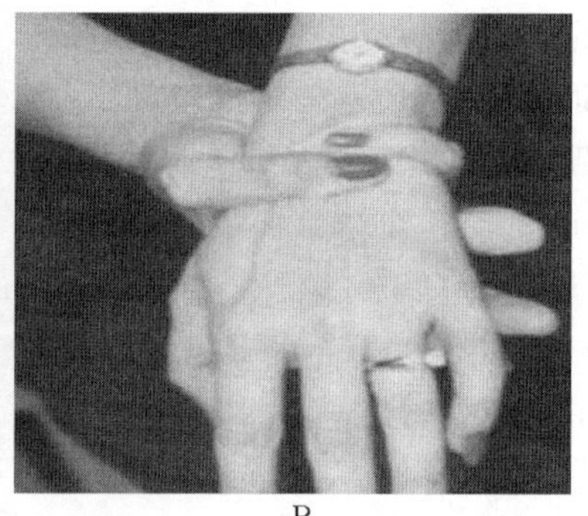
B

图 10-2-6 马方综合征患者的拇指征阳性(A)和腕征阳性(B)

动脉瘤及破裂。外伤、高血压和妊娠可以是诱发因素。二尖瓣脱垂(55%～69%)、二尖瓣关闭不全、三尖瓣关闭不全亦属本征的重要表现,二尖瓣病变伴收缩期喀喇音是其最常见的体征。可合并先天性房间隔缺损、室间隔缺损、法洛四联症、动脉导管未闭、主动脉缩窄等。也可合并各种心律失常如传导阻滞、预激综合征、心房颤动、心房扑动等。主动脉瘤破裂和心力衰竭是本综合征的主要死亡原因。

4. 眼部改变　最特征性表现是晶状体脱位或半脱位,可由晶状体过小、晶状体周围间隙增大、悬韧带扩展、睫状体发育不良、悬韧带及其附着于晶状体处异常所致。此外,患者可出现高度近视、青光眼、视网膜剥离、虹膜炎等眼部异常。

5. 肺部病变　约 5%的患者可发生自发性气胸,X 线或可发现肺尖肺大疱。

6. 神经系统　硬脊膜的膨胀是马方综合征患者最常见的特征(65%～92%),是本病诊断的主要指标之一。最常发生在腰骶椎,最常见的症状是腰骶部疼痛、头痛、无力、受影响肢体知觉丧失,偶尔有直肠或生殖器部位的疼痛,仰卧位时加剧,侧卧位时减轻。疼痛症状可随年龄的增长而加重。脑血管畸形表现为蛛网膜下腔出血和颈内动脉瘤所致的压迫症状,以及动脉瘤引起的癫痫大发作。

【实验室检查】

1. 血常规、尿常规、生化检查及免疫学检查　可无异常发现。

2. 基因的筛查　因为不能确认患者基因突变类型,所以,应进行全 FBN1 基因的筛查。而且,DNA 检测的结果不能成为排除马方综合征诊断的依据。怀疑马方综合征诊断的患者应进行原纤维蛋白基因的检测。至 1998 年,已发现马方综合征患者 FBN1 基因分布有 137 个不同的 FBN1 突变。大部分为错义突变,表现为微小的框内缺失或插入改变。

3. 免疫组织学检查　有马方综合征症状和体征,其他结缔组织病学检查无阳性改变的患者,可行皮肤异常原纤维蛋白免疫组织学检查,有助于诊断的评估。

4. 电子显微镜技术　成纤维细胞培养的原纤维蛋白在电镜下可见马方综合征患者的受损微纤维数量持续增加。原纤维蛋白丝条只为串珠状,而非正常颈带样的束状。

【辅助检查】

1. X 线检查　表现为管状骨异常伸长,其伸长比例越向远端越明显,所以指掌骨和趾跖骨特别长,骨骼长度和宽度极不相称,骨长而细,骨皮质变薄,骨小梁纤细,骨成熟过程正常或加速。常见漏斗胸、脊柱侧弯后突畸形、下颌骨增大、髋内翻及髋臼向盆腔内突出等表现。

2. *心电图表现*　可显示左心室肥大、心脏传导阻滞和T波倒置、心房颤动等表现。

3. *超声心动图*　患病儿童每6个月或12个月，成人每年，给予超声心动图检查，发现主动脉增宽加快应密切超声学的随访。主动脉根部明显增宽，成人主动脉根部内径男性大于35cm，女性大于34cm，左心房/主动脉比率0.7。同时可有二尖瓣脱垂，以后叶多见。如有主动脉或二尖瓣反流，可出现左心室或左心房增大。

4. *计算机断层扫描(CT)*　可显示升主动脉扩张及内膜的病变。

5. *磁共振成像(MRI)*　通过多方位显像能确定升主动脉扩张病变，优于CT。

6. *数字减影造影(DSA)*　DSA和升主动脉造影对升主动脉扩展、头臂动脉受累情况及主动脉关闭不全的确诊和判断严重程度很有帮助，是患者手术前不可缺少的检查。

【诊断】

马方综合征的诊断依据为：①特殊骨骼变化，即管状骨细长尤以指、掌骨为著。骨皮质变薄、纤细，呈蜘蛛指样改变。②先天性心血管异常。③眼部症状。④家族史。

骨骼、心血管、眼的改变为三主征，以上临床4项诊断依据中有3项者即可确诊，三主征俱全者称完全型；在前3项中仅出现2项改变可诊断为不完全型。诊断此病的最简单手段是超声心动图，进一步确诊则需要通过MRI(磁共振成像)或UFCT(超高速CT)。

【鉴别诊断】

1. *艾-荡综合征*　虽可有四肢过长、关节过动症状，但马方综合征不出现皮肤和血管脆弱及皮肤过度伸展症状。

2. *弹性假黄瘤病*　可发生主动脉瘤和松弛性皮损，表现为丘疹或斑丘疹，边界清楚，呈点状、圆形、椭圆形或融合成片，局部高起。另外，该病有特征性视网膜血管样色素纹理。无关节过动也无肢端骨细长和蜘蛛指。

3. *同型胱氨酸尿症*　为一种先天性甲硫氨酸代谢异常疾病。可有晶状体脱位、肢端异常、胸和脊柱异常。但马方综合征者不出现尿的异常、全身性骨质疏松、脉管栓塞和反应迟钝等。

【治疗】

主要医疗保健措施：马方综合征成年患者只能进行适度的体力活动，预防细菌性心内膜炎，至少每年进行一次超声心动图检查，应用β受体阻滞剂。

外科治疗：心脏和大血管常见病变如主动脉根部显著扩张、主动脉夹层和瓣膜病变的手术方式是置换人工血管和心脏瓣膜。主动脉的直径在Valsalva窦增宽大于5cm，是主动脉壁夹层形成的危险因素，应考虑给予预防性的主动脉根部外科手术。严重的胸廓或脊柱畸形患者，需外科矫治。眼的异常主要是晶状体脱位或者半脱位，可进行相应的手术治疗。

雌激素及黄体酮：对青春期前的女性患者，可服用雌激素及黄体酮以提前进入青春期，防止因生长过快造成脊柱侧弯畸形。

抗凝治疗：人工心瓣膜置换术后的患者需要使用华法林抗凝治疗。

预防细菌性心内膜炎：心脏或非心脏外科治疗前需使用抗生素预防细菌性心内膜炎。

β受体阻滞剂：β受体阻滞剂已被认可为有效延缓马方综合征患者主动脉扩张和主动脉破裂或撕裂的药物。β受体阻滞剂在过去十年的应用中，外科介入的比率已显著下降。β受体阻滞剂可延缓儿童和青少年主动脉的增大。新近的研究结论认为，β受体阻滞剂在儿童充血性心力衰竭的应用证据不足，或不推荐使用。开始使用β受体阻滞剂的理想年龄还未有定论。有些研究在婴儿期开始使用,有些研究在主动脉直径超过正常值的95%或发现扩张增快时开始使用。在无症状的患者中,长期应用阿替洛尔后,主动脉根部的弹性有不同的改善。主动脉根部舒张末期直径大于40mm,最好应用主动脉僵硬指数和膨胀度观察病情。β受体阻滞剂减少主动脉根部扩张的理想剂量还需更多的循证证据。

ACEI的应用:短期非随机对照研究证实,ACEI可改善马方综合征患者的中心动脉压和血管的僵硬度,但主动脉根部直径未见绝对的改变。

其他:髋臼前突主要应用物理治疗的保守疗法,近视应用光学的治疗,扁平足可穿用矫形鞋,心理咨询有助于患者家庭激怒、责备、抑郁、内疚等情感的缓和。

治疗的进展:TGF-β拮抗剂有效治疗C1039G/+ mice小鼠主动脉瘤的研究启发了应用血管紧张素Ⅱ受体拮抗剂氯沙坦治疗本病的尝试,因为在慢性肾脏疾病和心肌病的动物模型中,氯沙坦具有抗高血压的作用,也能拮抗TGF-β。TGF-β拮抗剂可广泛应用于马方综合征和其他TGF-β-信号系统疾病的患者,以预防动脉瘤的进展。

【预后】

多数病人可存活到中年,病变发展速度个体差异很大。据Mardoch等调查,有1/3的马方综合征病人死于32岁以前,2/3死于50岁左右。1995年Sileverman报道平均年龄仅40岁。死亡的主要原因绝大多数是心血管病变造成的。最常见的是主动脉瘤破裂、心包压塞,或主动脉瓣关闭不全和二尖瓣脱垂而致的心力衰竭。

【遗传咨询】

受累患者子代的患病率为50%。双亲中如果其中一方患病,本病在子女中的发病风险为50%,双亲均无发病的子女中,发病的风险非常小。咨询过程中应警惕本病的变异性,子代受累的风险性可能高于或低于亲代。

【妊娠咨询】

传递给子代的致病突变风险为50%。主动脉根部直径大于40mm或既往已行心血管外科手术或有严重心脏疾病的患者为高危妊娠。主动脉根部直径大于40mm的患者产前应行主动脉根部置换,产后3个月内给予密切超声心动图观察。

【产前诊断】

包括:①收集MFS-家系资料,进行临床研究和系谱分析;②应用聚合酶链反应(PCR)扩增马方综合征致病候选基因原纤维蛋白1FIB1基因,直接测序确定致病基因的突变;③对已检测出突变的患者,对其后代进行产前诊断。

五、埃勒斯-当洛斯综合征

埃勒斯-当洛斯综合征(Ehlers-Danlos syndrome)又称弹力过度性皮肤(hyperelastia cutis)、全身弹力纤维发育异常症、先天性结缔组织发育不全综合征,是一种有遗传倾向影响结缔组织的疾病,与胶原代谢缺陷相关。本综合征最早由Ehlers(1901)和Danlos(1908)提出。

本病多见于早产儿、婴儿,常有家族发病情况。患者皮肤弹力过度伸展,触摸柔软,如天鹅绒感。由于皮肤过度伸展而易碰伤、血管脆而易破裂,常见皮肤青肿和关节脱臼;心血管、胃肠道可膨大呈管壁瘤、胃肠憩室、膀胱憩室或破裂穿孔等。早产儿多伴有胎膜早期破裂,婴儿则表现为肌张力低下。根据临床特点与遗传学特征,本病被分为11个亚型,其中血管型(Ⅳ型)埃勒斯-当洛斯综合征的动脉血管并发症是妊娠期患者导致死亡的主要因素。

【病因与遗传】

埃勒斯-当洛斯综合征系遗传性疾病,其病因目前尚不十分清楚,一般认为是中胚层细胞发育不全致胶原蛋白转录和翻译过程缺陷或翻译后各种酶缺陷使其合成障碍而引起。遗传方式多样，有常染色体显性遗传、常染色体隐性或性联隐性遗传。

【发病机制】

目前，本病发病机制还不十分清楚，发病多符合常染色体显性遗传或常染色体隐性遗传，部分符合 X 连锁隐性遗传。

Ⅰ、Ⅱ、Ⅲ、Ⅷ、Ⅺ型为常见染色体显性遗传。研究证明，胶原蛋白Ⅰ的 α-1 和 α-2 基因定位于 7 号染色体。Ⅰ、Ⅱ、Ⅲ型胶原蛋白即间质胶原蛋白，由基因组合显示，沿着三螺旋区域的进化保守位置有大量相对小的外显子，使其Ⅰ型胶原的可溶性增加，超微结构示胶原纤维直径增加，交联异常。前胶原肽酶缺损，可能是因胶原的一级结构异常或代谢异常所引起。常染色体隐性遗传者，其皮肤或大动脉等组织中无Ⅲ型胶原，即使在成纤维细胞培养时也无Ⅲ型胶原合成，因此认为可能是由于与Ⅲ型胶原相关基因异常所引起。1990 年 Zafarullah 等证实了在三螺旋 531 位氨基酸密码子 GCT（丙）→ACT（苏）的改变，其丙氨酸等位基因的频率为 0.68。Ⅲ型胶原同Ⅰ型胶原一样几乎遍布全身，尤其是动脉中层、大动脉内膜和肺泡隔等间质处，主要由Ⅲ型胶原构成。根据其分布部位分析，Ⅲ型胶原可能与某些组织弹性的稳定性有关。另外，对纤维形成起作用的Ⅰ型胶原也有很大影响。因此，Ⅲ型胶原缺损可出现因血管和各种脏器强度减弱而引起的各种临床症状。第Ⅳ型通常为常染色体显性遗传，但也有常染色体隐性遗传或性连锁隐性遗传。本型胶原蛋白基因定位于 164q21－q31。1988 年 Superti-Furga 等证明成纤维合成了正常大小的和缩短的Ⅲ型胶原链，在三螺旋区域内，其基因和中部有一大的缺失即编码区外显子 16 缺失。1991 年 Richards 等发现缬氨酸替换甘氨酸 910 的 G→T 突变。1992 年 Kontusaari 等发现 COL3-AⅠ基因的单个碱基替换，将 1018 位的甘氨酸密码子转变成天冬氨酸密码子，由于甘氨酸的突变，使其皮肤成纤维细胞分泌到介质中的Ⅲ型胶原蛋白量显著降低。有些病例其成纤维细胞可以合成Ⅲ型胶原前质，但其全部胶原前质有向细胞外的分泌障碍。第Ⅴ型为性连锁隐性遗传，Ⅴ型胶原蛋白基因定位于 2q24.3－q31。本型胶原蛋白有 3 个链的变异体，在特异性细胞周围分布，通常位于基底膜和间质之间，可能有助于大直径纤维的定向。在真皮成纤维细胞培养合成的胶原易溶，同时在细胞与培养液中的赖氨酰氧化酶活性降低。此种酶与胶原及弹性蛋白的交联形成有关，故此酶缺乏可使正常胶原纤维交联形成受抑制，导致胶原纤维形成障碍。

第Ⅵ型为常染色体隐性遗传，本型胶原蛋白基因定位于 2q27.3。病人皮中羟赖氨酸残基减少，尿中羟赖氨酸排泄亦减少。另外，成纤维细胞培养时，赖氨酸羟化酶活性降低。羟赖氨酸对Ⅰ型胶原的交联形成起重要作用，它的缺损可致富含Ⅰ型胶原的皮肤胶原缺乏交联，从而减弱皮肤弹性的稳定性，引起各种临床症状。该亚型主要因Ⅰ型胶原酶缺损所引起。

第Ⅶ型多为常染色体隐性遗传，本型胶原蛋白基因定位于 3p21.3。Ⅶ型胶原蛋白有 1 个三螺旋区域，它较Ⅰ型蛋白的三螺旋区长一半，并以二硫键稳定的二聚体分布于基底层之下的真皮-表皮基底膜区，造成胶原前质异常堆积于皮肤等结缔组织中，使正常胶原成熟发生障碍。1992 年 Ryynanen 等证实Ⅶ型胶原蛋白在真皮-上皮基底膜区表达，在人类皮肤发育过程中可能是该型胶原蛋白的主要细胞来源。Ⅶ型胶原蛋白仅局限于分层的鳞状上皮之下的基底膜区。在该皮肤基底膜区内，本型胶原蛋白位于上部乳头真皮的致密层和亚致密层区域内。免疫定位证实本型胶原蛋白是锚定纤维的主要胶原组成成分。在对真皮氨基酸进行分析证明，其胱氨酸显著增加，甘氨酸、羟脯氨酸减少，非胶原成分增加，患者成纤维细胞的氨基端胶原前质肽酶活性明显下降，表明该酶缺损可使胶原前质合成过多而引起相应的临床症状。

第Ⅷ型为常染色体显性遗传，本型胶原蛋白基因定位于 3q12～q13.1。在胶原蛋白中，该型胶原蛋白因其组织分布和生物合成性质而可能是独特的。Ⅷ型胶原蛋白-N-原肽酶裂解位点和正常时参与胶原纤维内共价分子间交联的一个赖氨酸残基的丢失，致使在内皮细胞基底膜的主要成分减少。

第Ⅸ、Ⅹ型为常染色体隐性遗传，前者胶原蛋白基因定位于 6q12－q14，后者则定位于 6q21－q22.3。Ⅸ型胶原蛋白含有半胱氨酸残基的短非胶原肽，为软骨特异性胶原蛋白。Ⅹ型是软骨的一短链次要胶原蛋白，在长骨的生长和发育期间，软骨细胞依次经过增殖期、肥大期和变性期，形成了软骨发育不良和软骨性的其他疾病，大部分可有血小板功能的改变。此外，由于胶原蛋白亚型的不断出现，其新的分型和基因定位也相继被标明，如Ⅻ型胶原蛋白基因定位于 6q12－q24；ⅩⅤ型胶原蛋白基因定位于 9q21－q22；ⅩⅥ型胶原蛋白基因定位于 1q34－q13；ⅩⅦ型胶原蛋白基因定位于 6 号染色体，Ⅷ型胶原蛋白基因定位于 21a22.3。通过连锁分析，胶原蛋白的三核苷酸结构重复序列不稳定，有可能导致诸如无法解释的胶原性疾病或可疑性胶原病。

【组织病理】

利用组织学、组织化学和电镜检查，表皮各层增厚、真皮弹力纤维增加，胶原纤维肥大，排列疏松、紊乱或呈涡轮状，血管增多，管壁增厚，皮下脂肪减少，受伤处可见异物巨细胞及胶原纤维包囊。中心可有脂性假肿瘤。表皮各层增厚、真皮弹力纤维增加，胶原纤维肥大，排列疏松、紊乱或呈涡轮状，血管增多，管壁增厚，皮下脂肪减少，受伤处可见异物巨细胞及胶原纤维包囊。中心可有脂性假肿瘤。

【临床表现】

早产儿多伴有胎膜早期破裂，婴儿则表现为肌张力低下。遗传方式和生化组成异常明显，因个体有不同的等位基因组合，出现多种差别的临床表现。

本综合征的共同特征有：

（1）皮肤和血管脆弱，轻度损伤即易撕裂或形成血肿，外伤缝合止血困难，伤口愈合缓慢，并形成皱纹纸样菲薄的大瘢痕，缝针点呈小囊样瘢痕或硬结节。

（2）开始于幼儿期，皮肤弹性过伸，用力牵拉长可达 10cm，放松后又迅速恢复原状，以颈、腋、肘、腹部两侧最为明显。皮肤柔软如面筋，女性妊娠后，一般不残留萎缩纹。老年时皮肤松垂，尤以肘部为著，全身皮肤变薄。

（3）关节活动范围过大(图 10-2-7)，为本病重要特征，以指(趾)、肘、膝关节变化最突出。髌、肩、髋、锁骨及颞颌关节易脱位，幼儿关节活动过度则易摔跤，关节可以自动或被动伸展。小儿步行困难，易摔伤，轻微外伤可致关节变性，关节腔积液积血，可伴膝关节反屈或脊柱后侧凸。

（4）束臂试验阳性。

（5）常伴有继发感染。

（6）空腔脏器因弹力过大，易发生胃肠出血穿孔或形成憩室，血管瘤形成、房室隔和瓣膜缺损，肢端青紫发绀。腹部过伸出现脐疝、斜疝、股疝或膈疝。有时合并心脏畸形如二尖瓣脱垂，主动脉弓异常，二叶式主动脉瓣，肺动脉狭窄，房、室间隔缺损，法洛四联症等。

（7）罕有的特殊容貌：眼距增宽，鼻背宽平，眼内皱皮赘，皮肤丰满多皱纹。斜视或睑外翻、眶部易形成血肿、巩膜青蓝、小锥形角膜，血管纹状眼底或视网膜脱落，耳垂长，舌、牙齿发育不良。肺部病变如肺破裂、气胸、肺气肿等，龋齿或牙周炎也可发生。

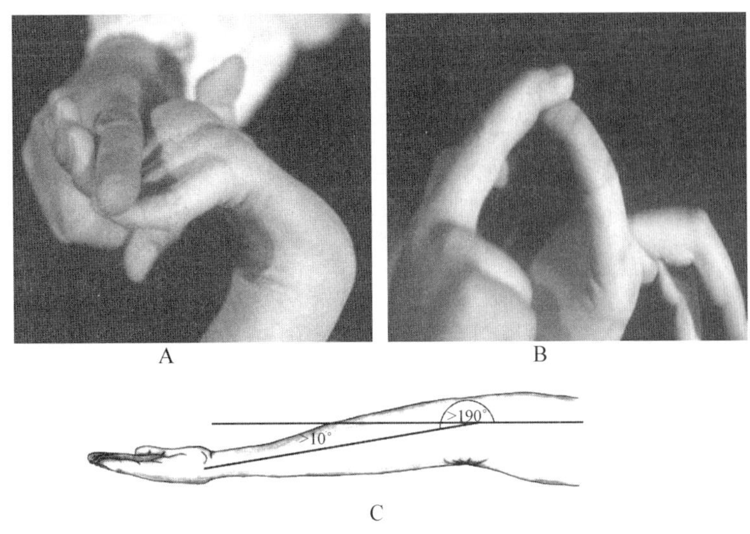

图 10-2-7　**埃勒斯-当洛斯综合征**（引自：Enrico Ceccolini，MD）
A. 手指容易背屈无痛；B. 手指关节过度运动；C. 肘关节过伸

【亚型】

埃勒斯-当洛斯综合征共分为 11 个亚型。

（1）第Ⅰ型：又称 Gravis 型，最多见，也称重症型。早产儿多见，由于胎膜主要来自胎儿，其结缔组织的脆性增加，故胎膜早期破裂。新生儿可有先天性髋关节脱位，幼儿时由于关节活动过度难以控制，经常摔跤。随着小儿的生长发育，可发生选择性关节习惯性脱位、关节腔积液、足畸形、腰椎畸形。常发生静脉瘤。

（2）第Ⅱ型：又称 Mitis 型，为第Ⅰ型的轻型，关节活动过度多见，还可有手掌的皮肤松弛，足底常有皱褶，皮肤脆性增加，创伤后伤口愈合慢。本型较Ⅰ型症状轻。

（3）第Ⅲ型：本型又称良性过度活动型。该型以关节活动过度为其特征，主要表现为髌、肩、髋、锁骨等关节异常，合并慢性脱位。皮肤骨骼畸形较轻。

（4）第Ⅳ型：为皮下出血型、动脉型或称 Sack 型，无皮肤过度伸展，但皮肤菲薄，可以透见皮下的网状静脉，易出血。常因动脉破裂或消化道穿孔而死亡，很少活到 20 岁。有时可合并多种先天性心血管系统异常，包括法洛四联症、房间隔缺损、肺动脉和主动脉异常等。此型病人可形成主动脉夹层动脉瘤，而且血管瘤易自发性破裂，也可出现主动脉根部扩张，而造成主动脉瓣反流。

（5）第Ⅴ型：皮肤过度伸展症状同第Ⅰ型，但其关节过度活动性较轻且局限，常有骨关节畸形及关节血肿。身材多矮小，易合并先天性心脏病，尤以二尖瓣脱垂为多见。

（6）第Ⅵ型：除有本综合征的共同特征外，尚有圆锥角膜、晶状体脱位、视网膜剥离、蜘蛛状指、脊柱侧弯等马方综合征样症状。因此，本型也称马方样过度活动综合征。

（7）第Ⅶ型：亦称多关节松弛型，多关节松弛为其主要临床表现。可出现反应迟钝。

（8）第Ⅷ型：为牙周炎型，本型患者皮肤脆性增加，易创伤后出血，关节活动过度仅限于手指，临床表现以牙周炎为其特征。

（9）第Ⅸ型：本型多表现为智力低下，除皮肤过度伸展和皮肤脆性增加外，多有严重的智力低下，并有疝的形成，如脐疝、腹股沟斜疝等。

(10)第Ⅹ型：为血小板功能障碍型，本型除埃勒斯-当洛斯综合征共有的特征外，其特异性表现为血小板聚集功能障碍。

(11)第Ⅺ型：为关节松弛型，本型以关节活动过度为其特征，尤以肩关节脱臼为常见。

除上述症状外，埃勒斯-当洛斯综合征还可出现神经肌肉症状。中枢神经系统症状主要由脑内动脉瘤引起，如脑动脉瘤破裂引起严重的蛛网膜下腔出血，颈内动脉海绵窦瘘造成的压迫症状，视网膜血管纡曲、扩张引起的增生性视网膜炎或视网膜剥离及癫痫大发作等。肌肉症状可见有肌肉发育不良伴肌无力，也可见有肌萎缩。

【实验室检查】

1. *血液学检查* 多次消化道出血者，可有不同程度的贫血、血小板减少、某些凝血因子异常及束臂试验阳性。

2. *免疫学检查* 常见有 IgA、IgG 或 IgM 降低及 E-玫瑰花结形成数降低。

【辅助检查】

1. *X 线检查*

(1)皮下有散在的小圆形钙化结节，且两侧常呈对称性排列，最常见于肢体伸侧。下肢的结节可见于内、外侧，结节中心为透光区，四周环绕浓密阴影，也可为弥漫性或斑点状钙化。

(2)肘、膝关节间隙增宽半脱位或脱位，骨质疏松，甚至可有肢端骨质溶解。骨骼发育和颅骨骨化延迟。

(3)骨骼其他异常：有尺骨茎突长，尺桡骨骨性联合，第 5 指近节指骨短，畸形足，多余齿，脊椎后凸及各种胸部异常等。

2. *心血管造影* 可显示主动脉狭窄、主动脉瓣关闭不全、二尖瓣关闭不全、动脉主干自发性破裂、夹层主动脉瘤、动静脉瘘及其他先天性心脏畸形。

【诊断】

根据皮肤弹性增加，关节活动过度，皮肤和血管脆性增加，外伤后出现假性肿瘤四大主要特征可予以诊断。结合其他器官或系统的异常发现，可具体确定其亚型。

【鉴别诊断】

埃勒斯-当洛斯综合征必须与下列疾病加以区分。

1. *马方综合征*(Marfan syndrome) 大多同时出现骨骼异常如肢体细长、蜘蛛指等，眼部异常可出现晶状体脱位、青光眼及高度近视等，心血管系统异常可出现升主动脉进行性扩张，伴主动脉瓣关闭不全、肺动脉突出等。另外尚可有特殊面容，即长方头、狭长脸、上腭弓形高耸等。虽有关节松弛过伸，但无皮肤脆弱过伸症状。

2. *弹性假黄瘤病* 对称性分布于皮肤皱褶部位，呈簇状或网状小的淡黄色斑块或小结节皮损，以及皮肤松弛、四肢血管供血不全、脉搏异常、心肌炎与主动脉炎等心血管异常，眼底有血管样色素纹特征性改变，但无关节松弛表现。

3. *皮肤松弛症* 本病表现为皮肤松弛，尤其在大皱襞处可见松弛的皮肤明显悬垂或早老现象，一般无关节活动过大。此症皮肤用手捏起再放松时，其回缩力很差。本病与埃勒斯-当洛斯综合征的Ⅸ型较难区别，均有赖氨酸氧化酶缺乏，但二者遗传方式不同，本病多见于常染色体显性遗传。

【治疗】

防止外伤，保护关节，处理出血及血肿。减少不必要的手术，一旦手术缝合，应加压包扎。本综合征无特效疗法，轻症者不需治疗，重症者可予对症处理。如有动脉瘤可进行手术治疗，有多动症状者可用中枢兴奋药哌醋甲酯。

1. *内科对症治疗* 消化道出血时应给予输血和止血药物；心力衰竭者可给予强心药物及利尿药物；合并感染时，可用抗生素。

2. 手术治疗　发生关节脱位者需予以及时复位，用绷带固定数周。脊柱畸形者可行矫形手术，但需注意预防手术并发症如出血过多、缝合及愈合不良等。有心脏瓣膜畸形者，可行瓣膜置换手术。

【预后】

皮肤血管脆性增强的外伤缝合止血困难，伤口愈合缓慢，即使愈合，形成皱纹纸样菲薄的较大瘢痕，缝针点形成小囊样瘢痕，日久纤维化可形成钙沉积硬结节。无心脏病变者，预后良好。有心脏病变者多死于心力衰竭。第Ⅳ型为皮下出血型、动脉型或称 Sack 型，无皮肤过度伸展，但皮肤菲薄，可以透见皮下的网状静脉，易于出血。常因动脉破裂或消化道穿孔而死亡，很少活到 20 岁。

【埃勒斯-当洛斯综合征与妊娠】

典型的与过度活动型埃勒斯-当洛斯综合征患者对妊娠的耐受性通常较好，孕产妇和新生儿的后果良好。妊娠期，盆腔疼痛和不稳定的发病率均会增加。分娩时，所有各类型埃勒斯-当洛斯综合征患者都可能出现耻骨联合分离和严重的产后出血。埃勒斯-当洛斯综合征妊娠女性中约有 20% 可足月分娩，大多数在此之前常发生胎膜早破，这与结缔组织病胎儿的胎膜上含有异常的胶原成分有关，这种胶原使胎膜比正常胎儿的胎膜脆弱。会阴切开术与开腹手术切口愈合慢，尽管只是外阴侧切术也可能会出现会阴部的血肿，故建议切口保留缝合，至少 14d 后方可拆线，以避免伤口裂开。受影响的婴儿往往可过度伸展并可能存在先天性髋关节脱臼，新生儿甚至可能为因软瘫和出血性疾病而误诊为神经系统病变。

血管型埃勒斯-当洛斯综合征（Ⅳ型）妇女的妊娠并发症风险增加，同时子代患病的风险可达 50%。血管型埃勒斯-当洛斯综合征为常染色体显性遗传疾病，由 COL3A1 基因突变引起的。血管型埃勒斯-当洛斯综合征十分重要，因为本型是患者动脉、肠道及子宫破裂导致早期死亡的唯一类型。动脉的并发症是血管型埃勒斯-当洛斯综合征导致死亡的主要因素，因为其发病为不可预知，由于组织脆弱也很难进行手术修复。最近的系列研究显示，患者的生存中位年龄为 48 岁。在 Pepin 等的一项回顾性研究中，81 例血管型埃勒斯-当洛斯综合征患者共 183 次妊娠，12 例患者死于围生期或分娩后的 2 周内（5 例分娩期间子宫破裂，2 例在分娩中血管破裂，5 例在产后血管破裂）。尽管一些女性死于足月子宫破裂，但择期剖宫产能否降低死亡率尚不知道。血管型埃勒斯-当洛斯综合征女性怀孕应被视为高危妊娠，必须在专门的医学中心随访，在临产、分娩和产后期，要特别给予注意。从理论上讲，对于已知基因突变的家庭进行产前分子学诊断是可行的。但在实践中，这一过程可能存在危险，因为如果携带致病基因的双亲是母亲，需要由产科医生进行绒毛膜绒毛取样或羊膜穿刺术。

【预防】

1. 一级预防

（1）婚前检查：①遗传病方面的调查，包括详细询问男女双方及其家庭成员的健康状况，既往病史及医治情况，遗传病史和近亲婚配史，必要时应进行家系调查、血型检查、染色体检查或基因诊断；②全面的体格检查，发现可对胎儿造成影响的疾病，并动员经治愈后才可结婚；③对男女生殖器官的检查，检出性器官畸形，两性畸形等疾病。

（2）遗传咨询：对有关遗传性疾病的病因、遗传方式、诊断、治疗及预后，子代再患病的概率提供咨询、建议及指导。

（3）产前诊断（prenatal diagnosis）：产前诊断能在胎儿出生前预先明确是否患有某种遗传性疾病或先天畸形，通过精确的染色体分析和基因诊断，可明确是否为某种遗传变异的携带者，对患病胎儿选择性终止妊娠，对可早期治疗的遗传病进行治疗，对有些简单的先天畸形还可进行宫内手术治疗。

2. 二、三级预防 遗传病的治疗属于二级和三级预防的范畴。遗传病治疗的关键是:尽早发现、尽快治疗。治疗时机的掌握主要有以下几种:①出生前确诊(产前诊断)后,可进行产前治疗(宫内治疗)或产后立即治疗。宫内治疗方法有孕妇给药疗法和直接治疗胎儿两类。②典型症状出现前予以确诊(症状前诊断),确诊后给予尽早治疗。③各种症状都出现后才被确诊。可采取外科手术(病损器官切除、修补替换等)和内科对症疗法来改善症状。

六、长QT综合征

长QT综合征(long QT syndrome, LQTS)临床表现以心电图QT间期延长,反复发作的晕厥、抽搐、致命性心律失常,特别是由于心脏复极延长所致尖端扭转型室性心动过速,以及猝死为特征的先天性疾病。LQTS已被公认作为Romano-Ward综合征(RWS)(家族性常染色体显性遗传,QT延长,室性心动过速)、Jervell and Lang-Nielsen综合征(JLNS)(家族性常染色体隐性遗传,QT延长,室性心动过速)的代名词。其他两个综合征是否应包括在LQTS中仍有争论。

【流行病学】

LQTS虽然很罕见,但诊断LQTS的患者数量在增加,估计在美国或全球LQTS的发生率约为1/10 000人,而且每年约导致4000名美国人死亡。我国的研究报道LQTS患者女性居多,占76%,在月经期或产褥期发生心脏事件的占15.8%。新诊断的患者大多是女性患者(60%~70%),流行的情况女性高于男性。Rashba等报道女性妊娠不会增加心脏事件的发生,但是在产后,心脏事件发生的风险显著增加,特别是LQT2亚群的患者。心脏事件与男性高度相关。LQT2亚群的女性患者,与生育期比较,绝经期和绝经后发生心脏事件的风险显著增加(3~8倍,主要为晕厥发作)。

LQTS患者在儿童期、青春期或成年的早期常发生心脏事件(如晕厥、心跳停止、猝死)。猝死可发生在运动、情绪紧张、安静或睡眠中。虽然猝死常发生在有症状的患者,但是,约30%的猝死患者为第一次发生晕厥。据统计,40岁前的累积死亡率约为6%。

【病理生理】

QT间期代表了心室肌的除极和复极的持续时间。当心脏处于后去极化时,部分心肌仍处在不应期时,复极的时间延长,并增加了不应期离散的可能性,形成同一部位不同层次心肌之间的复极差异。心脏的三层心肌之间在复极产生弥散时,复极相时程的延长趋向在中层心肌,因此,T波通常增宽。T波峰末间期 T_{peak}-T_{end}(T_{p-e})代表了跨壁复极离散度(transmural dispersion of repolarization, TDR)。在长QT综合征(LQTS)患者中,TDR的增加可构成跨室壁折返的功能基础。

在LQTS,QT延长可导致多形性室性心动过速或尖端扭转型室性心动过速的发生,两者都会导致心室颤动和心源性猝死。尖端扭转型室性心动过速已广泛被公认为钙通道的触发活动,在钠电流延迟、钾外流减少的触发活动中产生早期后除极(early afterdepolarization, EAD),TDR增加,伴QT间期延长。TDR作为维持尖端扭转型室性心动过速的功能折返基础,也增加了EAD的可能。尖端扭转型室性心动过速事件可被钙通道时间窗持续开放所延长。任何加速钙通道触发活动的情况(如交感张力增加),都可增加EAD的风险。

【遗传学】

LQTS已知由心脏钾、钠或钙离子通道基因的突变而发病,至少有10个发病基因已被确认。Romano-Ward综合征(RWS)是一种常染色体显性遗传。按遗传背景,Romano-Ward 综合征有 6 个类型、Andersen 综合征 1 个类型、Timothy 综合征 1 个类型和 JLN 综合征 2 个类型已被明确(表 10-2-1)。LQTS 由于心脏离子通道蛋白编码基因发生突变,导致产生异常的离子通道动力学。在 LQT1、LQT2、LQT5、LQT6、JLN1、JLN2 钾通道开放缩短,在 LQT3 心肌细胞阳离子的过载而钠通道关闭延迟。

表 10-2-1　各种遗传形式的 LQTS (Romano-Ward 综合征:LQT1-6;安德森综合征: LQT7;Timothy 综合征: LQT8;Jervell 和 Lang-Nielsen 综合征: JLN1-2)的遗传学背景

LQTS 的类型	染色体位点	突变基因	受影响的离子电流
LQT1	11p15. 5	KVLQT1 或 KCNQ1 (杂合子)	钾 (I_{Ks})
LQT2	7q35-36	HERG, KCNH2	钾(I_{Kr})
LQT3	3p21-24	SCN5A	钠(I_{Na})
LQT4	4q25-27	ANK2, ANKB	钠,钾和钙
LQT5	21q22. 1-22. 2	KCNE1(杂合子)	钾(I_{Ks})
LQT6	21q22. 1-22. 2	MiRP1, KNCE2	钾(I_{Kr})
LQT7 (安德森综合征)	17q23. 1-q24. 2	KCNJ2	钾 (I_{K1})
LQT8 (Timothy 综合征)	12q13. 3	CACNA1C	钙($I_{Ca-Lalpha}$)
LQT9	3p25. 3	CAV3	钠(I_{Na})
LQT10	11q23. 3	SCN4B	钠(I_{Na})
LQT11	7q21-q22	AKAP9	钾(I_{Ks})
LQT12		SNTAI	钠(I_{Na})
JLN1	11p15. 5	KVLQT1 或 KCNQ1(杂合子)	钾(I_{Ks})
JLN2	21q22. 1-22. 2	KCNE1 (杂合子)	钾(I_{Ks})

注:据统计 LQT1、LQT2 和 LQT3 是最常见的 LQTS,分别占发病的 45%、45%和 7%。在 LQTS,QT 延长是由于心室复极时心肌细胞内的阳离子过载;在 LQT1、LQT2、LQT5、LQT6 和 LQT7,则是由于钾离子通道受阻,开放延迟,或较正常功能通道开放时间缩短,使通道钾外流减少,复极延长。

【临床表现与诊断标准】

临床表现包括无原因的心动过缓,特别是在新生儿;晕厥,特别是有明显诱因如淹溺或几乎淹溺者;心悸;患者有经复苏或已发生的心源性猝死,有心源性猝死的家族史,也包括婴儿猝死综合征;抑郁的症状。

LQTS 有关的诱发因素:可使心律发生异常反应的肾上腺素能刺激,包括运动、情绪、噪声、唤醒、游泳等。但是,无上述因素的刺激也可发生肾上腺素能的反应。

能延长 QT 间期的药物和其他因素如女性、电解质失衡(低钾、低镁)、低体温、甲状腺功能异常、结构性心脏病、心动过缓也可产生同样的风险。

患者有晕厥、心源性猝死伴心电图 QT 延长(图 10-2-8),强烈提示 LQTS,应进一步进行遗传学检查以明确诊断。临床表现不典型的患者应进一步排查。1993 年 Schwartz 等建议的诊断标准仍然是目前最好的临床诊断标准。诊断的标准分三个主要方面(表 10-2-2)。其中最大的积分是 9,如果积分大于 3(≥4)高度提示 LQTS 的可能。

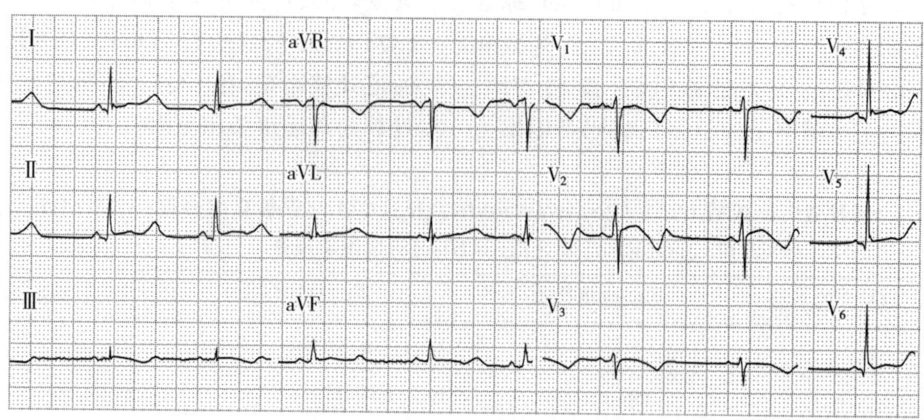

图 10-2-8　心电图 QT 间期延长

表 10-2-2　LQTS 的诊断标准

指标项目	分值
心电图表现(无药物和其他异常干预因素)	
QTc,(ms)Bazett's 公式	
＞480	3
460～469	2
450～459(男性)	1
尖端扭转型室性心动过速	2
T 波交替	1
T 波至少在 3 个导联有切迹	1
低于年龄段静息心率值下限的 2%	0.5
临床病史	
晕厥	
应激下发病	2
无应激下发病	1
先天性耳聋	0.5
家族史(同一家庭成员不能同时选 A 和 B)	
A. 有确诊 LQTS 的家族成员	1
B. 有年龄＜30 岁的近亲发生心源性猝死现象	0.5

【鉴别诊断】

LQTS 鉴别诊断应包括药物诱导的 QT 延长,疾病过程的 QT 延长如心肌梗死、脑出血、晕厥、血管迷走神经性晕厥、癫痫发作、心源性猝死。

非 LQTS 人群发生晕厥、心脏停搏或猝死的其他情况包括肥厚型心肌病,Brugada 综合征、心律失常性右心室发育不良。

药物诱导的 QT 延长也可以有遗传的背景。其遗传的缺陷可为基因的突变或多态性导致离子通道的异常动力学改变。但是否所有药物诱导的 QT 延长均有遗传缺陷的资料不足。

【实验室检查】

QT 延长患者在心律失常发生后常规检查血清钾、镁和甲状腺功能,评估复极异常的原因。分析患者心电图的复极间期(QTc)和形态学。影像学检查(超声心动图和磁共振)排除心律失常的病因,例如肥厚型心肌病、致心律失常性右室心肌病、LQTS 小亚型(如 LQT8)合并的先天性心脏病。

1. **心电图**　Schwartz 等建议,最主要的心电图表现是 QT 间期延长、尖端扭转型室性心动过速、T 波交替和 T 波形态学的变化(T 波基部增宽,T 波至少在 3 个导联有切迹)。T 波的形态与突变的类型相关。T 波基部增宽最常见于 LQT2。LQT3,T 波正常,ST 等电位线延长。QTc 延长的定义根据年龄、性别有不同的标准(表 10-2-3)。$QTc = QT/R\text{-}R^2$。QTc 大于 0.46s 提示 LQTS 的可能。10%～15%基因阳性改变的患者,其 QTc 时间在参考范围内。

QTc 为临界或参考范围,1993 年诊断标准评分2～3分的可疑LQTS患者，应进行运动心电图或长时间Holter检测，观察QTc与心率改变的关系，心率增快时QTc延长可能为诊断的证据。无证据表明侵入性心电生理诱发室性心动过速可作为诊断的依据。

心动过缓和心动过速需分别给予特别注意，心动过缓在诊断标准中占0.5的分值。心动过速容易使QTc纠正过度（例如在婴儿）。T波交替在LQTS患者中提示心律失常的风险增加（例如尖端扭转型室性心动过速和心室颤动）。

表10-2-3　Schwartz等建议按年龄和性别为参考指标的QTc值定义

	QTc延长	临界QTc	参考值
儿童和青少年（＜15岁）	＞0.46	0.44～0.46	＜0.44
男性	＞0.45	0.43～0.45	＜0.43
女性	＞0.43	0.45～0.46	＜0.45

2. 药理学激发试验　应用肾上腺素或异丙肾上腺素激发试验有助对LQTS临界表现患者的诊断，为不同突变类型的患者提供相关的信息。

3. 家庭成员的检查　LQTS患者的家庭成员应接受心电图和体格检查，并详细了解家族病史。如心电图表现阴性，也不能排除LQTS的可能。最好所有的家庭成员都进行基因突变的检查，以减少心律失常和心源性猝死的风险。如果家庭成员需使用可延长QT间期的药物，检查将更有必要。

4. 遗传学检查和产前诊断　临床和心电图有LQTS表现的患者需要进行遗传学的检查以明确突变的分型。目前在一些特殊的中心，对患者DNA样本进行已知突变基因的遗传学检查已成为可能。LQTS基因突变鉴定有助于疾病的确诊。然而，50%已知突变患者的遗传学检查阴性，因为有一半LQTS患者的突变基因仍然为未知基因。因此，遗传学检查的特异性很高，但是，敏感性较低。有研究提示，在理论上，可通过胎儿心电图及增强分辨的T波分析做出LQTS的产前诊断，实际上，大多数患儿是通过新生儿或婴儿心电图检查被诊断。

5. 直立的反应　研究显示，LQTS患者从仰卧位变为站立位时反应性的窦性心动过速不能缩短QTc。相反，在站立位期间QTc间期增加，心脏有更多的触发活动，室性心律失常更多。因为在从仰卧位变为站立时，交感张力增加，即使在心率恢复正常后QTc仍然延长。提示LQTS患者在直立倾斜试验中出现的晕厥不一定是迷走性晕厥的问题，但提示患者有更高的风险。

【处理方法】

LQTS患者应避免应用延长QT间期和影响血钾或血镁的药物，血钾或血镁不足应给予补足。无症状的患者是否需要治疗仍有争论，为安全起见，所有先天性LQTS患者都应给予治疗，因为心源性猝死往往是LQTS的首次症状。LQTS患者应选用β受体阻滞剂，因为可以起到肾上腺素能阻滞的作用，减少心律失常发生的风险，缩短QT间期（表10-2-4，表10-2-5）。

1. 咨询　LQTS患者应咨询心脏病专家和心电生理专家。确诊LQTS的患者和家庭成员应进行遗传学的咨询。

2. 住院治疗　发生心脏事件（晕厥、心脏停搏）的LQTS患者通常应住院，并在监护单位接受监护，必要时可获得及时的复苏处理。

3. 随访　无症状的患者通常不用住院，但应认真评估患者的风险，定期由心脏病专家或心电生理专家检查。

表 10-2-4　LQTS 避免使用的药物

麻醉和哮喘的药物：肾上腺素
抗组胺类：特酚伪麻片，阿司咪唑，苯海拉明
抗生素：乙琥红霉素，甲氧苄氨嘧啶，喷他脒
心脏药物：奎尼丁，普鲁卡因胺，吡二丙胺，索他洛尔，普罗布考，苄普地尔，多非利特，伊布利
胃肠的药物：西沙必利
抗真菌药：酮康唑，氟康唑，依曲康唑
精神科药物：三环抗抑郁药（阿米替林，盐酸地昔帕明，盐酸普鲁替林），吩噻嗪衍生物（丙氯拉嗪、三氟拉嗪，氯丙嗪，硫利达嗪，奋乃静），氟哌啶醇，苯异噁唑二苯丁基哌啶
致血钾流失的药物：吲达帕胺，其他的利尿药，可导致呕吐和腹泻的药物

表 10-2-5　ACC/AHA/ESC 2006 室性心律失常和心源性猝死的处理指南的摘要

经遗传学确诊的患者不能参加竞技性的运动
女性 QTc＞460ms，男性＞440 ms 的 QTc 延长患者应给予β受体阻滞剂，QTc 正常的患者也建议使用（Ⅱa 类推荐）
心脏停搏后生存的患者，应用β受体阻滞剂后仍发生晕厥的患者应使用 ICD（Ⅱa 类推荐）。高危的患者包括 LQT2、LQT3 和 QTc 间期＞500ms，建议应用 ICD 作为一级预防

4. *β受体阻滞剂*　β受体阻滞剂预防心脏事件的有效性约为 70%，其余 30% 仍可继续发生。研究提示，不同的β受体阻滞剂均能有效预防 LQTS 患者的心脏事件，但有效性与触发因素相关。有报道，对 LQT1 患者，β受体阻滞剂可预防运动触发的事件，但对预防睡眠期间或唤醒发生的事件无效。多年来，推荐大剂量的β受体阻滞剂，也有资料显示，小剂量与大剂量的心脏保护作用相同。

抗肾上腺素能药物的治疗能有效地保护大多数 LQTS 患者。β受体阻滞剂中，特别是普萘洛尔是最常用于 LQTS 患者的药物。应告诉患者及其家人，β受体阻滞剂应无限期地持续使用，干扰β受体阻滞剂的治疗可能会增加心脏事件的风险。LQTS 患者常用的β受体阻滞剂为普萘洛尔（propranolol）、纳多洛尔（nadolol）、美托洛尔（metoprolol）、阿替洛尔（atenolol）。β受体阻滞剂可减少心脏交感神经的刺激作用，减慢房室结的传导，有负性的心脏变时性和收缩效应。应根据 LQTS 患者的个体确定剂量。哮喘患者应使用心脏选择性的β受体阻滞剂。不能应用β受体阻滞剂的 LQTS 患者，ICD 应作为一线治疗。

5. *心脏起搏器和 ICD*　使用 ICD 的高危患者死亡率为 1.3%，非 ICD 的患者为 16%。有建议，ICD 可作为有心源性猝死家族史高危患者的一级预防。JLN 综合征的患者应尽早应用 ICD 治疗，因为β受体阻滞剂对 JLN 患者的使用经验有限。无 ICD 功能的心脏起搏器不应在 LQTS 患者中应用。资料显示，心脏起搏器对间歇性心动过缓诱导尖端扭转型室性心动过速的患者和低危的 LQT3 患者有效。

6. *颈胸星状神经节切除术*　适用于 LQTS 的高危患者或置入 ICD 后继续使用β受体阻滞剂但仍有多次放电的患者。

7. *活动的限制*　体力活动、游泳、情绪压力通常可以触发心脏事件，因此，不鼓励患者参与竞技性的运动。

8. *基因工程治疗*　LQTS 的基因治疗

仍然是研究的一个方向。

【患者教育】

患者应避免突然噪声(如闹钟)、大强度运动、水中活动和其他喧闹的因素。使患者和家属认识应用β受体阻滞剂的重要性。指导家庭成员或患者的教师进行心肺复苏训练。教育患者和家属认识诱导QT延长的药物和避免患者使用。

【预后】

LQTS患者使用β受体阻滞剂(或按需要使用其他治疗措施)的总体预后良好。LQTS患者的尖端扭转型室性心动过速事件通常能自己终止。仅有4%～5%的心脏事件是致命的。高危患者(例如,已使用β受体阻滞剂,仍发生过心脏停搏或其他复发性心脏事件)需给予ICD治疗,ICD治疗后患者的预后良好。

七、主动脉瓣上狭窄

主动脉瓣上狭窄(supravalvar aortic stenosis,SVAS)是主动脉窦上方升主动脉呈局限性或广泛性狭窄,是先天性左心室流出道梗阻的其中一个表现形式,其所占比例不到7%。SVAS是弹力蛋白动脉疾病的一种表现,为Williams综合征的一部分,是常染色体显性遗传疾病,SVAS往往在儿童期出现症状,但合并Williams综合征患者通常在婴儿期已被确诊。

【病因学】

SVAS的明确病因还不清楚。本病与Williams综合征高度相关,是7q11位点弹力蛋白基因半合子缺失或突变的遗传性疾病,提示结缔组织形成缺陷是本病的病理基础。SVAS发病呈散发性,是本病最常见的发病形式,SVAS患者很少以家族性常染色体显性遗传形式发病,此与Williams综合征的发病形式不同。散发性发病的SVAS患者可合并周围肺动脉狭窄。其散发性的发病危险因素还未明了。

【流行病学】

先天性心脏缺陷的总计发病率约为8/1000存活出生儿。据统计,SVAS在先天性心脏缺陷的发病率小于0.05%。大于50%的SVAS患者以散发性发病,较染色体显性发病更常见。

【病理生理】

SVAS有三种解剖学的改变,最常见的病变是相应主动脉窦口水平外形呈砂漏样的腔内狭窄,占50%～75%。另有25%的患者为纤维隔膜样改变,其远端可达冠状动脉开口;其余不到25%的患者沿升主动脉呈长度不等的弥散性狭窄,狭窄范围从主动脉窦上方沿升主动脉延伸及无名动脉起始部,甚至侵及主动脉弓部。SVAS患者也常伴有左冠状动脉口的环状狭窄、主动脉瓣尖与瓣上脊融合导致冠状动脉开口梗阻或左冠状动脉弥散狭窄。冠状动脉近端起始部到梗阻部位的收缩压与左心室收缩压相同。结果,使冠状动脉扩张和纡曲、肥大,内膜增厚。这些因素可造成冠状动脉过早发生动脉粥样硬化。

冠状动脉病变造成血流动力学的后果是冠状动脉平均总流量增加,但是,舒张期冠状动脉血流减少,是心肌缺血的主要因素。SVAS患者的左心室呈向心性肥厚,并加重了心肌缺血的情况。大多数患者流经SVAS处的血流束优先进入头臂干血管,被称为Coanda效应(图10-2-9,图10-2-10),并使右上肢的收缩压高于左上肢。SVAS的合并症也包括进展性的冠状动脉口狭窄,感染性心内膜炎和猝死。

【组织学】

大多数SVAS患者的组织学检查可发现心肌肥厚,冠状动脉内膜增生,动脉粥样硬化的改变。重症SVAS患者可见心内膜下的纤维变性。部分患者的动脉壁可见异常弹力蛋白沉积,平滑肌细胞过度增生,形成动脉内膜增生性损害。

【预后】

在一个系列研究中,SVAS外科修复后15年的生存率约为85%。总生存数,包括手术的死亡,10年的生存率为98%,20年和30年为97%。在这项研究中,手术后的患者73%的心功能为NYHA Ⅰ级,27%为NYHA Ⅱ级,大多数患者不需再次手术。

患者的预后受临床表现、合并冠状动脉的损害、肺动脉梗阻的影响。SVAS是进展性的疾病,相反,随时间推移,外周肺动脉狭窄的严重程度可不变或减轻。广泛性SVAS患者的死亡率高于局限性SVAS的患者。

心源性猝死的风险包括外科手术中死亡的患者是1/1000例,是正常人群的25～100倍。SVAS患者在麻醉或心脏导管术中容易发生心脏停搏或显著的血流动力学不稳定。

SVAS和Williams综合征患者猝死的解剖学易患因素包括冠状动脉狭窄、重度双心室流出道梗阻。造成猝死的机制被认为与心肌缺血、心排血量减少、心律失常有关。

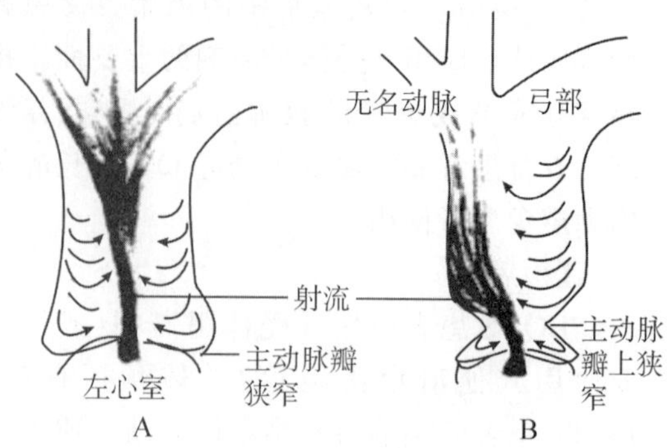

图 10-2-9 SVAS患者Coanda效应

A. 瓣膜性主动脉狭窄伴轻度狭窄后扩张;B. 主动脉瓣上狭窄,环状狭窄与升主动脉壁之间血流逐渐转流

资料来源:Circulaion,Volume XLII,July 1970

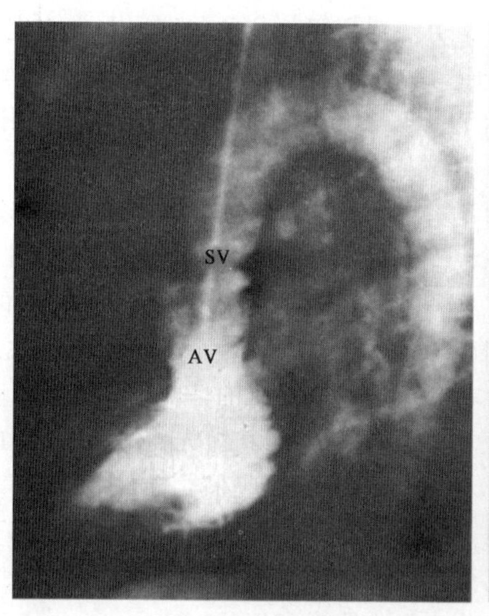

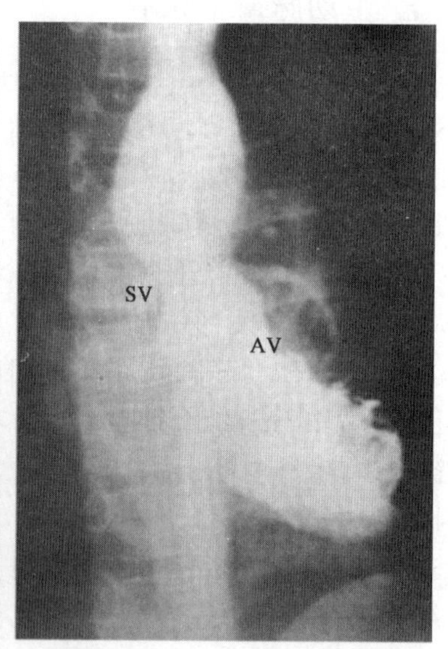

图 10-2-10 SVAS患者的血管造影

SV. 环状狭窄;AV. 主动脉瓣;左心室造影对比剂在环状狭窄和升主动脉之间形成不均匀的转流性血流

资料来源:Circulaion,Volume XLII,1970

【临床表现】

1. 症状　SVAS 患者通常在儿童期开始出现症状，在婴儿期出现症状的情况较罕见，偶有病例在成年后 20～30 岁发病。大多数儿科患者因为心脏杂音或因主动脉瓣上狭窄症候群[威廉斯综合征(Williams syndrome)]的特征而就诊。威廉斯综合征的患者可出现系统性高血压、关节受累、周围肺动脉狭窄、主动脉缩窄、二尖瓣关闭不全。如果未经治疗，SVAS 患者可在疾病的进程中出现活动后气促、心绞痛、晕厥。当患者出现这些症状，说明患者左心室流出道的梗阻至少为中度。如果冠状动脉受累，患者可出现早发的心绞痛，而且较单纯左心室流出道梗阻的患者更常见。因为 SVAS 患者有发生猝死的风险，患者一旦发生心绞痛和晕厥，应马上给予进一步的检查和评估。

2. 体征　SVAS 患者颈动脉搏动与上肢脉搏和血压之间的不一致是特征性的临床发现，其原因是因为血流经过 SVAS 时优先取道进入头臂的动脉(附壁效应)。心室肥大可造成心前区搏动明显、心尖区向左下移位。由于血液经 SVAS 形成喷射性的血流，因此，在胸骨上凹可扪及震颤。通常第一心音正常，重度 SVAS 患者可闻第二心音窄分裂、单一或逆分裂，以及第四心音。SVAS 的特征性杂音在形态上为菱形、低调，在心脏基底部明显，瓣膜型狭窄患者的杂音位置较高，常在胸骨左缘第 2、3 肋间闻及粗糙的收缩期喷射性杂音。梗阻严重的患者杂音主要向右颈动脉放射，在心室收缩的中晚期最强。SVAS 患者很少出现高调、短促的主动脉舒张早期反流性杂音，通常听不到收缩期喷射性喀喇音。

【辅助检查】

1. 心电图　心电图通常可显示重度狭窄造成的左心室肥大。ST/T 的改变可能与冠状动脉开口或冠状动脉受累有关。如果合并右心室流出道开口的梗阻，心电图可见右心室肥大的改变。

2. 胸部 X 线　可见心脏轮廓不同程度的增大，升主动脉不对称扩张。这些 X 线表现说明 SVAS 患者血流动力学已发生显著的改变。

3. 超声心动图　通过二维超声心动图的胸骨旁、心尖长轴、胸骨上多个切面观能够可靠地做出 SVAS 的解剖学诊断(图 10-2-11)。砂漏样畸形和弥散发育不全的主动脉瓣上狭窄患者，升主动脉的直径小于主动脉根部；纤维隔膜样的患者，升主动脉的外径正常，通常可见膜样的回声在主动脉窦的上方。多普勒的紊流彩流图可表明血流显著梗阻的部位，可显示冠状动脉口狭窄，这种表现在 SVAS 患者较常见。多普勒压力峰值梯度容易被过高估计，常不能很好代表 SVAS 患者应用导管测量的数据，作为介入前评估疾病严重程度和治疗指引的依据不可靠。

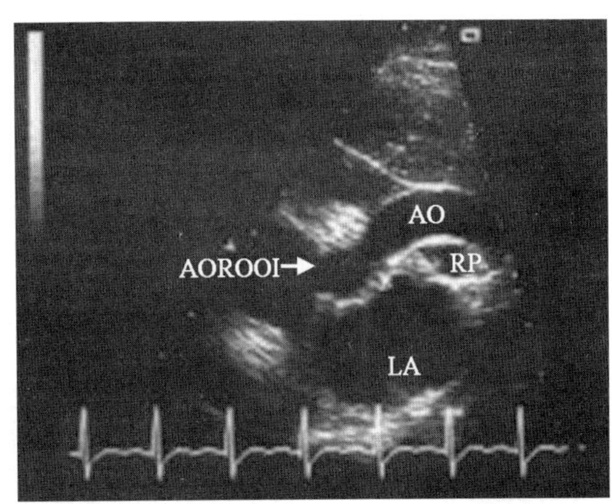

图 10-2-11　主动脉瓣上狭窄经胸骨上二维超声心动图影像

4. MRI　如果不能进行心导管的检查，MRI 可较好地显示主动脉弓部血管狭窄的情况，能较好地表示解剖学的情况。虽然磁共振成像可为 SVAS 患者提供高分辨率的成像，但婴幼儿行 MRI 检查需给予镇静，有发生猝死的风险。检查的过程应给予密切的监护，并由有经验的麻醉师执行。

5. CT　CT 扫描血管造影术对主动脉瓣损害能提供高分辨的影像，然而，儿科患者需接受射线的暴露。

6. 心导管　可用于评估疾病的严重程度，也可用于其他检查方法不能准确地评估外科手术前并存的异常情况时。应用带端孔导管逆行导管术连续记录压力曲线可能发现压力波形改变的部位在主动脉上方，可确定梗阻的部位。

左心室造影和主动脉造影可显示瓣膜上狭窄的部位、长度和轻重程度，同时可查看主动脉瓣的形态及功能、主动脉根部畸形、主动脉窦扩大等（图 10-2-12）。应同时进行右心室或肺动脉造影以辨别周围肺动脉狭窄的情况及其分支是否也有病变，特别是威廉斯综合征的患者。心脏导管术要有明确的适应证，并由有经验的麻醉师按常规麻醉进行，术中应给予密切的监护。

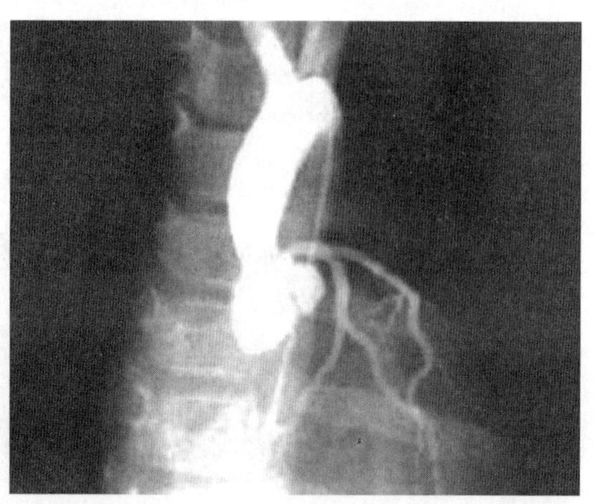

图 10-2-12　SVAS 患者主动脉造影显示主动脉根部狭窄和主动脉窦扩大

【遗传学的评估】

SVAS 患者需进行遗传学的评估，并明确或排除威廉斯综合征的诊断，因为威廉斯综合征患者常合并 SVAS。可应用 Williams 探针荧光原位杂交（FISH）技术进一步明确威廉斯综合征的分子学诊断。

【产前诊断】

Williams 综合征可通过细胞学的诊断而确立。也就是说，可通过宫腔内羊水绒毛膜绒毛脱落细胞的分析确诊。应用胎儿超声心动图可以对 SVAS 做出产前诊断，特别是 Williams 综合征的患者。

【治疗】

1. 外科手术　外科手术是 SVAS 患者的基本治疗手段。根据患者的病变程度，如有显著的活动受限就有手术的适应证。儿童和青少年 SVAS 患者心导管检查提示左室收缩压与主动脉收缩压的压力阶差（或多普勒测量值）等于或大于 50mmHg 就有外科手术的适应证。成人 SVAS 患者的外科手术适应证与主动脉瓣狭窄的适应证相同。压力阶差在 30～50mmHg 的儿童和青少年患者，如果出现心绞痛、晕厥或劳力性呼吸困难的症状，也可以考虑外科治疗。无症状的患者，如果静息或运动状态下心电图有 ST/T 改变，也应考虑外科治疗。

纤维隔膜或砂漏样畸形的患者可分别选择外科瓣上梗阻切除术、主动脉补片成形术、复杂性主动脉窦改造术。合并冠状动脉病变的患者在主动脉成形术的同时可选择以下的措施：合并左主干开口圆周型狭窄的患者应给予包绕左主干开口的主动脉补片成形术；主动脉瓣尖至瓣上嵴融合开口梗阻患者应给予融合瓣叶至主动脉壁切除；冠状动脉左主干弥漫性狭窄应给予旁路移植术；弥漫性狭窄的 SVAS 患者，升主动脉和主动脉弓部可应用主动脉的同种异体移植物或肺动脉的自体移植物重建；合并主动脉瓣和主动脉弓部血管畸形的患者应同时给予总体外科优化的方案。SVAS 的患者在术后需给予加强护理和监测。手术后的合并症包括主动脉瓣关闭不全（约 25%的患者）。

2. 血管球囊成形术　周围型肺动脉狭窄可应用常规的血管球囊成形术，如果失败，带刀片球囊血管成形术对合并周围型肺动脉狭窄有效。合并症包括快速型心律失常、缓慢性心律失常、血管闭塞。导管术后出血、球囊扩张术后血管破裂、疼痛、恶心和呕吐、动脉或静脉血栓性或痉挛性闭塞。导管术中或术后发生心脏无收缩和死亡事件已见报道。

【运动指引及患者教育】

SVAS患者的运动推荐：轻度狭窄（＜20mmHg），心电图正常，无症状的患者可参与所有的运动；中度狭窄（21～49mmHg），轻度的左心室肥厚，无症状的患者可参与小量静态或适度动态的运动；重度狭窄（＞50mmHg）或中度狭窄伴有症状的患者不能参与所有的运动（只适合休养）。冠状动脉狭窄或解剖异常者不能参与所有的运动（只适合休养）。

患者在外科手术前应建议严格限制体力活动。手术后如果没有遗留损害，左心室流出道的压力阶差小于20mmHg的患者不需要再限制体力活动。通常SVAS患者在进入成年的早期应进行冠状动脉疾病的危险分层，因为SVAS患者容易过早发生冠状动脉粥样硬化性疾病。

【其他治疗措施】

许多被发现威廉斯综合征的SVAS患儿可合并婴儿期高钙血症，患儿可能会具有肾钙质沉着、骨样硬化伴进行性关节受限、步态异常、神经发育延迟的风险。这些患儿需要多学科的支持，应用相互协调的途径。这些患儿与正常儿童比较，具有较高的心脏或非心脏原因的死亡风险。目前还没有关于SVAS手术后患者妊娠结局的公开报道。

【咨询】

如果需要，患儿要咨询心脏病学家和心脏儿科的专家。

【长期随访】

所有SVAS患者不管是否已行外科纠正术都需要长期随访。SVAS的婴儿或儿童的随访间隔为3～6个月。大龄儿童的随访间隔可为6～9个月。SVAS患者在术前病情进展迅速，随访过程中应给予详细的心脏检查和心电图检查，并根据心脏检查和心电图的结果决定超声心动图的适应证。心脏杂音强度的改变提示狭窄情况有进展，心电图的ST/T改变是冠状动脉受累的表现。

八、威廉斯综合征

威廉斯综合征（Williams syndrome，WS）也称为主动脉瓣上狭窄症候群，1961年和1962年由Williams和Beuren首先报道。本病是罕见的遗传性疾病。临床表现包括特殊的面容，如耳朵突出、耳垂较大、眶周丰满、星状虹膜、面颊突出、鼻梁扁平和鼻孔前倾、人中长、嘴唇厚、下颌小等，出生时或出生后可发生心血管异常，特发性高钙血症，特征性的神经发育和行为外表。

【流行病学】

威廉斯综合征的发病率为1/7500～1/20 000出生儿。大多数患者为散发性发病。心血管疾病是大多数威廉斯综合征早年死亡的原因。

威廉斯综合征是泛族裔发病，流行的特征各有不同。例如，中国香港汉族人口的SVAS患者有较高的周围肺动脉狭窄的发生率，生活在希腊的人口心血管畸形的发生率较低。男性和女性的基因缺失率相等，但男性的心血管疾病通常较严重，而且发病年龄早。

【病因与病理】

事实上所有威廉斯综合征患者的7号染色体长臂（7q11.23）弹性蛋白基因都有微缺失，患者大部分是散发的，少数属于常染色体显性遗传。不对等的减数分裂导致基因的中间缺失，染色体间的不均衡和小范围染色体内基因重排。威廉斯综合征患者在成对染色体减数分裂中经历不对等的交换，侧面Alu重复序列不对等重叠，致使交换事件中染色体发生某一区域错位。最近的研究显示威廉斯综合征的家族性倒位多态性是减数分裂中发生不对等交换的易患因素。中间缺失常以染色体显性的方式进行。

威廉斯综合征并不仅单由弹性蛋白的单倍不足(haploinsufficiency)所引起，缺失涉及一个区域，跨越25个基因，因此，被认为是邻近基因缺失综合征。心血管异常的原因部分是由于结缔组织的病理因素。面部的畸形是由于弹性蛋白基因的单倍不足(haploinsufficiency)所致。影响威廉斯综合征患者认知特征的其他基因包括LIMK1、GTF1IRD1和GTF2I。除了弹力蛋白，基因型-表型与基因的相互关系还未完全清楚。在常染色体显性遗传家族性主动脉瓣上狭窄(SVAS)、但不伴有威廉斯综合征其他症状的患者中发现有弹力蛋白点突变或基因内微缺失。

弹性蛋白动脉病是全身性的疾病，事实上任何动脉都可以受到影响。中等或大动脉局部或广泛性的狭窄，最常见是升主动脉(SVAS)或肺动脉的畸形。但是，降主动脉、颅内动脉和肾动脉的受累也已有报道。意外死亡很罕见，但其发生率高于对照组的25～100倍。猝死的相关因素包括SVAS，严重的肺动脉狭窄，冠状动脉灌注不足继发的心肌缺血，伴心肌肥厚的左、右心室流出道梗阻。冠状动脉灌注不足主要是由于内膜纤维化和平滑肌肥大。已有患者过早发生卒中事件的报道。死亡原因的报道也包括麻醉、外科小手术、心导管过程、心脏外科手术、进行性的心力衰竭和呼吸衰竭。无显著诱发因素但伴有基础心肌损伤的猝死也有报道。有较高猝死危险因素的患者常有心电图心肌缺血的改变。SVAS患者的晕厥表现与诊断性心导管术过程中的死亡事件相关。患者出现钙化性主动脉瓣狭窄已见报道，但与猝死无关。

威廉斯综合征的患者约50%可发生高血压，某些患者与肾动脉狭窄有关。各种形式的消化道问题也很常见，包括喂养问题和疝气、食物反流与慢性便秘。成年的威廉斯综合征患者，乙状结肠憩室炎的发生率高于其他人。威廉斯综合征是多系统疾病，其潜在的后果包括智力落后、动作迟滞、听力缺失、严重的牙病、视觉问题、进行性的关节挛缩、肾石症、肠道和膀胱憩室。

然而，本病的特征包括特征性的心血管损害在出生前就可以被检出。另外威廉斯综合征的患病胎儿，产前应用胎儿超声检查可检出多囊肾和先天性心脏损害。产前筛查还可以同时发现胎儿颈半透明度增加，母亲血清甲胎蛋白(maternal serum alpha fetoprotein，MSAFP)降低。

【临床表现】

1. *症状* 威廉斯综合征的临床表现可见于婴儿至成年，有广泛的表型，症状各异，而且呈多样性，包括生长和发育、特殊的神经发育外形，主要牵涉到四个方面：认知发育、语言、听觉功能和视觉空间功能。

患儿出生前或后生长迟缓，常表现为发育停滞。儿童的身高通常低于家庭的身高背景，成人的身高常低于家庭平均值的1/3，喂养问题和低体重较常见。

儿童期常见复发性的中耳炎和外耳道液体流出，大多数青少年和成年患者有轻至中度的感觉神经性耳聋。

多达50%的威廉斯综合征患者有视觉注意功能障碍，主要与内斜视、白内障和隐性远视相关。

先天性心脏病常见，也可见有高血压的患者。

儿童期的症状包括尿频，可见白天尿裤，除了有高钙血症和高钙尿症外，也可发生肾功能异常。

骨龄延迟、胰岛素样生长因子-1(IGF-1)水平减低、青春期过早发生。20岁以上的患者可检出葡萄糖耐量异常或显性糖尿病，亚临床型甲状腺功能减退也可被发现。

结缔组织异常、关节活动异常、疝气、憩室也可被发现。

典型的患者有轻至中度的智力低下，包

括重度精神发育迟缓（智商 20～34）至平均智力。患者的能力可有广泛的个体差异，42个月前的婴幼儿运动发育常有障碍。

早期语言获取延迟，持续终身有轻至中度的语言障碍。语音质量和情感相对较正常。

视觉-空间的问题可影响日常的生活，并有书写和画图困难、步态失调，特别是在凹凸不平或砂地上行走时。

几乎全球的威廉斯综合征患者都对音乐感兴趣及热爱音乐。但通常不能达到专业的表演能力。

多达一半的威廉斯综合征患儿有内向性表现，缺乏沟通。

威廉斯综合征患儿常被认为过度友善，极度活跃，注意力不集中，对喧闹声或特殊的声音高度敏感。

成年患者有较多的感情和行为问题，缺乏社会关系、焦虑、偏见、固执、恐怖症、恐慌发作、抑郁。少数患者有完全独立的生活能力。

2. 体格检查　威廉斯综合征的表型表现有很大的差异性。但实际上，所有患者在出生后都有可辨认的特征性面容。

威廉斯综合征的儿童常为出生前生长迟缓的足月婴儿，有特殊的生长曲线。

1/3 的患儿为小头，出生后发育停滞。威廉斯综合征的儿童和成年患者具有以下某些特征性面容的不同组合：鼻子短而朝上，鼻梁平坦，人中长、颊部平坦，口宽、唇厚，牙齿咬合不正，牙间隙宽，小颌畸形，眼眶周围丰满（图 10-2-13）。星状虹膜，声音嘶哑，指甲发育不全，皮肤柔嫩松弛，踇趾外翻。

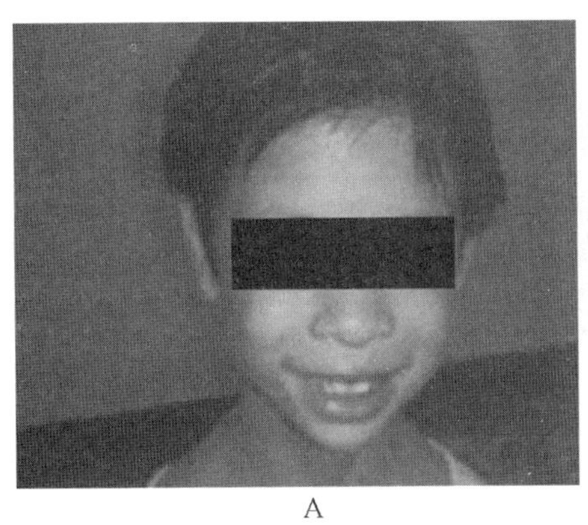

A

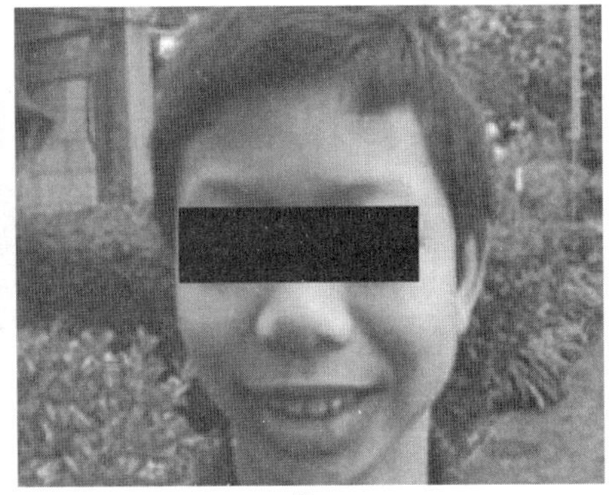

B

图 10-2-13　威廉斯综合征患者的面部照片

（选自：解春红）

原发和继发的牙科问题包括恒牙小如钉状，牙间隙宽，一个至多个的乳牙或恒牙缺失，咬合不正，牙龈组织过长。

特发性高钙血症或有特征性的心脏损害如主动脉瓣上狭窄（SVAS）的患者，也应同时考虑威廉斯综合征的诊断。威廉斯综合征患者的其他心脏损害包括肺动脉狭窄、二尖瓣关闭不全。

患者可同时存在高血压。视觉的表现包括斜视、星状虹膜、白内障、视网膜血管纡曲。可出现感觉神经性耳聋，由于中耳的渗液造成传导丧失而加重。有性早熟的体征。其他发现有听觉过敏、声音嘶哑、关节超弹性或挛缩、脊柱后侧凸和脊柱前凸。威廉斯综合征的婴儿全身张力过低，随年龄增长有进展性痉挛。

【鉴别诊断】

包括主动脉瓣狭窄、儿童多动症、发育停

滞、高钙血症。

【实验室检查】

疑似威廉斯综合征的患者应给予荧光原位杂交(FISH) 7q11.23 弹力蛋白基因缺失的检测,另外给予常规染色体分析(karyotype)。99%的患者可发现 7q11.23 弹力蛋白基因缺失。FISH 检测(图 10-2-14)取周围血白细胞作标本。非 FISH 的威廉斯综合征检测方法包括定向突变分析例如实时定量的多聚酶链式反应(PCR)、基因组微点阵分析、杂合性试验,这些检查与 FISH 分析有同样的敏感性。

威廉斯综合征 FISH 结果阴性,不能排除潜在的染色体异常情况,应给予标准染色体分析,威廉斯综合征局部染色体易位的情况已见报道。

非典型的威廉斯综合征病例或许会有其他染色体的重排,但标准的 FISH 检测不能检出,可做进一步的遗传学检测。

FISH 检查和染色体分析不一定适用于患者的双亲,除非其中一方有疑似威廉斯综合征的体征,阳性的威廉斯综合征家族表现,或有其他受威廉斯综合征影响的儿童。

偶尔某些病例的血浆肌酸磷酸激酶水平可能会提高,但具体的临床意义未明。应进一步检查,了解是否与潜在的肌病有关。

检测患者的血清钙、血尿素氮、血清肌酐的水平,尿常规,并计算尿液钙/肌酐的比值。可疑患者在遗传学诊断被确诊前,应检测血清或离子钙,了解患者的基础促甲状腺激素水平。

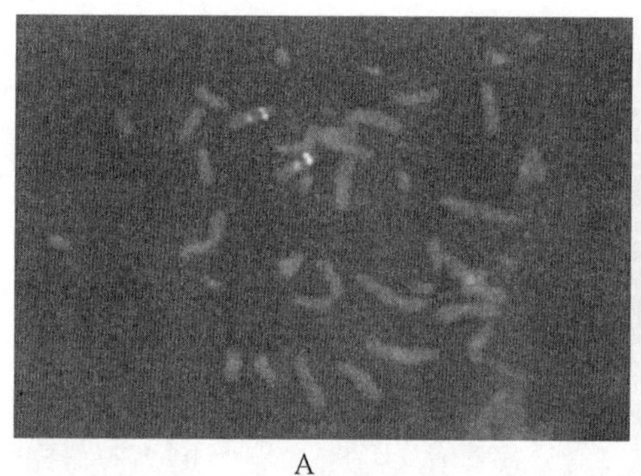

A

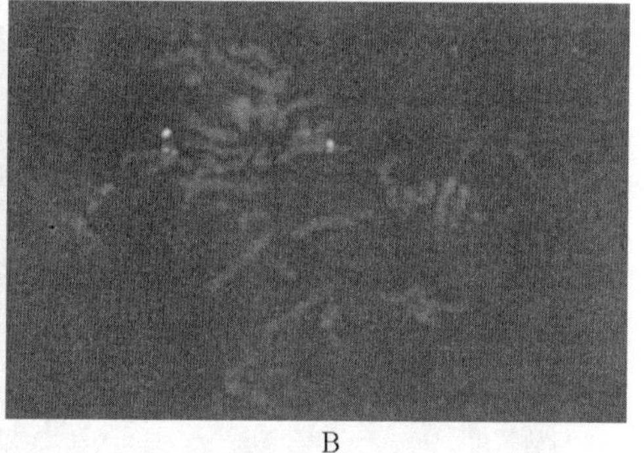

B

图 10-2-14 FISH 检测中期染色体:橙红色信号为 Williams 综合征染色体 7q11.23 区域的特异位点,绿色信号为 7q31 区域的两个对照位点

A. 两条 7 号染色体长臂上均有橙红色标记信号,表示 7q11.23 区域没有待检基因缺失;B. 两条具有绿色信号的染色体上只有一条显示有橙红色标记信号,提示另一条染色体存在特异基因缺失

【影像学检查】

不管心脏的体格检查结果如何,所有威廉斯综合征患者都应给予超声心动图检查。一半以上的威廉斯综合征患者会有心脏的损害。根据特殊的心脏损害表现给予心血管方面的处理。

除了心电图和超声心动图,伴 SVAS 的患者应进行心导管方面的检查(图 10-2-15),作为外科手术前的评估。

患者应尽早给予肾脏超声检查,了解解剖学的畸形或高钙血症继发的肾石症。15%~20%威廉斯综合征患者可被发现结构性的肾脏异常。应根据泌尿科和肾内科医生的意见做进一步的处理。

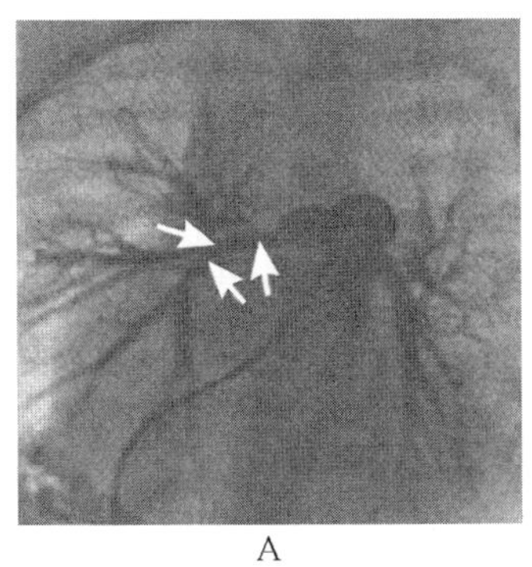
A

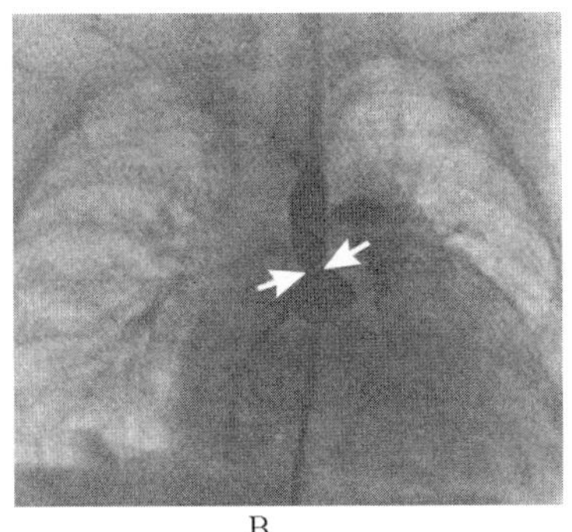
B

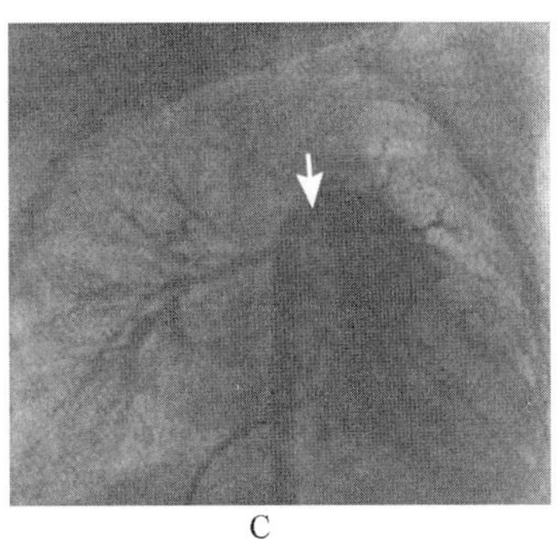
C

图 10-2-15 威廉斯综合征患者心导管检查

A. 肺动脉造影：右肺动脉主干及分支多发性狭窄；B. 升主动脉造影：主动脉瓣上局限性狭窄；C. 肺动脉造影：多发性肺动脉狭窄，粗大动脉导管未闭

资料来源：李世国，赵世华，蒋世良，等.2008.中华放射学杂志，42(9)：916-918

【其他】

经确诊的患儿应给予神经发育方面的检查，有助于学校提供合适的辅导。

【医疗保健】

威廉斯综合征是复杂性的多系统疾病，需要多学科的处理。美国和加拿大已建立大型的三级护理中心，有效协调威廉斯综合征患者的护理、学习和发育方面的指导。根据威廉斯综合征患者的临床情况制订特殊的处理方案。早期的患者管理集中在发育停滞、高钙血症、心脏损害的修复。学校教育、物理治疗、帮助患者建立其最终在社会的角色是长期的任务。患者家庭的指引是指导患者的双亲为威廉斯综合征患儿的将来做准备。

威廉斯综合征患者中，约有15%患有高钙血症，通常无症状，在出生后的头几年可消退，但高钙血症也可以是终身的。

高钙血症的体征和症状，以及血钙水平应终身定期监测，或在准备接受麻醉或介入治疗前特别给予关注。症状性高钙血症的婴儿可出现进食减少、兴奋性增高、严重的急腹痛，常需要多学科的处理，可通过限制钙和维生素D的摄入来治疗，有些患者需要给予二膦酸盐，以控制血钙过高。

血钙和维生素D的检测目标是维持在年龄的正常范围，合理的摄取有利于骨的生长发育。但威廉斯综合征患者长期摄入低钙和低维生素D有发生佝偻病的可能。

肾钙质沉着症和长骨硬化症偶然可被发现。系统高血压一经确诊应开始治疗。定期进行视力和听觉缺失的评估，定期进行中耳灌洗，听觉-视力-行为的锻炼对成人听觉过敏症状有改善。身材矮小症的患者应进行骨龄的评估，根据内分泌专家的意见对生长激素缺乏进行评估和处理。性早熟体征的检测需要参考内分泌专家的意见。喂食问题很常见，应咨询胃肠病学家。定期进行甲状腺功能和糖耐量的检查。建议牙科医生应给予早期关注。

【外科关注】

威廉斯综合征患儿的心脏问题应尽早接受心脏病专家和心胸外科专家的指导。主动脉瓣上狭窄(SVAS)是威廉斯综合征最常见的心脏损害。某些患者合并的SVAS可能有进展性的改变，故心脏问题应终身接受随访。手术修补的时机应该根据心脏的症状表现、主动脉瓣上梗阻的跨瓣压差，心脏负荷试验有否缺血的改变确定。周围肺动脉分支的狭窄通常可自动消退，不需给予导管介入和外科的治疗。通常威廉斯综合征主动脉瓣上梗阻的程度可随时间而进展，然而，周围肺动脉分支的狭窄可随时间而消退。

【咨询与产前诊断】

威廉斯综合征需要多方面的卫生保健专家的关注，美国和加拿大已建立了大型的三级护理中心，有效组织和协调威廉斯综合征患者的卫生保健。

威廉斯综合征患儿的心脏问题应尽早接受心脏病儿科专家和心胸外科专家的指导。麻醉前应由麻醉师会诊；镇静的处理应由经验丰富的儿科医生执行。遗传学家、牙科医生、眼科医师、矫形外科医师、物理和职业治疗师、心理学家都应参与威廉斯综合征患者的保健咨询。

威廉斯综合征患儿的双亲也应给予遗传的咨询，以评估目前的风险和进行有关的产前诊断检查，双亲均无威廉斯综合征的另一子代再获威廉斯综合征的风险小于1%。威廉斯综合征再发已见报道，因为近似种系镶嵌现象。威廉斯综合征患者被认为有高生育能力。如果双亲之一是威廉斯综合征患者，其子代获得威廉斯综合征的概率是50%，因为中间缺失以常染色体显性的方式进行。威廉斯综合征的患者在生育年龄时期，在考虑生育前应进行遗传学的咨询。

【预后】

威廉斯综合征的治疗问题包括血管的狭窄、高血压和关节挛缩，特别是心血管的合并症。大多数患者可以健康地生活或在指导下参与所有的生活活动。大多数患者可适应各种环境，能够生活自理。有些患者每天需要双亲或护理人员的照顾，有些患者的依赖程度可能低一些。随年龄增长患者的体能和认知能力可能会有一些加速进步。

九、Ellis-Van Creveld综合征

Ellis-Van Creveld综合征(EvC)又称软骨外胚层发育不全综合征，为常染色体隐性遗传病，1940年由Richard W. B. Ellis和Simon van Creveld正式描述和命名。患者呈短肢性侏儒，胸廓狭小，特殊面容，鞍鼻，眶上骨凸等。汗腺、皮脂腺发育不良。患者中约10%伴多指畸形(图10-2-16)、指(趾)甲发育不良。约2/3伴先天性心脏缺陷病，常为大的房间隔缺损、单心房或合并动脉导管未闭和室间隔缺损。婴儿早期死亡多由严重心血管畸形或肺发育不良所致。此外，患者口腔错位咬合，唇齿粘合和牙龈肥大，牙齿转位，圆锥牙，釉质和牙发育不全。本病好发于美国再洗礼派门诺会教徒世袭的阿米什人。发病率在新生儿中为7/1000 000。国内1987～2011年陆续有12例报道。

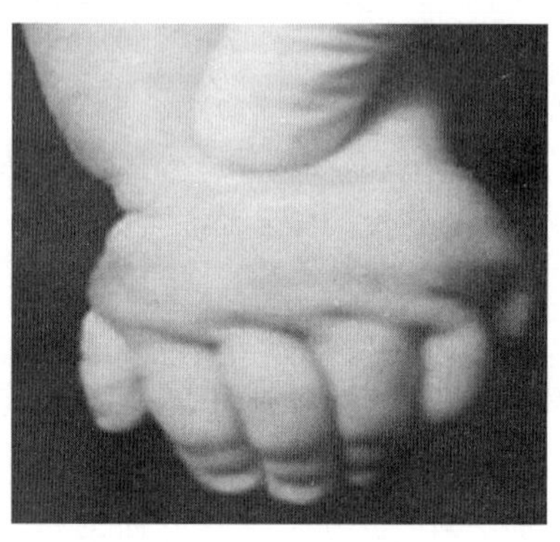

图10-2-16 Ellis-Van Creveld综合征患儿的轴后性多指症

Ellis-Van Creveld综合征具有遗传异质性，由位于染色体4p16.1上的EVC或EVC2基因突变引起，近年来研究发现，EVC和EVC2基因在基因组上存在的位置在不同物种间高度保守，两者以紧密连锁的头对头方式排列(head-to-head configuration)，人类中两者仅间隔约2.6 kb的调控序列。新近的研究认为除了EVC和EVC2基因突变以外，还可能存在其他基因突变导致EvC综合征。

【诊断】

Ellis-Van Creveld综合征根据患者的症状和临床表现进行临床诊断，确诊需要通过基因测序的检测及发现EVC和EVC2基因

的突变。

【检查】

产前诊断可发现孕期胎儿的异常。一般在孕13周胎儿的超声检查可发现患儿颈背部的半透明加厚,孕18周可发现胸廓狭长、长骨显著缩短、六指(趾)畸形和心脏缺陷。患儿的血液学检查可发现红系造血细胞异常和围生期成髓细胞过多。患儿X线检查可见骨发育成熟迟缓、钩状或头状的腕骨融合、胫骨外侧缺陷、肘外翻、前臂发育不全、腕骨中心增加、第5指(趾)侧弯、第5和第6掌骨融合、掌骨(趾骨)的再建紊乱、骨的发育延迟。患者应进行胸部X线摄片、心电图和超声心动图检查,以评估心脏解剖学的缺陷。头颅MRI偶尔可发现脑的异常,肾的超声也偶尔发现肾的异常。眼科的检查可排除眼的异常。

【治疗】

Ellis-van Creveld综合征需要多学科的处理。呼吸性窘迫、呼吸道感染和心力衰竭需要给予合理的救治。儿童期常需要进行口腔牙齿的正畸治疗。龋病预防包括食谱咨询、口腔卫生的教育。生长激素对身材矮小症的治疗无效,除非患儿本身缺乏生长激素。外科治疗包括矫形外科校正多指畸形和其他畸形,需要心脏外科纠正心脏的畸形。胸廓扩张已在一些患者中应用。泌尿外科常治疗患者的尿道上裂、隐睾症。围术期发病率常与气道的管理困难和肺的异常有关。

十、Kartagener综合征

Kartagener综合征(Kartagener syndrome,KS)由内脏反位(图10-2-17)、支气管扩张、慢性副鼻窦炎或鼻息肉三联征组成,具有三联征的患者为完全型KS,无慢性副鼻窦炎或鼻息肉的患者为不完全型KS。1902年由Stewat首先报道。KS也称为家族性支气管扩张,属于先天性常染色体隐性遗传性疾病。临床发病率很低,一般发病年龄10~29岁,95%的病例发生在15岁以前,无明显的性别差异,但有家族遗传倾向,可同代或隔代发病,患者父母多有近亲结婚史,常和其他先天性畸形(如房间隔缺损)同时存在。

【病因】

Kartagener综合征为常染色体隐性遗传。基因DNAH5和DNA11分别位于染色体5p15.1和9p13.3带上,被认为是原发性纤毛运动障碍的致病基因。这两个基因编码动力蛋白。

【病理】

内脏转位可能为本病主导性的病理变化,其他各种变化随之发展。由于黏液纤毛运输功能障碍,分泌物和细菌潴留,导致长期的慢性感染,形成了支气管扩张和副鼻窦炎的病理学基础。患者有慢性鼻炎、副鼻窦炎或鼻息肉,偶有眼结膜黑变病。全内脏转位,并可伴其他畸形,如心房间隔缺损、心室间隔缺损、脑积水、唇裂、聋哑等。Kartagener综合征也可造成不(孕)育症,男性主要是因为精子鞭毛结构异常导致功能障碍,从而使精子运动受限制,卵子不能受精;女性患者由于输卵管或子宫内膜纤毛功能障碍,使受精卵不能运动到子宫正常受孕。

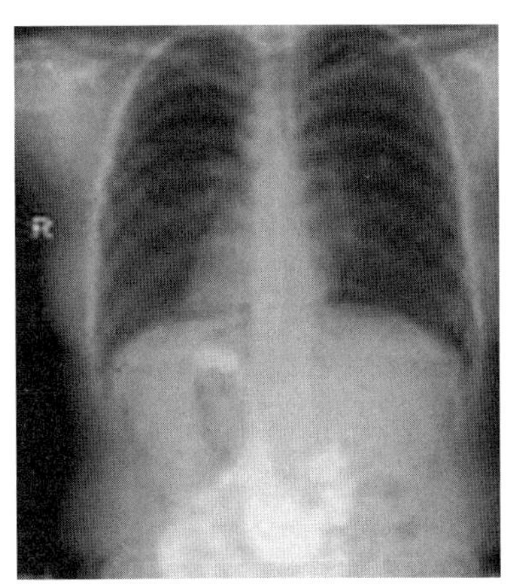

图10-2-17 Kartagener综合征患者全内脏反位

【临床表现】

主要表现以反复发作的呼吸道化脓性感

染、咯血为特征的支气管扩张症状，以及副鼻窦炎和右位心。患者自幼开始反复咳嗽，咳脓痰带血丝或咯血，并有发热、呼吸困难、发绀等，肺部闻及湿啰音，头晕头痛，流鼻涕、鼻塞等上呼吸道及副鼻窦症状。成年患者有不（孕）育症。

【电子显微镜检查】

鼻窦炎患者的纤毛电镜形态学发现，纤毛动力臂可缺失或异常（内侧臂、外侧臂或同时），以及纤毛轮幅线和双微管的内部结构排列异常。

【X线表现】

胸部X线检查可见肺纹理增多，合并感染的征象，心脏转位。支气管造影可显示支气管扩张，多见于两肺下叶。支气管造影或HRCT显示囊状、柱状或纺锤状支气管扩张。胸部X线检查可见心尖在右侧胸腔，左膈高于右膈，且胃泡影位于右侧，常伴肺气肿。亦有患者发现内脏异位时才发现支气管扩张和副鼻窦炎，最常见的为上颌窦、额窦，但筛窦各蝶窦少见。副鼻窦片、柯氏位片及CT片所见显示双侧上颌窦炎或额窦炎者，可表现为窦壁增厚且欠光整，窦腔密度弥漫性增高，中、下鼻甲明显肥厚且呈息肉样改变。

最近有人报道本综合征还可合并乳突、内耳发育不全、鼻副窦发育不全、结肠冗长症等。亦常合并各种类型的右位心，有人报道合并其他心脏缺陷，如房间隔缺损、室间隔缺损、主动脉瓣狭窄等。在X线检查中注意排除和发现上述病变。

【治疗】

治疗方面与其他原因造成的支气管扩张类似，主要针对鼻窦炎或呼吸道感染应用抗生素防治感染。严重支气管扩张，频繁咯血或感染，且局限于一侧肺者，可考虑手术治疗。患者可使用免疫调节剂，接种流感疫苗和（或）肺炎球菌疫苗，以增强抵抗力，有助于减少呼吸道感染。Kartagener综合征的鼻窦炎的治疗原则包括常规保守治疗，如无效或需手术治疗。随着对本病的进一步认识和鼻内镜手术的不断发展，Kartagener综合征的鼻-鼻窦疾病，多主张采取较积极的手术治疗。有其他畸形者可考虑行外科手术。

【预后】

患有严重的并发症如室间隔缺损、脑积水时则预后不良。

十一、心肌病

肥厚型心肌病通常（高达60%的青少年与成人）是常染色体显性遗传，症状通常发生在成年的早期，而不是在儿童期。本病容易突发心律失常，猝死率为每年1%。早期诊断有利于治疗和预后。目前，大量的发病基因已被确定，包括心脏β-肌凝蛋白重链基因、心脏肌钙蛋白T基因和原肌球蛋白基因。胎儿超声心动图不能识别。成人期发病的肥厚型心肌病患者，大部分患者都有遗传病因参与，2014年欧洲指南同时还纳入了对家庭成员进行诊断的内容，并对生殖和避孕做出了特别建议。建议在相关的中心进行产前咨询。产前诊断的依据必须能确定家族中有发病基因的突变。

特发性扩张型心肌病也是遗传性疾病。偶尔也可发现为常染色体隐性遗传，也有X染色体遗传的报道。但由于基因表达的变异使咨询增加困难。对家族史的回顾分析有助于明确遗传的模式。小型家庭应进行一级亲属超声心动图筛查，以明确疾病的诊断（详见第7章）。

十二、肺动脉高压

原发性肺动脉高压通常为散发性，而且为女性优势，但是，偶然也见家族性常染色体显性遗传的报道，并且已知2号染色体MBPR2基因为致病基因（详见第11章第一节）。

十三、妊娠和成骨不全

成骨不全（osteogenesis imperfecta，OI）

是一种少见的先天性骨骼发育障碍性疾病，又称脆骨病或脆骨-蓝巩膜-耳聋综合征。是一组以骨骼脆性增加及胶原代谢紊乱为特征的全身性结缔组织疾病（图 10-2-18）。其病变不仅限于骨骼，还常常累及其他结缔组织如眼、耳、皮肤、牙齿等，其特点是多发性骨折、蓝巩膜、进行性耳聋、牙齿缺损、关节松弛、皮肤异常；其他的表现如三角型面容、巨头、桶状胸、脊柱侧凸、肢体畸形、生长迟缓，以及便秘、出汗也可能发生。本病是一个需要多学科管理的疾病，具有遗传性和家族性，但也有少数为单发病例。

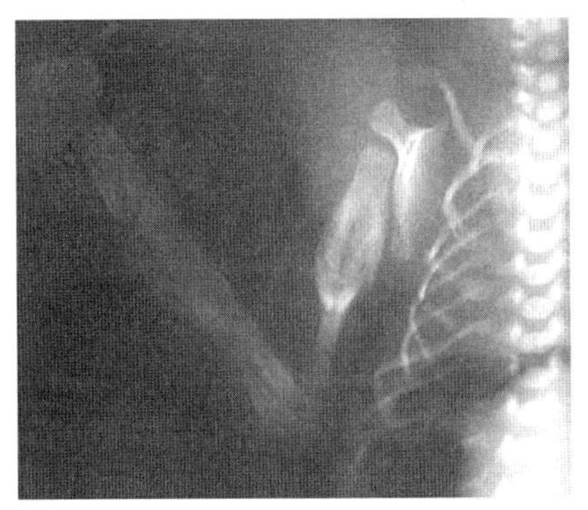

图 10-2-18　成骨不全患儿：急性桡骨和尺骨骨折，肋骨多发性骨折，肱骨骨折愈合后骨痂形成

【流行病学】

成骨不全是一种严重骨骼系统发育不良，全人类各种族内男女均有发病，总发病率为 1/10 000～1/15 000，全球估计共有 500 万名 OI 患者，而中国人群中的发病率约为 0.04%。除了遗传因素占主要地位外，英国学者 Blumsohn 认为患者父亲年龄增长（超过 35 岁）是散发型 OI 病例的高危因素。

【发病机制】

本病为先天性发育障碍，病因尚不清楚，多数学者认为与常染色体显性遗传有关，部分为常染色体隐性遗传。遗传性中胚层发育障碍造成结缔组织异常，累及巩膜、骨骼、韧带等出现相应症状，由于结缔组织广泛分布于全身，所以患者常有多组织、多器官的改变。男、女发病率无倾向性。可分为先天型及迟发型两种。先天型指在子宫内起病，又可以再分为胎儿型及婴儿型，病情严重，大多为死胎，或产后短期内死亡，是常染色体隐性遗传。迟发型者病情较轻，又可分为儿童型及成人型，大多数病人可以长期存活，是常染色体显性遗传。15%以上的病人有家族史。

它主要是由 1-型胶原蛋白的基因缺陷造成的。1-型胶原蛋白是骨骼和许多其他结缔组织的主要蛋白质成分，这种疾病导致骨的脆性增加。其临床特征可能还包括关节松弛，牙本质发育不全，耳聋和结缔组织的脆性增加。严重程度差别很大，从宫内骨折和围生期死亡到无骨折轻度受损。成骨不全的临床异质性明显，主要是由编码两个 1 型胶原 α 链的两个基因之一（COL1A1 启动和 COL1A2）的不同突变造成的。

基于遗传形式、不同年龄、放射特性、自然历史、相似性等，介绍四种类型的成骨不全，以便临床诊断。Type Ⅰ型是一种常染色体显性遗传，蓝色巩膜，身高正常或轻度身材矮小；Type Ⅱ型是由一个新的突变或家长嵌合体导致宫内死亡或出生后数天死亡；Type Ⅲ型是常染色体隐性（罕见）或由于父母的嵌合体引起的，父母身材矮小，伴淡灰色的巩膜，四肢和脊柱畸形继发多处骨折，从而导致呼吸困难。这也是这种病人死亡的首要原因；Type Ⅳ 型是一种常染色体显性遗传，伴轻到中度牙间骨缺损，灰色或白色巩膜，程度不同的身材矮小。

成骨不全症的总体发病率为1/10 000～1/15 000，而每一个特定类型的发病率是 1/28 500和 1/60 000。虽然可以通过绒毛膜取样、羊膜穿刺术和详细的异常基因结构分析进行产前诊断。但我们都知道，常染色体显性遗传在家庭成员之间的表达会有很大的差异，不能反映胎儿患病的严重程度。

【成骨不全与妊娠】

成骨不全症的女性怀孕对医生来说是一个挑战。除孕妇本人患有成骨不全症,其子代有25%～50%的机会受累,因为有可能父母双方均患有此病,从而增加胎儿患病的机会和病变的严重程度。妊娠可以增加关节松弛,从而影响某些患者的活动性,此外还加剧任何一种先前存在的并发症。怀孕期间的并发症包括呼吸困难加重,特别是身材矮小、脊柱后侧凸及由于先前的骨盆骨折引起胎头盆位不称、子宫破裂和耻骨联合分离。严重背痛是成骨不全的女性在怀孕期间和之后的一种常见并发症(13%)。在多数情况下,这些的背部疼痛可能与压缩性椎体骨折有关。

对受各种成骨不全表现影响胎儿,以循证为基础的产科处理指南很少。一项对已被诊断为成骨不全患者167次妊娠新生儿结局的研究中,剖宫产术并没有降低非致死性成骨不全胎儿出生时的骨折发生率,也没有延长致死性成骨不全患儿的寿命。关于分娩方式的研究不多,经阴道分娩应优先考虑,但如有母婴的适应证则应优先考虑剖宫产。产妇骨盆骨折可造成头盆不称,在怀孕前和怀孕期间有必要对孕妇的骨盆进行评估,这些患者有可能要接受剖宫产。

如果选择阴道分娩,应尽量减少严重影响胎儿的器械操作,以免颅内创伤。对严重的,但非致死性成骨不全的患者,应建议在条件较好的医疗中心分娩。母亲在怀孕及哺乳后容易骨质流失加速,所以应当告知孕妇避免长期喂养。全身麻醉有发生高热的致命风险,脊髓或硬膜外麻醉可能导致骨质疏松性腰椎骨折。气管插管可能较困难,因为颈椎运动受限、牙齿较脆,下颌骨退化。如果技术上可行,硬膜外麻醉是可取的,可利用动脉导管监测血压和动脉血气分析,也可使用数字式血压监测仪。应对患者进行连续体温监测,并备有冷却降温毯和冷静脉注射液。

十四、弹性假黄瘤

弹性假黄瘤(pseudoxanthoma elasticum,PXE)临床上以皮肤损害、内脏出血、过早钙化、闭塞性血管病及并发症如心绞痛、跛行、高血压和眼底血管改变为特征。本病临床分两型。Ⅰ型:皮损呈橘皮样并有严重的心血管并发症如心绞痛、跛行、高血压及严重的脉络膜炎。Ⅱ型:较Ⅰ型多4倍,全身有广泛分布的皮肤斑状或灶状病变,伴有近视、高腭弓、蓝巩膜和全身多个关节松弛症。本病的皮肤症状最初由Rigal(1881)描述,以后瑞典的Groenblad(1929)与Strandberg(1929)又将皮肤病、眼病变、血管病变进行了综合描述。

【流行病学】

本病多发于青年女性。皮肤损害一般发生在青少年期,但也可见于出生后不久。反复发生消化道出血的消化道病变多发在小儿期。

【发病机制】

弹性假黄瘤是一种遗传性多系统疾病,以皮肤、视网膜及动脉的弹力纤维钙化性营养不良为特征。基本的缺陷是由16号染色体上的ABCC6基因突变引起的,其编码一个ATP结合转运子,突变的发生率为1/25 000～1/50 000。

【病理改变】

皮肤组织学检查,在真皮中下层有上下界限较明显的带状病变部位,可见有弹力纤维样物变性、断裂与膨胀。另外,在相同部位可见有用Kossa染色而显黑褐色的钙沉着。同样的纤维变性也见于血管壁、脉络膜基底层、心内膜与心外膜。血管样纹是由于脉络膜基底层弹力纤维样物质变性所造成的。

【临床特点】

1. 皮肤损害　一般发生在青少年期,也可见于出生后不久。皮疹对称,好发于颈部两侧、脐周、腋窝、腘窝和腹股沟等部皱褶处，亦可见于口腔、鼻腔黏膜，偶可见于阴道或直肠黏膜。皮肤增厚，弹性差，松弛。皮疹呈针头大到豆大，为淡黄至橘黄色丘疹或小结节，多成簇分布或融合成网状。一部分毛孔扩大，如“拔毛的鸡皮”，外观呈橘皮样。也有报道表皮发生钙化或发生穿透性皮肤变性者。部分病人可有皮肤过度伸展，但不一定有皮疹(图 10-2-19)。

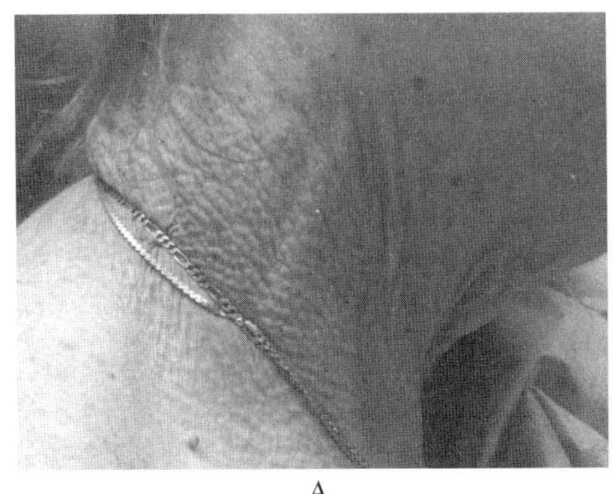

A

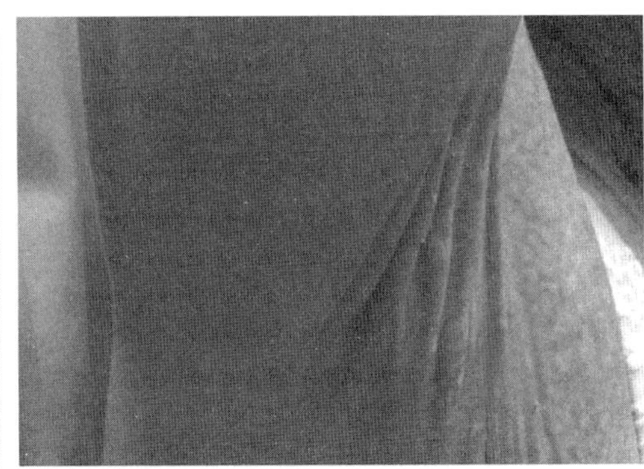

B

图 10-2-19　弹性假黄瘤病

A. 颈外侧典型的鹅卵石外观与黄色丘疹和斑块；B. 腋部皮肤松弛和过多的褶皱

2. 心血管损害　包括周围血管病、高血压、冠心病和内膜纤维化与钙化。当肢体动脉受累时，可出现脉搏减弱或消失、间歇性跛行。约 1/3 病例有心绞痛发作，但发生急性心肌梗死和猝死者较少。充血性心力衰竭可能与多种因素有关，血管病变和心内膜纤维化都可引起心力衰竭，高血压和冠心病也是促发心力衰竭的重要因素。

3. 消化道病变　小儿期可反复发生消化道出血。其原因为消化道溃疡或食管裂孔疝。胃镜检查可发现消化道黏膜改变与皮肤改变相似。另外，有的病人可出现胃肠扩张与脱肛等。

4. 眼部病变　眼底视网膜血管呈线纹状，为该病的特征性改变。这种改变表现为有较血管粗的灰白色线纹，于视盘周围呈不规则的环状或放射状分布。视网膜出血可引起视力障碍。随着年龄的增长，可发生增生性改变、色素沉着、网状黄斑、脉络膜玻璃样变性、视网膜结瘢。当黄斑部受累时，可出现严重视力减退。眼底改变多数与皮肤改变、消化道反复出血同时发生。

5. 神经精神病变　可因脑血管病变而引起神经精神症状，出现轻度偏瘫、智力异常、蛛网膜下腔出血、基底动脉供血不全、癫痫等。

6. 肾脏病变　肾内和肾外动脉均可发生病变，肾血管受累可导致高血压病。该病可与甲状腺功能亢进、糖尿病、Paget 病合并存在。亦有人认为该病与马方综合征、艾-荡综合征有一定关系。

【疾病分类与遗传】

常染色体显性遗传Ⅰ型：表现为四肢屈侧出现橘皮样外观，伴有高血压、心绞痛、间歇性跛行等严重循环障碍及眼部症状。

常染色体显性遗传Ⅱ型：特征性表现有淡黄色丘疹、高血压、间歇性跛行、眼部症状、皮肤伸展性增加及高腭弓等。

常染色体隐性遗传Ⅰ型：特征性表现有皮疹、皮肤伸展性增加、高血压、眼部症状如蓝巩膜、高腭弓和全身多个关节松弛等。女性患者多有上消化道出血。

常染色体隐性遗传Ⅱ型:仅有皮肤伸展性增加,而无皮疹及全身内脏合并症。

【诊断】

根据在皮肤受摩擦较多的部位出现淡黄色至橘黄色皮疹及皮肤增厚、弹性差、松弛,同时眼底有特征性血管样线纹及内脏有栓塞症状和体征,可诊断该病。

【鉴别诊断】

在鉴别诊断方面,需注意与硬化萎缩性苔藓、硬皮病、皮肤弛缓症等鉴别。上述各病均无与本症同时存在的皮肤、眼底及血管等方面表现。

【并发症】

心血管损害时可并发周围血管病、高血压、冠心病、心绞痛发作,但发生急性心肌梗死和猝死者较少。眼部病变时可并发视网膜出血、增生性改变、色素沉着、网状黄斑、脉络膜玻璃样变性、视网膜结瘢,眼底改变。消化道反复出血。脑血管病变可并发神经精神症状,出现轻度偏瘫、智力异常、蛛网膜下腔出血、基底动脉供血不全、癫痫等。肾血管受累时可导致高血压病。该病还可并发甲状腺功能亢进、糖尿病、Paget病。

【实验室检查】

1. *血常规* 反复消化道出血者可有不同程度的贫血。

2. *尿常规* 偶见肉眼血尿,部分病人可有镜下血尿。

3. *生化检查* 合并甲状腺功能亢进者,甲状腺激素升高。合并糖尿病者,血糖升高等。

4. *X线检查* 胸片显示左心室肥大,可伴有主动脉钙化。当有心功能不全时,可显示为心力衰竭的X线征象。血管造影可显示肢体动脉管腔狭窄或闭塞,有高血压者可发现肾动脉狭窄。冠状动脉造影显示为管腔狭窄。

5. *超声心动图和磁共振成像* 可以充分评估心血管的改变。

【疾病治疗】

该病无特效疗法,多采用对症治疗。皮损可用1%普鲁卡因局部注射,有时可阻止皮损恶化。过于广泛的皮肤皱褶,可行矫形术。有消化道出血者,应给予输血和止血药物。有高血压或冠状动脉供血不全者,需进行扩张血管、抗凝治疗及给予溶栓制剂如尿激酶等。一旦发生心力衰竭和脑血管意外,应给予相应处理。有报道应用玻璃酸酶、维生素E,对缓解皮损和眼部症状有一定疗效。其他药物可用水杨酸制剂、抗组胺类药物等,疗效尚难肯定。

【疾病预后】

该病预后一般不良,多死于心血管病变及其他合并症。

【妊娠】

一项大型研究中共包括407例患有弹性假黄瘤患者共795次妊娠。其中有83%的胎儿安全出生、1%死产、10%患有高血压病,而胃出血和视网膜并发症小于1%。虽然12%的患者在妊娠期皮肤表现恶化,但是妊娠或曾经妊娠与皮肤、眼或心血管疾病的严重性无相关。没有证据提示弹性假黄瘤的女性要避免怀孕,因为这类患者的绝大多数怀孕过程无并发症。弹性假黄瘤大多是常染色体隐性遗传。因此,弹性假黄瘤女性影响子代的风险很低,除非父亲也是弹性假黄瘤突变基因的携带者。

十五、软骨发育不全

软骨发育不全(achondroplasia)又称胎儿型软骨营养障碍、软骨营养障碍性侏儒等,是一种软骨内骨化缺陷的先天性发育异常,主要影响长骨,临床表现为特殊类型的侏儒-短肢型侏儒,本病是侏儒最常见的原因。智力及体力发育良好。患病率估计在1/15 000和1/40 000。

【病因】

软骨发育不全为常染色体显性遗传性疾病,约80%的患者表现为自发性突变。有很大一部分的患者为死胎或在新生儿期即死亡，多数患者的父母为正常发育，提示可能是自发性基因突变的结果。分子遗传学研究发现，系编码成纤维细胞生长因子受体的基因发生了点突变，位置在第4对染色体的短臂上。

【发病机制】

在所有骨的干骺端，特别是在长管状骨的干骺端，软骨呈明显的黏液样变性，软骨内骨化障碍，但膜内化骨不受影响，软骨细胞丧失正常排列和生长的功能，致使长骨的生长速度缓慢，而由于膜内化骨正常，骨干的直径发育并不受影响。颅底部蝶骨、枕骨的软骨结合处亦有类似的发育障碍。由于骨骺本身并无发育不良，在早期也不会出现关节的退行性改变。

【临床表现】

出生时即可发现患儿的躯干与四肢不成比例，头颅大而四肢短小，躯干长度正常。肢体近端受累甚于远端，如股骨较胫、腓骨短缩，肱骨较尺、桡骨更为短缩，这一特征随年龄增长更加明显，逐渐形成侏儒畸形。面部特征为鼻梁塌陷、下颌突出及前额宽大。中指与环指不能并拢，称三叉戟手。可有肘关节屈曲挛缩及桡骨头脱位，下肢短而弯曲呈弓形，肌肉尤显臃肿。脊柱长度正常，但在婴儿期即可有胸椎后凸畸形。婴儿期枕骨大孔狭窄在患儿中也比较常见，主要症状为腰腿痛及间歇性跛行。智力一般不受影响（图10-2-20）。

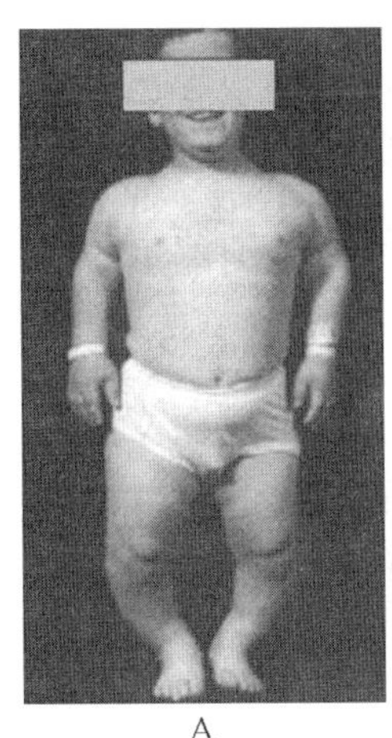

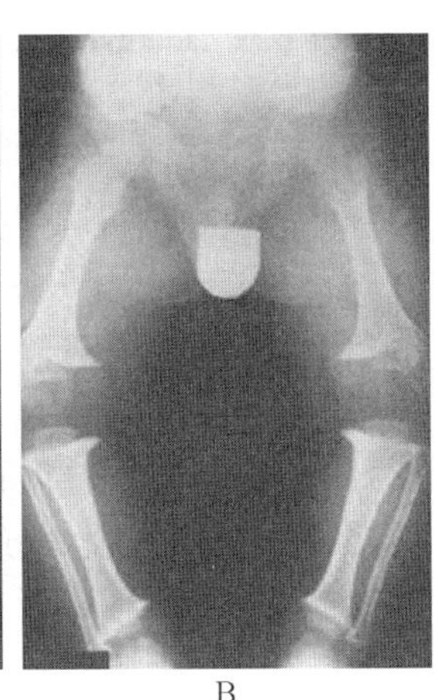

A　　　　　　B

图 10-2-20　软骨发育不全患者

A. 侏儒人的典型特征，包括躯干正常、四肢近端缩短和膝内翻；B. 下肢的典型特征包括髋臼顶部横向，坐骨呈小“V”形，膝内翻、腓骨增生、踝关节内翻，股骨远端骨骺倒“V”形

【辅助检查】

1. X线检查　其表现主要有以下几点：①颅盖大，前额突出，顶骨及枕骨亦较隆突，但颅底短小，枕大孔变小而呈漏斗形，其直径可能只有正常人的1/2。如伴发脑积水侧脑室扩张。②长骨变短，骨干厚，髓腔变小，骨骺可呈碎裂或不齐整。在膝关节部位，常见骨端呈“V”形分开，而骨骺的骨化中心正好嵌入这“V”形切迹之中。由于骨化中心靠近骨干，使关节间隙有增宽的感觉。下肢弓形，腓骨长于胫骨，上肢尺骨长于桡骨。③椎体厚度减少，但脊柱全长的减少要比四肢长度的减少相对少很多。自第一腰椎至第五腰椎，椎弓间距离逐渐变小。脊髓造影可见椎管狭小，有多处椎间盘后突。④骨盆狭窄，髂骨扁而圆，各个径均小，髋臼向后移，接近坐骨切迹，有髋内翻，髋臼与股骨头大小不对称。肋骨短，胸骨宽而厚。肩胛角不锐利，肩胛盂浅而小。

2. 磁共振检查　对于判断脊髓受压程度有较明确的价值。

3. 超声检查　对于产前监测股骨发育有一定意义。

【诊断】

根据患者的典型身材、面貌，肢体缩小，以及手指呈三叉戟状，不难诊断。

【治疗】

生长激素对部分病例有效。少数医疗中心正在评估人类生长激素对这类患者的作用。腿部增长手术能使一些患者的身高增加。然而，这类手术需要一个较长的治疗时间，并且会有许多并发症。

(1)软骨发育不全的患儿通常需要安放中耳导水管，这有助于预防由于频繁的耳部感染所引起的听力丧失。

(2)由于牙齿排列拥挤引起的牙科问题可能需要格外护理，安矫正器和拔掉多余的牙。

(3)患儿常常在幼儿期就开始超重。因为超重可能进一步加重骨骼问题，因此应该得到营养指导以便预防肥胖症的发生。

(4)易因腰椎椎管狭窄或椎间盘突出引起腰痛，甚至下肢瘫痪，需做椎板切除减压术或腰椎间盘摘除术。

(5)对枕骨大孔狭窄并有脑干及脊髓受压者，应行后路枕骨大孔减压以防发生猝死。如存在 Chiari 畸形或脑积水，也应根据病情给予相应处理，如减压或分流手术等。

(6)胸腰骶支具对预防和治疗胸、腰椎后凸畸形的发生有一定作用，一些学者主张在小儿开始能坐时即应穿戴 TLSO 直至 2 岁，如支具治疗无效，后凸畸形加重或 5 岁时后凸超过 40°则应行脊柱融合术。

(7)腓骨相对于胫骨过度生长时，可导致下肢成角畸形及膝内翻，对症状明显或影响外观者可行胫骨截骨术。也有人报道采用腓骨骨骺融合术纠正下肢成角畸形，但作用尚不肯定。

【预防】

因为大多数病例是由未患病父母发生了完全不能预测的基因突变所引起的。遗传咨询可以帮助患病成人进行选择性生育。早诊断、早治疗是本病的防治关键。婴儿如未夭折，成年后可以胜任各种工作，预后良好。

【软骨发育不全与妊娠】

所有软骨发育不全的孕妇都应该剖宫产，因为产妇骨盆狭小而引起头盆不称。胸腔狭小者妊娠可能会出现心肺问题。应该为患者选用全身麻醉，因为椎管狭窄，骨赘，短蒂或硬膜外腔很小，增加了硬脑膜穿刺的风险，也可能限制局部麻醉剂的扩散，很难进行阻滞麻醉。如果必须硬膜外麻醉，尝试腰椎的脊柱前凸穿刺可更易定位并使导管进入硬膜外腔。硬膜外麻醉时通常低剂量就足够了。颈椎不稳定增加气管插管难度，因此需要使用小号的气管插管。

（李广镰　吴沃栋　许耘红　王世祥）

第三节　染色体的异常

染色体不平衡，包括染色体数量或结构的改变，可导致心脏的发生异常，而且多以综合征形式出现，常合并其他的畸形和智力障碍，可累及多个系统和器官而呈多发性的畸形。因此，任何先天性心脏缺损的小孩或成人伴有异形的特征和认知障碍，应进行染色体核型检查，以排除染色体的异常。常见的联合病变如房室间隔缺损可见于 Down 综合征（唐氏综合征，21 号染色体三体性），主动脉缩窄是 Turner 综合征（45X）女性患者的特征性畸形表现。

我国许争峰等的研究样本来自于南京及周边地区，发现 CHD 胎儿总染色体异常比率高达 43.2%，说明中国大陆人群中染色体异常为 CHD 的主要因素之一。其中合并心外畸形的胎儿其染色体异常比率明显高于为单纯心脏畸形胎儿（64.5% vs 28.0%），染色体异常中尤以 18-三体最为常见，占染色体异常病例的 54.3%（19/35），其次为 21-三体、13-三体、染色体易位，其他如三倍体、45，X、结构异常、22q11.2 微缺失/微重复等相对少见。18-三体胎儿的心脏畸形以室间隔缺损最为常见（10/19），其次为右室双出口（5/19）、法洛四联症（4/19）、完全性房室通道（3/19）等。

目前利用分子探针进行大范围的染色体

核型分析，可以确诊某些使用标准染色体分析所不能发现的畸形。荧光原位杂交技术(FISH)可发现患者一些新的染色体缺失综合征，例如，Williams综合征7号染色体长臂(7q11.23)弹性蛋白基因微缺失和DiGeorge综合征22号染色体有微缺失。新的技术可使用DNA微阵列或基因蕊片对染色体做进一步分析。

在染色体缺失被认识之前。染色体22q缺失在临床已有各种不同形式的描述。Velocardiofacial综合征或Shprintzen综合征也已在文献中被应用。22q染色体缺失或DiGeorge综合征的特征是心脏畸形，特别是房室间隔缺损和Fallot's四联症、腭裂、腭功能不全、特征性面容、轻度的学习困难、甲状旁腺功能减退和免疫缺陷。患者常合并精神病学的问题，包括精神分裂症。大多数DiGreorge综合征的发生为散发性，但也可为常染色体显性遗传，表型可以发生不同的变异。例如伴轻度腭裂和室间隔缺损的双亲会有一个学习障碍和严重先天性心脏病的孩子。偶然，在个别先天性心脏缺陷的显性遗传家族里可以发现22q号染色体的微缺失。

许争峰等的研究样本中染色体异常胎儿的心脏超声特征见表10-3-1。

表10-3-1　许争峰等的研究样本34例染色体异常胎儿的心脏超声特征

病例	染色体核型			超声特征
1	47	XY	+18	室间隔缺损，多发畸形
2	47	XX	+18	完全性房室通道+大动脉转位小脑延髓池增宽，单脐动脉
3	47	XY	+18	室间隔缺损，丹迪沃克综合征
4	47	XX	+18	室间隔缺损+右室双流出道
5	47	XY	+18	室间隔缺损+右室双流出道+左心发育不良，多发畸形
6	47	XX	+18	室间隔缺损，唇裂，侧脑室增宽窗体顶端窗体底端
7	47	XY	+18	室间隔缺损，多发畸形
8	47	XY	+18	法洛四联症
9	47	XY	+18	右室双流出道，一侧脉络丛囊肿
10	48	XYY	+18	完全性房室通道
11	47	XX	+18	法洛四联症，颈部水囊肿
12	47	XX	+18	室间隔缺损+右室双流出道+二尖瓣闭锁，一侧侧脑室增宽
13	47	XY	+18	完全性房室通道
14	47	XY	+18	法洛四联症，多发畸形
15	47	XY	+18	室间隔缺损+右室双流出道+B型主动脉弓中断
16	47	XX	+18	室间隔缺损，单脐动脉
17	47	XY	+18	右室双流出道，多发畸形
18	47	XY	+18	法洛四联症，多发畸形
19	47	XX	+18	室间隔缺损+主动脉缩窄
20	47	XY	+21	完全性房室通道
21	47	XX	+21	法洛四联症
22	47	XY	+21	三尖瓣闭锁+肺动脉闭锁
23	47	XX	+21	室间隔缺损，侧脑室增宽
24	47	XY	+21	室间隔缺损+右室双流出道+肺动脉闭锁
25	47	XX	+21	室间隔缺损
26	47	XY	+21	完全性房室通道

（续 表）

病例	染色体核型				超声特征
27	47	XX	+13	室间隔缺损+右室双流出道,多发畸形	
28	46	XX	+13	der(13;14)	室间隔缺损,多发畸形
29	46	XX	−13	+t(13;14)	室间隔缺损,多发畸形
30	46	XY		t(10;16)	室间隔缺损+大动脉转位,多发畸形
31	46	XX		t(7;9)(p12;q12)	室间隔缺损+ B型主动脉弓中断
32	69	XXX			室间隔缺损,多发畸形
33	45	X			法洛四联症,颈部水囊肿
34	46	XX		der(5)(14)	右心发育不良

21-三体综合征

21-三体综合征又称先天愚型或 Down 综合征(唐氏症),是小儿最为常见的由常染色体畸变所导致的出生缺陷类疾病。该病是由先天因素造成的具有特殊表型的智能障碍。我国活产婴儿中 21-三体综合征的发生率为 0.5‰～0.6‰,男女之比为 3∶2,60%的患儿在胎儿早期即夭折流产。患儿的主要临床特征为智能障碍、体格发育落后和特殊面容,并可伴有多发畸形。

【发病原因】

21-三体综合征为染色体结构畸变所致的疾病,形成的直接原因是卵子在减数分裂时 21 号染色体不分离,形成异常卵子,导致患者的核型为 47,XX(XY),+21。母亲妊娠年龄过高(35 岁以上)、过小(20 岁以下)均是导致 21-三体综合征发生的危险因素,亦有报道与父亲的年龄过高也有关。

【临床表现】

特殊的外貌:双眼距宽,两眼外角上斜,内眦赘皮,耳位低,鼻梁低,舌体宽厚,口常半张或舌伸出口外,舌面沟裂深而多,手掌厚而指短粗,末指短小常向内弯曲或有两指节,40%的患儿有通贯掌。跖纹中踇趾球区胫侧弓状纹,踇趾与第二趾指间距大,关节韧带松弛或见肌张力低,身材矮小。智力低下,为轻、中度,多数是中度精神发育迟滞,其智力随着年龄的增长而逐步降低。语言发育障碍,行为障碍,运动发育迟缓,生长发育障碍。

约 50%的患者并发先天性心脏病,其中以室间隔缺损和心内膜垫缺损最为常见,分别占 29%和 32%,其次为继发孔型房间隔缺损(11%)、法洛四联症(4.9%)、动脉导管未闭(6.7%)、大血管错位、主动脉发育不良、主动脉或肺动脉瓣异常、单心室等。并发先天性心脏病的患者更易发展为艾森门格综合征,通常如果不进行早期治疗会有致命危险。

21-三体综合征患者伴有其他器官畸形变异的概率也较高。

【检查诊断】

一般妊娠 15～20 周,对静脉血进行染色体检查可以明确诊断。高危孕妇可以进行羊膜穿刺抽取羊水进行更准确的检查,但具有一定的风险。

【早期干预】

21-三体综合征患儿通过早期干预,可以和正常人一样学习、生活和工作。各种研究均肯定 21-三体综合征患儿的可教育性,以及早期干预的必要性和效果。

【疾病治疗】

目前该病尚无有效的治疗方法,对患儿应进行长期耐心的教育和训练。预防感染性疾病和各种传染病,早期应用维生素 B_6、γ-

酪氨酸、叶酸等口服，对改善功能有帮助。对伴有的其他畸形可进行手术矫治。

【高危人群】

21-三体综合征是一种偶发性的疾病，随着孕妇年龄的递增生21-三体综合征患者的概率升高。高发人群包括：孕妇在妊娠前后有感染史如流感、风疹等；夫妻一方染色体异常；夫妻一方年龄较大；妊娠前后，孕妇服用致畸药物；夫妻一方长期在放射性或污染环境下工作；有习惯性流产史、早产或死胎的孕妇。

【遗传学咨询】

已生育过一个21-三体综合征，其再生育21-三体综合征的风险为1%～1.3%。父或母为平衡易位携带者，t(Dq21q)易位者，如为女性则子女患病率10%～15%，男性3%～5%；t(21q21q)易位者为100%，应劝其绝育。双亲中一方为嵌合体，生育患儿的危险性增高，一般认为嵌合型有遗传性，再发率高。有21-三体综合征家族史并具有本病皮纹特征的孕妇，习惯性流产者，均应考虑本病的可能。

【产前检查】

35岁以上高龄孕妇的产前检查有较高的检出率。在国外产前检查受到广泛的争议。被认为是对唐氏综合征患者的歧视，以及人权伦理上的问题，所以受到一些患者以及人权组织等的强烈反对。但是，如果一个家庭内有一个或两个唐氏综合征患者，会造成极大的负担，一般认为对高危孕妇或为了防止第二胎患儿出生应进行产前检查。

（李广镰　吴沃栋）

第四节　多基因遗传性心血管疾病

多基因遗传缺陷是指遗传和环境因素共同作用产生的某些异常，有明显家族性，同时受环境因素的影响。多基因遗传多表现为心血管畸形而不伴其他系统畸形。

多基因遗传性心血管病包括先天性心脏病、高血压病、冠心病和风湿热等。

【先天性心脏病】

人类遗传学研究已证实大量基因和遗传与散发性先天性心脏病相关。

1. *心脏发育转录因子*　哺乳动物心脏发育过程由特定的信号分子激发，由组织特异性的转录因子介导。心脏转录因子指那些主要在心肌细胞中表达的关键转录活化因子，对心肌细胞的形成、迁移分化和心瓣膜及间隔发育等极为重要。NKX2.5、GATA 4、TBX5是心脏早期发育最重要的3个转录因子，它们位于许多有作用基因的上游，可以以复合体形式调控心脏特异基因正确表达。NKX2.5、GATA 4和TBX5之间存在复杂的相互作用，NKX2.5是GATA 4的激活剂，且在TBX5、GATA 4、NKX2.5突变患者中都发现心脏相似缺陷。三者相互影响，任何一个基因的突变都可能引起常见的心脏畸形。

此外，影响心脏发育的转录因子还有TBX1、SALL4、TBX20、TFAP2B、ISL1基因等。

研究证实转录因子GLI1基因与先天性心脏病具有相关性。

2. *先天性心脏病与相关基因*　人类遗传学研究及各种类型实验研究表明各种先天性心脏病与相关基因相关，见表10-4-1。

上述基因改变可能会引起相关表型先天性心脏病发生。尽管先天性心脏病表型与不同的基因具有相关性，但并不意味着特定基因的改变会引起特定先天性心脏病表型的发生，每一种基因与先天性心脏病表型的关系有待进一步研究。

3. *MicroRNA功能障碍*　近年新定义的MicroRNAs的研究结果令人欣喜，许多miRNAs被证实与心脏功能有关。其中与先天性心脏病最可能有相关性的是miR-1，其被证实在

表 10-4-1　先天性心脏病与相关基因

先天性心脏病	相关基因
房间隔缺损	NKX2.5、GATA4、TBX2ff、MYH6、TBX5
室间隔缺损	NKX2.5、GATA4、TBX20、TBXl、TBX5
房室隔缺损	PTPNll、KRAS、SOSl、RAFl、CRELDl
Ebstein 7S 畸形	NKX2.5
三尖瓣闭锁	NKX2.5
右心室双出口	NKX2.5 和 THRAP2
大动脉转位	NKX2.5 和 THRAP2
永存动脉干	TBXl
法洛四联症	NKX2.5、NOTCHl、TBXl、JAGl、NOTCH2、ISLl
主动脉狭窄	NOTCHl、PTPNll
肺动脉狭窄	PTPNll、JAGl、NOTCH2
二叶主动脉瓣	NOTCHl
左心发育不全综合征	NOTCHl
动脉导管未闭	TFAP2B

心脏的胚胎发育中起重要作用。两个独立的基因 miR-1-1 和 miR-1-2 编码 miR-1，这两个基因在心脏的发育过程中均有表达，转基因过度表达实验表明这两个基因可能与心肌增殖表达调节有关。两个基因均受血浆中反应因子控制，意味着二者为心脏转录因子调控程序中的一部分。因此，MicroRNA 出现障碍可能会导致先天性心脏病的发生。

先天性心脏病在新生儿的发病率为 0.5%～1%（表 10-4-2）。大多数（约 90%）病例的病因不明。多被认为是多因素或多基因遗传的结果。只有约 3%的病例按照孟德尔的遗传规律，其余为染色体的异常和环境的因素。

表 10-4-2　常见先天性心脏病的发生风险

	发生风险的百分比(%)
人口发病率	0.5～1
孤立性病例其同胞的发生率	2～3
半血统同胞二度亲缘的发生率	1～2
孤立性病例的子代发生率	
母亲	5
父亲	2～3
两个受影响同胞（或一个同胞和双亲都受累）的发生率	10
一度亲缘中多于两人受累的发生率	50

母亲因环境暴露作为心脏病的病因，对子代的遗传风险低于多基因遗传风险。以孕妇的风疹为例，由于广泛实施免疫计划，因孕妇风疹而发生动脉导管未闭和其他先天性心脏缺损的情况已明显减少。如美国 1964 年风疹流行，发生先天性风疹综合征患者 28 410例，发病率为 100/10 000 孕妇。英国 CRS 发病率在风疹疫苗使用前为 46/10 000 活产儿，但自从风疹疫苗使用以来，上述地区的风疹及先天性风疹综合征（CRS）的发病率

已下降了99%以上。但是在高龄的女性患者中，其发生却更为普遍。

曾经生育过先天性心脏病患儿的双亲需要进行遗传学的咨询。随着治疗和外科手术的改进，有更多先天性心脏病的患者可存活至生育年龄，他们也需要对其子代的风险进行遗传学的咨询。目前有大量的临床研究已经完成。这些研究能够为子代风险的评估提供一定的信息。这些研究包括受累双亲的性别，以及心脏受累的解剖学部位与子代风险的关系。但目前参与研究的患者数量较少，还未有较好的代表性。各研究之间的病例数量也有较大的差异。根据资料显示，受累母亲对其子代影响的风险高于父亲的影响，其原因不明。只有一半的子代心脏受累的情况与其双亲的情况一致。因此子代与其双亲心脏缺陷情况是否一致也应在咨询过程时纳入统计之中。

双亲还需了解其子代的先天缺陷是否会影响其生存或可否手术治疗，咨询的相关问题还包括有关受累子代的预后问题(表10-4-3)。

【冠状动脉疾病和心肌梗死】

冠心病的病因包括遗传和环境因素，冠心病的相关危险因素偶尔可以遗传给子代。家族性高胆固醇血症是常染色体显性遗传性疾病。有10%～20%早发性冠心病的发病与其有关。如果双亲被诊断为家族性高胆固醇血症，其后代应进行相关的检查，以便早期给予治疗性的干预措施。家族中基因遗传的风险约有50%，但心脏病的发病风险低于这个水平。冠心病通常是多种联合危险因素的结果。家族性高胆固醇血症的基础病因是低密度脂蛋白受体不足，致病基因位于19号染色体。许多患者已被确诊存在突变基因，从而为某些家族的筛查提供明确的途径。

表10-4-3　常见先天性心脏病子代风险与受累双亲的关系

缺损	母亲受累	父亲受累
室间隔缺损	9.5	2.5
房间隔缺损	6	1.5
动脉导管未闭	4	2
法洛四联症	2.5	1.5
房室隔缺损	14	1
肺动脉狭窄	6.5	2
主动脉狭窄	18	5
主动脉缩窄	4	2.5

【自身免疫性疾病】

大多数自身免疫性疾病并不表现为单基因异常的遗传，但常有家族聚集的倾向。然而，患者可以对胎儿有直接的影响。例如，系统性红斑狼疮(SLE)是自身免疫性疾病，女性发病占主导。25%的患者心脏可以受累，可表现为伴或不伴心包积液的心包炎。心脏的症状并不一定很显著，但疾病本身为多系统损害，女性患者可产生严重的产科问题，包括复发性流产、早产和在孕期症状的恶化，患病孕妇的子代可能会合并获得性完全性心脏传导阻滞。在胎儿期就需要提前给予支持治疗。胎儿心脏问题显然是由于免疫抗体越过胎盘而影响胎儿。

(李广镰　吴沃栋)

第五节　遗传性心血管疾病的预防

遗传病的预防除了从整个人群的角度做好流行病学调查、携带者检出、进行人群遗传监护和环境监护，开展婚姻和生育指导，努力降低人群中遗传病发生率提高人口素质之外，针对个体，必须采取有效的预防措施，避免遗传病后代的出生(即实行优生)和遗传变异的发生。采取通常的措施包括：婚前检查、遗传咨询、产前检查和遗传病的早期治疗。

【婚前检查】

婚前检查（即婚姻保健）是保证男女双方婚后生活幸福、后代健康的重要环节。婚前检查的重点是：①遗传病方面的调查，包括详细询问男女双方及其家庭成员的健康状况、既往病史及医治情况，尤其是有无先天畸形、遗传病史和近亲婚配史，必要时应进行家系调查、血型检查、染色体检查或基因诊断，以检出携带者；②全面的体格检查，主要是对急性传染病、结核病、严重的肝肾疾病、泌尿道慢性炎症等可严重威胁个人或配偶健康的疾病，以及女方的严重贫血、糖尿病等可对胎儿造成影响的疾病的检出，并动员经治愈后才可结婚；③对男女生殖器官的检查，检出性器官畸形、两性畸形等疾病，以便尽早采取措施。

【遗传咨询】

遗传咨询（genetic counseling）是通过咨询医生，回答遗传疾病患者或其亲属提出的有关遗传疾病病因、遗传方式、诊断、预防、治疗、预后等问题，估计亲属或再生育时该病的再发风险（率）（recurrent risk）或患病风险，提供各种处理方案，供咨询者作决策的参考。

1. 遗传性心血管疾病的咨询内容　患有心脏病的妊娠女性要认识遗传性疾病的特点，认识遗传疾病在家族中的传递和选择，以及对患者安排和制定家庭计划时的影响。胎儿遗传性心脏病问题如已经被确诊，孕妇和亲属要了解心脏疾病是否适合外科治疗？如果适合，什么时候开始？根据胎儿分娩的情况，新生儿是否需要特殊的安排和处理？新生儿心脏受影响的程度是否与母亲一致或更严重？如果胎儿的心脏问题很严重，是否考虑必要时终止妊娠？遗传性的心脏问题应受到心脏病学家和产科专家的合理关注。高风险的患者应在临床遗传学中心进行咨询。如果家族的分布较复杂，还需要进一步给予特殊的遗传学检查。

患有心脏病的妊娠女性应建议对患者的胎儿进行相应的风险筛查和评估。对一些不常见的遗传综合征患者，应采用多基因排序以确定某些家族中的基因变异。由于基因的筛查需要几个月以上的时间，患者最好在计划妊娠前进行遗传咨询和基因筛查。

2. 遗传咨询门诊　遗传性心血管疾病的患者或其家属应在一般遗传咨询门诊或专科遗传咨询门诊（如优生门诊、心脏病学遗传咨询门诊等）进行咨询。

遗传咨询门诊的程序包括以下几项内容：

（1）对患者进行必要的体检，根据患者的症状和体征，建议患者做进一步的辅助性检查及必要的实验室检查（包括染色体、生化学及基因分析），根据病史、家族史、临床表现及实验室和辅助性检查结果做出初步诊断，判定是否为遗传病或是哪种遗传病。

（2）要建立病案的登记，特别是婚姻史、生育史、家族史（包括绘制系谱图）的记录和管理。

（3）开展产前诊断必要的绒毛、羊水、胎血采集技术及实验室检查（包括染色体、生化学以及基因分析）。

（4）具备处理所需的避孕、流产、绝育、人工授精等手段，以及相关专科的诊断和治疗手段和设备。与咨询者商讨对策，包括劝阻结婚、避孕、绝育、人工流产、人工授精、产前诊断、积极治疗改善症状等措施。

（5）对再发风险做出估计，由于部分遗传病是致残的、致愚的，甚至是致死的，故应对那些要求生育第二胎的咨询者做出再发风险的估计。

（6）对咨询者进行随访，扩大咨询，确定咨询者提供信息的可靠性，观察遗传咨询的效果。

在目前我国的现实条件下，设立县、市、省三级遗传咨询网，分别解决不同层次的问题比较可行。为了解决某些罕见疾病的诊断和产前诊断，还可以进行省、市、自治区之间的交流与合作。

3. 再发风险评估　再发风险（率）又称为复发风险（率），是指曾生育过一个或几个遗传病患儿，再生育该病患儿的概率（机会）。再发风险一般用百分率（%）或比例（1/2，1/4…）来表示。在遗传学的咨询中，应常规为患者提供一个近期的风险评估指数。风险率高低是相对的。一般认为10%以上属高风险，5%～10%为中度风险，5%以下为低风险。也有人以10%划界，认为10%以下都属低风险。

在遗传学的咨询中，应常规为患者提供一个近期的风险评估指数。风险指数既可使用奇数表示，也可采用百分比来表示。咨询过程可以使用不同类型的风险评估方法。最常用的有两类，分别为孟德尔（Mendelian）和经验（empirical）风险。

孟德尔（Mendelian）风险与单基因遗传疾病有关，有清楚的遗传模式。某些已知可被遗传的疾病，例如，马方综合征，其子代的风险可高达50%。而双亲中有一方为常染色体隐性遗传者时，例如，Ellis-Van Creveld综合征，其子代的风险可以被忽略。这是因为常染色体隐性遗传的儿童必须接受来自母亲和父亲双方的异常基因才会患病。患病女性的配偶也携带这种罕有隐性基因的概率显然很低，除非夫妻双方有亲缘或血缘的关系。在这种情况下，他们的子代风险可能就很高。

经验（empirical）风险指数是依据观察对象的家族调查资料，而不是依据其遗传模式而做出的理论性推测。经验风险指数被用于大多数常见的非孟德尔式的遗传病，例如，神经管缺损、兔唇和腭裂及大多数孤立的先天性心脏病。

4. 咨询的种类和目的　根据大量遗传咨询过程中提出的各类问题可将遗传咨询分为下列几类。

（1）婚前咨询：婚前咨询一般提出的问题是：①男女双方或一方，或亲属中有遗传病患者的困扰，担心婚后会出生同样的遗传病患儿而前来咨询。②男女双方有一定的亲属关系，咨询他们应否（或能否）结婚，如果结婚后果是否很严重？③双方中一方患有某种疾病，但不知是否为遗传病，可否结婚，传给后代的机会如何？要求指导。

对于第一个问题，在明确了遗传病的诊断后，可就再发风险进行估计，并告知目前做出产前诊断的可能性；对于近亲结婚，应我国婚姻法有关“直属血亲及在三代以内的旁系血亲禁止结婚”的规定，耐心解释此项规定的科学依据，劝阻在禁止范围内的近亲结婚；对于第三个问题，是尽力帮助患者做出正确诊断。

（2）生育咨询：生育咨询是已婚男女在孕期或孕后前来进行咨询，一般提出的问题如下：①夫妻双方之一或亲属中有某种遗传病患者，他们生育该患儿的机会有多大？如何防止？这类问题可按婚前咨询的同类问题处理。②咨询者曾生育过智能低下或残疾儿，或患儿因病早亡，询问再生育会否出现同样情况？③女方为习惯性流产者，是否可再生育？如何防治？④结婚多年不孕，是否有遗传因素？⑤妇女孕期患过病、服过某些药物、接触过化学毒物或在有放射线污染的岗位上工作过，是否会影响胎儿健康？

（3）一般咨询：一般咨询是针对遗传学中一般问题进行咨询，例如：①本人或亲属所患疾病是否为遗传病？②性别畸形能否结婚？能否生育？如何处理？③已知患者有某种遗传病能否治疗？④疑对方有婚外情，对所生子女有怀疑，要求做亲子鉴定，等等。

（4）行政部门咨询：卫生行政部门或计划生育部门制定有关优生政策时常征询从事医学遗传工作者的意见，例如：对某些优生法规、条件的制订是否合理；某地区常见遗传病的控制有何对策？某些遗传病的调查应如何进行？甚至委托某些遗传咨询门诊开展是否容许生育或生第二胎的鉴定等。

在正确回答上述四类遗传咨询中提出的问题时，要求咨询医生能灵活运用所学到的遗传学和临床知识，有针对性地去逐个解决。在许多情况下还需要向专科医生或遗传学工作者请教，对不熟悉的疾病翻阅有关参考书及有关资料做下次咨询的准备是必不可少的，因为有许多遗传病是咨询医生前所未见的，要明确诊断非常困难，有时甚至是不可能的，特别是在缺乏先证者（已夭折）的情况下更是如此。所以要求咨询医生一定要有实事求是的科学态度，向咨询者讲清，求得咨询者的理解和合作。

【产前诊断】

产前诊断（prenatal diagnosis）又称为宫内诊断（intrauterine diagnosis）或出生前诊断（antenatal diagnosis），是通过对孕期胎儿性别及健康状况的检测，以便及时采取必要的措施防止遗传病或先天畸形患儿的出生。产前诊断是生化遗传学、细胞遗传学、分子遗传学和临床实践相结合的产物，当今高分辨率显带技术、基因工程技术及绒毛吸取和培养技术的发展，使产前诊断应用面更广，检查结果更准确。

1. 产前诊断的对象

（1）产前诊断的遗传病主要有三类：①染色体异常：约占出生总数的 0.5%。由于容易明确诊断，故可占产前诊断病例的 1/4～1/2。② 单基因病：一般占出生总数的 3.5%，占产前诊断病人的 10%。③多基因病：包括无脑儿、脊柱裂、脑积水、某些唇裂和腭裂及某些先天性心脏病等。主要是神经管畸形，占产前诊断病例的 40%～50%。

（2）产前诊断的适应证：产前诊断适应证的掌握，不同国家、不同医院有些区别，一般卫生保健条件好的地区和医院掌握较宽。通常普遍接受的适应证包括以下几条：①35 岁以上的高龄孕妇；②夫妇一方有染色体数目或结构异常的孕妇；③已生过 21-三体综合征或其他染色体异常患儿及有相应家族史的孕妇；④具有脆性 X 染色体家系的孕妇；⑤夫妇一方是染色体平衡易位或其他染色体畸变的携带者或嵌合体的孕妇；⑥夫妇一方是某种遗传病患者，或曾生育过某种遗传病患儿的孕妇；⑦夫妇一方有神经管畸形，或生育过开放性神经管畸形儿（无脑儿、脊柱裂）的孕妇；⑧有原因不明的自然流产、死产、新生儿死亡等病史的孕妇；⑨在妊娠早期曾受较大剂量的辐射或受病毒感染、长期服药的孕妇；⑩羊水过多的孕妇；⑪夫妇一方有明显的环境致癌、致畸、致突变因素接触史的孕妇。

2. 产前诊断的方法　产前诊断按检查对象不同，可以分为母体筛检和胎儿检查。其中母体筛检可以有母体血血清甲胎蛋白筛检、母体循环血中胎儿细胞检查等。而通常所指的产前诊断主要是对胎儿的检查诊断。目前应用的产前诊断方法如下。

（1）X 线检查：主要用于检查妊娠 18 周后胎儿骨骼的先天畸形。但因 X 线对胎儿有一定影响，现已极少使用。

（2）超声波检查：B 型超声波是应用最广的产前诊断方法，利用超声波能做出产前诊断或排除性诊断。此外，也可直接对胎心和胎动进行动态观察，并可做摄像记录和分析，或可做胎盘定位，选择羊膜穿刺部位，可引导胎儿镜操作，采集绒毛和脐带血标本供实验室检查。染色体异常绝大多数伴发心外畸形（98%的染色体异常所致的 CHD 存在心外畸形），但在胎儿时期超声有时不能发现。许争峰等的研究病例中，19 例 18-三体胎儿，其中 13 例发现心外畸形（68.4%）、3 例 13-三体、1 例三倍体、1 例 45，X 均发现心外畸形。但 7 例 21-三体胎儿，仅 1 例发现伴有侧脑室增宽，表明胎儿时期超声对结构畸形不明显的病例无法发现。

（3）胎儿镜：胎儿镜（fetoscope）又称羊膜腔镜或宫腔镜，是一种带有羊膜穿刺的双套管光导纤维内镜。能直接观察胎儿，可于怀孕15～21周进行操作。主要用于胎儿血的取样、活检和产前诊断，利用皮肤活检可诊断8种以上的遗传性皮肤病，也可对胎儿形态异常进行观察。此外，胎儿镜还可判定胎儿性别和对某些遗传病进行宫内治疗。

(4)羊膜穿刺术：羊膜穿刺(amniocentesis)亦称羊水取样。抽取羊水最佳时间是妊娠16～20周。因为此时羊水量多、胎儿浮动，穿刺时进针容易，且不易伤及胎儿。羊水中有胎儿脱落细胞，经体外培养后，可进行染色体分析、酶和蛋白质检测、性染色质检查提取DNA做基因分析，也可不经培养，用微量技术做酶和蛋白质分析或直接提取DNA做基因诊断。

(5)绒毛吸取：绒毛可经宫颈部取样，最好在B超监视下进行。绒毛取样(chorionic villi aspiration sampling，CVS)一般于妊娠9～11周时进行。绒毛经处理(与蜕膜严格分离)或经短期培养后进行染色体分析、酶和蛋白质检测及直接抽取DNA进行基因分析。

(6)脐带穿刺术(cordocentesis)：经母腹抽取胎儿静脉血，可在B超引导下于孕中期、孕晚期(17～32周)进行。这项技术成功率高，也较安全。脐血可做染色体或血液学各种检查，亦可用于因羊水细胞培养失败，DNA分析无法诊断而能用胎儿血浆或血细胞进行生化检测的疾病，或在错过绒毛和羊水取样时机下进行，在一些情况下，可代替基因分析。例如，α地中海贫血可直接测定Hb Barts，血友病可直接测定凝血因子Ⅷ。

(7)孕妇外周血分离胎儿细胞：这是一项非创伤性产前诊断技术，并易于被孕妇接受。孕妇外周血中的胎儿细胞至少有3种，即滋养叶细胞、有核红细胞和淋巴细胞。目前许多学者都致力于解决胎儿细胞的识别、富集和如何排除母血的“污染”等。在孕妇外周血中的胎儿细胞数量虽然不多，但已有用单克隆抗体或以滋养叶细胞表面特异性抗原的抗体作为标记等来识别胎儿细胞。随着富集和纯化技术不断完善和方法学的改进，将可能在遗传病的预防中普及应用。

(8)植入前诊断：植入前诊断(preimplantationdiagnosis)是利用微操作技术和DNA扩增技术对胚泡植入前进行检测。获得植入前胚胎的主要方法是子宫冲洗和体外受精。植入前诊断的基本技术包括：①卵裂球的微活检：即从2～8个细胞期的胚胎细胞中分离出单个细胞进行检测。②胚胎的冻存：如果微活检技术快速，亦勿需冻存即可送回子宫。③卵裂球的培养：其目的在于得到更多的细胞，有利于诊断。目前已有用酶超微量分析测定HGPRT诊断Leach-Nyhan综合征，用PCR技术进行镰状细胞贫血、甲型血友病、性别检定、DMD、β地中海贫血等单基因的产前诊断。目前植入前诊断在临床的普及应用尚待时机，但前景是诱人的。

3. 产前诊断中的实验室检查

(1)细胞遗传学的产前诊断

1)羊水细胞染色体检查：羊水细胞主要来自胎儿的皮肤、胃肠道、呼吸道、泌尿生殖道的黏膜脱落细胞。将羊水中的细胞经过常规培养后制备显带染色体以进行核型分析或脆性X染色体分析，而做出诊断。

2)孕早期绒毛细胞染色体检查：直接法制备绒毛染色体虽简易可行，但可能有假阳性或假阴性，故其结果只作为初步筛查，应以培养法制备的结果为最终报告。

应用绒毛或羊水细胞可同时检查性染色质，以初步预测胎儿性别、性染色体数目异常等。

研究表明，羊水细胞核型分析为21-三体者，其羊水及母血清的甲胎蛋白(AFP)，母血雌三醇(E_3)值低于正常平均值，而绒毛促性腺激素(HCG)值高于正常，因此有人建议除母龄＞35岁外，检测母血AFP、E_3和HCG三项联合数据从而定出高危先天愚型儿，再进行羊水细胞核型分析更好。

(2)羊水的生化检查:羊水上清液进行生化检查较难获得胎儿患某种遗传病的证据,但对了解胎肝、胎肾、胎肺成熟度有所帮助。甲胎蛋白和乙酰胆碱酯酶测定对检出患神经管缺陷的胎儿有益。对某些遗传代谢病高风险的孕妇测定羊水培养细胞有关活性可获得胎儿是否患病的信息。

(3)神经管缺陷的产前诊断:神经管缺陷(neural tube defects,NTD)是一类胚胎发育过程中神经管封闭障碍或已封闭的神经管再穿孔所致的先天性畸形。除可通过B超进行产前诊断外,还可用下列方法检出。

1)羊水甲胎蛋白(α-fetoprotein,AFP)测定:当胎儿为开放性神经管畸形时(如无脑儿、脊柱裂等),脑脊液中AFP可以直接进入羊水,使羊水AFP值升高,达10倍以上,可作诊断指标,诊断率达90%。但应注意,胎儿如因食管闭锁而不能吞咽羊水将AFP消化,或先天性肾病及脐疝等都可使羊水中AFP值升高。

2)羊水乙酰胆碱酯测定:乙酰胆碱酶(acetylcholine esterase,AChE)能特异性水解乙酰胆碱。胎儿期神经细胞分化未成熟,可溶性AChE进入胎儿脑脊液比成人多,当胎儿有开放性神经管缺陷时,胎儿脑脊液羊水间的通透增强,使羊水中AChE显著升高,测定AChE活性比测定AFP更为敏感可靠。

(4)超声波诊断:超声波扫描诊断开放性神经管缺陷,孕妇无痛苦感。指征:有生育过神经管畸形胎儿的孕妇;孕妇血清AFP初筛可疑者。由于B超诊断的普及,B超检查有取代生化检查之势。

(5)分子代谢病的产前诊断

1)胎儿性别鉴定:如果孕妇为X连锁隐性遗传病(例如,甲型血友病、DMD等)携带者,生育患病儿的概率为5%。因此在没有条件进行基因诊断的情况下,可考虑对男胎进行选择性流产,防止患儿出生。可以采用羊水或绒毛细胞进行染色体核型分析,或抽取细胞DNA用Y特异性引物PCR扩增分析,或用B超鉴定性别。扩增Y特异性片段,以判定胎儿性别,对防止X连锁遗传病患儿出生有一定意义。

2)胎血、羊水、羊水细胞和绒毛细胞生化检测:通过对羊水及其中的细胞、绒毛细胞或母体血尿的酶学检查,可以检出许多先天性酶异常疾病;通过检出特异性代谢产物,可预先诊断某些遗传性代谢病,如黏多糖病等。

3)基因分析:由于某些酶不能在羊水绒毛细胞表达,或表达水平很低,这就必须抽取羊水细胞或绒毛细胞DNA进行基因诊断。随着研究工作迅速开展将会有更多的遗传病产前基因诊断得以确诊。

目前已知有100余种分子代谢病能通过绒毛组织或羊水细胞做出产前诊断。随着基因分析方法的不断简化和完善,分子代谢病的产前诊断正在由蛋白质和酶的检测过渡到分析某编码基因的突变,但检出很多等位基因突变时基因分析就越来越困难,而生化分析能检测源于任何等位基因突变所致蛋白质功能的异常,这种优点特别是对于高度异质性或新突变比例高的疾病显得特别突出。

4. 产前诊断的意义 产前诊断能在胎儿出生前预先明确是否患有某种遗传性疾病或先天畸形,通过染色体分析和基因诊断还可明确是否为某种遗传变异的携带者,为进行临床疾病防治及遗传病的各级预防提供最直接的依据。根据临床资料、辅助检查资料、群体调查资料及产前诊断结果可以进行综合分析,及时采取必要措施如对患病胎儿的选择性终止妊娠,对可做早期治疗的遗传病(如苯丙酮尿症)进行治疗,对有些简单的先天畸形还可进行宫内手术治疗。产前诊断已成为现代优生学的重要基础方法,在帮助限制整个人群致病基因的扩散、降低遗传病发生率、监控出生人群的遗传素质等工作中起着越来

越大的作用。随着医疗保健条件的改善，产前诊断的适应证不断扩大，也为医学遗传学的研究提供了大量的第一手资料。

【遗传性疾病的基因治疗】

基因治疗是指运用基因转移技术直接将遗传物质导入生殖细胞或体细胞以起到对遗传病及其他疾病的治疗作用的新型治疗方法。对遗传病进行基因治疗可望从根本上纠正遗传病的表型异常。

1. 基因治疗的基本策略

(1)基因的原位修正(correction)和原位替代(replacement)：这一策略的目的就是要将突变的基因在原位修复，而不影响其周围其他基因的结构和功能。其中原位修正针对基因的点突变或小范围变异，拟通过特定方法对其定点修复。而原位替代，就想把有较大范围变异的基因去除而换之以正常的基因。

(2)基因增强(gene augmentation 或 gene complementation)：在不改变缺陷基因本身的前提下，将外源有功能的基因转移到疾病细胞或个体基因组内，使其表达以补偿有病基因失去的功能。此策略是目前研究最多，也是最成熟的方法。

(3)将反义基因或其他对抗异常基因表达产物的基因导入细胞内，起到抑制作用或称基因抑制疗法(gene inhibition therapy)或细胞内免疫(intercellular immunity)。

2. 基因治疗的技术要点　在基因治疗的诸多策略中研究最多、最成熟并应用于临床试验的是基因增强的策略。

(1)疾病的选择：目前基因治疗首选的是单基因缺陷性疾病。选择的基本条件常包括：遗传基础比较明确，目的基因能在体外克隆；基因表达不需精细调节而且经常开放，产物生理水平不高；具有一定发病率，危害较大，尚缺乏其他有效治疗措施者。

(2)靶细胞的选择：基因治疗的靶细胞可分为两大类：生殖细胞和体细胞。如果能对生殖细胞或早期胚胎细胞进行基因修复或替换，使缺陷基因得到校正，使遗传病不但能在当代得到治疗，还能将新基因传给下一代，是理想的遗传病根治手段。但是由于现代生物技术、理论的限制，以及涉及人类社会伦理、道德和法律等多种因素，目前只能进行动物实验。已用于基因治疗的靶细胞有造血干细胞、肝细胞、成纤维细胞、内皮细胞、淋巴细胞等。

(3)基因转移的载体和转移方法：常用的载体有逆病毒载体、质粒载体和腺病毒载体、腺相关病毒载体，另外还有脂质体载体。常用的基因转移方法有：①化学法：主要是磷酸钙沉淀法。②物理法：常用电导和显微注射法。③膜融合法：以脂质体包裹法较好。④病毒法：主要指反转录病毒和腺病毒介导的基因转移。

3. 基因治疗的前景　1990年两例因腺苷脱氨酶(ADA)缺陷引起严重免疫缺陷的患者接受基因治疗获得成功，标志着基因治疗的研究进入了一个新的阶段。基因治疗由原来针对单一遗传病发展到肿瘤、传染病等多种疾病，并提出了基因调控疗法、基因抑制疗法等新概念和新途径。基因治疗发展的历史还不长，要广泛应用于临床还需大量的研究探索。

(陈敦金　李广镰　吴沃栋)

参考文献

陈爱民，刘春霞，俞子东.2011.成人共同心房 Ellis-Van Creveld 综合征合并急性充血性心力衰竭一例.中华急诊医学杂志，20(20)：1051-1052

顾月清，李延文，李晓宁.2004.Kartagener 综合征 3 例报告.中国实用内科杂志，24(11)：703-704

韩铁群，张劭夫.2003.不全性 Kartagener's 综合征 1

例.临床肺科杂志,(2):181

解春红,邵洁,秦玉峰,等.2008. 威廉斯综合征儿童的视觉注意功能.中华医学杂志,88(10):679-683

解春红,杨建滨,邵洁,等.2007. 威廉斯综合征 25 例的荧光原位杂交检测.中华医学遗传学杂志,24(1):104-106

解春红,赵正言.2006. 威廉斯综合征的基因型和认知表型研究.国际儿科杂志,33(2):117-119

李翠兰,张莉,胡大一,等.2004. 85 例中国人长 QT 综合征先证者的临床特征及有关基因突变研究现状.中华心律失常学杂志,(6):328-334

李丹奇,余世庆,黄晓英,等.2007. Kartagener 综合征 1 例报告及文献复习.临床肺科杂志,12(8):893

李世国,赵世华,蒋世良,等.2008. 威廉斯综合征合并心血管畸形的影像诊断.中华放射学杂志,42(9):916-918

梁秋瑾,蔡宝萍,王熙梅,等.1996. 软骨外胚层发育异常四例.中华医学遗传学杂志,13:98

梁瑛,周爱卿,王世雄,等.2001. Williams 综合征临床诊断和基因缺失的研究.中华儿科杂志,39(3):138-140

刘锋,常静.2005. Kartagener 综合征 1 例.第三军医大学学报,27(7):595

刘进康,夏宇,王维,等.2005. Kartagener 综合征的影像学诊断.临床放射学杂志,24(5):403-405

孙彦华,王昕,高蓓兰,等.2008. Kartagener's 综合征 15 例回顾分析.中国实用医药,3(7):32-33

王琦光,朱鲜阳.2012. 先天性心脏病遗传学研究进展.实用儿科临床杂志,27(1):57-60

王舒,陈秀玉,归良桢.1995. 伴共同心房的 Ellis-Van Creveld 综合征 1 例.中华放射学杂志,29:429

许争峰,曾荔,季修庆,等.2009. 胎儿先天性心脏畸形产前遗传学研究.中国医学遗传学杂志,26(2):128-133

杨睿,张国俊.2009. Kartagener 综合征 1 例报道及文献复习.郑州大学学报(医学版),44(3):686-688

杨晓东,黄敏 陈秀玉.2003. 小儿先天性房室隔缺损 21 例临床分析.临床心血管病杂志,19(4):244-245

张奎星,朱鼎良,黄薇.2001. 多基因遗传病基因研究的策略和方法.生理科学进展,32(3):215-219

张磷,张晓红,任梅宏,等.2010. 染色体异常与不同先天性心脏病的关系研究.四川大学学报(医学版),41(2):312-315

郑爽爽,何悦明.2010. 不全性 Kartagener 综合征伴肺动脉瘤样扩张 1 例.实用放射学杂志,26(8):1227

周兵,官颖鹏,孙建军,等.2001. Kartagener 综合征鼻黏膜纤毛超微结构观察.中华耳鼻咽喉科杂志,36(5):323-325

Adler A, van der Werf C, Postema PG, et al. 2012. The phenomenon of "QT stunning": the abnormal QT prolongation provoked by standing persists even as the heart rate returns to normal in patients with long QT syndrome. Heart Rhythm, 9(6): 901-908

Ali RH, Zareba W, Moss AJ, et al. 2000. Clinical and genetic variables associated with acute arousal and nonarousal-related cardiac events among subjects with long QT syndrome. Am J Cardiol, 85(4): 457-461

American Academy of Pediatrics. 2001. Health care supervision for children with Williams syndrome. Pediatrics, 107(5): 1192-1204

Baumer A, Dutly F, Balmer D, et al. 1998. High level of unequal meiotic crossovers at the origin of the 22q11.2 and 7q11.23 deletions. Hum Mol Genet, 7(5): 887-894

Bird LM, Billman GF, Lacro RV, et al. 1996. Sudden death in Williams syndrome: report of ten cases. J Pediatr, 129(6): 926-931

Bonow RO, Carabello BA, Kanu C, et al. 2006. ACC/AHA 2006 guidelines for the management of patients with valvular heart disease: a report of the American College of Cardiology/American Heart Association Task Force on Practice Guidelines (Writing committee to revise the 1998 Guidelines for the management of patients with valvular heart disease): developed in collaboration with the Society of Cardiovascular Anesthesiologists: endorsed by the Society for Cardiovascular Angiography and Interventions and the Society of Thoracic Surgeons. Circulation, 114(5): e84-e231

Border WL, Benson DW. 2007. Sudden infant death syndrome and long QT syndrome: the zealots versus the naysayers.Heart Rhythm,4(2):167-169

Brown JW,Ruzmetov M,Vijay P,et al.2002. Surgical repair of congenital supravalvular aortic stenosis in children.Eur J Cardiothorac Surg,21(1):50-56

Cagle AP,Waguespack SG,Buckingham BA,et al. 2004. Severe infantile hypercalcemia associated with Williams syndrome successfully treated with intravenously administered pamidronate. Pediatrics,114(4):1091-1095

Cherniske EM,Carpenter TO,Klaiman C,et al.2004. Multisystem study of 20 older adults with Williams syndrome.Am J Med Genet A,131(3):255-264

De Vries BB,Pals G,Odink R,et al.2007. Homozygosity for a FBN1 missense mutation:clinical and molecular evidence for recessive Marfan syndrome.Eur J Hum Genet,15(9):930-935

Dean JC.2007. Marfan syndrome:clinical diagnosis and management.Eur J Hum Genet,15(7):724-733

Dridi SM,Foucault Bertaud A,Igondjo Tchen S,et al.2005. Vascular wall remodeling in patients with supravalvular aortic stenosis and Williams Beuren syndrome.J Vasc Res,42(3):190-201

Elliott P,McKenna WJ.2004. Hypertrophic cardiomyopathy (review).Lancet,363:1881-1891

Goland S,Barakat M,Khatri N,et al.2009. Pregnancy in Marfan syndrome: maternal and fetal risk and recommendations for patient assessment and management.Cardiol Rev,17(6):253-262

Goland S,Elkayam U.2009. Cardiovascular problems in pregnant women with marfan syndrome.Circulation,119(4):619-623

Goldenberg I,Thottathil P,Lopes CM,et al.2012. Trigger-specific ion-channel mechanisms,risk factors,and response to therapy in type 1 long QT syndrome.Heart Rhythm,9(1):49-56

Graul AI.2005. Filling the gaps:osteogenesis imperfecta.Drug News Perspect,18:400-401

Gupta PA,Wallis DD,Chin TO,et al.2004. FBN2 mutation associated with manifestations of Marfan syndrome and congenital contractural arachnodactyly.J Med Genet,41(5):e56

Hinterseer M,Beckmann BM,Thomsen MB,et al. 2009. Relation of increased short-term variability of QT interval to congenital long-QT syndrome. Am J Cardiol,103(9):1244-1248

Hirota H,Matsuoka R,Chen XN,et al.2003. Williams syndrome deficits in visual spatial processing linked to GTF2IRD1 and GTF2I on chromosome 7q11.23.Genet Med,5(4):311-321

Jureidini SB,Marino CJ,Singh GK,et al.2000. Main coronary artery and coronary ostial stenosis in children:detection by transthoracic color flow and pulsed Doppler echocardiography.J Am Soc Echocardiogr,13(4):255-263

Lankipalli RS,Zhu T,Guo D,et al.2005. Mechanisms underlying arrhythmogenesis in long QT syndrome.J Electrocardiol,38(4 Suppl):69-73

Loeys BL,Chen J,Neptune ER,et al.2005. A syndrome of altered cardiovascular,craniofacial,neurocognitive and skeletal development caused by mutations in TGFBR1 or TGFBR2.Nat Genet,37(3):275-281

Loeys BL,Schwarze U,Holm T,et al.2006. Aneurysm syndromes caused by mutations in the TGF-betareceptor.New Engl J Med,355:788-798

McElhinney DB,Petrossian E,Tworetzky W,et al. 2000. Issues and outcomes in the management of supravalvar aortic stenosis.Ann Thorac Surg,69(2):562-567

Medeiros A,Kaku T,Tester DJ,et al.2006. Sodium channel B4 subunit mutation causes congenital long QTsyndrome.Heart Rhythm,3:S34

Meijboom LJ,Vos FE,Timmermans J,et al.2005. Pregnancy and aortic root growth in the Marfan syndrome:a prospective study.Eur Heart J,26(9):914-920

Micale L,Turturo MG,Fusco C,et al.2010. Identification and characterization of seven novel mutations of elastin gene in a cohort of patients affected by supravalvular aortic stenosis.Eur J Hum Genet,18:317-323

Moss AJ,Zareba W,Hall WJ,et al.2000. Effectiveness and limitations of beta-blocker therapy in congenital long-QT syndrome.Circulation,101(6):616-623

Ortega HA,Vega NA,Santos BQ,et al.2007. Primary ciliarydyskinesia: considerations regarding six cases of Kartagenersyndrome.J Bras Pneumol,33(5):602-608

Pearson GD,Devereux R,Loeys B,et al.2008. Report of the National Heart,Lung,and Blood Institute and National Marfan Foundation Working Group on research in Marfan syndrome and related disorders.Circulation,118(7):785-791

Perez Jurado LA,Peoples R,Kaplan P,et al.1996. Molecular definition of the chromosome 7 deletion in Williams syndrome and parent-of-origin effects on growth.Am J Hum Genet,59(4):781-792

Polymeropoulos MH,Ide SE,Wright M,et al.1996. The gene for the Ellis-van Creveld Syndrome is located on Chromosome 4p16.Genomics,35:1-5

Raymond FL,Tarpey PS,Edkins S,et al.2007. Mutations in ZDHHC9,which encodes a palmitoyltransferase of NRAS and HRAS,cause X-linked mental retardation associated with a Marfanoid habitus.Am J Hum Genet,80(5):982-987

Robinson PN,Arteaga-Solis E,Baldock C,et al.2006. The molecular genetics of Marfan syndrome and related disorders.J Med Genet,43(10):769-787

Robinson WP,Waslynka J,Bernasconi F,et al.1996. Delineation of 7q11.2 deletions associated with Williams-Beuren syndrome and mapping of a repetitive sequence to within and to either side of the common deletion.Genomics,34(1):17-23

Ruiz-Perez VL,Tompson SW,Blair HJ,et al.2003. Mutations in two non-homologous genes in a head-to-head configuration cause Ellis-Van Creveld syndrome.Am J Hum Genet,72:728-732

Sarkozy A,Conti E,Diglio MC,et al.2004. Clinical and molecular analysis of 30 patients with multiple lentignes LEOPARD syndrome.J Med Genet,41:e68

Sarkozy A,Digilio MC,Dallapiccola B,et al.2008. Leopard syndrome.Orphanet J Rare Dis,3:13

Schwartz PJ,Priori SG,Spazzolini C.2001. Genotype-phenotype correlation in the long-QT syndrome: gene-specific triggers for life-threatening arrhythmias.Circulation,103(1):89-95

Schwartz PJ.2006. The congenital long QT syndromes from genotype to phenotype: clinical implications.J Intern Med,259(1):39-47

Stuart AG,Williams A.2007. Marfan's syndrome and the heart.Arch Dis Child,92(4):351-356

Sugiyama H,Veldtman GR,Norgard G,et al.2004. Bladed balloon angioplasty for peripheral pulmonary artery stenosis.Catheter Cardiovasc Interv,62(1):71-77

Summers KM,West JA,Peterson MM,et al.2006. Challenges in the diagnosis of Marfan syndrome. Med J Aust,184(12):627-631

Thistlethwaite PA,Madani MM,Kriett JM,et al.2000. Surgical management of congenital obstruction of the left main coronary artery with supravalvular aortic stenosis.J Thorac Cardiovasc Surg,120(6):1040-1046

Vatta M,Ackerman MJ,Ye B,et al.2006. Mutant caveolin-3 induces persistent late sodium current and is associated with long-QT syndrome.Circulation,114(20):2104-2112

von Dadelszen P,Chitayat D,Winsor EJ.2000. De novo 46,XX,t(6;7)(q27;q11;23) associated with severe cardiovascular manifestations characteristic of supravalvular aortic stenosis and Williams syndrome.Am J Med Genet,90(4):270-275

von Kodolitsch Y,Robinson PN.2007. Marfan syndrome:an update of genetics,medical and surgical management.Heart,93(6):755-760

Williams A,Davies S,Stuart AG,et al.2008. Medical treatment of Marfan syndrome:a time for change. Heart,94(4):414-421

Wilson W,Taubert KA,Gewitz M,et al.2007. Prevention of infective endocarditis: guidelines from the American Heart Association:a guideline from the American Heart Association Rheumatic Fever,Endocarditis and Kawasaki Disease Committee,Council on Cardiovascular Disease in the Young,and the Council on Clinical Cardiology,Council on Cardiovascular Surgery and Anesthesia,and the Quality of Care and Outcomes Research Interdisciplinary Working Group. J Am

Dent Assoc,138(6):739-745,747-760

Yau EK,Lo IF,Lam ST.2004. Williams-Beuren syndrome in the Hong Kong Chinese population: retrospective study. Hong Kong Med J,10(1):22-27

Zareba W,Moss AJ,Daubert JP,et al.2003. Implantable cardioverter defibrillator in high-risk long QT syndrome patients. J Cardiovasc Electrophysiol,14(4):337-341

Zipes DP,Camm AJ,Borggrefe M,et al. 2006. ACC/AHA/ESC 2006 guidelines for management of patients with ventricular arrhythmias and the prevention of sudden cardiac death: a report of the American College of Cardiology/American Heart Association Task Force and the European Society of Cardiology Committee for Practice Guidelines (Writing committee to develop guidelines for management of patients with ventricular arrhythmias and the prevention of sudden cardiac death): developed in collaboration with the European Heart Rhythm Association and the Heart Rhythm Society. Circulation,114(10):e385-e484

第 11 章

肺动脉高压、肺栓塞与妊娠

第一节　妊娠与肺动脉高压

肺动脉高压(pulmonary arterial hypertension,PH)可以在妊娠期间被首次发现,或在期待妊娠的女性中被确诊。特发性肺动脉高压的女性患者多于男性,比例为 1.7∶1;好发的中位年龄范围多在经产妇。不论病因是什么,肺动脉高压与妊娠造成的血流动力学的后果,以及两者之间的相互影响和作用,都可以使妊娠母亲及胎儿的死亡率异常增高,合并肺动脉高压的妊娠结局与患者的肺动脉高压有非常大的关系。因此,肺动脉高压对妊娠女性的影响成为临床处理和合理用药必须考虑的问题。

本节主要讨论肺动脉高压的病因、诊断、治疗和合并症的处理,以及妊娠或准备妊娠肺动脉高压患者的有关问题。

【肺动脉高压的定义和分类】

肺动脉高压是一种由于肺动脉循环血流受阻,使肺血管阻力持续增加,最终导致右心衰竭的综合征。正常人平均肺动脉压(mean pulmonary arterial pressure,mPAP)的中间值为 12～16mmHg。肺动脉高压定义:安静状态下,mPAP≥25mmHg,肺毛细血管楔压(pulmonary capillary wedge pressure,PCWP)＜15mmHg。肺动脉阻力(pulmonary arterial resistance,PAR)＞3Wood unit。PAR＝(mPAP-PCWP)/肺血流量。

肺动脉高压(PAH)是完全性或主要是由于肺毛细血管前阻力增高的结果。而毛细血管后的肺动脉高压是指肺静脉压力增高且大于 15mmHg,肺静脉压可通过测量肺毛细血管楔压(PCWP)而获得。毛细血管前的肺动脉高压反映了肺动脉压力梯度的增高。

毛细血管前与毛细血管后的肺动脉高压的区别对确定基础病因和合理的起始治疗都非常重要。

肺动脉高压反映了血流动力学方面的变化,也提示存在的病理基础和病因。2008 年召开了第 4 届世界肺动脉高压分类会议,新近的肺动脉高压的分类是依据病理学特点、临床表现、血流动力学改变及对药物干预反应等的联合因素。这个分类系统屏弃了“原发性肺动脉高压”的提法。逐渐认识和明确了 PAH 可具有相同组织病理学的改变,但可具有不同的临床血流动力学和遗传发生学的联合因素。“特发性肺动脉高压”目前归类为不明原因的肺动脉高压。肺动脉高压的其他形式根据其特殊的属性进行分类(表 11-1-1),新的分类同时删除了“继发性肺动脉高压”的常用概念,根据发病机制和基础,倾向于使用更具特征性描述的命名法。

表11-1-1　2008年第4届世界肺动脉高压分类会议的PAH临床分类

(1)肺动脉高压(PAH)
　(1.1)特发性肺动脉高压(IPAH)
　(1.2)可遗传性肺动脉高压
　　(1.2.1)骨形成蛋白受体-2(BMPR2)
　　(1.2.2)活化素受体样激酶1基因(AKL-1),endoglin(伴或不伴遗传性出血性毛细血管扩张症)
　　(1.2.3)不明原因
　(1.3)药物和毒物所致的肺动脉高压
　(1.4)并发性的肺动脉高压
　　(1.4.1)结缔组织疾病
　　(1.4.2)成人免疫缺陷病毒(HIV)感染
　　(1.4.3)门脉高压
　　(1.4.4)先天性心脏病
　　(1.4.5)血吸虫病
　　(1.4.6)慢性溶血性贫血
　(1.5)新声儿持续性肺动脉高压
1′肺静脉闭塞性疾病(PVOD)和肺毛细血管瘤病
(2)左心疾病所致的肺动脉高压
　(2.1)收缩功能不全
　(2.2)舒张功能不全
　(2.3)瓣膜疾病
(3)肺部疾病和(或)低氧所致的肺动脉高压
　(3.1)慢性阻塞性肺疾病
　(3.2)间质性肺疾病
　(3.3)其他伴有限制性和阻塞性混合型通气障碍的肺部疾病
　(3.4)睡眠呼吸障碍
　(3.5)肺泡低通气障碍
　(3.6)慢性高原性缺氧
　(3.7)发育异常
(4)慢性血栓栓塞性肺动脉高压
(5)原因不明多因素所致肺动脉高压
　(5.1)血液系统疾病:骨髓增生性疾病,脾切除术
　(5.2)系统性疾病:结节病,肺朗格汉斯细胞组织细胞增多症,淋巴管肌瘤病。多发性神经纤维瘤,血管炎
　(5.3)代谢性疾病:糖原贮积症,戈谢病,甲状腺疾病
　(5.4)其他:肿瘤性阻塞,纤维纵隔炎,透析的慢性肾衰竭

注:肺静脉闭塞性疾病(PVOD)和肺毛细血管瘤病(PCH)在欧洲指南作为特殊分类列于1′类。

【肺动脉高压的发病机制】

目前认为,肺动脉高压是一个全血管的病变,主要影响肺小动脉(也称"阻力动脉"),因为肺小动脉调节肺部的血流。肺动脉高压的特征是动脉病变的多样性,包括:内膜过度增生,中层增厚,外膜的增殖扩散,原位的血栓形成,不同程度的炎症反应,丛状的动脉病变。个别患者的所有血管都可同时受到损害。血管损害的分布呈弥散性,或呈局灶性。目前对肺动脉高压血管病变的演化进展过程的认识仍然有限,因为在人体上获得活检的标本几乎不可能。然而,目前认为中层的肥

厚是早期的病变，与内膜的纤维化或丛状的动脉病变比较，中层病变能逆转的可能更大。

肺动脉高压患者的右心功能是决定容量负荷能力和预后的主要因素。后负荷增加（如肺循环阻力增加）可导致右心肥厚和扩大。右心功能失代偿时，室壁变薄，心室扩张，右心房扩张，肺动脉主干扩张，最后产生右心衰竭。

肺动脉高压病理生物学机制研究的结果认为，肺动脉高压的病理特点是：内皮功能的异常，肺动脉平滑肌细胞凋亡/增生的比值减小，外膜金属蛋白酶过度激活致外膜异常增厚。肺动脉高压绝不是单一病因的疾病，而更可能是多病因的疾病。

遗传性的 PAH 患者少于 10%。形态形成蛋白途径受体 2(BMPR2）和活化素受体样激酶 1(activin-like kinase 1，ALK-1)为转移生长因子 β 受体途径的两个基因，BMPR2 和 ALK-1 发生畸变与家族性 PAH 的发病机制相关。BMPR2 通过激活细胞内 SMAD 和 LIM 激酶途径调节血管细胞的生长。家族性 PAH 的 BMPR2 突变位点有很多的变异。这些畸变可导致 SMAD 信号途径的功能丢失。在一个 ALK-1 突变的家族调查中，可发现遗传性出血性毛细血管扩张症和 PAH 的患者。ALK-1 突变可致 SMAD 信号依赖的促生长作用发生变更。在转基因鼠，肺动脉平滑肌细胞中 BMPR2 阴性优势形式的过度表达可导致 PAH 的发生和快速激活延迟整流性钾通道 Kv1.5mRNA 表达下调。

PAH 的特点是：在血液中，血小板的 5-羟色胺耗竭，血浆的 5-羟色胺增高。在 PAH 中常伴有内皮功能异常，内皮的特点是：血管收缩/促有丝分裂复合物的产物增加，如内皮素和血栓素；而扩血管产物，如前列环素不足。纤维蛋白肽 A 和纤溶酶原活化因子抑制物-1 的水平增高，组织纤维蛋白溶酶原活化因子的水平降低，导致促凝血状态增强。内皮损伤使平滑肌细胞暴露，在循环的促有丝分裂和生长因子刺激作用下使平滑肌细胞增生。

类前列腺素、前列环素和血栓素 A_2 是花生四烯酸的主要代谢产物。前列腺环素是一个有力的扩血管产物，有抑制血小板的活性、抗增生的特点。然而，血栓素 A_2 是一个有力的缩血管产物，促增生和促血小板活性。在 PAH，这两个分子的平衡倾向血栓素 A_2，有利于血栓形成，平滑肌细胞增殖和血管收缩。另外，在 PAH 的中、肺小动脉前列环素合酶减少。

内皮素-1(endothelin-1，ET-1)是一个有力的缩血管产物，可刺激肺动脉平滑肌细胞增生。PAH 患者的 ET-1 水平增加，ET-1 水平与 PAH 的程度和预后相关。此外，PAH 患者肺血管系统 ET-1 的清除率减低。

一氧化氮(nitric oxide，NO)具有扩张血管、抑制血小板活性、抗增生的特点。NO 可由一氧化氮合酶(nitric oxide synthase，NOS)的 3 个亚型生成。在 PAH 患者中，内皮的 NOS(NOS3)减低，NO 的作用主要由环磷酸鸟苷（cyclic guanosine monophosphatec，cGMP）介导，cGMP 能迅速被磷酸二酯酶(phosphodiesterase，PDE)特别是 PDE-5 同工酶灭活。e NOS 敲除鼠可表现出 PAH 和高血压。PDE-5 大量出现在肺部，因此，PAH 患者可使用 PDE-5 抑制剂。

5-羟色胺(5-hydroxytryptamine，5-HT)是血管收缩物，可促进肺动脉平滑肌细胞肥大和异常增生。5-羟色胺载体(5-HTT)等位基因的变异和 5-羟色胺 2B 受体可出现在 PAH 患者血小板和肺组织中。转基因鼠中 5-羟色胺载体过表达，钾离子通道 Kv1.5 mRNA 表达下调。然而，5-羟色胺的单一因素并不是 PAH 的决定性因素，5-羟色胺重吸收抑制物在临床上广泛使用时，并没有发现合并 PAH 发生的增加，或许，这是一个潜在的 PAH 治疗手段。血管活性肠肽(vasoactive intestinal peptide，VIP)是一个胰高血糖素生长激素释放家族的一个成员，药理学的结构与前列腺环素相似。PAH患者血清和肺组织的VIP水平减少。外源性VIP可降低肺动脉的压力和肺血管的阻力，抑制血小板的活性，减少肺动脉平滑肌细胞的增生。

在一些肺动脉高压的患者可发现自身抗体、促炎症反应的细胞活素、炎症反应的渗透作用，提示炎症在某些类型的肺动脉高压的发展中起作用。

肺动脉高压的患者可收集到异常的肺动脉平滑肌细胞，肺动脉平滑肌细胞凋亡/增生比值降低。异常的表现还包括不适当地激活转录因子（HIF-1α 和 HFAT），减少某些钾通道的表达（如Kv1.5和Kv2.1），抗凋亡蛋白生存素的再表达。肺动脉高压的患者和啮齿类肺高压动物模型还可发现某些异常的表现，特别是Kv1.5的丢失、生存素的激活、HIF-1α的核转位。肺动脉高压的肺动脉平滑肌细胞在转化生长因子β的作用下表现为过度的增生，以及平滑肌细胞凋亡受损都加剧了多余细胞的聚集。细胞凋亡受损受多因素的影响可归因于线粒体的过度极化、转录因子的激活（例如，HIF-1α 和 HFAT）、抗凋亡蛋白生存素的再表达，这些情况可发生在肺动脉平滑肌细胞和内皮细胞。其他因素，如瞬时感受器电位通道蛋白表达增加也可加速钙超载和肺动脉平滑肌细胞增生。

肺动脉高压的血管外膜断裂，从而允许细胞移行并产生促有丝分裂肽，例如结合黏蛋白。可以想象金属蛋白酶抑制可能具有治疗肺动脉高压的作用。

近20年的研究已揭示了许多肺动脉高压的病理生理机制，并已影响了肺动脉高压的治疗策略。进一步的研究将会为肺动脉高压的治疗带来更多的选择。PAH发病机制中相关细胞途径的示意图（2009年ACCF/AHA《肺动脉高压专家共识》）见图11-1-1。

【肺动脉高压的诊断】

肺动脉高压的诊断将根据临床症状、体征、超声心动图和右心导管（RHC）的检查而确定。

1. 症状　肺动脉高压的症状通常为非特异性的症状（图11-1-2），患者可在无症状期前被发现。所有主诉都与氧输送的损害、心排血量的下降和右心室超负荷等相关。运动后气促是最常见的症状表现。但这个症状在妊娠期间很容易被忽略，因为这可能与妊娠期间心脏和呼吸系统在解剖学和功能方面发生的生理变化一样，都为常见的症状。妊娠合并肺动脉高压患者的运动能力下降，疲倦和体质减弱等最易首先出现，随着妊娠的进程，症状变得更明显并呈进展性的趋势。

由于肺动脉阻力的增高和心排血量增加均可致容量超负荷、右心室压力超载，当发生右心功能不全和三尖瓣关闭不全时，临床可表现为下肢水肿、腹胀、厌食等淤血的症状和疲倦加重，甚至休息时可出现气促。

约1/3的患者会出现心绞痛，因为左室心肌耗氧量会随着室壁压力的提高而增加，同时也因主动脉与右心室脏层心肌压力梯度减少而使冠状动脉的血流减少，部分患者可通过中央肺动脉的扩张而使左主冠状动脉的灌注压力得以代偿。约1/3的患者可能出现晕厥，原因可能是因为心律失常或是系统的血管过度扩张。而妊娠患者晕厥的更大可能是因为腔静脉回心血流受阻，使右心舒张充盈量减少。

肺动脉高压可以与各种不同的疾病相关，应根据症状考虑相关的疾病。阵发性夜间呼吸困难提示肺静脉压增高。左心功能不全可发展为肺动脉淤血。雷诺现象、关节疼痛、手部肿胀或其他症状的发生可提示PAH与结缔组织疾病相关。患者的伴侣如提供患者有打鼾、呼吸暂停的病史，提示患者的睡眠呼吸窘迫综合征是肺动脉高压的潜在诱因或相关因素。如果疑似遗传性肺动脉高压，还需要进一步了解其他家庭成员是否也有相同的症状或已被确诊为肺动脉高压，从而有助于对此病的临床鉴别。要进一步查找潜在毒

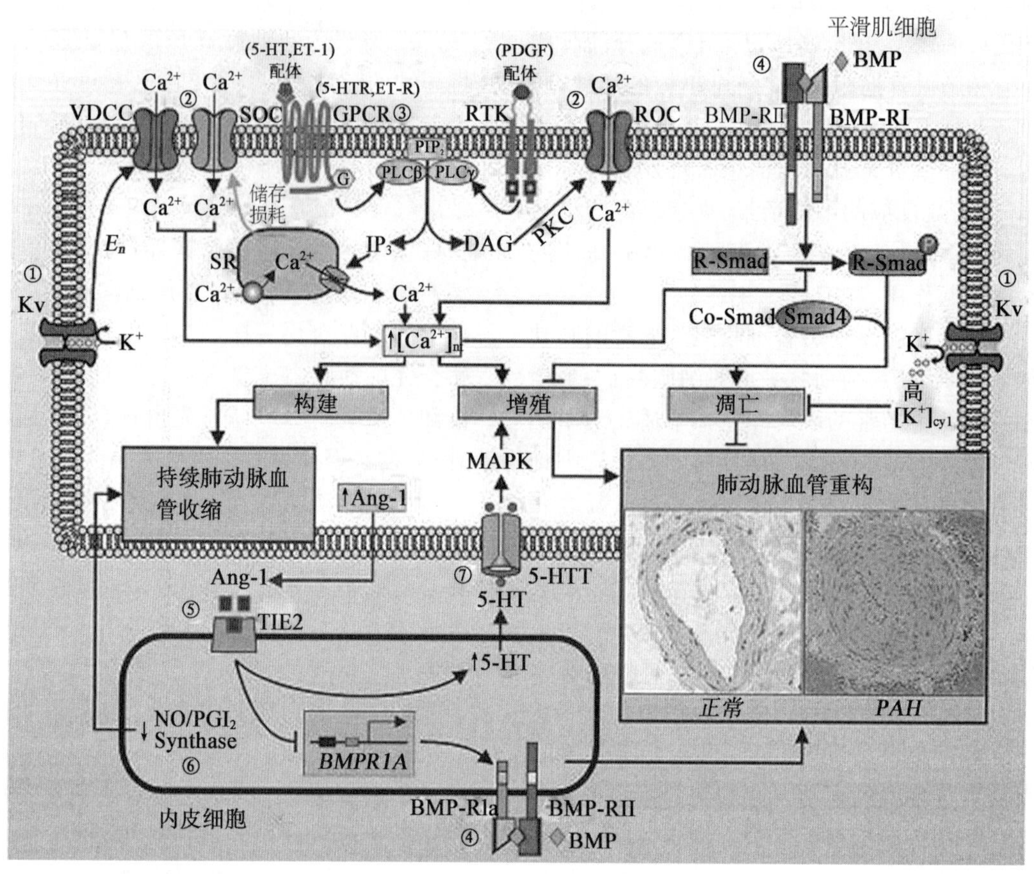

图 11-1-1　肺动脉高压发病机制相关途径（2009 年 ACCF/AHA《肺动脉高压专家共识》）

K^+：钾离子；Ca^{2+}：钙离子；PAH：肺动脉高压；VDCC：电压依赖性钙通道；SOC：钙池操纵的 Ca^{2+} 通道；ROC：受体依赖性的 Ca^{2+} 通道；GPCR：G 蛋白偶联受体；RTK：酪氨酸蛋白激酶；5-HT：5-羟色胺；ET-1：内皮素-1；SR：肌浆网；PDGF：血小板源性生长因子；PIP2：4，5-二磷酸磷脂酰肌醇；PLCβ：磷脂酶 Cβ；PLCγ：磷脂酶 Cγ；IP_3：1，4，5－三磷酸肌醇；DAG：二酰甘油；PKC：蛋白激酶 C；Kv：电压依赖性钾通道；R-Smad：受体活化型或通路限制性 Smad 蛋白，Smad4：Co－Smad 包括 Smad4；Co-Smad：共同通路型 Smad 蛋白，是 TGF-β 家族各类信号传导过程中共同需要的介质；synthase：合成酶；Ang-1：血管生成素-1；MAPK：丝裂原活化蛋白激酶；TIE2：促血管生成素-1、-2 的受体；NO：一氧化氮；PGI_2：前列环素；BMP：形态形成蛋白；BMPR1A：形态形成蛋白途径受体-1A；BMP-RIa：形态形成蛋白途径受体-Ia；BMP-RII：形态形成蛋白途径受体-Ⅱ

性作用的可能，特别是要了解有否使用精神抑制性药物的嗜好；了解有无被 HIV 感染的接触史。虽然患者有被诊断为肺栓塞或深静脉血栓的历史，但对疑似肺动脉高压的患者仍需做进一步检查。慢性血栓栓塞性肺动脉高压可以发生在没有血栓栓塞病史和急性肺动脉栓塞病史的患者中。

2. 体格检查　体格检查对肺动脉高压的体征较敏感，特别是对妊娠的患者，但也常被忽视。90％的肺动脉高压患者肺动脉瓣第二音亢进，反映了随肺动脉压力增高，肺动脉瓣关闭的力量增强。随着肺动脉高压的进展，体格检查的体征可以包括：肺动脉反流性舒张期杂音及三尖瓣反流性的全收

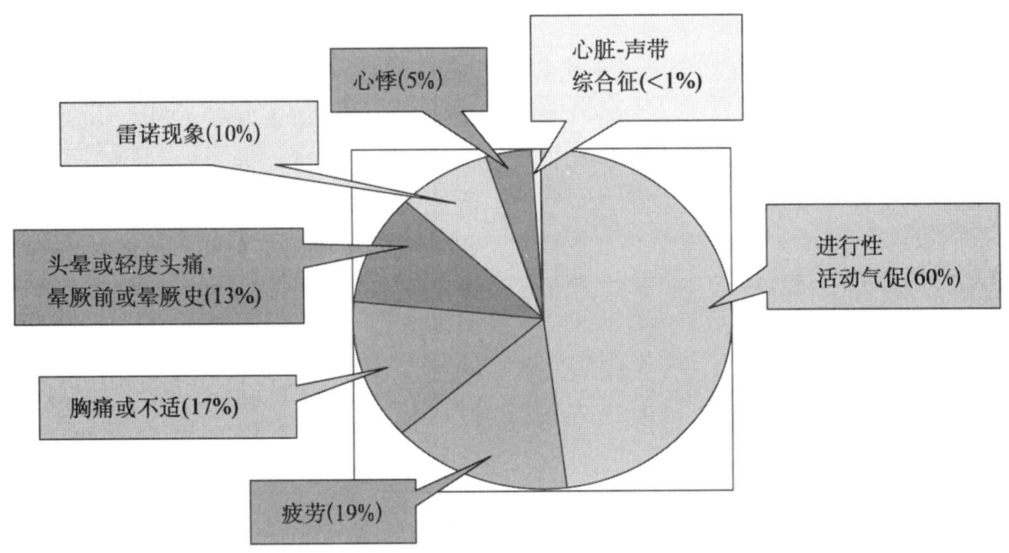

图 11-1-2　肺动脉高压的非特异性症状

缩期杂音，颈静脉压力增高并伴 V 波加深，以及肝脏的振动感均有助于三尖瓣反流的诊断。右心听诊区可闻及第 3 心音奔马律，颈静脉显著延伸，肝脏肿大伴搏动感，肢端水肿和腹水征均提示右心功能不全。然而，妊娠女性可因下腔静脉的受压而出现下肢水肿，增大的妊娠子宫使腹部膨隆也可影响对已存在腹水的诊断。

体格检查有助于病因学的诊断。发绀提示存在右向左的分流、心排血量显著降低，或肺的血气交换能力显著受损。杵状指可见于先天性心脏病、肺静脉阻塞性疾病或肺纤维化疾病。吸气性的湿啰音或呼吸音减弱可见于肺纤维化或胸腔积液。另外，呼气性的哮鸣音或呼气时间延长提示中央性气道的疾病。肥胖和扁桃体增大提示睡眠呼吸综合征可作为肺动脉高压的诱因和相关因素。硬皮病皮肤的改变或存在其他的皮疹，甲褶毛细血管异常畸形，关节炎和其他皮肤红斑都提示存在结缔组织疾病的基础。外周静脉不完全或完全阻塞的体征提示要进一步做静脉血栓栓塞和肺动脉血栓栓塞性疾病的检查。

3. 实验室检查

(1)胸部 X 线：胸部 X 线表现为肺门凸起，周围肺野相对较清，右心室扩大是肺动脉高压的有力证据(图 11-1-3)。

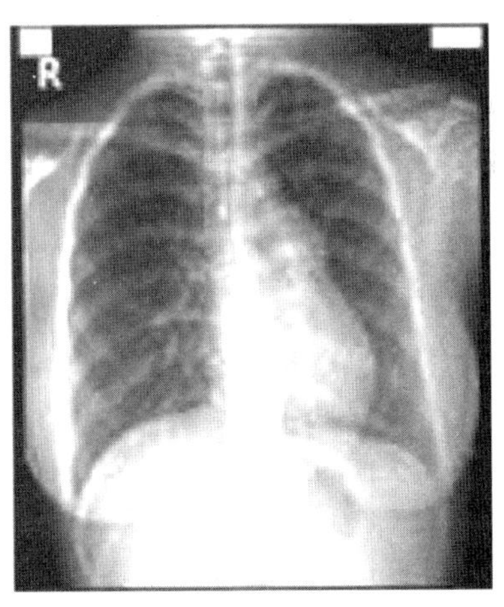

图 11-1-3　肺动脉高压的胸部 X 线表现

(2)心电图：心电图上表现为右心室肥厚和劳损，电轴右偏和右房扩大，提示需进一步检查确诊(图 11-1-4)。

胸部 X 线和心电图可以作为诊断肺动脉高压的依据，但不能作为确立诊断或排除诊断的证据。

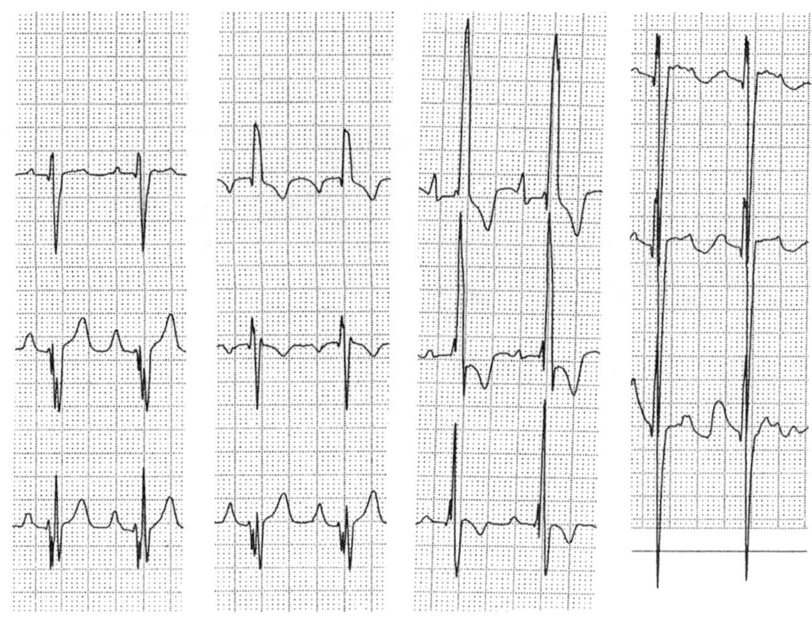

图 11-1-4　肺动脉高压的心电图表现

(3)超声心动图(图 11-1-5):超声心动图是评估是否存在肺动脉高压的关键性筛查项目。经胸部超声心动图(TTE)可评估肺动脉的收缩压(PASP),并可以对肺动脉高压的病因和预后提供额外的依据。如无流出道梗阻情况下肺动脉的收缩压(PASP)与右心室收缩压(RVSP)相同。RVSP 近似于三尖瓣反流速度"V"加上右房压(right atrial pressure,RAP)。以下是已修正的 Bernoulli 等式:RVSP=4 V^2 +RAP。RAP 既是一个标准化的指标,也可依据下腔静脉的特点或颈内静脉延伸的程度而做出估计。肺动脉的血流动力学可以通过肺动脉反流多普勒的信号,右心室流出道血流的模式和时间间期,包括射血前期、加速和减速时间,舒张和收缩时间而做出判断。我国张志玲报道采用多普勒超声新指标 Tei 指数可评价妊娠合并心脏病伴肺动脉高压患者的右心室功能。

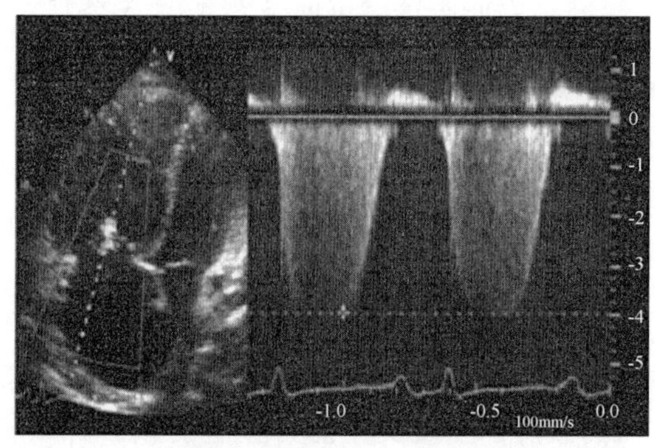

图 11-1-5　肺动脉高压的超声心动图表现

(4)右心导管:右心导管可以明确肺动脉高压的诊断,而且对妊娠患者也是安全的。应用右心导管期间,可以使用热稀法或通过测量氧耗量,应用 Fick 公式计算的技术检测心排血量,心排血量的测定也需要计算肺动脉血管阻力。右心导管可以反映右心内分流的特点,测量肺静脉压力。肺毛细血管楔压(PCWP)增高是左心疾病或肺静脉阻塞的表现,虽然 PCWP 正常,但也不能排除肺静脉阻塞性疾病。

(5)负荷试验及功能的评估:运动耐量是肺动脉高压患者评估的一个重要部分,功能的评估通常使用 6 分钟步行试验,记录患者在无障碍6分钟步行的距离。这个检测可以了解患者最低的运动限度,其结果有利于评估患者的预后。研究表明6分钟步行试验少于330m的患者3～5年的生存预后较差。6分钟步行试验常作为药物治疗前后疗效比较的基础对照指标,也被作为药物试验评估的一级终点指标。

脚踏车运动试验可以评估患者的运动特点和能力,虽然这个试验很方便,但许多严重的肺动脉高压患者不能耐受,而且不同的医疗单位之间的检测结果差异性较大。

根据世界卫生组织(WHO)专家共识对肺动脉高压患者进行功能状况分类(表11-1-2)。

表11-1-2　WHO肺动脉高压(PH)患者功能级别分类

Class Ⅰ
PH患者日常的体力活动不受限制,日常体力活动无气促、疲劳、胸痛或晕厥先兆
Class Ⅱ
PH患者体力活动轻度受限制,休息后无不适,日常体力活动可致气促、疲劳、胸痛或晕厥先兆
Class Ⅲ
PH患者体力活动明显受限制,休息后无不适,日常轻微体力活动可致气促、疲劳、胸痛或晕厥先兆
Class Ⅳ
PH患者不能从事任何体力活动,有右心功能不全的体征,休息状态感到气促、疲劳,任何体力活动都可加重症状

(6)其他检查:肺动脉高压患者需要做进一步的检查以明确基础病因,包括HIV的血清学检查、抗核抗体的血清学检查,以排除结缔组织疾病。经胸壁或经食管多普勒超声心动图联合振荡盐水对比剂注射可了解右向左分流情况,以及肝功能的评估都可作为肺动脉高压筛查的检查项目。非原发性肺动脉高压患者,利用超声心动图检查可以明确左心室或瓣膜的疾病是否为肺动脉高压的病因或诱因。肺功能检查和动脉血气分析可评估患者是否存在阻塞性或间质性肺部疾病的可能。夜间持续血氧定量监测或睡眠多功能扫描有助于建立睡眠呼吸困难的诊断,通气灌注闪烁法扫描或胸部CT对比增强检查可筛查慢性血栓栓塞性疾病,如有需要可行肺动脉造影术。

【肺动脉高压的治疗】

近十年,肺动脉高压的治疗手段已获得显著的进展。治疗后患者的症状更加稳定、活动耐受能力增强,患者的预期寿命也获得改善。有效的姑息疗法在治疗中仍然保留。由于肺动脉高压患者临床情况的复杂化,治疗牵涉多个与肺动脉高压治疗相关的学科、中心和专科。肺动脉高压的治疗受多种因素的支配和影响:疾病和症状的严重程度,肺动脉高压的特殊类型,使用昂贵、复合性药物的条件和能力,患者对使用血管扩张剂的快速反应性。

1. *使用血管扩张剂的评估*　右心导管除了作为评估肺动脉高压的手段外,还可以被用于评估患者对肺动脉血管扩张剂的反应。经基础血流动力学的评估和确诊为肺毛细血管前肺动脉高压者,给予肺动脉血管扩张剂(吸入性一氧化氮或注射依前列醇),然后观察反应峰值。50%对血管扩张剂有迅速反应(平均肺动脉压mPAP下降≥10mmHg至<40mmHg)的患者在使用钙通道拮抗剂(CCBs)治疗时,可以获得症状和生存率的改善。然而,实际上只有10%～12%的患者对血管扩张剂有迅速的反应。在临床试验中,结缔组织病或先天性心脏病合并的肺动脉高压患者对血管扩张剂没有迅速的反应。病情不稳定或按WHO症状分类为Ⅳ级,或有严重右心衰竭,对CCBs的治疗反应不良者,不

必行血管扩张剂的反应性评估。这些对血管扩张剂无反应的患者需要选择替代性的药物和方法给予治疗。

(1)依前列醇(epoprostenol):前列环素是一个潜在性的内源性血管扩张剂和血小板功能抑制剂。由花生四烯酸在内皮细胞内的前列环素合成酶作用下合成。肺动脉高压患者体内前列环素不足。依前列醇钠是合成的前列环素的类似物,可以改善特发性肺动脉高压(idiopathic pulmonary arterial hypertension,IPAH)和合并硬皮病患者的活动能力、生活质量和血流动力学,并改善IPAH患者的生存状况。经使用依前列醇治疗的IPAH患者的1年、2年和3年生存率可分别达到85%～88%、70%～76%和63%,其对照组的期望生存率只有59%、46%、35%。

依前列醇的治疗既复杂又昂贵,因为其半衰期只有几秒,因此给药必须应用经体内深静脉导管和输液泵持续静脉内注射。在室内常温下药物不稳定。因此药物必须按时更换(至少每天3次),冷存,必要时药物周围放置冰袋。使用中患者可能会发生显著的副作用或风险。通常的副作用包括头痛、面红、下颌疼痛、腹泻、恶心、皮疹、下肢疼痛不适、中心静脉导管的感染。突然注射中断可引起严重的肺动脉高压反跳和死亡。许多患者的症状、寿命和运动能力(测量6分钟步行试验的距离)都可获得改善,但血流动力学的改变相对不大。虽然只有部分患者可以获益,但患者的情况可以得到稳定,可预防右心衰竭的加剧和病情的进一步恶化。许多研究表明,患者治疗后的获益主要来于药物的抗增生作用,使病变的血管重构逆转。药物的正性肌力作用被作为有利于病情改善的假说。

(2)曲罗尼尔(treprostinil):曲罗尼尔是前列环素的类似物,半衰期超过3h。室温下稳定,因此使用时只需用细小的皮下输液导管和微量泵,而不需冰袋。药物已按直接使用的规格供应,应用时不需每天与稀释液配制成活性混合物(如依前列醇的制剂)。与对照组比较,曲罗尼尔可以改善患者6分钟步行试验的活动能力、生活质量和血流动力学。但患者的获益非常有限,剂量越大或症状越重的患者获益的效果越显著。曲罗尼尔的副作用与依前列醇相同。另外较受关注的是注射部位通常会产生疼痛,因而要达到最大可能获益剂量时常受到限制。由于药物的这些特点,曲罗尼尔被批准为只供静脉内使用。曲罗尼尔的费用与依前列醇相同。

(3)伊洛前列素(iloprost):伊洛前列素是第三代的前列环素类似物,可以作为气道吸入药使用。吸入治疗可以使药物释放到已通气的肺泡单位,使局部肺小动脉血管扩张、增加通气血流比值。伊洛前列素可改善患者功能分级活动能力和肺动脉的血流动力学。副作用有面红、头痛,某些患者可出现咳嗽。吸入的伊洛前列素的活性间期相对较短,因而要获得持续的临床益处,每天吸入的次数要6～9次,每次吸入5～15min,伊洛前列素可以与其他肺动脉血管扩张药如西地那非联合应用以增加活性作用和延长活性间期。我国田庄报道伊洛前列素治疗妊娠合并特发性肺动脉高压1例,结果与既往文献报道相似,吸入前列环素类似物后,患者临床症状和血流动力学得到明显改善,顺利分娩健康婴儿。认为尽管不主张肺动脉高压患者妊娠,但通过使用肺血管活性药物和多学科共同协作,仍可以帮助此类患者顺利完成妊娠。

(4)波生坦(bosentan):波生坦是一个非选择性内皮受体拮抗剂,具有阻断内皮素(endothelin-1,ET-1)的作用。ET-1是一个潜在的血管收缩物和平滑肌细胞的分裂素,其在内皮的受体有A、B两个亚型(ETa和ETb)。波生坦的治疗作用主要是通过竞争性抑制血管平滑肌细胞ET-1与ETA和ETB受体的结合,减缓肺高压患者ET-1血浆水平增高而造成血管收缩和肺动脉壁增厚的作用。对已确诊肺动脉高压的患者,应用波生坦与类前列腺素比较，其在临床上的血管扩张作用是非常轻的。但波生坦的临床研究表明，与对照组比较可以增加6分钟步行试验的距离和改善功能分级。其获益的一部分作用与抗增生和抗纤维化相关，从而可稳定病情、改善血管重构。联合应用波生坦的副作用包括晕厥、面红、剂量依赖性的转氨酶增高(反映了肝的毒性作用)。已知波生坦可与格列本脲和环孢素有相互作用，波生坦也可以干预荷尔蒙避孕药的作用。与西地那非联合应用可增加波生坦的血浆浓度，降低西地波非的浓度，药物可以制成片剂口服应用，每天2次，每月监测肝功能，但此药物非常昂贵。

(5)西地那非(sildenatil)：西地那非是一个磷酸二脂酶(phosphodiesterage-5)抑制剂，具有增加一氧化氮(NO)途经的扩张血管作用。NO是一个内源性的血管扩张剂，在内皮细胞由L-精氨酸在一氧化氮酶(NOs)的作用下产生，具有调节基础血管阻力的功能。在平滑肌细胞可以促进GTP转化成GMP。cGMP是第二信使，可以诱导细胞膜和细胞内事件的级联反应，减少钙离子进入平滑肌细胞内而产生的扩血管作用。细胞内的cGMP水平可被磷酸二酯酶调节。通过磷酸二酯酶催化cGMP降解为5'-GMP。在肺动脉血管系统，具有抑制磷酸二酯酶-5(PDE5)的作用，最终可增强肺动脉血管对内源性NO的反应。西地那非是一个强有力的高度特异性的PDE5抑制物，可用于治疗勃起功能障碍，因为PDE5存在于阴茎海绵体内。西地那非可以改善肺动脉高压患者6分钟步行试验的距离和症状。

2. *辅助的治疗*　通常肺动脉高压患者常规使用华法林治疗。剂量目标是要达到国际正常比值(international normalized ratio，INR)为2.0～2.5。抗凝药物的应用主要依据两个回顾性的研究。研究证实抗凝治疗对患者的生存能显著获益，抗凝治疗可最大限度地降低小血管血栓的形成。当存在右心衰竭时，可以使用地高辛。利尿剂通常可用于调整血管内的容量负荷，减轻周围的水肿、腹水和肝淤血。经未闭卵圆孔右向左分流致肺灌注能力减低、低心排血量、低血氧饱和度等合并低氧血症者都适合供氧治疗。

治疗策略：2009年ACCF/AHA《肺动脉高压专家共识》公布肺动脉高压治疗的推荐见图11-1-6。

【肺动脉高压合并妊娠的联合血流动力学效应】

正常妊娠的血流动力学调节作用既可以影响肺动脉高压，肺动脉高压又可以影响妊娠的血流动力学，结果可以造成血流动力学不稳定和增加临床的风险性。

1. *妊娠生理改变对血流动力学的影响*　在正常情况下 妊娠对母亲的血流动力学产生较显著的影响，正常妊娠心血管的改变可在第一孕季开始，并持续到分娩后，母亲的血容量不断增加，妊娠晚期可超过孕前水平的40%以上，其中血浆的容积占45%～50%，红细胞的增加占20%～30%。至孕25周，由于血容量的增加，心排血量随之增加30%～50%。在孕激素、循环前列腺素和子宫血管床阻力降低的联合作用下，外周血管阻力减低20%～30%。随着左心后负荷的减低，心排血量进一步增加，至孕32周时，心率和每搏输出量会有较低程度的增加，最高可增加至基础值的10%～30%，并持续维持至孕足月。在临产和分娩期间，由于疼痛和子宫的收缩，使心排血量额外地提高，血压增高。分娩后，下腔静脉的压力马上减轻，血流自动从分娩后呈空虚和收缩状态的子宫转移，使心排血量进一步增加。妊娠期间所产生的血流动力学改变多在分娩后两周完全恢复。同样在妊娠期间，由于血流容量改变的关系，心脏也产生结构上的改变。左心室舒张末的直径增加，随着心脏收缩力的改变和后负荷的减低，左心室收缩末的直径可轻度

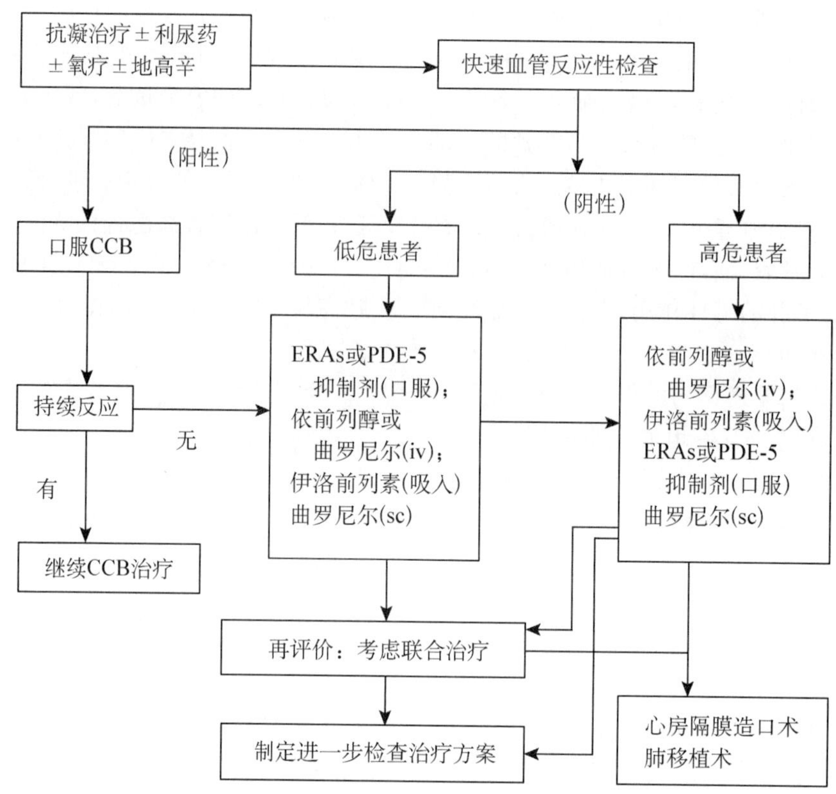

图 11-1-6 肺动脉高压治疗流程(2009 年 ACCF/AHA《肺动脉高压专家共识》)

缩小,左心室壁增厚仅约 28%,左心室质量约增加 52%,并从而减低左心室的膨胀性。

2. *正常妊娠血流动力学对肺动脉高压血流动力学的影响* 合并肺动脉高压的患者,正常妊娠生理性变化产生的血流动力学改变就可增加母亲的死亡率。妊娠血浆容积的进行性增加,使肺动脉高压患者已过度容量负荷的心脏失代偿,右心容量压力超负荷,并可突发右心衰竭。由于慢性压力超负荷,加上左心室舒张功能的损伤,左心室质量的增加,室间隔向左心室移位造成右心室扩大。

3. *异常肺动脉血流动力学对妊娠期外周血流动力学的影响* 肺动脉血管的病理改变限制了妊娠后血流增加的反应性能力,增加右心室的负荷,降低了心排血量,从而导致系统低血压,使重要器官和胎儿的灌注压不足。当心脏存在左向右分流时,例如,先天性心脏病和 Eisenmenger 综合征的患者,由于妊娠减低了系统血管的阻力,从而加重右向左的分流(减低 Qp/Qs 比值)和加重低氧血症,并且加重肺动脉血管的收缩作用。与左心室不同,在右心室心肌正常的情况下,冠状动脉大部分的血流灌注发生在收缩期,因为在收缩期,心内和主动脉之前形成一定的压力阶差,当肺动脉高压时,压力阶差缩小,冠状动脉的血流减少,右心室心肌缺血,收缩功能不全,进一步减少胎儿和重要器官的血流供应。

在临产和分娩期间,由于失血、血管迷走神经对疼痛的反应都可以加重系统的低血压和右室心肌的缺血,结果导致低血容量和心动过速或低血压。这些迅速发生的改变可使患者因室性心律失常和右室心肌梗死而导致患者发生心源性猝死。代谢性酸中毒可以发生在分娩的第二产程,使肺动脉血管阻力增加,另外,由于妊娠继发的高凝状态可以导致肺动脉血栓栓塞，或肺动脉血栓形成，进一步使肺动脉压增高或甚至肺动脉梗塞。

肺动脉高压和妊娠情况下正常的血流动力学的调节之间的相互作用，可以使患者处于不断恶化的高危状况，患者的病情可以突然恶化以致很难或不可能逆转。

【肺动脉高压合并妊娠常见的孕母与胎儿并发症】

肺动脉高压对妊娠女性和胎儿都存在实质性的风险。在药物学治疗的年代以前，据报道，妊娠的Eisenmenger综合征并肺动脉高压患者母亲的死亡率为36%，特发性肺动脉高压者为30%，与多种病因相关的肺动脉高压者为56%。在来自同一报道的血流动力学显著异常者中，73例Eisenmenger综合征患者肺动脉收缩压为(108±26)mmHg，27例特发性肺动脉高压患者肺动脉收缩压为(85±20)mmHg，25例继发性肺动脉高压患者肺动脉收缩压为(83±18)mmHg。1979年的一份报道中，70例肺动脉高压患者中死亡率为52%；相同的危险因素，与来自1998年的报道比较，并没有反映出任何显著的改进。患者先前成功妊娠的事实并不能保证其在最终的妊娠中将不会出现严重的合并症。

既往的资料显示，大部分母亲的死亡发生在分娩后30d内，而不是在妊娠、临产或产褥期间。母亲较高的死亡率主要为肺动脉高压所致的顽固性右心衰竭和心源性休克。其他明确的死亡原因包括：由于恶性的心律失常、肺动脉血栓性栓塞、脑血栓栓塞、肺动脉的撕裂和破裂。据资料，Eisenmenger综合征患者的死亡大多数合并血栓性栓塞事件或低血容量。Eisenmenger综合征或特发性肺动脉高压的患者，提示有较高的死亡率，不论是经阴道分娩(29%或20%)还是手术分娩(38%或42%)。我国翁秀亲报道34例妊娠伴肺动脉高压患者中，1例Eisenmenger综合征剖宫产术后2d因低氧血症死亡；1例原发性肺动脉高压产后2d阴道大出血合并心力衰竭死亡。林建华报道61例妊娠合并心脏病伴肺动脉高压患者剖宫产占79%，孕妇死亡2%(1/61)。艾瑛报道21例妊娠合并先天性心脏病伴肺动脉高压患者的母婴结局，有3例产前或产后出现早期心力衰竭表现或发生心力衰竭，1例死亡，早产6例，分娩方式以剖宫产为主，占95.2%(20/21)。临床终点的报道和观察报道提示全麻下的选择性剖宫产与经阴道分娩比较，剖宫产患者的血流动力学能得到较好的控制，患者的预后也较好。根据目前的资料，专家的观点仍然提示，终止妊娠仍然是安全的选择。肺动脉高压患者受到妊娠的干预会使母亲的死亡风险提高。如终止妊娠是患者的愿望，在妊娠的早期选用宫颈扩张术和清宫术应是理想的选择，最好能在全麻下进行。

Eisenmenger综合征患者关于胎儿预后的资料不多。小规模的研究系列提示，超过一半的分娩为早产，其中1/3的婴儿为宫内发育迟缓。翁秀亲报道早产11/34，宫内发育迟缓5/34。然而在这种情况下，新生儿的生存率仍高于母亲的生存率(分别为90%和50%～70%)。林建华报道61例妊娠合并心脏病伴肺动脉高压患者中早产儿11例，医源性胎儿丢失13%(8/61)。艾瑛报道21例妊娠合并先天性心脏病伴肺动脉高压患者的母婴结局，1例足月低体重，重度组死胎2例。

肺动脉高压患者使用血管扩张剂治疗的预后尚未有系统的研究报道。使用肺动脉血管扩张剂包括成功分娩的病例报道显示其预后不一。但通常母亲的死亡多发生在数天至数周内。未见与药物相关的新生儿和婴儿合并症的报道。

【妊娠合并肺动脉高压围生期的处理】

1. *避孕*　肺动脉高压合并妊娠对母亲和胎儿都有较高的风险，在风险管理中，避免妊娠是很重要的。肺动脉高压的程度与加重妊娠风险的关系还不清楚。重度肺动脉高压如有右心功能不全的体征和临床的症状，发生风险的可能较高。在这些病人中，有效避孕十分重要，即使有理想的治疗措施，肺动脉高压也难以完全逆转，因此，妊娠存在风险的观点已成共识。永久的伴侣应考虑女方行永久的绝育。另外，建议行双重保险的避孕方法，以最大限度地减少妊娠的机会。口服避孕药虽不被作为禁忌证，但相对与妊娠而言，可使患者增加血栓性栓塞事件的潜在风险。非选择性内皮受体拮抗剂波生坦与避孕药共同使用后可降低治疗的可靠性。对继续妊娠或妊娠后才发现肺动脉高压的患者应被告知妊娠的风险极高，应选择终止妊娠。然而，选择性终止妊娠的风险只有4%～6%。

2. 产前的处理　肺动脉高压患者在妊娠后有较高的死亡率，妊娠期间可使原有的肺动脉高压加重。因此，肺动脉血管扩张剂应在有症状的患者中使用，尽管目前还缺乏设计完善的、有效治疗肺动脉高压的药物安全性试验。这些药物应在具有肺动脉高压、成人先天性心脏病、高危产科的治疗中心使用，并给予密切的监测。对肺动脉高压的妊娠患者应慎重使用抗凝治疗，因为妊娠可以诱导高凝的状态并使患者存在肺动脉原位血栓形成的风险。华法林可以达到抗凝的目的，在国际正常比值(INR)不高于2.0的情况下，对胎儿的风险比较少。使用脉搏血氧定量监测仪监测外周血氧饱和度，应用经鼻道氧疗以促进氧的输送和肺动脉的扩张。

围生期处理要点包括：①要早期识别肺动脉高压，妊娠中期要尽早在有条件的治疗中心接受治疗；②多学科共同处理，包括高危产科队伍、心脏病专家、儿科医生和麻醉师；③有效的供氧，持续和密切的血氧饱和度监测；④ 抗血栓的处理，包括下肢使用弹力袜和加压泵；对高凝患者和无活动能力患者，推荐使用低分子肝素。

3. 分娩的处理　如果发现胎儿生长迟缓或母亲病情恶化，患者需提前分娩。对肺动脉高压患者，选择性剖宫产优于经阴道自然分娩，因为剖宫产的分娩时间短，可避免疼痛和体力消耗，从而可以保护胎儿以避免发生低氧血症；也可保护母亲的肺循环，以避免或降低第二产程中酸中毒的发生风险和不利影响。硬膜外麻醉镇痛可用于心脏病患者的无痛分娩；对使用血管扩张剂可致血压加剧下降、右向左分流增加和低氧血症，并可导致低心排血量的患者，最好选择全麻。另外，许多肺动脉高压患者在抗凝治疗中应用硬膜外麻醉可增加硬膜外血肿的风险。在硬膜外麻醉下患者仍保持清醒，常容易紧张；通常由静脉输注的阿片制剂(opiate)具有静脉扩张作用，并可导致灌注不足患者的静脉回心血量进一步减少。大多数硬膜外麻醉使用的药物具有外周血管扩张药作用，临床的联合因素常可导致回心血量减少而分布在周围循环，如果合并非正常的血液丢失，可加剧血压下降，甚至心跳骤停。

另一方面，全麻可使患者得到放松，降低代谢的需求，维持最大的氧合作用，减轻产程过度用力对机体的干扰，保存体力，维持已十分脆弱的循环储备。大量麻醉记录的资料显示，在全麻下，血管扩张和血容量转移的情况也能被减轻。在麻醉的诱导期，应该避免使用负性收缩作用的药物，保证足够的血容量，失血的情况应迅速被纠正，以保证足够的右心室充盈压，维持心排血量。

分娩后，患者应留在ICU持续监护，包括：血压、中心静脉压、动脉血氧饱和度、呼吸频率；限制过度活动，恢复抗凝治疗。通常不一定需要Swan-Ganz导管和动脉内导管留置，因为系统血压和中心静脉压是最好的监护指标，分娩后，右心功能不全的情况可迅速缓解。

结论：妊娠期血流动力学正常生理的改变可促使肺动脉高压患者循环系统的负荷异常增加，从而导致血流动力学的不稳定，脆性增高，显著增加母亲的死亡率，对胎儿和新生儿的预后不利。要避免和减少妊娠的风险，重点是要及早认识肺动脉高压，延迟诊断、拖延在医院的处理都不利于患者的预后。肺动脉高压的药物学处理包括前列环素的类似物、内皮素拮抗剂和磷酸二酯酶抑制剂。辅助性的治疗包括供氧、抗凝、利尿剂、一氧化氮和正性肌力药物。伴肺动脉高压患者妊娠母亲的风险可高达50%以上。从妊娠到分娩,母亲的死亡率高于新生儿。肺动脉高压患者妊娠的处理必须遵循高危产科和多学科的处理原则。

（吴沃栋）

第二节　肺动脉栓塞

静脉血栓栓塞(venous thrombo-embolism,VTE)是妊娠女性最严重的生命威胁之一,VTE包括肺动脉栓塞(pulmonary embolism,PE)和深静脉血栓(deep vein thrombosis,DVT),是妊娠相关发病率和死亡率的主要因素。有心脏疾病和产科问题的患者风险增加。由于临床的发病情况罕见,及时的诊断和处理较困难,一旦误诊将严重影响母婴的预后,因此,静脉栓塞成为非产科孕妇死亡的首要病因。

【流行病学】

妊娠和产褥期静脉血栓栓塞的发病率增加,占所有妊娠的0.05%～0.20%,也有报道为1/200分娩～1/1400分娩。在英国,肺动脉栓塞是直接造成母亲死亡的最常见原因,死亡率为1.5/100 000妊娠,占孕妇全因死亡的第二位,病死率为3.5%。

一个以人群为基础的研究收集了1966～1995年孕期或产后女性发生深静脉血栓或肺栓塞的资料。结果显示孕期或产后女性静脉血栓栓塞症的相对危险度为4.29,总发病率(绝对风险)为199.7/10万。产后女性的年发病率比孕期女性高出约5倍(发病率分别为511.2/10万和95.8/10万)。

深静脉血栓的发病率比肺栓塞高出3倍(发病率分别为151.8/10万和47.9/10万)。孕期肺栓塞的发生率低于产后(发病率分别为10.6/10万和159.7/10万)。美国在1998～2005年严重产科并发症的全国性回顾分析发现,肺栓塞与不断上升的剖宫产率相关。

美国国家死亡数据分析发现,男性肺栓塞的死亡率比女性高出20%～30%。在年龄小于55岁的患者中,女性肺栓塞发病率较高。据报道,年龄和性别校正后的整体静脉血栓栓塞症年发病率为117/10万(深静脉血栓,48/10万;肺栓塞,69/10万)。

【病因】

Virchow三联征是血栓形成的三个主要因素,包括:内皮损伤、血流淤滞或湍流、血液高凝状态。受这些因素的影响,妊娠期间静脉血栓栓塞的风险增加。

妊娠可诱导高凝状态和血流的改变,分娩时,特别是手术分娩时,可导致内皮因子的释放。妊娠期间,血浆凝血因子浓度(包括纤维蛋白原及因子Ⅶ、Ⅷ和Ⅹ)增加,血浆纤溶酶原激活物抑制物水平增加,使纤溶活性减弱,血小板黏附和活性增加。C蛋白与活性C蛋白的比值降低。

受妊娠激素的影响,血管扩张,下肢静脉血流减慢。在第三孕季,仰卧和坐位时,由于增大的子宫压迫髂静脉及下腔静脉,使静脉回流发生障碍,特别是胎头入盆以后,血流进一步减退,并引起内皮细胞损伤,导致血栓形成。由于左下肢静脉回流至下腔静脉的途径迂回延长,而且左髂总静脉受右髂总动脉压迫的影响,因此,妊娠女性左下肢血栓形成较多见(图11-2-1)。山东大学齐鲁医院妇产科收治的20例妊娠合并VTE患者中,19例DVT患者有16例累及左下肢、3例累及右下肢。

血栓形成倾向是遗传或是获得性疾病。受影响的患者通常在妊娠或产后首次发生血栓形成事件。遗传性异常凝血综合征患者的蛋白C、蛋白S或抗凝血酶原Ⅲ不足，据国内报道，中国人群DVT形成患者中这三种遗传缺陷的发生率总和为26.4%～35.7%，明显高于西方人群。蛋白C和蛋白S缺乏是中国人群中重要的VTE危险因素。先天性或获得性的天然抗凝物不足在外表健康的血栓形成患者中约占10%。因子Ⅴ Leiden突变可以产生活化蛋白C降解抵抗，是家族静脉血栓性栓塞中最常见的病因。本病的人口发病率为5%，未被发现血栓栓塞的患者可能至少有20%。这种家族性的缺陷通常并不会导致患者发病，除非患者附加了诱发的因素，如口服避孕药或妊娠。

在获得性凝血病中，抗磷脂抗体，特别是红斑狼疮抗凝血抗体，其次是抗心磷脂抗体都可增加血栓形成的风险，并可导致复发性的流产，特别是孕中期的流产。

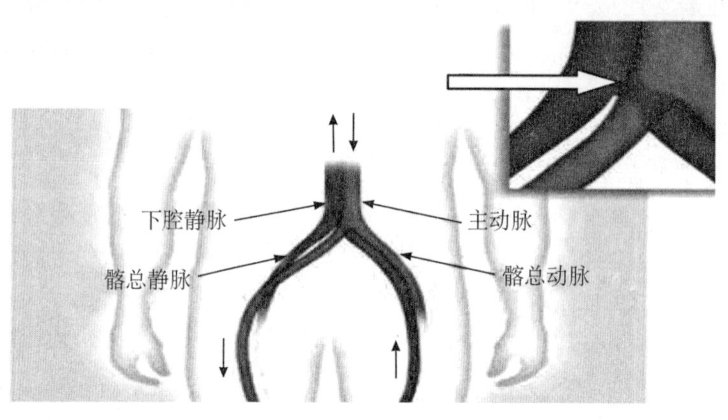

图 11-2-1　髂静脉压迫综合征(May-Thurner syndrome)**患者左髂总静脉受右髂总动脉压迫变窄**

肺栓塞的诱因是多方面的，但很多患者不一定有明确的诱因。这些外在的附加因素包括肥胖、吸烟、高龄、脱水、外科手术、创伤如骨折(股骨和胫骨骨折，其次是骨盆、脊柱和其他部位骨折)和严重烧伤、制动作用、急慢性内科疾病(感染如HIV、高血压、糖尿病、充血性心力衰竭、心肌梗死、红细胞增多症、溃疡性结肠炎、白塞病)、恶性肿瘤、血栓形成家族史，以及使用口服避孕药和雌激素替代疗法的患者；在妊娠期可使患者正常的凝血与抗凝血的平衡逆向倾斜而出现血液高凝状态。与产科有关的因素包括前置胎盘和胎盘功能不全。例如，发绀型先天型心脏病患者可继发血细胞增多并血流黏稠性增高，这些患者在妊娠时常需要卧床。

肺栓塞的危险因素还包括：药物滥用(静脉注射)、药物诱导的狼疮抗凝物、溶血性贫血、肝素相关性血小板减少症、高半胱氨酸血症、高胱氨酸尿症、高脂血症、应用吩噻嗪类药物、血小板增多症、静脉曲张、静脉造影、经静脉心脏起搏术、静脉淤滞、炎症性肠道疾病(表11-2-1)。

表 11-2-1　静脉血栓栓塞的易患因素

正常妊娠	附加因素	产科因素
血凝固性增强	血栓症的家族史	胎盘功能不全
下肢血流减慢	卧床	前置胎盘
内皮功能受损	肥胖	
吸烟	高血压	
	糖尿病	
	高龄	
	外科	
	感染	
	血细胞增多	

资料来源：Celia Oakley. Pulmonary Embolism in Heart Disease in Pregnancy.

【病理生理】

肺动脉栓塞可引起生理死腔增加，最终使呼吸加深加快，但在迷走神经的诱导作用下，呼吸增快常可导致肺泡过度通气，且伴有动脉 PCO_2 下降。通气灌注比例失调可以造成肺动脉内分流，低心排血量或通过卵圆孔反向转流，局部肺泡表面活性物质丢失。数天后，栓塞局部可产生节段性的肺不张，并由此发展为低氧血症。但也有例外的情况，在 PIOPED 的研究中，约 1/4 的肺动脉栓塞患者的 PO_2 正常。栓子释放的 5-羟色胺、组胺等可引起死腔及支气管痉挛，使气道阻力增加、通气受限，以上各种原因均可导致低氧血症的发生。

右心室因无代偿过程且室壁较薄而发生扩张，其右心室收缩压很难达到 50mmHg 或 60mmHg 以上，而较高的舒张压可导致室间隔膨向左心室一侧，从而减少了左心室的充盈量(心室的相互依存性)，是右心室过度体液负荷的不利原因。由于低血压、心动过速并舒张间期缩短、左心室舒张压增高或可伴有低氧血症，均可减少冠状动脉氧的供应并导致心肌缺血。这不仅可加速右心室的功能衰竭，同时也可影响左心功能，可伴发后下壁局部的心肌梗死。在临床中大多数 PE 患者可发现心脏标志物包括肌钙蛋白升高，但并不表明伴有冠状动脉事件。

【临床表现】

1. 症状　肺栓塞患者表现多样，可为非特异性或为灾难性。对肺栓塞意外死亡患者的研究发现，患者往往在死亡的几周前曾出现多种症状，而 40%的患者在死亡的前几周曾有就诊的经历。早期的一些研究显示，2/3 致命的病例死于发病后 1h 内(表 11-2-2)。

(1)气促：妊娠中主诉气促是普遍的现象。所有在妊娠期或产后主诉不明原因气促，特别是突发气促的患者都应该高度怀疑并排除 PE 的可能。

(2)下肢水肿：妊娠期，首次静脉血栓的风险可增加两倍，在产褥期为 14 倍。有一半 PE 患者没有明确的 DVT，许多静脉血栓形成的患者常伴发无症状的肺动脉栓塞。但大多数伴有急性下肢水肿的患者并没有血栓，常需快速、安全和有效的方法进行排除。诊断依据临床症状、血清学和影像学检查。在妊娠期，大多数的静脉血栓在左股静脉，但有些起始于盆静脉，心脏病患者有时可发生在右心腔。

表 11-2-2　肺栓塞的症状和体征

肺栓塞的症状	肺栓塞的体征
突发性呼吸困难	呼吸急速
虚脱、晕厥、疲倦	心动过速
胸膜炎样的胸痛	胸壁压痛
非胸膜炎样的胸痛	颈静脉压力增高
咯血	右室鼓起和奔马律
下肢水肿，疼痛	深静脉血栓

资料来源：Celia Oakley. Pulmonary Embolism in Heart Disease in Pregnancy.

(3)咯血、咳嗽、胸痛：大多数的肺动脉血栓栓塞为多发性，而且大多数的血栓已转移到肺动脉的远端，故小的血栓可能会抵达周围肺动脉的分支。如果堵塞了肺动脉，可引起节段性的肺梗死，患者可有咯血、咳嗽，表现为突发的刺激性咳嗽。如果引起了胸膜炎症反应，可发生胸痛。无伴随其他症状或危险因素的胸膜性胸痛可能是肺栓塞的一种症状，应该引起警惕。据报道，多达 84%的肺栓塞患者出现胸膜性胸痛，表明栓子位于外周，体积可能更小。

(4)晕厥、猝死、心源性休克：大的血栓可能卡在主肺动脉的分叉处，肺动脉分叉部分如果 1/2～2/3 以上的血管床发生梗阻，可引起即时死亡或心源性休克。

(5)右心衰竭：在肺动脉中央分支血管床如有 1/3 发生突然梗阻，或者有多发性的小梗阻，可导致右心室超负荷而发生右心衰竭，可伴发急性、亚急性低心排血量心力衰竭，血压下降，并可发生不明原因的晕厥或死亡。随着栓塞的重构,或由于血栓前向移动,并导致主肺动脉分支部分较大的空间、自身的纤溶机制被激活,血流动力学可自动恢复。如果首次栓塞的血栓溶解前又有更多的栓塞伴随发生,衰竭的右心室可能不能继续维持患者的生命。

(6)肺动脉高压:偶尔,多发性血栓性栓子经过较长的时间才抵达栓塞部位,由于不能被溶解,常可形成慢性肺动脉高压,但是,这种肺动脉高压发生的情况并不多见。

肺动脉栓塞发生后,内源性溶解作用通常能迅速发生,使血栓迅速崩解和缩小,或再次栓塞远端的肺小血管。经抗凝治疗两周后,血栓将可完全溶解。有些致命的病例常曾有数次栓塞事件的病史,但有些患者只发生一次栓塞事件就可致命。

2. 主要体征(表 11-2-2)　在确诊的肺栓塞患者中,可出现以下体征。

(1)呼吸加快:大多数患者呼吸加快。呼吸频率>20 次/分,是肺栓塞最常见的体征,发生率为 70%~96%。有学者提出,如呼吸频率<16 次/分,可以排除肺栓塞。

(2)心率增加:超过半数患者的心率大于 100 次/分,发生率为 44%。

(3)发绀:约 20%的患者伴有发绀,肺栓塞的栓子越大,影响的肺段越多,发绀越明显。

(4)周围循环衰竭:由血压下降或休克及组织灌注不良所致。大面积肺栓塞患者的收缩压通常低于 90mmHg。非大面积肺栓塞的收缩压通常大于或等于 90mmHg。

(5)急性肺动脉高压和右心功能不全表现:肺动脉瓣听诊区第二心音亢进,发生率为 53%。胸骨左缘第二肋间可闻及收缩期喷射性杂音,并可见明显的收缩期搏动,偶可闻及舒张期杂音,心脏杂音的发生率为 23%,为肺动脉瓣关闭不全所致。部分患者可出现房性或室性奔马律(S_3 或 S_4 奔马律)发生率为 34%,颈静脉怒张、充盈、肝肿大,约 24%患者下肢水肿,提示右心衰竭的发生。

(6)肺部啰音:超过半数的患者患侧肺部可闻及湿啰音,发生率为 58%,约 5%的患者可闻及哮鸣音,有时还可闻及胸膜摩擦音及心包摩擦音。

(7)发热(体温>37.8℃):肺栓塞患者可能会出现低于 39℃的发热,然而,肺栓塞患者的体温不会高于 39.5℃,发生率为 14%~43%。

(8)胸壁压痛:在极少数情况下,无外伤史的患者触诊时出现胸壁压痛可能是唯一的体征。

(9)血栓性静脉炎:发生率为 32%。

2008 年欧洲急性肺栓塞诊断和处理指南中推荐肺栓塞严重程度指数风险分层(pulmonary embolism severity index, PESI),PESI 根据肺栓塞患者的症状、病史、临床的体征以 30d 全因死亡率(%)作为风险进行评估,以严重程度指数积分作为分级标准:Ⅰ级,<65 分(0%);Ⅱ级,66~85 分(1%);Ⅲ级,86~105 分(3.1%);Ⅳ级,106~125 分(10.4%);Ⅴ级,>125 分(24.4%);Ⅰ级和Ⅱ级定义为低风险(0%~1%)。见表 11-2-3。Celia Oakley 根据症状和危险因素诊断肺动脉栓塞的临床风险流程图见图 11-2-2。

表 11-2-3　2008 年欧洲急性肺栓塞诊断和处理指南肺栓塞严重程度指数(PESI)

变量	评分(分)
年龄	1
男性	10
癌症史	30
心力衰竭史	10
慢性肺疾病史	10
脉搏>110/min	20
收缩压<100mmHg	30
呼吸≥30/min	20
体温<36℃	20
精神状态改变(神志不清,精神错乱,嗜睡)	60
动脉氧饱和度<90%	20

注:风险分层(30d 全因死亡率,%):Ⅰ级,<65 分(0%);Ⅱ级,66~85 分(1%);Ⅲ级,86~105 分(3.1%);Ⅳ级,106~125 分(10.4%);Ⅴ级,>125 分(24.4%);Ⅰ级和Ⅱ级定义为低风险(0%~1%)。

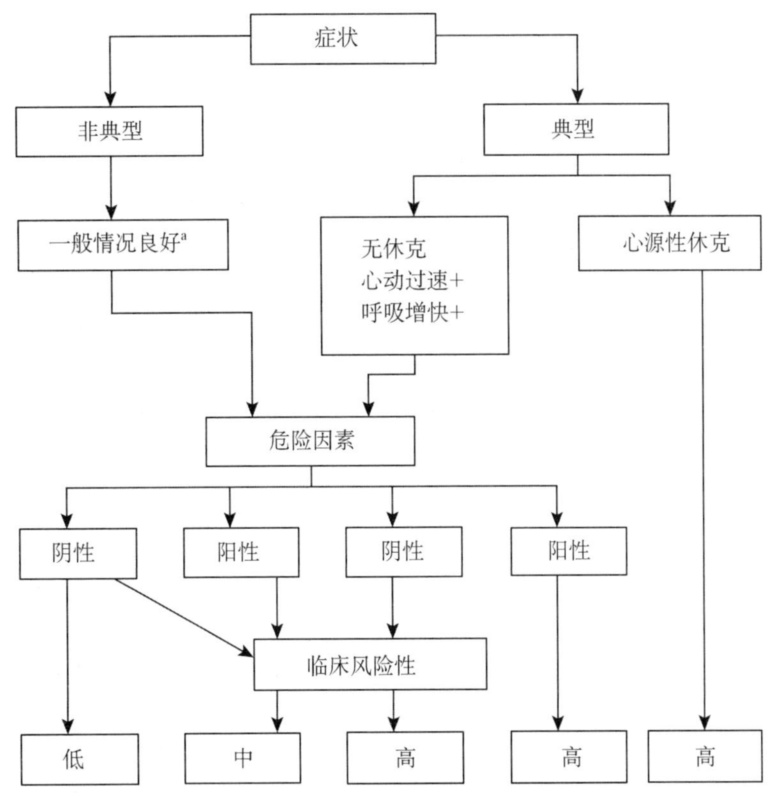

图 11-2-2 根据症状和危险因素诊断肺动脉栓塞的临床风险性

a:无心动过速或无气促

资料来源:Celia Oakley. Pulmonary embolism in heart disease in pregnancy

【临床症候群】

1. 微小的肺动脉栓塞　从临床角度肺动脉栓塞并不存在微小的可能。因为微小的栓塞是大面积和致命性栓塞的前兆。深静脉血栓(DVT)的患者可以无症状,肺动脉栓塞最常见的症状为呼吸困难、胸骨后压迫感或胸膜炎样的疼痛和干咳。如不伴有梗死,物理检查的症状和体征可以完全缺如或仅限有焦虑、呼吸急速和心动过速。

2. 肺梗死　周围性肺动脉阻塞的患者约有10%可发生实质性梗死。胸膜炎性的胸痛急性发作伴气促或偶有咯血的患者,应考虑PE,除非能够被排除。检查可以发现受累一侧胸廓的运动受限,多数患者有胸壁紧张,可能由胸膜腔的炎症引起,触诊或听诊胸膜摩擦音,甚至局部压痛。患者也可能会出现胸腔积液的体征,如叩诊浊音及呼吸音减弱。胸痛在临床上可能会被认为心肌缺血性的疼痛,但如果心电图结果正常且对硝酸甘油没有反应,可以排除心绞痛。胸膜炎性的疼痛不应被当成无发热及无脓肿的感染。栓塞通常较小,多发生在末梢和基底部。梗死的发生通常晚于栓塞发生后数天,发热、白细胞增高和胸部放射线的表现可逐渐出现。

3. 亚急性大面积肺动脉栓塞　活动后疲倦、发作性晕厥、气促和恐惧感均提示亚急性大面积肺动脉栓塞的可能,随后患者可伴胸膜炎性疼痛、干咳、咯血、发热,或可出现以上症状的多个合并症。如果右心室流出道发生短暂的梗死，然后血栓在前向的血流推动下前移而被清除，短阵性晕厥也可能是唯一的症状。如果右心室流出道部分梗阻，且不能维持足够的右心排血量，患者在运动时可出现血压下降，持续运动后乏力。

患者的体征通常不明显，急性右心衰竭的临床体征也不典型。呼吸加快常伴心动过速。颈静脉压增高且伴胸骨左旁搏动增强。心脏听诊可闻及第三心音奔马律，第二心音分裂，双肺呼吸音清，但可伴局限的爆裂音，由肺叶的灌注被阻断、肺泡表面活性物质消失所致。如果仍不断有进一步的血栓性栓塞形成，可能会发生致命的后果，而且患者在1～2d就可能出现急性肺心病的症状和体征。

4. *大面积肺梗死* 患者可表现为突发性晕厥、休克、面色苍白、皮肤湿冷、不省人事或急性心跳骤停；清醒的患者呼吸急促、深长，周围灌注不良，胸骨下疼痛。患者双肺呼吸音清，通气情况良好。偶尔，肺梗死可导致哮喘患者支气管痉挛，脉搏加快，心律不整。患者仰卧位时方可维持血压。脉搏强弱不等，可随着左心室充盈、吸气时射血容积下降而变化。静脉压增高，但在临床上不易被发现，因为患者常取平卧位，加之呼吸增强的影响。心脏听诊可闻及第三心音奔马律，肺动脉瓣第二音减弱，当右心室舒张压升高与肺动脉舒张压相等时，肺动脉瓣第二音消失。少数严重的患者，第二音分裂，可闻及三尖瓣反流性杂音。当右心室压力和血流不足以产生可闻的杂音时，患者的心脏杂音通常可以静息。如果已进入循环衰竭，所有的心音都会变弱。如果循环已经停止，但窦性节律仍可维持，则为电机械分离现象。低 PO_2 可伴随低 PCO_2 的出现，有时可能因为存在卵圆孔未闭而形成中央型的右向左分流的结果。在临床中已发现这种反向的分流可造成患者脑卒中。低氧血压并低碳酸血症和呼吸性碱中毒通常高度提示存在肺梗死，但只表现为低氧血症者也并非没有肺梗死的可能。

5. *复发性肺栓塞* 患者如有气促和肺动脉高压的特征，则就有肺栓塞复发的可能，如患者没有既往病史但扫描时可发现大范围的灌注缺损。

患者可能存在获得性血栓症，例如，自身免疫性疾病、红斑狼疮、Behcet 综合征。肺动脉高压可能为肺动脉原位血栓的结果，不一定为栓塞。少数患者经肺动脉造影或者心脏磁共振影像学扫描（CMRI）可以显示肺动脉分支有多发性的狭窄。

6. *异常的栓塞* 卵圆孔未闭患者如果右心房压力增高，有利于血栓栓子通过未闭的卵圆孔。患者发生严重的卒中或不明原因的系统性栓塞时，应注意警惕心源性或异常栓塞的可能。因此与卒中或系统性栓塞共存肺栓塞和隐蔽的深静脉血栓的可能性不应排除。

超声心动图检查中，注射声振指示剂时，患者做 Valsalva 动作将有助于右向左分流时声振气泡通过缺损并在左心房显影。如果同时应用经食管超声检查，敏感性更高。系统性栓塞后，如发现卵圆孔未闭，应通过介入技术封闭。

7. *多发性肺动脉栓塞或血栓形成* 肺动脉栓塞或血栓形成患者有肺动脉高压和肺心病的临床体征。患者的体征可能表现为颈静脉压升高、右心室抬举性搏动、胸骨左侧第二肋间可触及搏动、右心室的第三心音奔马律、胸骨左缘响亮的收缩期杂音且在吸气相明显、肝大、腹水和体位性凹陷性水肿。但是这些症状并非肺栓塞所特有，在诊断的过程中要注意鉴别。

8. *非血栓性栓塞* 羊水、脂肪、肿瘤或空气都可造成肺栓塞，大骨骨折可以发生脂肪栓塞。进行性的肺动脉高压可继发于绒毛膜癌并多发性微肿瘤栓塞，临床可疑患者应行妊娠试验。空气栓塞常为中心静脉留置管患者的合并症。伴卵圆孔未闭的患者如果右心房压增高，应特别给予重视，并做好预防。少量的空气在右心系统通常无明显影响，但在系统循环中可以并发严重的后果。

羊水栓塞常见于产褥期，患者在分娩或产后可突发晕厥，特别是在手术产后，也多见于多胎妊娠的产妇，本病应与弥散性血管内凝血(DIC)相鉴别。

【诊断】

肺栓塞临床表现的多样性有时会使医生误诊。在美国，每年大约有400 000例病人被误诊，如果及时给予正确的诊断和治疗，其中1/4的病人可以被救治。

肺栓塞患者很少表现出“经典”的临床症状和体征，如突发的胸膜炎性胸痛、气短和缺氧。对可疑的PE患者须尽快明确诊断或排除，尽量避免延迟诊断。对于不能送影像学检查的患者可做紧急床边超声心动图。合并心源性休克的患者，需合理给予再灌注治疗，对于没有休克的情况、无明确右心功能不全的体征，但血流动力学不稳定的患者，超声心动图检查有助于明确诊断(图11-2-3，图11-2-4)。

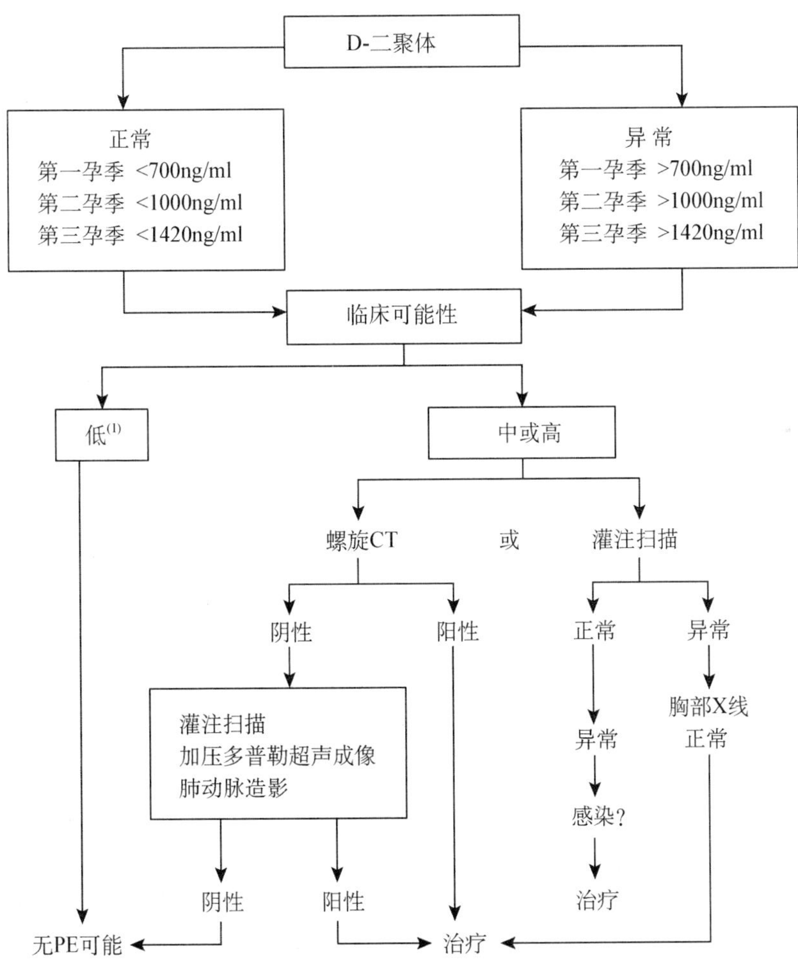

图11-2-3　肺动脉栓塞稳定型患者的诊断策略

(1)在妊娠的可靠性须进一步明确

资料来源：Celia Oakley. Pulmonary Embolism in Heart Disease in Pregnancy

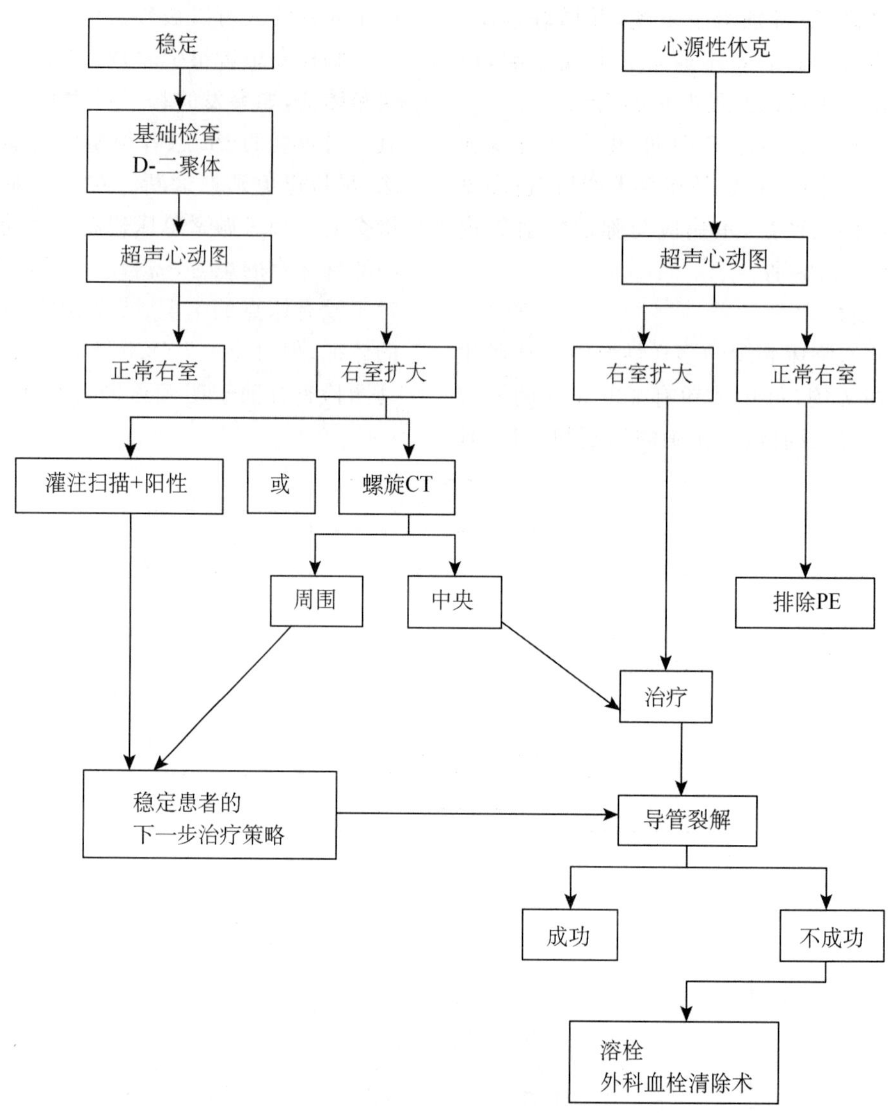

图 11-2-4 肺栓塞(PE)的处理措施

资料来源:Celia Oakley. Pulmonary Embolism in Heart Disease in Pregnancy

2011 年,ESC 妊娠心血管疾病治疗指南指出,普通肺栓塞患者的诊断方法包括 D-二聚体、静脉加压多普勒超声成像、CT 肺动脉造影术和通气-灌注扫描显像同样适用于孕期肺栓塞患者。资料显示,MRI 无放射线的问题,对胎儿无害,核素肺灌注扫描和胸部 CT 扫描在怀孕期间都是安全的,虽然核素肺灌注扫描的放射量高于 CT,但其放射剂量低于胎儿的危险界限。有建议,为了排除造影剂诱发的甲状腺功能减退症,所有曾在子宫内暴露造影剂的新生儿应在出生后第 1 周内检查血清促甲状腺激素水平。

【一般检查】

血气分析、心电图和胸部 X 线检查是基本的检查措施。如果这些检查正常,虽然未能明确诊断,但可提供患者的一般情况,有助于鉴别诊断。

1. 血气分析　有助于诊断,但无特异

性。肺血管床堵塞15%～20%可出现氧分压下降,常表现为低氧血症、低碳酸血症、肺泡-动脉血氧分压差增大。10%～15%的PE患者血气正常,肺泡-动脉氧分压差可正常,但也不能排除PE的可能。平素健康的患者,如果 PO_2 降低,特别是合并 PCO_2 下降时,则有高度的参考价值。动脉血的样本应尽可能在患者坐立位时抽取。

2. 心电图 心电图可表现为顺钟转位,电轴右偏、肺型P波、右心导联T波倒置,低电压,电轴右偏,V_1 导联呈rSr,或偶见右束支传导阻滞,为右心室负荷过载表现。典型的 $S_Ⅰ$、$Q_Ⅲ$、$T_Ⅲ$ 仅在10%～15%的急性PE中出现。Ⅰ导联S波在发病数小时内即可出现,开始时宽而浅,以后逐渐变为深而窄,持续数日至数周后逐渐消失。Ⅲ导联多呈QR型或qR型,一般不出现QS型,Q波宽度多<0.04s,深度<1/4R波。Ⅱ、aVF导联一般不出现Q波。T波倒置除Ⅲ导联外,也可见于aVF导联,Ⅱ导联可呈双向。

溶栓治疗后的心电图变化也是评价溶栓治疗疗效的一项重要指标。有效溶栓治疗后,心电图的主要变化为心率减慢,QRS电轴左移,$S_Ⅰ$ 变浅,$Q_Ⅲ$ 和 $T_Ⅲ$ 改善,$Q_Ⅲ$ 变浅、变窄甚或消失,右束支阻滞消失,顺钟向转位减轻或消失。这与急性心肌梗死溶栓成功后倒置T波变浅或直立不同。有效溶栓治疗后,胸前导联T波反而倒置加深,少数也可倒置变浅或转为直立。T波倒置加深机制尚不清楚,但至少不意味着病情恶化,可能与溶栓成功使右心室负荷减轻有关。

3. 胸部X线 通常胸部X线表现正常。如果临床上患者伴有严重的呼吸循环障碍和低氧血症,但没有支气管痉挛或心内分流的证据,胸部X线提示大致正常,则上述情况强烈提示肺栓塞的可能。胸部X线可用于排除其他肺部的病理情况,如肺炎或气胸。PE患者胸部X线常有非特异性的异常表现,例如,肺底部斑片状的改变、肺实变或肺不张,或少量胸腔积液。也可出现区域性肺血减少、中心肺动脉突出、右下肺动脉干增宽伴截断征、肺动脉段膨隆及右心室扩大征、患侧横膈抬高等。偶也可见典型的X线征,表现为横膈上方外周楔形致密影(Hampton征),见图11-2-5,但较少见,可由肺节段性的梗死或局部血供减少(Westermark's征)所引起,提示大面积中央性栓塞的可能。

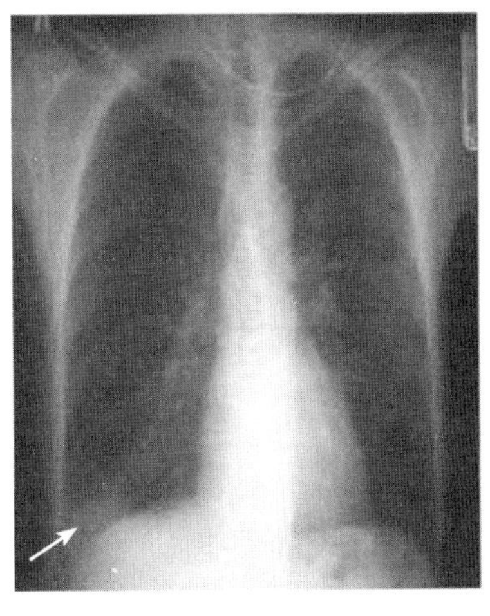

图11-2-5 胸片后前位显示肺动脉栓塞继发肺梗死,横膈上方外周楔形致密影(Hampton征)

4. D-二聚体 D-二聚体是纤维蛋白原的降解产物,并可用于表示有纤溶的过程存在。D-二聚体的快速检测主要用于诊断血栓栓塞,但妊娠本身可使D-二聚体的浓度高于正常上限(500ng/ml)。

D-二聚体在妊娠不同阶段的正常范围现已有明确的界限。研究使用量化测定法对50名正常妊娠女性应用美国食品和药品管理局(FDA)批准的ELIA(酶联免疫吸收法)定量检测妊娠全程D-二聚体的水平。在三个孕季中超过500ng/ml的患者百分比分别是50%、75%和100%。研究指出,三个孕季的检测值分别大于700ng/ml、1000ng/ml和1420ng/ml的患者,PE的可能性大于50%。这个数据是否可靠还需更多的研究证实。

D-二聚体升高并不是特异性的，正常水平者临床诊断PE的可能性较小。健康的妊娠女性如果D-二聚体水平高于目前建立的正常值，高度提示PE的可能性，但需进一步的检查。

肿瘤、创伤、感染、心脑血管病及年龄等其他因素均可使D-二聚体升高。文献报道D-二聚体升高的特异性在30～39岁年龄段为72%，而在80岁以上年龄段特异性降至9%。所以，D-二聚体＞500ng/ml对PE的阳性预测值较低，不能用于诊断PE。血浆D-二聚体阴性结果，可基本除外PE。

5. *缺血修饰白蛋白水平* 缺血修饰白蛋白(ischemia-modified albumin，IMA)有可能在诊断肺栓塞方面替代D-二聚体，相关研究显示其敏感性为93%，特异性为75%。值得注意的是，在一项比较缺血修饰白蛋白和D-二聚体的预后价值的研究中，IMA联合Wells评分及Geneva评分的结果显示在整体敏感性和阴性预测价值方面对患者的预后有正性的影响。研究表明，缺血修饰白蛋白的阳性预测价值优于D-二聚体，但是缺血修饰白蛋白不应被单独应用。

6. *白细胞计数* 肺栓塞患者的白细胞(WBC)计数可正常或升高，其中白细胞计数高达20×10^9/L的患者并不少见。

7. *肌钙蛋白水平* 50%的中重度肺栓塞患者的血清肌钙蛋白水平升高，可能的原因是急性右心室扩张。目前，肌钙蛋白没有被推荐为肺栓塞的诊断性检查，但肌钙蛋白水平升高与肺栓塞患者的死亡风险有相关性，对血压正常的肺栓塞患者，肌钙蛋白水平增高与患者右心室负荷过载有相关性。肌钙蛋白可用于评估急诊患者短期的死亡或不良结局的风险。

8. *脑钠肽* 脑钠肽(brain natriuretic peptide，BNP)诊断肺栓塞的敏感性和特异性都不高，但肺栓塞患者BNP水平往往较高。一项2213例血流动力学稳定的疑似急性肺栓塞患者的对照性研究显示，BNP检测的敏感性和特异性分别只有60%和62%。BNP或者N-端脑钠肽前体(NT-pro-BNP)水平升高，与急性肺栓塞患者的并发症及死亡率风险增加相关。一项荟萃分析显示，BNP浓度大于100pg/ml或NT-pro-BNP浓度大于600ng/L的患者全因住院死亡率增加6～16倍。在一个小型的观察性研究中，血清BNP大于90pg/ml患者的并发症发生率较高，如心肺复苏、机械通气、低血压治疗和死亡。BNP检测目前不推荐作为急性肺栓塞患者标准评估的一部分，而进一步的研究也许会明确它在肺栓塞中的作用。

脑钠肽(BNP)水平升高也可提供预后信息。一项荟萃分析证实，在肺栓塞患者中，N-端脑钠肽前体(NT-pro-BNP)升高的水平与右心室功能之间有显著相关性($P<0.001$)，其导致住院风险(OR为6.8；95%CI，9.0～13)和30d的死亡率增加(OR为7.6；95%CI，3.4～17)。但资料显示，NT-pro-BNP水平升高不一定与介入性治疗的增加有关。

【诊断性影像学检查】

1. *超声心动图* 超声心动图是目前急诊情况下最快速的诊断措施。同时也是非侵入性的非放射性检查手段。急性PE患者中，约有1/3可合并右心功能不全。右心室的扩张程度和收缩功能不全的严重程度可为治疗和预后提供指导，是住院患者死亡最主要的独立预测因子。研究报道，右心室功能不全的PE患者死亡率约为10%，而无心功能不全的死亡率为0%。对发生休克或正在发生不明症状的患者，超声心动图更是常用的床边诊断工具。

右心功能不全的检测缺乏特异性，大部分为健康者的妊娠女性其应用的重要性不如相对联合发病风险较高的年长可疑患者。超声心动图可发现临床被忽略的心肌病，特别是有较高心室内血栓形成风险的围生期心肌病。

超声心动图可意外发现临床上无阳性表现但气促原因不明患者右心室扩张、心功能不全和三尖瓣关闭不全的表现。PE患者超声心动图可见舒张期右心室容积过负荷，室间隔向左心室一侧隆起移位。右心室功能不全的表现可支持急性大面积或次大面积肺栓塞的诊断，可用于诊断疑似肺栓塞。偶尔可见蚓状的血栓在三尖瓣从右心房侧向瓣尖的方向摆动，或可延伸至右心室或肺动脉，如果在短轴观不能很好地显示主肺动脉可利用经食管超声心动图检查。

经食管超声心动图可以显示主肺动脉、右肺动脉或左肺动脉的近端，血栓或充盈缺损的情况。超声心动图对肺栓塞的诊断准确度有限。据报道，经食管超声心动图确诊中心型肺栓塞的敏感性为82%，诊断中心型和外周型肺栓塞的总敏感性和总特异性分别为59%和77%。

2. 实时超声成像和静脉加压多普勒超声成像　①不完全堵塞：血管张力增大，内径增宽，探头加压后不变形，血管腔内局部或散在分布增粗的片状或块状低、中等回声；可在血管腔的边缘部位周边探及彩色血流信号，呈点片状或间断性分布，同时亦可见静脉血流频谱信号（图11-2-6）。频谱多普勒的腔内血流速度减慢，正常自发性血流消失，而出现连续性血流频谱，Valsalva动作及挤压远侧肢体，血流信号改变不明显。②完全阻塞：血管张力明显增大，内径明显增宽，管腔内充满增粗的点状、片状或块状低、等回声。增宽的血管腔内探及不到明显的彩色血流信号及血流频谱信号。频谱多普勒在阻塞部位及其近远侧静脉腔内均不能探及血流信号，深呼吸、Valsalva动作及挤压远侧肢体发现血流信号无改变。

本检验可作为DVT的基本检查项目，是非介入性的检查，对胎儿安全。在妊娠中加压超声检查对近端DVT伴盆腔静脉血栓

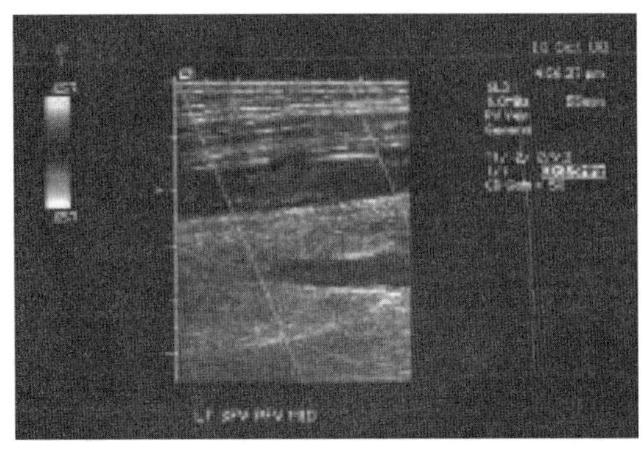

图11-2-6　超声显示在股浅静脉内的低、等回声血栓，周边有少量血流信号

的诊断具有高度的敏感性和特异性，但对远端DVT和盆腔血管的DVT的敏感性和特异性则较低。对妊娠期间较常见的孤立性髂静脉血栓形成的诊断不可靠，孤立的腓静脉血栓形成的超声诊断需要丰富的经验。

在妊娠中对可疑DVT的患者在0d、3d和7d连续进行加压超声的评价，可获得较高(99.5%)的阴性预测值(95% CI:97%～99%)。

ESC指南建议，妊娠中所有疑似DVT的患者都应进行DVT风险性的评估、D-二聚体检测、加压超声检查。近端DVT一经被确诊，治疗应连续进行。对高度风险可能、D-二聚体阳性，但首次加压超声检查正常的患者，应进行MR静脉成像检查，以排除孤立性的盆腔DVT。预测PE可能性低，且D-二聚体正常的女性，应进一步在第3天和1周后连续进行加压超声的检查，如果加压超声检查也为阴性，可以排除DVT。

任何部位的深静脉血栓都支持肺栓塞的诊断。半数以上的PE患者没有DVT影像学证据，超声检查结果正常也不能排除PE，因为许多深静脉血栓出现在超声不能探查的部位，但可间接地做出PE的诊断。在第二孕季，盆腔静脉被子宫压迫可导致假阳性的结果。

3. 对比剂静脉造影术　超声检查结果可疑、临床考虑PE的可能性较高，但无明确

PE 证据的疑似 DVT 患者应进行对比剂静脉造影术的检查。妊娠期罕有应用，但常给予患者不必要的肝素治疗。下肢静脉造影被认为是深静脉栓塞的金标准，可显示静脉堵塞的部位、范围、程度及侧支循环和静脉功能状态，见图 11-2-7。其诊断敏感性和特异性均接近 100%。但由于检查的 X 线辐射作用对胎儿的影响，在妊娠期的应用受到严格限制。如果必须进行下肢静脉造影，在检查过程中应对孕妇的腹部做好 X 线的屏蔽防护。

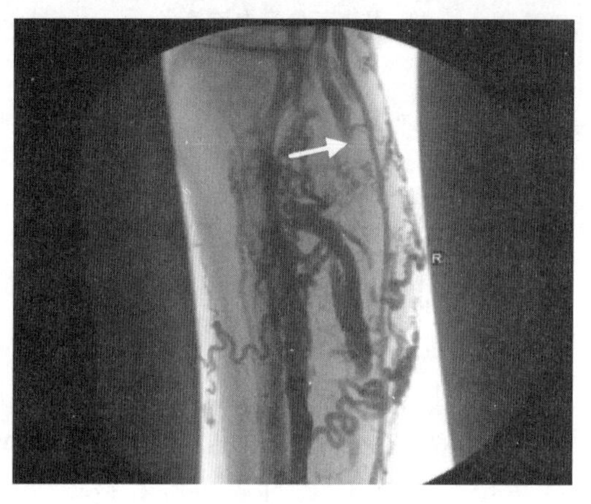

图 11-2-7　下肢深静脉造影主干完全闭塞

4. 通气-灌注扫描显像　肺灌注扫描：可作为 PE 的基本检查。本检查通过注射 ^{99m}Tc(Technetium-99m)结合人白蛋白微聚合物，用 Gamma 照箱放射性分布扫描。放射剂量对胎儿是微小的，扫描正常，可排除 PE 的可能；虽然妊娠女性出现非特异性的异常情况低于高龄患者，但异常的扫描结果也不一定能确诊。X 线胸片正常，但有大面积灌注缺损的患者 PE 的可能性大，不必再行通气灌注扫描。根据 PIOPED 试验的原始分类系统已经被重新修订，并希望在 PISAPED 试验中减少可疑的结果。

通气扫描：吸入氙(xenon-133，^{133}Xe)或氪(krypton-81m，^{81m}Kr)后如果灌注扫描异常，随后通气扫描正常，可诊断 PE，报告为高度可疑 PE。灌注和通气扫描都为异常，但胸部 X 线检查也异常者，可能为感染所致。通气扫描异常的其中一个原因是发病几天后栓塞的肺段片状肺不张，特别是扫描被延迟者。通气扫描的放射剂量与灌注扫描相同。

肺通气/灌注(V/Q)显像诊断 PE 的标准是肺叶、肺段或多发亚肺段显现灌注缺损，而通气显像正常。PIOPED 资料显示，通过 V/Q 显像与肺动脉造影对照研究，V/Q 显像诊断 PE 的敏感性为 92%，特异性为 87%。为更好地解释 V/Q 显像结果，新近将显像结果分为三类：①高度可能，即灌注显像表现两处及以上灌注缺损，而通气显像正常，此时确诊 PE 的概率为 88%(图 11-2-8)；②正常或接近正常，即肺灌注显像无灌注缺损存在，可以排除 PE，此时发生 PE 的概率仅为 0.2%；③非诊断性异常，即 V/Q 显像灌注缺损与通气缺损并存，其征象介于高度可能与正常之间，包括以往的低度可能与中度可能。

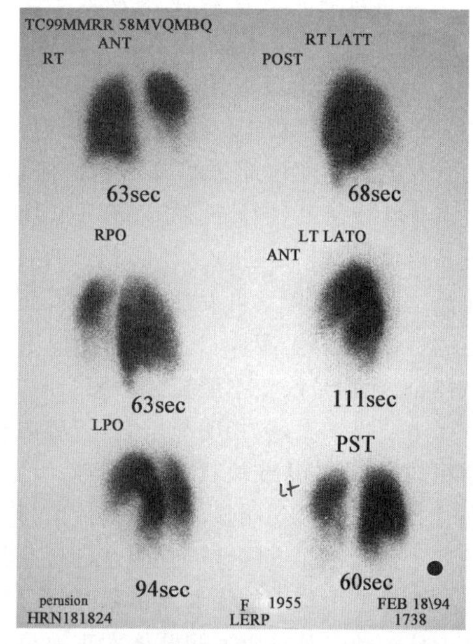

图 11-2-8　高度可疑 PE 患者肺灌注扫描

右上肺叶节段性灌注缺损，右下肺叶、左上肺叶、左下肺叶亚节段性灌注缺损(选自：Daniel R Ouellette)

约50%的可疑PE患者为无诊断意义的V/Q显像，此时发生PE的概率为16%～33%，对该部分患者尚需做进一步检查。

5. CT肺动脉造影术（图11-2-9）　随着扫描技术的发展，螺旋CT已成为PE基本的影像学检查，应用已日益普遍。因为通气-灌注扫描仍然产生许多模棱两可的结果，特别是对合并多种肺部疾病的老年患者，这些患者被诊断为“PE中等度风险”较常见，常使医生感到失望，特别是在胸部X线诊断为异常的患者中更常见。通气-灌注扫描对年轻患者和健康妊娠女性在应用上限制的情况较少。

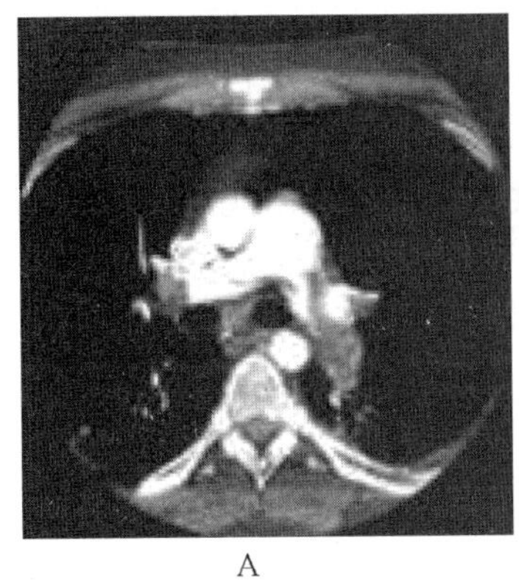
A

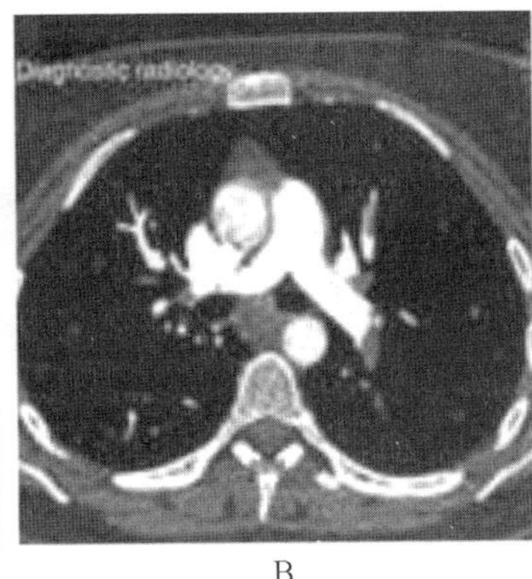

B

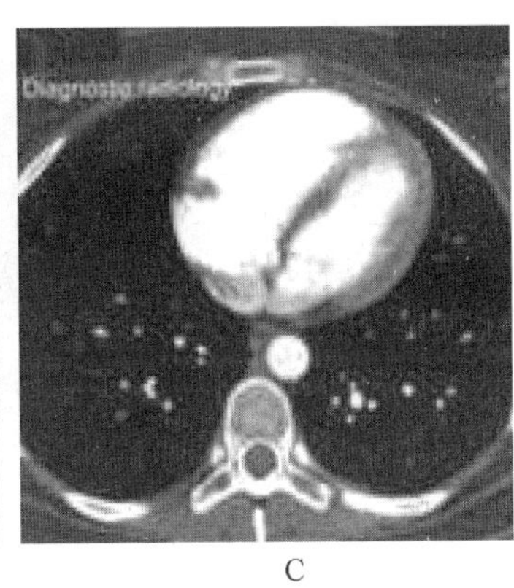

C

图11-2-9　CT肺动脉造影显示左、右肺动脉的大量血栓，患者血流动力学不稳定（A）；CT肺动脉造影显示肺动脉血栓负荷较轻（B），但右心室压力增大（C）；血栓的体积与右心的压力负荷的不一致

CT肺动脉造影术（computed tomographic pulmonary angiography，CTPA）可以做出明确的阳性或阴性的结果。但对节段性PE的诊断准确性不如主肺动脉或肺叶栓塞。但检查结果正常也不能排除孤立的周围节段性的PE或作为阻止抗凝治疗的依据。

CT肺动脉造影术的缺点是碘对比剂和放射暴露对胎儿的不利影响。虽然在CT检查中胎儿的放射剂量比通气-灌注扫描要低，但尚未见新生儿甲状腺功能低下的报道。

6. MRI　钆增强MRI检查行肺动脉造影也同样准确。目前，CMRI检查也可用于心室功能的评估。MRI可避免放射和对比剂等不必要的风险。但仍未被作为紧急和常规有效的检查。

螺旋CT和MRI都可作为DVT的进一步检查项目。但如果其他PE影像检查已经为阳性，其检查的意义不大。如果下肢静脉血管超声检查为阳性，CT或MRI的下肢静脉血管检查均无必要。

7. 肺动脉造影术　妊娠期间只要给产妇合适的腹部屏蔽，妊娠期间肺动脉造影术是安全的。但常规下很少应用，除非是患者因大面积栓塞并生命体征不稳的情况，需行紧急的介入性治疗。肺动脉造影被作为肺栓塞诊断的金标准，其并发症的死亡率约为0.5%，常受肺动脉造影技术因素的影响。应用选择性血管造影技术和数字减影技术的安全性和技术性都有了很大的提高。如果肺动脉造影正常，就不需要进行抗凝治疗。

肺血管造影术仍然是诊断肺栓塞的金标准。应用碘造影剂对每一侧肺野分别做前后位、侧位和斜位的血管造影。阳性结果包括受累的动脉充盈缺损或突然截断（图11-2-10）。非阻塞性栓子可呈电车轨道样的表现。通气-灌注扫描的异常结果可以作为血管造影前定位的参考。血管造影术通常是安全的，患者死亡率小于0.5%，并发症发病率小于5%。有长期肺动脉高压和右心衰竭的患者是肺血管造影术的高危患者。肺血管造影结果阴性,可排除肺栓塞的诊断。

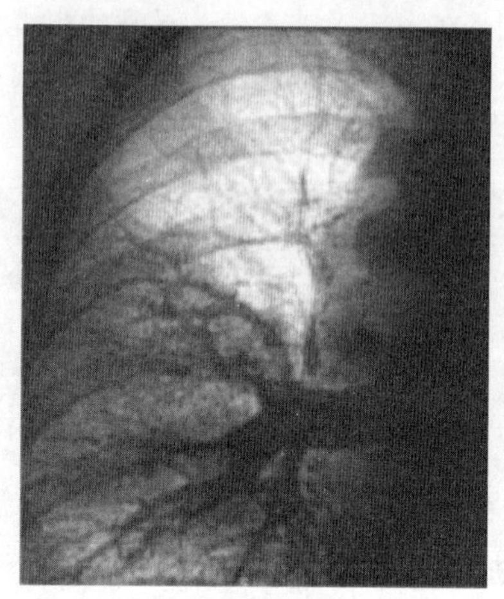

图 11-2-10　肺血管造影显示右上肺动脉上升支突然中断,肺栓塞的诊断确定

如果不能进行多排CT血管造影(MDCTA)检查,应进行肺动脉造影术。尽管肺动脉造影术是肺栓塞诊断的金标准,但它比MDCTA更具侵入性且操作复杂,所以目前正迅速被MDCTA取代。如果不能进行MDCTA检查,肺血管造影仍然是有用的诊断方法。

全面、准确的肺血管造影术的阳性结果可以100%确定肺动脉血流存在阻塞。而阴性结果可以提示排除肺栓塞的可能性为90%。阴性结果的诊断需要双侧肺的完整图像,通常需要选择性肺动脉造影及对每个投照区域采集多个视图。即使这样,在第三级血管及肺叶动脉的栓子仍然可能不会被发现。

Konstantinides等在2012年对急性肺栓塞风险评估方法的应用价值给予分类推荐,根据在临床应用的各种检查指标包括PE严重程度指数(PESI)、GENEVA风险积分,影像学,实验室标志物对诊断、预后和治疗的价值分为强或弱的推荐,见表11-2-4。

表 11-2-4　急性肺栓塞风险评估的方法的应用价值

	强	弱
临床预测方法		
PE严重程度指数(PESI)	临床严重程度和并存疾病的评估	中度风险PE的预测价值不清楚
风险积分(risk score)	PESI用于定义为低风险患者的理由充分已成功用于随机临床研究	临床积分不能评价右心室功能是判定早期预后的指标
影像学检查		
超声心动图	可实时床边评估右心室大小和功能,测定肺动脉收缩压	阳性和阴性预测值为中等 缺乏标准化的指标和标准 随机研究显示超声不能确定溶栓治疗的对象
CT	有研究证明可以作为PE的诊断依据及用于评估右室的大小与PE的预后相关	CT显示右心室增大作为中危PE患者治疗依据不清楚
实验室的标志物		
肌钙蛋白(troponin I,T)	肌钙蛋白升高与预后相关 敏感性检验的阴性预测值高 是临床广泛应用的项目	非特异性检查,阳性预测值低(阳性值不能作为进一步治疗的理由)

（续　表）

	强	弱
脑钠肽 （BNP，NT-pro-BNP）	脑钠肽升高与预后相关 阴性预测值高 是临床广泛应用的项目	非特异性检查，阳性预测值非常低 （阳性值不能作为进一步治疗的理由） 排除价值的合理性不清楚
人心型脂肪酸结合蛋白 （H-FABP）	不良预后的早期标志物	目前，常规应用的价值不大
生长分化因子-15 （GDF-15）	心肌损伤、心力衰竭、并存疾病的心脏标志物	目前，常规应用的价值不大

资料来源：Konstantinides S，Goldhaber SZ. 2012. Pulmonary embolism：risk assessment and management. Eur Heart J，33(24)：3014-22.

【治疗】

1. 大面积和亚急性大面积PE的治疗　临床高度怀疑PE合并休克的患者的处理目的是维持有效的循环及保存生命。需要紧急明确诊断，立即采取救治措施。如果经胸部超声心动图已明确右心室扩大，经皮导管介入血栓裂解和溶栓应立即进行，不能因为其他检查而拖延治疗。如果确实为急性栓塞事件，治疗通常能成功。如果患者在突然发病后循环已停止，可能会失去治疗的机会。然而妊娠患者的发病过程大多数为复发性，患者已逐渐耐受。大面积肺栓塞的紧急处理措施见表11-2-5。

通过上臂的径路或中心静脉置入猪尾巴导管，患者保持头低位，血栓的裂解可迅速完成。如果能成功，患者可在数分钟内恢复血压和神志，患者的紧急状况可获得缓解。导管经上臂或中心静脉途经置入可避免移动盆腔或腔静脉的血栓，如果在分娩前，可保护胎儿以免接触放射线。介入过程不需进行常规的血管造影，而需用对比剂指引操作的过程，但应尽可能少用对比剂。

如果裂解主肺动脉的栓塞或使血栓前移的尝试不成功，应使用经皮导管血栓清除术。如果都失败，需行外科血栓清除术。

表11-2-5　大面积肺栓塞的紧急处理措施

如果循环已停止，应立即行心肺复苏术（CPR）
抬高双腿
吸氧
建立中心静脉导管
开始给予肝素
考虑静脉给予多巴胺
考虑吸入一氧化氮
使用溶栓的药物
经皮导管血栓裂解和（或）抽吸

资料来源：Celia Oakley.Pulmonary embolism in heart disease in pregnancy.

其他辅助治疗措施包括抬高下肢、吸氧。如果患者失去知觉，应行胸部按压，有助于右心室的排空和直接移动血栓，或较有助于血栓前移。如果循环受累，右心室扩张，但患者仍然清醒，无休克状态，可行灌注扫描或螺旋CT以评估血栓的大小和分布位置。

置入中心导管并开始使用普通肝素治疗。除非患者的循环能迅速恢复，否则应给予收缩性和血管升压药物。应尝试使用导管捣裂栓子。应给予多巴胺，虽然患者内源性神经内分泌的作用已经给患者最大的应激作用，但多巴胺可通过其β肾上腺素能的作用，具有正性收缩作用和扩张肺动脉血管的作用。吸入一氧化氮可具有肺动脉血管扩张的作用，有助于减轻右心室的负荷。

过多的液体负荷对患者不利，补液量不应超过500ml，除非左室充盈不足，而需增加补液量。输液的作用可通过超声心动图检查迅速得以证实。

如果患者的循环仍然未能恢复，应给予重组血浆纤溶酶原激活物(rtPA)溶栓治疗。本药物不能跨越胎盘或直接影响胎儿，但可引起出血和胎儿的危险。在完成机械裂解栓子后，应立即开始使用。可直接肺动脉给药(未经证实其额外疗效)，随后应继续给予普通肝素维持治疗。

2. *主肺动脉栓塞的治疗*　如果超声心动图反映右室功能不全，室间隔膨隆，三尖瓣反流，但无循环衰竭，心功能代偿为边缘状态，这样的患者应当作不稳定的情况处理。如果孕妇运动后血压下降，心输出量也会伴随下降，患者应留在ICU给予严密监护、吸氧，使用肝素和多巴胺维持，但暂不适宜给予溶栓治疗。患者的右室功能常在数小时内迅速恢复，通常不超过数天。如果患者恢复缓慢或无改善，提示患者在慢性的病理基础上存在亚急性或急性肺梗死。并提示，如果治疗无改善，有采用选择性外科栓塞清除术的可能。

3. *临床稳定患者的治疗*　如果患者的血压和心排血量能维持稳定的状态，需给予肝素抗凝治疗、吸氧和镇痛等处理。超声心动图没有右室扩大表现的患者只要静脉血栓形成，但血栓没有被自溶或机化，就有复发性栓塞的风险，患者就具有置入腔静脉预防性滤网的适应证和时机。但是手术的过程需要暴露放射线，有发生合并症的风险和仍有栓塞复发的可能性。

4. *维持治疗*　继续给予肝素静脉维持治疗，目标是使部分凝血酶时间(APPT)维持在对照值的1.5～2.5倍(抗Xa因子活性，0.3～0.6U)。对照值应严格控制，因为治疗窗很窄。1周后，如果患者情况稳定，超声心动图显示右心功能恢复，可改为低分子肝素(LMWH)。通气-灌注扫描的检查应延迟至产后。在分娩前，达标时间需较长。分娩后应改用华法林，并一直使用至通气-灌注扫描正常或者进一步改善。在余下的妊娠期间或产后的早期，患者应穿用弹力袜。

曾患PE的患者存在复发的风险，除非下肢和盆腔静脉的血栓已发生自溶、栓塞或机化。溶栓药物的作用需要时间，不一定能立即或完全达到溶栓的目的。但有时在溶栓活性作用开始之前，通过血栓的前向运动、压缩或者收缩，可使患者得以幸存。肝素不能裂解或者吸收非血栓栓塞性物质，这些物质可依赖肺部活性很强的内源性溶解作用。与微小栓塞比较，大面积或主肺动脉栓塞的患者不容易伴发不稳定的周围血栓，但初发的血栓溶解后，更危险的位置可继续发生血栓。发病后数天或数周，来自下肢或盆腔的血栓栓塞复发的风险仍然存在。

5. *溶栓治疗*　ACCP指南建议，所有肺栓塞患者需要快速的风险分层(1C级)。血流动力学障碍患者都应给予溶栓治疗，除非有明显的出血禁忌证(1B级)。这类病人的溶栓治疗不可拖延，因为随时会发生不可逆性心源性休克。溶栓治疗被推荐用于无低血压及出血风险低的高危患者(2B级)。溶栓治疗前应先评估肺栓塞的严重程度、预后及出血风险，然后再做治疗决策。溶栓治疗对于大多数病人(1B级)并不推荐。

2011年ESC妊娠心血管疾病治疗指南指出，妊娠期和围生期被认为是溶栓治疗的相对禁忌证，溶栓治疗仅适用于严重低血压或休克的高危患者。主要的风险为产道出血，风险率为8%。国外约200个临床报道显示，既往的病例大多使用链激酶，但新近的资料更推荐使用重组组织纤溶酶原激活物(rtPA)。两类溶栓剂不能大量跨越胎盘并形成有效量。据报道，死产率为6%，早产率为6%。指南建议溶栓后，不需给予肝素负荷量，起始静脉给予普通肝素 18U/(kg·h)，患者情况稳定后和在余下的孕期转换为LMWH。

目前治疗肺栓塞常用的纤溶方案包括两种重组 tPA：阿替普酶和瑞替普酶，加上尿激酶和链激酶。四种药物中，起效较快的瑞替普酶和阿替普酶为肺栓塞患者的首选，因为肺栓塞患者病情恶化速度非常迅速。许多临床研究表明，阿替普酶输注 2h 比尿激酶或链激酶输注 12h 疗效更好且起效更快。一项瑞替普酶与阿替普酶的前瞻性随机对比研究发现，在瑞替普酶组，给药 1.5h 后全肺阻力明显改善，与之相比，阿替普酶组需要 2h，肺动脉压和心脏指数的改善也是同样的。纤维蛋白溶解性的药物之间似乎在安全性或总体疗效方面没有显著差异。链激酶因抗原性问题及其他不良反应，已很少被用于溶栓治疗。

经验性溶栓治疗适用于血流动力学不稳定的特定患者，尤其是临床上强烈怀疑肺栓塞且病情正在恶化的患者。溶栓治疗中发生严重并发症的整体风险较低，而对病情恶化的肺栓塞患者有较高的潜在获益。经验性溶栓治疗特别适用于病情特别危重，估计生存时间不长的患者，并可在短时间内评估经验性溶栓治疗的效果。然而，经验性溶栓治疗只应被用于真正符合以上情况的患者，许多被误诊为肺栓塞的其他临床情况(包括主动脉夹层)，溶栓治疗不能获益。

(1)瑞替普酶(retavase)：作为第二代重组组织型纤溶酶原激活剂(rtPA)，瑞替普酶可促进内源性纤维蛋白溶酶原的裂解，形成纤维蛋白溶酶。在临床试验中，瑞替普酶已被证明在给药 90min 后血流通畅，能达到TIMI 2 级或 3 级的效果，与阿替普酶相媲美。瑞替普酶可以作为单一剂量给药，或分为两个剂量，间隔 30min 给药。

作为纤维蛋白溶解剂，瑞替普酶似乎比其前驱——阿替普酶，起效更快，在血栓负荷量较大的患者中可能更有效。瑞替普酶裂解时间较长的血栓比其他药物更有效。两者的主要差异是由于瑞替普酶不如阿替普酶那样紧密地与纤维蛋白结合，从而使瑞替普酶可以更自由地扩散到血凝块中。另一个优点似乎是瑞替普酶不与纤维蛋白溶酶原竞争纤维蛋白结合位点，从而使纤维蛋白溶酶原转化为纤维蛋白溶酶后能更有效地溶解血凝块。

FDA 还没有批准瑞替普酶用于治疗肺栓塞患者。肺栓塞治疗研究所采用的剂量为FDA 批准用于冠状动脉溶栓治疗的剂量。

(2)阿替普酶(activase，cathflo activase)：作为重组 tPA，阿替普酶用于治疗急性心肌梗死(AMI)、急性缺血性卒中和肺栓塞。阿替普酶最常用于治疗急诊肺栓塞患者。它通常作为前负荷量，持续静脉滴注超过 90min 或 120min，这是 FDA 所批准使用的用法，被广泛用于急性心肌梗死患者的治疗。90min 的加速方案被广泛应用，因为大多数人认为它比批准使用的 2h 静脉输注方案更安全、更有效。加速方案的剂量根据病人的体重来计算。

阿替普酶在使用接近结束时，应开始或再次开始肝素治疗；而当 APTT 或凝血酶原时间恢复到正常值的 2 倍或更低时，应马上开始肝素治疗。

(3)尿激酶(abbokinase，kinlytic)：尿激酶作用于内源性纤溶系统，将纤维蛋白溶酶原转化成纤维蛋白溶酶，最终降解纤维蛋白凝块、纤维蛋白原和其他血浆蛋白。尿激酶的一个优点是无抗原性。当尿激酶用于溶解局部血栓时，它通过导管引导的局部连续输注方法，直接进入血栓区域发挥作用，不需要负荷剂量。当它用于治疗肺栓塞时，负荷剂量是必不可少的。

(4)链激酶(streptase)：链激酶作用于纤维蛋白溶酶原，将纤维蛋白溶酶原转化成纤维蛋白溶酶。纤维蛋白溶酶降解纤维蛋白凝块、纤维蛋白原和其他血浆蛋白。静脉注射链激酶会在 24～36h 增强纤维蛋白溶解活性，降低纤维蛋白原含量。这种药物具有高度抗原性，极有可能因为药物过敏反应而被中断治疗。

使用链激酶的患者，寒战、发热、恶心及皮疹的发生很常见（高达 20%）。在链激酶治疗过程中或治疗后不久，约 10%的患者可出现血压和心率下降。晚期并发症可能包括特发性血小板减少性紫癜、呼吸窘迫综合征、血清病、Guillain-Barré 综合征、血管炎、肾功能或肝功能不全。

6. *抗凝治疗*

（1）普通肝素：大面积肺栓塞患者，如果存在皮下吸收障碍的可能或伴严重肾衰竭，或正考虑溶栓治疗，静脉注射普通肝素可被推荐用于初始抗凝治疗（2C 级）。

如果选择静脉注射普通肝素，为了快速达到并保持肝素治疗剂量所对应的 APTT 水平，初始治疗应为快速静注普通肝素 80U/kg 或 5000U，随后给予静脉滴注普通肝素 18U/（kg・h）或 1300U/h。根据活化部分凝血激酶时间（APTT）制定肝素的最低治疗水平。普通肝素不能跨越胎盘。监测指标：给予负荷量后的 4～6h、改变剂量后的 6h，以及治疗期间的每一天必须检测 APTT，治疗目标的 APTT 比值为平均实验室控制值的 1.5～2.5 倍。

（2）低分子肝素（LMWH）：ESC 的指南表明，LMWH 已被推荐用于妊娠和围生期的静脉血栓性栓塞的患者。一份关于 2777 例妊娠女性 DVT 和 PE 治疗的荟萃分析显示，LMWH 是安全的、有效的治疗措施。在治疗剂量下应用 LMWH，VTE 的复发率为 1.15%，主要的出血事件发生率为 1.98%。临床试验已经表明，低分子肝素至少与普通肝素同样有效和安全。研究指出两种肝素在复发性血栓栓塞性事件、严重出血或死亡率方面没有显著性差异。低分子肝素相对于普通肝素有很多优势。低分子肝素具有更高的生物利用度，并可通过皮下注射给药，其抗凝效应期较普通肝素长。低分子肝素可以固定剂量给药，不需要检测 APTT。

LMWH 的推荐治疗剂量按体重计算，例如：依诺肝素（enoxaparin）1mg/kg，2/d；达肝素钠（dalteparin）100U/kg，2/d。治疗目标值，用药后 4～6h 抗-Xa 因子为 0.6～1.2U/ml。

（3）利伐沙班（ivaroxaban）：在一项前瞻性的非盲研究中，4832 例患者随机接受利伐沙班或标准治疗，持续观察 3、6、12 个月，标准治疗方案为依诺肝素加调整剂量的维生素 K 拮抗剂。固定剂量的利伐沙班治疗方案不弱于标准治疗，且其安全性令人满意。研究结果的确认和延伸可能导致 Xa 因子抑制剂在未来会替代维生素 K 拮抗剂在治疗肺栓塞的应用。利伐沙班能通过胎盘屏障，目前，没有被推荐在妊娠患者中应用。

（4）磺达肝癸钠（fondaparinux）：磺达肝癸钠是人工合成的凝血酶 Xa 因子选择性抑制剂。磺达肝癸钠在不抑制凝血酶的情况下，通过结合抗凝血酶而灭活 Xa 因子。一项包含 2213 例有症状的肺栓塞患者的随机非盲研究发现，每日一次的磺达肝癸钠与静脉注射普通肝素相比，复发性肺栓塞、出血和死亡的发生率相似。

除了大面积肺栓塞（通过血流动力学损害程度判定）的患者，其他肺栓塞患者应推荐使用低分子肝素或磺达肝癸钠，而不是静脉注射普通肝素。因为前者具有以下优势：更具预测性的生物利用度，充分的抗凝作用，更快速起效，并且通常不需要监测抗凝效果。如果不能准确确定抗凝剂的剂量，可通过监测抗-Xa 因子水平给予评价。

如果患者需要应用半衰期更短的抗凝剂（如出血的风险特别高），或者肾功能受损的患者，应首选静脉注射普通肝素治疗（2C 级）。

关于在妊娠中应用磺达肝癸钠的研究资料很少，一项研究显示磺达肝癸钠可少量通过胎盘。由于缺乏资料，妊娠中不应使用磺达肝癸钠。

(5)华法林：华法林通过抑制依赖维生素K的凝血因子Ⅱ、Ⅶ、Ⅸ、Ⅹ的合成达到抗凝作用。静脉血栓栓塞的推荐治疗范围是凝血酶原时间比值(INR)在2～3。这个水平的抗凝治疗可以显著减少出血的风险，而没有减轻疗效。

如果患者首次发生血栓栓塞事件的危险因素是可逆的，如固定制动、手术、外伤，建议接受华法林治疗至少3个月。研究表明对于原发性(或者特发性)首次血栓栓塞患者，3个月或6个月的抗凝治疗在血栓栓塞复发率方面没有差异。目前推荐在这些患者中抗凝治疗至少持续3个月，是否需要延长抗凝治疗时间应根据当时情况重新评价。

孕期使用华法林是禁忌的，因为它能穿过胎盘屏障，并可以导致胎儿畸形。

目前，美国胸科医师学会(ACCP)指南推荐，所有特发性肺栓塞患者应进行风险效益评估，以明确是否需要长期抗凝治疗(1C级)。在没有出血危险因素，且能正确监测抗凝疗效的患者中推荐长期抗凝治疗(1A级)。肺栓塞患者如并存以下不可逆危险因素，如抗凝血酶Ⅲ、蛋白S或蛋白C缺乏，凝血因子V leiden突变，或存在抗磷脂抗体，应长期抗凝治疗。

7. *孕期肺栓塞的治疗*　孕期使用肝素和溶栓药物是安全的。对母亲的治疗失败是胎儿死亡的最常见原因。诊断为深静脉血栓或肺栓塞的孕妇可在整个怀孕期间使用低分子肝素治疗。既往孕期发生了血栓栓塞事件的女性在再次怀孕期间应使用普通肝素或低分子肝素(LMWH)进行抗凝治疗，一直持续到产后4～6周，总疗程至少持续6个月。除了孕期血栓形成的风险外，服用华法林的育龄女性还应被告知这种药物的致畸作用。阿替普酶是C类药物，只有在谨慎评估风险-效益比后才能使用。处于高凝状态或既往患有静脉血栓栓塞的孕妇在孕期应接受预防性抗凝治疗。

8. *产后的处理*　肺栓塞通常被当成围生期的并发症。近几年来，由于推广产妇早期活动的措施，使产后的死亡数下降。近年，孕妇产前死亡的比例有所上升，并占妊娠期孕产妇死亡的一半以上。死亡可发生在妊娠的全过程，但最危险的时期仍然是产后(阴道或剖宫产)的第一个24h。此后，产妇死亡的风险会逐渐减少，但产后6周仍然为高风险期。

根据ESC指南的意见，已发生肺动脉栓塞的患者，产前曾使用的肝素应在阴道分娩后的6h、剖宫产后的12h重新开始。如果产后没有发生显著的出血情况，应同时联合重叠应用维生素K拮抗剂至少5d。维生素K拮抗剂应在分娩后的次日(24h)开始启用，并连续使用3个月，如果肺栓塞发生在妊娠晚期，应连续使用6个月。INR应维持在2～3，最好每1～2周监测1次。维生素K拮抗剂不能以活性的形式进入母乳，对哺乳是安全的。

9. *栓子清除术*　美国心脏协会(AHA)指南建议，对于有溶栓治疗禁忌证或接受溶栓治疗后仍然不稳定的大面积肺栓塞患者，实施导管取栓术、导管碎栓术或外科手术取栓是合理的治疗选择。如果当地无法提供上述治疗措施，则需考虑转移患者至有上述治疗经验的医疗机构，并确保转移过程安全。对于次大面积急性肺栓塞的患者，如果出现不良预后的临床证据(例如，新的血流动力学不稳定，呼吸衰竭恶化，严重的右心室功能不全或大面积心肌坏死)，可以考虑给予导管取栓术或外科血栓清除术。这些干预措施不建议用于低危患者、仅有轻度右心室功能不全、轻度心肌坏死以及没有临床情况恶化的次大面积急性肺栓塞患者。

在孕期，这些患者如果治疗无改善，可采用选择性外科栓子清除术。

10. 腔静脉滤器的应用(图 11-2-11) 目前指南的 1A 级推荐是,急性肺栓塞患者在抗凝治疗的基础上不应该常规加用腔静脉过滤器(inferior vena cava filter,IVCF)。理想的下腔静脉滤器应能通过经皮技术简易安全地放置,具有良好生物相容性和机械稳定性,能够拦截栓子而不会造成下腔静脉的闭塞。只有下列情况才推荐安装下腔静脉滤器:①急性静脉血栓栓塞患者有抗凝治疗的绝对禁忌证(如近期手术,出血性卒中,明显的活动性出血或近期出血);②大面积肺栓塞的生存患者仍存在复发性和致命栓塞的危险。患者在充分的抗凝治疗下,仍然有复发性静脉血栓发生的客观证据。

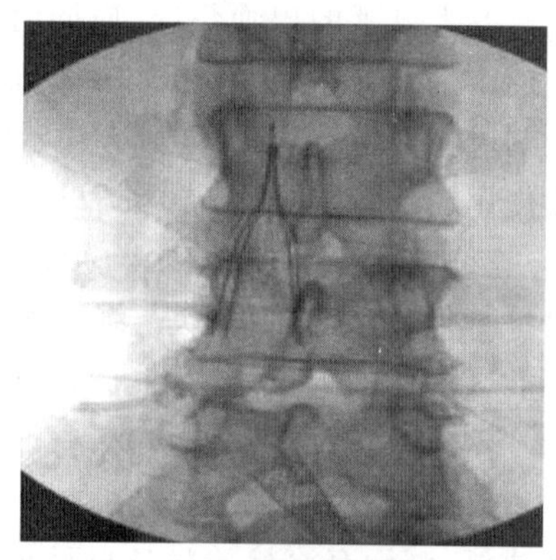

图 11-2-11 置入腔静脉预防性滤过网

具有下腔静脉滤器置入时限适应证(例如,短期的抗凝治疗禁忌证)的患者,应选择可回收下腔静脉滤器并定期评估滤器是否需要回收。AHA 指南建议,在安置下腔静脉滤器后,一旦抗凝治疗禁忌证或活动性出血并发症消失,应恢复抗凝治疗。2011 年我国齐鲁医院妇产科报道 20 例妊娠合并 VTE 患者中 3 例置入 IVCF,均于术后 12d 成功取出 IVCF,未出现并发症。

孕期的患者如有置入腔静脉预防性滤过网的适应证和时机,应考虑手术的过程需暴露放射线,有发生合并症的风险和仍有栓塞复发的可能性。

11. 支持治疗 弹力袜:对于既往有近端深静脉血栓形成病史的患者,弹性压力袜是一个安全有效的辅助治疗,可以限制或防止血栓扩展。建议在明确诊断后持续穿用弹性压力袜两年,并维持压力袜的脚踝部位压力 30～40mmHg(1A 级),以减少静脉炎后综合征的风险。

真正具有 30～40mmHg 压力的不同尺码大小的循序减压弹力连裤袜适用于孕妇。许多专家推荐所有孕妇均可使用这种弹力连裤袜,因为不仅可预防深静脉血栓形成,也可减少或防止怀孕期间静脉曲张的发生。

研究发现,循序减压压力袜和低分子肝素在降低髋关节手术后下肢深静脉血栓的发生率同样是最有效的方法,比皮下注射普通肝素,口服华法林、右旋糖酐或阿司匹林更有效。

12. 其他支持治疗 建议体力活动以可耐受性为上限,当条件允许时,建议早期下床活动而不是卧床休息(1A 级推荐)。对心血管系统的药物支持治疗可能是必要的。多巴胺、多巴酚丁胺是常用的正性肌力药物。对循环系统衰竭的患者有必要使用机械通气,其能提供呼吸支持和作为辅助性的治疗。急性次大面积肺栓塞患者的内源性活化蛋白 C 水平较低。Dempfle 等的研究证明在这些患者中使用治疗剂量的依诺肝素和 DNA 重组合成的活性人蛋白(Drotrecogin alfa)更能抑制纤维蛋白形成。Drotrecogin alfa 在 PROWESS(严重败血症的重组人活化蛋白 C 全球评估)-SHOCK 临床试验结果公布后,在 2011 年 10 月 25 日撤出全球市场。使用 Drotrecogin alfa 的严重败血症和感染性休克患者的 28d 全因死亡率没有出现有统计学意义的减低。试验结果发现了使用 Drotrecogin alfa 治疗的患者 28d 全因死亡率为 26.4%,而安慰剂组的 28d 全因死亡率为 24.2%。

【预后】

肺栓塞患者的预后取决于两个因素:基础疾病的状况、适当的诊断和治疗。大约

10%的肺栓塞患者死于发病后的第1个小时内,30%的患者死于随后的复发性栓塞。

抗凝治疗能将肺栓塞死亡率降至5%以下。在5d的抗凝治疗中,36%的肺扫描缺损得到恢复。在两周的抗凝治疗后,52%的肺扫描缺损得到恢复。在3个月的抗凝治疗后,73%的肺扫描缺损得到恢复。在长期的随访中,大多数抗凝治疗的患者没有后遗症发生。未被确诊的肺栓塞患者死亡率为30%。

在PIOPED研究中,1年死亡率为24%。死因包括心脏疾病、复发性肺栓塞、感染和癌症。复发性肺栓塞的病因是近端静脉血栓形成,约17%的复发性肺栓塞患者发生近端深静脉血栓形成。有些女性患者可能会因为血栓后综合征而造成水肿、皮肤变色、静脉曲张和溃疡。有一小部分患者,肺栓塞没有被溶解,最终导致慢性血栓栓塞性肺动脉高压。

肺栓塞患者升高的血浆钠尿肽(脑钠肽和N-端脑钠肽前体)水平与肺栓塞患者较高的死亡率相关。一项研究表明,N-端脑钠肽前体的血浆水平如果大于500ng/L,其血浆水平与中心型肺动脉栓塞独立相关,而且可以作为肺栓塞死亡的一个预测指标。

作为猝死的原因,大面积肺栓塞仅次于心源性猝死。根据被引用的研究,大面积肺栓塞患者的死亡率为30%~60%。在医院意外死亡的患者的尸检研究表明,约80%的患者死于大面积肺栓塞。大面积肺栓塞死亡大多数发生在就医的第1~2小时,所以对于肺栓塞患者的首诊医生而言,积极的系统化评估体系和治疗方案是相当重要的。

非大面积肺栓塞是肺栓塞最常见的形式,占肺栓塞患者的95.5%~96%,接受抗凝治疗的血流动力学稳定的肺栓塞患者死亡率很低。在最初的3~6个月的抗凝治疗期间,非大面积肺栓塞患者的死亡率小于5%,同时复发性血栓栓塞的发生率小于5%。然而,复发性血栓栓塞10年后的发生率可达到30%。

【肺栓塞的预防】

有阳性血栓形成病史的患者,需要进行完整的凝血筛查。有不明原因血栓形成个人或家庭史的患者应建立预防措施。抗凝治疗前必须完成凝血常规的检查项目。预防性的物理方法包括体位(妊娠后期应选半侧卧位,而不应选仰卧位)、使用弹力长袜,高危患者应使用低分子肝素。

肺栓塞的防治关键在于预防、快速诊断和有效治疗静脉血栓。准确和客观的诊断很重要,因为未经治疗的深静脉血栓(DVT)会带来致命的风险,同时,也可因为在妊娠期间长时间的抗凝治疗,给母亲和胎儿带来风险。阳性诊断意味着避免再次妊娠,因此,准确的诊断对患者有重要的意义。

发生PE的临床可能性主要依据病史和临床的检查。血栓通常好发于左股静脉和腓前静脉。正常妊娠合并水肿通常呈缓慢进展性,无痛和双侧对称性,偶尔,即使不伴有血栓形成,也可迅速发生,或可呈单侧的水肿。

2011年欧洲妊娠心血管疾病治疗指南引自英国皇家妇产科学院推荐静脉血栓栓塞的危险因子(表11-2-6),以及按危险因素的风险分组、定义和预防措施(表11-2-7)。

表11-2-6 2011年欧洲妊娠心血管疾病治疗指南静脉血栓栓塞(VTE)的危险因子

原已存在的危险因素
原有复发性静脉血栓栓塞
既往不明原因或雌二醇相关的静脉血栓栓塞
静脉血栓栓塞家族史

（续　表）

易患血栓体质
合并疾病（如心肺疾病、SLE、癌症、炎症状况、肾病综合征、镰刀形红细胞病、静脉用药）
年龄（>35 岁）
肥胖（体重指数>30 kg/m²）
产次≥3 次
吸烟
严重的静脉曲张
产科危险因素
先兆子痫
脱水、剧吐、卵巢过度刺激综合征
多胎妊娠或辅助生殖治疗
急诊或择期剖宫术
中位产钳术或胎头旋转产钳术
滞产（>24h）
围生期出血（>1L 或输血）
短期危险因素
全身性感染
缺乏活动
孕期接受外科手术或产后 6 周内

注：原有复发性静脉血栓栓塞（大于 1 次）或既往不明原因或雌二醇相关的静脉血栓栓塞为高危 VTE。

资料来源：英国皇家妇产科学院推荐。

表 11-2-7　2011 年欧洲妊娠心血管疾病治疗指南按危险因素的风险分组、定义和预防措施

风险分组	根据危险因素定义	根据风险分组的预防措施
高危	患者的风险因素： (1)原有复发性 VTE（大于 1 次） (2)既往不明原因或与雌二醇相关 (3)原有单发的 VTE＋血栓易患症或家族史	高危患者应接受 LMWH 作产前预防，并且用至产后 6 周 孕期和产后也建议选用合适级别的弹力袜
中危	患者的风险因素： (1)3 个或 3 个以上的危险因素，除外以上高危的风险因素 (2)如果患者被接受进院 2 个或 2 个以上的危险因素，除外以上高危的风险因素	中危的患者应考虑给予 LMWH 作产前预防 如果持续>3 个危险因素，建议产后的预防至少 7d 或以上 孕期和产后应考虑选用合适级别的弹力袜
低危	患者的风险因素：<3 个危险因素	低危的患者应早期运动，建议避免脱水

注：确定患者不同危险分层的一些风险评分已被制定，但是包括以上的所有风险评分仍需前瞻性的研究确认。

LMWH. 低分子肝素（low molecular weight heparin）；VTE. 静脉血栓栓塞（venous thrombo-embolism）。

资料来源：英国皇家妇产科学院推荐。

虽然血栓栓塞常常被漏诊，相对常被诊断为可疑 PE 的情况，确诊血栓栓塞的事件仍然很罕见。在妊娠女性中，通气-灌注扫描诊断为高度可疑 PE 的情况仍然很低。对发生 PE 的临床可能性较低、下肢多普勒检查阴性，通气-灌注扫描正常或未能确诊的妊娠女性患者，撤除抗凝治疗可能较安全，但仍然需要排除血栓栓塞的简单检查措施。按照妊娠期间的 D-二聚体水平，结果为阴性的患者可排除血栓栓塞而无须再做进一步检查，目前其可靠性已被认可，但仍需更多的资料进一步证实。

（吴沃栋）

第三节 羊水栓塞

羊水栓塞(amniotic fluid embolism，AFE)是指在分娩过程中羊水进入体循环中引起的急性缺氧、血流动力学衰竭和凝血的妊娠期过敏反应综合征。是严重的分娩并发症，死亡率高达 60%～70%。

【流行病学】

根据 1989～1991 年我国孕产妇死亡的资料，羊水栓塞占孕产妇死亡的 4.7%，是孕产妇死亡的第 3 位原因。据北京市 20 世纪 90 年代统计，羊水栓塞占孕产妇死亡的 15.5%，在美国、澳大利亚，羊水栓塞是孕产妇死亡的第 2 位原因，占孕产妇死亡的 10%，在英国占 7%。上海新华医院刘棣临、周致隆报道我国上海地区 1958～1983 年资料统计羊水栓塞发生率为 1∶14 838。Clark 等报道，羊水栓塞的发病率在美国为 1∶(8000～80 000)；最近，美国两个大样本调查研究表明，羊水栓塞在经产妇和初产妇的发生率分别是 14.8/10 万和 6.0/10 万。在澳大利亚近 27 年致命性羊水栓塞的发病率为 1.03/10 万。据报道，羊水栓塞引起死亡的孕产妇占孕产妇死亡的 10%～20%。羊水栓塞孕产妇死亡率高达 60%～70%，在不同的文献报道中，羊水栓塞的母亲死亡率有很大的不同。在美国国家登记资料 5 年统计羊水栓塞孕产妇死亡率是 61%；英国国家登记统计资料羊水栓塞孕产妇死亡率是 37%。张振钧报道上海市 1985～1995 年的 75 例羊水栓塞患者中死亡 54 例，死亡率为 68%。虽然急救技术迅速发展；仍有约 25%病例可即时或发病后 1h 内死亡。大部分幸存者又都存在因缺氧导致的永久性神经损害。胎儿死亡率约为 21%，羊水栓塞发生在分娩前，胎儿的预后很差，胎儿的存活率约 40%，在幸存的新生儿中 29%～50%存在神经系统损害。

羊水栓塞绝大部分发生在妊娠晚期，尤以第一产程多见，罕有在产后 48h 发病。1995 年 Stevent、Clark 所分析的 46 例羊水栓塞患者，70%发生在产程中，胎儿娩出之前。11%发生在阴道分娩，胎儿刚刚娩出后，19%发生在剖宫产中。

【发病机制】

早期研究在产科因循环衰竭死亡后的尸体解剖中发现肺组织有羊水成分，经电子扫描图像显示在母体子宫下段局部、子宫颈内膜血管和胎盘着床部的血管中发现微血栓。因此，传统的观点认为，羊水栓塞是羊水内容物进入母血循环，导致肺部血管机械性梗阻，引起肺栓塞、肺动脉高压、急性肺水肿、肺心病、左心衰竭、低血压、低氧血症、凝血以致产生全身多器官功能障碍。

近期，Clark 等研究认为与栓塞相比，AFE 更可能是母体对胎儿成分的变态反应，并建议称其为孕期变态反应综合征。羊水或羊水内容物如鳞状上皮、黏液、毳毛及胎脂等，在子宫收缩下从子宫下段或宫颈内膜破裂的静脉进入母血循环，在胎盘早剥、子宫破裂、剖宫产、妊娠中期钳刮术、引产术或羊膜腔穿刺注药引产术时，羊水可直接由开放血管进入母血循环，在一些女性激发一系列复杂的与人类败血症及过敏相似的病理反应；内毒素介质的释放是继发病理生理过程的核心。

1. *有关羊水栓塞的发病机制* 目前认为羊水栓塞是由于羊水活性物质进入母血循环引起的“妊娠过敏样综合征”。引起羊水栓塞的羊水中的活性物质有：花生四烯酸的代谢产物、白三烯、前列腺素、血栓素及血小板活性因子、过敏因子、组织样促凝物质。这些活性物质进入血循环后可引起肺支气管痉挛、血小板聚集、血管内凝血，主要表现为心肺功能障碍、肺动脉高压、缺氧，继而发生多脏器损害等综合征。

(1)AFE时血流动力学的变化：既往的观点认为，AFE导致肺部血管机械性梗阻，引起肺动脉高压、急性肺水肿、肺心病、左心衰竭、低血压、低氧血症，最终产生全身多器官功能障碍。而近来Clark等认为，正常羊水进入母血循环可能并无危害。余艳红等用全羊水灌注兔的离体肺，未产生由于机械性栓塞而引起的肺动脉高压和肺水肿，但在镜下检查发现有胎儿毛发及上皮细胞沉着在血管内，也无明显的血管痉挛发生；而用不含羊水有形成分的羊水样血浆灌注离体肺，虽无机械样栓塞现象，但能立即使肺动脉压升高，产生肺水肿。这些结果证明AFE致心肺循环障碍的原因不完全是羊水中有形成分引起的机械栓塞，而是由于羊水入血后多种活性物质释放所引起的病理变化。

(2)白三烯在羊水栓塞发病中的作用机制：白三烯是一组具有多种作用的生物活性物质，参与炎症和变态反应，又称为慢反应物质。当机体受到各种刺激和抗原抗体反应时，会引起白三烯释放，它是过敏反应的重要介质，可导致过敏性哮喘或过敏性休克。白三烯能使支气管平滑肌强烈持久的收缩，增加毛细血管通透性和促进黏膜分泌，具有收缩肺血管的作用。可导致严重的低氧血症并产生低氧性肺动脉高压反应。另外，白三烯还具有强大的中性粒细胞、单核细胞和巨细胞趋化聚集作用，使肺血管膜和肺泡上皮损伤，引起肺水肿。此外，白三烯有负性肌力作用，影响心脏动力，使心输出量显著下降，再加上白三烯使血管通透性增高，血浆漏出，导致循环血量下降。

(3)前列腺素在羊水栓塞发病中的作用：前列腺素是花生四烯酸的代谢产物，大剂量的花生四烯酸使血小板产生血栓素烷(TXA_2)，从而使血管收缩，增加毛细血管的通透性；还可使血小板聚集，促使血栓形成。目前，一些动物实验提供了羊水栓塞的发生与前列腺素之间的紧密联系，认为羊水栓塞对肺部的病理改变如肺动脉高压、肺水肿是由前列腺素及其代谢物血栓素所致。另外，呼吸衰竭和低氧血症时前列环素(PGI_2)与血栓素烷(TXA_2)比例失去平衡，促使血小板聚集DIC形成。

(4)羊水栓塞与肥大细胞类胰蛋白酶：羊水栓塞由于异体抗原在母血中的暴露，会引起一种过敏反应，在此反应发生时，T细胞和肥大细胞释放的颗粒中有一种肥大细胞类胰蛋白酶参与体内过敏反应。补体在激活羊水栓塞的发病机制中有重要作用，在羊水栓塞的病人，补体C3和C4水平比正常妊娠低2～3倍。Benson等研究9例羊水栓塞患者中7例胎儿抗原(sialyl Tn)升高，补体C3平均水平44.0mg/dl，C4平均水平10.7mg/dl，显著低于自然分娩产后的对照组117.3 mg/dl和29.4 mg/dl，C3、C4水平分别降低8%和5%。

(5)血管内皮素-1与羊水栓塞发病的关系：Khong在1998年发现羊水栓塞死亡者的肺泡、细支气管内皮、肺血管内皮均有内皮素-1表达，而羊水中胎儿上皮细胞-1十分丰富，内皮素-1与羊水栓塞时血流动力学及肺动脉高压的病理机制有密切关系，它可使肺血管及气道系统收缩。

2. 羊水栓塞发病的高危因素

(1)宫缩过强：宫缩过强使宫内压增高，羊水易被挤入已破损的小静脉内。正常情况下羊膜腔内压力为 0～15mmHg，与子宫内肌层、绒毛间隙压力相似。临产后，第一产程内，子宫收缩时羊膜腔内压力上升为 40～70mmHg，第二产程时可达 100～175mmHg，而宫腔内静脉压力为 20mmHg，羊膜腔内压力超过静脉压，羊水易被挤入已破损的小静脉血管内。此外，宫缩过强使子宫阔韧带索拉，宫底部举起离开脊柱，减轻对下腔静脉的压力，回心血量增加，有利于羊水进入母血循环。多数学者认为羊水栓塞与过强子宫收缩、不恰当使用宫缩剂有关。笔者所在医院分析广州市羊水栓塞 32 例死亡病例中，85%有过量使用催产素或前列腺素制剂催产、引产的病史。而 1995 年 Clark 等认为当宫内压超过 35～40mmHg 时子宫血流完全停止，静脉血流已被阻断，羊水与子宫血流之间的交流也被阻断，因而认为羊水栓塞不一定与过强宫缩有关。

(2)子宫体或子宫颈有病理性或人工性开放血窦：如在前置胎盘、胎盘早剥、胎盘边沿血管破裂、胎盘血管瘤、人工胎膜、宫颈扩张术、引产、剖宫产术等各种原因造成的子宫体或宫颈血窦开放均是羊水栓塞发生的高危因素。2008 年 Haim 等对美国多家医院近 300 万个分娩分析显示，羊水栓塞发生率是 7.7/10 万。分析其基础资料见羊水栓塞发病率较高的因素有：年龄大于 35 岁，发病率为 15.3/10 万；高龄初产妇，21.4/10 万；前次剖宫产，8.0/10 万；糖尿病，28.1/10 万；双胎，9.0/10 万；前置胎盘，231.9/10 万；胎盘早剥，102.5/10 万、妊娠高血压，11.5/10 万；先兆子痫，65.5/10 万；子痫，197.6/10 万；胎膜早破，7.8/10 万；人工破膜，5.4/10 万；引产，11.3/10 万；绒毛膜、羊膜炎，15.3/10 万；胎儿窘迫，15.5/10 万；难产，6.2/10 万；产钳，18.3/10 万；胎头吸引器，7.3/10 万；剖宫产分娩，15.8/10 万。其中以母亲年龄、前置胎盘、胎盘早剥、子痫和剖宫产为最突出的有关因素。

【病理生理】

羊水栓塞是由于羊水进入母体循环而引起的一系列严重症状的综合征。基本病理生理学是由于微循环中的外来物质和激活的继发的内源性介质相互作用引起的急性过敏性反应综合征。开始于肺血管紧张收缩，导致严重的低血氧、血流动力学的改变，包括心肺功能衰竭、急性右心衰竭、左心衰竭、休克等，继而出现凝血及出血。临床表现主要为急性呼吸困难、急性进行性心肺功能衰竭，在许多病例迅速出现凝血功能障碍。其主要死亡原因为突发性心肺功能衰竭，难以纠正的休克，大量出血或多脏器功能衰竭。最近，根据国际羊水栓塞登记资料分析，认为羊水栓塞主要临床表现在血流动力学、血液学和特殊的过敏样休克三方面。其主要过程归纳见图 11-3-1。

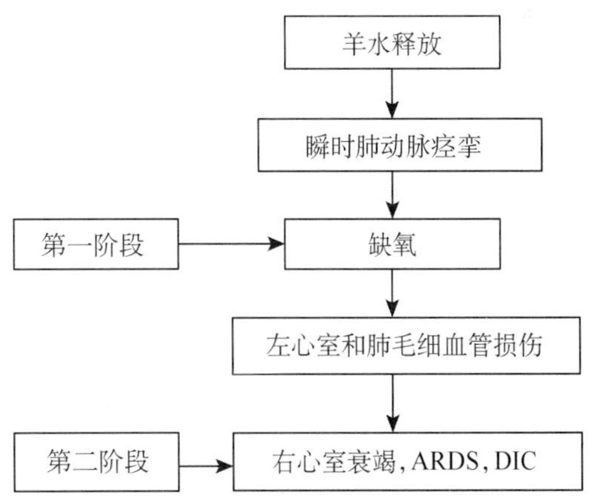

图 11-3-1　羊水栓塞在血流动力学、血液学和特殊过敏样休克的主要过程归纳

羊水进入子宫静脉，经下腔静脉回心→右心房→右心室→肺动脉→肺循环→体循环。羊水中的胎儿抗原进入母体循环引起急

性过敏反应及一系列的病理生理学变化，主要的病理生理变化有以下几方面。

1. 急性过敏反应　羊水中的胎儿抗原进入母体循环引起一系列急性过敏反应，激活一些过敏反应的因素和介质，主要有花生四烯酸代谢产物：白三烯（LT）、前列环素 I_2（PGI_2）、血栓素（TXA_2）和肥大细胞脱颗粒释放类胰蛋白酶（MCT）、组胺等。这些过敏反应介质，特别是白三烯可导致过敏性哮喘和过敏性休克，患者产生过敏性休克样反应，出现寒战、严重休克状态，休克程度与出血量不成正比例。

2. 急性肺动脉高压　羊水中的抗原物质引起的过敏反应、各种介质、细胞因素及有形成分可引起肺动脉痉挛和栓塞，产生急剧的血流动力学改变。当羊水进入肺血管时，羊水中的 $PGF_2\alpha$ 等可引起肺血管痉挛、血管阻力升高，产生急性肺动脉高压。肺换气功能受影响，出现低血氧。肺动脉高压在羊水栓塞后 10～30min 发生。

羊水栓塞时肺动脉高压使右心前负荷加重，引起急性右心衰竭；肺血管痉挛使肺静脉缺血；左心回心血量减少，左心衰竭；心排血量下降，体循环血压降低。左心衰竭的原因可能与低氧对心肌损害，冠状动脉血流下降至心肌缺血及羊水对心肌的直接影响因素有关。

当母体受到胎儿抗原的刺激可产生抗原抗体反应，白三烯、前列腺素的释放直接影响肺血管完整性，并具有强大的中性粒细胞、单核细胞和巨噬细胞的趋化聚集作用，使肺血管和肺泡上皮损伤，支气管黏膜分泌增加，引起肺水肿。羊水栓塞时肺动脉高压、肺水肿还与羊水中的前列腺素及其代谢物血栓烷有关。羊水能诱发白细胞产生前列腺素，大剂量的花生四烯酸使血小板产生血栓素（TXA_2），从而使血管收缩，增加毛细血管的通透性。介质白三烯有收缩肺血管及增加肺毛细血管通透性的效应。有学者在动物实验中观察到注入碳环 TXA_2 于猫体内后，引起全身血管阻力升高，心排血量显著下降，因此认为血栓烷参与羊水栓塞的病理生理改变。

另外，羊水内容物可阻塞肺小动脉和毛细血管，形成广泛微小栓子，使肺血循环产生机械性阻塞，使肺泡失去换气功能。肺栓塞后严重影响肺内毛细血管氧的交换，微血管内血液灌注失调而发生缺氧和肺水肿。同时迷走神经兴奋引起反射性肺血管痉挛和支气管分泌亢进，亦加重肺动脉高压的病理改变。

3. 急性缺氧　羊水栓塞时各种因素引起肺动脉高压及支气管痉挛，导致血流淤滞和阻塞，以及血流通气比例失调。肺血管床面积缩小 50%以上，肺动脉压平均上升超过 20mmHg。肺动脉高压使肺血液灌注量明显减少，即肺动脉高压，低灌注而出现急性呼吸衰竭，引起急性缺氧。明显的一过性氧饱和度下降，常在开始阶段出现，并在许多幸存者中引起神经系统的损伤。肺缺氧时，肺泡及微血管通透性增加；羊水中的抗原性物质及一些细胞活化因素、内毒素、介质等引起过敏样反应，使肺毛细血管通透性增加，血浆部分渗出，导致肺间质及肺泡内水肿，进一步加重缺氧。白三烯类化合物能使支气管平滑肌强烈持久的收缩，增加毛细血管通透性和促进黏膜分泌；具有收缩肺血管的作用，可导致严重的低氧血症，并产生低氧性肺动脉高压反应。肺局部缺氧可使肺血管内皮损伤，血小板聚集，肺血管内微血栓形成，肺出血，肺功能进一步损害。缺氧还可使肺泡表面活性物质产生减少，分解增多，肺泡下塌，死腔增加致难治性进行性缺氧。最终导致急性呼吸衰竭、成人呼吸窘迫综合征等一系列肺部疾病。羊水栓塞发生急性缺氧的原因可归纳为：①肺血管痉挛，肺动脉高压致换气障碍；②支气管痉挛，通气障碍；③肺水肿、成人呼吸窘迫综合征使通换气障碍；④心力衰竭、呼吸衰竭、DIC 等进一步加重缺氧。根据美国国家登记统计资料分析，羊水栓塞中有 83%的病人有实验检测异常和临床缺血缺氧表现。

4．弥散性血管内凝血　在妊娠期后期，无论正常妊娠或病理妊娠均有凝血因子的增加，从血液学角度来说都是处于高凝状态。其血中的凝血因子如纤维蛋白原，凝血酶原Ⅷ、Ⅶ、Ⅴ因子等一个或多个凝血因子处于高水平。羊水栓塞作为一个启动因素可加速凝血，造成弥散性血栓形成发生DIC。约有50%的羊水栓塞患者会发生继发性的DIC。不管分娩的方式如何，50%的病例DIC发生在发病4h以内，起始症状常在发病20～30min。尽管适当的积极治疗，仍有75%的病人死于严重的出血和凝血功能障碍。

羊水栓塞造成DIC的原因是多方面的：①羊水进入体循环后激活母体凝血系统，造成凝血功能障碍。启动凝血过程，羊水中含有大量的凝血因子Ⅹ、Ⅱ、Ⅶ等，并且还含有外源性凝血系统的组织因子。组织因子可能是羊膜细胞合成的。另外，胎儿皮肤、呼吸道、生殖上皮的组织因子可能也是羊水中该成分的主要来源。羊水进入母体循环后，促凝物质即可激活外凝血系统，形成复合物即凝血酶原，使凝血酶原形成凝血酶，后者使纤维蛋白原转化为纤维蛋白。同时羊水中凝血活酶样物质可直接促使血液凝固，使血液呈暂时性高凝状态。血管内微血栓形成，迅速消耗大量凝血因子，纤维蛋白原减少。②促进血小板聚集及活化；羊水内颗粒物质具有促血小板聚集和血小板破坏的作用，血小板聚集增加促进微血栓的形成。广泛的微血栓形成，会导致血小板的大量消耗，加重血小板消耗性减少的程度。③激活纤溶系统同时羊水中又有活化因子（纤溶激活酶），可激活血浆素酶（纤维蛋白溶酶原，Pg），形成血浆素（纤维蛋白溶酶P），对血浆中纤维蛋白原和纤维蛋白起水解作用，产生纤维蛋白降解产物FDP，积聚于血中，FDP有抗凝作用，使血液的高凝状态迅速进入纤溶活跃状态，迅速出现出血倾向和产后出血，血液不凝，引起出血性休克。④呼吸衰竭和低氧血症时前列环素（PIG_2）与血栓素烷（TXA_2）比例失去平衡，使血小板聚集，DIC形成。肺血管内微血栓可加重肺动脉痉挛，肾血管内微血栓可使肾灌注量减少，造成急性肾衰竭。

5．多脏器功能衰竭　羊水栓塞时由于急剧的心肺功能衰竭、严重缺氧及弥散性血管内凝血，导致脏器缺血缺氧，常引起多脏器功能衰竭。脑部缺氧可致抽搐或昏迷，造成神经系统损害的后遗症。由于低血容量、肾脏微血管栓塞，肾脏缺血缺氧可引起肾组织损害，导致急性肾衰竭。肺部缺氧可导致肺水肿、肺出血、成人呼吸窘迫综合征、呼吸衰竭等。多脏器功能衰竭是羊水栓塞死亡的重要原因之一，不少患者经紧急抢救虽然逃过了肺动脉高压、休克及DIC出血，但最终仍因多脏器功能衰竭而死亡。

【临床表现】

羊水栓塞多发生在分娩过程中，尤其在胎儿即将娩出前或产后短时间内，极少超过产后48h。罕见的羊水栓塞发生在临产前或妊娠中期手术，经腹羊膜腔穿刺术创伤和生理盐水羊膜腔灌注术，剖宫产术者多发生在手术过程中。Clark所分析的羊水栓塞患者中，70%发生在产程中胎儿娩出前，11%发生在阴道分娩胎儿刚刚娩出后，19%发生在剖宫产术中。

羊水栓塞典型的临床表现为突然发生的急性心肺功能障碍、肺动脉高压、严重低氧血症、深度低血压、凝血功能障碍和难以控制的出血。表现为呼吸困难、发绀、循环衰竭、凝血障碍及昏迷五大主要症状。

1．急性心肺功能衰竭　主要是在产程中，尤其是在刚破膜后不久，或分娩前后短时间内，产妇突然发生烦躁不安、寒战、气急等先兆症状；继而出现呼吸困难、发绀、抽搐、昏迷、血压下降、肺底部啰音等过敏样反应和急剧的心肺功能障碍的症状。严重者发病急骤甚至没有先兆症状，仅惊叫一声或打一个哈欠，血压迅速下降或消失，产妇可在数分钟内迅速死亡。经肺动脉导管发现在羊水栓塞的患者，有瞬时的肺动脉压升高，左心功能不全，有一定程度的肺水肿或成人呼吸窘迫综合征。

2. *严重的低氧血症* 由于肺动脉高压和休克，病人出现严重的低氧血症，发绀、呼吸困难，血氧分压及氧饱和度急剧下降，PaO_2可降至 80mmHg 以下，一般在 60～80mmHg。

3. *休克* 由肺动脉高压引起的心力衰竭、急性循环呼吸衰竭及变态反应引起心源性和过敏性休克。患者出现烦躁不安、寒战、发绀、四肢阙冷、出冷汗、心率快、脉速而弱、血压下降；DIC 高凝期的微血栓形成，使急性左心排血量低下，或心脏骤停至循环衰竭；凝血功能障碍凝血因子消耗致出血等均会引起急性循环衰竭、缺血、缺氧等休克的临床表现。

4. *凝血障碍* 高凝期出现与出血不成比例的休克，此期持续时期很短，一般难以发现，凝血后期由于微血栓致脏器功能障碍。患者经过短暂的高凝期后，继之发生难以控制的全身广泛性出血，阴道大量流血、切口渗血、全身皮肤黏膜出血、消化道大出血，甚至暴发性坏疽。有部分病人有急性严重的 DIC 而无心肺症状，在这部分病人以致命的消耗性凝血继发严重的广泛性出血表现为主，是羊水栓塞的顿挫型。

5. *急性肾衰竭与多脏器功能衰竭* 羊水栓塞后期患者出现少尿或无尿和尿毒症的表现。这主要是由于循环功能衰竭引起的肾缺血及 DIC 高凝期形成的血栓堵塞肾内小血管，引起肾脏缺血、缺氧，导致肾脏器质性损害。羊水栓塞弥散性血管内凝血可发生在多个器官系统，DIC 微血栓终末器官功能紊乱的发病率如下：皮肤 70％、肺 50％、肾 50％、垂体后叶 50％、肝脏 35％、肾上腺 30％、心脏 20％。

一般把呼吸困难、发绀、循环衰竭、凝血障碍及昏迷列为羊水栓塞五大主要症状。Clark 等于 1995 年根据美国国家登记统计资料分析 46 例羊水栓塞患者主要症状体征出现频率为：缺氧 100％、低血压 100％、胎儿窘迫 100％、肺栓塞或成人呼吸窘迫综合征 93％、心脏骤停 87％、发绀 83％、凝血 83％、呼吸困难 49％、支气管痉挛 15％、瞬时高血压 11％、抽搐 48％、迟缓失张 23％、咳嗽 7％、头痛 7％、胸痛 2％。同时报道超过 50％的病人出现继发于凝血的产后出血。中国张振钧等分析上海市 1985～1991 年 75 例羊水栓塞患者的临床表现，显示各主要症状出现频率分别为：发绀 38％、苍白 32％、呼吸困难 22％、烦躁 21％、胸闷 18％、抽搐 8％，寒战 8％、出血(DIC)81％。

【诊断】

1. *临床诊断* 美国羊水栓塞临床诊断标准包括：①急性低血压或心脏骤停；②急性缺氧，表现为呼吸困难、发绀或呼吸停止；③凝血机制障碍，实验室数据表明血管内纤维蛋白溶解或无法解释的严重出血；④以上症状发生在子宫颈扩张、子宫肌收缩、分娩、剖宫产时或产后 30min 内；⑤对上述症状缺乏其他有意义的解释。

2. *实验室诊断*

(1)检测母亲外周血浆 Sialyl Tn 抗原浓度：Sialyl Tn 是一种存在于胎粪和羊水中的抗原物质，在出现羊水栓塞症状的病人，其血清中 Sialyl Tn 明显升高，羊水栓塞发生是因为母-胎屏障被破坏，使羊水及其有形成分入血。羊水和胎粪进入母血后使 Sialyl Tn 抗原出现在母血中，可用其敏感的单克隆抗体检测。有学者发现胎粪和羊水中的 Sialyl Tn 抗原能与单克隆抗体 TKH-2 特异性结合。羊水粪染的产妇血清中的 Sialyl Tn 抗原(20.3±15.4)U/ml，略微高于羊水清亮产妇，而在羊水栓塞或羊水栓塞样综合征患者血清中 Sialyl Tn 抗原有明显升高(105.6±

59.0U/ml，$P<0.01$）。该方法可以较为直接地证实胎粪或羊水来源的黏蛋白是否进入了母体循环，是一种简单、无创、敏感的诊断羊水栓塞的方法。

(2)血涂片羊水有形成分的检查：取母亲中心静脉（下腔静脉、右心房、肺动脉）血，离心后分三层，下层为血细胞，上层为血浆，中层为一层薄的蛋白样组织，其中该层可找到羊水中的毳毛、胎脂、鳞状上皮、黏液，如为阳性说明有羊水进入母体血循环中。亦有从气管分泌物中找到羊水角化细胞。有研究人员对血中羊水成分检查的方法进行改良，取外周血2～3ml于肝素抗凝管中，混匀、离心，从血浆液面1mm处取10～20μl血浆于载玻片上寻找脂肪颗粒和羊齿状结晶及羊水其他有形物质。将余下的全部血浆移到另一试管内，再离心，将沉淀物分别染成涂片，中等厚度片和厚片共3张，待干或酒精灯烘干，瑞氏染色，油镜下寻找角化上皮、羊齿状结晶等羊水成分，其中羊齿状结晶在涂片干后不经染色即可镜检。在18例羊水栓塞患者中15例找到羊水成分，11例找到脂肪颗粒，其中有9例为羊水结晶与脂肪颗粒均于同一标本内找到。见羊水栓塞患者外周血中羊水的有形物质检出率为83.33%，而对照组正常产妇其外周血羊水有形成分检出率为11.11%，差异显著。对照组中未检出角化上皮及羊水结晶，仅见脂肪颗粒。

国外有学者对心脏病分娩时产妇进行Swan-Gang导管监测时，在肺动脉内也发现羊水成分，无任何AFE临床症状。因此认为血中有羊水成分不能确认为羊水栓塞。根据我们多年的临床实践，认为有羊水栓塞的典型临床症状，配合外周血羊水成分检测阳性，有利于羊水栓塞的早期诊断、早期处理。因方法简单、快速，在基层医院可进行检测，因此，目前在临床中仍有一定应用价值，特别是基层医院。

(3)抗羊颌下腺黏液性糖蛋白的单克隆抗体（TKH-2）诊断羊水栓塞：TKH-2能检测到胎粪上清液中极低浓度的Siglyl Tn抗原，被TKH-2识别的抗原不但在胎粪中大量存在，同时也可出现在清亮的羊水中。用放射免疫检测法在胎粪污染的羊水和清亮的羊水中都可测到Siglyl Tn抗原。现发现Siglyl Tn抗原是胎粪和羊水中的特征成分之一。随着免疫组化技术的不断发展，通过羊水栓塞死亡的人体组织研究，用免疫组化方法诊断羊水栓塞，特别是抗羊颌下腺黏液性糖蛋白的单克隆抗体诊断羊水栓塞是最敏感的方法之一，也是进一步研究的重点。

(4)检测锌-粪卟啉（Znep-1）：Znep-1是胎粪的成分之一，可通过荧光测定法在高压液相色谱仪上测定，是一种快速无损、敏感的诊断方法，以35mmol/L作为临界值。在国外有将血清Znep-1和Sialyl Tn抗原测定作为羊水栓塞首选的早期诊断方法，亦可用于诊断不典型的羊水栓塞。

3. 急性DIC的实验室诊断

(1)血小板计数：血小板减少是急性DIC的一个特征，发生羊水栓塞时，外凝系统被激活，在凝血酶的作用下，血小板聚集为微血栓存在于肺、肝、脾等内脏器官的微血管内，故外周血液中的血小板数减少，常低于$100\times10^9/L$，或进行性下降，甚至低于$50\times10^9/L$，血小板下降可作为DIC的基本指标之一。

(2)血浆纤维蛋白原含量<1.5g或呈进行性下降。

(3)3P试验阳性或血浆FDP>20ng/L，或血浆D-二聚体水平较正常增高4倍以上。

(4)PT延长或缩短3s以上，APTT延长或缩短10s以上。多数患者APTT在50～250s，甚至>250s。

(5)抗凝血酶Ⅲ（AT-Ⅲ）活性<60%。

(6)外周血破碎红细胞>2%～10%、进行性贫血、血红蛋白尿等。

(7)血浆内皮素-1(ET-1)水平>80mg/L。

由于DIC早期临床表现缺乏特异性，而

常规检查项目在DIC的早期呈现阳性结果的很少，近年提出前DIC(Pre-DIC)的主要诊断依赖分子标志物的检查。主要标志物有：凝血酶原片段1和2(F1＋2)、凝血酶-抗凝血酶复合物(TAT)、纤维蛋白肽A(FPA)、可溶性纤维素单体复合物(SFMC)、抗凝血酶Ⅲ(AT-Ⅲ)、β-血小板球蛋白(β-TG)、纤维蛋白降解产物(FDP)、D-二聚体、纤溶酶-纤溶酶抑制复合物(PIC)等，这些项目目前在一般的医院尚未开展。DIC的早期有血小板进行性下降、FDP和D-二聚体进行性增高。SFMC、TAT、PIC增高或部分项目增高对确定DIC的存在有参考意义。羊水栓塞所致的DIC是来自羊水中组织因子进入血液及继发性缺氧激活凝血因子形成微血栓，纤溶系统也被激活。其临床表现为凝血因子的消耗所致的出血和微血栓所致的脏器功能不全。其实验室检查是凝固系统的抑制物AT-Ⅲ和纤溶系的抑制物同等程度被消耗。

4. *胸部X线检查* 90%以上的患者可出现肺部X线异常改变，主要表现为肺栓塞及肺水肿。肺水肿时可见双肺圆形或密度高低不等的片状影，呈非节段性分布。多数分布于两肺下叶，以右侧多见，一般数天内可消失。可伴有肺不张、右心影扩大。上腔静脉及奇静脉增宽。但肺部X线正常也不能排除羊水栓塞。

5. *超声心动图检查* 超声心动图对提供心脏功能状态和指导治疗是需要的，在羊水栓塞的患者可见右心房扩大、房间隔移向左边，有时见左心室变成D型，显示右心高压。三尖瓣关闭不全，显示严重的右心功能障碍。经食管超声心动图(TEE)检查最近用于羊水栓塞心肺功能的检测，常显示严重右心功能不全，包括右心扩大、舒张期室间隔平坦、三尖瓣反流和肺动脉高压，TEE检查并可排除近心端的较大肺血栓。

6. *血气分析* 主要表现是严重低氧血症，并进行性下降，血氧饱和度常在80%以下；严重缺氧时可≤40mmHg。动脉血气分析显示代谢性酸中毒或呼吸性酸中毒，常呈现混合性酸中毒。$PaCO_2$＞40mmHg，BE、HCO_3^-浓度降低。

7. *心电图* 可显示窦性心动过速，ST-T变化，心脏缺血缺氧的心电图改变。

8. *放射线核素扫描或肺动脉造影* 放射线核素I^{131}做肺扫描有显影缺如，充填缺损。此方法简单、快速及安全。肺动脉造影可诊断肺栓塞，X线征象可见肺动脉内充盈缺损或血管中断、肺段血管纹理减少。肺动脉造影还可以测量肺动脉楔压，对辅助诊断具有帮助，但此方法并发症较多，目前很少应用。

9. *死亡后诊断及病理论断*

(1)取右心室血液检查：死后，取右心血置试管内离心，取沉淀物上层作涂片，找羊水中的有形成分，发现羊水中的有形成分如角化物、胎脂、毳毛等可做诊断。但因在非羊水栓塞死亡的产妇肺中亦有发现羊水有形成分，因而此法只能作为参考。

(2)肥大细胞类胰蛋白酶的免疫组化检测：在过敏反应时，T细胞和肥大细胞释放的颗粒中有一种肥大细胞类胰蛋白酶(mast cell tryptase，Met)参与体内过敏反应，过敏性休克和羊水栓塞死亡的尸体，检测其血液和肺组织，其Met含量增多。Met是一种中性蛋白酶，参与过敏反应过程，在血清中相当稳定，是肥大细胞脱颗粒易于观察的一种标识。用免疫组化法检测体内组织Met增多，可提示体内存在过敏反应，结合病理形态改变，可增加过敏性休克诊断的可靠性。

(3)羊水中角蛋白的检测：在尸解病例中取肺脏组织，在肺脏的小血管内出现角化物、胎脂、胎粪、毳毛等可做出羊水栓塞的诊断。传统的HE染色染出的脱落的角化上皮和血管内脱落的上皮很难鉴别，特异性不强。中国医科大学法医学系用曲苯利蓝-2B染液，在羊水吸入死亡的胎儿肺脏及羊水栓塞死亡的产妇肺脏的小血管内，均检出条索状蓝色的均匀一致的角化上皮，此种方法对脱落的角化上皮染色具有特异性，而对血管内皮不染色，因此能区别血管内皮，具有很强的特异性和准确性。

（4）羊水栓塞主要的病理改变：在肺小动脉和肺毛细血管中发现角化鳞状上皮、无定形碎片，胎脂、黏液或毳毛等所组成的羊水栓子，可诊断为羊水栓塞。羊水成形物质多见于肺、肾，也可见于心、脑、子宫、阔韧带等，最特征性改变是肺小动脉和毛细管内见羊水有形成分。特殊免疫组化抗羊颌下腺黏液性糖蛋白的单克隆抗体（TKH-2）标记羊水成分中的神经氨酸 2N2 乙酰氨基半乳糖抗原（Sialyl Tn）、肺肥大细胞类胰蛋血酶等可以协助诊断。

目前早期诊断羊水栓塞仍然比较困难，临床上仍是依靠典型的临床表现、体征及从中心静脉或动脉插管中找到胎儿鳞状上皮或碎片和相应的辅助检查，协助诊断。确诊羊水栓塞主要依据病理尸体解剖。

【鉴别诊断】

羊水栓塞应与肺血栓、过敏性反应、休克、产后出血、子痫抽搐、胎盘早剥、心肌梗死、急性肺水肿、充血性心力衰竭、空气栓塞、气胸等进行鉴别。

1. *肺血栓*　妊娠晚期，血黏度增加，血液处于高凝状态，偶有因下肢深静脉或盆腔静脉血栓脱落致肺血栓，其症状与羊水栓塞相似。肺血栓多见于阴道产后或剖宫产后数天，下地活动时突然发病；突发性胸痛、呼吸困难、发绀、休克、突然死亡。根据无羊水栓塞诱因、发病经过与羊水栓塞不同，血液学检查无 DIC 改变。胸部 X 线表现及 CT 对肺栓塞的诊断有很大帮助。

2. *过敏反应*　羊水栓塞早期症状常见过敏样反应、寒战，须与过敏反应鉴别。过敏反应患者常有或在输液中发生症状，少见发绀、缺氧、呼吸困难等症状。血液检查无 DIC 改变，无严重的缺氧，X 线肺部无羊水栓塞的表现。用抗过敏药地塞米松推注症状迅速好转。

3. *子痫*　羊水栓塞常有昏迷、抽搐，应与子痫鉴别。子痫时血压明显升高，有蛋白尿，出现典型的子痫抽搐。根据发病经过、临床症状、体征、辅助检查常可鉴别。

4. *急性充血性心力衰竭*　羊水栓塞呼吸困难、缺氧须与急性充血性心力衰竭相鉴别。后者常见有心脏病的病史、心界扩大、奔马律、双肺弥漫性湿啰音，少见休克。血液学检查无 DIC 改变。

5. *出血性休克*　患者出现出血症状，伴休克；常有面色苍白、出冷汗，其症状与延缓型羊水栓塞相似。而产后出血性休克常有出血原因存在如宫缩乏力、子宫破裂、胎盘因素、软产道损伤、血液病等；休克时伴中心静脉压下降。根据病史、体征、血液 DIC 检查、胸片等可以鉴别。羊水栓塞的休克常有呼吸困难及发绀、中心静脉压上升，临床上两者有时难以完全区别。然而在治疗上有相同之处。

6. *心肌梗死*　是冠状动脉急性闭塞，血流中断，心肌因持久缺血以致局部坏死所致。患者常剧烈胸痛，胸部紧缩感，有冠心病或心肌病病史，少数见于梅毒性主动脉炎。无肺部啰音，心绞痛发作时心电图有特殊改变，示 ST 段明显抬高，或胸前导联出现 T 波高耸，或缺血图形。

7. *脑血管急症*　脑血管瘤或脑血管畸形破裂，常见突然昏迷、抽搐、缺氧、休克、瞳孔散大等。根据神经系统检查有病理反射定位体征、偏瘫、CT 检查可以鉴别。

8. *气胸*　系肺泡和脏层胸膜破裂，肺内气体通过裂孔进入胸腔所致，在产程中用力屏气可发生突发性气胸，常见症状有胸痛，伴刺激性咳嗽、呼吸困难、发绀、肺部呼吸音低。叩诊呈鼓音。患侧胸部或颈部隆起，有捻发感。X 线见患侧透明度增高，纵隔偏移，血压常正常。

【治疗】

羊水栓塞患者多数死于急性肺动脉高压、呼吸循环衰竭、心脏骤停及难以控制的凝血功能障碍。急救处理原则包括生命支持、稳定产妇的心肺状态、正压供气、抗休克、维持血管的灌注、纠正凝血功能障碍等。

1. 纠正呼吸循环衰竭

心肺复苏及高级生命支持：羊水栓塞时由于急剧血流动力学的变化致心脏骤停、心肺衰竭，如不能及时复苏，大部分病人可在10min内死亡。产科急救医师必须熟练掌握心肺复苏（CRP）技术，包括基础生命支持（BLS）和高级生命支持（ACLS），熟悉妊娠期间母体生理改变对复苏效果的影响。基础生命支持采用初级ABCDs方案：① 开放气道（Airway，A）；② 提供正压呼吸（Breathing，B）；③ 进行胸外按压、心前区叩击复律（Circulation，C），必要时心脏电击除颤；④ 评估（Defibrillation，D）。目标是针对恢复气道通畅、建立呼吸循环。高级生命支持采用高级ABCDs方案，包括：①尽快气管插管（A）；②确定气管套管位置正确、确定供氧正常、高流量正压供氧（B）；③建立静脉通道，检查心律并监护，使用合适药物（C）；④评估，鉴别诊断处理可逆转的病因（D）。

复苏用药包括：① 肾上腺素 0.5～1mg 静推，可重复用药，隔 3～5min 重复一次。② 碳酸氢钠，复苏早期不主张用碳酸氢钠纠正酸中毒，主要通过ABCD方案以改善通气换气及血液循环。多主张经历CPR一段时间后临床无明显改善，才考虑用碳酸氢钠，并根据血气分析指导用量。③ 心率缓慢可用阿托品，每次 0.5～1mg 静推。④ 用药途径，近10多年来已放弃使用心腔注射，改用静脉注射或气管内给药，用0.9%NaCl 10ml稀释，经导管注入气管内。但多次气管内给药可致动脉氧分压下降，一次注射中断CPR的时间不能超过10s。

2. 正压供氧，改善肺内氧的交换　羊水栓塞的起始症状是由于肺动脉痉挛和栓塞、血管阻力升高，产生急性肺动脉高压；出现严重的呼吸困难、发绀和低氧，应即行气管内插管呼气末正压供氧，以改善肺泡毛细血管缺氧，减少肺泡渗出液及肺水肿，从而改善肺呼吸功能，减轻心脏负担及脑缺氧，有利于昏迷的复醒。充分吸氧可最大限度地缓解脑和心肌缺血及酸中毒引起的肺动脉痉挛，改善缺氧，避免由于缺氧造成的心、脑、肾缺氧而致的多脏器功能衰竭。

3. 抗过敏　患者出现寒战、咳嗽、胸闷与出血量不成比例的血压下降时，可给予地塞米松20mg静脉缓注。临床诊断为羊水栓塞者再给予地塞米松20mg，加入10%葡萄糖液250～500ml静脉滴注；或氢化可的松200mg静脉推注，然后以100～300mg置于葡萄糖液中静脉点滴，每日可用500～1000mg。在美国国家羊水栓塞登记册中已认可用高剂量的类固醇治疗羊水栓塞，但并无统一的用量标准。目前，临床上以地塞米松应用较多，较少使用氢化可的松。

4. 抗休克　休克主要因过敏反应、心肺功能衰竭、肺动脉高压、迷走神经反射、DIC高凝期及消耗性低凝期出血所致。补充血容量、恢复组织血流灌注量是抢救休克的关键。应立即开放两条输液通道，放置中心静脉导管，测定中心静脉压；必要时也可作输液用。休克早期以补充晶体液及胶体液为主，常选用乳酸钠林格液（含钠130mmol/L、乳酸28mmol/L）、各种平衡盐液。胶体液常用右旋糖酐70、羟乙基淀粉（706代血浆）、全血、血浆等。最好选用新鲜冰冻血浆，因内含有纤维蛋白原及抗凝血酶Ⅲ（AT-Ⅲ），在补充血容量的同时可有利于改善凝血功能障碍。伴有出血时，如血红蛋白低于50～70g/L、红细胞低于 1.8×10^{12}/L、血细胞比容低于24%时，应补充全血。补液量和速度最好以血流动力学监测指标作指导，当CVP超过18cmH_2O时，应注意肺水肿的发生。有条件的应采用 Swan-Gang 导管行血流动力学监测。血液循环恢复灌注良好的指标为：尿量＞30ml/h，收缩压＞100mmHg，脉压＞30mmHg，中心静脉压为5.1～10.2cmH_2O。

对于由于急性呼吸循环衰竭而致的休克，以及经补充血容量仍不能纠正的休克，可使用正性心肌药物，常用多巴胺。多巴胺是体内合成肾上腺素的前体，具有β受体激动作用，也有一定的α受体激动作用。低浓度时，有增强α受体兴奋作用，能增强心肌收缩力，增加心排血量，对外周血管有轻度收缩；高浓度时，有β受体兴奋作用，对内脏血管（肾、肠系膜、冠状动脉）有扩张作用，可增加心、肾的血流量。多巴胺用量一般为40～100mg加入5%葡萄糖溶液250ml静滴，根据血压调节用量，起始剂量0.5～1.0μg/(kg・min)，可逐渐增加至2～10μg/(kg・min)。多巴酚丁胺用量为20mg加入5%葡萄糖液100ml，按5～10μg/(kg・min)静脉滴注，每日总量可达240～480mg，但滴速不宜过快。

5. 解除肺血管及支气管痉挛，减轻肺动脉高压　①盐酸罂粟碱：可阻断迷走神经反射引起的肺血管及支气管平滑肌的痉挛，促进气体的交换，解除迷走神经对心脏的抑制，对冠状动脉、肺及脑血管均有扩张作用。用盐酸罂粟碱30～60mg加入5%葡萄糖250ml静滴，可隔12h重复使用，每天总量不超过300mg，是解除肺动脉高压的首选药物。② 血管扩张剂：酚妥拉明为α肾上腺素受体阻滞剂，直接扩张小动脉和毛细血管，解除肺动脉高压，起始剂量0.1 mg/min，维持剂量0.1～0.3mg/min。可将酚妥拉明10～20mg加入5%葡萄糖液250ml内缓慢滴注，用静脉泵控制滴速。不良反应有低血压、心动过速，停药后消失。血管扩张剂可抑制肺动脉收缩、降低肺动脉压力，从而降低右心室后负荷，增加右心排出量，改善通气和肺气体弥散交换功能，减轻心脏前负荷。常用药物除酚妥拉明外还可选用肼屈嗪、前列环素静脉滴注。最近有应用一氧化氮吸入，用0.9%生理盐水稀释的硝普钠液少量分次气管内滴入。血管扩张剂与非洋地黄类增强心肌收缩力的药物合用更合理、更有效。笔者在临床上对肺动脉高压、肺水肿或伴休克患者多采用多巴胺和酚妥拉明联合静脉滴注，有较好的效果。血管扩张剂常见的不良反应有体循环血压下降，用药过程中应特别注意初始用药剂量，密切观察患者血压的变化。③氨茶碱：能解除血管痉挛、舒张支气管平滑肌，降低静脉压与右心负担，可兴奋心肌，增加心搏出量，适用于急性肺水肿。每次250mg加入10%葡萄糖溶液20ml静脉缓慢滴注。④阿托品：能阻断迷走神经对心脏的抑制，使心率加快，改善微循环，增加回心血量，减轻肺血管及支气管痉挛，增加氧的交换，每次0.5～1mg静脉注射，心率减慢者可使用。

6. 处理凝血功能障碍　羊水栓塞DIC的发生率约为50%，往往造成严重的难以控制的出血，是羊水栓塞患者死亡的主要原因之一。凝血功能障碍表现为微血管病性溶血、低纤维蛋白原血症、凝血时间延长、出血时间延长及纤维蛋白降解产物增加。处理方法包括抗凝、肝素的应用、补充凝血因子等。

(1)抗凝治疗肝素的应用：由于羊水栓塞并发DIC其原发病灶容易去除，是否应用肝素治疗似有争议。大多数学者认为应在羊水栓塞的早期应用肝素。羊水进入母体循环后血高凝状态一般发生在起始症状4min～1h，在此期间应该及时应用肝素，早期使用肝素是抢救成功的关键。肝素具有强大的抗凝作用，它能作用于血液凝固的多个环节，抑制凝血活酶的生成，对抗已形成的凝血活酶，阻止纤维蛋白的形成，其作用机制是通过加速抗凝血酶Ⅲ（AT-Ⅲ）对凝血酶的中和作用，阻止凝血酶激活因子Ⅷ，影响纤维蛋白单体的聚合及加速AT-Ⅲ中和激活的因子Ⅸ、Ⅺ和Ⅹ。阻止血小板及各种凝血因子的大量耗损，并能阻止血小板凝集和破坏，防止微血栓形成，肝素主要用于抗凝，对已形成的血栓无溶解作用，故应用宜早。在羊水栓塞病因已去除，DIC凝血因子大量消耗期，以出血为主的消耗性低凝期不宜使用肝素；或在小剂量肝素使用下补充凝血因子。使用肝素的方法一般是：肝素剂量为0.5～1.0mg/kg（肝素钠的生物效价：每1.0mg效价相当于125U），先用肝素25mg静脉推注，迅速抗凝，另25mg肝素稀释于100～250ml 5%葡萄糖溶液，静脉点滴。亦可采用间歇静脉滴注法，肝素50mg溶于5%葡萄糖溶液100～150ml，在30～60min滴完，以后根据病情每6～8h用药1次，每24h总量不超过200mg。在临床实践中，处理过的羊水栓塞病人多在短时间内由高凝期进入消耗性低凝期，且病因（妊娠）多已去除，羊水栓塞在病因去除后DIC过程可自然缓解，一般不必多次、反复使用肝素，更不必达肝素化。故很少用间歇静脉滴注法。一般以在羊水栓塞起始高凝期用肝素50mg，检查有凝血因子消耗，即及时补充凝血因子和新鲜冰冻血浆。新鲜冰冻血浆除血小板外，含有全部凝血因子，还含有AT-Ⅲ成分，可加强肝素的作用，另有防止DIC再发的作用。在应用肝素过程中应密切监测凝血时间（试管法），凝血时间在25～30min为肝素适量；＜12min为肝素用量不足；＞30min，出血症状加重，考虑为肝素过量。肝素过量时应立即停用肝素，需用鱼精蛋白对抗，1mg鱼精蛋白可中和100U（1mg）普通肝素。临床上用药剂量可等于或稍多于最后一次肝素的剂量。一般用量为25～50mg，每次剂量不超过50mg。经静脉缓慢滴注，约10min滴完。肝素有效的判断包括：①出血倾向改善；②纤维蛋白原比治疗前上升400 mg/L以上；③血小板比治疗前上升50×10^9/L以上；④FDP比治疗前下降1/4；⑤ 凝血酶原时间比治疗前缩短5s以上；⑥ AT-Ⅲ回升；⑦ 纤维蛋白肽A转为正常。停用肝素的指征：① 临床上病情明显好转；② 凝血酶原时间缩短至接近正常，纤维蛋白原升至1.5g以上，血小板逐渐回升；③ 凝血时间超过肝素治疗前两倍以上或超过30min；④ 出现肝素过量症状，体征及实验室检查异常。

低分子肝素（LMWH）：有显著的抗Ⅹα和抗Ⅱα（凝血酶）作用。与普通肝素相比，因肽链较短，而保留部分凝血酶活性。抗因子Ⅹα与抗凝血酶活性之比例为3.8∶1，在拥有较强抗Ⅹα作用的同时对Ⅱα的影响较小，较少引起出血的危险。在有血栓栓塞形成或高危血栓形成，早期DIC的患者中可尝试使用低分子肝素。常用低分子肝素钠（依诺肝素钠）0.2～0.4ml（2000～4000AxaU）皮下注射。低分子肝素主要用于血栓栓塞性疾病。近年有报道用于治疗早、中期DIC，但羊水栓塞DIC发病急促，以用广谱的抗凝药物普通肝素为宜。

（2）凝血因子的补充：DIC在高凝状态下消耗了大量凝血因子和血小板，迅速转入消耗性低凝期，患者出现难以控制的出血，血液不凝，凝血因子降低，血小板减少，纤维蛋白原下降，在这种情况下必须补充凝血因子。新近的观点认为在活动性未控制的DIC患者，输入洗涤浓缩红细胞、浓缩血小板、AT-Ⅲ浓缩物等血液成分是安全的。临床上常用的凝血因子种类有：①新鲜冰冻血浆（FFP）：除血小板外，制品内含有全部凝血因子，其浓度与新鲜全血相似。一般200ml一袋的FFP内含有血浆蛋白60～80g/L、纤维蛋白原2～4g/L、其他凝血因子0.7～1.0U/ml，以及天然的抗凝血物质如AT-Ⅲ、蛋白C及凝血酶。一般认为，若输注FFP的剂量为10～20ml/kg体重，则多数凝血因子水平将上升25%～50%。由于大多数凝血因子在比较低的水平就能止血，故应用FFP的剂量不必太大，以免发生循环超负荷的危险，通常FFP的首次剂量为10 ml/kg，维持剂量为

5ml/kg。② 浓缩血小板：当血小板计数<50×10^9/L时，应输注血小板，剂量至少1U/10kg体重。③ 冷沉淀：一般以400ml全血分离的血浆制备的冷沉淀为1袋，其容量为20～30ml。每袋冷沉淀中含有因子Ⅷ约100U，含约等于200ml血浆中的Von Willebrand's因子(VWF)。此外，还含有250～500ml/L的纤维蛋白及其他共同沉淀物，包裹各种免疫球蛋白等。④ 纤维蛋白原：当纤维蛋白原<1.5g/L时，可输注纤维蛋白原或冷沉淀，每日用2～4g，使血中纤维蛋白原含量达到1g/L为适度。⑤ AT-Ⅲ浓缩剂：肝素的抗凝作用主要在于它能增强AT-Ⅲ的生物学活性，如血中AT-Ⅲ含量过低，则肝素的抗凝作用明显减弱。只有AT-Ⅲ浓度达到正常时，肝素的疗效才能发挥出来。因此，有人主张对AT-Ⅲ水平较低的患者，应首先应用AT-Ⅲ浓缩剂，然后再用肝素抗凝，往往会收到更好的疗效。在肝素治疗开始时，补充AT-Ⅲ既可以提高疗效，又可以恢复正常的凝血与抗凝血的平衡。现国内已有AT-Ⅲ浓缩制剂，但尚未普及，可用正常人血浆或全血代替。冻干制品每瓶含AT-Ⅲ 1000U，初剂量为50U/kg，静注，维持剂量为每小时5～10U/kg。⑥凝血酶原复合物(pec)：每瓶pec内约含有500μ的因子Ⅸ及略低的因子Ⅱ、Ⅶ和Ⅹ，由于该制品内含有不足量的活化的凝血因子，所以有些制品内已加入肝素和(或)抗凝血Ⅲ(AT-Ⅲ)，以防止应用后发生血栓栓塞。使用pec特有的危险是发生血栓性栓塞并发症，虽然在制剂中添加少量肝素后血栓栓塞并发症大大减少。

羊水栓塞所致的弥散性血管内凝血(DIC)的处理原则是积极去除病因，尽早使用肝素抗凝治疗。当病情需要时，可输注血制品作替代治疗，但所有的血制品必须在抗凝的基础上应用。在采用血制品进行替代治疗之前，最好先测定抗凝血酶Ⅲ(AT-Ⅲ)的含量。若AT-Ⅲ水平显著降低，表明DIC的病理过程仍在继续，此时只能输注浓缩红细胞、浓缩血小板、AT-Ⅲ浓缩剂，或输注含AT-Ⅲ成分的新鲜冰冻血浆，避免应用全血、纤维蛋白原浓缩剂及冷沉淀。AT-Ⅲ含量恢复正常是DIC病理过程得到控制的有力证据，此时补充任何所需要的血液制品都是安全的。补充凝血因子应在成功抗凝治疗及DIC过程停止后仍有持续出血者中应用(DIC过程停止的指征为AT-Ⅲ的水平已被纠正)，因凝血因子缺乏的可能性极高，此时补充凝血因子既必要又安全。凝血因子补充的量应视病情而定，一般认为成功抗凝治疗以后，输注血小板及凝血因子的剂量应使血小板计数>80×10^9/L，凝血酶原时间<20s，纤维蛋白原>1.5g/L。若未达到上述标准，应继续补充凝血因子和输注血小板。

(3)抗纤溶治疗：最近多数学者再次强调，抗纤溶药物如六氨基己酸、抗血纤溶芳酸、止血环酸等使用通常是危险的，其可以延长微血栓存在的时间，加重器官功能的损害。因此，抗纤溶治疗绝对不能应用于DIC过程高凝状态在持续的病人，因为此时仍需要纤溶活性，以便尽快消除微血栓、改善脏器的血流、恢复脏器功能。抗纤溶治疗只有在经过治疗原发病和纠正激发因素、抗凝、补充凝血因子3个疗程，DIC过程已基本停止，而患者仍存在纤维蛋白原溶解亢进的情况下使用。

7. *预防感染*　常规预防性使用抗生素。使用对肝肾功能损害较小的抗生素。

8. *纠正酸碱紊乱*　羊水栓塞患者常有代谢性酸中毒或呼吸性酸中毒，常呈现混合性酸中毒。羊水栓塞时治疗代谢性酸中毒通过加强肺部通气，以排出CO_2和肾排出H^+，使H^+-Ha^+交换增加，保留Na^+和HCO_3^-，以调节酸碱平衡。轻症酸中毒者，清除病因、纠正脱水后，能自行纠正，一般无需碱剂治疗，而重症者则需补充碱剂。

9. *产科处理原则*　羊水栓塞发生后，原则上应先改善母体呼吸循环功能，纠正凝血功能障碍，病情稳定后即应立刻终止妊娠，祛除病因，否则病情仍会继续恶化。产科处理的原则为：① 如在第一产程发病，经紧急处理，产妇血压、脉搏平稳后，胎儿未能立即娩出，应行剖宫产术结束分娩；② 如在第二产程发病，则应及时行产钳助产结束分娩；③ 产后如大量出血、凝血功能障碍，应及时输注新鲜血、新鲜冰冻血浆，补充凝血因子、浓缩纤维蛋白原、抑肽酶等。若经积极处理仍未能控制出血时即行子宫切除术，可减少胎盘剥离面大血窦的出血，又可阻断残留于宫壁的羊水及有形物质进入母血循环。子宫切除后因凝血功能障碍手术创面渗血而致的腹腔内出血，一般情况下使用凝血因子能奏效；若同时伴有腹膜后血肿、盆腔阔韧带血肿等可在使用凝血因子的同时行剖腹探查止血。亦有使用髂内动脉介入栓塞术，阻止子宫及阴道创面的出血，疗效未肯定。④ 关于子宫收缩药的应用，可常规的应用适量的缩宫素及前列腺素，但不可大量应用，因加大宫缩药的用量不能达到减少出血的效果，同时可将子宫血窦中的羊水及其有形物质再次挤入母体循环而加重病情。

【预防】

羊水栓塞尚无特殊的预防方法，介绍以下几点应注意的问题：①做好计划生育工作；②不行人工剥膜引产，人工破膜应避开宫缩，需引产或加强宫缩者，在人工破膜后 2h 再决定是否采用催产素静脉滴注；③掌握催产素使用指征及常规，专人看护观察，以防宫缩过强，必要时应用镇静剂及子宫肌松弛药物；④ 严格掌握剖宫产指征，宫壁切口边缘出血处用钳夹后缝合，减少羊水进入母血循环；⑤ 中期妊娠钳刮术，先破膜后再用宫缩药。采用羊膜腔内注药引产，应选用细针穿刺，在 B 超指引下避开胎盘，争取一次成功，避免胎盘血窦破裂而发生羊水栓塞。用水囊引产者，注入量不要过多，速度不要过快，避免子宫破裂而引起羊水栓塞。对晚期妊娠活胎引产，不适宜应用米非司酮、卡孕栓及各种不规范的引产方法，因其可诱发强烈宫缩而发生羊水栓塞。米索前列醇用于孕晚期引产的适宜剂量仍未明确，宜用最低有效剂量，剂量过大易引起宫缩过强致羊水栓塞及子宫破裂。

【羊水栓塞治疗的新方法】

1. 一氧化氮的吸入　2006 年 McDonnell 报道使用一氧化氮迅速改变 1 例临产期羊水栓塞患者的血流动力学变化：患者 35 岁，G_2P_0，孕 41^{+6} 周在硬膜外麻醉下自然分娩，阴检时见粪染羊水。在分娩过程中突发心血管功能衰竭，出现呼吸困难、发绀、心脏骤停、无呼吸和脉搏。即给胸部按压、心肺复苏、气管插管、紧急给麻黄素 6mg 静脉注射，2min 后心率在 140～160 次/分，呼吸加速，胎心 60 次/分。当时诊断为局部麻醉反应和心血管神经系统的合并症。即在全身麻醉下行剖宫产结束分娩，关腹后产妇出现新鲜的阴道出血和身体多个部位出血。当时考虑到羊水栓塞。在心脏停搏初始症状 1h 后，患者的凝血功能显示：PR 1.7，APTT 78s，血浆纤维蛋白原 0.9g/L，血红蛋白 12.2g/dl，血小板计数 169×10^8/L。已输晶体液 2000ml，2U 红细胞，2U 的新鲜冰冻血浆。手术后转入 ICU，患者仍然低氧，X 线显示肺部广泛浸润，给正性肌力药物及血管活性药物。血液呈现不凝状况。PR 2.8，APTT ＞250s，纤维蛋白原 0.3g/L，血红蛋白 7.3g/L，血小板计数 51×10^9/L。

在起始症状出现 45min 后，行经食管超声心动图(transesophageal echocardiogram，TOE)检查，TOE 显示严重的右心功能不全，包括右心扩大、舒张期室间隔平坦、严重的三尖瓣反流和肺动脉高压(68mmHg)，在肺循环没有发现血栓物质。病人持续的心力衰竭、发绀、低氧、凝血功能障碍和急性右心衰竭。在急性右心衰竭和肺动脉高压的情况下，使用一氧化氮吸入，一氧化氮吸入控制在40ppm(introduced at 40ppm)。结果血流动力学有显著改善，在吸入NO治疗2h后正性肌力药物需要量明显减少，配合其他综合治疗，约1d后FiO_2从100%降至40%。在第2天成功拔管，第4天撤离ICU。

1999年Tanus-Santos和Moreno曾报道过使用NO作为选择性的血管扩张剂用于治疗羊水栓塞。鉴于羊水栓塞时肺动脉高压是血流动力学变化的关键，因此，使用NO是一种合乎逻辑的选择。吸入NO的浓度40ppm是常用剂量的上限，但仍是安全剂量的范围。我们认为NO应用于羊水栓塞的治疗是一种有益的、应该考虑的、新的羊水栓塞综合治疗方法之一。

2. *连续性血液滤过在羊水栓塞引起的DIC患者中的应用* 2001年Yuhko KANEKO等撰文讨论连续性血液透析滤过(continuous hemodiafiltration，CHDF)在羊水栓塞中的应用，并报道1例成功的病例。患者27岁，孕38周行剖宫产术。手术后半小时子宫出血、阴道出血没有血块。B超发现腹腔内出血。术后4h病人休克，血红蛋白由10.7g/dl降至3.4g/dl，BP 46/22mmHg，P 140次/分。诊断为心力衰竭所致的休克。使用浓缩RBC、平衡液，静脉滴注多巴胺。实验室检查有DIC存在，PT 20.2s，纤维蛋白原 35mg/dl，FDP > 40μg/ml，AT-Ⅲ 58.0%，血小板82×10^9/L，血氧分析呈代谢性酸中毒，BE 8.4mmol/L。用新鲜冰冻血浆、富集血小板、AT-Ⅲ治疗DIC。发病约9h病人使用连续性静脉滤过。使用高通量聚丙烯纤维膜APF-06S，由细胞外液交换人工细胞外液(置换液)每小时200ml，在使用连续性静脉滤过24h以后，患者PT降为11s、APTT 47.7s，纤维蛋白原460mg/dl，FDP 20～40μg/dl，AT-Ⅲ 103.0%，血小板133×10^9/L。病人一般情况显著改善，盐酸多巴胺用量由15μg/(kg・min)降至5μg/(kg・min)。随后病人情况一天天好转，住院24d后母婴痊愈出院，母亲和胎儿没有任何并发症。

CHDF是用人工细胞外液(置换液)连续的置换患者血液中存在的羊水物质，包括那些含在羊水中的胎粪。CHDF可以清除分子质量小于30kD的物质，包括细胞因子IL-6(MW 21kD)和IL-8(MW 8kD)。CHDF在临床上应用于清除炎性细胞因子，由于血滤器允许滤出50kD以下的中分子质量物质，而主要的炎症因子如IL-1、IL-6、IL-8、IL-2和IL-10的分子质量均在50kD以下，故血滤可将它们从血液中清除。

AFE使用CHDF和血滤是有益的，血滤对清除高分子质量物质的效果比CHDF好，而CHDF对清除中分子质量的物质和合并代谢性的中毒、多脏器功能衰竭的患者较好。持续时间为10余小时至7d，AFE漏入母体血液中的羊水是短暂的、有限的，因此对于AFE患者，短时间的CHDF可见效。血滤对血流动力学影响远较血液透析小，对过度炎症反应综合征的治疗有较明显的效果，目前已广泛用于危重病抢救。

3. *重组活化凝血因子Ⅶa(recombinant activated factor Ⅶa，rFⅦa)在AFE合并DIC中的应用* 目前把血浆置换、体内膜肺(ECMO)、重组激活因子Ⅶa的联合应用认为是治疗凝血功能障碍的新方法。羊水栓塞时，羊水中含有促凝物质，具有组织因子(组织凝血活酶)的活性，羊水进入母体循环后，促凝物质即可激活外凝血系统，因子Ⅳ与因子Ⅶ结合，在钙存在的条件下激活因子(Xa)，形成复合物即凝血酶原，使凝血酶原形成凝血酶，后者使纤维蛋白原转化为纤维蛋白。rFⅦa最初用于治疗血友病患者，近年来已成功用于治疗和预防非血友病的严重出血，常用于伴有DIC的难治性出血。用于羊水栓塞合并DIC可减少凝血因子用量，治疗效果显著。文献报道，当使用常规的方法不能控制严重的产后出血时，应用 rFⅦa 是非常有效和安全的。产后出血患者应用 rFⅦa 的先决条件是：血红蛋白＞70g/L，国际标准化比率（1NR）＜1.5，纤维蛋白≥1g/L，血小板≥50×10^9/L。推荐的用药初始剂量是 40～60μg/kg，静脉注射初次用药 15～30min 后仍然出血，考虑追加40～60μg/kg 的剂量；如果继续出血，可间隔 15～30min 重复给药 3～4 次。最近 Franchiai 等总结了 118 例患者 rFⅦa 的平均用量为716μg/kg，90％的患者能有效地停止或减少出血。

（黄艳仪）

参考文献

艾瑛，王淑芬，周容.2010. 妊娠合并先天性心脏病伴肺动脉高压患者的母婴结局.实用妇产科杂志，(5)：383-385

柴薇，刘晓芳.2009. 妊娠高血压并发肺栓塞 3 例.临床心血管病杂志，25(12)：960

陈慧君，朱雪洁，刘小利，等.2009. 妊娠合并肺栓塞二例.上海医学，32(7)：620-621

陈先汉，钟惠萍，陈旭侠，等.2012. 妊娠合并肺栓塞诊治分析.中华急诊医学杂志，21(7)：758-760

从克家.1999. 羊水栓塞.见：曹泽毅主编.中华妇产科学.北京：人民卫生出版社，805-810

丁雅芳，李永萍，庄播.2006. 妊娠合并肺栓塞 10 例的护理.解放军护理杂志，23(7)：78

高彩荣，任广睦，港厚声，等.2003. 肥大细胞类胰蛋白酶的免疫组化染色观察.中国法医学杂志，18(4)：212-214

宫艳秋，韩凤娟，吴效科，等.2009. 妊娠 27 周胎盘早剥并发肺栓塞 1 例报告.中国妇幼健康研究，20(5)：611

黄醒华.2003. 羊水栓塞.见：苟文丽，吴连方主编.分娩学.北京：人民卫生出版社，340-350

赖爱鸾，张建生，吴庆庆.2001. 妊娠合并肺栓塞猝死一例分析.中华妇产科杂志，36(7)：430-431

李宾公，郑泽琪.王梦洪，等.2010. 缺血修饰白蛋白在急性肺栓塞诊断中的作用.临床心血管病杂志，(9)：34-37

李接连.2010. 彩色多普勒结合 B-Flow 技术诊断下肢静脉血栓的价值.医学信息，(3)：212-213

林建华，赵伟秀，苏或，等.2006. 妊娠合并心脏病伴肺动脉高压患者的妊娠结局.中华妇产科杂志，41(2)：99-102

刘棣临.1986.羊水栓塞.见：田雪萍，周致隆，刘棣临主编. 高危妊娠的处理.上海：上海科学技术出版社，263-277

刘颖，梁静，邢淑敏.2001. 艾森门格综合征合并妊娠剖宫产后肺栓塞死亡一例临床报告及分析.中华妇产科杂志，36(7)：428

栾秀平.2006. 羊水栓塞的发病机制及早期诊断.临床和实验医学杂志，20(3)：293-295.

毛毅敏，孙瑜霞，单世民.2008. 妊娠合并肺栓塞 12 例临床分析.中国医师进修杂志，31(12)：49-51

蒙秀林，张颖，马刚.2007. 妊娠合并深静脉血栓形成的临床诊治分析.实用妇产科杂志，23(9)：573-574

宋善俊，王鸿利，李家增.2001. 弥散性血管内凝血.2版.上海：科学技术出版社，168-197

孙平，董典宁.2011. 妊娠合并静脉血栓栓塞性疾病 20 例临床分析.中华妇产科杂志，46(12)：911-916

田庄，刘永太，朱文玲，等.2007. 伊洛前列素治疗妊娠合并特发性肺动脉高压 1 例，北京医学，29(2)：72-74

汪德文，姜景涛，陈怀芳，等.1993. 用单克隆抗角蛋白抗体检查肺血管内角化物诊断羊水栓塞.中国医科大学学报，22(6)：425-426

王艳.2007. 妊娠并绒毛膜癌、脾破裂、癌性肺栓塞.临床误诊误治，20(12)：49-50

翁秀琴，秦洁，丁香翠.2011. 妊娠合并肺动脉高压 34 例分析.浙江医学，33(1)：106-107

薛玉文，吴大玮，杜以明.2004. 妊娠合并肺栓塞 2 例报告.现代妇产科进展，13(1)：64-65

杨剑秋，冯凤芝，盖铭英，等.2001. 妊娠合并肺栓塞的诊断与治疗.中华妇产科杂志，36(7)：389-391

杨鉴，余艳红.1998. 前列腺素、白三烯在羊水栓塞中的作用.中华妇产科杂志，33(12)：744-745

余艳红，金志魁，Bahramis，等.1997. 羊水栓塞样血浆对离体肺循环的影响.中华妇产科杂志，20(3)：134-137

张一华.2004. 产妇外周血中羊水成分检查及其临床意义.贵州医药,28(6):557-558

张振钧,杨尉梅,华嘉增.1997. 羊水栓塞 75 例分析.现代妇产科进展,6(3):2229-2232

张志玲,林建华,陶如琦.2009. Tei 指数在监测妊娠合并心脏病伴肺动脉高压患者右心室功能中的作用.中华妇产科杂志,(5):341-344

Adam SS,Key NS,Greenberg CS.2009. D-dimer antigen: current concepts and future prospects. Blood,113(13):2878-2887

Aksay E, Yanturali S, Kiyan S. 2007. Can elevated troponin I levels predict complicated clinical course and inhospital mortality in patients with acute pulmonary embolism? Am J Emerg Med,25(2):138-143

Alonso-Martínez JL, Urbieta-Echezarreta M, Anniccherico-Sánchez FJ, et al.2009. N-terminal pro-B-type natriuretic peptide predicts the burden of pulmonary embolism.Am J Med Sci,337(2):88-92

Arzt M,Luigart R,Schum C,et al.2012. Sleep-disordered breathing in deep vein thrombosis and acute pulmonary embolism.Eur Respir J,40(4):919-924

Athanasoulis CA, Kaufman JA, Halpern EF, et al. 2000. Inferior vena caval filters: review of a 26-year single-center clinical experience. Radiology, 216(1):54-66

Aujesky D,Roy PM,Verschuren F,et al.2011. Outpatient versus inpatient treatment for patients with acute pulmonary embolism:an international, open-label, randomised, non-inferiority trial. Lancet,378(9785):41-48

Avdalovic M, Sandrock C, Hoso A, et al. 2004. Epoprostenol in pregant patients with secondary pulmonary hypertension: two case reports and a review of the literature.Treatment Respir Med,3(1):29-34

Becattini C, Agnelli G, Vedovati MC, et al. 2011. Multidetector computed tomography for acute pulmonary embolism:diagnosis and risk stratification in a single test.Eur Heart J,32(13):1657-1663

Becattini C,Vedovati MC,Agnelli G.2007. Prognostic value of troponins in acute pulmonary embolism:a meta-analysis.Circulation,116(4):427-433

Bonnin M,Mericier FJ,Sitbon O,et al.2005. Severe pumonary hypertension during pregnancy. Anesthesiology,102:1133-1137

Boutitie F,Pinede L,Schulman S,et al.2011. Influence of preceding length of anticoagulant treatment and initial presentation of venous thromboembolism on risk of recurrence after stopping treatment:analysis of individual participants′ data from seven trials.BMJ,342:d3036

Bulger CM,Jacobs C,Patel NH.2004. Epidemiology of acute deep vein thrombosis.Tech Vasc Interv Radiol,7(2):50-54

Büller HR,Prins MH,Lensin AW,et al.2012. Oral rivaroxaban for the treatment of symptomatic pulmonary embolism.N Engl J Med,366(14):1287-1297

Campbell IA, Bentley DP, Prescott RJ, et al. 2007. Anticoagulation for three versus six months in patients with deep vein thrombosis or pulmonary embolism, or both: randomised trial. BMJ, 334(7595):674

Chanimov M, Ben-Shlomo I, Chayen B, et al. 2007. Amniotic Fluid Embolism:A Plea for Better Brain Protection.IMAJ,9:154-155

Decousus H,Leizorovicz A,Parent F,et al.1998. A clinical trial of vena caval filters in the prevention of pulmonary embolism in patients with proximal deep-vein thrombosis.Prévention du Risque d′Embolie Pulmonaire par Interruption Cave Study Group.N Engl J Med,338(7):409-415

Dempfle CE,Elmas E,Link A,et al.2011. Endogenous plasma activated protein C levels and the effect of enoxaparin and drotrecogin alfa (activated) on markers of coagulation activation and fibrinolysis in pulmonary embolism. Crit Care, 15(1):R23

Douma RA, Mos IC, Erkens PM, et al. 2011. Performance of 4 clinical decision rules in the diagnostic management of acute pulmonary embolism: a prospective cohort study. Ann Intern Med, 154(11):709-718

Duggan AB, Ketz SG. 2003. Combined apinal and epidural anesthesia for cessarean section in a parturient with severe primary pulmonary hypertension. Anesth Intens Care, 31: 565-569

Garcia D, Ageno W, Libby E. 2005. Update on the diagnosis and management of pulmonary embolism. Br J Haematol, 131(3): 301-312

Garg K, Welsh CH, Feyerabend AJ, et al. 1998. Pulmonary embolism: diagnosis with spiral CT and ventilation-perfusion scanning-correlation with pulmonary angiographic results or clinical outcome. Radiology, 208(1): 201-208

Geersing GJ, Erkens PM, Lucassen WA, et al. 2012. Safe exclusion of pulmonary embolism using the Wells rule and qualitative D-dimer testing in primary care: prospective cohort study. BMJ, 345: e6564

Geerts WH, Bergqvist D, Pineo GF, et al. 2008. Prevention of venous thromboembolism: American College of Chest Physicians Evidence-Based Clinical Practice Guidelines (8th Edition). Chest, 133(6 Suppl): 381S-453S

Ginsberg JS, Hirsh J. 1998. Use of antithrombotic agents during pregnancy. Chest, 114 (5 Suppl): 524S-530S

Ginsberg JS, Wells PS, Kearon C, et al. 1998. Sensitivity and specificity of a rapid whole-blood assay for D-dimer in the diagnosis of pulmonary embolism. Ann Intern Med, 129(12): 1006-1011

Goldhaber SZ, Visani L, De Rosa M. 1999. Acute pulmonary embolism: clinical outcomes in the International Cooperative Pulmonary Embolism Registry (ICOPER). Lancet, 353 (9162): 1386-1389

Habek D, Habek JC. 2008. Nonhemorrhagic primary obstetric shock. Fetal Diagn, 23: 140-145

Heit JA, Kobbervig CE, James AH, et al. 2005. Trends in the incidence of venous thromboembolism during pregnancy or postpartum: a 30-year population-based study. Ann Intern Med, 143(10): 697-706

Heit JA. 2008. The epidemiology of venous thromboembolism in the community. Arterioscler Thromb Vasc Biol, 28(3): 370-372

Henzler T, Roeger S, Meyer M, et al. 2012. Pulmonary embolism: CT signs and cardiac biomarkers for predicting right ventricular dysfunction. Eur Respir J, 39(4): 919-926

Horlander KT, Mannino DM, Leeper KV. 2003. Pulmonary embolism mortality in the United States, 1979-1998: an analysis using multiple-cause mortality data. Arch Intern Med, 163(14): 1711-1717

Howarth DM, Booker JA, Voutnis DD. 2006. Diagnosis of pulmonary embolus using ventilation/perfusion lung scintigraphy: more than 0.5 segment of ventilation/perfusion mismatch is sufficient. Intern Med J, 36(5): 281-288

Hsu CH, Gomberg-Maitland M, Glassner C, et al. 2011. The management of pregnancy and pregnancy-related medical conditions in pulmonary arterial hypertension patients. Int J Clin Pract, 65 (Suppl 172): 6-14

Jaff MR, McMurtry MS, Archer SL, et al. 2011. Management of massive and submassive pulmonary embolism, iliofemoral deep vein thrombosis, and chronic thromboembolic pulmonary hypertension: a scientific statement from the American Heart Association. Circulation, 123 (16): 1788-1830

Jiménez D, Uresandi F, Otero R, et al. 2009. Troponin-based risk stratification of patients with acute nonmassive pulmonary embolism: systematic review and metaanalysis. Chest, 136(4): 974-982

Joseph G Parambil, Micheal D McGoon. 2007. Pregnancy and pulmonary hypertention. In: Celia Oakley ed. Heart Disease in Pregnancy. 2nd ed. Malden: Blackkwell Publishing, 59-78

Kabrhel C, Varraso R, Goldhaber SZ, et al. 2011. Physical inactivity and idiopathic pulmonary embolism in women: prospective study. BMJ, 343: d3867

Kaneko Y, Ogihara T, Tajima H, et al. 2001. Continuous hemodiafiltrotion for disseminated intravascular coagulation and shock due to amniotic fluid embolism: report of a dramatic response. Internal Medicine, 40: 945-947

Kearon C, Kahn SR, Agnelli G, et al. 2008. Antithrombotic therapy for venous thromboembolic disease: American College of Chest Physicians Evidence-Based Clinical Practice Guidelines (8th Edition).Chest,133(6 Suppl):454S-545S

Kline JA,Hogg MM,Courtney DM,et al.2010. D-dimer and exhaled CO_2/O_2 to detect segmental pulmonary embolism in moderate-risk patients.Am J Respir Crit Care Med,182(5):669-675

Klok FA, Mos IC, Huisman MV. 2008. Brain-type natriuretic peptide levels in the prediction of adverse outcome in patients with pulmonary embolism:a systematic review and meta-analysis. Am J Respir Crit Care Med,178(4):425-430

Klok FA,Mos IC,Nijkeuter M,et al.2008. Simplification of the revised Geneva score for assessing clinical probability of pulmonary embolism. Arch Intern Med,168(19):2131-2136

Konstantinides S.2008. Acute pulmonary embolism. N Engl J Med,359(26):2804-2813

Kor-anantakul O,Lekhakula A.2007. Overt disseminated intravascular coagulation in obstetric patients.J Med Assoc Thai,90(5):857-864

Kucher N,Rossi E,De Rosa M,et al.2006. Massive pulmonary embolism.Circulation,113(4):577-582

Kuklina EV,Meikle SF,Jamieson DJ,et al.2009. Severe obstetric morbidity in the United States: 1998-2005.Obstet Gynecol,113(2 Pt 1):293-299

Lacassie HJ, Germain AM, Valdes G, et al. 2004. Management of Eisenmenger syndrome in pregnancy with sildenafil and L-arginine.Obstet Gynecol,103(5pt2):1118-1120

Loud PA, Katz DS, Klippenstein DL, et al. 2000. Combined CT venography and pulmonary angiography in suspected thromboembolic disease: diagnostic accuracy for deep venous evaluation. AJR Am J Roentgenol,174(1):61-65

Malek J, Rogers R, Kufera J, et al. 2011. Venous thromboembolic disease in the HIV-infected patient.Am J Emerg Med,29(3):278-282

Marcus BJ,Collins KA,Harley RA.2005. Ancillary studies in amniotic fluid embolism a case report and review of the literature. Am J Forensic Med Pathol,26:92-95

Marks PW.2007. Management of thromboembolism in pregnancy.Semin Perinatol,31(4):227-231

Matthews S. 2006. Short communication: imaging pulmonary embolism in pregnancy: what is the most appropriate imaging protocol? Br J Radiol, 79(941):441-444

McDonnell NJ,Chan BO,Frengley RW.2007. Rapid reversal of Critical haemodynamic compromise with nitric Oxide in a parturient with amniotic fluid embolism. International Journal of Obstetric Anesthesia,16:269-273

Mclaughlin VL,Archer SL,David B,et al.2009. ACCF/AHA 2009 expert consensus document on pulmonary hypertension:a report of the American College of Cardiology foundation task force on expert consensus documents and the American Heart Association developed in collaboration with the American College of Chest Physicions;American Thoracic Society,Inc.;and the Pulmonary Hypertension Association. J Am Coll Cardiol, 53: 1573-1619

Meaney JF,Weg JG,Chenevert TL,et al.1997. Diagnosis of pulmonary embolism with magnetic resonance angiography.N Engl J Med,336(20):1422-1427

Meyer T, Binder L, Hruska N, et al. 2000. Cardiac troponin I elevation in acute pulmonary embolism is associated with right ventricular dysfunction. J Am Coll Cardiol,36(5):1632-1636

Moores LK, Jackson WL Jr, Shorr AF, et al. 2004. Meta-analysis: outcomes in patients with suspected pulmonary embolism managed with computed tomographic pulmonary angiography. Ann Intern Med,141(11):866-874

Nuss R,Hays T,Chudgar U,et al.1997. Antiphospholipid antibodies and coagulation regulatory protein abnormalities in children with pulmonary emboli.J Pediatr Hematol Oncol,19(3):202-207

Ozsu S,Oztuna F,Bulbul Y,et al.2011. The role of risk factors in delayed diagnosis of pulmonary embolism.Am J Emerg Med,29(1):26-32

Patel S,Kazerooni EA.2005. Helical CT for the evaluation of acute pulmonary embolism. AJR Am J Roentgenol,185(1):135-149

Peitsidou A, Peitsidis P, Tsekoura V, et al. 2008. Amniotic fluid embolism managed with Success during labour: report of a Severe Clinical Case and review of literature. Arch Gynecol Obster, 277: 271-275

Pinede L, Ninet J, Duhaut P, et al. 2001. Comparison of 3 and 6 months of oral anticoagulant therapy after a first episode of proximal deep vein thrombosis or pulmonary embolism and comparison of 6 and 12 weeks of therapy after isolated calf deep vein thrombosis. Circulation, 103(20): 2453-2460

Qaseem A, Snow V, Barry P, et al. 2007. Current diagnosis of venous thromboembolism in primary care: a clinical practice guideline from the American Academy of Family Physicians and the American College of Physicians. Ann Intern Med, 146 (6): 454-458

Ramzi DW, Leeper KV. 2004. DVT and pulmonary embolism: Part I. Diagnosis. Am Fam Physician, 69 (12): 2829-2836

Ramzi DW, Leeper KV. 2004. DVT and pulmonary embolism: Part II. Treatment and prevention. Am Fam Physician, 69(12): 2841-2848

Rott CC. 2001. Anesthesia and analgesia for the critically ill parturient. Best Pract Res Clin Obstet Gynecol, 15: 507-522

Simonneau G, Glie N, Rubin L, et al. 2004. Clinical classification of pulmonary hypertension. J Am Coll Cardiol, 43(suppl 12): S40-S47

Simonneau G, Robbins IM, Beghetti M, et al. 2009. Updated clinical classification of pulmonary hypertension. Journal of the American College of Cardiology, 54(1): S43-S54

Stafford I, Sheffield J. 2007. Amniotic Fluid Embolism. Obstet Gynecol Clin N Am, 34: 545-553

Stanten RD, Iverson LIG, Lovett TM, et al. 2003. Amniotic fluid embolism causing datastrophic pulmonary vasoconstriction: diagnosis by transesophageal echocardiogram and treatment by cardiopulmonary bypass. The American College of Obstetricians and Gynecologists, 102: 496-498

Stein PD, Beemath A, Matta F, et al. 2007. Clinical characteristics of patients with acute pulmonary embolism: data from PIOPED II. Am J Med, 120 (10): 871-9

Stein PD, Hull RD, Saltzman HA, et al. 1993. Strategy for diagnosis of patients with suspected acute pulmonary embolism. Chest, 103(5): 1553-1559

Stein PD, Matta F, Keyes DC, et al. 2012. Impact of Vena Cava Filters on In-hospital Case Fatality Rate from Pulmonary Embolism. Am J Med, 125 (5): 478-484

Stein PD, Matta F. 2012. Thrombolytic therapy in unstable patients with acute pulmonary embolism: saves lives but underused. Am J Med, 125 (5): 465-470

Stein PD, Woodard PK, Weg JG, et al. 2007. Diagnostic pathways in acute pulmonary embolism: recommendations of the PIOPED II Investigators. Radiology, 242(1): 15-21

Tapson VF. 2008. Acute pulmonary embolism. N Engl J Med, 358(10): 1037-1052

Tick LW, Nijkeuter M, Kramer MH, et al. 2008. High D-dimer levels increase the likelihood of pulmonary embolism. J Intern Med, 264(2): 195-200

Torbicki A, Perrier A, Konstantinides S, et al. 2008. Guidelines on the diagnosis and management of acute pulmonary embolism: the task force for the diagnosis and management of acute pulmonary embolism of the European Society of Cardiology (ESC). Eur Heart J, 29(18): 2276-2315

Vanni S, Polidori G, Vergara R, et al. 2009. Prognostic value of ECG among patients with acute pulmonary embolism and normal blood pressure. Am J Med, 122(3): 257-264

Ward MJ, Sodickson A, Diercks DB, et al. 2011. Cost-effectiveness of lower extremity compression ultrasound in emergency department patients with a high risk of hemodynamically stable pulmonary embolism. Acad Emerg Med, 18(1): 22-31

Warkentin TE, Greinacher A, Koster A, et al. 2008. Treatment and prevention of heparin-induced thrombocytopenia: American College of Chest Physicians Evidence-Based Clinical Practice Guidelines (8th Edition). Chest, 133 (6 Suppl): 340S-380S

第 12 章

妊娠与肺部肺外疾病和肺血管疾病

可继发肺源性心脏病和肺动脉高压的肺部疾病和肺外疾病，最终能影响支气管的结构和肺泡的病理改变，并导致肺泡性低氧血症。肺动静脉的畸形可以引起严重的动脉低氧血症，但不会继发肺动脉高压。低氧血症和肺动脉高压均可影响妊娠母亲和胎儿的预后。妊娠合并肺部和肺外疾病的患者需要依据疾病在孕期临床和实验室的变化而给予恰当的处理。

第一节　妊娠对肺功能的影响

妊娠可以导致孕妇的正常生理情况发生显著的改变，包括解剖和功能上的变化，影响呼吸和心血管系统。妊娠期间呼吸系统最重要的生理性改变为肺力学、肺动脉氧的交换和通气调节的改变。除了可以引起呼吸困难，妊娠导致的其他改变对正常呼吸系统并不会产生显著的损害(表 12-1-1)。

表 12-1-1　妊娠期心脏和呼吸的变化

因素	变化
每分通气量(%)	10～40
功能残气量(%)	－20
耗氧量(%)	5～20
动脉血氧分压 PaO_2(kPa)	1.07～1.73
动脉血二氧化碳分压 $PaCO_2$(kPa)	0.93～1.6
心输出量(%)	＋20～40
肺动脉压(mmHg)	－3
肺循环血管阻力(%)	－33

(一)解剖学变化

妊娠期激素的变化对上呼吸道、气道黏膜都有影响，从而使气道充血、黏膜水肿、分泌物增加、黏膜细胞脱落增加。其中雌激素可导致组织水肿、毛细血管充血、黏膜腺体增生。妊娠期由于子宫的增大和激素的影响使胸腔发生解剖学上的改变。随着子宫的增大，横膈膜可以向上抬高达 4cm，胸腔的前后径和横径增加，胸围扩大。横膈功能不变，移动的幅度没有减少。

(二)妊娠期肺力学(lung mechanics)

妊娠期胸腔解剖学的改变使肺的功能残气量进行性下降，妊娠的中后期肺容积才会发生变化。当子宫增大，腹压增高时，横膈肌和胸廓的形态发生改变。虽然通气功能在妊娠期间无改变(立位和侧卧位)，但是到足月时，功能残气量减少了 20%，与正常人相比，静息时的呼吸更靠近残气量。这些变化导致气道闭合能力增加，在肺容积较低情况下，包括潮式呼吸的状态下，相关肺野的小支气管塌陷，并可发生轻度低氧血症，特别是在侧卧位时明显。在妊娠期间总肺活量、残气量或呼气量无改变。

在静息状态下，气道阻力可减少 50%。可能因为在妊娠期间激素的改变使气道平滑肌松弛，从而抵消气道缩窄的影响，使孕期功能残气量过低所致的高气道阻力得到相应的减轻。在妊娠期，肺的顺应性保持正常，耗氧量可增加约25%，以适应和补偿额外增加的做功及妊娠期受限的胸腹式呼吸。妊娠期呼吸肌包括横膈肌的功能没有显著的变化，在足月时，胸廓的顺应性和呼吸系顺应性减少。

在孕期，静息下的每分通气量（minute ventilation，VE）增加，孕3个月可增加10%，孕6个月可增加30%，靠近足月分娩时可增加45%；肺泡通气量可增加50%～70%。同样，潮气量也随之增加30%～35%，但呼吸频率无明显变化。在整个妊娠期耗氧量的增加呈线性相关，至足月时约增加20%，但增加的幅度不大，使通气等式（VE/VCO_2）比值增加。VE/VO_2比值也增加，因此，动脉PCO_2可进行性下降至3.6～4.3kPa（27～32mmHg）。妊娠女性的过度通气提高了肺泡和动脉的氧分压（PO_2），特别是在立位状态下。在海平面正常情况下，动脉氧饱和度（SaO_2）只有轻微的影响，但在高海拔的情况下，或在海平面合并肺部疾病的孕妇，提高SaO_2具有重要的作用。在第一、二孕季，耗氧量（VO_2）增加是孕期肾脏和心脏做功额外增加的反映，也是孕期耗氧量增加的客观因素。在第三孕季，子宫、胎盘和胎儿的耗氧量（VO_2）共约增加50%。

有研究显示，21例妊娠女性在第二和第三孕季与产后3～5个月相比，肺的弥散功能（DLCO）没有差异性，但是，第一孕季的增加显著（10%）。因为，随着心排血量的增加，肺毛细血管床相应扩展，妊娠早期心输出量已开始增加1.5～2.0L/min，并达到一个稳定的水平，导致第一孕季肺一氧化碳弥散度（DLCO）增加，在第二和第三孕季随着子宫体积的增大，肺容积和肺泡表面积或DL/VA的减少，DLCO的增加被抵消。

（三）妊娠期呼吸的调节与血气变化

妊娠早期每分通气量已开始增加，而且大于代谢需求的增加幅度。生理性的高通气导致呼吸性碱血症，肾脏排泄重碳酸根离子碳的能力代偿性增加。动脉血浆二氧化碳压力水平达28～32mmHg，动脉的pH维持在7.40～7.47的水平。孕激素水平的增加是刺激通气的主要因素，在月经期和妊娠期，$PaCO_2$与血清孕激素的水平呈线性负相关，在绝经和闭经的女性，静息的通气量减少，在中枢下丘脑和周围感受器（颈动脉小体）雌激素及其受体与孕激素的协同作用下刺激通气。妊娠期孕妇对低氧和高碳酸的通气反应性增加。

妊娠期患者在仰卧位时可表现为轻度的低氧血症。从第一孕季开始，氧的消耗量增加，在足月时，由于胎儿和母亲代谢的需要，增加的幅度可达20%～33%。在临产时，由于疼痛和焦虑可导致高通气和呼吸加快，血气可表现为低碳酸血症和呼吸性碱血症，子宫血流减低，胎儿的氧合受到不良的影响。某些患者可由于严重的疼痛和焦虑导致呼吸短促伴肺泡低通气、肺扩张不全、低氧血症。

（四）妊娠和肺血管循环

在整个妊娠期，随着心排血量增加，肺循环血管阻力下降。有研究显示，15名正常的非妊娠女性的肺阻力为0.76mmHg/(L·min)，11名孕16周的健康女性的肺阻力为0.51mmHg/(L·min)，但肺循环的血容量没有改变，而平均肺动脉压力从13mmHg下降到10mmHg。有研究提示，实验动物在妊娠期对肺泡低氧、前列腺素-F2α（prostaglandin-F2α）、去甲肾上腺素（norepinephrine）和血管紧张素Ⅱ（angiotensinⅡ）的血管反应性降低。有研究给实验妊娠羊缓慢地灌注雌二醇-17β（estradiol-17β），可产生多种心血管反应，例如，系统血管扩张，对血管紧张素Ⅱ压力反应迟缓。

（五）妊娠期低氧环境下的生理代偿性反应

妊娠期，静息时通气量可增加25%，低

氧通气反应(hypoxic ventilation Responsiveness HVR)可增加4倍,妊娠期高通气和低氧通气反应能够在某些程度代偿高纬度的低氧血症,从而也可以推测在海平面的肺部疾病患者在孕期也存在对低氧的代偿机制。由于妊娠期的通气反应,即使孕妇的血红蛋白浓度有所下降,但是动脉氧浓度仍然能维持在妊娠前的水平。

Moore等在科罗拉多山峰海拔3100m处由33名女性参与的一项研究显示,非妊娠健康女性氧饱和度(SaO_2)只有92%,而妊娠期,孕妇常由于伴随高通气的情况,SaO_2氧饱和度可增加至94%。其在安第斯山海拔4300m的另一个研究中,非妊娠健康女性血氧饱和度SaO_2为83%,妊娠36周的健康女性为87%。

与在海平面状态下相比,由于高纬度低氧环境下肺动脉压增高,妊娠诱导的心排血量增加幅度相应减少13%。

在妊娠高通气的情况下,高PaO_2和低$PaCO_2$可增加跨越胎盘O_2和CO_2的张力阶差,并使胎儿获益。在高纬度下胎儿也可由血红蛋白水平的持续维持和氧离曲线的左移而获益。HVR与新生儿体重之间也有一定的相关性($r=0.44$,$P<0.05$)。

第二节　妊娠伴通气障碍的肺部疾病

妊娠中影响通气不足和可继发肺源性心脏病的肺外病变包括胸壁的病变、脊柱侧凸或脊柱后凸,以及影响呼吸肌和呼吸中枢的神经肌肉疾病。如果呼吸系统额外增加的负担超越了代偿的能力,或如果呼吸驱动不当,都可加剧呼吸衰竭,最终发生肺源性心脏病。胸壁的疾病和呼吸肌功能减弱都会造成限制性的通气不足,其特点是最大肺活量(forced vital capacity,FVC)、一秒用力呼气容积(forced expiratory volume in one second,FEV_1)和总肺活量(total lung capacity,TLC)减低,但FEV_1/FVC比值正常。

一、肺囊性纤维化

肺囊性纤维化(cystic pulmonary fibrosis,CPF或CF)是一种具有家族常染色体隐性遗传性的先天性疾病,见图12-2-1。在北美洲白种人中最常见,在美国约有30 000名儿童和成人(全球约超过60 000名)患病,每2500人中约有1人受累,25人中有1人为携带者,其他人种则极为少见。作为一种外分泌腺病变,常累及胃肠道和呼吸道。由于Na^+和Cl^-的转运异常,胰管和其他外分泌腺的管道充满了黏液,从而导致梗阻。由于支气管中的黏液增多,可使支气管发生阻塞,使某些细菌易于生长繁殖,进一步引起肺、支气管的反复感染,继之引起肺囊性纤维化,严重损害肺功能,随着肺部疾病及肺功能损害的加重,可进一步导致右心肥大,最终发生肺源性心脏病。如果能得到早期诊断和合理的综合治疗,多数病人可能存活到20多岁或更长。

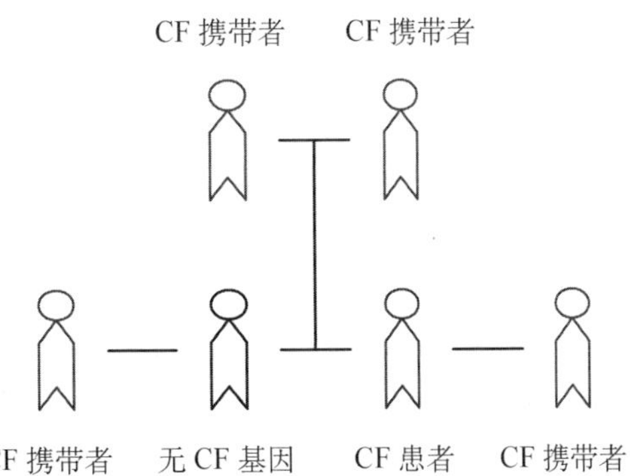

图12-2-1　肺囊性纤维化的家族常染色体隐性遗传

【发病机制】

肺囊性纤维化(CF)是一种常染色体隐性遗传的先天性外分泌腺疾病，囊性纤维化患者的跨膜转运调节蛋白(cystic fibrosis transmembrane conductance regulator，CFTR)产物不足，膜转运调节蛋白可调节氯化物(以及间接地调节钠和水)通过网状的细胞膜，CF 患者上皮细胞离子通道调节有缺陷，呼吸道粘膜上皮的水、电解质跨膜转运功能障碍，呼吸道和胃肠道是最易受累的器官。研究结果显示，15%的患者胰腺功能足够，属功能足够型。另一些患者胰腺功能不足，属功能不足型。

由于外分泌腺的功能异常，使呼吸道分泌物增多而且黏稠，加上纤毛清除功能的损害，导致支气管黏液堵塞，随之产生继发感染。一般情况下，患者出生时并无呼吸道病变，疾病早期出现支气管腺体肥大，杯状细胞变性，以后支气管黏液腺分泌出黏稠的分泌物，使黏膜纤毛上皮活动受到抑制，黏液引流不畅，导致支气管堵塞，继发化脓性支气管炎、肺部炎症。如肺部感染反复发生，可进一步引起肺不张、肺脓肿、支气管扩张，尤其是囊性支气管扩张、肺部广泛性纤维化及阻塞性肺气肿(图 12-2-2)。后期发生肺动脉高压、肺源性心脏病和心力衰竭等。CF 开始多发生于右上叶支气管，常侵犯亚段支气管及细支气管，并发支气管扩张常为 CF 的特点。镜下可见囊性支气管扩张，腺体导管扩张及分泌亢进，支气管壁炎性肿胀，浆细胞和淋巴细胞浸润。胰腺病变早期有腺管扩张、上皮细胞变性，以后引起胰腺退变和纤维化，最后可诱发糖尿病。肝脏病变和胰腺相似，早期可见胆管扩张、增生，少数发展为门脉性肝硬化，汗腺结构和汗液黏稠度正常，但汗液中 Na^+、K^+、Cl^- 浓度增高也是 CF 的特点。约有 10%的患儿由于胃肠道外分泌腺异常可致胎粪性肠梗阻。

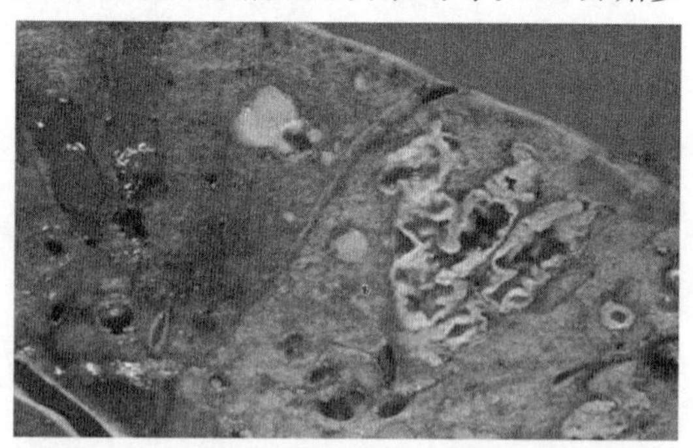

图 12-2-2 肺囊性纤维化(CF)的大体病理标本：支气管黏液堵塞，并发化脓性支气管炎、囊性支气管扩张，肺部广泛纤维化及阻塞性肺气肿

伴 CF 的女性由于浓缩的宫颈黏液栓和排卵(无月经)衰竭而使生育能力降低。

【临床表现】

患者婴幼儿起有胰外分泌腺不足的表现，如大量脂肪便或由于黏稠的胎粪可导致胎粪性肠梗阻。临床上 15%的患儿残存胰腺功能足够，分类为胰腺功能足够型，这些患儿的情况好于残存胰腺功能不足型者。患者可有相同的家族史。

患者反复呼吸道及肺部感染，初发症状为咳嗽，主要为干咳，痰黏稠不易咳出，以后呈阵发性咳嗽，痰量增多。患儿可因发热起病，呼吸道的感染严重，痰液不易咳出，也不会咳，所以可有胸闷、憋气及呼吸困难等缺氧表现，这些症状可持续数周甚至数月。不少患儿虽然疾病严重，但常到 10 多岁才得到诊断。

患者合并支气管扩张时可反复咯血，后期可以有发绀和杵状指，往往合并肺源性心脏病及心力衰竭等严重并发症，常于 10 岁前死亡。患者如能得到早期诊断和合理的综合治疗，多可活到 20 岁甚至更长。

肺囊性纤维化也可累及生殖系统，因此大多数患病男女是不育的。

【辅助检查】

1. 汗液试验　阳性。

2. 胰腺刺激试验测定胰酶　胰酶显著

下降或接近正常，但碳酸氢盐明显减少。

3. X线检查　肺纹理改变：病变早期，支气管扩张表现为肺纹理增强。

小叶性肺炎样改变：表现为肺段以下支气管阻塞、感染，形成小斑片状模糊阴影。肺野改变：肺门周围有环状阴影，是支气管起始部囊状腔隙的重要X线征象，为异常支气管扩张表现，以上叶较为明显，也可以有下叶空气积蓄征象。周围血管分布紊乱和膈肌低平。同时可出现局限性阻塞性肺不张、肺气肿、肺脓肿及肺源性心脏病。

4. 支气管造影检查　表现为轻、中度柱状支气管扩张，常发生在两肺上叶。

5. 胸部CT检查　①支气管扩张主要是轻、中度柱状支气管扩张。支气管壁增厚可发生于扩张的支气管或非扩张的支气管，常为轻度增厚，管壁内外比较光滑，广泛分布于两肺各叶，尤其是两肺上叶多见。②两肺弥漫性肺气肿表现为肺野密度低而不均。③支气管黏液栓可依据黏液存留的支气管走向不同而形态各异，多呈圆形、椭圆形、管状或尖端指向肺门的"V"形或"Y"形高密度阴影，密度均匀，边缘光滑锐利，CT值一般为(15±10)HU，但存留较久的黏液栓CT值可高达40～80HU，增强扫描无强化。④薄壁含气囊腔为支气管扩张，气肿性肺大疱及间质性气囊肿形成大小不一的囊腔，主要分布在两肺上部。⑤感染性支气管肺炎和亚段肺不张，可呈1～3cm大小不等的斑片状高密度影，上肺野常见。

6. 胸部MRI检查　MRI能较好显示支气管黏液栓子及肺部感染性病变，黏液栓子呈稍短和长T_1异常信号，信号均匀，边缘光滑锐利，其形态各异，尖端指向肺门，继发性感染主要为小叶肺炎样变。

【妊娠与肺囊性纤维化】

伴CF的女性患者常合并营养不良(机体脂肪成分<17%)，呼吸功能不全(一秒钟呼气量或FEV_1<50%预测值)。新近的两个报道分析了来自英国和美国囊性纤维化患者登记中心的资料，这些患者的妊娠经过良好。

1995～2001年英国登记的CF女性妊娠的研究报道显示，在1143例CF生育年龄的女性，65例患者(占5.7%)获得妊娠，约为常规人口期待值的一半。总共85次妊娠，妊娠结局良好[74%足月，17%早产，8%自然流产，0%的治疗性流产(引产)，没有孕妇死亡]。这些结果也反映了其他国家(加拿大、法国、北欧各国)的情况。相反，在英国早年的研究中，自1977～1996年的资料显示，72次妊娠只有36%达足月产、0.2%治疗性流产。

美国的研究主要集中在CF的女性患者妊娠前和妊娠后的肺功能，研究表明与非妊娠的对照组相比，妊娠并不减低患者近期或远期的生存，也不会使肺功能有很显著的下降。数据经年龄、身高、体重、每年呼吸系统疾病恶化的次数、肺功能和糖尿病(常合并严重的胰腺功能不足)的校正处理。值得注意的是，研究指出20%合并CF的母亲可能会在婴儿出生后的10年死亡(如果母亲的FEV_1<40%，死亡为40%)。

Edenborough的综述认为，FEV_1>75%预测值，营养状况良好的"健康"CF患者，估计能正常妊娠，能产下足月的健康新生儿，与无妊娠历史的患者一样，肺功能也不会进一步恶化。如果肺功能较差，FEV_1<60%的患者很有可能会早产和实施剖宫产，母亲和婴儿的合并症会增加，母乳喂养的可能性降低。评估CF患者妊娠的结局，肺功能的权重显然大于体重或体重指数。Edenborough的资料显示：FEV_1>50%的患者，足月新生儿的结局良好，FEV_1<50%的患者，只有半数的妊娠能分娩存活的胎儿，母亲的生存预后不良。FEV_1的下降速度比FEV_1的绝对水平更重要。有肺高压的证据表明，弥散能力/交换指数比值(DLCO/TLCO)较低(<50%预

测值)，同时合并肺源性心脏病(低 PaO_2 和高 $PaCO_2$)是妊娠的绝对禁忌证。$FEV_1<50\%$ 是妊娠的相对禁忌证，CF 患者接受双肺移植的报道正在增加，虽然看起来排斥反应、器官衰竭或胎儿畸形的额外风险较小，但 Edenborough 建议，妊娠应延迟至肺移植术后两年。

【治疗】

肺囊性纤维化如果能详细询问病史，得到早期诊断和合理的综合治疗，多数病人可存活到 20 多岁甚至更长。应用抗生素治疗，以控制呼吸道及肺部炎症，防止疾病进一步发展。其他治疗包括胰酶的补充、体疗、高热量饮食，补充多种维生素。对于呼吸道有黏稠分泌物者，可以采用体位引流及雾化吸入，以促进黏稠分泌物排出，其他药物如沐舒坦、稀化黏素等也可考虑应用(图 12-2-3)。随着对 CF 发病机制认识的提高，人们用脂多糖拮抗剂和酪氨酸激酶抑制剂来减少黏液的生成，从而导致发病率和死亡率显著下降。有研究使用氢化可的松治疗肺囊性纤维化婴幼儿的下呼吸道疾病，可使患儿出院后肺功能

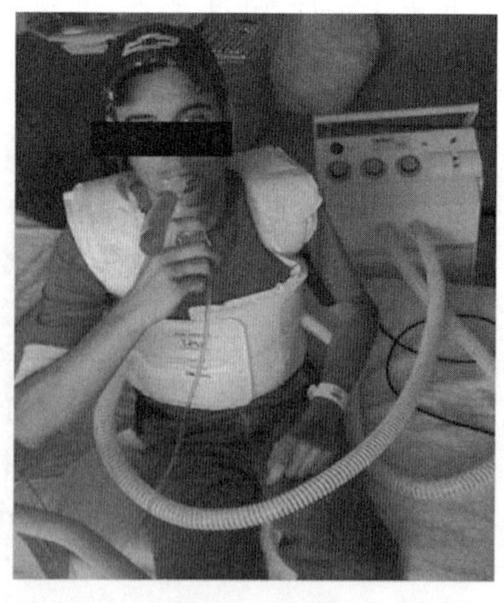

图 12-2-3 CF 患者驱痰和气道清理的治疗

获得提高，使用雾化的重组人 DNA 酶制剂来消化呼吸道中的微生物，证实是有用的。改善突变 CFTR 蛋白功能的研究正处于积极探索中。另一项研究表明，对来自 CF 患者的培养细胞导入编码，CFTR 蛋白的 cDNA 能纠正 Cl^- 转运的缺陷。

【预后】

CF 如果能得到早期诊断和合理的综合治疗，预后还是乐观的。来自 CF 研究团队的报道显示，由于提供优化的治疗指引，使复发性肺部感染和营养不良患者平均生存时间自 1969 年到 2000 年的 32 年间增加了 14 年。

二、肺容积的减少

关于肺部手术后的女性妊娠的报道很罕见，Gaensler 等的回顾性资料显示，肺部手术后的妇女，休息状态下如果无呼吸困难就能很好耐受妊娠，妊娠合并症没有增加。肺部广泛切除术后的妇女，休息状态下如无气促，耐受妊娠也没有困难。

Gaensler 等做了关于 α_1-抗胰蛋白酶(α_1-antitrypsin，α_1-AT)不足的肺气肿患者成功妊娠的个例报道。研究显示 α_1-AT 缺乏与青年期肺气肿关系密切。在正常生理情况下，体内有多种蛋白酶抑制剂，可抑制蛋白酶而保护肺组织，其中最重要的是 α_1-AT。α_1-AT 缺乏可导致蛋白酶/抗蛋白酶失衡，以及弹性蛋白和细胞外基质无控制地降解，最终导致肺气肿。蛋白酶/抗蛋白酶还作为损伤和抗损伤的平衡因素，平衡失调不仅造成细胞外基质蛋白胶原破坏，还可造成肺实质细胞成分的损伤，并在炎症的驱动中起诱导作用。

第三节　肺外疾病与妊娠

妊娠期间可合并通气不全和肺源性心脏病的肺外疾病，见表12-3-1。

青少年发生脊柱侧凸的患者在妊娠期发生心脏呼吸问题的风险较低。脊柱侧凸发生较早和病情稳定的轻度呼吸肌无力的患者，如果肺活量(vital capacity，VC)超过0.80～1.25L及无肺动脉高压的证据，成功妊娠的可能性较大。

如果在妊娠期或在产后发生高碳酸血症、呼吸衰竭或肺源性心脏病，采用非介入性经鼻管间歇正压通气或负压通气对患者有益。

即使是对中度睡眠呼吸暂停综合征的患者，也应给予经鼻管间歇通气治疗，持续气道正压通气对阻塞性睡眠呼吸暂停障碍有效。

对高危的患者应采用多学科联合治疗途径，由熟悉经鼻道间歇通气(NIV)呼吸支持技术的团队，早期介入治疗，而且要密切监测夜间和白天的各项氧合指标。

表12-3-1　妊娠期间可合并通气不全和肺源性心脏病的肺外疾病

胸壁的疾病(chest wall disorders)
- 脊柱侧凸(scoliosis)：特发性(大多数)、神经肌肉的、成骨的、合并遗传性的疾病，例如：多发性神经纤维瘤、马方综合征
- 脊柱后凸(kyphosis)：脊椎结核，特发性

神经肌肉疾病(neuromuscular disorders)
- 肌营养不良(muscular dystrophies)
  - 肢带型肌营养不良(limb-girdle muscular dystrophy)
  - 先天性肌营养不良(congenital muscular dystrophy)
  - 肌营养不良(facioscapulohumeral muscular dystrophy)
- 肌病(myopathies)
  - 先天性：酸性麦芽糖酶缺乏症(nemaline acid maltase deficiency)(Ⅱ型糖原累积病，Pompe病)
    - 线粒体肌病(mitochondrial Central core)
  - 获得性：多发性肌炎(polymyositis)，重症肌无力(myasthenia gravis)
- 脊髓性肌萎缩(spinal muscular atrophy)：肌萎缩性脊髓前角细胞病(anterior horn cell disease)
- 联合肌无力和呼吸驱动障碍：肌强直性营养不良(myotonic dystrophy)

通气呼吸驱动障碍
- 原发性肺泡换气不足(primary alveolar hypoventilation)
- 中枢性睡眠暂停(central sleep apnea)

阻塞性睡眠暂停(obstructive sleep apnea)

一、脊柱侧凸

脊柱侧凸(scoliosis)是最常见的胸壁疾病，侧凸曲线＞70°的患者在人群中约占0.01%。80%的胸椎侧凸是特发性的，其余是神经肌肉疾病、成骨性疾病和胸部外科或合并先天性疾病的结果。青少年发生脊柱侧凸的患者多见于女性。早发性的患者没有性别的差异。妊娠患者如合并脊柱侧凸，可发生严重的并发症，因为持续的胸椎弯曲可以引起通气不全和肺源性心脏病，腰椎的弯曲常合并产科的并发症。脊柱侧凸的青少年女

性首次月经趋向延迟。

(一)脊柱侧凸对呼吸功能的损害

国内郝冉的研究提示，脊柱侧凸是儿童和青少年常见的脊柱胸廓畸形疾病。脊柱弯曲和胸廓畸形不仅影响患者外观，更重要的是阻碍肺脏的正常生长发育，导致不可逆的肺功能损害。严重患者甚至出现呼吸衰竭，生存期缩短。早发性脊柱侧凸(发生年龄<5岁)的患者，心脏、呼吸功能衰竭的发生率增加，并有较高的死亡率。这种情况被认为是胸壁的畸形抑制了肺泡的复制和肺动脉血管化的生成。相反，如果脊柱侧凸是在青少年期发生，肺活量>50%的预测值，可以肯定患者不会有呼吸困难的经历。

脊柱侧凸对呼吸功能的损害主要表现在影响肺脏生长发育，降低肺容积，限制胸廓运动，导致通气功能和气体交换功能障碍；呼吸衰竭主要发生在早发型或妊娠后期的侧凸患者。脊柱侧凸患者第1秒用力呼气容积和用力肺活量成比例下降，肺总量和功能残气量降低，呈现以肺容积下降为特征的限制性通气功能障碍。弥散量相应降低，单位肺泡弥散量正常或略偏高。气道阻力和气道传导没有明显受累。上述改变在先天性脊柱侧凸患者更加明显。多元线性回归分析发现，受累胸椎数、胸腰椎高度、侧凸度数是肺容积降低的主要影响因素，占肺容积下降的40%～51%。脊柱侧凸患者的肺功能特点：限制性通气功能障碍伴弥散量降低。累及胸椎数越多、胸腰椎高度越低、侧凸度数越大，肺容积损害越明显。

虽然胸椎弯曲少于50°的患者对胸廓的机械性通气影响较少。而弯曲较严重的患者，胸廓的顺应性降低。在睡眠时呼吸功能不全的情况会加重。这是因为在快速动眼睡眠期(REM)肋间肌的作用受抑制，导致依赖横膈膜产生潮气量。通气的驱动在非快速动眼和快速动眼期都会减少。如果横膈膜的功能受限制，在睡眠中就会产生低通气，并导致低氧血症对母亲和胎儿的不良影响。睡眠中的呼吸监测对怀疑通气功能不全的患者很重要，如果不给予治疗和处理，严重的夜间低通气就会进展为日间的低氧血症、高碳酸血症、肺动脉高压和右心衰竭。

郝冉的研究中关于脊柱侧凸患者手术前后的肺功能特点及侧凸矫形术对患者肺功能影响的结果显示，患者术后侧凸度数有显著改善，短期内的肺功能(第1秒用力呼气容积和用力肺活量)实测值迅速下降；长期随访显示，实测值占预计值百分比与术前相比没有明显变化；手术经胸腔入路的患者术后肺功能恢复低于不经胸腔入路的患者；侧凸矫形术能够显著改善患者的脊柱畸形，但短期内对肺功能可造成一定损害，约需1年时间才能恢复术前水平；手术经胸腔入路对术后肺功能有一定损害，不经胸腔入路能防止肺功能的恶化，但不能促进术后肺脏的生长发育。手术可以矫正畸形并阻止侧凸的进展，但经胸腔手术对肺功能有一定损害，手术矫形时应尽量保护肺功能。

(二)妊娠对脊柱侧凸的影响

国内郝冉等关于妊娠对脊柱侧凸患者的影响研究提示，无论侧凸稳定或进展，妊娠不会加速侧凸的进展，脊柱侧凸患者妊娠的主要危险源自脊柱侧凸本身导致的肺功能降低和妊娠对通气要求的增高。轻中度侧凸患者(侧凸度数≤50°)通常能较好地耐受妊娠和分娩。根据病例报道，严重侧凸(侧凸度数≥75°或肺活量<40%)患者妊娠并发症明显增高。常见并发症为呼吸困难和低氧血症，严重病例可出现呼吸衰竭和心力衰竭。正常妊娠时耗氧量增大，CO_2 排除量增高，通气量逐渐增大。妊娠20周时，每分通气量增加20%，36周可达40%。严重侧凸患者存在通气受限的病理生理基础，采用潮气量降低、呼吸频率增加的方式提高通气量，呼吸效率较低，因此随着孕周的增加，每分通气量不能相应增大，逐渐出现低氧和呼吸困难。有报道

可采用无创通气纠正低氧，另外，在夜间出现低氧情况和呼吸衰竭者，必要时给予通气支持。妊娠对侧凸患者呼吸功能的影响可增加患者妊娠并发症的发生风险。

Longitudinal 的研究已经显示，特发性脊柱侧凸患者如果预测的肺活量＜50%，就会有心、肺功能失代偿的风险性。如果肺活量小于1L，这种风险会增加。脊柱侧凸的孕妇，由于胸廓畸形，胸廓的活动受限，尤其在孕前有合并呼吸障碍的女性在孕期容易发生心肺功能衰竭。因此，妊娠合并脊柱侧凸是母婴死亡率和患病率增加的高危因素，有建议认为肺活量或用力肺活量＜1.0L 的患者不适宜妊娠，这些患者在妊娠、分娩、产后出现心脏、呼吸功能失代偿的风险较高。

但是，有大样本的研究认为，病情较轻者妊娠的预后良好。脊柱侧凸患者大多在成年后发展缓慢或保持稳定，妊娠通常不会加重脊柱侧凸，有报道认为侧凸角度大于 25°或脊柱不稳定的患者，妊娠可能有侧凸加重的可能。新近，国外更多的研究表明，胸廓异常患者的妊娠结局相对较好，因为大多数受影响的女性为较轻的胸椎侧凸患者(＜50°)，影响心肺和产科的问题也较少。

(三)脊柱侧凸患者妊娠的流行病学

伴胸廓疾病的女性妊娠已有多个报道。来自 Johannesburg 的报道，在总共 119 678 次分娩中，有 50 例胸廓疾病（大部分为 Pott's 脊柱后凸）的女性，出现的频率较高(1∶2394)，反映了结核在南非流行的情况。其他的报告有脊柱后侧凸(Kyphoscoliosis)在妊娠中的发病率为 1∶1471～1∶12 000，平均为 1∶5253。在 Siegler 和 Zorab 的前瞻性研究中，共报道呼吸专科就诊的 205 例脊柱侧凸患者，有 64 例胸椎侧凸的女性妊娠。妊娠的结局显示，已确诊呼吸功能异常患者与妊娠中呼吸功能异常再发患者之间有差异性。

(四)脊柱侧凸患者的妊娠结局

Plelan 等估计脊柱侧凸患者妊娠的母亲死亡率约为 2.6%，围生期的死亡率为 3.8%，然而这些统计资料与患者的选择和基础疾病有关。

一份南非 Bsragwanath 医院的研究，在超过 9 年的时间，共 50 例脊柱后侧凸妊娠女性中，脊椎结核的患者 42 例，其中 3 例患者既往有脊髓灰质炎(poliomyelitis)，1 例为脊椎肿瘤，不明原因的患者 4 例。2 例母亲死于心脏呼吸衰竭，3 例曾发生心脏或呼吸衰竭的母亲存活，2 例产后合并支气管感染。5 例围生期死亡，虽然先露异常(malpresentation)并不常见。有关肺功能的资料不详，但畸形的严重程度和胸廓畸形的位置为最重要因素，其与预后相关。

而在欧洲和美国，脊柱侧凸通常是特发性的，有调查显示，英国 14 例显著特发性胸椎侧凸患者(Cobb 角＞90°)共 35 次妊娠，平均肺活量(VC)是 1365ml(为预测值的 33%～61%)，没有母亲并发症的发生，没有胎儿的流产或死亡。

来自英国 Royal Brompton 医院的报道，关于 64 例胸椎侧凸(大多数为特发性)患者共 118 次妊娠资料，42 例患者弯曲超过 60°，12 例患者的肺活量＜1L。17%的患者曾发生程度不一的呼吸困难，但没有一例患者发展为心脏、呼吸失代偿。83%的患者成功经阴道分娩，这个针对患者预后的回顾性问卷式调查的不足之处是欠缺母亲死亡的资料。某些研究者明确表明稳定的轻、中度的胸椎弯曲在妊娠期间和分娩后不可能再进展。神经源性和肌病引起的脊柱侧凸患者，特别是病情不稳定的患者可能会产生相反的影响。

脊柱侧凸患者妊娠期发生呼吸功能不全的病例已见报道，Sawicka 等的一个 6 例胸廓疾病的研究显示，4 例患者为特发性脊柱侧凸，2 例以前曾患脊髓灰质炎(poliomyelitis)。所有患者在 8 岁前已发展为胸椎侧凸，平均肺活量为 920ml(33%的预测值)。1 例女性患有支气管哮喘,5 例患者在第二、三孕季出现气促症状。4 例在足月前已进展为呼吸衰竭和肺源性心脏病,其中 2 例需要行负压通气,1 例使用非介入性正压通气,1 例需要控制性氧疗法。4 例患者需提早行选择性剖宫产,3 例患者在产后发生急性心肺窘迫需要机械通气,所有患者均获生存,没有胎儿死亡。5 例母亲最终需要在晚上给予非侵入性呼吸支持。

研究中可见成功使用铁肺(iron lung)负压通气的病例,但新型的非侵入性通气(NIV)技术已更有效和方便地被广为应用。NIV 已被有效地用于临床,并有效地维持伴或不伴神经肌肉疾病的脊柱侧凸孕妇的动脉血气(图 12-3-1)。

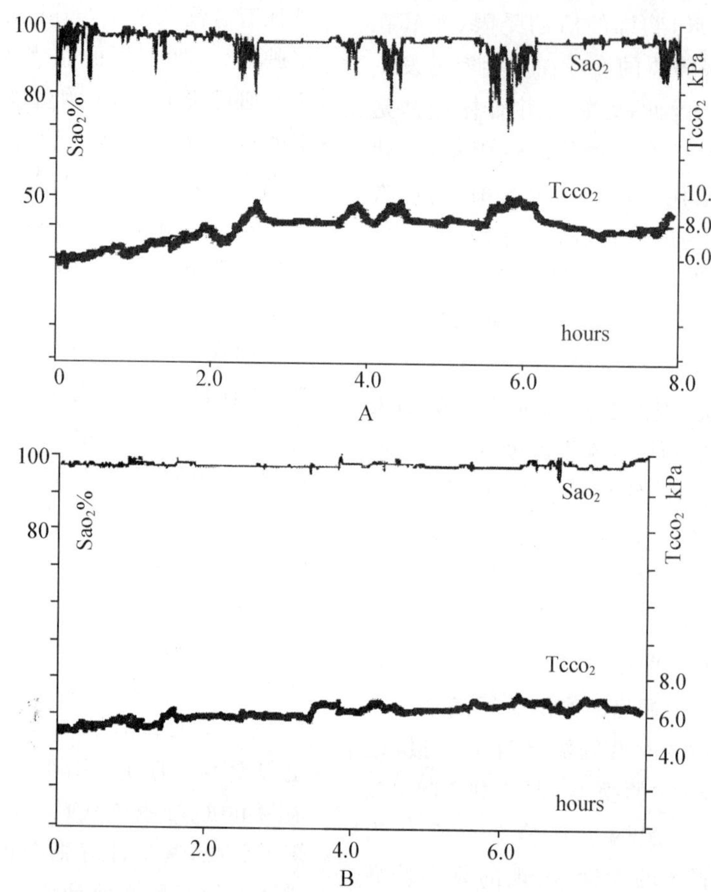

图 12-3-1 先天性肌萎缩患者全夜间动脉血氧饱和度和经皮 CO_2 监测

A.NIV 治疗前;B. 孕 24 周全夜间使用 NIV 治疗

高劲松等曾报道 4 例脊柱侧凸女性妊娠的病例,其发病占同期妊娠分娩的 0.021%。1 例诊断为特发性脊柱侧凸患者 27 岁妊娠,孕期平顺,无发生心悸气促,于 38 周在全麻下剖宫产一健康男婴。另一例胸腰段特发性脊柱侧凸女性 30 岁第一次妊娠孕期平顺,肺功能提示轻度限制性通气功能障碍,用力肺活量 2.32L(71.7%预测值),孕 39 周胎膜早破,因骨盆畸形,全麻下剖宫产一健康男婴。第 3 例诊断为先天性脊柱侧凸,29 岁第一次妊娠,孕期无心慌气促,孕 37 周因妊娠水肿,但无高血压和蛋白尿,于连续硬膜外麻醉剖宫产一健康男婴。第4例为先天性脊柱裂合并脊柱侧凸，23岁妊娠孕4个月开始胸闷气促，肺功能提示限制性通气障碍，用力肺活量为0.79L(32.9%预测值)，孕23周全麻下剖宫取出死胎。4例患者中其中一例因为严重畸形孕中期导致心肺功能严重异常。

(五)妊娠合并脊柱侧凸的处理意见

高劲松等提出妊娠合并脊柱侧凸的处理意见：①加强产前的管理：严重脊柱侧凸合并胸廓畸形者，肺活量或用力肺活量＜1.0L者，不适宜妊娠，一旦妊娠应尽早终止，以免发生严重心肺功能衰竭。病情较轻者可以妊娠，孕期加强监测，包括定期肺功能检查、心电图、超声心动图、血气分析、胎儿监测等，争取胎儿足月分娩。孕期可根据情况间断低流量吸氧治疗。②适时终止妊娠：发生心肺功能衰竭，肺活量或用力肺活量＜1.0L，发生胎儿宫内窘迫时，应终止妊娠。早产儿先促胎肺成熟。肺活量在1～2L时需要严密观察病情进展，若胎龄＜28周，短期内胎儿不能成熟，以终止妊娠为宜；若＞28周，可密切监测妊娠，必要时随时终止妊娠。③分娩方式的选择：由于患者骨盆和胎位异常率高，分娩容易诱发心肺功能衰竭，所以剖宫产较为安全。骨盆和胎位正常，心肺功能较好的孕妇，也可考虑阴道分娩。可采取连续硬膜外麻醉，对腰骶椎畸形或弯曲致硬膜外麻醉困难者可采用全身麻醉。

二、神经肌肉疾病

神经肌肉疾病(neuromuscular disorders)中包括了肌营养不良(肢带型肌营养不良、先天性肌营养不良、Facioscapulohumernl肌营养不良)；肌病，先天性酸性麦芽糖酶缺乏症、Ⅱ型糖原累积病、线粒体肌病，获得性的多发性肌炎和重症肌无力；脊髓性肌萎缩，肌萎缩性脊髓前角细胞病；联合肌无力和呼吸驱动障碍：肌强直性营养不良。神经肌肉疾病的患者并不常见，在欧洲至少有200 000名遗传性或获得性的神经肌肉疾病患者。

(一)概述

发病原理：神经-肌肉接头时通过突触连接而实现传导，其过程是电化学传递相结合的复杂过程。包括冲动从神经轴突传到神经末梢，钙离子内流使突触囊泡释放乙酰胆碱(ACh)，其中1/3与突触后膜上的乙酰胆碱受体(AChR)结合，产生终板电流，当达到一定幅度时，可引起肌肉收缩，另1/3被ACh酶破坏，其余1/3则被再摄取，准备在下一次释放。而肌肉收缩能量源于线粒体产生的ATP，当上述各环节出现障碍均可引起肌肉收缩障碍性的疾病。

1. 合并神经肌肉疾病患者妊娠的结局

Estenne等报道，不伴有脊柱侧凸的呼吸肌无力患者，也可以发生胸廓的改变，胸廓的顺应性减少75%，肺活量为预测值的50%～60%。呈低潮气量呼吸模式患者肺的顺应性减低，肺的压力-容量曲线上抬。由于胸廓疾病不利于呼吸肌的机械性运动，导致呼吸的工作负荷增加。研究表明，妊娠不影响呼吸肌的功能，如果吸气肌无力，就不能维持妊娠期间额外增加的胸廓阻抗。呼吸肌无力，特别是膈肌也受累的患者，如果呼吸肌的力量小于预测值的30%，患者有发生高碳酸血症的倾向。

伴吸气肌无力和呼气肌无力并咳嗽功能困难的患者常会伴有复发性肺感染合并微小肺不张或肺不张。妊娠期间，可因子宫增大和肺功能残气量(FRC)减低而使肺不张的病变恶化。延髓功能不全(脊髓延髓肌肉萎缩症)患者发生吸入性肺部感染的风险增加。肌萎缩侧索硬化症(ALS)是一种神经变性疾病，这种疾病可以迅速导致慢性呼吸衰竭并常需机械通气支持。

继发于肌萎缩的脊柱侧凸妊娠患者，如其肺活量＜1.0L，孕妇和新生儿的结局不良，但新近的报道表明并非都是如此，如果患者能给予通气支持，预后并非完全不好。脊椎肌萎缩(spinal muscular atrophy,SMA)和其他保留最低限呼吸功能的神经肌肉疾病患者,甚至个别肺活量<5%预测值的某些患者,成功妊娠的报道也正在增加。总的来说,应密切监测母亲的动脉血气,并尽早选择分娩时机,提供经鼻道间歇通气(NIV)的呼吸支持。

2. *妊娠期肺外疾病呼吸功能不全的咨询与治疗* 限制性通气障碍患者建议接受妊娠前遗传学咨询,因为妊娠期患者有潜在的医学与产科的风险,患者对此知情和了解非常重要。由于产前诊断的开展,使诊断遗传性神经肌肉疾病有增加的趋势。对胸壁疾病患者的咨询应包括畸形的范围、呼吸肌受累的程度和肺功能。呼吸肌力强度可使用简单的口压表测量。膈肌无力患者在仰卧位时肺活量显著下降。

妊娠期肺活量 VC≤1L 提示为呼吸不全的高危患者,应检测动脉血气,同时监测夜间 SaO_2、$PaCO_2$和呼吸模式。对女性睡眠的观察还应包括患者打鼾,睡眠中断,证实呼吸暂停或日间瞌睡的情况。肥胖的患者阻塞性睡眠暂停(OSA)发生的风险增加。

任何原因的重度肺动脉高压都是妊娠的主要禁忌证。因为脊柱侧凸患者的心脏转位,因此,肺动脉第二音(P_2)增强的诊断意义不大。但如果肺动脉第二音增强超过主动脉第二音,$P_2>A_2$,有可能存在肺动脉高压。对任何可疑肺动脉高压的患者,都需给予心电图和超声心动图检查确诊。先天性脊柱侧凸患者合并先天性心脏病的可能性大于其余正常人群。

在临产或剖宫术中选择脊椎硬膜外麻醉(spinal epidural)可以减少肺不张的风险。据报道,曾经接受脊椎外科手术的患者,硬膜外麻醉的效果不会降低,合并症的发生也不会增加。颈椎畸形和由 Klippel-Feil 综合征(短颈畸形)导致的脊柱侧凸患者应用脊椎微导管保留下硬膜外麻醉下剖宫术已见报道。荟萃分析显示,腰椎和腰骶椎脊柱侧凸患者产科合并症的发生率也相对较低。分析显示,77 例脊椎畸形妊娠患者中,71%需要行剖宫术或其他助产措施。尾椎畸形的患者骨盆不称的发生率较高。据报道,有先天性肌萎缩合并脊椎强直综合征的年轻女性,表现为夜间低通气,发育不良,青春期延迟,使用经鼻道间歇通气治疗后体重增加,有月经周期,最终成功妊娠。

(二)重症肌无力

重症肌无力是一种神经-肌肉传递障碍性的获得性自身免疫性疾病,临床特征通常为部分或全身骨骼肌易于疲劳,通常在活动后加重,休息后减轻和晨轻暮重。妊娠合并重症肌无力的发病率约为 1∶20 000,由于其本身及治疗的并发症,严重威胁了孕产妇及其胎婴儿的健康和生命安全。

【病因学与病理学】

研究证明,本病的突触后膜上的 ACh 受体数目大量减少。患者机体产生了 ACh 受体的抗体,在补体的参与下产生免疫应答,破坏了大量的 ACh 受体。80%~90%的患者可检测到 ACh 受体的抗体。10%~15%的患者通常可合并胸腺瘤,约 70%有胸腺肥大。据报道是病毒或某些特异性病原体感染了胸腺,刺激机体产生了 ACh 受体的抗体。研究发现,相当数量的患者与甲亢、甲状腺炎、SLE、类风湿关节炎等常合并存在,故认为重症肌无力是一种自身免疫性的疾病。

病理学改变:50%的患者的肌肉有淋巴细胞浸润,灶性肌坏死。最突出的改变在神经-肌肉接头处,电镜下见突触后膜皱褶减少,突触后膜平坦,突触间隙增宽。

【重症肌无力对妊娠的影响】

重症肌无力对女性的影响通常在生育年龄和妊娠期。对孕期的患者应给予特别的关注。妊娠期重症肌无力的病程变化很难预测。孕期患者可能发生病情恶化,危象,或可能病情缓解。孕期的病情各异,孕妇面临的风险主要包括病情加重、呼吸衰竭、药物不良反应、危象发生和死亡。Plauche 报道，孕期病情加重的重症肌无力患者约为 41%，产后的患者约为 29.8%，约 4%的患者死于病情恶化或治疗的合并症。Batocchi 等报道，孕期病情加重的患者约占 19%(10/54)，其中约 60%的患者病情加重发生在第一孕季，约 28%的患者在分娩后病情立即恶化。早产的发生约占 7.4%，剖宫产的患者约占 30%(16/54)。研究认为，妊娠前与妊娠期比较，重症肌无力患者的疾病严重程度没有相关性。

【临床表现】

40 岁以下患者以女性多见，中年以上患者以男性多见，50～60 岁的患者多合并胸腺瘤且以男性居多。诱因多为感染、精神创伤、过劳、妊娠、分娩等。起病方式大多数为隐袭性发病。

重症肌无力患者全身骨骼肌均可受累，大多数患者的首发症状为眼肌无力。临床受累的肌群的发病顺序大致为：眼外肌—头面部肌肉—嘴嚼肌—颈肌—四肢近端肌群—远端肌群及全身肌群。

1. 症状特征　肌无力的症状活动后加重，休息后减轻，症状波动或晨轻暮重。常见症状：①眼皮下垂、视物模糊、复视、斜视、眼球转动不灵活；②表情淡漠、苦笑面容、讲话大舌头、构音困难，常伴鼻音；③咀嚼无力、饮水呛咳、吞咽困难；④颈软、抬头困难，转颈、耸肩无力；⑤抬臂、梳头、上楼梯、下蹲、上车困难。

2. 临床分型

(1)改良的 Osseman 分型法：①Ⅰ型：眼肌型。②ⅡA 型：轻度全身型，四肢肌群常伴眼肌受累，无假性球麻痹的表现，即无咀嚼和吞咽困难、构音不清。③ⅡB 型：四肢肌群常伴眼肌受累，有假性球麻痹的表现，多在半年内出现呼吸困难。④Ⅲ型(重度激进型)：发病迅速，多由数周或数月发展到呼吸困难。⑤Ⅳ型(迟发重症型)：多在两年左右由Ⅰ型、ⅡA 型、ⅡB 型演变而成。⑥Ⅴ型：肌萎缩型，少见。

(2)肌无力危象：是指重症肌无力患者在病程中由于某种原因突然发生的病情急剧恶化，呼吸困难，危及生命的危重现象。根据不同的原因，肌无力危象通常分 3 种类型：①肌无力危象大多是由于疾病本身的发展所致。也可因感染、过度疲劳、精神刺激、月经、分娩、手术、外伤而诱发。临床表现为患者的肌无力症状突然加重，出现吞咽和咳痰无力，呼吸困难，常伴烦躁不安、大汗淋漓等症状。②胆碱能危象见于长期服用较大剂量的“溴吡斯的明”的患者，或一时服用过多，发生危象之前常先表现出恶心、呕吐、腹痛、腹泻、多汗、流泪、皮肤湿冷、口腔分泌物增多、肌束震颤及情绪激动、焦虑等精神症状。③反拗危象“溴吡斯的明”的剂量未变，但突然对该药失效而出现了严重的呼吸困难。也可因感染、电解质紊乱或其他不明原因所致。

【孕期的合并症】

1. 骨髓抑制　2000 年，Ellison 等报道 1 例罕见的骨髓抑制病例，患者 3 次妊娠均发生白细胞和血小板减少的经历。患者第三次妊娠病情最为严重，孕 35 周时，其血小板计数为 48×10^9/L，白细胞计数下降至1.5×10^9/L。患者在接受 65mg 人类免疫球蛋白后病情改善，经引产分娩一婴儿。每次分娩后，其血小板和白细胞计数均可增加。其他怀孕的重症肌无力患者也可发现骨髓抑制的情况。Igarashi 等也报道了骨髓抑制的病例，其原因可能是由于自身免疫机制产生了巨核细胞集落形成单位的抑制因子。

2. 呼吸困难　某些患者病情加重可能由于妊娠期的焦虑和生理性的压力所致。重症肌无力患者呼吸肌减弱和通气不足可构成妊娠期的风险。同时，妊娠期间由于膈肌升高可导致肺不完全膨胀。约 20%的患者由于呼吸困难而需要机械通气。呼吸困难是孕期患者一个最严重的并发症。

3. 感染　感染是重症肌无力患者妊娠期病情恶化的重要因素。

4. 第二产程延长而需手术助产　临产的过程复杂,平滑肌不受自身抗体影响,子宫肌也不会受到影响。第二产程需要横纹肌如腹肌和肛提肌的参与,在分娩过程中,病人会发生体力耗竭,常需要手术助产分娩如使用产钳和剖宫产,为此,人工破膜和手术助产并发症的发生率增加。

【辅助检查】

1. 实验室检查　AChR 抗体滴度测定:乙酰胆碱受体抗体滴度的检测对重症肌无力的诊断具有特征性意义。80%~90%的全身型和60%的眼肌型重症肌无力可以检测到血清乙酰胆碱受体抗体阳性。抗体滴度的高低与临床症状的严重程度并不完全一致。部分可测出突触前膜受体(PsmR)抗体。抗体阴性病人中可检测到 MuSK 抗体。部分病人血清中可检测到抗核抗体、抗甲状腺抗体。伴胸腺瘤病者可测到 Titin、Ryanodine 抗体。合并甲状腺功能亢进者可有 T_3、T_4 增高。其他相关的抗核抗体、抗甲状腺抗体检测。

2. X 线或 CT 检查　可以发现胸腺增生或胸腺瘤,必要时应行强化扫描进一步明确。

3. 辅助性检查和试验

(1)Jolly 试验:重复动作 30 次。

(2)抗胆碱酯酶药物试验:腾喜龙 10mg,iv,先注入 2mg,再注入 8mg,症状迅速缓解为阳性。或新斯的明试验:成年人一般用新斯的明 1~1.5mg 肌内注射,若注射后10~15min 症状改善,30~60min 达到高峰,持续 2~3h,即为新斯的明试验阳性。

(3)重复电刺激试验:重复神经电刺激为常用的具有确诊价值的检查方法。利用电极刺激运动神经,记录肌肉的反应电位振幅,若患者肌肉电位逐渐衰退,提示神经肌肉接头处病变的可能。递减>10%为阳性。

(4)单纤维肌电图:是较重复神经电刺激更为敏感的神经肌肉接头传导异常的检测手段。可以在重复神经电刺激和临床症状均正常时根据“颤抖”的增加而发现神经肌肉传导的异常,在所有肌无力检查中,灵敏度最高。

【诊断和鉴别诊断】

根据上述特征性临床表现,加上诊断性试验,多可诊断。

鉴别诊断:Lambert-Eaton 综合征为一组免疫性疾病,患者多合并恶性肿瘤,多见于肺癌。临床表现为肌无力,以四肢肌肉为主,下肢重于上肢,头面部肌肉很少受累。患肢无力在短时收缩后肌力增强,持续收缩后呈病态疲劳。高频重复电刺激反而增强>30%。肉毒杆菌中毒:根据流行病学和病史可诊断。

【治疗与预防】

1. 药物治疗

(1)胆碱酯酶抑制剂:为患者对症治疗的药物,建议不要单药长期应用,用药方法应注意从小剂量渐增。常用的药物:甲基硫酸新斯的明、溴吡斯的明。

(2)免疫抑制:①肾上腺皮质类固醇激素:泼尼松、甲泼尼龙等;②硫唑嘌呤;③环孢素 A;④环磷酸胺;⑤他克莫司。

(3)静脉注射免疫球蛋白:人类免疫球蛋白中含有多种抗体,可以中和自身抗体、调节免疫功能。

2. 血浆置换　通过将患者血液中乙酰胆碱受体抗体去除的方式,暂时缓解重症肌无力患者的症状,如不辅助其他治疗方式,疗效不超过两个月。

肌无力危象处理:第一步:辨别是哪一类型危象。第二步:肌无力危象的最主要治疗是保持呼吸道通畅,应尽早气管切开,放置鼻饲导管和辅助人工呼吸,来不及气管切开可先行气管插管。同时对症治疗,应选择适当的抗生素预防并发感染。近年来对肌无力危象的处理是,依靠血浆交换法降低抗 AChR

抗体的滴度，同时加以大剂量皮质激素的治疗，静脉注射免疫球蛋白。第三步：根据危象类型调整抗胆碱酶的药物。

3. *胸腺切除手术*　因为90%以上的患者有胸腺异常，其中合并胸腺瘤的患者占10%～15%，是胸腺切除术的绝对适应证。胸腺切除是重症肌无力的有效治疗手段之一，适用于全身型、无手术禁忌证的重症肌无力患者，大多数患者在胸腺切除术后可获显著改善。

4. *放射治疗*　可对胸腺进行放射治疗。

重症肌无力患者预后较好，小部分患者经治疗后可完全缓解，大部分患者可药物维持改善症状，绝大多数疗效良好的患者能进行正常的学习、工作和生活。

5. *预防*　可能使重症肌无力加重或复发的因素包括：

(1)常见诱因：感染、手术、精神创伤、全身性疾病、过度疲劳、女性生理期前后、妊娠、分娩、吸烟、饮酒、胸腺瘤复发等。

(2)重症肌无力患者慎用的药物

1)抗生素类：庆大霉素、链霉素、卡那霉素、四环素、土霉素、杆菌酞、多黏菌素、妥布霉素、喹诺酮类、大环内酯类。

2)降脂药。

3)非那根、地西泮、安热静、吗啡、乙醚、麻醉肌松药、普鲁卡因、氨基糖苷类药物。

4)奎宁、奎尼丁、普鲁卡因酰胺、冬眠宁、奋乃静。

5)箭毒、琥珀胆碱。

6)胸腺素、卡增舒、秉宁克通、免疫增强剂。

7)蟾酥及中成药，如六神丸、喉疾灵、珍珠层粉等。

【产科处理】

1. *产前的随访及检查*　由于抗AChR的抗体可通过胎盘影响胎儿，故孕32周后，每周做无刺激试验(NST)及B超、生物物理评分以监护胎儿。

2. *治疗和预防感染*　积极治疗和预防呼吸道感染是防止重症肌无力孕妇病情加重的关键。同时也应积极治疗无症状菌尿及泌尿道感染。应用皮质类固醇的孕妇更需加强预防感染或二重感染。

3. *分娩期监护*　临产的产妇应加强观察有无呼吸功能不全及缺氧症状。因口服不能预估胃肠道药物吸收及排空的时间，产程中抗胆碱酯酶药物应胃肠外给药。重症肌无力不影响第一产程，但往往引起第二产程延长而需手术助产。

4. *剖宫产问题*　重症肌无力不是剖宫产的指征，但有产科指征时应及时采取剖宫产。由于产科手术的应激、麻醉和术后切口疼痛而限制膈肌活动，影响肺呼吸功能和支气管分泌物的排出，故重症肌无力产妇术后应在监护病室加强呼吸道的护理和观察，防止危象发生。

剖宫产患者接受麻醉具有风险，对镇静剂和麻醉剂敏感，术中应警惕呼吸抑制的严重问题。Rolbin等报道了重症肌无力患者对麻醉安全性的评价。其结论认为，剖宫产最好选择局部麻醉。硬膜外麻醉可减少全身对药物的需求，也可用于产钳术的患者。如果患者需要大剂量的药物，酰胺类局部麻醉被认为是安全的。报道建议，对有呼吸问题的患者应在全麻气管插管下行剖宫产术。去极化肌松药物必须避免应用。

5. *产后哺乳问题*　重症肌无力产妇的抗AChR IgG抗体能进入乳汁影响哺乳期的新生儿，这些抗体可促使新生儿发生肌无力。抗胆碱酯酶药物可进入乳汁而使母乳喂养的新生儿发生胃肠道紊乱。缓解期产妇的抗AChR抗体滴度低，如未接受危及婴儿的药物，可以哺乳。高抗体滴度服用大剂量抗胆碱酯酶药物或重症肌无力症状加重的产妇不宜哺乳。

重症肌无力的母亲如果能遵循指导使用吡啶斯的明或糖皮质激素治疗，母乳喂养是安全的；然而，重症肌无力的母亲如果使用硫唑嘌呤、霉酚酸酯、甲氨蝶呤、环磷酰胺治疗，以及合并重症肌无力新生儿的母亲，均不应该用母乳喂养。

6. *新生儿重症肌无力的处理* 重症肌无力新生儿的症状常为摄食困难和营养不良，患儿有全身无力、肌张力低下、呼吸困难、哭声无力，15%有上睑下垂，新斯的明试验可阳性。孕妇应用血浆交换法降低抗 AChR 抗体滴度可预防新生儿重症肌无力的发生。新生儿肌无力需用抗胆碱酯酶药物，直至肌无力症状缓解，常需治疗 3 周左右。新生儿肌无力的主要危险是突然发生呼吸衰竭，故应加强监护，及时采取措施。对少数严重的新生儿肌无力，早期应用血浆交换法。

7. *重症肌无力与子痫前期* 1979，Duff 曾描述重症肌无力与子痫前期的关系。他观察了 3 例重症肌无力合并先兆子痫患者，并推断免疫状态的改变可能是患者子痫前期的病因。患者要特别注意药理学的问题，从药理学的角度，硫酸镁禁用于重症肌无力患者。对发生子痫并重症肌无力的妊娠患者，用作抗惊厥和抗癫痫的药物苯妥英钠（二苯乙内酰脲）是目前可选择用于治疗的药物。

【对新生儿的影响】

重症肌无力不仅使孕妇发生危险，其新生儿也面临很大的风险，包括早产、新生儿重症肌无力、严重畸形和死亡。

新生儿重症肌无力的发生率高达10%～20%。受影响的婴儿表现出呼吸窘迫和吸吮力不足。婴儿肌无力的影响是短暂的、自限性的，持续约 3 周。这是由于母体的 AchR IgG 抗体可经胎盘传递而致婴儿发病。但有研究发现，母亲疾病的严重程度和新生儿肌无力的程度之间不存在相关性，新生儿重症肌无力的发生与母亲 anti-AChR 抗体滴度之间不存在相关性。其不可预知的结果可能是由于甲胎蛋白对重症肌无力新生儿存在保护作用。甲胎蛋白已被证明能够抑制重症肌无力抗体与其受体的结合。

重症肌无力孕妇其新生儿的严重后果包括重症肌无力致新生儿严重畸形死亡。Carr 等报道，最常见的胎儿异常是肺发育不良和关节挛缩。早产的问题也受到关注。1991 年，Plauche 的研究报道显示，早产的病例约占 36.5%。

三、妊娠和原发性肺泡低通气

原发性肺泡低通气（primary alveolar hypoventilation，PAH，也被称为 Ondine's curse），是一种原因不明的疾病，特征是在无明确神经肌肉疾病或呼吸力学受损时，患者存在慢性高碳酸血症和低氧血症。

【病理生理】

健康人的自主呼吸主要由化学感受器和呼吸中枢调节。肺泡通气量减少后，动脉血 PCO_2 升高和 pH 降低可分别通过中枢和末梢化学感受器刺激呼吸中枢，增加呼吸驱动和肺泡通气，使其保持在狭窄的生理范围内。PAH 患者存在呼吸调节系统缺陷，呼吸中枢对 CO_2 刺激的敏感性和反应性均降低，致使肺泡通气量减少，持续存在高碳酸血症和低氧血症。

【临床症状】

PAH 可发生在任何年龄，可在出生时发生，也可在出生后获得，多累及 20～50 的岁男性。典型者呈隐袭发展，常在应用常规剂量镇静或麻醉剂出现严重的呼吸抑制后才首次被发现。低通气达一定程度可出现睡眠紊乱，清晨头痛，疲劳和白天嗜睡，严重者可出现发绀、红细胞增多、肺动脉高压和充血性心力衰竭。尽管动脉血气分析提示严重的低氧和 CO_2 潴留，但少见呼吸困难，可能是因为化学感受器和通气驱动受损。

如果不给予干预，当呼吸的自主控制被除去时，在睡眠中就会发生严重的低通气。受影响的患者会进展为失代偿性高碳酸血症呼吸衰竭和肺源性心脏病。如不治疗，通常可在数月或数年内进行性加重，最终死亡。

【实验室检查与诊断】

PAH 诊断的关键性依据是没有呼吸肌力不足或通气机制受损时，患者存在慢性呼吸性酸中毒。由于患者能有意识地过度通气并将 $PaCO_2$ 降至正常甚至更低水平，所以单次动脉血气分析不一定能揭示高碳酸血症，但可提示 HCO_3^- 增加。实验室检查可发现，尽管呼吸力学和呼吸肌强度无异常，但对高 CO_2 和低氧刺激的通气反应可明显减弱或丧失。屏气时间可明显延长而没有任何呼吸困难感觉。尽管患者清醒时可保持节律性呼吸，但通气水平已低于正常，并且在睡眠时进一步恶化，伴随着频繁的中枢性低通气或呼吸暂停。

PAH 应与其他继发于脑干或化学感受器病变的低通气相区别。此外，神经肌肉疾病，特别是伴膈肌无力的病变常被误诊为 PAH，临床检查可提供线索，并且伴有每分钟最大通气量、最大吸气压和最大呼气压降低。

【治疗】

一些 PAH 患者对茶碱、黄体酮等具有呼吸刺激作用的药物反应较好，然而大多数患者最终需要机械呼吸支持。置入性膈神经起搏及应用正压或负压机械呼吸辅助治疗可取得较好的长期疗效。大多数患者仅在睡眠时应用这些辅助呼吸措施即可解决问题。

【肺泡低通气与妊娠】

Pieters 等报道 1 例女性患者在 20 岁时发生原发性的肺泡低通气。表现为高碳酸血症呼吸衰竭、红细胞增多症（polycythemia）和肺动脉高压（肺动脉压为 100mmHg）。呼吸衰竭通过无创机械通气（NIV）被控制，心脏的情况通过数月的夜间通气支持治疗而被逆转为正常。患者最终受孕并在孕期连续使用睡眠 NIV 至妊娠全程，无须改变通气的模式。胎儿发育正常，39 周行人工引产，分娩采用吸引产，无合并症发生，产后随访 27 个月，母婴健康。

四、阻塞性睡眠呼吸暂停综合征

阻塞性睡眠呼吸暂停（obstructive sleep apnea hyperpnoea syndrome，OSAHS），即在睡眠中因上气道阻塞引起呼吸暂停，表现为口鼻腔气流停止而胸腹呼吸动作尚存在。睡眠呼吸暂停综合征，又称睡眠呼吸暂停低通气综合征。是指每晚 7h 睡眠过程中呼吸暂停反复发作 30 次以上或睡眠呼吸暂停低通气指数（AHI）≥5 次/小时并伴有嗜睡等临床症状。呼吸暂停是指睡眠过程中口鼻呼吸气流完全停止 10s 以上；低通气是指睡眠过程中呼吸气流强度（幅度）较基础水平降低 50%以上，并伴有血氧饱和度较基础水平下降≥4%；睡眠呼吸暂停低通气指数是指每小时睡眠时间内呼吸暂停加低通气的次数。

【疾病分类】

1. 阻塞性睡眠呼吸暂停（obstructive sleep apnea hyperpnoea syndrome，OSAHS）　即在睡眠中因上气道阻塞引起呼吸暂停，表现为口鼻腔气流停止而胸腹呼吸动作尚存在。

2. 中枢性睡眠呼吸暂停（central sleep apnea syndrome，CSAS）　即口鼻腔气流和胸腹呼吸动作同时停止。主要由于中枢神经系统的呼吸中枢功能障碍或支配呼吸肌的神经或呼吸肌病变，虽然气道可能无堵塞，但呼吸肌不能正常工作导致呼吸停止。

3. 混合性睡眠呼吸暂停（mixed sleep apnea syndrome，MSAS）　即上述两者并存，以中枢性呼吸暂停开始，继之表现为阻塞性睡眠呼吸暂停。睡眠中潮气量减小，即呼吸气流降低超过正常气流强度的 50%以上，伴血氧饱和度下降 4%以上称为呼吸不全或低通气。

【发病原因】

1. 阻塞性睡眠呼吸暂停　发病原因主要是睡眠时上呼吸道的阻塞或狭窄造成的，因此，从前鼻孔到气管上口，任何一个部位的狭窄或阻塞，都可能导致呼吸暂停，常见的有下列疾病。

(1)鼻部疾病：各种原因造成的鼻腔狭窄或阻塞，如急慢性鼻炎、鼻窦炎，鼻中隔偏曲、血肿、脓肿，鼻腔粘连，鼻息肉，鼻腔、鼻旁窦肿瘤及其他占位性病变等。

(2)鼻咽部疾病：常见的有腺样体肥大，鼻咽部肿瘤，鼻咽腔闭锁，颅底肿瘤等。

(3)口咽部疾病：如扁桃体肥大，软腭低垂、肥厚，腭垂过长、肥大，咽侧索肥厚，口咽腔瘢痕狭窄，咽旁间隙的肿瘤、脓肿等。

(4)下咽部疾病：如舌根淋巴组织增生，舌根肿瘤，巨大会厌囊肿、脓肿，会厌肿瘤，下咽后壁或侧壁的脓肿、肿瘤等。

(5)口腔科疾病：如舌体肥大或巨舌，舌体、舌根、口底的肿瘤，颌下脓肿，先天性小下颌或下颌后缩等。

(6)其他疾病：病理性肥胖，肢端肥大症，甲状腺功能低下，颈部巨大肿瘤等。

2. 病理性的中枢性睡眠呼吸暂停　正常成年人在快动眼睡眠时相，或在高原，亦可见到中枢性睡眠呼吸暂停，病理性的中枢性睡眠呼吸暂停可见于多种疾病。

(1)神经系统、运动系统的病变。

(2)自主神经功能异常。

(3)肌肉疾病。

(4)脑脊髓异常。

(5)发作性睡病和某些阻塞性睡眠呼吸暂停综合征患者行气管切开或腭垂腭咽成形术。

睡眠呼吸暂停综合征的发病是一个渐进的过程，常是几种病因共同起作用的结果，特别是在体重增加、老年、上呼吸道感染、心脏病、仰卧位睡眠、饮酒及服用催眠药等诱因下病情会明显加重。

【发病机制】

1. 阻塞性睡眠呼吸暂停低通气综合征(OSAHS)　占睡眠呼吸暂停低通气综合征的大多数，有家庭集聚性和遗传因素，多数有上呼吸道特别是鼻、咽部位狭窄的病理基础，如肥胖。部分内分泌疾病也可合并该病。其发病机制可能与睡眠状态下上气道软组织、肌肉的塌陷性增加，睡眠期间上气道肌肉对低氧和二氧化碳的刺激反应性降低有关，此外，还与神经、体液、内分泌等因素的综合作用有关。

2. 中枢性睡眠呼吸暂停综合征(CSAS)　单纯CSAS少见，一般不超过呼吸暂停患者的10%，也有报道只有4%。通常分为高碳酸血症和正常碳酸血症两类。可与阻塞性睡眠呼吸暂停通气综合征同时存在。发病机制可能与以下因素有关：①睡眠时呼吸中枢对各种不同刺激的反应性减低；②中枢神经系统对低氧血症特别是CO_2浓度改变引起的呼吸反馈调节的不稳定性；③呼气与吸气转换机制异常等。

【病理生理】

对神经系统的影响：OSAHS患者睡眠时反复发作的低氧血症可导致脑缺氧，体循环血压升高可导致脑动脉硬化和颅内压增高，红细胞增多可以引起血液黏稠度增加，以上因素均可使患者脑卒中的危险性增大。OSAHS与癫痫可以彼此影响，可以导致癫痫患者发生痉挛的阈值降低，而抗惊厥、抗痉挛药物则可以使业已存在的SAS加重或具有导致SAS的潜在危险(Ezpeleta，1998)。

OSAHS可能与神经衰弱有关，可导致记忆力减退和认知功能障碍；与抑郁、焦虑、偏执等精神症状和成人痴呆症有关。睡眠结构紊乱和低氧血症被认为是如上表现的主要原因。

对心血管系统的影响：OSAHS对心血管系统的影响最为显著，据统计，OSAHS患者高血压病的发生率为48%～96%，高血压患者中SAS的发病率为20%～40%。OSAHS对高血压的影响机制可能是反复发生的呼吸暂停、睡眠觉醒及低氧血症刺激交感神经兴奋、儿茶酚胺分泌增多，使得外周血管收缩，动脉血压升高，心脏细胞缺氧。缺氧使冠状动脉内皮细胞功能受损，脂质易沉积。红细胞增多使血液黏度增加，血流变慢，血小板易在受损内膜表面聚集形成血栓而引起冠状动脉狭窄或阻塞，容易引起心绞痛、心肌梗死、各种心律失常甚至猝死。因此，OSAHS是高血压、冠心病的独立危险因素。

对呼吸系统的影响：呼吸暂停和低通气可引起低氧血症和高碳酸血症，严重者可导致呼吸性酸中毒和急性呼吸衰竭。低氧血症使得肺动脉血管收缩，引起肺动脉高压，长期的肺动脉高压可发展为右心肥大和右心衰竭。

对泌尿生殖系统的影响：可以使患者夜间的肾功能受到损害，如肌酐清除率减低、肾小管回收功能障碍、肾浓缩功能减退等，表现为夜尿增多、遗尿等。可出现肾小球性、可逆性蛋白尿，随着 OSAHS 的纠正，蛋白尿可减少或消失。

对内分泌系统的影响：OSAHS 可以引起糖代谢紊乱，糖耐量降低，2 型糖尿病发生增多。其发病机制可能与缺氧导致胰岛素抵抗，以及儿茶酚胺分泌增加有关。低氧血症使得垂体、下丘脑功能不全，促甲状腺素分泌减少，故 OSAHS 可能导致甲状腺功能减退。而甲状腺功能低下又可能引起或加重 OSAHS。

对生殖系统的影响：表现为性功能下降甚至阳萎。

对妊娠的影响：睡眠中反复发生的上呼吸道梗阻可造成血氧饱和度（SaO_2）的不同变化。与非妊娠的情况相比，在妊娠后期，伴随肺功能残气量（FRC）的下降，可造成呼吸中断或者在低通气期间更大程度地去饱和作用，因为肺泡氧的储留更迅速地减少。每一个呼吸暂停可通过唤醒而被中止，结果造成睡眠中断和白天的瞌睡状态。唤醒的过程会合并交感神经张力的增加，可以引起系统血压的波动。

妊娠期间孕激素（progesterone）水平增加不能预防中至重度 OSAHS 女性患者睡眠呼吸障碍的发生。在妊娠期，OSAHS 的发病率不清楚，虽然很多女性会主诉打鼾和缺乏睡眠质量。在妊娠期间睡眠呼吸障碍与高血压相关也是可能的，但睡眠呼吸暂停与子痫前期的病因关系和相关性还不清楚。

Charbonneau 等有关 1 例 OSAHS 合并妊娠的报道，既往有严重的鼻鼾史，妊娠期体重增加，前两个孕季白天瞌睡的情况加重，孕 36 周的睡眠观察显示，呼吸中断使母亲产生严重的去饱和作用，最低水平只达 40%，在快速眼球运动（rapid eyes movement，REM）亦称异相睡眠期发生心动过缓。胎心监测提示在母亲呼吸中断时胎儿的心率正常。患者在睡眠中给予正压呼吸治疗（CPAP）在 $15cmH_2O$。在孕 39 周行选择性的分娩。婴儿存活但显示生长迟缓的体征，提示尽早给予（CPAP）干预会有帮助。产后两个月，再次对母亲（体重减少 10kg）进行的睡眠监测中显示，发生持续呼吸暂停时呼吸暂停指数轻度减低。对于这个病例，OSAHS 清楚地发生在妊娠之前，但是，提示体重的增加可能使 OSAHS 的情况加剧恶化，也加重了胸廓和上气道的阻力。体重增加可助长 OSAHS 的发生，轻到中度的 OSAHS 患者在妊娠期间可使 OSAHS 复发。体重增加至少是 OSAHS 发生机制的一个部分。

国内有研究认为，妊娠合并 OSAHS 患者病情与血浆同型半胱氨酸（Hcy）水平相关，妊娠合并 OSAHS 参与了妊娠期高血压疾病的病理过程，可能是妊娠期高血压疾病的一个重要的致病因素。在妊娠期间睡眠呼吸障碍与妊娠期高血压存在相关性也是可能的，但睡眠呼吸暂停与子痫前期的病因关系和相关性还不清楚。

李美丽等的研究结果显示，打鼾使孕妇 BMI、腹围增加，血压升高，胎儿早产，剖宫产的发生率增加。

【临床表现】

临床表现和症状主要来自上呼吸道狭

窄、阻塞和由此造成的血氧饱和度下降。主要临床表现有：

(1)打鼾：打鼾是OSAHS的特征性表现，鼾声音量大而响亮；鼾声不规则和间断，此时为呼吸暂停期。

(2)日间极度嗜睡：OSAHS患者表现为日间发生困倦或嗜睡感，患者可立即入睡而无法控制，可在相互交谈时入睡或进食时入睡，甚至骑自行车时入睡而摔倒。

(3)睡眠中呼吸暂停发生异常行为和症状：患者常易惊醒或突然坐起，大汗淋漓，有濒死感。在睡眠中常发生类似拍击样震颤样四肢运动及梦游症等。

(4)夜间遗尿症。

(5)头痛。

(6)性格变化包括急躁、压抑、精神错乱、幻觉、极度敏感、敌视、好动，易发生行为失当、嫉妒、猜疑、焦虑沮丧、智力和记忆力减退以及性功能障碍等，严重者可伴发心血管系统和其他重要生命器官的疾病表现。

由于颌骨畸形造成的OSAHS还有相应的口腔颌面部症状，如下颌后缩、下颌后移、下颌畸形、紊乱以及开口困难等。

【临床检查】

除一般常规的全身检查外，应着重对上呼吸道和上消化道进行全面检查，最好立位和卧位分别检查，以了解上呼吸道阻塞情况；其次是对于颅颌面发育是否异常的检查，如下颌形态和位置，咬合情况及口咽部、鼻咽部的情况等。特别要注意排除鼻咽、口咽部、舌根部是否有肿块存在。

【辅助检查】

1. *多导睡眠图仪监测*　多导睡眠图仪(PSG)监测是诊断OSAHS最权威的方法，它不仅可判断其严重程度，还可全面定量评估患者的睡眠结构，睡眠中呼吸紊乱、低血氧情况，以及心电、血压的变化。特别是借助食管压检测，还可与中枢性和混合性睡眠呼吸暂停相鉴别。PSG检查应在睡眠呼吸实验室中进行至少7h的数据监测。PSG检测的项目包括脑电图、眼电图、颏肌电图、胫前肌电图、心电图、胸腹壁呼吸运动、膈肌功能、口鼻气流以及血氧饱和度等。PSG应得出以下指标：①睡眠总时间，睡眠分期、惊醒、肌痉挛和脑电情况；②阻塞性、中枢性、混合性睡眠呼吸暂停的次数和低通气发生的次数；③血氧饱和度降至89%～80%、79%～70%、69%以下段的次数和其最低点；④AHI值。

2. *X线头影测量*　为了间接了解气道，以及检查气道阻塞部位，并且对OSAHS做出初步诊断，X线头影测量很重要。

3. *鼻咽纤维镜检查*　上述X线头影测量是在静态下对气道情况做出诊断，而鼻咽纤维镜则偏重于动态诊断。应在局麻下，在立位和卧位分别检查患者鼻咽、口咽及下咽和喉的情况，包括软组织情况，气道阻塞部位和程度，气道及周围有无肿物和肿块；并通过嘱患者做某些动作以观察气道组织的变化，如有无气道组织内陷等。

【治疗】

OSAHS的治疗除戒烟酒、肥胖者减肥和控制饮食外，分为非手术治疗和手术治疗。

1. *非手术治疗*

(1)经鼻持续气道正压通气(continuous positive airway pressure，CPAP)：此法是目前治疗OSAHS最有效的非手术治疗方法，CPAP犹如一个上气道的空气扩张器，可以防止吸气时软组织的被动塌陷，并刺激颏舌肌的机械感受器，使气道张力增加。可单独作为一种疗法，也可和外科手术配合使用。大部分患者通过CPAP治疗，都可以达到满意的治疗效果(图12-3-2)。

(2)各种矫治器：睡眠时戴用专用矫治器可以抬高软腭，牵引舌主动或被动向前，以及下颌前移，达到扩大口咽及下咽部，改善呼吸的目的，是治疗鼾症的主要手段或OSAHS非外科治疗的重要辅助手段之一，但对重症患者无效。

(3)吸氧以及各种药物治疗:如神经呼吸刺激剂等,也是辅助的治疗方法之一。

2. 手术治疗　手术是治疗 OSAHS 的基本方法,手术治疗的目的在于减轻和消除气道阻塞,防止气道软组织塌陷。选择何种手术方法要根据气道阻塞部位、严重程度、是否有病态肥胖及全身情况来决定。常用的手术方法有以下几种。

(1)扁桃体、腺样体切除术:这类手术仅用于青春期前有扁桃体、腺样体增生所致的儿童患者。

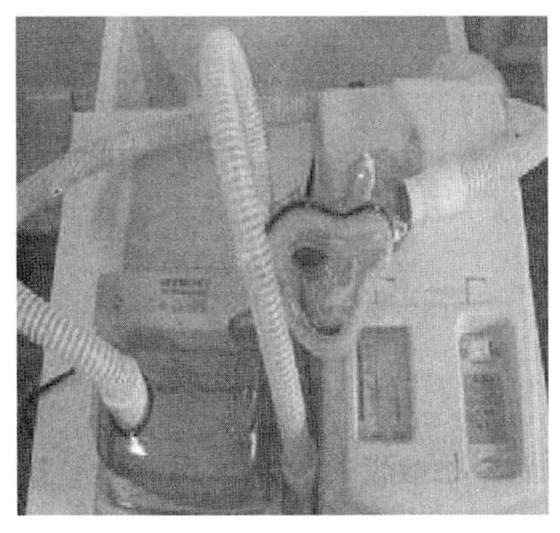

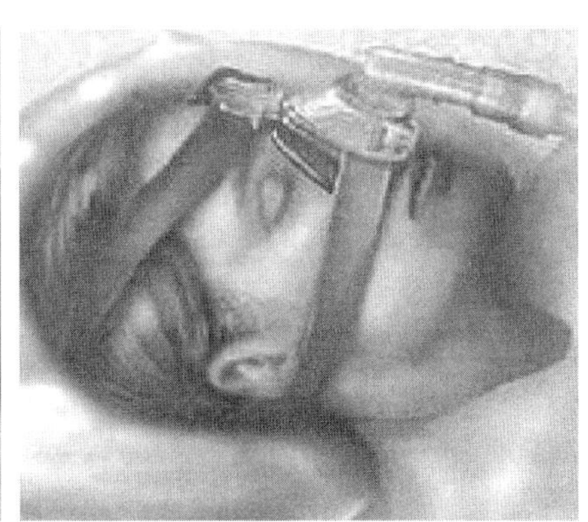

图 12-3-2　BiPAP 呼吸机与经鼻持续气道正压通气

(2)鼻腔手术:由于鼻中隔弯曲、鼻息肉或鼻甲肥大引起鼻气道阻塞者,可行鼻中隔成形术,鼻息肉或鼻甲切除,以减轻症状。

(3)舌成形术:有舌体肥大、巨舌症、舌根后移、舌根扁桃体增大者,可行舌成形术。

(4)腭垂、腭、咽成形术(UPPP):此手术是切除腭垂过长的软腭后缘和松弛的咽侧壁黏膜,将咽侧壁黏膜向前拉紧缝合,以达到缓解软腭和口咽水平气道阻塞的目的,但不能解除下咽部的气道阻塞,因此一定要选好适应证。

(5)正颌外科:20 世纪 70 年代以来,正颌外科治疗牙颌面畸形的技术日趋成熟,应用正颌外科治疗因颌骨畸形造成的口咽和下咽部气道阻塞的 OSAHS 已成为有效的方法之一。

睡眠呼吸暂停综合征患者睡姿与选择枕头是很有讲究的,需要加以重视。对妊娠合并睡眠呼吸暂停综合征患者尽早给予(CPAP)干预对母亲和胎儿会有帮助。

【疾病预防】

应用饮食、运动、心理护理,纠正患者饮食、生活习惯和行为疗法,让患者自觉控制饮食,在规定时间内降低体重的 5%～10%。劝其戒除烟酒,入睡前避免使用镇静药。教会患者控制睡眠姿势,避免仰卧位,以缓解症状。应加强打鼾孕妇的围生期保健,早期干预、预防妊娠产科和胎儿合并症的发生。

第四节　肺动静脉畸形及遗传性出血性毛细血管扩张与妊娠

肺动静脉畸形(pulmonary arteriovenous malformations, PAVMS)是肺动脉和静脉循环之间的正常毛细血管由血管壁很薄的异常血管替代,形成了一个不经过毛细血管的肺与体循环的沟通关系。

【病理生理】

肺动静脉畸形是典型的由先天性发育异常所致的疾病。遗传学认为染色体异常可导致该病发生。也有报道认为 PAVM 可由创伤、血吸虫病和肿瘤等原因引起。基本病理改变为动脉经过只有菲薄动脉瘤囊直接通入扩大的静脉，可造成三个主要的后果：①肺动脉血通过右心与左心短路而不能进行氧合的过程，导致低氧血症（图 12-4-1）；②脆弱的血管可以发生出血进入气管或胸膜腔；③由于缺乏毛细血管的滤过作用而导致发生异常的栓塞性卒中和脑脓肿。

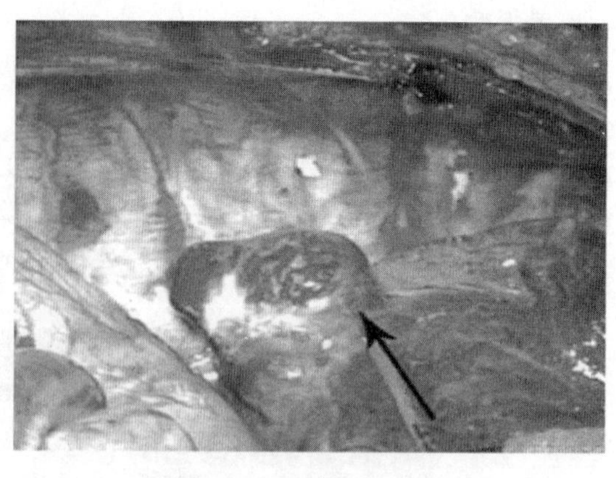

图 12-4-1　右下肺叶呈大疱状的 PAVM，术中可见其活动性出血（箭头）

资料来源：Yinghao Zhao，Guang-Yu Li，Zhiguang Yang，et al. 2010. Bilateral heterochronic spontaneous hemothorax caused by pulmonary arteriovenous malformation in a gravid：a case report. J Cardiothorac Surg，5：96

除了肺的 AVMS（>30%），动静脉畸形的情况还可以出现在脑（10%）、肝（30%）和脊髓（<1%）。另外，约 70%的报道认为超过 90%的 PAVMS 患者有遗传性出血性毛细血管扩张（hereditary hemorrhagic telangiectasia，HHT），即 Osler-Weber-Rendu 综合征。HHT 是一种常染色体显性遗传病。目前已知 HHT 至少与三种染色体上的基因位点相关，HHT1 是由染色体 9q3 位点上的基因突变所致，HHT2 由染色体位点上的基因突变所致。也有统计发现 15%～35%的 HHT 伴发 PAVMs，因此有学者推测 PAVMs 也是一种基因突变所致的遗传性疾病。

【临床症状】

（1）常有少量咯血，PAVMs 破入大支气管或支气管内扩张的毛细血管破裂可有大量咯血。咯血是危及孕妇生命的最主要风险。血胸一般是胸膜下的 PAVMs 破裂至胸膜腔所致，两者均是可危及生命的并发症。

（2）低氧血症。发绀、杵状指、易疲劳、工作负荷能力降低。伴任何呼吸系统症状和运动后缺氧状况的患者不足 50%，PAVM 患者的气促症状通常不被注意，除非已被确诊。由于肺血管阻力低，心排血量通常高于正常，且在运动过程心输出量还会进一步增加。

（3）异位栓塞，如脑梗死、脑脓肿。

（4）病变部位的杂音出现于右向左分流量较大时，偶可触及震颤。有报道称，通过认真仔细的体格检查，75%以上的患者可有异常发现。约 46%的 PAVMS 可在胸部听到连续性或收缩期血管性杂音，杂音响亮程度较多地取决于动、静脉之间的压力差，不一定和瘘口大小有关。该杂音吸气时增强，呼气时减弱。

PAVM 的发生呈偶然性，某些研究显示，在 PAVM 患者中，90%是遗传性出血性毛细血管扩张症的患者。HHT 的分类有家族性鼻出血，慢性胃肠道出血。其特点是黏膜与皮肤的毛细血管扩张，因此，许多患者的家族某些成员，或他们自己本身都有经耳鼻喉科医生、皮肤科医生、胃肠病学医生诊治的经历。国际一致的诊断标准要求符合四个 HHT 标准的其中三个作为确诊 PAVM 的条件。四个评估标准为：自发性复发性鼻出血、黏膜与皮肤的毛细血管扩张、其他脏器的出血、一级亲属有相关症状。

【辅助检查】

1. X 线检查　①胸片：肺野内结节状阴

影，病灶与肺门之间有粗大的血管影相连，透视下大多数病灶有搏动。②数字减影血管造影(DSA)：单发或聚集的大小不同的或相仿的结节状血管湖；弥漫性毛细血管扩张；散在的分布与单一粗大的肺动脉连接，相应的肺静脉提前充盈。

2. CT检查　①分叶状圆形或椭圆形病灶，边缘可见有异常血管与肺门相连的“血管蒂征”；②增强后病灶与肺动脉同步强化，引流的静脉及左心房提早显影；③MPR(多平面重组)技术示病灶与肺门相连的异常血管影。见图12-4-2，图12-4-3。

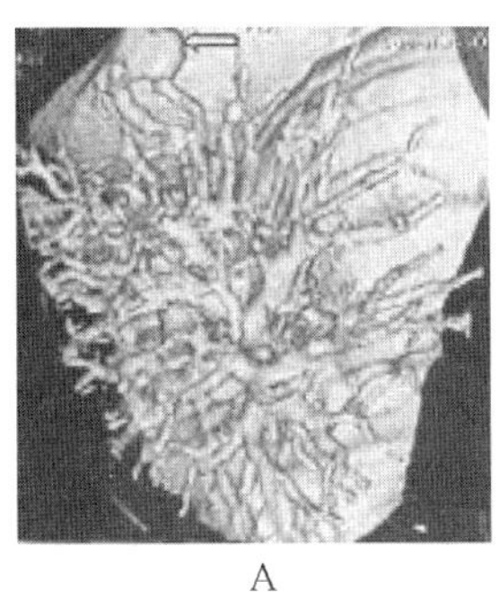
A

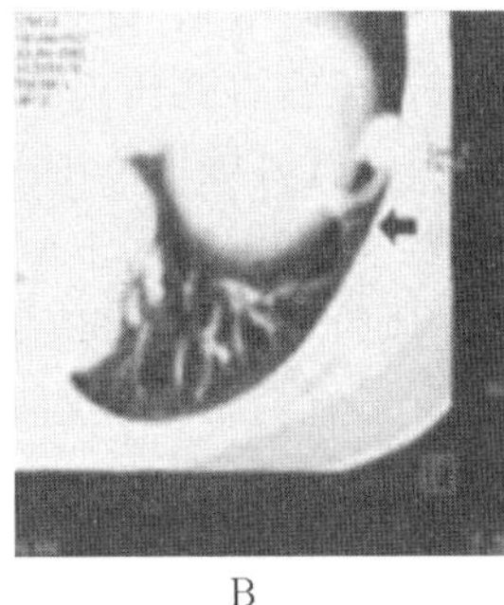
B

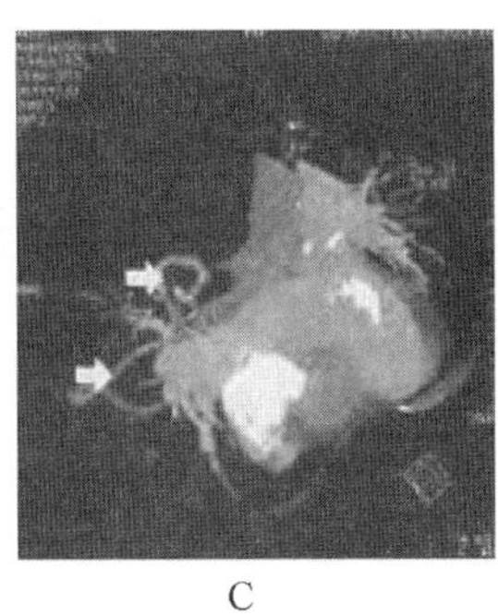
C

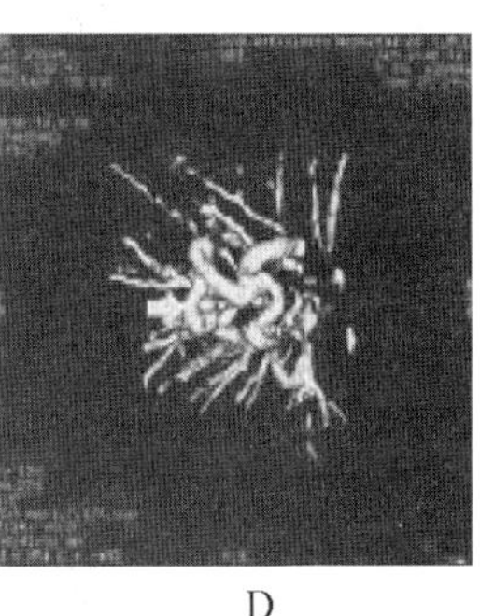
D

图12-4-2　多层螺旋CT及重建技术对PAVM的诊断

A. 结节型PAVM的三维重建，可以直观显示病变(箭头)与两支血管直接相连，即“血管蒂征”。B. 结节型PAVM的“血管蒂征”，可以观察到结节与左下肺前内基底段动脉(箭头)、外基底段静脉相连。C. 异常交通血管型(复杂型)，可以显示右上肺后段动脉、中叶外侧段、下叶背段动脉与后基底段静脉直接引流(箭头)。D. 异常交通血管型(复杂型)的MIP重建。左上肺尖后段动脉、舌叶动脉、静脉与下肺后基底段静脉相互交通(箭头)

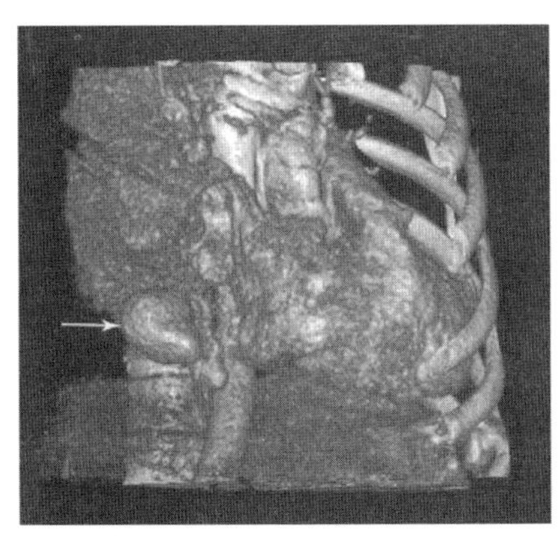

图12-4-3　胸部三维CT重建显示高密度结节(箭头)，提示PAVM的可能

资料来源：Yinghao Zhao，Guang-Yu Li，Zhiguang Yang，et al. Bilateral heterochronic spontaneous hemothorax caused by pulmonary arteriovenous malformation in a gravid：A case report. J Cardiothorac Surg，2010，5：96

【妊娠和PAVMS】

因为HHT是一个迟发性的疾病，在孕龄阶段，未被发现HHT的患者中，有5%～20%携带HHT疾病基因的机会，受影响的妊娠HHT患者或许有HHT漏诊的可能。对低氧饱和度的患者，应高度怀疑和鉴别PAVMS的可能。但正常SaO_2或胸部透视正常的患者也不能排除PAVMS的可能。因为存在辐射对胎儿的影响风险，难以进一步行影像学的检查及确诊。对疑似HHT的患者，应告知其具有潜在妊娠相关PAVMS的风险。

在一个对HHT患者和他们一级亲属的回顾性研究中，共有12例女性(来自8个不同HHT家族)23次妊娠，其中6例的妊娠患者被证实有PAVM的证据，1例患者因为发绀和气促，在13年后才被诊断为

PAVMS。一名19岁达到生育年龄的患者，在健康状况的咨询评估后，决定进行妊娠。从孕22周起，每周进行孕前检查，每次测量动脉血氧饱和度。妊娠期坐位或立位 SaO_2 增加不显著(67%～73%到80%～82%)，但在产后 SaO_2 下降到较低水平(71%～65%至53%，最后为58%)，产后右向左的分流由38%增到50%。产后第9个月的时候，发现婴儿十分健康，与同龄婴儿的体重相符。病例说明重度低氧血症的PAVM患者也可以正常妊娠和分娩，且诞下健康的婴儿。根据研究的事实，患者的心血管情况对运动的耐受性良好，在 SaO_2 61～67%，运动负荷在30watts时心排血量为12.8～16.5L/min(140%～180%预测值)。患者心血管的情况对妊娠的负荷有良好的反应，能维持正常的氧气输送到各组织包括胎盘。

刘影等报道1例30岁肺、肝多发性动静脉畸形患者，孕3个月时出现无明显诱因的咳嗽、胸痛，孕7个月时症状加重，出现憋喘，超声示左侧胸腔积液，经闭式引流术，引出2000ml血性胸腔积液。

张伟等报道两肺动静脉畸形致反复咯血1例，患者女性，28岁，10余岁起无明显诱因出现咯血约10ml。近10年来，每年咯血2～3次，每次约30ml，持续3～5d，无明显胸闷、气紧、胸痛、心悸等，每次妊娠时咯血均较前频繁，咯血量增加，每次40～50ml。曾妊娠4次，顺产3次，流产1次。

【妊娠相关PAVM增大的风险】

根据报道，肺动静脉畸形患者存在妊娠致肺动静脉畸形(PAVM)增大和右向左分流增加的可能。一个回顾性的分析中，包括自1991年5月到2004年2月共121例女性PAVM患者，排除早期流产，10例患者妊娠，全部分娩健康婴儿。与妊娠前比较，妊娠后的 SaO_2 显著降低，通过影像学检查证实大多数患者妊娠后PAVM增大，在曾接受动静脉畸形治疗的病人中，妊娠后，有部分患者合并供血动脉再通的情况。妊娠相关的肺动静脉畸形(PAVM)增大和再重构的原因仍未清楚。

这些资料提示了在妊娠中 SaO_2 的改善是PAVM存在或增大的标志。其潜在的原因包括被混合的静脉血氧增加，因为妊娠诱导的每分通气量、心输出量发生改变，以及妊娠子宫直接压迫下叶的PAVMS。

【妊娠期间PAVM咯血的风险】

妊娠期间PAVM患者存在发生咯血的风险，有报道HTT患者和他们的一级亲属中，有两个一级亲属在妊娠的第三孕季中因为致命性的肺出血死亡。Ference也报道了其他妊娠期间肺动静脉畸形肺出血的病例，包括7位女性患者中有3例患者在妊娠期间发生肺出血。

另一个关于PAVM患者的报道中，3/10(30%)为妊娠患者为分娩诱导的持续性咯血，或急性的栓塞。所有3例患者肺动脉压正常(平均≤12mmHg)，两例为相对性限制性PAVM患者(SaO_2≥96%，右向左分流≤5%)。

咯血是危及孕妇生命的最主要风险，如果PAVMS能被诊断和治疗，咯血是可以预防的。人工栓塞术是安全的治疗方法，患者也可以选择在结束妊娠后进行栓塞术。

【与PAVM相关的产科问题】

分娩中应对特殊性血栓的风险给予特别的关注，预防空气或细菌性栓塞的发生。与外科介入性手术一样，分娩时应预防性使用抗生素。如采用正压通气下全麻可能导致分流量短暂增加的风险。由于存在这些问题，过去的一些患者通常选择经阴道分娩。然而，影响大多数PAVMs患者HHT的其他问题也需受到关注。有经验的产科和麻醉科的人员应对不同的分娩模式和麻醉方式所合并的风险进行评估。有些人建议助产下行阴道分娩，但由于关注硬膜外麻醉镇痛的安全性和患者可能存在脊椎AVMs的问题，临床医生更偏爱选择剖宫产。

【遗传性出血性毛细血管扩张症相关的问题】

遗传性出血性毛细血管扩张症（hereditary hemorrhagic telangiectasia，HHT）的患者中约1%合并脊椎动静脉畸形，患者通常没有症状。由脊椎出血引起的截瘫非常罕见，但已知多为脊椎或硬膜外穿刺的并发症。因此，除非已通过明确的影像学检查排除脊椎AVMs的可能，否则，应避免施行硬膜外麻醉。

HHT患者中约10%合并脑动静脉畸形（CAVMs），通常患者也没有症状，常会被漏诊。因为在欧洲，不推荐为无症状的脑部HHT患者做扫描筛查。在一个32例患者的系列报道中，因为颅脑AVMs而引起颅内出血的风险在第二和第三孕季比在分娩期间要高；曾有颅内AVM出血史的患者，在妊娠期间颅内出血的风险也高于非妊娠的脑AVM患者。

【PAVMs患者妊娠或准备妊娠的建议】

伴严重低氧血症的PAVMs患者，也有成功妊娠的可能性。大多数PAVMs患者，妊娠不是大问题，但对一小部分具有一定风险的患者，需要给予警告，特别是不能一胎连一胎地妊娠。PAVMs患者尽可能在妊娠前给予治疗。妊娠期间，PAVMs有增大的可能。出血的情况可以是致命的，任何的出血情况都应紧急处理，并尽快考虑使用栓塞治疗和尽早进行分娩。应让患有HHT的患者清楚，其子代中约有50%可能获得遗传HHT的风险。脊椎或脑的AVMs的患者可能会影响产程的处理。

总结：正常妊娠对呼吸系统也存在一定的影响，但是其影响小于心血管系统。据Claire的资料认为，呼吸系统疾病合并的肺动脉高压对妊娠女性的危害大于通气功能障碍的危害。如果肺功能小于50%的预测值，或呼吸肌力和气体交换能力显著障碍的患者在妊娠期间有可能发展为肺源性心脏病。肺源性心脏病患者妊娠的风险可能与肺动脉高压相关，并以肺动脉收缩压40mmHg为风险界限。妊娠期肺部疾病和肺心病患者的治疗包括：通过使用抗生素治疗和体能锻炼的措施，预防呼吸道的感染；避免体液的潴留；采用吸氧减轻低氧血症的影响；采用经鼻正压通气作为呼吸衰竭患者的支持治疗；应用气道雾化扩张气管减轻气道的梗阻，但没有使用血管扩张药的适应证，原发性呼吸道疾病患者的肺动脉高压（PHT）不是特别的严重，β受体激动剂是气管的扩张药同时也是肺动脉的血管扩张剂。妊娠合并肺部和肺外疾病的患者应由相关的专科医生共同处理。

第五节 妊娠期肺药理学和肺部疾病治疗的安全性

一、肺药理学

如果要为妊娠患者处方用药，医师必须考虑孕妇的药理机制和腹中的胎儿，在许多情况下，胎儿会受到药物的影响。药物跨越胎盘的能力由药物的分子量、脂溶性和电化学性质所决定。药物可通过被动扩散，主动转运跨越胎盘抵达胎儿体内。要评估药物对胎儿的潜在影响时，先要了解胎儿对药物暴露及代谢的情况，因为药物主要经过胎儿的肝脏排出体外。

1. 吸收 在孕期，药物经消化道排泄或转运的比例减少，药物吸收的比例会发生变化，肠道转运下降有利于药物的吸收。妊娠期间，药物经肝门循环的代谢途径没有发生改变。

2. 分布 药物的分布受到各个器官血液灌流、脂溶性能力、与蛋白质或组织受体结合程度的影响。由于妊娠期药物分布的生理容积增大，药物的负荷剂量可能需要增高。

3. 蛋白结合　在妊娠期间，药物与血浆蛋白的结合通常会降低，如果应用需与蛋白正常结合的药物时，循环游离的血药水平可增高。

4. 清除　妊娠期，直接由肝脏排出的药物清除率没有改变；但是，妊娠可增加某些药物在肝脏的代谢，导致血浆中的浓度降低。由于孕期肾小球滤过率增加，主要由肾脏排泄的药物清除得更迅速。

二、妊娠期用于肺部疾病的药物安全性

1. 茶碱(甲基黄嘌呤)　茶碱和氨茶碱很容易跨越胎盘，但没有有关胎儿的不良影响或畸形的报道。茶碱的药动学不受怀孕的影响，而且也可出现在母乳中。

2. β受体激动剂　β受体激动剂在全身的吸收很少，大部分通过气道吸入起支气管舒张作用。数据显示，β受体激动剂通过吸入应用对围生儿死亡率、先天性畸形、出生体重、Apgar评分无差异性。

3. 糖皮质激素　妊娠期糖皮质激素的使用一直存在争议，尽管许多报道证实在孕期的应用对胎儿无不良影响。3个人类妊娠的相关报道显示，吸入糖皮质激素无发现先天性畸形或胎儿的不良影响。泼尼松已在孕期的各种疾病中被广泛应用。泼尼松可增加动物腭裂的发生率，但在人类没有相关的发现。

4. 异丙托溴　异丙托溴的药物对胎儿都可伴有不利的影响。

5. 抗组胺剂和解充血剂　正常妊娠期间，患者经常需要这些药物减轻鼻黏膜水肿和充血的症状。有效的数据表明，抗组胺药物没有显示其在妊娠期应用的安全性。溴苯那敏可合并先天性畸形。

6. 用于呼吸道感染的抗生素　怀孕期间被认为是安全的主要抗生素为青霉素、头孢菌素类、红霉素。虽然青霉素和氨苄青霉素很容易透过胎盘，但报道显示其对胎儿无不良影响。头孢菌素类抗生素有中等程度穿越胎盘的能力，但胎儿无不良影响发生。红霉素穿过胎盘程度较低。但达到母乳中的水平较高，无味红霉素制剂由于对母亲具有潜在的肝毒性作用，孕期使用为禁忌。

相对禁忌证的抗生素包括：磺胺类药物、甲氧苄氨嘧啶、氨基糖苷类、呋喃妥因、抗结核药物、四环素类、喹诺酮类。

三、有致畸作用的肺部疾病治疗与检查

可导致各种致畸作用的药物包括含碘化合物、溴苯那敏、抗组胺剂、香豆素抗凝剂、环丙沙星、磺胺类、四环素、氯霉素、链霉素、利福平。

电离辐射暴露可致胎儿生长发育迟缓，以及相应中枢神经系统的影响有小头畸形、眼畸形。小于0.05Gy的辐射暴露，对母亲没有相应的副作用；剂量为0.05Gy是中间灰色地带；如果暴露超过0.1Gy，对胎儿有显著的影响。胎儿暴露电离辐射可能导致儿童白血病的增加。胸部放射影像的辐射暴露为0.002Gy，肺灌注扫描为0.002Gy，肺通气扫描为0.004Gy，肺动脉造影和静脉造影分别为0.004Gy和0.004Gy。

（吴沃栋　魏立平）

参考文献

蔡晓红，李美丽，徐小芬，等.2010. 孕期打鼾对不同妊娠期妇女的影响.中华结核和呼吸杂志，33(5)：331-335

陈宝元.2010. 鼾症与睡眠呼吸暂停对孕妇与胎儿的危害.中华结核和呼吸杂志，33(5)：322-323

崔小川，李翀，张希龙.2011. 经鼻持续正压通气治疗妊娠晚期合并阻塞性睡眠呼吸暂停低通气综合征的临床研究.中国全科医学(1)：54-56

高劲松,杨剑秋,盖铭英.2002. 脊柱侧凸妇女妊娠的临床特点与处理.中华妇产科杂志,12(37):743-744

郝冉,吴志宏,韩江娜.2011. 脊柱侧弯对呼吸功能的影响.中国医学科学院学报,33(1):102-106

纪建松,章士正,王丽华,等.2007. 多层螺旋 CT 及重建技术对肺动静脉畸形的诊断价值.中国医学计算机成像杂志,(2):136-139

李美丽,蔡晓红,倪丽艳,等.2011. 孕期打鼾对胎儿宫内生长发育的影响.医学研究杂志,(3):51-55

刘恒,阙丹,孙彬录.2011. 睡眠呼吸暂停综合征的发病及治疗.中华肺部疾病杂志(电子版),(1):60-62

刘影,李传福,马祥兴,等.2006. 肺、肝多发性动静脉畸形一例.中华放射学杂志,(7):689

陆再英,钟南山.2008. 内科学.7 版.北京:人民卫生出版社,135-141

马云,路瑞平.2003. 妊娠对肺功能的影响.济宁医学院学报,26(3):83

施志敏,张勇,李涛平.2011. 血浆同型半胱氨酸在诊断妊娠合并阻塞性睡眠呼吸暂停低通气综合征中的临床价值.中华肺部疾病杂志(电子版),(4):23-25

谭伟坚,胡淑君,李敏然,等.2000. 妊娠各期肺通气功能与血气改变的初步观察.中国优生与遗传杂志,8(6):64-65

王慧玲,何忠明,李静,等.2007. 无创通气治疗对慢性阻塞性肺病合并睡眠呼吸暂停患者呼吸中枢反应性的影响.中华医学杂志,87(31):2193-2197

徐仲,李涛平,叶 红,等.2011. 短期 CPAP 干预治疗妊娠合并中重度 OSAHS 患者的疗效观察.中华肺部疾病杂志(电子版),(4):33-36

张伟,周菁. 2005. 两肺动静脉畸形致反复咯血一例.中国呼吸与危重监护杂志,(4):265

钟红珊,徐克,肖亮,等.2008. 肺动静脉畸形经导管封堵术的疗效评价.介入放射学杂志,(6):392-396

Bach JR.2003. Successful pregnancies for ventilator users.Am J Phys Med,82:226-229

Begbie ME,Wallace G,Shovlin CL.2003. Hereditary haemorrhagic telangiectasia (Osler-Weber-Rendu syndrome):a view from the 21st century.Postgrad Med J,79:18-24

Betz RR, Bunnell WP, Lambrecht-Mulier E, et al. 1987. Scoliosis and pregnancy.J Bone Joint Surg 69A:90-95

Boyd JM, Mehta A, Murphy DJ. 2004. Fertility and pregnancy outcomes in men and women with cystic fibrosis in the United Kingdom. Human Repr, 19:2238-2243

Branthwaite MA. 1986. Cardiorespiratory consequences of unfused idiopathic scoliosis. Br J Dis Chest,80:360-369

Charbonneau M, Falcone T, Cosio MG, et al. 1991. Obstructive sleep apnea during preg-nancy. Therapy and implications for fetal health. Am Rev Respir Dis,144:461-463

Cheun JK,Choi KT.1992. Arterial oxygen desaturation rate following obstructive apnea in parturients.J Korean Med Sci,7:6-10

Contreras G, Gutierrez M, Beroiza T, et al. 1995. Ventilatory drive and respiratory muscle function in pregnancy.Am Rev Respir Dis,144:837-841

Davies RJO, Vardi-Visy K, Clarke M, et al.1993. Identification of sleep disruption and sleep disordered breathing profile from systolic blood pressure profile.Thorax 48:1242-1247

De Swiet M.2002. Diseases of the respiratory system In: De Swiet M ed. Medical Disorders in Obstetric Practice.Oxford:Blackwell,1-23

Dresner MR,Maclean AR.1995. Anaesthesia for caesarean section in a patient with Klippel-Feil syndrome.Anaesthesia,50:807-809

Edenborough FP, Mackenzie WE, Stableforth DE. 2000. The outcome of 75 pregnancies in 55 women with cystic fibrosis in the United Kingdom 1977-1996. Br J Obstet Gynaecol,107:254-261

Edenborough FP.2001. Women with cystic fibrosis and their potential for reproduction. Thorax, 56: 649-655

Edwards N, Middleton PG, Blyton DM, et al. 2002. Sleep disordered breathing and preg-nancy. Thorax,57:555-558

Feinsilver SH, Hertz G. 1992. Respiration during sleep in pregnancy.Clin Chest Med,13:637-644

Ference BA,Shannon TM,White RI,et al.1994. Life threatening pulmonary hemorrhage with pulmonary arteriovenous malformations and hereditary hemorrhagic telang-iectasia.Chest,106:1387-1392

Gaensler EA, Patton WE, Verstraeten JM, et al.

1953. Pulmonary function in pregnancy. III. Serial observations in patients with pulmonary insufficiency.Am Rev Tuber Pulmon Dis,67:779-797

Gamzu R,Shenhav M,Fainaru O,et al.2002. Impact of pregnancy on respiratory capacity in women with muscular dystrophy and kyphoscoliosis.J Reprod Med,47:53-56

Gibson GJ,Pride NB,Newsom-Davis JN,et al.1977. Pulmonary mechanics in patients with respiratory muscle weakness. Am Rev Respir Dis, 115: 389-395

Goss CH, Rubenfeld GD, Otto K et al. 2003. The effect of pregnancy on survival in women with cystic fibrosis.Chest,124:1460-1468

Guttmacher AE,Marchuk DA,White RI.1995. Hereditary hemorrhagic telangiectasia. N Engl J Med,333:918-924

King TE.1992. Restrictive lung disease in pregnancy.Clin Chest Med,13:607-622

Macedo P,Jackson JE,McCarthy A,et al.2004. Maternal risks of pregnancy in patients with pulmonary arteriovenous malformations.Thorax,59:ii87

Magness RR, Parker CR, Rosenfeld CR. 1993. Systemic and uterine responses to chronic in-fusion of estradiol-17β.Am J Physiol,265:e690-e698

Massey JM,De Jesus-Acosta C.2014. Pregnancy and myasthenia gravis. Continuum (Minneap Minn), 20(1 Neurology of Pregnancy):115-127

Moore LG,Brodeur P,Clunbe O,et al.1986. Maternal hypoxic ventilatory response, venti-lation, and infant birth weight at 4300 m.J Appl Physiol,60: 1401-1406

Moore LG,Jahniggen D,Rounds SS,et al.1982. Maternal hyperventilation helps preserve arterial oxygenation during high-altitude pregnancy. J Appl Physiol,52:690-694

Moore LG.1989. Circulation in the pregnant and non pregnant state.In:Weir EK ed. Pulmonary Vascular Physiology and Pathophysiology. New York: Marcel Dekker,135-172

Noda A, Okada T, Hayashi H, et al.1993. 24 hour ambulatory blood pressure variability in obstructive sleep apnea syndrome.Chest,103:1343-1347

Pieters TH, Amy JJ, Burrini D, et al.1995. Normal pregnancy in primary alveolar hypoven-tilation treated with nocturnal nasal intermittent positive pressure ventilation.Eur Respir J,8:1424-1427

Rahman R, Hoq MS, Arifuzzaman M, et al. 2014. Pregnancy with myasthenia gravis. Mymensingh Med J,23(2):395-400

Sage DJ.1990. Epidurals, spinals and bleeding disorders in pregnancy: a review. Anaesth Intensive Care,18:319-326

Shovlin CL, Letarte M.1999. Hereditary haemorrhagic telangiectasia and pulmonary arte-riovenous malformations:issues in clinical management and review of pathogenic mechanisms.Thorax,54:714-729

Shovlin CL,Simons AK,Hughes JMB.2007. Pulmonary disease and cor pulmonale In:Cei Oakley ed. Heart disease in Pregnancy. Malden: Blackwell, 151-172

Shovlin CL, Winstock AR, Peters AM, et al. 1995. Medical complications of pregnancy in hereditary haemorrhagic telangiectasia.Q J Med,88:879-887

Simonds AK.2001. Domiciliary non-invasive ventilation in restrictive disorders and stable neuromuscular disease. In: Simonds AK ed. Non-invasive Respiratory Support. London:Arnold,131-145

Simonds AK.1994. Sleep studies of respiratory function and home respiratory support.BMJ,309:35-40

Tatsumi K,Hannhart B,Moore LG.1994. Influences of sex steroids on ventilation and ven-tilatory control.In:Dempsey JA ed. Regulation of Breathing. New York:Marcel Dekker,829-864

To WW,Wong MW.1996. Kyphoscoliosis complicating pregnancy.Int J Gynecol Obstet,55:123

Velut S, Vinikoff L, Destrieux C, et al. 2000. Cerebro-meningeal hemorrhage secondary to ruptured vascular malformation during pregnancy and postpartum.Neurochirurgie,46:95-104

Yim R,Kirschner K,Murphy E,et al.2003. Successful pregnancy in a patient with spinal muscular atrophy and severe kyphoscoliosis.Am J Phys Med, 82:222-225

第 13 章

系统自动免疫性疾病与妊娠的心脏问题

多种系统自动免疫性疾病都会使心脏受到不同的影响。典型的心脏表现包括心包疾病、心肌炎或心肌病、瓣膜病、心脏传导阻滞、系统性高血压或者肺动脉高压、心肌梗死。

许多系统自动免疫性疾病的患者是孕龄的女性，妊娠可以改变疾病的过程，患者的多种并发症对疾病本身也可造成很大的影响。心脏的并发症对妊娠合并系统自动免疫性疾病患者和胎儿的预后都可造成严重的影响。

第一节 系统性红斑狼疮

系统性红斑狼疮(systemic lupus erythematosus，SLE)是一种具广泛临床表现的疾病。皮肤和骨骼系统、肾脏及中枢神经系统是最常受影响的器官，同时还可以累及肺、心脏、血液等多个器官和系统，具有多种临床表现。SLE 患者身体中普遍存在抗核抗体(antinuclear antibodies，ANAS)，这些抗核抗体均具有特异性，如抗-DNA、抗-Ro、抗-Sm 和抗-U1RNP，可具有不同的表现频数，并且与特殊的临床特征(如肾炎、sicca 综合征或 Raynand's 病)有相关性。

2009 年我国报道系统性红斑狼疮合并妊娠 145 次母婴的结局，共 46 例(31.7%)妊娠期间疾病复发或恶化，SLE 活动指数增加。产科并发症有先兆子痫 28 例，子痫 2 例。死亡 4 例，分别合并重度肺动脉高压、弥漫性出血性肺泡炎、突发性肺栓塞、狼疮性脑病与多器官衰竭。

(一)分类

按照主要的受累器官或组织的不同，系统性红斑狼疮可进一步分类为皮肤病变、狼疮肾炎、神经精神性狼疮、狼疮肺炎、间质性肺部疾病、溶血性贫血、血小板减少症、狼疮心肌炎及狼疮肝炎等。

(二)病因

系统性红斑狼疮的病因及发病机制尚不清，并非单一因素引起，可能与遗传、环境、性激素及免疫等多种因素有关。通常认为具有遗传背景的个体在环境、性激素及感染等因素的共同作用或参与下引起机体免疫功能异常，诱导 T 细胞、B 细胞活化，自身抗体产生，免疫复合物形成及其在各组织的沉积，导致系统性红斑狼疮的发生和进展。

(三)发病机制

(1)SLE 发病与多种遗传性疾病易感基因相关，是一种多基因病，如 HLA-DR2 和 HLA-DR3 分子及其各亚型与 SLE 的发病显著相关；纯合 C4a 遗传缺陷与 SLE 发病的风险相关；此外，SLE 还与 C1q、C1r/s 和 C2 缺陷具有一定的相关性。

(2)SLE 患者 T 细胞、B 细胞和单核细胞等免疫细胞系统紊乱与自身抗体产生和异常的免疫耐受有关。SLE 患者体内抗 ds-DNA 抗体显著升高，核小体是促发抗原。此外，细菌DNA的特征性核酸基序可刺激TLR和诱导易感个体产生抗DNA抗体。外来抗原的交叉反应促发机体的免疫应答，自身抗原持续产生ANA。

(3)SLE的发生或活动与环境或其他外源性刺激有关。感染可诱导特异性免疫应答；应激可影响免疫细胞功能；饮食可影响炎性介质的产生；药物或毒品，可调节细胞反应性和自身抗原的免疫原性；紫外线照射等物理因素可致炎症和组织损伤。不同的诱发因素对个体损伤的差异性不同。

(四)临床表现

早期轻症的患者往往仅有单一系统或器官受累的不典型表现，随着病程的发展其临床可表现为多个系统和器官受累的症状。

全身表现：常出现发热，可除外感染因素；疲乏常为狼疮活动先兆。

皮肤黏膜：蝶形红斑、盘状皮损、光过敏、红斑或丘疹、口腔、外阴或鼻溃疡、脱发等。

关节肌肉：关节肿痛、肌痛和肌无力、缺血性骨坏死等。

血液系统：白细胞减少、贫血、血小板减少、淋巴结肿大、脾大等。

神经系统：头痛、周围神经病变、癫痫、精神异常等。

心血管系统：心包炎、心肌炎、心律失常、心内膜炎等，重症者可伴有心功能不全。瓣膜疣状赘生物样损害，脱落可引起栓塞；冠状动脉受累可有心绞痛和心电图ST-T段改变，甚或心肌梗死。心包炎是SLE患者最常见的表现，常为复发性，可合并胸膜的疾病。

血管病变：雷诺现象、网状青斑、动静脉的栓塞等。

胸膜及肺：胸膜炎、肺间质纤维化、狼疮肺炎、肺动脉高压及成人呼吸窘迫综合征等。

肾脏：蛋白尿、血尿、管型尿、肾病综合征及肾功能不全等。

消化系统：腹痛、腹泻、恶心、呕吐、腹膜炎及胰腺炎等。少见的消化系统表现有肠系膜血管炎、蛋白丢失性肠病或假性肠梗阻等，症状包括发热、恶心、呕吐、腹泻或血便，腹部压痛及反跳痛等症状和体征。

狼疮眼部受累：视网膜病变表现为“棉絮斑”，角膜炎和结膜炎；表现为视物模糊、视力下降、眼部疼痛及黑朦等。

妊娠：SLE患者与正常人群的生育与不孕率没有显著差异。但活动性SLE患者的自发性流产、胎死宫内和早产的发生率增高。

新生儿狼疮：是一种获得性自身免疫病，患病母亲的抗SSA/Ro、抗SSB/La抗体可通过胎盘攻击胎儿。表现为新生儿先天性心脏传导阻滞，为自身被动免疫的一种表现，可为不完全传导阻滞，但完全性传导阻滞的表现形式最多见，还可出现皮肤受累(红斑和环形红斑、光过敏)等。这两种抗体同时还与心肌的纤维化密切相关。

抗磷脂综合征：SLE患者抗磷脂抗体阳性，且表现为静脉或动脉血栓形成及胎盘功能不全导致反复流产。SLE继发抗磷脂综合征与原发性抗磷脂综合征(APS)患者妊娠的结局无差异。

药物相关性狼疮(drug-related lupus，DRL)：是继发于一组药物包括氯丙嗪、肼屈嗪、异烟肼、普鲁卡因胺和奎尼丁后出现的狼疮综合征。诊断时需确认用药和出现临床症状的时间(如几周或几个月)，停用相关药物，临床症状可以迅速改善，但自身抗体可以持续6个月至1年。

(五)辅助检查

1. 常规检查

(1)血常规：可见不明原因的血小板减少、白细胞减少或急性溶血性贫血。

(2)尿液检查：尿蛋白阳性、红细胞尿、脓尿、管型尿(>1个/高倍视野)。

(3)大便常规：隐血阳性时应注意消化系统病变。

(4)急性时相反应物：红细胞沉降率(ESR)的增快多出现在狼疮活动期，稳定期狼疮患者的红细胞沉降率大多正常或轻度升高。血清CRP水平可正常或轻度升高；当CRP水平明显升高时，提示SLE合并感染的可能，但也可能与SLE的病情活动有关。

2. 免疫系统检查　免疫球蛋白(immunoglobulin，Ig)是一组具有抗体样活性及抗体样结构球蛋白的升高较为显著。γ的球蛋白分为IgG、IgA、IgM、IgD和IgE 5类。系统性红斑狼疮患者的免疫球蛋白可表现为多克隆的升高，严重时出现高球蛋白血症。蛋白电泳可显示球蛋白明显的升高，特别是补体(CH50、C3、C4、C1q)水平的降低对SLE诊断有参考意义，同时对判断疾病活动性有一定价值。补体C1q的基因缺陷可能与SLE的发病有明显的相关。

3. 自身抗体的检测　SLE患者的血清中可检测到多种自身抗体，但其在分类诊断中的敏感性和特异性各不相同。

(六)SLE的诊断问题

作为具有广泛临床损害表现的疾病，SLE的诊断最主要的是依靠临床的判断和血清学的标志物，2009年更新的美国风湿学会(ACR)分类标准已被广泛应用，包括有临床标准和免疫学标准和确诊的条件(表13-1-1)。在ACR的分类表格上的临床特征，以及腺性发热、习惯性流产、口腔或眼干燥、儿童期的风湿病等病史可有助于临床医生对SLE的诊断。

表13-1-1　2009年美国风湿学会(ACR)关于SLE的分类标准

临床标准
(1)急性或亚急性皮肤狼疮表现
(2)慢性皮肤狼疮表现
(3)口腔或鼻咽部溃疡
(4)非瘢痕性秃发
(5)炎性滑膜炎，并可观察到2个或更多的外周关节有肿胀或压痛，伴晨僵
(6)浆膜炎
(7)肾脏病变：用尿蛋白/肌酐比值(或24h尿蛋白)算，至少500mg蛋白/24h，或有红细胞管型
(8)神经病变：癫痫发作、精神病、多发性单神经炎、脊髓炎、外周或脑神经病变、脑炎(急性精神混乱状态)
(9)溶血性贫血
(10)白细胞减少(至少1次细胞计数<4.0×10^9/L)或淋巴细胞减少(至少1次细胞计数<1.0×10^9/L)，血小板减少症(至少1次细胞计数<100×10^9/L)
免疫学标准
(1)ANA滴度高于实验室参考标准(LRR)
(2)抗dsDNA抗体滴度高于LRR(ELISA法测需2次高于LRR)
(3)抗Sm抗体阳性
(4)抗磷脂抗体：狼疮抗凝物阳性/梅毒血清学实验假阳性/抗心磷脂抗体是正常水平的两倍以上或抗β2GPI中滴度以上升高
(5)补体减低：C3、C4、CH50
(6)无溶血性贫血，但直接Coombs试验阳性
确诊条件
(1)肾脏病理证实为狼疮肾炎并伴ANA或抗dsDNA阳性
(2)以上临床及免疫指标中有4条以上符合(至少包含1项临床指标和1项免疫指标)
该标准敏感性94%、特异性92%

(七)系统性狼疮活动性及复发性指标

各种临床症状,特别是新近出现或近期加重的临床症状,均可提示狼疮疾病活动的可能,多数实验室指标也与病情活动有关。目前国际上常用的几个SLE活动判定标准包括SLEDAI、SLAN及BILAG等,其中以SLEDAI最为常用,其总分为105分,但是判定疾病活动性的积分在10~20分或以上,积分值越高病情活动越明显。

(八)治疗

1. *一般治疗* 避免过多紫外线的暴露,避免过度疲劳。

2. *妊娠与药物治疗* 妊娠生育曾经被列为SLE的禁忌证。目前,大多数SLE的患者在疾病控制后可以安全地妊娠生育。2003年中华风湿病学分会系统性红斑狼疮治疗指南(草案)建议,在无重要脏器损害、病情稳定1年或1年以上,细胞毒免疫抑制剂(环磷酰胺、甲氨蝶呤等)停药0.5年,激素仅用小剂量维持时方可妊娠。非缓解期的SLE妊娠生育,存在流产、早产、死胎和诱发母体病情恶化的危险。SLE患者妊娠后,需要产科和风湿科医生共同随访诊治。妊娠期间如病情活动,应根据具体情况决定是否终止妊娠。如妊娠前3个月病情明显活动,建议终止妊娠。出现疾病活动时,可用泼尼松≤30mg/d,因泼尼松经过胎盘时可被灭活,故短期服用一般对胎儿影响不大。因地塞米松可通过胎盘屏障,不宜使用。妊娠后期疾病活动,可根据病情短期加大激素剂量。妊娠前3个月至妊娠期应用环磷酰胺、甲氨蝶呤等免疫抑制药可影响胎儿生长发育导致畸胎。有习惯性流产病史和抗磷脂抗体阳性的孕妇,主张口服低剂量阿司匹林50mg/d,或小剂量低分子肝素抗凝,防止流产或死胎。

(九)疾病预防

在系统性红斑狼疮的发展过程中,预防疾病的复发及并发症的发生尤为重要,应注意以下因素:①避光及消除疲劳;②预防感染,合理地应用糖皮质激素和免疫抑制剂,并及时调整剂量和应用时间能够减少感染的风险;③适当休息与锻炼。

第二节 抗磷脂抗体综合征

抗磷脂抗体(aPLs)包括抗心磷脂抗体(aCLS)和狼疮抗凝物(lupus anticoagulant,LA),可在40%狼疮患者中发现。这些抗体与复发性血栓形成和产科的合并症、血小板减小有相关性,这些临床的特征和持续aPLs阳性的表现构成了抗磷脂抗体综合征(APS)。

(一)病因

抗磷脂抗体是指狼疮抗凝物质(lupus anti-coagulant,LA)、抗心磷脂抗体(anti-cardiolipid antibody,ACL)或针对其他磷脂或磷脂复合物的一组自身抗体。抗磷脂抗体产生的原因尚不清楚。感染因素可能起一定作用,还可能与遗传因素有关,有研究报道HLA-DR7及DR4在抗磷脂抗体综合征患者中出现的频率增高,抗心磷脂抗体阳性者HLA-DR53出现的频率较高。

抗磷脂抗体综合征最基本的病理特点是血栓形成所有的临床表现均与之有关。目前发现抗磷脂抗体可能更直接作用于一种或多种与磷脂结合的血浆蛋白质或这些蛋白质与磷脂结合的复合物,其中最重要的是β_2糖蛋白Ⅰ(β_2-glycoprotein Ⅰ,β_2-GPⅠ)和凝血酶原。

(二)发病机制

APL抗体引起APS的确切机制尚不清楚。APS中血栓形成机制与APL抗体有关,磷脂本身是正常抗凝系统中的成分之一,因APL抗体与抗凝系统中某些蛋白有交叉反应而造成了血凝异常。β_2糖蛋白Ⅰ(β_2-

glycoprotein Ⅰ,β_2GPⅠ)是一种载脂蛋白，本身通过抑制凝血酶原的激活而具有抗凝作用，当它和APL抗体或抗β_2GPⅠ抗体结合后则促使了血凝作用。引起血小板减少是由于IgG型APL抗体对位于血小板膜内侧面的磷脂酰丝氨酸(PTC)的作用。当血小板被激活时PTC就被暴露并与APL抗体结合而使血小板破坏、聚集，APL抗体也可与红细胞的PTC结合而引起溶血性贫血。此外，APL抗体对内皮细胞、前列环素的作用及与补体受体、细胞表面黏附分子等的交叉反应也可能是发病机制的一部分。

(三)临床表现

APS临床症状多样，主要是血栓形成、栓塞及栓塞后缺血导致器官功能损害。据统计常见受累器官依次为肾脏(78%)，肺脏(66%)，中枢神经系统(56%)，心脏(50%)，皮肤(50%)。包括肾衰竭、恶性高血压、成人呼吸窘迫综合征、脑微血栓和微梗死，心肌微血栓，病死率可为50%。

1. *血栓形成*　血栓是抗磷脂抗体综合征最主要的临床表现。体内任何部位的血管均可出现血栓形成，常受累的有外周血管、脑血管及心、肺、肾等脏器的血管，血栓一般为单发。血栓的发生与血清抗磷脂抗体滴度的变化无明显关系，但有时大血栓的形成常伴有抗体滴度的下降。

2. *心血管表现*

(1)高血压：APS患者的高血压筛查，发病率达29%，国内报道扩张型心肌病患儿中APA阳性者为53.3%，APA阳性者发生心律失常、心脏扩大和左心功能减低的概率均显著高于APA阴性者。

(2)心脏瓣膜病变：瓣膜性疾病与aPLs的表现强烈相关。据统计36%左右的原发性抗磷脂抗体综合征和48%的合并系统性红斑狼疮的抗磷脂抗体综合征有心瓣膜病变。Cervera的前瞻性研究显示，55例原发性APS患者中，38%有瓣膜损害；多为二尖瓣和主动脉瓣的反流，患者可合并血流动力学的改变或需外科手术。Brenner等报道的34例原发性APS患者，表现为二尖瓣和主动脉瓣的增厚或钙化，并可见瓣膜赘生物样损害。Galve等认为，SLE合并继发性的APS可见瓣膜狭窄和反流并存，瓣膜赘生物样损害；但原发性APS患者瓣膜有反流无狭窄，且瓣膜无赘生物样损害。药物处理还未能有效地预防瓣膜疾病的进展，如氢化可的松或抗栓/抗凝药物都未能显著改善瓣膜疾病的结局。许多患者最终因为血流动力学的恶化而需行瓣膜置换术。对这些患者，心脏外科手术特别复杂，可增加血栓的发生概率和人工瓣膜结构的退化。

系统性的栓塞是SLE和aPLS患者瓣膜损害的另一个潜在合并症。

(3)冠状动脉病变：APS患者微血栓导致冠状动脉病变，Thorp等报道1例APS患者分娩后发生急性心肌梗死，冠状动脉造影完全正常。Kattwinkel等报道1例女性APS患者出现急性肺水肿，心电图广泛性ST-T段压低，心肌活检冠状动脉多发微血栓形成。

(4)心腔内血栓形成：血栓可发生在心室、心房或心脏瓣膜。Tanno等报道1例SLE合并APS患者因二尖瓣赘生物术前诊断感染性心内膜炎，术后病理为赘生物样血栓形成，与感染无关。Nichele等报道1例原发性APS患者二尖瓣血栓形成。

心脏受累是自身免疫性疾病患者死亡的一个重要并发症，心脏的所有结构都有可能受损。相关的研究指出，非器官特异性自身抗体在免疫复合物的形成和沉积过程中起一定的作用，免疫复合物作为触发炎症反应的始动因子，与Libman-Sacks赘生物心内膜炎、心肌炎和心包炎密切相关。抗磷脂抗体又与原发性或继发性抗磷脂综合征患者冠状动脉栓塞、心瓣膜受损及冠状动脉病变有关。

3. *肺动脉高压*　SLE继发性APS与原

发性 APS 合并肺动脉高压的患病率为 1.8%和 3.5%。慢性栓塞性肺动脉高压的患者中,APA 阳性率为 10%～20%。肺动脉高压在 SLE 和 APS 患者中的情况罕见,但是患者易潜在致命性的合并症,并且无明确的预防措施,然而,发生严重合并症的情况不多。SLE 患者发生肺动脉高压的危险因子仍有争议,有些研究显示,雷诺病、抗 U1RNP 和 aPLS 患者中,肺动脉高压的风险增加。

4. 对妊娠的影响　妊娠合并 APS 者,其 1/3 表现为复发性流产、死胎或早产等,ACL 阳性者死胎发生率为 76%左右,患 APS 分娩的成活婴儿中 IuGR 占 60%,也有可能引起先天畸形。流产一般发生于妊娠中后期,主要是由于胎盘血管血栓形成及胎盘梗死导致胎盘的功能下降所致。抗磷脂抗体致习惯性流产是抗磷脂综合征的一种表现。流产的发生与 IgG 型抗磷脂抗体关系密切,IgM 和 IgA 型抗磷脂抗体阳性者流产的发生率极低。抗磷脂抗体阳性者若不给予治疗,自然流产的发生率可高达 50%。

APS 妊娠期间的其他表现还有先兆子痫、妊娠高血压、胎儿宫内发育迟缓(IuGR)、胎儿窘迫及早产等,发生率约为 30%。

5. 血小板减少　APS 患者常表现为血小板减少(一般>50×10^9/L)。APS 虽有血小板减少,但血栓形成的发生率高,而出血情况很少。系统性红斑狼疮常见的血小板减少与抗磷脂抗体的存在有关。约 40%的抗磷脂抗体阳性的系统性红斑狼疮患者可出现血小板减少,但只有 10%的抗磷脂抗体阴性的系统性红斑狼疮有血小板减少症。反之,70%～80%有血小板减少的系统性红斑狼疮患者为抗磷脂抗体阳性。

6. APS 的并发症　有 10%～15%的 SLE 患者合并抗磷脂抗体综合征。APS 患者下肢动脉栓塞则可以出现间歇性跛行或坏疽;中枢神经系统受累还可有脑静脉窦血栓形成、舞蹈症、癫痫、多发性硬化性痴呆。还偶见有报道小肠梗死及出血微血管病性胰腺炎等。

(四)辅助检查

1. 梅毒血清假阳性试验(BFP-STS)和 VDRL 试验　BFP-STS 试验在狼疮或其他结缔组织疾病的阳性率为 5%～19%。这两种试验的主要抗原成分为心磷脂、磷脂酰胆碱(卵磷脂)和胆固醇的混合物,因此对于血栓形成,这两种试验方法的敏感性和特异性均不高。

2. 狼疮抗凝物质(LA)　白陶土凝集时间(KCT)是 LA 筛选试验中较敏感的方法,对妊娠期的 LA 物质检测有重要的意义。

3. 抗磷脂抗体、抗心磷脂抗体　APL 抗体如 LA、ACL 抗体等阳性,其滴度高时,临床意义更大。ACL 是一组特性不同的非均一性抗体,目前多采用最敏感的 ELISA 方法检测,由于它较其他 APL 的阳性率高,易检测、反复性好,故是 APL 中研究最多的一种抗体。APL 主要有 IgG、IgM、IgA 3 种类型,其中高水平的 IgG 型对原发性抗磷脂综合征(APS)的诊断最为特异;ACL 在 SLE 中的阳性率为 20%～50%,主要是 IgG 和 IgM 型;血栓形成、习惯性流产和血小板减少主要与 IgG 型的抗体相关;干燥综合征中 IgA 型的抗体出现率高,IgA 型抗体也与习惯性流产和重症吉兰-巴雷综合征相关。抗心磷脂抗体(ACL)的水平越高,越易发生并发症。另外,在其他风湿性疾病、药物性狼疮、肿瘤和感染性疾病中都可出现 ACL,但很少发生上述并发症,存在这种差异的原因可能与抗体的类型、水平、亲和力、结合的特异性及环境遗传因素等有一定的关系。

4. 其他　研究表明,SLE 患者血清学的检查可发现,血清同型半胱氨酸与动脉粥样硬化有关,D-二聚体与肺动脉栓塞相关。超声心动图有助于 Libman-Sacks 赘生物心内膜炎、心包炎、瓣膜性疾病及无症状心功能不全的诊断，超声多普勒诊断 SLE 肺动脉高压较敏感，磁力共振血管成像可辨别 SLE 血管炎。

(五)诊断

APS 的确诊依据，具有下述临床特征之一：全身各脏器动、静脉血栓；复发性流产；胎儿死亡及由于胎儿宫内窘迫提前分娩或新生儿死亡；自身免疫性血小板减少；血清 APL 包括抗心磷脂抗体（ACL）和狼疮凝血因子（LA）阳性。APS 可以发生在 SLE 的患者中，也可以在其他自动免疫性疾病例如原发性 APS 的患者中。

抗磷脂抗体综合征的发病率尚不清楚。30%～40%的抗磷脂抗体阳性者可出现抗磷脂抗体综合征的临床表现。有 10%～15%的系统性红斑狼疮患者合并抗磷脂抗体综合征。

APS 新的诊断标准已于 1998 年在日本札幌召开的第 8 届国际 APL 研讨会上由 Sapporo 提出。2006 年悉尼国际 APS 会议修订的诊断分类标准见表 13-2-1。

表 13-2-1 2006 年悉尼国际 APS 会议修订的分类标准

诊断 APS 必须具备下列至少 1 项临床标准和 1 项实验室标准[a]

临床标准

1 血管栓塞[b]

任何器官或组织发生 1 次以上[c] 的动脉、静脉或小血管血栓[d]，血栓必须被客观的影像学或组织学证实。细胞学还必须证实血管壁附有血栓，但没有显著炎症反应。

2 病态妊娠

①发生 1 次以上的在 10 周或 10 周以上不可解释的形态学正常的死胎，正常形态学的依据必须被超声或被直接检查所证实，或②在妊娠 34 周之前因严重的子痫或先兆子痫或严重的胎盘功能不全[e] 所致 1 次以上的形态学正常的新生儿早产，或③在妊娠 10 周以前发生 3 次以上的不可解释的自发性流产，必须排除母亲解剖、激素异常及双亲染色体异常

实验室标准[f]

1 血浆中出现 LA，至少发现 2 次，每次间隔至少 12 周

2 用标准 ELISA 在血清中检测到中-高滴度的 IgG/IgM 类 aCL 抗体（IgG 型 aCL＞40GPL；IgM 型 aCL＞40MPL；或滴度＞99 的百分位数）；至少 2 次，间隔至少 12 周

3 用标准 ELISA 在血清中检测到 IgG/IgM 型抗 β_2-GP1 抗体，至少 2 次，间隔至少 12 周（滴度＞99 的百分位数）

注：a APS 的诊断应避免临床表现和 aPL 阳性之间的间隔＜12 周或＞5 年。b 当共存遗传性或获得性引起血栓的因素时也能诊断 APS，但应注明（A）存在；（B）不存在其他引起血栓的因素。危险因素包括：年龄（男性＞55 岁，女性＞65 岁）；存在已知的心血管危险因素（如高血压、糖尿病、低密度脂蛋白升高、高密度脂蛋白降低、胆固醇降低、吸烟、心血管病早发的家族史、体质量指数≥30kg/m^2、微量白蛋白尿、肾小球滤过率＜60ml/min）、遗传性血栓倾向、口服避孕药、肾病、恶性肿瘤、卧床和外科手术。因此，符合 APS 分类标准的患者应该按照血栓发生的原因分层。c 过去发生的血栓可以认为是 1 项临床标准，但血栓必须是经过确切的诊断方法证实的，而且没有其他导致血栓的病因。d 浅表静脉血栓不包括在临床标准中。e 通常可普遍接受的胎盘功能不全包括以下 4 个方面：①异常或不稳定的胎儿监护试验，如非应激试验阴性提示有胎儿低氧血症；②异常的多普勒流量速度波形分析提示胎儿低氧血症，如：脐动脉舒张末期无血流状态；③羊水过少，如：羊水指数≤5cm；④出生体质量在同胎龄平均体质量的第 10 个百分位数以下。[f] 强烈推荐研究者对 APS 患者进行分型：Ⅰ，1 项以上（任意组合）实验室指标阳性；Ⅱa，仅 LA 阳性；Ⅱb，仅 aCL 阳性；Ⅱc，仅抗 β_2-GP1 抗体阳性。

(六)治疗

治疗原则是防治血栓和流产的再发,避免和降低动脉粥样硬化的风险因素。

1. *抗血栓形成治疗* 非妊娠 APS 患者急性期为阻断血栓形成可用肝素治疗。对有动静脉血栓者可口服抗凝药,对已用足量华法林抗凝仍有反复血栓形成者可皮下注射足量肝素,2 次/天,使 PTT 延长至正常值的 1.5~2 倍,或采用免疫抑制药(环磷酰胺)、激素、肝素和华法林抗凝联合治疗。

2. *妊娠合并 APS 的治疗* 妊娠合并 APS 的治疗和疗效与胎盘的病理组织学有关,目前主要的治疗手段是抗栓塞、抗凝、免疫抑制等。

(1)阿司匹林:阿司匹林作为花生四烯酸代谢产物环氧酶的抑制剂,可抑制前列腺素和血栓素 A_2 的合成。血栓素 A_2(TXA_2)能使血管收缩,促进血小板聚集。妊娠合并 APS 阿司匹林常用量一般为 80mg/d,可持续整个孕期长期服用,经治疗后妊娠成功率可达 75%,且对胎儿和孕母无明显不良影响。

(2)泼尼松:泼尼松从妊娠开始应用,40~60mg/d,连续用药至妊娠 24 周,以后逐渐减量至 10mg 维持到分娩,同时配伍阿司匹林治疗有效率达 70%以上。但泼尼松治疗的不良反应较多,如胎膜早破、早产、妊娠糖尿病等,因此使用应谨慎,有报道有小剂量泼尼松每日 5mg 和阿司匹林配伍能减少不良反应且不影响疗效。

(3)肝素:普通肝素由于不能通过胎盘对胎儿比较安全,临床应用肝素治疗后妊娠结局良好。肝素治疗开始剂量为 10 000~20 000U,每日 1 次,分 2 或 3 次注射,中期妊娠后将剂量调节至 15 000~20 000U 直至分娩前 24~48h 停药。但长期应用肝素可发生血小板减少、出血、骨质疏松等不良反应。目前推荐低分子量肝素的剂量是 5600U,每日 1 次,认为其预防栓塞性疾病的效果与肝素相似,但不良反应和并发症较少。现临床上常用肝素、阿司匹林、泼尼松互相配伍或 3 种药物联合使用,但方案尚无取得最佳的共识。

(4)免疫球蛋白:免疫球蛋白治疗妊娠合并 APS 给药方法在妊娠的早、中期的第 1 个月,一般可以使用免疫球蛋白 400mg/kg,每日 1 次,连用 5d,同时长期服用阿司匹林 80mg,每日 1 次。经过治疗后病人血清中 IgGACL 水平下降,大都能分娩出健康婴儿,分娩后胎盘组织活检无明显组织学异常。

第三节 系统性硬化

系统性硬化(systemic sclerosis,SS)是一种以皮肤、滑膜、胃肠道、肺、心及肾脏出现不同程度损害的血管炎、纤维化和萎缩为临床表现,病情呈进行性发展的自身免疫性疾病。可分为弥漫性和限制性两型。女性发病为男性的 3~4 倍,且多见于 30~50 岁。

系统性硬化以皮肤纤维细胞增生为特征,导致皮肤紧张的疾病,在希腊也称硬皮病(scleroderma,或“hart skin”)。系统性硬化的患者也普遍存在雷诺病。

系统性硬化症病因和发病机制不明。目前研究显示基因和环境因素在该病的发生、发展过程中发挥重要作用。

系统性硬化症是一种以组织纤维化、血管内皮损伤和机体免疫系统激活为主要特点的结缔组织疾病,可影响躯干的皮肤及面部和肢体,病变还可以扩展至食管、肾脏(形成恶性高血压)和肺(间质性肺部疾病),并且表达抗体抗拓扑异构酶 topoisomerase 1(anti-Scl-70)。限制性系统性硬化(如对躯干皮肤无影响)通常不会对肾或者肺部的器官实质造成影响。但是限制性系统性硬化合并肺动脉高压的发生率则极高。同样,钙质沉着症,雷诺病,食管硬化性疾病,指(趾)硬化病导致溃疡或坏疽，毛细血管扩张症（CREST syndrome），抗-着丝点抗体是限制性硬皮病的标志物。

某些形式的系统性硬化的疾病过程中，心脏可以逐渐受牵连，但合并心包疾病的情况少于其他结缔组织性疾病，如SLE。临床上，无症状的传导系统缺陷或心律失常较常见。然而，慢-快综合征的发生很罕见。在系统性硬化发生后，纤维变性的过程可影响心肌，在疾病的后期可发生心脏收缩和舒张功能不全。

在限制性或弥散性系统性硬化中，肺动脉高压是受损器官中最严重的合并症。通常的临床模式有两种：限制性硬皮病-抗着丝点抗体阳性动脉血管性肺动脉高压（anticentromere antibodies-vascular arterial PHT）；弥散性硬皮病-抗-Scl-70抗体阳性，继发性（肺纤维化）肺动脉高压。少数限制性系统性硬化的患者也可以发展为肺纤维化。某些弥散性系统性硬化的患者也可能患有血管性肺动脉高压，患者通常核仁的抗核抗体（nucleolar antinuclear antibodies）阳性表现。经胸腔多普勒超声心动图与右心导管检查有较好的相关性。通常肺动脉收缩压≥30mmHg为肺动脉高压的阈值。无明显肺间质病变表现的患者，一氧化碳弥散功能（DLco）减退与超声心动图检查是肺动脉高压的可靠预测指标。

（一）临床表现

关节疼痛多在初期发生，病程进展期可表现为皮肤肿胀水肿期、皮肤变硬为硬化期，最后皮肤萎缩变薄和皮肤肌肉变硬为萎缩期。

系统性硬化与妊娠：系统性硬化患者在妊娠过程可发生肾损害（占58%）、高血压（占30%）、恶性高血压（7%～10%）、先兆子痫、心脏病变、心力衰竭、肺纤维化或肺动脉高压。系统性硬化伴恶性高血压脏器损害和功能衰竭常危及母亲和胎儿的生命。

（二）诊断

EULAR硬皮病的试验和研究组（the EULAR scleroderma trials and research group，EUSTAR）提出极早期的系统性硬化症的诊断标准：

1. 主要标准　①雷诺现象；②自身抗体（抗核抗体、抗着丝点抗体、抗拓扑异构酶I）；③诊断性甲襞微循环图像。

2. 次要标准　①钙质沉着；②手指肿胀；③指端溃疡；④食管括约肌功能低下；⑤毛细血管扩张；⑥胸部高分辨CT为磨玻璃状。3条主要标准，或2条主要标准加1条次要标准可诊断。

（三）治疗

硬皮病患者常有张口困难，分娩时施行全身麻醉和给予气管插管常有困难，可选择硬外麻醉。皮质类固醇可抑制非特异性抗体、胶原和酸性黏多糖生物合成的作用，可改善水肿期关节痛、发热、皮肤肿胀、肌炎、浆膜炎和间质性肺炎等的症状。环孢素-A对皮肤硬化及雷诺现象和病情的进展有效。硝苯吡啶对松弛平滑肌减轻血管的痉挛、对控制患者妊娠期的高血压和雷诺现象有效。丹参、低分子右旋糖酐可改善微循环，缓解指（趾）溃疡或坏疽的症状。

心肺的合并症是限制性或弥散性系统性硬化患者死亡的首位病因。对系统性硬化患者的处理主要是尽早诊断和治疗。

第四节　炎症性肌病

多发性肌炎（polymyositis，PM）和皮肌炎（dermatomyositis，DM）是少见的骨骼肌非化脓性炎性肌病。主要累及肌肉和皮肤，是自身免疫性疾病。发病与病毒感染、免疫异常、遗传及肿瘤等因素有关。临床特点是以肢带肌、颈肌及咽肌等出现对称性肌无力和不同程度的肌萎缩，并可累及多个系统和器官，亦可伴发肿瘤。PM 指无皮肤损害的肌炎，伴皮疹的肌炎称 DM。

该病的发病率较低，约为 7/10 万，美国的发病率为 5/100 万，女性多见，为男性的 2 倍。本病可发生在任何年龄，也可见于生育期的妇女。1975 年 Bohan 和 Peter 将多发性肌炎（PM）和皮肌炎（DM）分为 5 类：①原发性多肌炎（PM）；②原发性皮肌炎（DM）；③PM/DM 合并肿瘤；④儿童 PM 或 DM；⑤PM或 DM 伴发其他结缔组织疾病（重叠综合征）。1982 年 Witaker 在此分类基础上增加了两类，即包涵体肌炎和其他（结节性、局灶性及眶周性肌炎，嗜酸性肌炎，肉芽肿性肌炎和增殖性肌炎）。

多发性肌炎和皮肌炎的共同特点是肌肉受累，但是两者是完全不同的疾病，在临床上，皮肌炎牵连的是皮肤。在病理上，皮肌炎为肌束膜的炎症性浸润（perimysial inflammatory infiltration），多发性肌炎为肌内膜（endomysial）炎症性浸润。在病原学上，皮肌炎为体液性免疫，为 T-辅助 2(th2) 自动免疫反应；多发性肌炎为细胞免疫，为 th1 免疫反应。多发性肌炎和皮肌炎两者都可使肺动脉受累。间质性的疾病常合并抗-tRNA 合成酶抗体阳性，最常见的抗体是抗-组氨酰-tRNA 合成酶（anti-histidyl-tRNA synthetase，anti-Jol）抗体。

（一）临床表现

急性感染可为其前驱表现，早期症状为近端肌无力或皮疹，全身不适、发热、乏力、体重下降等。

1. 肌肉　①肌痛：疾病早期可有肌肉肿胀，患者可出现近端肌肉疼痛或压痛。②肌无力：以肢体近端肌群无力，呈对称性损害。肩带肌及上肢近端肌无力患者上肢不能平举、上举；骨盆带肌及大腿肌无力患者抬腿不能或困难；颈屈肌受累患者抬头困难，常呈头后仰；喉部肌肉无力患者发声困难，声哑等；咽、食管上端骨骼肌受累患者吞咽困难，呛咳；食管下段和小肠蠕动减弱患者可有反酸、上腹胀痛等；胸腔肌和膈肌受累患者呼吸浅促，可并发急性呼吸衰竭。③晚期可出现肌萎缩。

2. 皮肤　皮肤病变通常是皮肌炎患者首先出现的症状，多为微暗的红斑，稍高出皮肤表面，光滑或有鳞屑，皮损常可完全消退，但皮肤可残留色素沉着、白斑、瘢痕或萎缩。皮肤钙化多在儿童中出现。

向阳性紫红斑为眶周水肿伴暗紫红皮疹，是 DM 的特异性体征。Gottron 征被认为是 DM 的特异性皮疹，皮疹位于关节伸面，表现为伴有鳞屑的红斑，皮肤萎缩、色素减退。部分患者双手外侧掌面皮肤出现角化、裂纹，皮肤粗糙脱屑，如同技术工人的手相似，称“技工”手。其他一些皮肤病变包括：暴露部位出现弥漫性红疹，指甲两侧呈暗紫色充血皮疹，指端溃疡、坏死，甲缘梗死灶，雷诺现象，网状青斑，多形性红斑等。慢性患者出现角化性小丘疹，毛细血管扩张、皮肤萎缩和色素脱失，称为血管萎缩性异色病性 DM。

皮损程度与肌肉病变程度可不平行，皮疹可出现在肌无力之前。约 7%患者有典型皮疹，但始终没有肌无力、肌痛，称为“无肌病的皮肌炎”。

3. 关节　关节痛和关节炎为非对称性，常波及手指关节，手部肌肉萎缩可引起指关节屈曲畸形，但 X 线像无骨关节破坏。

4. 消化道　部分患者可出现吞咽困难，胃反流性食管炎，为食管上部及咽部肌肉受累所致。

5. 肺　部分患者可有发热、干咳、呼吸困难、发绀。肺部可闻及细湿啰音。胸部 X 线表现为间质性肺炎、肺间质纤维化。部分患者为慢性过程，出现进行性呼吸困难伴干咳。肺功能测定为限制性通气功能障碍及弥散功能障碍，少数患者出现肺动脉高压。进行性的肺纤维化是本病死亡的原因之一。

6. *心脏*　Lu Z 等的系统性回顾分析中，心脏受累的发病率在 9%～72%，心力衰竭是发病率最高的临床症状（32%～77%）。通常认为约 1/3 患者可有心肌、心包、心瓣膜受累，表现为心律失常，充血性心力衰竭，或心包炎。但回顾分析显示，大部分为亚临床表现。少数有抗信号识别颗粒抗体（anti-SRP）的患者可能进展为合并心肌病的重度多发性肌炎。继发于广泛肺纤维化的肺动脉高压较罕见。

心肌组织有炎性细胞浸润，间质水肿和变性，局灶性坏死，心室肥厚。心电图检查可见 ST 段和 T 波异常，心脏传导阻滞、心房纤颤、期前收缩；超声心动图可见左心室肥厚、心脏扩大、心包积液、心瓣膜病、左心室收缩或舒张功能障碍、肺动脉高压，少到中量的心包积液和结构性异常。心脏损害为 PM/DM 最常见的合并症，也是本病常见的死亡原因之一。

7. *肾脏*　肾脏病变很少见，极少数暴发性起病者，因横纹肌溶解，可出现肌红蛋白尿、急性肾衰竭。少数 PM/DM 患者可有局灶性增殖性肾小球肾炎，但大多数患者肾功能正常。

8. *恶性肿瘤*　约有 1/4 的患者，特别是＞50 岁以上患者，可发生恶性肿瘤，男性多见。

9. *并存其结缔组织病*　约 20%患者可伴有其他结缔组织病，如系统性硬化、系统性红斑狼疮、干燥综合征、结节性多动脉炎等，PM 和 DM 与其他结缔组织病并存，符合各自的诊断标准，称为重叠综合征。

10. *包涵体肌炎(inclusion body myositis)*　本病尚可累及远端肌群，与 PM 不同的是肌无力和肌萎缩对称性差，指屈肌和足下垂常见，肌痛和肌肉压痛罕见。肌酶正常，对激素治疗反应差。病理特点为肌细胞的胞质和胞核内查到嗜酸性包涵体，电子显微镜显示胞质和胞核内有小管状的丝状体。

11. *抗合成酶抗体综合征*　抗 Jo-1 阳性的 PM/DM 患者，表现为肌无力、发热、间质性肺炎、关节炎、雷诺征和“技工手”。

(二)多发性肌炎和皮肌炎与妊娠

Váncsa A 等的荟萃分析显示，特发性炎症性肌病女性患者发病后妊娠或妊娠后疾病活动可发生流产、早产、低体重儿、胎儿宫内窘迫和死胎。妊娠期疾病缓解的患者，妊娠期可无事件发生。Silva CA 等的报道，胎儿的预后与 PM/DM 妊娠患者的病情相关，肌炎的活动程度越高，死胎的概率越大。

(三)辅助检查

(1)血清肌酶：患者在病程某一阶段可出现肌酶活性增高，是诊断本病的重要血清指标之一。肌酶包括肌酸激酶（CK）、醛缩酶（ALD）、乳酸脱氢酶（LDH）、门冬氨酸氨基转移酶（AST）、碳酸酐酶Ⅲ等，以 CK 最敏感，其中 CK-MM 活性占 CK 总活性的 95%～98%。

(2)肌红蛋白测定：多数肌炎患者的血清中肌红蛋白水平增高，且与病情呈平行关系，有时先于 CK 升高。

(3)自身抗体：①抗核抗体（ANA）：PM/DM 中 ANA 阳性率为 20%～30%，对肌炎诊断不具特异性。②抗 Jo-1 抗体：是诊断 PM/DM 的标志性抗体，阳性率为 25%，在合并有肺间质病变的患者中其阳性率可达 60%。

(4)肌电图：肌电图异常表现，肌肉松弛时出现纤颤波、正锐波、插入激惹及高频放电；肌肉轻微收缩时出现短时限低电压多相运动电位；最大收缩时出现干扰相。

(5)肌活检：取受损肢体近端肌肉如三角肌、股四头肌及有压痛和中等无力的肌肉，必要时多部位取材。肌肉病理改变：①肌纤维间质、血管周围有炎性细胞（以淋巴细胞为主，其他有组织细胞、浆细胞、嗜酸性细胞、多形核白细胞）浸润；②肌纤维破坏变性、坏死、萎缩，肌横纹不清；③肌束间有纤维化，肌细胞可有再生，再生肌纤维嗜碱性，核大呈空泡，核仁明显；④血管内膜增生。皮肤病理改变无特异性。

（四）PM 和 DM 的诊断

Bohan 和 Peter (1975)提出的诊断标准：

(1)对称性近端肌无力，伴或不伴吞咽困难和呼吸肌无力。

(2)血清肌酶升高，特别是 CK 升高。

(3)肌电图异常。

(4)肌活检异常。

(5)特征性的皮肤损害。

具备上述(1)、(2)、(3)、(4)者可确诊 PM，具备上述(1)～(4)项中的 3 项可能为 PM，只具备 2 项为疑似 PM。具备第(5)项，再加 3 项或 4 项可确诊为 DM；第(5)项加上 2 项可能为 DM，第(5)项加上 1 项为可疑 DM。

（五）治疗

1. 一般治疗　急性期卧床休息，并适当进行肢体被动运动，以防肌肉萎缩，症状控制后适当锻炼。给予高热量、高蛋白饮食，避免感染。

2. 药物治疗

(1)糖皮质激素：是本病的首选药物，通常剂量为泼尼松 1.5～2mg/(kg·d)，肌酶趋于正常则开始减量，至维持量 5～10mg/d 后继续用药两年以上，如病情反复应及时加用免疫抑制剂，对病情发展迅速或有呼吸肌无力、吞咽困难者，可用甲基泼尼松龙 0.5～1g/d 静脉治疗 3d，之后改为 60mg/d 口服，再根据症状及肌酶水平逐渐减量。

(2)免疫抑制剂：对病情反复及重症患者应及时加用免疫抑制剂联合治疗。

1)甲氨蝶呤(MTX)：常用剂量为每周 10～15mg，口服或加生理盐水 20ml，静脉缓慢推注，根据病情酌情加量(每周 30mg)，病情稳定后逐渐减量，维持治疗数月或数年。MTX 的不良反应主要有肝酶增高、骨髓抑制、红细胞减少、口腔炎等。用药期间应定期检查血常规和肝肾功能。甲氨蝶呤可致胎儿异常，如胎儿宫内发育迟缓、下颌增生、腭裂、颅骨发育不全、耳缺损、足畸形等，为妊娠期的禁忌用药。

2)硫唑嘌呤(AZA)：为妊娠期允许使用的药物。常用剂量为 2～3mg/(kg·d)，口服，初始剂量可从 50mg/d 开始，逐渐增加至 150mg/d，病情控制后逐渐减量，维持量为 50mg/d。不良反应主要有骨髓抑制、血细胞减少、肝酶增高等。用药开始时需每 1～2 周查血常规 1 次，以后每 1～3 个月查血常规和肝功能 1 次。

3)环磷酰胺(CYC)：也为妊娠期的禁忌用药。对 MTX 不能耐受或不满意者可用 CYC 50～100mg/d 口服，对重症者，可0.8～1g 加生理盐水 200ml，静脉冲击治疗。不良反应主要有骨髓抑制、血细胞减少、出血性膀胱炎、卵巢毒性、诱发恶性肿瘤等。用药期间，需监测血常规，肝、肾功能。

糖皮质激素和免疫抑制剂可改善部分患者的心脏表现，但疗效不确定。

3. 其他　合并恶性肿瘤的患者，在切除肿瘤后，肌炎症状可自然缓解。

（六）预后

妊娠之前为非活动期或已受药物控制的患者，妊娠的预后良好。妊娠期被诊断或妊娠期为疾病活动期，妊娠中或晚期病情出现恶化的患者，围生期孕产妇死亡率明增加，产后病情也容易恶化；新生儿可合并腹水、IUGR、胎儿宫内窘迫、早产或死胎等。资料显示长期缓解的 PM/DM 患者，妊娠期不需要治疗。活动期和新发病的妊娠患者可通过增加皮质类固醇的剂量控制病情。

获得长时间缓解的患者，可正常工作、学习。严重心、肺病变者预后较差。合并恶性肿瘤的患者，其预后与恶性肿瘤的预后相关。

第五节　混合性结缔组织疾病

混合型结缔组织疾病(mixed connective tissuv disease,MCTD)是临床上具有 SLE、系统性硬化、炎症性肌病等重叠症状,无肾损害,雷诺病是其显著的症状,血清中有高滴度的斑点抗核抗体(ANA)和抗 U1-RNP 抗体,而又不能诊断为某一明确的结缔组织疾病的患者,归属为 MCTD。

(一)诊断

目前临床常用的是 Sharp 标准,主要指标:①重度肌炎;②肺部累及(二氧化碳弥散功能少于 70%、肺动脉高压、肺活检示增殖性血管损害);③雷诺现象/食管蠕动;④手指肿胀或指端硬化;⑤抗 ENA 抗体滴度大于 1:10 000和抗 U1-RNP 抗体阳性,而核酸性核蛋白抗体(抗 Sm)阴性。次要指标:①脱发;②白细胞减少;③贫血;④胸膜炎;⑤心包炎;⑥关节炎;⑦三叉神经病变;⑧颊部红斑;⑨血小板减少;⑩轻度肌炎;⑪手肿胀。

确诊:4 条主要指标,同时抗 U1-RNP 抗体滴度大于 1:4000,而 Sm 抗体阴性。

可能诊断:符合 3 条主要指标;或 1、2、3 主要指标的任意 2 条,或具有 2 条次要指标,并伴有抗 U1-RNP 抗体滴度大于 1:1000。

(二)MCTD 对妊娠的影响

MCTD 妊娠患者胎儿丢失率(包括自然流产、死胎、死产和治疗性流产)增加 2～3 倍,早产和胎儿宫内生长受限(FGR)发生率高达 37%及 63%。有研究报道 MCTD 患者胎盘的病理发现滋养细胞基底膜沉积 IgG、IgM、IgA 和补体 C3,说明早产和 FGR 发生率高与相关血管病变有关。MCTD 患者如继发肺动脉高压,在妊娠期容易发生低氧血症,增加 FGR、胎儿宫内窘迫的发生风险。有报道,MCTD 患者体内存在抗 Ro 抗体(SSA)或 La 抗体(SSB),有 2%的新生儿出生后有发生先天性完全性心脏传导阻滞的风险,其中 2/3 的患儿需要终身安置起搏器。

(三)妊娠对 MCTD 的影响

国外的回顾性分析认为,妊娠不会导致 PM 和 DM 与其他结缔组织病并存的重叠综合征患者的病情恶化,孕期的病情发作一般较轻,但也有妊娠期发展为进行性肺动脉高压的可能。病情恶化的患者,可发生妊娠期高血压疾病。其中部分 MCTD 肺动脉高压患者同时存在肾脏间质增生,可发生继发性的高血压。MCTD 患者发生子痫前期或子痫的发病率并无显著增高。妊娠 32～34 周、分娩期、产后 3d 孕产妇的血容量和血流动力学的变化最显著,这些变化可加重合并肺动脉高压妊娠患者的右心功能,患者容易发生心力衰竭、严重心律失常和猝死。

(四)MCTD 的心血管表现

常见心肌炎、二尖瓣脱垂;但心肌炎和传导系统阻碍的情况罕见。最主要的心血管并发症是肺动脉高压。从临床和病理学的观点,肺动脉高压对 MCTD 患者与 SLE 和 CREST 患者的影响和预后是相同的。

(五)孕前咨询

已确诊为 MCTD 的患者,在准备妊娠前,应由风湿免疫专科医生全面评估:经治疗后病情稳定,肾上腺皮质激素泼尼松治疗量降至等于或少于 10mg/d,免疫系统各项指标均在基本正常范围内,各重要器官功能,尤其是超声心动图、肺功能、肾功能检查指标正常的患者,可以慎重妊娠。

(六)妊娠期的随访和观察

妊娠合并 MCTD 患者属高危妊娠,产科医生应与风湿免疫专科,或心血管专科医师共同做好孕期与分娩期间的观察与处理。观察 MCTD 妊娠患者 SLE,系统性硬化、炎症性肌病等重叠症状,雷诺现象,手指肿胀或指端发硬，以及心血管合并症的表现、肺动脉高压的临床症状；免疫系统相关抗体如高滴度抗U1-RNP抗体、抗核抗体，白蛋白降低和各重要器官的功能变化。根据症状和检查，评价病情稳定或复发的可能。定期检查心电图、超声心动图和肺功能，及早发现和处理肺动脉高压和肺间质性病变。有严重肌炎表现和血浆白蛋白降低，需警惕肺间质性病变和肺动脉高压的可能。肺动脉高压和心脏并发症是患者死亡的主要原因。对出现肺动脉高压的孕妇，应根据肺动脉高压的程度和妊娠周数的情况，评估是否继续妊娠。轻者加强监护，积极预防和纠正心力衰竭，改善MCTD患者母婴围生期的结局。

(七)治疗

妊娠期间病情复发的患者，根据相应结缔组织疾病的症状和治疗原则治疗。雷诺现象的患者注意保暖，戒烟，避免外伤，孕期抗血小板治疗如阿司匹林。以肌炎为主的患者，轻症和慢性者选用小或中量糖皮质激素治疗，如泼尼松10～30mg，急性或重症者用泼尼松60～100mg，必要时给予静脉冲击治疗。治疗肺动脉高压的药物包括磷酸二酯酶抑制药西地那非(sildenafil)和伐地那非(vardenafil)，内皮素受体阻滞波生坦(bosentan)等。食管功能障碍者，或一旦出现肾损害的患者应给予泼尼松治疗。肾衰竭患者放宽透析指征。

(八)分娩期处理

根据胎儿情况和母亲的病情决定终止妊娠时间。病情稳定的MCTD患者一般可以选择经阴道分娩。病情危重，胎儿情况不好，或因为产科的原因不能经阴道分娩，可施行剖宫产。硬皮病患者有张口困难时，全身麻醉气管插管不能实现时，如患者呼吸功能正常，可选择硬膜外麻醉。肺动脉高压的患者，一旦病情恶化，或心力衰竭难以控制，应及时终止妊娠。为减轻宫缩、疼痛和分娩等引起血流动力学的急剧影响，在妊娠的中、晚期均以选用连续硬膜外阻滞麻醉下的剖宫产结束分娩为宜。

(九)产后的随访和处理

妊娠合并MCTD患者在分娩后有复发的可能，应密切随访。妊娠期服用皮质激素患者，产后应继续使用，病情稳定的患者可逐渐减量，并以小剂量维持。MCTD病情稳定的患者可以考虑母乳喂养。

第六节　系统性血管炎

系统性血管炎(systemic vasculitis)是一组以血管的炎症与坏死为主要病理改变的炎性疾病。临床表现因受累血管的类型、大小、部位及病理特点不同而表现各异。其常累及全身多个系统，引起多系统多脏器功能障碍，但也可局限于某一脏器。系统性血管炎常累及的部位为皮肤、肾脏、肺、神经系统等。

(一)发病特点

多发性大动脉炎和巨细胞动脉炎以女性多见，其他疾病均为男性略多于女性，或无明显性别差异。50岁以上的患者患病率为50岁以下患者的5倍。川崎病均发生于儿童期；多发性大动脉炎以青年发病为主，40岁以上很少发病；巨细胞动脉炎(又称颞动脉炎，TA)均发生于60岁以上的老年人。

(二)分类

目前一般多按照受累血管的大小及原发和继发性进行分类，临床上说的的系统性血管炎是指原发性系统性血管炎。结合1993年Chapel Hill及1994年GAY分类。

1. *原发性血管炎*

(1)大血管性血管炎：巨细胞(颞)动脉炎，大动脉炎(Takayasu动脉炎)，孤立性中枢神经系统血管炎，COGANS 综合征。

（2）中等血管性血管炎：结节性多动脉炎（经典的结节性多动脉炎），川崎病（Kawasaki disease）。

（3）小血管性血管炎：韦格纳肉芽肿（Wegener's granulomatosis），变应性肉芽肿性血管炎（Churg-Strauss 综合征）显微镜下血管炎（显微镜下多动脉炎），过敏性紫癜（Henoch-Schonlein 紫癜），冷球蛋白血症性血管炎，皮肤白细胞破碎性血管炎。

（4）累及各类血管的血管炎，白塞病（Behcet's disease）。

2. 继发性血管炎　肿瘤，感染，药物，结缔组织病（CTD），器官移植，系统性疾病。

（三）临床表现

下述情况无确定的病因时，常提示系统性血管炎的可能。①一般症状：发热、体重减轻、乏力、疲倦。②肌肉骨骼：关节痛或关节炎。③皮肤：可触知紫癜、结节性荨麻疹、网状青斑浅层静脉炎、缺血性皮损。④神经系统：头痛、卒中或多神经炎。⑤头颈部：鼻窦炎、鼻软骨炎、耳炎或虹膜炎。⑥肾脏：肾炎、肾梗死、高血压。⑦肺脏：咯血、肺内结节、肺浸润病变、肺静脉炎。⑧化验异常：贫血、红细胞沉降率增快、肝功能异常、血尿、ANA 阳性、RF 阳性，血冷球蛋白阳性、低补体血症、ANCA 抗体阳性、血管紧张素转化酶活性升高。

系统性血管炎的心血管症状：患者心肌受累的情况并不常见。最具特征的情况是川畸病（Kawasaki's disease），川畸病最典型的合并症是冠状动脉瘤，通常见于儿童。心肌缺血是结节性多动脉炎（polyarteritis nodosa）和其他系统性血管炎 churg-strauss 综合征的特征，常表现为心力衰竭，这种情况在 ANCA-阳性小血管炎（Wegner 肉芽肿和显微镜下多血管炎）中极少见。大血管受累的典型表现为一过性的动脉炎，而且只发生在年龄超过 50 岁以上的患者。Takayasu's 动脉炎可影响年轻的女性。

北京协和医院杨静报道 15 例系统性血管炎合并冠状动脉病变的病例，其中包括白塞病、变应性肉芽肿性血管炎、大动脉炎、结节性多动脉炎等。4 例为女性，年龄 25～58 岁，其中仅 1 例绝经。冠状动脉病变经冠状动脉造影（CAG）证实，或因急性或陈旧心肌梗死，典型的心绞痛伴有心电图的动态变化确诊。CAG 可见冠状动脉狭窄、闭塞、动脉瘤及瘤样扩张，痉挛、急性血栓形成。

白塞病（Behcet's disease，BD）是一种全身性、慢性、血管炎性疾病（图 13-6-1）。临床上以口腔溃疡、生殖器溃疡、复发性眼葡萄膜炎及皮肤损害为突出表现，又称口-眼-生殖器综合征。该病常累及神经系统、消化道、肺、肾及附睾等器官，病情呈反复发作和缓解的交替过程。可合并血栓形成，通常为静脉血栓。动脉瘤、心内膜纤维化和传导系统障碍也有报道。

（四）诊断

系统性血管炎无特异性的临床表现，其表现可与感染、肿瘤等疾病相似，但在常见疾病无法解释的情况下，尤其是多个系统受累，急性期炎症反应指标（红细胞沉降率、CRP 等）异常时，应高度怀疑血管炎的存在，进一步行相应的检查以确诊。

（1）首先区分原发与继发性：区分原发血管炎和继发血管炎是很重要的，尤其是很多病人是合并有肿瘤、感染的患者和应用抗生素、抗甲状腺药特别是丙基硫氧嘧啶后的患者。

（2）抗中性粒细胞胞质抗体（ANCA）：联合使用 IIF 法检测 ANCA 及 ELISA 方法检测 PR3 和 MPO 抗原，对于 ANCA 相关的血管炎具有很高的特异性。

ANCA 相关血管炎：WG、CSS、MPA，这 3 种疾病在病理、临床、实验室特点方面有很多相似性，因此三者被归为一类。①它们合并的肾小球损伤[如灶性坏死、新月体形成、无或寡免疫球蛋白（Ig）沉积]相似；②相似的临床表现，如肺肾综合征；③组织学特点都是小血管（如小静脉、毛细血管和小动脉）易受累；④它们都是ANCA阳性。

（3）抗内皮细胞抗体（AECA）：可见于WG、MPA、大动脉炎、川崎病，以及伴有血管炎的SLE和RA，这些疾病AECA的检出率在59%～87%，其中以川崎病的检出率最高。而动脉粥样硬化等心血管疾病却很少检测出此抗体。还与疾病的活动性有关。

（4）病理诊断：血管炎可以累及体内任何血管，根据浸润细胞的种类与病理特点可分为：①白细胞破碎性血管炎；②淋巴细胞肉芽肿性动脉炎；③巨细胞血管炎；④坏死性血管炎。这些病变构成血管狭窄或管壁瘤样变，使局部组织缺血。

（5）血管炎的影像学诊断：动脉硬化闭塞症患者二维超声显示动脉内膜增厚、毛糙，闭塞腔内为大小不等、形态各异的强回声斑块堆积，部分显示为局限的低回声，形成不同程度狭窄或闭塞。CDFI显示闭塞管腔内无血流信号，闭塞动脉周围可见侧支循环血流。大动脉炎超声显示血管壁长堤状增厚，呈中低回声，正常结构消失，管腔呈连续性狭窄或闭塞。重度狭窄时CDFI表现为颜色变暗的纤细状血流，闭塞段显示管腔内无血流信号。大动脉炎血管呈向心性变化，动脉粥样硬化呈偏心性变化。

（6）血管炎的特殊表现：脑梗死、心肌梗死、咯血：可见于大动脉炎、GCA、WG、CSS、MPA、BD。动脉瘤：可见于大动脉炎、GCA、PAN、BD。肺毛细血管炎和肺间质纤维化：可见于WG、CSS、MPA。肺出血、肾炎：可见于GOOG-PASTURE′S。

（五）治疗

目前系统性血管炎的治疗药物主要有糖皮质激素和细胞毒药物两大类。一般都需要长期治疗，但这两类药物长期应用都会引起严重的不良反应。因此，治疗中既要注意有效地控制炎症反应又要避免治疗药物所带来的严重并发症。

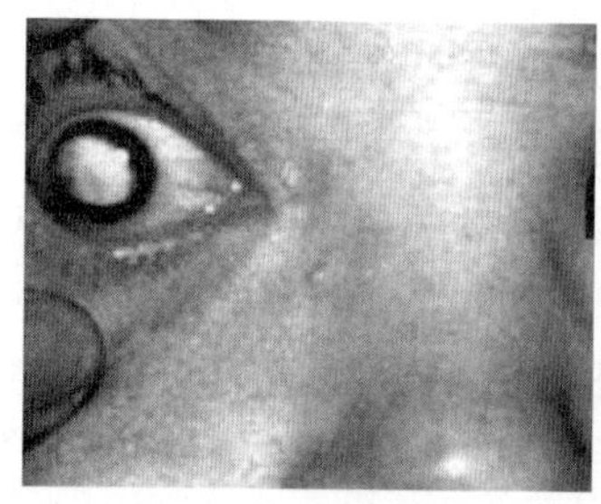

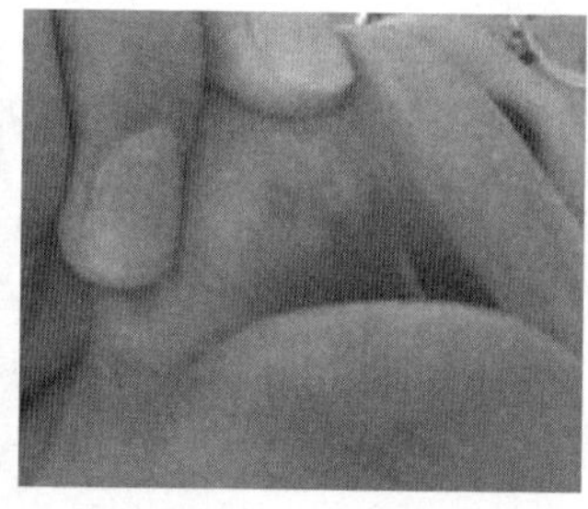

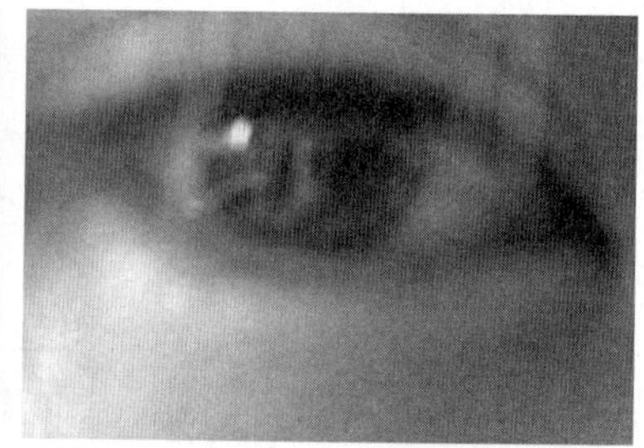

图 13-6-1　白塞综合征

第七节　妊娠对系统免疫性疾病的影响

对于自身免疫性疾病的女性，妊娠是一个危险的时期。本病与妊娠之间是相互影响的，如妊娠可以使本病的过程加剧，疾病本身也可影响妊娠的预后，包括母亲和胎儿。自身免疫性疾病妊娠女性的另一个重要问题是正确的药物治疗，因为很多的常用药物在妊娠期是禁用的（表13-7-1）。通常情况下，口服的非甾体消炎药物能有效控制炎症活动。但大剂量情况下可以增加高血压、糖尿病、感染、胎膜早破等的风险。可以使用羟氯喹（hydroxychloroguine，非急性期用药），在某些病例可以静脉注射甲基氢化泼尼松（methylprednisolone）和硫唑嘌呤（azathioprine）。肝素可以很好地预防血栓栓塞的合

表 13-7-1　妊娠期适用和禁忌的药物

适　用	禁　忌
免疫抑制性药物(immunosuppressive drugs)	
硫唑嘌呤(azathioprine)	环磷酰胺(cyclophosphamide)
环孢素(ciclosporine)	甲氨蝶呤(methotrexate)
	麦考酚酸吗乙酯(mycophenolate mofetil)
皮质激素(corticosteroids)	
去氢氢化可的松(prednisolone)[a]	地塞米松(dexamethasone)[b]
甲基氢化泼尼松(methylprednisolone)	
抗疟药(autimalarials)	
羟氯喹(hydroxychloroquine)[a]	氯喹(chloroquine)
抗高血压药(antihypertensive drug)	
甲基多巴(methyldopa)[a]	血管紧张素转化酶抑制剂(ACE inhibitors)
拉贝洛尔(labetalol)[a]	利尿剂(diuretics)
硝苯地平(nifedipine)[a]	
抗凝和抗血小板药(anticoagulant and anti-aggregant drugs)	
肝素和低分子肝素(heparin and LMWH)[a]	华法林(warfarin)[a]
阿司匹林 aspirin (低剂量)[a]	
其他	
免疫球蛋白(Immunoglobulins)[a]	非甾体消炎药(NSAIDs)(第3孕季)
维生素 D(Vitamin D)[a]	

注：a. 哺乳允许使用的药物；b. 除了胎儿心肌炎、胎儿水肿、胎儿发育不全需宫内治疗以外。

并症，最好选用低分子肝素类的药物，因为可方便患者自我用药，安全和骨质疏松症的发生风险低。

(一)系统性红斑狼疮和抗磷脂综合征

妊娠对系统性红斑狼疮(SLE)疾病过程的影响仍有争议，然而，资料一致认为，在妊娠期和妊娠后的时间可增强狼疮的活动。抗磷脂综合征(auti-phospholipaid syndrome，APS)患者可以增加复发性流产，增加早产低体重儿、母亲血栓形成和严重先兆子痫的风险。先天性完全性心脏传导阻滞(complete heart block，CHB)是 SLE 罕见的妊娠合并症，以及与 SLE/APS 相关的瓣膜性疾病，因为血流动力学和抗凝的问题，在妊娠期处理比较困难。

(二)多发性硬化和炎症性心肌病

系统性硬化通常受妊娠的影响较少。临床经验有限，因为妊娠合并系统性硬化的情况罕见。系统性硬化女性在妊娠进程中的合并症未见报道，妊娠期间疾病恶化母亲的比例估计<25%，妊娠期间关节痛和胃食管反流有加重的趋向。

另一方面，在妊娠期间，雷诺病通常可获改善，那些早期弥散性系统性硬化的女性，在妊娠期间存在肾脏损害的极高风险，合并系统性硬化和肺动脉高压的患者，在妊娠期间通常都存在合并症，包括可发生致命性的情况，这种患者不应考虑妊娠。

多发性肌炎和皮肌炎合并妊娠的患者较罕见，新近发表的一个荟萃分析包括了37例患者共47次妊娠。母亲和胎儿的预后与疾病在妊娠中的活动情况和母亲对药物学治疗的情况相关。发生严重合并症的情况不多见。

(三)混合性结缔组织疾病

妊娠合并混合性结缔组织疾病的经验不多，通常合并 MCTD 患者妊娠的过程各有不同，潜在的合并症包括先兆子痫、肾脏疾病和肺动脉高压。伴 MCTD 母亲发生新生儿狼疮的散发性病例偶有报道。

(四)系统性血管炎

小型系列的病例报道和个例报道分析显示,不同妊娠过程与血管炎的特异性类型和疾病的活动程度等相关。疾病长期静止患者的妊娠过程可能无事件发生。肾功能受损女性妊娠期更易患高血压。Takayasu's 动脉炎的患者妊娠期的主要问题是先兆子痫。Behcet's 疾病女性妊娠期潜在的合并症为血栓形成,但是,也有许多患者在妊娠中并无显著的并发症。

ANCA 被证实参与血管炎的发病机制,近年的研究提示 SLE 活动期 ANCA 升高。朱伟芳报道 45 例 SLE 妊娠患者 ANCA 的阳性率显著增高(89.5%),提示活动期 SLE 妊娠患者血管病变加剧,可引起系统性血管炎。

第八节　妊娠期系统免疫性疾病的主要心血管并发症

(一)先天性心脏传导阻滞

新生儿狼疮是罕见的并发症。合并狼疮、Sjogren 综合征、偶尔合并其他自身免疫性疾病的母亲生下的儿童可受影响。其中最严重的表现形式是先天性心脏传导阻滞。先天性心脏传导阻滞的发生与母亲的抗-Ro 和抗-La 抗体的出现密切相关。这些抗体在 IgG 激活转移过程中横越胎盘后获得进入胎儿循环的机会,通常在孕 16～30 周时可以发生抗体的转移。已知结缔组织疾病并抗-Ro 阳性女性的新生儿合并先天性心脏传导阻滞的流行情况约为 2%。然而,合并先天性心脏传导阻滞婴儿的胞弟妹的风险会增加到 15%,实际的流行情况可能会更高一些。因为先天性心脏传导阻滞不完全的表现形式包括一度房室传导阻滞,而一度房室传导阻滞可在儿童期加重,大概 60%以上受先天性心脏传导阻滞影响的儿童需要安置永久心脏起搏器,约有 20%的患儿在新生儿期死亡。

所有抗-Ro 和(或)抗-La 抗体的所有女性在孕 16 周和 36 周时必须进行胎儿超声心动图检查。如果明确为不完全的心脏传导阻滞。可使用氟化固醇-氟甲泼尼松龙(fluorinated steroie-dexamethasome)或倍他米松(betamethasone)治疗。这些药物可通过胎盘屏障,有完全或部分逆转胎儿心脏阻滞的机会。同样,伴有心肌炎、腹水或水肿的胎儿必须给予治疗。估计完全性心脏阻滞对治疗反应不敏感。有些学者认为,这些病例无须治疗,然而仍有一些学者建议对新发心脏阻滞的病例应推荐使用类固醇作追踪治疗。根据不同的药物使用情况,比较偏向使用倍他米松(betamethasone)。新近,关于新生儿并发症的研究结果显示,在新生儿中有使用大剂量地塞米松(dexamethasone)的报道。

曾生育先天性心脏传导阻滞后代的女性患者如再妊娠,由于存在胎儿先天性心脏阻滞发生的极高风险,在 IgG 经胎盘的活性转移期,预防性使用静脉注射免疫球蛋白,目的是阻断病原抗体。

(二)肺动脉高压(PHT)

根据 2003 年维也纳会议的统一分类标准,结缔组织疾病特别是系统性硬化、混合型结缔组织病和系统性红斑狼疮(SLE)都属于可直接引起肺动脉高压的疾病(分类:1.3.1)。另外,慢性血栓性疾病(分类:4.1 和 4.2)是高凝状态的结果,最常见的获得性血栓形成倾向的疾病之一是抗磷脂综合征(APS)。

肺高压(PHT)的预后通常不良,患者的平均生存时间为诊断后的 3 年以内。妊娠特别是分娩可持续增加心脏的负荷,肺高压与妊娠相关的死亡率估计高于 50%。患者的死亡通常发生在分娩后的早期。因此,肺高压被认为是妊娠的禁忌证,应建议生育期的这些患者有效避孕。

随着一些有效的治疗包括前列环素类药

物(prostacyclin analogues)、内皮素受体拮抗剂(endothelin-receptor antagonists)、磷酸二酯酶抑制剂(phosphodiesterase inhibifors)和一氧化氮(nitric oxide)的出现,已改善了患者的生活质量和生存时间。然而,结缔组织疾病合并PHT的预后比特发性肺动脉高压的患者更差,对治疗的反应也不显著。

北京协和医院田庄等报道特发性肺高压女性成功妊娠的1例。患者孕29周,超声心动图肺动脉收缩压为102mmHg,给予新型的血管扩张剂,吸入依洛前列素,每次10μg,6次/天,共2周,症状好转后行剖宫产,麻醉前吸入依洛前列素10μg(10min),全身麻醉下气管插管呼吸机辅助呼吸,手术中患者血流动力学稳定,产一健康婴儿。术后进入ICU监护,继续吸入依洛前列素,患者无出现心力衰竭、心律失常和下肢血栓。术后5d给予口服钙离子拮抗药硫氮䓬酮90mg/d,皮下注射低分子肝素并同时口服华法林。

国外报道特发性肺高压女性成功妊娠的1例,患者吸入一氧化氮和依前列醇(epoprostenol),或静脉注射和吸入同时使用。2005年Bonnin M等的一个回顾分析显示,自1992~2002年,某医疗中心共15例肺高压的妊娠患者,母亲的死亡率是36%。来自Birmingham大学的一项研究也显示,与SLE和APS相关的肺动脉高压妊娠女性死亡率同样很高,尽管已经使用了一氧化氮和前列环素类的药物,但死亡患者高达2/3。

总的来说,肺动脉高压一贯是妊娠女性极高危的情况,尽管治疗学已取得很大的进展,由于母亲的死亡率很高,因此,所有不同类型肺动脉高压女性患者,妊娠是禁忌的。如果一旦妊娠,患者必须在配备完善的ICU和新生儿中心,由多学科包括肺高压治疗经验丰富的专家共同处理。一氧化氮可吸入或静脉给药,也可给予吸入前列环素类的药物,用药过程应给予血流动力学的密切监测。分娩的形式应由相关学科(产科、内科和麻醉科)的专家共同确定。通常,肺动脉高压患者分娩应优先考虑给予局部麻醉。另外,产后要由ICU共同处理,并给予肝素充分抗疑治疗。

(三)高血压

高血压是母亲和胎儿主要并发症的病因。收缩压/舒张压等于或高于140/90mmHg为高血压。高血压可在妊娠前存在,或者是妊娠的合并症。通常妊娠高血压发生在孕20周以后。如果妊娠同时存在高血压和蛋白尿(至少>300mg/d)即可诊断为先兆子痫。

妊娠前存在高血压、肥胖、多次妊娠和妊娠的年龄在40岁以上都被认为是先兆子痫的危险因素之一。新近的研究显示,在自身免疫性疾病中,抗磷脂抗体(aPLs)阳性是先兆子痫最危险的因素之一。事实上,已经发现APS和先兆子痫患者的子宫动脉的病理改变是相同的。aPLs或许与先兆子痫的部分病理过程相关。在APS的患者中,已看到先兆子痫合并肾衰竭、溶血、血小板减少症和肝脏受损的严重并发症,被称为HELLP综合征。

肾脏受损可增加高血压的风险。因而,有肾炎病史的SLE患者,以及那些伴广泛播散性系统性硬化,特别是病情处于早期活动期的患者,妊娠诱导的各种形式高血压的风险都可以增加。SLE的女性,先兆子痫通常是狼疮性肾炎的一个信号。其他的临床发现(如关节炎、皮疹、发热)或生化检查(如抗-DNA水平增高,C3或C4降低)都是SLE活动的信号,或尿液出现红细胞可支持SLE肾脏受损的诊断。血尿酸或肝酶增高也提示先兆子痫的可能。

具先兆子痫高危因素的女性在妊娠期间必须给予密切的随访,包括增加监测血压和蛋白尿的次数。子宫动脉多普勒可以提示妊娠毒血症的易患风险,双侧舒张期前的切迹与先兆子痫风险增加相关。因此伴SLE、aPLs和系统性硬化的妊娠女性在产前检查的计划中应包括孕22~24周的常规子宫动脉多普勒检查。

妊娠合并高血压的药物治疗包括：甲基多巴作为一线药物，钙通道拮抗剂（如硝苯地平）和β受体阻滞剂[拉贝诺尔（labetalol）]作为二线药物；血管紧张素转化酶抑制剂（ACEI）作为妊娠的禁忌药物，因为其有发生胎儿羊水过少和肾衰竭的风险。除非发生了硬皮病肾脏急危症，在这种情况下，其他的抗高血压的药物无效。严重的先兆子痫患者，应在ICU处理并尽早考虑分娩。低剂量阿司匹林已显示可以减少先兆子痫的风险及相关胎儿的风险和不良结局。然而，阿司匹林在非选择性的人群中应用的作用是不大的。尽管自身免疫性疾病女性的资料较缺乏，aPLs和播散性系统性硬化的患者，以及那些有肾脏病史的SLE患者给予阿司匹林仍然是明智的选择。

（四）血栓形成

孕期凝血、纤溶系统的生理性改变使妊娠患者处于高凝状态，可避免分娩时胎盘剥离的大量出血。孕期还由于静脉扩张和妊娠子宫的压迫引起的静脉淤血，使妊娠的女性处在血栓栓塞高风险的阶段。aPLs患者常处在血栓前期状态，如合并妊娠，血栓栓塞的风险显然更高。

APS是少数血栓形成倾向的疾病之一，其致动脉或静脉血栓形成的机会是一样的。动脉血栓好发脑卒中，然而冠状动脉和周围动脉也可以发生血栓，卒中是高危妊娠的标志。某些研究也显示，如血栓栓塞二级预防措施没有启动或被停止，血栓形成复发的风险会很高。因此，APS的女性，如果既往有血栓形成或妊娠期间曾发生血栓的事件，应在整个孕期和产后维持抗血栓的治疗。

根据指南推荐，APS女性和曾患血栓事件的女性在妊娠全程要接受肝素抗血栓的治疗。产后尽快再次制定口服抗凝药物的方案。Ruiz-Irastorza G等在APS和SLE妊娠期血栓形成的处理中建议，根据APTT或抗-XA活性制定合理使用肝素的计划，或低分子肝素的治疗剂量，如达肝素（dalteparin）200U/kg，每日1次；依诺肝素（enoxaparin）1mg/kg，每12小时1次或1.5mg/kg，每日1次；或那屈肝素（nadroparin）171U/(kg·d)，每日1次；低分子肝素的预防剂量如达肝素（dalteparin）5000U，每日1次，依诺肝素（enoxaparin）40mg，每日1次，直至孕16周为止，有专家建议住院的APS孕妇可考虑加倍剂量；尽管已使用肝素治疗，但仍然推荐联合使用低剂量的阿司匹林。

2011年欧洲妊娠心血管疾病治疗指南指出，SLE是妊娠合并深静脉血栓栓塞（VTE）的危险因素。接受抗凝治疗的患者，VTE的复发率显著降低，为0～2.4%。低分子肝素（LMWH）已成为妊娠患者VTE的预防和治疗用药。LMWH与普通肝素相比，造成骨质疏松的影响较少，骨折的发生率较低，肝素诱导的血小板减少也显著少于肝素。LMWH在血栓形成的预防和治疗剂量根据体重而定。目前妊娠期间或产后LMWH的合适剂量还没有指引性的资料。一致认为，体重较高的患者接受较大的治疗剂量。通常，VTE的高危患者LMWE的预防剂量：依诺肝素（enoxaparin）0.5U/kg体重，或达肝素（dalteparin）50U/kg体重，每日2次。急性肺动脉栓塞或深静脉血栓栓塞（DVT）的治疗：依诺肝素（enoxaparin）1mg/kg体重，每日2次；或达肝素（dalteparin）100U/kg体重，每日2次。4～6h Anti-X的目标峰值为0.6～1.2U/ml。

SLE或APS女性患者相关瓣膜疾病人工心脏瓣膜置换术后需特别给予处理。在预防血栓栓塞合并症的治疗中。华法林比普通肝素或低分子肝素更有效，但在第1孕季，华法林为相对禁忌，因为有合并华法林胚胎病的风险。新近的建议包括在孕6～12周和产前应使用肝素，在其余的妊娠时间可使用华法林。建议所有未使用机械人工瓣膜的

APS女性患者应给予低剂量阿司匹林与低分子肝素联合使用，这些患者应加强抗凝以预防血栓形成的合并症。

APS妊娠患者口服华法林抗凝治疗后应密切监测国际标准化比值(INR)。1995年关于APS与有血栓病史患者的回顾研究表明，抗凝作用的INR＞3.0可最有效地预防血栓的再次发生。1998年关于口服抗凝治疗的建议APS与有血栓形成病史患者的INR为3.5。Schulman认为INR 2.0～2.85足以预防APS患者的血栓栓塞复发，也有学者主张APS与有血栓形成患者的INR应为2.5。一组符合Sapporo标准，曾有血栓形成史的APS患者的结果表明，INR 3.5可较好地预防血栓复发。

近年，国内的学者认为，APS女性妊娠期间的治疗主要是抗凝。PAPS患者因不良妊娠史经小剂量阿司匹林(25mg/d)起始治疗后成功妊娠者，应继续药物治疗，至分娩前2～3d停药。PAPS患者孕前或孕期伴有动、静脉血栓形成，应在妊娠早期使用肝素至孕12周，以后改用华法林钠。在使用肝素时要定期监测凝血酶原时间(APTT)，一般首次剂量为25mg皮下注射，间隔6h 1次，注射后1h测APTT，控制在正常对照的1.5倍左右。使用华法林钠期间，根据INR比值做剂量调整，一般维持在INR为2.0左右。有学者提出需要在高强度的3.1～4.0，但要注意孕妇和胎儿的出血倾向。

使用华法林钠的患者应在预产期前提前1～2周住院，分娩前要改用肝素至少3d。孕期已使用肝素的患者，应在计划分娩前12h内停用肝素，监测凝血功能，如需紧急剖宫产，则需准备鱼精蛋白中和。产后继续使用肝素，并加用华法林口服，华法林起效后停用肝素。产后继续抗凝6～12周。

2003年中华医学会风湿病学分会原发性抗磷脂综合征诊治指南(草案)建议，妊娠期治疗，APS孕妇应按如下处理：①既往无流产史，或妊娠前10周发生的流产，通常以小剂量阿司匹林治疗；②既往有妊娠10周流产史，在确认妊娠后，皮下注射肝素5000U，每日2次，直至分娩前停用；③既往有血栓史，在妊娠前就开始用肝素或低分子肝素治疗，在妊娠期不用华法林；④产后治疗，由于产后前3个月发生血栓的风险极大，故产后应继续抗凝治疗6～12周，如果可能，在产后2～3周把肝素改为华法林(表13-8-1)。

表13-8-1　APS伴中、高滴度ApI患者的治疗方案

临床情况	治　疗
无症状	不治疗，或ASA 75mg/d
可疑血栓	ASA 75mg/d
反复静脉血栓	华法林，INR 2.0～3.0，无限期
动脉血栓	INR 3.0，无限期
初次妊娠	不治疗，或ASA 75mg/d
单次流产，＜10周	不治疗，或ASA 75mg/d
反复流产，或10周以后流产，无血栓	妊娠全过程及产后6～12周小剂量肝素＜5000U，每日2次
反复流产，或10周以后流产，血栓形成	妊娠全过程肝素治疗，产后用华法林
网状青斑	不治疗，或ASA 75mg/d
血小板计数＞50×10^9/L	不治疗
血小板计数＜50×10^9/L	泼尼松1～2mg/kg

注：ASA. 阿司匹林；INR. 国际标准比值。

资料来源：2003年中华医学会风湿病学分会原发性抗磷脂综合征诊治指南(草案)。

血栓的预防措施可增加已进入产程患者的风险，特别是对选择硬外麻的患者。比较安全的措施应在任何介入治疗前12h停止使用肝素。多数麻醉师则需要患者在腰麻前应至少停止使用阿司匹林7d。对已按这种处理的患者，有些麻醉师仍会采取比较安全的全身麻醉措施。

结论

系统性自身免疫性疾病通常可影响心血管系统。大多数临床密切关注的问题包括：SLE和Sjögren综合征(伴抗-Ro和抗La抗体)；先天性心脏传导阻滞，APS-血栓形成和系统性硬化肺动脉高压。妊娠是非常特殊的时期，可能影响或被自身免疫性疾病所影响。所有抗-Ro或抗-La抗体的女性，在孕16～34周必须对胎儿做系统的胎儿超声心动图检查。先天性的心脏阻滞如果能在非常早期被诊断是可以治疗的。伴APS的女性必须在妊娠及围生期接受血栓的预防治疗。肺动脉高压是妊娠的主要禁忌证，因为母亲的死亡率很高。APS、系统性硬化、既往有高血压、曾有或现有活动性肾功能损害(如SLE)的女性，在妊娠期有发生高血压合并症的风险。对这些患者，应控制高血压，警惕先兆子痫的发生，密切监测尿蛋白。先兆子痫患者应接受低剂量阿司匹林的预防性治疗。

只要药物的治疗和产科的处理得当，大多数系统性自身免疫性疾病的女性包括有心血管合并症的患者都能成功完成妊娠。

(吴沃栋)

参 考 文 献

郭莉，毛明莉，姜涛，等.2003. 妇产科领域的抗磷脂综抗体合征.中国民康医学杂志，15(11)：688-689

洪素英.2004. 不宜妊娠的结缔组织病.中国实用妇科与产科杂志，20(6)：335-337

胡绍先，何培根.2001. 多发性肌炎/皮肌炎患者心脏损害的分析和评价.同济医科大学学报，30(3)：235-236

林莲莲，陈云琴.2008. 抗磷脂综合征与妊娠.实用妇产科杂志，24(7)：390-392

刘芳，蒲传强.2005. 多发性肌炎合并心脏损害的临床特点.临床神经病学杂志，18(2)：97-99

刘志欣，曾学军.2008. 灾难性抗磷脂抗体综合征的诊断和治疗.中华临床免疫和变态反应杂志，2(1)：45-49

宋亦军，刘冬舟，刘俊涛.2008. 妊娠合并系统性红斑狼疮94例临床分析.中华内科杂志，47(12)：1008-1011

田庄，刘永太，朱文玲，等.2007. 依洛前列素治疗妊娠合并特发性肺动脉高压1例报告.北京医学，29(2)：72-74

王山米，刘国莉，张学武.2008. 妊娠合并混合性结缔组织病.实用妇产科杂志，24(7)：387-390

王显，胡大一.2009. 抗磷脂综合征及其心血管表现.心血管病进展，30(2)：211-214

杨静，徐东，沈珠军，等.2011. 系统性血管炎合并冠心病患者的冠状动脉病变及临床特征.中华心血管病杂志，39(8)：730-733

张玉东，陶维玉，郑小璞，等.2002. 以扩张型心肌病为临床特征的多发性肌炎一例.中华心血管病杂志，30(3)：184

中华医学会风湿病学分会.2004. 多发性肌炎和皮肌炎诊治指南(草案).中华风湿病学杂志，8(5)：317-319

中华医学会风湿病学分会.2003. 原发性抗磷脂综合征诊治指南(草案).中华风湿病学杂志，7(9)：574-576

中华医学会风湿病学分会.2003. 中华医学会风湿病学分会系统性红斑狼疮治疗指南(草案).中华风湿病学杂志，7(8)：508-513

朱伟芳，方红，王攀智.2008. 血清ANCA检测在SLE合并妊娠中的临床意义探讨.现代妇产科进展，17(3)：236-237

Atzeni F，Sarzi-Puttini P，Doria A，et al.2005. Behçet disease and cardiovascular involvement.Lupus，14：723-726

Bates S，Greer IA，Hirsh J，Ginsberg JS.2004. Use of

antithrombotic agents during preg-nancy. The seventh ACCP conference on antithrombotic and thrombolytic therapy. Chest, 126: 627S-644S

Brucato A, Frassi M, Franceschini F et al. 2001. Risk of congenital complete heart block in newborns of mothers with anti-Ro/SSA antibodies detected by counter-immunoelec-trophoresis: a prospective study of 100 women. Arthritis Rheum, 44: 1832-1835

Bull TM, Fagan KA, Badesch DB. 2005. Pulmonary vascular manifestations of mixed con-nective tissue disease. Rheum Dis Clin N Am, 31: 451-464

Buyon JP, Kim MY, Copel JA, et al. 2001. Anti-Ro/SSA antibodies and congenital heart block: necessary but not sufficient. Arthritis Rheum, 44: 1723-1727

Derksen RHWM, Khamashta MA, Branch DW. 2004. Management of the obstetric an-tiphospholipid syndrome. Arthritis Rheum, 50: 1028-1039

Galie N, Manes A, Farahani KV et al. 2005. Pulmonary arterial hypertension associated to connective tissue diseases. Lupus, 14: 713-717

Guillermo Ruiz-Irastorza, Munther A Khamshta, Graham RV Hughes, et al. 2007. Heart disease, pregnancyand systemic autoimmune disease. In: Cei Oakley ed. Heart Disease in Pregnancy. Malden: Blackwell, 136-150

Humbert M, Sitbon O, Simonneau G. 2004. Treatment of pulmonary arterial hypertension. N Engl J Med, 351: 1425-1436

Kearon C, Gent M, Hirsh J et al. 1999. A comparison of three months of anticoagulation with extended anticoagulation for a first episode of idiopathic venous thromboem-bolism. N Engl J Med, 340: 901-907

Khamashta MA, Cuadrado MJ, Mujic F, et al. 1995. The man-agement of thrombosis in the antiphospholipid-antibody syndrome. N Engl J Med, 332: 993-997

Kitridou RC. 2005. Pregnancy in mixed connective tissue disease. Rheum Dis Clin N Am, 31: 497-508

Lockshin M, Tenedios F, Petri M et al. 2003. Cardiac disease in the antiphospholipid syndrome: recommendations for treatment. Committee consensus report. Lupus, 12: 518-523

Lundberg IE. 2005. Cardiac involvement in autoimmune myositis and mixed connective tissue disease. Lupus, 14: 708-712

McGoon M, Gutterman D, Steen V et al. 2004. Screening, early detection and diagnosis of pulmonary arterial hypertension. ACCP evidence-based clinical practice guidelines. Chest, 126: S14-S34

Roman MJ, Shanker BA, Davis A, et al. 2003. Prevalence and correlates of accelerated atherosclerosis in systemic lupus erythematosus. N Engl J Med, 349: 2399-2406

Ruiz-Irastorza G, Khamashta MA, Hunt BJ, et al. 2002. Bleeding and recurrent thrombosis in definite antiphospholipid syndrome: analysis of a series of 66 patients treated with oral anticoagulation to a target INR of 3.5. Arch Intern Med, 162: 1164-1169

Ruiz-Irastorza G, Khamashta MA, Nelson-Piercy C, et al. 2001. Lupus pregnancy: is heparin a risk factor for osteoporosis? Lupus, 10: 597-600

Ruiz-Irastorza G, Khamashta MA. 2004. Evaluation of systemic lupus erythematosus activ-ity during pregnancy. Lupus, 13: 679-682

Saaleb S, Copel J, Friedman D, at al. 1999. Comparison of treatment with fluorinated glucocorticoids to the natural history of autoantibody-associated congenital heart block. Arthritis Rheum, 42: 2335-2345

Sharma BK, Jain S, Vasishta K. 2000. Outcome of pregnancy in Takayasu arteritis. Int J Cardiol, 75: S159-S162

Silva CA, Sultan SM, Isenberg DA. 2003. Pregnancy outcome in adult-onset idiopathic inflammatory myopathy. Rheumatology, 42(10): 1168-1725

Simonneau G, Galie N, Rubin L et al. 2004. Clinical classification of pulmonary arterial hypertension. J Am Coll Cardiol, 43: S5-S12

Tenedios F, Erkan D, Lockshin MD. 2005. Cardiac involvement in the antiphospholipid syndrome. Lupus, 14: 691-696

The task Force on the management of cardiovascular diseases during pregnancy of the European Society of Cardiology(ESC).2011. ESC Guideline on the mamnagement of cardiovascular diseases during pregnancy.Eur Heart J,32(24):3055-3056

Voncsa A,Ponyi A,Constantin T,et al.2007. Pregnancy outcome in idiopathic inflammatory myopathy.Rheumatol Int,27(5):435-439

Zhang L, Wang GC, Mal, et al.2012. Cardiac involvement in adult polymyositis or dermatomyositis:a systematic review.Clin Cardiol,35(11):686-691

第 14 章

妊娠期高血压疾病

妊娠期高血压疾病包括妊娠高血压、子痫前期、子痫、慢性高血压并发子痫前期及慢性高血压合并妊娠。过去我国称其为妊娠高血压综合征(妊高征),本病是孕产妇常见的并发症,是妊娠期特有的疾病。其主要特点是生育年龄的女性在妊娠期 20 周以后出现高血压、蛋白尿,或在没有蛋白尿而出现高血压同时伴有任何以下表现:血小板减少、肝功能损害、肾功能损害、肺水肿、新发生的脑功能或视觉障碍,在分娩后随之消失。本病是孕产妇和围生儿发病率及死亡率的主要原因,严重影响母婴健康。其与出血、感染、心脏病一起构成了致命的四大妊娠合并症,成为孕产妇死亡的主要原因之一。本章重点阐述子痫前期、子痫的病因、病理、诊断分类、临床监测、处理等有关内容。

据估计,全世界每年因子痫而死亡的女性约有 5 万(Duley,1992)。这种死亡在发达国家并不多见,可能与常规和良好的产前检查和治疗有关。在我国,特别是边远地区,妊高征的发病率与死亡率较高。1984 年及 1988 年我国先后对妊高征流行病学进行了调查,前瞻性调查 370 万人,实际调查孕产妇 67 813 人次,妊高征的平均发生率为 9.4%,其中子痫的发生率约占孕产妇的 0.2%,占妊高征的 1.9%。国外报道先兆子痫、子痫发病率 7%～12%。在南非,妊娠期高血压疾病在所有孕产妇死亡中占 19%,美国在 1979～1986 年和英国在 1992 年的样本研究表明,子痫发生率大约在 1/2000,比过去 20 年大幅度减少。据美国妇产科医师协会(ACOG)2013 版指南的资料显示,美国的妊娠高血压发病率为 12%～22%,其约占美国孕产妇死亡的 17.6%。

第一节 病 因 学

妊娠期高血压疾病的发病原因非常复杂,虽然 100 多年来各方学者不断研究,迄今尚未阐明。近年来,集中于滋养细胞浅着床、胎盘缺血缺氧及具有生物活性的内皮细胞功能障碍的研究,即损伤→功能障碍→导致血管舒缩物质失衡→妊娠高血压。但导致血管内皮损伤的机制有待进一步研究。下面介绍目前认为与发病可能有关的几种因素与病因学说。

(一)发病因素

1. 子宫胎盘缺血学说 胎盘滋养细胞侵入蜕膜的功能障碍是引起子痫前期的关键因素,也是导致胎盘缺血/缺氧的主要原因之一。近年来的研究多集中于母体接触的滋养细胞。胎盘形成的关键特征是胎盘滋养层细胞入侵螺旋动脉,人类在妊娠前半期已完成这一过程。为了获得足够的绒毛间隙,滋养层细胞必须进入母体血液循环,螺旋动脉被滋养层细胞逐渐侵蚀,妊娠 12 周滋养细胞穿破蜕膜与子宫肌层连接部；妊娠 18 周可进入子宫肌层动脉；至足月，许多滋养层细胞消失时，这一过程才结束。在妊娠后半期，由于滋养层细胞入侵，螺旋动脉远端的结构与功能发生改变，使子宫胎盘的血流量得以显著地增加，重新塑造的螺旋动脉失去血管平滑肌及弹性结构，变成充分扩张、曲折迂回的管型，管壁内许多弥散的胎盘滋养细胞代替了血管内皮细胞。覆盖在螺旋动脉中的滋养层细胞对血管紧张素的敏感性降低，使螺旋动脉扩张，子宫胎盘血流量增加。在妊娠高血压疾病子痫前期，子痫的胎盘特征是：滋养层细胞血管内移行受抑制，仅在螺旋动脉蜕膜顶部可见少量滋养层细胞，子宫肌层的螺旋动脉维持其平滑肌层及弹性结构，仅保留有小裂隙。分娩时的胎盘已找不到通常所见的滋养层细胞浸润。

重度子痫前期、子痫时见：①胎盘滋养叶细胞于孕中晚期仍存在大量抗原性较强的未成熟滋养层细胞，滋养叶抗原过负载；②滋养层细胞 HLA-G 抗原表达明显减弱，可使母体保护免疫反应减弱，从而可导致孕早期滋养细胞受到免疫损伤以致浸润能力受限，导致子宫螺旋小动脉发育受阻于黏膜段，即所谓胎盘浅着床，造成胎盘缺血，并且螺旋小动脉管壁出现急性粥样硬化病变；③子痫前期是胎盘灌注减少导致产妇血管内皮细胞广泛功能障碍，滋养细胞浸润不足，从而导致子宫螺旋动脉不完全重构，进一步引起胎盘缺血缺氧。子宫胎盘缺血被认为是妊娠期高血压疾病的首要原因。因为，胎盘灌注不良和缺氧时合成和释放大量因子，包括两种重要的抗血管生成因子，可溶性抗血管生成因子（如 soluble fms-like tyrosine kinase 1，sFlt-1）和 Endoglin（如 soluble Endoglin，sEng）。缺血性胎盘可能提高这些因子的结合力，被认为是在产妇肾脏血管内皮细胞和其他器官被广泛激活和（或）功能障碍的原因，最终导致高血压。

2. *胎盘免疫失衡学说*　子痫前期免疫适应不良可能导致滋养细胞浸润螺旋动脉受到干扰，入侵不足和滋养细胞抑制血管扩张，降低产妇绒毛间血液供应空间，从而减少灌注或造成缺氧。在过去 20 年中，有关子痫前期免疫机制重点研究 HLA-A、B、C 和 DR 基因，然而未得到确切的证据。近年研究认为，精浆-囊泡源性转化生长因子，可以抑制Ⅰ型免疫反应的产生，被认为与胎盘胎儿发育不良有关：母胎免疫适应不良，可使胎盘浅表，随后增加滋养细胞脱落，可能触发一个系统的炎症反应。抗原刺激和所谓危险信号，导致大量辅助 Th-1 细胞活化、内皮细胞活化和炎症缺血再灌注，或母亲不适当的对存在的滋养层细胞过度炎症反应。多态性的 HLA-G 在滋养叶细胞介导的细胞毒方面起着重要的作用。自然杀伤细胞产生细胞因子，它们是与血管生成和结构有关的因子，包括血管内皮生长因子、胎盘生长因子和血管生成素 2。可见精浆-囊泡源性免疫因素、HLA-G 活性、自然杀伤细胞的活性等与胎盘血管的重铸有着重要的关系，免疫机制控制着滋养层细胞的浸润，在子痫前期发病中起着重要的作用。

3. *血管生成因子*　目前认为，子痫前期发病中胎盘血管改变是一个重要因素。最近有研究显示，通过阻止可溶性 fms 样酪氨酸激酶-1（sFlt-1），结合循环血管内皮生长因子（VEGF）和胎盘生长因子（PIGF）对血管内皮细胞的作用，可导致内皮细胞功能障碍。最近的研究显示，有子痫前期风险的高危孕妇，酪氨酸激酶-1 的水平显著增高，相反，胎盘生长因子和血管内皮生长因子减少。血管内皮生长因子（VEGF）被公认对血管生成和增殖起有效的作用，也被确认为细胞平衡的一个重要因子，特别是在平衡氧化应激方面。可溶性的内源性 sFlt-1 主要来源于胎盘，可破坏血管内皮生长因子的信号。大量的临床证据说明子痫前期产妇与循环血管生长因子

(VEGF和PIGF)和抗血管生长因子(sFlt-1)的水平不平衡密切相关。子痫前期患者血浆和羊水sFlt-1的浓度升高，胎盘sFlt-1 mRNA的表达增强。此外，子痫前期女性血循环中高水平sFlt-1与PIGF和VEGF水平下降相关。新近的研究显示，sFlt-1升高可能具有预测子痫前期的价值，因为在高血压的临床症状和蛋白尿出现之前，sFlt-1血浓度已可能升高。另外有学者建议，sFlt-1与PIGF比率可能是预测子痫前期最准确的方法之一。

另一种抗血管生长因子，Endoglin(sEng)是子痫前期发病中的一个因素，sEng是转化生长因子(TGF-β)受体复合物的一个组成部分，是一个与缺氧诱导蛋白、细胞增殖和一氧化氮(nitric oxide，NO)信号相关的因子。sEng也被证明与抗血管生成有关，它能损害TGF-β结合细胞表面受体。

4. *血管内皮细胞损伤*　近年的研究认为，血管内皮细胞除具有屏障作用外，更是机体最大的内分泌组织，通过自分泌释放血管活性物质如NO、内皮素、前列环素等调节血管舒缩，协调凝血和抗凝血之间的平衡，参与组织间与血液间的物质交换、吞噬细菌，起血液净化器的作用。妊娠期高血压疾病患者，胎盘滋养层细胞迁移至蜕膜及子宫肌层螺旋小动脉的功能减退，使螺旋小动脉对血管紧张素敏感性增加，导致胎盘单位灌注不足，并使一些活性因子分泌和进入母血，从而活化血管内皮细胞，内皮细胞功能广泛受损。在妊娠期高血压疾病中血管内皮细胞形态和内皮功能受损，其结果是：①血管内皮细胞连接破坏，致使血管内的蛋白和液体外渗；②激活凝血系统而造成DIC，血管活性因子释放；③血管收缩因子如内皮素(ET-1)的生成与释放增加，血管扩张因子如NO、前列环素的生成与释放减少，导致NO、PGI_2合成及分泌减少，而ET合成与分泌量增加，导致小动脉平滑肌的兴奋性和对血管收缩物质(如血管紧张素)的敏感度增加，全身的小动脉痉挛，导致发生妊娠期高血压疾病的病理过程。

5. *氧化应激学说*　在氧化应激增高状态下，由于抗氧化因子作用的不平衡，通过对血管直接作用或通过减少血管舒张剂的生物活性，从而导致血管内皮功能障碍。在子痫前期的产妇中，如合并肥胖、糖尿病和高脂血症等的基础风险因素，氧化应激作用常会增强，胎盘中超氧化物歧化酶(SOD)水平减少和超氧化物歧化酶活性降低，总抗氧化保护能力降低。有研究认为过氧化脂质是毒性物质，损害内皮细胞，增加末梢血管收缩和增加血栓合成，以及减少前列腺环素的合成。现认为过氧化脂质不是起因，而是氧化压力导致的胎盘缺血和细胞激活作用的结果，局部过氧化脂质的积蓄导致了自由基产物的增加，改变了前列环素/血栓素的合成，过氧化脂质、血栓素和(或)细胞激酶的增加激发了血管和器官的功能破坏。脂质蛋白代谢的改变，主要是极低密度脂蛋白(VLDL)和氧化低密度脂蛋白的增加，还有富三酰甘油磷脂蛋白均可导致内皮细胞的损害。过氧化脂质和它的相关性自由基已成为子痫前期病人胎盘功能损害的发病因素。目前的研究证实，母血中增高的过氧脂质主要来源于胎盘，它可以损害滋养层细胞的线粒体蛋白，使滋养细胞功能衰退，这是子痫前期病理生理学的一个因素。

6. *凝血与纤溶系统变化*　血液凝血机制和纤溶酶的改变被认为在子痫前期病理中起着重要的作用。正常妊娠时，全身处于血液高凝和胎盘局部血凝亢进的状态。为适应这一变化，机体充分发挥了血管内皮细胞抗凝功能的代偿作用。子痫前期时，血管内皮细胞代偿功能不全，所分泌的前列环素(PGI_2)、血栓调节蛋白(TM)、组织纤溶酶原激活物(tPA)、纤维结合蛋白(Fn)、抗凝血酶(AT-Ⅲ)比例失调，使凝血纤溶活性、凝血功能与抗凝血功能失调，难以对抗血液高凝，至血凝亢进，呈慢性 DIC 改变。近年来发现子痫前期尤其是重度子痫前期患者常有出血倾向，机体存在凝血因子不同程度的减少及纤维蛋白降解产物明显升高，血浆中低水平的纤溶蛋白溶酶原激动抑制因子Ⅱ与重度子痫前期及 FGR 有关。肾、胎盘免疫荧光技术亦证实肾和胎盘局部 DIC 改变，但 DIC 和妊娠期高血压疾病的因果关系尚待阐明。

另一个重要因素是血小板、血小板的活性因子（PAF），血小板颗粒膜蛋白（GMP-140）的变化、活性增加与妊娠期高血压疾病发生及病情有关。有研究提出，用流式细胞仪测定血小板活化可预测子痫前期的发生，测定 CD63 表达增加是发生子痫前期的危险因素，但这种方法仍处于研究状态。血小板内皮细胞黏附分子-Ⅰ的表达增强是鉴别妊娠期高血压疾病与正常妊娠最好的标志物。

7. 血管活性物质　大量的细胞或血浆血管活性因子在妊娠期高血压疾病的病原学或病理机制中起作用。

（1）一氧化氮（NO）：是一种结构简单、化学性质活跃的小分化合物。在循环系统 NO 的主要生理功能是舒张血管平滑肌，调节血管的基础张力，对维持血压和外周血管阻力的相对恒定具有重要作用。血压增高是妊娠期高血压疾病主要的临床表现之一，目前认为可能与外周血中 NO 浓度降低有关。NO 是目前发现在体内产生的最强的血管舒张因子，正常妊娠时 NO 增加，这对维持子宫胎盘血流的增加是重要的，而妊娠期高血压疾病时则相反。内源性血管舒张因子 NO 的合成和释放降低是妊娠期高血压疾病发生的重要因素。国内外多个研究报告显示妊娠期高血压疾病时胎盘组织及母血浆 NO 水平较正常妊娠明显下降，提示 NO 在妊娠期高血压疾病发病过程中的作用。

（2）血管内皮素（ET）：ET 在 1998 年从猪动脉内皮细胞培养液中分离出来，含有 21-氨基酸的残基，分子链内含有两个二硫键，形成一个锥状螺旋三维结构，ET 有使各种血管收缩的作用，ET 为一种血管收缩肽，去甲肾上腺素、凝血酶、缺氧、机械牵拉、血管壁内外压力差改变，均会刺激内皮细胞产生 ET。妊娠期高血压疾病患者由于内毒素、缺血、缺氧、酸中毒、冷刺激、凝血酶、血管紧张素、氧自由基及心钠素均可调节 ET 的产生。妊娠期高血压疾病患者血凝黏滞度增高，血脂代谢紊乱，血液高凝状态，引起血流缓慢，组织缺氧，血管内皮细胞紊乱或损伤使血管反应因子包括 ET 增高、血管松弛因子合成降低、促凝物质增高，造成凝血功能的异常，促凝物质产生增加，导致妊娠期高血压疾病。

8. 二甲基精氨酸二甲胺水解酶（DDAH）/非对称性二甲基精氨酸（ADMA）/L-精氨酸-一氧化氮（L-Arg-NO）系统

近年来，国外学者开始关注一氧化氮合酶抑制物及其水解酶在子痫前期发病中的作用。有研究结果提示：一氧化氮合酶抑制物 L-精氨酸的同系物——非对称性二甲基精氨酸（asymmetric dimethylarginine，ADMA）是 NOS 的内源性抑制剂，可与 L-精氨酸竞争性地抑制 NOS，减少 NO 合成。同时研究提示 ADMA 不是通过肾脏滤过清除，而是主要由 NO 合酶抑制的水解酶分解代谢，此种酶称为二甲基精氨酸二甲胺水解酶（dimethylarginine dimethylaminohydrolase，DDAH）。DDAH 广泛存在于人的血管内皮细胞和其他组织细胞。DDAH 有两种异构体：1 型和 2 型。DDAH1 型主要存在于表达 nNOS 的组织中，DDAH2 型则在表达 eNOS 的组织中占优势，在胎儿组织中高度表达。DDAH2 表达或活性的改变可能是内皮细胞局部或机体全身性 ADMA 浓度变化的重要机制。现研究已证实改变 DDAH 活性可影响 ADMA 的水平。

有研究显示子痫前期血小板 L-Arg-NO 通路损伤，引起血小板聚集和黏附增强，呈一种血栓状态，血栓状态不仅仅是子痫前期的特征，而且可能是其发病原因。有研究发现抑制NO合成时，孕鼠血浆内皮素、血栓素、TXA_2、血管紧张素Ⅱ的水平升高，而前列环素、PGI_2则降低，提示NOS的抑制剂ADMA通过抑制NOS的合成，影响孕鼠的血管调节因子，造成内皮细胞损伤，可能是妊娠期高血压疾病的病因。

国内黄艳仪、姚细保2009年报道了子痫前期与DDAH/ADMA/NOS系统的关系，提示此种途径失调可能是子痫前期发病的重要因素。该研究结果见子痫前期组与正常妊娠组比较胎盘中$DDAH_2$-mRNA的表达明显降低；相反，血浆ADMA水平升高；胎盘中eNOS含量呈低表达。推测子痫前期发病与DDAH/ADMA/NOS失调有关。以往的研究已证实，子痫前期患者体内NO的水平降低，而国外最新研究认为NO合成减少受到DDAH/ADMA/NOS途径的调节。ADMA抑制NOS的生物活性，而ADMA主要由DDAH代谢降解，子痫前期患者DDAH的表达减少，使血浆ADMA的分解代谢减少；血浆ADMA水平升高，导致eNOS的活性降低，使NO的生物合成减少，体内血管舒缩因子的平衡失调，血管收缩因子占优势，机体的小血管发生收缩，外周血管阻力增加，而产生子痫前期的病理改变。

另一方面，$DDAH_2$的低表达也可能导致血管内皮生长因子-mRNA表达下调，引起胎盘血管构建的改变，使血管内膜的完整性受到损害，并影响内皮细胞的生长分化，致使胎盘新生血管的生成减少，胎盘血流灌注不足，而进一步加重血管内膜的损伤，使血管舒缩因子失衡，引起小动脉痉挛，发生子痫前期的病理生理改变。ADMA不仅可以抑制NOS活性，而且还可以在内皮细胞膜的转运过程中与L-精氨酸竞争，降低L-精氨酸的转运率，NOS作用的底物L-精氨酸减少，使NO的合成减少，导致血压升高，基于对ADMA在高血压及子痫前期等血管内皮损伤性疾病发病中重要作用的认识，启发了人们应用L-精氨酸及NO释放剂治疗原发性高血压和子痫前期，并获得了较好的疗效。

9. *肾素-血管紧张素-醛固酮系统*（RAS）　RAS在不同的生理和病理条件下，其神经内分泌的调节功能对动脉血压的影响发挥着重要作用。子宫胎盘缺血，刺激肾小球感受器，使肾素血管紧张素（AⅡ）分泌增加，同时血管对AⅡ的敏感性增高，灭活AⅡ的血管紧张素酶（ACE）的活性降低，使AⅡ在循环中浓度增高，肾血管收缩，刺激肾上腺分泌醛固酮，从而发生高血压、水肿、蛋白尿等妊娠期高血压疾病的病理生理改变。国内黄艳仪、刘国成等在不同的研究中，亦表明妊娠期高血压疾病与ACE基因的多态性有关。

10. *遗传学说*　有证据表明妊娠高血压疾病有家族倾向，可能与隐性或显性基因有关。随着人类基因组研究的深入，子痫前期与遗传学的关系正深入研究。目前研究较多的易感基因有：①与线粒体有关的基因；②与凝血有关的易感基因，凝血因子Ⅴ Leiden突变基因、凝血酶原基因多态性血栓调节蛋白（TM）、亚甲基四氢叶酸还原酶基因（MTHFR）；③参与脂代谢的易感基因；载脂蛋白基因的多态性；④血管紧张素原（AGT）基因、血管紧张素T_{235}基因变异、血管紧张素转化酶（ACE）基因的多态性；⑤人类白细胞抗原HLA-DR4基因，HLA-Ⅰ、Ⅱ类抗原夫妇间相容性增加；HLA-G表达下降；⑥内皮型一氧化氮合成酶基因，eNOSGlu298Asp突变基因。

（二）流行病学相关因素

研究显示，一系列的临床因素都可增加子痫前期的发生风险，见表14-1-1。ACOG2013指南把初产作为子痫前期危险因素的第一位，其他危险因素包括多胎妊娠、子痫前期病史，在年龄大于35岁的孕妇中，心血管的危险因素可增加子痫前期的发生风险，如孕妇的年龄大于 40 岁、糖尿病、肥胖、既往存在高血压病史。其他疾病的发病因素也都可增加大龄孕妇子痫前期的发病率，如血管结缔组织疾病、肾病、抗磷脂抗体综合征。尽管数据提示子痫前期的发病倾向与患者的发病基础相关，但基因和环境因素对子痫前期的风险和发生率的影响不确切。血栓倾向的女性也可能有子痫前期的遗传易感性。种族的差异对子痫前期发病率与疾病严重程度的影响仍然不能给予确切的评估，因为种族间存在社会经济和文化因素差异的关系，如非裔美国人。但是，事实上大多数的子痫前期病例却发生在没有其他明确风险因素的健康初产妇身上。

表 14-1-1　ACOG 2013 版指南提出的子痫前期的临床危险因素

初产
前次妊娠并发子痫前期
慢性高血压和(或)慢性肾脏疾病，或两者共存
血栓病史
多胎妊娠
体外受精-胚胎移植
子痫前期家族史
1 型或 2 型糖尿病
肥胖
系统性红斑狼疮
高龄(≥40 岁)

1. 高危相关因素

(1)家族遗传因素与既往病史：妊娠高血压疾病有家族聚类，在母亲、女儿、姐妹和孙女之间先兆子痫的发病率是 2～5 倍婆媳关系者。按 ACOG 2013 指南显示，如果患者一级亲属具有子痫前期的医学病史，患者发生子痫前期的风险增加 2 倍。既往妊娠曾经发生子痫前期的患者，其发生风险可增加 7 倍。

(2)无保护性交：有研究指出，同居时间越短，接触精子越少的女性，妊娠高血压疾病发生风险越高。另外，精子的接种可提高产妇组织相容性抗原封闭抗体的产生，抑制产妇淋巴细胞对外源性胎儿抗原的排斥。初产妇首次接触胎儿起源的滋养细胞占妊娠高血压疾病的 85%。

(3)辅助生殖技术：接受捐赠的精子、卵子妊娠，有较高的妊娠高血压疾病的发生率。

(4)抗心磷脂抗体：已知其与复发性流产、胎儿生长受限、易栓症等产妇和胎儿预后不良有关，抗心磷脂抗体和狼疮抗凝物阳性者，妊娠高血压疾病发病危险性增加。

2. 生理因素

(1)孕妇年龄：年龄超过 35 岁的女性与年轻女性相比，妊娠高血压疾病的风险增加 2～4 倍，大多数的研究并没有发现女性年龄小于 20 岁是一个危险因素。

(2)体重：肥胖女性，特别是高血脂的肥胖女性增加了内皮细胞脂质过氧化，有较高的妊娠高血压疾病的发生率。

(3)多胎妊娠：多胎比单胎妊娠有较高的妊娠高血压疾病发生率，双胞胎妊娠比单胎妊娠风险高 3 倍，三胎妊娠的风险大于双胎妊娠。人们推测这可能与多胎妊娠的胎盘较大，给母亲暴露了更大量的父系抗原有关。

3. 环境因素

(1)吸烟：一直以来，人们认为吸烟与多种不良妊娠结局有关。有研究显示，过去 30 年里吸烟孕妇妊娠高血压疾病的发生率低于不吸烟者，这一生物学机制仍然未明，可能与尼古丁抑制血栓素 A_2 有关。

(2)海拔：居住在海拔高的孕妇妊娠高血压的发病率增加，体力劳动和妊娠期间的压力与子痫前期发病有关。一个大型调查发现，工作时间长和在工作压力大的环境下有较高子痫前期的发病率。

第二节　病 理 生 理

妊娠期高血压疾病的病理生理改变广泛而复杂，由于不正常的滋养细胞浸润和螺旋动脉重铸失败，使胎盘损害。各种损伤因子通过血管内皮细胞受体引起内皮细胞损伤，使全身血管痉挛、血液浓缩、凝血系统的激活、止血机制异常、前列环素与血栓素比值改变等。这些异常改变导致视网膜、肝、肾、脑血液等多器官系统的病理性损害。尽管很多文献集中在胎盘滋养层侵入程度，但子痫前期的病因仍不明，子痫前期胎盘滋养层侵入不完全，而且，高血压的程度可能与滋养层侵入程度相关。子痫前期也可能与免疫反应明显改变有关。

1. *子宫胎盘病理改变*　正常妊娠时，滋养层细胞浸润蜕膜及子宫肌层内1/3部分的螺旋动脉，其管壁的滋养细胞浸润使动脉壁肌细胞变性，血管呈迂回曲张的状态，并失去对血管活性物质的反应性。这一形态改变使子宫胎盘动脉血管床变成了低阻、低压、高流量的系统。而妊娠期高血压疾病时，螺旋动脉生理改变仅限于子宫蜕膜层，肌层部分仍保持解剖学上的完整性且没有扩张，动脉壁平滑肌对血管活性物质仍有反应。电镜下观察发现，妊娠期高血压患者子宫胎盘血管有广泛的血管内皮细胞超微结构损伤。临床上常见有胎儿发育迟缓、胎盘早剥、胎死宫内。

2. *肾脏改变*　子痫前期，尤其是病情严重的孕妇，由于低的过滤分数，肾小球滤过率和肾的灌注量是下降的，尿酸清除率下降在子痫前期是一个重要的标志。肾小球血管内皮增殖是妊娠期高血压疾病特征性肾损害，肾小球毛细血管内皮细胞肿胀，体积增大、血流阻滞。肾小球可能有梗死，内皮下有纤维样物质沉积，使肾小球前小动脉极度狭窄，肾功能改变。在妊娠期高血压疾病早期血尿酸即增高，随着妊娠期高血压疾病的发展，尿素氮和肌酐均增高。严重者可出现少尿（日尿量≤400ml），无尿（日尿量≤100ml），持续的少尿可能提示急性肾小管坏死，并可能导致急性肾衰竭。但是，少尿也可能继发于血液浓缩和肾血流量减少。

3. *中枢神经系统改变*　脑部损害在子痫前期很多见，临床表现包括头痛、反射亢进、视物模糊和皮质盲（短暂失明，持续数小时至1周），所有改变是瞬时的，受血压和树突状的传递所控制。出血是由于血管痉挛和缺血，血管被纤维蛋白渗透，导致水肿、血管破裂。脑血流灌注由自身调节，在较大血压波动范围内仍能保持正常血流，当脑动脉血管痉挛，血压超过自身调节上限值或痉挛导致脑组织水肿，血管内皮细胞间的紧密连接就会断裂，血浆及红细胞便会渗透到血管外间隙，引起脑内点状出血，甚至大面积渗出，脑功能受损（图14-2-1）。脑功能受损表现为：脑水肿、抽搐、昏迷，甚至脑出血、脑疝。有资料谓MABP≥140mmHg时脑血管自身调节功能丧失而易致脑出血。子痫导致孕产妇死亡通常与颅内出血有关。

最近，用MRI检查发现在重度子痫前期和子痫的脑出血有两种类型，大多数是遍及脑部的分散性出血和枕叶皮质，与收缩压和舒张压严重升高有关。在许多脑出血继发死亡的病例中，不少脑血管破裂的原因与脑深部微小动脉穿透有关，称为夏科-布沙尔瘤（Charcot-Bouchard aneurysm）特别是在基底结、丘脑和深白质多见，并发现这种脑血管微小动脉瘤的破裂直接与血压升高有关（图14-2-2）。

4. *心血管系统和循环的改变*　一些临床研究报道，妊娠高血压疾病患者有左心室重量增加与舒张功能不全的迹象，在子痫前

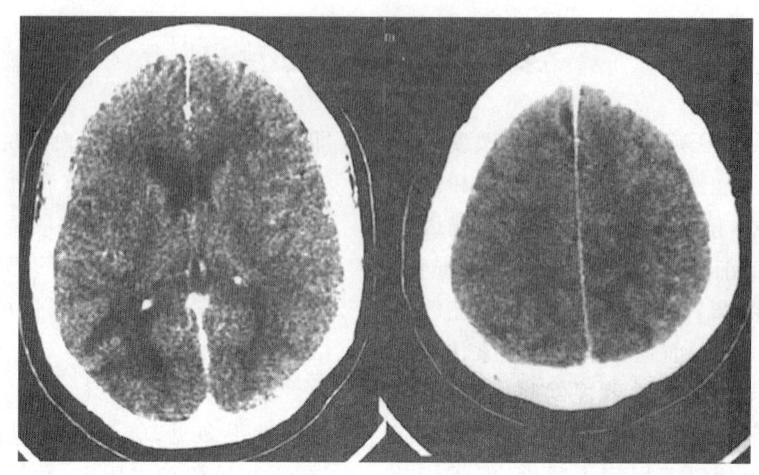

图 14-2-1　子痫发作后女性患者脑部 CT 平扫显示枕叶白质和高额叶/顶叶的低密度区

资料来源：Courtesy of Aashit K Shah，MD

期心排血量和血浆容量下降。胎盘灌注减少导致产妇血管内皮细胞广泛功能障碍，胎盘灌注不良和缺氧并合成和释放大量的活性因子如 sFlt-1 和 sFng。这些因子在产妇肾脏和其他器官引起广泛的氧化激活或血管内皮细胞功能障碍，最终导致高血压。由于 PGI_2/TXA_2 的增加，内皮依赖性舒张受损，导致全身血管痉挛、血液浓缩、血压升高，系统血管阻力增加。冠状动脉痉挛，可引起心肌缺血、间质水肿及点状出血与坏死，偶见毛细血管内栓塞，心肌损害严重可引起妊娠期高血压疾病性心脏病、心功能不全甚至心力衰竭、肺水肿。急性心力衰竭肺水肿患者在临床上可见肺淤血、肺毛细血管压增高、肺间质水肿、肺泡内水肿。心力衰竭的临床表现有：脉率速、呼吸困难、胸闷、肺部啰音，甚至端坐呼吸。对全身水肿严重的患者，虽无端坐呼吸，应警惕右心衰竭。扩容治疗使用不当可产生医源性左心衰竭、肺水肿。

在子痫前期，血液浓缩是循环系统重要的变化，因为子痫前期孕妇不会出现正常妊娠期容量过多的状态。血管反应性变化可能是多种血管活性因子相互作用，如前列环素（血管舒张剂）、血栓素 A_2（血管收缩蛋白）、内皮素（血管收缩蛋白）、过氧化物（血管收缩蛋白）等可导致血管强烈痉挛，而血管痉挛和血液浓缩相伴发生可使血管内的空间收缩，导致毛细血管渗漏和胶体渗透压降低。积极补液治疗，扩张血管内容量，可能导致肺毛细血管楔压升高甚至肺水肿。子痫前期孕妇通过有创的血流动力学监测发现，积极补液治疗后肺毛细血管楔压明显升高并超过正常水平（图 14-2-3）。

5. 肝脏改变　重度子痫前期孕妇肝功能可发生显著的变化。病情严重者，肝内小动脉痉挛与舒张，肝血管内层突然充血，肝静脉窦内压力骤然升高，门静脉周围组织发生出血。若肝血管痉挛收缩过久，肝血管内纤维蛋白的沉积和缺血可引起血管周围和区域的组织细胞坏死，导致肝实质细胞不同程度的损害。妊娠期高血压疾病致肝细胞缺血、缺氧、细胞肿胀可出现丙氨酸氨基转移酶和天冬氨酸氨基转移酶升高。出现溶血时，可能发生高胆红素血症，轻度黄疸，胆红素可超过 51.3mmol/L，无肝细胞坏死。严重者甚至出现肝区毛细血管出血，肝脏出血通常表现为包膜下血肿，常导致子痫前期孕妇出现上腹痛。然而病死率高的肝破裂非常罕见。

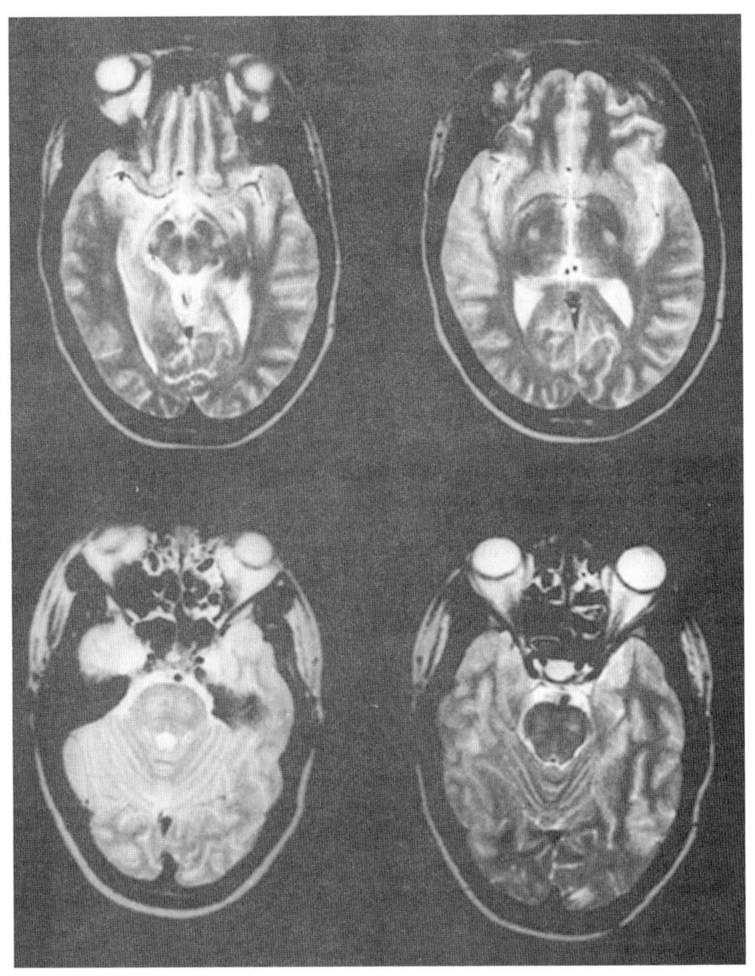

图 14-2-2　子痫女性应用 T_2W 磁共振检查，图像显示脑桥、脑干和内囊区高信号异常病灶

资料来源：Courtesy of Aashit K Shah，MD

6. 血液系统和微血管病性溶血　子痫前期孕妇，尤其当重度子痫前期时，可能出现多种血液变化。评估重度子痫前期血细胞比容值时应该考虑溶血或血液浓缩或两者同时发生。因为血细胞比容的水平可能因为溶血变得非常低，而继发于无溶血的血液浓缩则可非常高。

尽管病因不明，但血小板减少和溶血可能成为 HEELLP 综合征的一部分而同时发生。妊娠期高血压疾病时由于微循环淤血，可并发微血管病性溶血，其发生的原因是：①红细胞变形力差；②血管内皮受损，血小板被激活，血小板计数下降；③细胞膜饱和脂肪酸多于不饱和脂肪酸，比值失衡，细胞易裂解，肝细胞内 SGOT 释放至血液循环。红细胞高度浓缩时产生乳酸脱氢酶，血清乳酸脱氢酶不成比例升高是溶血的征兆。

1982 年 Weinstein 报道了重度子痫前期并发微血管病性溶血，并根据其临床 3 个主要症状：①溶血（hemolysis）；②转氨酶升高（elevated liver enzymes）；③血小板减少（low platelets），命名为 HELLP 综合征。临

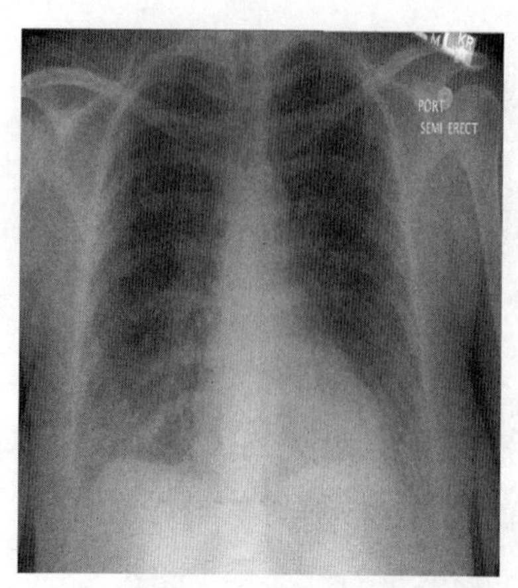

图 14-2-3　子痫前期合并非心源性肺水肿患者毛细血管渗漏是子痫前期的基本病理改变，患者肺部灌注显著增加，但没有心脏收缩功能不全肺水肿患者的肺门阴影增大、肺野血管纹理增多的表现，静脉注射呋塞米 10mg 后临床症状迅速改善

资料来源：Courtesy of Aashit K Shah，MD

床表现：上腹痛、肠胃症状、黄疸等。严重者发展为DIC，有DIC的临床及实验指标。目前一般认为HELLP综合征之诊断并不要求患者兼有妊娠期高血压疾病表现。这些病理改变发生在肾脏可由于肾血管内广泛性纤维蛋白微血栓形成所致的产后溶血性尿毒症性综合征。

7. *眼部改变*　由于血管痉挛可发生视网膜剥离或皮质盲。视物模糊至双目失明，视网膜水肿至视网膜剥离失明，或大脑后动脉严重的血管痉挛性收缩致视觉皮质中枢受损失明。

8. *血流动力学改变*　正常妊娠是心排血量(CO)随着心率及搏出量增加而增加，系统血管阻力(SVR)则下降，而肺血管阻力(PVR)、中心静脉压(CVP)、肺毛细血管楔压(PCWP)及平均动脉压都没有明显改变，左心室功能保持正常水平，但未治疗的子痫前期患者，CO、PCWP下降，而SVR可以正常或增高显示了低排高阻的改变。

9. *HELLP综合征*　重度子痫前期累及肝脏后可发展为HELLP综合征。在一项研究中重度子痫前期孕妇HELLP综合征发生率约为20%。重度子痫前期并发HELLP综合征则不良妊娠结局的风险增加，如胎盘早剥、肾衰竭、肝包膜下血肿、反复子痫前期、早产，甚至胎儿或孕妇死亡。

10. *胎儿变化*　子痫前期可因子宫胎盘血流损伤或胎盘梗死而对胎儿及胎盘造成异常的影响。这些影响包括胎儿宫内生长受限、羊水过少、胎盘早剥和分娩前胎儿监护指标异常(不一定可靠)。

第三节　分类和诊断标准

妊娠高血压疾病是妊娠期常见的疾病，其临床的特点包括：高血压、水肿、蛋白尿、抽搐、心力衰竭、肾衰竭，甚至母儿死亡。一直以来，对妊娠高血压疾病的诊断、分类和处理的意见仍未统一，国内外学者在不同的时期也先后提出不同的修订方案，2011年美国ACOG成立妊娠高血压疾病工作组，并于2013年11月正式发布ACOG 2013版指南。

(1)20世纪50年代之前，我国采用英美分类方法，当时称本病为急性晚期妊娠中毒症。20世纪50年代之后称本病为晚期妊娠中毒症。分为妊娠水肿、妊娠肾病、子痫前期和子痫4类。1962年我国妇产科专家提出了修改分类和诊断标准，分为轻度妊娠中毒症、中度妊娠中毒症、重度妊娠中毒症。

(2)1972年美国妇产科医师学会(ACOG)对妊娠高血压疾病给予分类和定义(表14-3-1)。

表 14-3-1　1972 年美国妇产科医师学会(ACOG)妊娠高血压疾病分类

妊娠高血压(pregnancy-induced hypertension,PIH)

1. 子痫前期:在孕 20 周以后出现高血压合并有蛋白尿或水肿,或两者均有

　A. 轻度

　　血压≥140/90mmHg 或舒张压较基础血压升高 15mmHg

　　尿蛋白>300mg/24h

　B. 重度

　　血压≥160/110mmHg 或舒张压≥110mmHg

　　24h 尿蛋白>3g,随机尿蛋白++以上

　　少尿,尿量少于 400～500ml/24h

　　提示脑血管受累的症状(头痛、视物模糊)

　　血肌酐升高>1.5mg/dl,或较前升高 1 倍

　　肺水肿、发绀

　　上腹痛、右上腹痛

　　微血管溶血

　　胎儿宫内发育迟缓

　　转氨酶升高或黄疸

2. 子痫:在先兆子痫的基础上发生抽搐,而不能用其他病因来解释

(3)1983 年第二届全国“妊娠高血压综合征防治科研协作组”建议统一命名为“妊娠高血压疾病”,简称“妊高征”。分类诊断标准见表 14-3-2。

(4)1985 年世界卫生组织提出的重度子前期诊断标准见表 14-3-3。

表 14-3-2　我国 1983 年妊娠高血压综合征的分类

分　类	临床表现
轻度妊娠高血压综合征	血压>17.3/12.0kPa(130/90mmHg),或较基础血压升高 4/2kPa(30/15mmHg),亦可伴轻度蛋白尿及水肿
中度妊娠高血压综合征	血压超出轻度范围<21.3/14.6kPa(160/110mmHg),尿蛋白(+),或伴有水肿及轻度自觉症状,如头晕等
重度妊娠高血压综合征(先兆子痫及子痫)	重度先兆子痫时血压≥21.3/14.6kPa(160/110mmHg),或尿蛋白(++～++++),伴水肿及头痛等自觉症状,此 3 项中有 2 项者 子痫:在妊高征的基础上有抽搐
未分类	
妊娠水肿	水肿延及大腿部及以上者
妊娠蛋白尿	孕前无蛋白尿,妊娠期蛋白尿(+)及以上,而产后恢复正常者
慢性高血压合并妊娠	包括各种原因所致的高血压

表 14-3-3　1985 年世界卫生组织提出的重度子痫前期诊断标准

收缩压≥160mmHg(21.3kp)或舒张压≥110mmHg(14.7kPa)
尿蛋白>2.0g/24g 或随机标本定性检查(++++)
肝酶学水平升高(ALT 或 AST 升高)、黄疸
血清肌酐增高>1.2mg/dl(120μmol/L)
血小板减少<100×10^9/L
微血管溶血(LDH>600U/L)
视网膜出血、视盘水肿、视觉障碍
腹水(包括胸腔积液、心包积液)
头痛、视觉障碍或右上腹痛(症状提示终末器官受累)
肺水肿
抽搐、昏迷
胎儿生长受限或羊水过少

注:妊娠高血压患者有表中任何一项或几项体征或症状即可确诊为重症妊娠高血压。

资料来源:妊娠高血压病.1985 年 WHO 于日内瓦妊娠高血压疾病会议汇编。

子痫前期患者有上述中任何一项或几项临床表现,诊断为重度子痫前期。WHO 关于妊娠期高血压疾病重度子痫前期诊断标准中提出的各项临床指标表现代表着有一定程度的脏器病理损害。

(5)随着妊娠期高血压疾病病理生理变化及病因学研究的深入,为了更好地与国际交流,我国学者提出了修改妊高征的命名与分类标准,提出的现行命名和分类标准见表 14-3-4。

表 14-3-4　妊娠期高血压疾病分类

分　类	临床表现
妊娠期高血压	血压≥140/90mmHg,妊娠期首次出现,并于产后 12 周恢复正常。蛋白尿(—),患者可伴有上腹部不适或血小板减少,产后方可确诊
子痫前期(preeclampsia)	
轻度	血压≥140/90mmHg,孕 20 周后出现;蛋白尿≥300mg/24h 或(+)可伴有上腹不适、头痛等症状
重度	血压≥160/110mmHg,蛋白尿≥2.0g/24h 或(++);血肌酐>106μmol/L;血小板减少<100×10^9/L;微血管病性溶血(血 LDH 升高);血清 ALT 或 AST 升高;持续性头痛或其他脑神经或视觉障碍;持续性上腹不适
子痫	子痫前期孕妇抽搐不能用其他原因解释
慢性高血压并发子痫前期	高血压孕妇妊娠 20 周以前无蛋白尿,若出现蛋白尿≥300mg/24h;高血压孕妇 20 周后突然蛋白尿增加,血压进一步升高或血小板<100×10^9/L
妊娠合并慢性高血压	血压≥140/90mmHg,孕前或孕 20 周以前或孕 20 周后首次诊断高血压并持续到产后 12 周以后

子痫前期是高血压、蛋白尿，或伴多种其他症状体征，如水肿、视觉障碍、头痛及上腹部疼痛的综合征。实验室异常包括溶血、肝酶学升高和血小板数降低（HELLP综合征）。HELLP综合征可伴或不伴蛋白尿。蛋白尿定义为24h尿蛋白≥0.3g，相当于随机尿蛋白(+)。

诊断子痫前期的标准：妊娠20周后首次出现收缩压≥140mmHg或舒张压≥90mmHg，蛋白尿即尿蛋白≥0.3g/24h。子痫前期是妊娠特有的综合征，通常发生在孕20周后。妊娠期高血压将进展为子痫前期或子痫的患者约为15%。

符合下列标准至少1条可诊断为重度子痫前期：卧床休息间隔6h、2次收缩压≥160mmHg，或舒张压≥110mmHg；蛋白尿：≥5g/24h，或间隔4h的2次尿蛋白；少尿：24h尿量<500ml；大脑或视觉障碍；肺水肿或发绀；上腹部或右上腹疼痛；肝功能受损；血小板减少，胎儿生长受限。

(6)我国现行诊断重度子痫前期临床症状和体征见表14-3-5。

表14-3-5　重度子痫前期临床症状和体征

收缩压≥160～180mmHg或舒张压≥110mmHg
24h尿蛋白>5.0g或随机尿蛋(+++)以上
中枢神经系统功能障碍
精神状态改变和严重头痛（频发、常规镇痛剂不能缓解）
脑血管意外
视物模糊、眼底点状出血，极少数患者发生过皮质性盲
肝细胞功能障碍、肝细胞损伤、血清转氨酶至少升高2倍
上腹部或右上象限痛等肝包膜肿胀症状，肝包膜下出血或是破裂
少尿，24h尿量<500ml
肺水肿，心力衰竭
血小板<100×10^9/L
凝血功能障碍
微血管病性溶血（血LDH升高）
胎儿生长受限、羊水过少、胎盘早剥

资料来源：2008.全国高等学校教材妇产科学.7版。

(7)在2011年欧洲心脏病学会(ESC)妊娠心血管疾病治疗指南中，妊娠期高血压的定义是依据血压的绝对值，收缩压≥140mmHg，或舒张压≥90mmHg。对比欧洲高血压学会(ESH)/ESC及其他指南的血压分级，根据血压升高的水平，妊娠期血压在140～159/90～109mmHg为轻度高血压，血压≥160/110mmHg为重度高血压。ESC的指南指出，妊娠期高血压并不是完全独立的概念，而是包括了孕前高血压、单纯妊娠期高血压、孕前高血压并妊娠期高血压合并蛋白尿、产前未能分类的高血压。

孕前高血压定义为：妊娠前或妊娠期的前20周血压≥140/90mmHg，并持续至产后42d以后，常可出现蛋白尿，其占妊娠女性的1%～5%。孕妇在妊娠前未发现其血压增高。妊娠早期（16周以内）由于妊娠的生理变化，血压可以恢复正常。而仅在妊娠后期表现为高血压，这部分患者常被误认为是单纯妊娠期高血压。

妊娠期高血压定义为：妊娠导致的高血压，可合并或不合并蛋白尿，占妊娠高血压的

6%～7%。妊娠期高血压多见于妊娠20周以后，多数于产后42d内缓解。主要以组织器官灌注不良为特点。临床合并明显蛋白尿（≥0.3g/d或尿蛋白肌酐比值≥30mg/mmol）则称为子痫前期，发生比例为5%～7%。妊娠期高血压在孕前高血压的孕妇中可以高达25%。子痫前期多见于首次妊娠、多胎妊娠、葡萄胎及合并糖尿病患者。由于60%以上的妊娠会发生水肿，所以水肿已经不作为子痫前期的诊断标准。

孕前高血压合并蛋白尿的孕期高血压定义为：妊娠20周后孕前高血压进一步恶化，24h尿蛋白排泄率≥3g/d。

分娩前未分类的高血压定义为：妊娠20周后首次测量血压而确诊的高血压（可伴有或不伴有全身表现）。应在产后第42天或42d后再次测量血压，如果高血压已经消失，则归为伴有或不伴有蛋白尿的孕期高血压；如果高血压还持续存在，则归为孕前高血压。

(8)美国妇产科医师学会（ACOG）“妊娠高血压疾病指南2013版”有关妊娠期高血压疾病的诊断和分类：根据ACOG工作组设定的标准，血压正常的女性孕20周后收缩压≥140mmHg，舒张压≥90mmHg定义为妊娠期高血压。

妊娠期高血压疾病分为：①妊娠期高血压（孕20周后新发血压≥140/90mmHg，无蛋白尿，产后12周内恢复正常）；②子痫前期-子痫；③慢性高血压（任何原因）；④慢性高血压并发子痫前期。

ACOG 2013版指南中子痫前期的诊断作了修订，见表14-3-6，其中的最大变化为：不再依赖是否有蛋白尿或者蛋白尿的严重程度来诊断子痫前期，在没有蛋白尿的病例中，出现高血压同时伴有任何以下表现，仍可诊断为子痫前期：①血小板减少（血小板计数＜100×10^9/L）；②肝功能损害（血清转氨酶水平为正常值2倍以上）；③肾功能损害（血肌酐升高大于1.1mg/dl或为正常值2倍以上）；④肺水肿；⑤新发生的脑功能或视觉障碍。

尿蛋白的诊断标准有3个：尿蛋白定量≥300mg/24h，尿蛋白/肌酐≥0.3或者尿蛋白定性1+（仅用于定量方法不可用时）。需特别强调，尽量使用24h尿蛋白定量，如果没有足够时间，建议采用尿蛋白/肌酐比值。

表14-3-6　2013 ACOG妊娠高血压疾病指南子痫前期的诊断标准

血压	·既往血压正常，孕20周后，两次相隔至少4h的血压测量中，收缩压≥140mmHg，或舒张压≥90mmHg ·收缩压≥160mmHg，或舒张压≥110mmHg的患者，要短期内（min）明确高血压的诊断，以便及时采取抗高血压的治疗
尿蛋白	·尿蛋白定量≥300mg/24h，按24h定时收集的尿量评估或尿蛋白/肌酐≥0.3* 或者尿蛋白定性1+（仅用于定量方法不可用时） ·在没有蛋白尿的病例中，出现高血压同时伴有以下任何的表现 (1)血小板减少：血小板计数＜100×10^9/L (2)肾功能损害：血肌酐浓度＞1.1mg/dl或为正常值的2倍以上 (3)肝功能损害：血清转氨酶水平为正常值的2倍以上 (4)肺水肿 (5)脑部或视觉的症状：

*每次的测量单位为mg/dl。

ACOG 2013 版指南建议将子痫前期分为无严重表现的子痫前期（preeclampsia without severe features）和伴有严重表现的子痫前期（preeclampsia with severe features）。子痫前期分为“轻度”或“重度”并不科学，因为子痫前期是渐进的过程，“轻度子痫前期”只能代表诊断时的状态，如果继续妊娠，将转为重度子痫前期。

最近的研究发现，尿蛋白与妊娠结局的关系并不大，因此大量蛋白尿（≥5g/24h）不作为“子痫前期的严重表现”的诊断标准。另外，由于子痫前期胎儿生长受限（FGR）与一般 FGR 的处理方式类似，同时 FGR 的发生有许多原因，因此 FGR 不作为“子痫前期的严重表现”的诊断标准。在美国妇产科医师学会（ACOG）“妊娠高血压疾病指南 2013 版”重度子痫前期临床症状和体征中，蛋白尿及胎儿宫内发育不良不再列为重度子痫前期的诊断标准（表 14-3-7）。

表 14-3-7　2013 ACOG 妊娠高血压疾病指南重度子痫前期的特点（其中任何一点）

收缩压≥160mmHg 或舒张压≥110mmHg（卧床休息，2 次血压测量间隔至少 4h）
血小板减少（血小板＜100×10^9/L）
肝功能损害（血清转氨酶水平为正常值 2 倍以上）；右上腹或上腹部严重持续性疼痛，药物不能缓解，也不能用其他诊断解释
肾功能损害（血肌酐升高大于 1.1mg/dl 或为正常值 2 倍以上）
肺水肿
新发生的脑功能或视觉障碍

资料来源：美国妇产科医师学会（ACOG）《妊娠高血压疾病指南 2013 版》。

黄艳仪等的报道分析，自 1992 年 1 月至 2003 年 12 月，广州医学院第三附属医院 12 年内收治妊高征 493 例，结果在重度妊高征中有以上 1～2 项临床及实验指标异常的发生率达 34.52%～63.09%，在中度妊高征中亦有 14.89%～15.43%的发生率。可见在重度妊高征中有不少病例存在脏器不同程度损害的临床表现。此种脏器损害的临床表现在中度妊高征中亦有一定的发生率。可见在临床中部分患者虽然血压、尿蛋白并未达重度子痫前期标准，但有上述重度子痫子前标准中的 1～2 项即提示有脏器损害的指标存在，亦应诊断为重度子痫前期。在我们临床实践中将有脏器损害的妊娠高血压疾病患者，按重度妊娠期高血压疾病（重度子痫前上期）处理，及早诊断及早处理（包括终止妊娠）收到较明显的临床效果；早期围生儿死亡率及母亲并发症发生率明显下降。认为除了根据血压、蛋白尿和一般的自觉症状诊断妊高征外，参照有无器官损害来评估疾病的严重程度，符合妊娠高血压疾病的多脏器损害的病理生理改变，并能及早诊断并判断该疾病的严重程度和预后。

我国现行的诊断标准根据妊娠期高血压疾病的病理生理变化，用客观指标来监测各器官系统的损害程度，综合评估病情及预后，能为重度子痫前期的早期诊断和临床综合处理提供更有力、更全面和更合理的依据。同时也能与当前的国际诊断标准一致，更有利于与国际学术交流。美国妇产科医师学会（ACOG）“妊娠高血压疾病指南 2013 版”的诊断标准与我国现行诊断标准基本一致，在临床工作中可作为重要的参考依据。

第四节 临床监测治疗与预防

(一)临床监测

1. 一般临床症状 过去通常将高血压、蛋白尿、水肿认为是妊娠期高血压疾病三大症状，作为监测主要项目。随着对妊娠高血压疾病病理生理的进一步认识，人们认为应将脏器损害的有关症状，特别是心、肺、肾、脑、视觉、肝及血液系统损害的有关症状作为常规重点监测。

(1)血压：血压升高是妊娠期高血压疾病诊断的重要依据，血压升高至少应出现 2 次以上，间隔 6h。基础血压较前升高，但血压低于 140/90mmHg 不作为诊断标准，必要时监测 24～48h 的动态血压。

(2)尿蛋白：尿蛋白是指 24h 内尿液中的蛋白含量 ≥300mg 或在至少相隔 6h 的 2 次随机尿液检查中的尿蛋白浓度为 0.1g/L(定性＋)。尿蛋白通常发生在高血压之后，与病情及胎儿的发病率和死亡率有密切相关，以 24h 尿蛋白总量为标准。

(3)水肿：是妊娠期高血压疾病的早期症状，但不是特有的症状，1 周体重增加超过 2.5kg 是妊娠期高血压疾病的明显症状。

(4)心率和呼吸：休息时心率≥110 次/分，呼吸≥20 次/分，肺底细湿啰音，是早期心力衰竭的表现。

(5)肾脏：肾小动脉痉挛在妊娠期高血压疾病患者是很常见的，在肾活检中有 85%存在小动脉痉挛或普通的狭窄，肾活检有助于鉴别诊断。

(6)脑：头痛、头晕、眼花、耳鸣、嗜睡和间歇性突发性抽搐是常见的。在重度妊娠期高血压疾病，这些症状是由于脑血流灌注不足或脑水肿所致。

(7)视觉：视物模糊、复视、盲点、失明，这些病变是由于视网膜小动脉痉挛、水肿，其病理变化可以是枕部皮质局部缺血和出血所致。

(8)消化系统症状：恶心、呕吐、上腹部或右上腹部疼痛和出血可能是由于肝纤维囊水肿和出血。是子痫前期的严重症状，可以发生肝破裂和抽搐。

2. 实验室检查 根据症状、体征和实验室检查判定疗效及病情，主要实验室检查有以下几个方面。

(1)血液及出凝血功能：常规检查血常规、网织红细胞、外周血涂片异常变形红细胞、红细胞碎片。凝血功能检查包括凝血酶原时间(PT)、活化部分凝血酶原时间(APTT)、纤维蛋白原和纤维蛋白原降解产物、D-二聚体。血液黏稠度检测包括血黏度、血细胞比容、血浆黏度等。血小板计数对子痫的监测非常重要；血小板减少是严重妊娠期高血压疾病的特征，血小板计数少于100×10^9/L 可能是 HELLP 综合征的症候之一。重度子痫前期常见有血小板减少、纤维蛋白降解产物升高、凝血酶原时间延长，提示可能有弥散性血管内凝血(DIC)存在。

无论何种原因，全身溶血的证据如血红蛋白血症、血红蛋白尿或高胆红素血症都是疾病严重的表现，可能是由于严重血管痉挛引起的微血管溶血所致。

(2)肾功能：肌酐清除率应列为肾功能常规检查，是检测肾小球滤过率的很有价值的指标。肌酐清除率降低表示妊娠期高血压疾病严重性增加。血清尿酸、肌酐和尿素氮也是评价肾功能的有价值的试验。

(3)肝功能：血清谷草转氨酶(SGOT)、谷丙转氨酶(SGPT)和乳酸脱氢酶升高是重度子痫前期和 HELLP 综合征的主要症状之一。肝功能异常，转氨酶升高提示有肝细胞损害、坏死，严重者可有肝包膜下血肿和急性肝破裂的可能。

(4)神经系统:脑电图、脑血流图、脑部计算机断层扫描等检查常有异常表现:脑损害主要的提示是水肿、充血、局部缺血、血栓和出血。子痫发作后常有异常发现,最常见的发现是皮质区的低密度区,这些表现是大脑缺血性的改变和伴皮质下受损害的结果。昏迷患者的CT检查或MRI常见有广泛性的脑水肿,散在脑出血。

(5)心脏:超声心动图可了解心血管系统的情况。子痫患者常伴随血流动力学变化。在评价心功能时注意4个方面:①前负荷,舒张末压力和心腔容积;②后负荷,心肌收缩张力或射血的阻力;③心肌的收缩或变力状态;④心率,应用非介入性心血管监测,从子痫前期患者得到的血流动力学指标变化范围从高心排血伴有低血管阻力到低心排血伴有高血管阻力。不同的血流动力学改变与病情严重程度、患者慢性潜在的疾病和治疗的介入有关。心血管系统功能的评估对诊断和治疗方法的选择是必要的。至于介入性监测手段,如中心静脉压、肺毛细血管楔压的测定不应作为常规检查。中心静脉压只适用于重症抢救的病人,特别是少尿、肺水肿的患者。介入性监测的指征可参考:①不明原因的肺水肿;②少尿,输液后无变化;③应用肼屈嗪及强降压药后仍难以治疗的高血压;④其他有需要血流动力学监测的医学指标。至于肺毛细血管楔状压测定的指征,至今尚未被建立。

(6)眼底检查:眼底检查应作为常规检查,常见有视网膜痉挛、水肿、出血及视网膜剥离。失明有时是由于脑部缺血和出血所致,称皮质盲。CT检查可显示。

(7)电解质:妊娠期高血压疾病患者电解质浓度与正常孕妇比较无明显差异,但应用了较强的利尿剂、限制钠盐和大量缩宫素液体以致产生抗利尿作用而致低钾、低钠。子痫发作后乳酸性酸中毒和代偿性的呼出二氧化碳,重碳酸盐的浓度降低,导致酸中毒。酸中毒的严重程度与乳酸产生量和代谢速率有关,也与二氧化碳呼出的速率有关。因而,在妊娠期高血压疾病患者,特别是重度子痫前期患者行血电解质测定及血气分析检查非常必要。

(8)胎儿宫内状况监测:妊娠期高血压疾病患者因血管痉挛导致胎盘灌注受损,是围生儿发病率和死亡率升高的原因。因此对胎儿宫内情况监测很重要。胎儿宫内状况监测包括:妊娠图、宫底高度、胎动监测、电子胎心监护。胎盘功能监测包括:24h尿雌激素/肌酐(E/C)比值、雌三醇E3。胎儿肺的成熟度测定包括:卵磷脂/鞘磷脂(L/S)、磷脂酰甘油(PG)、泡沫试验。B超检查包括:羊水量、胎儿生长发育情况、胎盘成熟度、胎盘后血肿、脐血流及胎儿大脑中动脉血流频谱、生物物理5项评分等。

(二)预测

子痫前期是妊娠期特有的疾病,常在妊娠20周后出现症状,此时严重影响母婴健康,然而在出现明显症状前,患者往往已有生化方面的改变,近年来许多学者都在研究预防子痫前期的方法,旨在降低子痫前期的发生率,目前预测方法主要有生化指标、生物指标、临床高危因素的预测,但在预测准确度方面差异很大。

1. 生化指标

(1)血β-HCG:现认为妊娠期高血压疾病为血管内皮损伤性疾病,胎盘血管受累时胎盘绒毛血供减少,绒毛变性坏死,促使新的绒毛滋养层细胞不断形成,而β-HCG值升高。孕15～18周β-HCG值≥2倍正常孕妇同期β-HCG中位数时,其预测妊娠期高血压疾病的特异度为100%,灵敏度为50%。孕中期血β-HCG升高的女性,其在孕晚期的妊娠期高血压疾病发生率明显增加,故认为孕中期测β-HCG预测妊娠期高血压疾病具有一定的实用价值。近年研究结果提示,妊娠早期滋养细胞侵蚀性侵入过程中,HCG的主要形式是高糖基化HCG(HHCG),以正常人群 HHCG 中位数倍数 MoM 作为检验结果的标准，正常人群为 1.0MoM。在妊娠 14～21 周，妊娠期高血压疾病患者尿 HHCG 均值明显低于正常妊娠；当 HHCG≤0.9MoM 时，相对危险度为 1.5；当 HHCG≤0.1MoM 时，相对危险度上升至 10.42。

(2)类胰岛素样生长因子连接蛋白-1(IGFBF-1)：IGFBF-1 是蜕膜基底细胞分泌的一种蛋白质，其水平高低可反映滋养层侵入深度。有研究结果认为，类胰岛素生长因子连接蛋白-1 在合体滋养细胞、细胞滋养细胞和蜕膜中高表达，但在胎盘的纤维组织中低表达。有研究发现在重度子痫前期血液循环中的胰岛素生长因子接连蛋白-1 水平是(428.3±85.9)ng/ml，而正常对照组是(76.6±11.8)ng/ml ($P=0.0007$)；血液胰岛素样生长因子水平是(80.9±17.2)ng/ml，而正常对照组是(179.4±28.2)ng/ml ($P=0.1001$)。因此，认为低水平的类胰岛素生长因子-1 和高水平的类胰岛素生长因子连接蛋白质可能造成胎盘和胎儿发育迟缓。

(3)纤维连接蛋白(Fn)：Fn 广泛存在于机体各系统中，为网状内皮系统的调理素，当血管内皮受损时，功能失调，Fn 过度分泌入血，故血浆 Fn 升高可反映血管内皮受损情况。一般在血压升高前 4 周就有 Fn 增高，有学者认为 Fn 水平升高是预测妊娠期高血压疾病较为敏感的指标。当其<400μg/L 时不可能发生子痫前期，阴性测值 96%。

(4)尿钙：目前研究认为，妊娠期高血压疾病时肾小球过滤率降低，而肾小管重吸收钙正常，其尿钙水平明显低于正常孕妇或非孕妇。尿 Ca/Cr 比值≤0.04 时预测价值大，现认为此种测定的方法是简单实用的方法。

(5)尿酸：尿酸由肾小管排泄，当肾小管损害时血中尿酸水平增高，妊娠期高血压疾病肾小管损害甚于肾小球的损害。尿酸水平和病变发展程度有关，亦是监测妊娠期高血压疾病的主要指标之一。

(6)血浆非对称二甲基精氨酸(ADMA)：近年国外有研究认为 NO 合酶抑制物——ADMA 是 NOS 的内源性抑制物，可与 L-精氨酸竞争性地抑制 NOS，减少 NO 合成。国内黄艳仪、姚细保等研究显示，在子痫前期患者孕期外周血 ADMA 的浓度比正常孕晚期有显著升高，分别是(17.9±7.25)μg/ml、(10.27±1.6)μg/ml($P<0.01$)，认为外周血 ADMA 浓度或动态变化可作为妊娠期高血压疾病预测。最近，国外许多研究都认为在孕 23～25 周女性，ADMA 浓度增加可随后发展为子痫前期。在早发型子前期 ADMA 明显增高。

(7)血管生长因子：近年国外学者研究认为抗血管生成因子 sFlt-1 和抗血管生长因子 Endoglin 是子痫前期发生中的关键因素，与缺氧诱导蛋白与细胞增殖和一氧化氮信号相关，可作为妊娠期高血压疾病的预测指标。孕中期 sFlt-1 的水平增高是预测子痫前期的敏感指标。

(8)预测子痫前期新方法：在孕妇的循环系统中，一些生物标志物，如抗血管生成因子、可溶性 fms 样酪氨酸激酶-1(sFlt-1)、可溶性内皮素，以及促血管生成因子如胎盘生长因子(PIGF)和血管内皮生长因子(VEGF)等的浓度可在子痫前期临床症状出现前数周或数月发生变化。最近两年，基于对妊娠高血压疾病病因学研究的进展，美国提出应用这些新的生物标志物和物理标志物单独或联合预测子痫前期的发生。这些标志物包括：血清胎盘生长因子(PLGF)、酪氨酸激酶-1 受体(sFlt-1)、血清抗血管生长因子(endoglin)、胎盘蛋白-13、子宫动脉多普勒测量及尿足突状细胞排泄等，最近几个报道提出以下几个预测方法：①PLGF/sFlt1：在子痫前期发病前后血清胎盘生长因子(PLGF)子可减少，而 sFlt-1 和 Endoglin 水平升高，一些研究还发现血清 sFlt-1 和血清 PLGF(sFlt:PLGF)的比值不平衡与疾病严重程度和早发型子痫前期相关。②胎盘蛋白-13（PP-13）：PP-13是胎盘产生的，它参与胎盘血管重塑和种植。Chafetz及其同事的一项前瞻性巢式病例对照研究发现，子痫前期孕3个月时PP-13中位数水平明显降低，建议孕3个月产妇筛查PP-13水平可以预测子痫前期。③尿足突状细胞排泄，足突状细胞存在于各种急性肾小球疾病患者的尿中，子痫前期的特点是急性肾小球损伤。Garovic等对44例子痫前期和23例正常孕妇测定血清血管生成因子、尿足突细胞和尿PLGF，子痫前期患者出现尿足突细胞，其特异性为100%，预测价值优于血管生成因子，临床应用效果仍需进一步深入研究。

所有这些生化标志物的预测作用还需要大量的前瞻性研究来评估。值得注意的是，这些生化标志物尚没有得到FDA的批准，因此其临床使用价值、对子痫前期相关的不良妊娠结局的早期预测还有待进一步研究。

2. 生物指标

（1）心血管特异性的测定：利用血压动态监测系统对孕妇进行血压监测，当孕20周后血压基线仍然会随着孕周增加而无暂时下降趋势者，提示有妊娠期高血压疾病。

（2）子宫胎盘血液循环的观察：妊娠早期，位于内膜的胚泡在发育的同时，滋养层细胞继续侵蚀血管，子宫螺旋动脉使管壁肌肉消失，管腔扩大，失去收缩能力，血管阻力下降。妊娠期间，子宫动脉分离出近百条螺旋动脉分布在子宫内膜中，血液充满了绒毛间隙，形成了子宫胎盘局部血供的“高流低阻”现象。在妊娠高血压疾病患者，滋养层细胞对螺旋小动脉的侵蚀不够，血管阻力不下降，或下降较少，舒张期子宫胎盘床的血供不足，子宫胎盘循环高阻力。因此，用超声多普勒测量子宫胎盘的循环状态，可预测妊娠高血压疾病。常用的方法主要有两种：①脐动脉血流速度波形测定：测定动脉血流收缩期高峰与舒张高峰比值（S/D），在孕≤24周SD≥4，孕后期S/D<3。凡脐动脉S/D比值升高者，妊娠期高血压疾病的发生率为73%。②子宫动脉多普勒测量：观察是否存在舒张早期切迹，当双侧子宫动脉都存在舒张早期切迹，预测妊娠高血压疾病的敏感性、特异性较高，孕24周时敏感度为76.1%，特异性为95.1%。

（3）孕中期平均动脉压（MABP）：孕22～26周MABP≥85mmHg（11.3kPa）时，妊娠期高血压疾病发生率为13%（一般人群为5%～8%）。MABP=（收缩压+2×舒张压）÷3。

（4）翻身试验：血压反应阳性，其中93%的孕妇以后可能发生妊娠期高血压疾病。测定方法为：孕妇左侧卧位时测定血压直至血压稳定后，翻身仰卧5min，再测血压，若仰卧舒张压较在左侧卧位≥20mmHg，提示有发生子痫前期倾向。

（5）血液流变学试验：低血容量（HCT≥0.35）及高血黏度（全血黏度比值≥3.6）。血浆黏度比值≥1.6者，提示孕妇有发生妊娠期高血压疾病倾向。广州市妇产科研究所黄艳仪等应用以血液变性为主要指标配合尿酸、MABP的多指标预测妊娠期高血压疾病，对具有高危因素孕妇进行预测其预测临床符合率为79.41%，可作为妊娠期高血压疾病的预测方法之一。

3. 临床高危因素　根据临床高危因素预测子痫前期有一定价值，ACOG 2013版指南规定以下为子痫前期的临床危险因素：①初产；②前次妊娠并发子痫前期；③慢性高血压和（或）慢性肾脏疾病；④血栓病史；⑤多胎妊娠；⑥体外受精-胚胎移植；⑦子痫前期家族史；⑧1型糖尿病或2型糖尿病；⑨肥胖；⑩系统性红斑狼疮；⑪高龄（≥40岁）。

ACOG 2013版指南提出，关于利用子宫动脉多普勒超声来预测子痫前期已经做了大量的研究。一些研究评估了该方法预测早发型子痫前期的价值，阳性似然比在5.0～20，阴性似然比在0.1～0.8。但是单独使用子宫动脉多普勒超声对早发型子痫前期的预测价值和预测准确度较低，主要的原因是此项技术存在较大的变异性。

利用以上临床危险因素来预测子痫前期有一定的价值，其对早发型子痫前期的检出率为37%，晚发型子痫前期的检出率为29%，假阳性率为5%。目前尚无独立可靠的预测子痫前期的方法。子宫动脉多普勒超声检查联合生化标志物检测，可能对早发型子痫前期的预测有一定价值。

(三)预防

目前对妊娠高血压疾病缺乏有效的治疗措施，预防工作对降低疾病的发生发展显得更重要，预防工作主要包括以下几方面。

1. 围生期保健

(1)建立健全的三级保健网，开展围妊娠期和围生期保健工作。加强健康教育，自觉进行定期产前检查。合理饮食与营养，保证足够的休息，保持心情愉快。

(2)坚持左侧卧位，增加胎盘和绒毛的血液供应，避免胎盘灌注不良和缺血缺氧。

(3)针对高危因素进行预防，保持合理的体重指数，肥胖女性适当减肥，避免多胎妊娠、高龄妊娠和低龄妊娠。

2. ACOG 2013版指南关于子痫前期的药物预防方式　分为4类：①抗凝药物治疗；②补充维生素C和维生素E；③补充钙剂；④其他营养干预措施。

(1)抗凝药物治疗：阿司匹林和其他抗血小板药物。阿司匹林可以选择性抑制环氧合酶，减少血栓素TXA_2的合成。在20世纪80年代一些临床试验也取得可喜的成果；于孕22周以前预防性使用低剂量的阿司匹林50～100mg可使该病的风险度下降，于孕23周后预防性使用低剂量的阿司匹林不能预防先兆子痫。然而，至90年代3个独立的大规模的调查，认为阿司匹林不能降低妊娠高血压疾病的发生率，反而增加胎盘早剥的发生率。一个大型的多中心研究，其中包括2539例高风险的女性，包括糖尿病、慢性高血压、多胎妊娠或先兆子痫，使用低剂量的阿司匹林(60mg)没有降低子痫前期发生率。现在阿司匹林不建议常规使用预防子前期，而应该个体化。对高危患者选择性的用药是可以接受的。ACOG 2013版指南推荐，对于有早发子痫前期且早于34孕周早产史，或多次子痫前期病史的女性，推荐在早孕晚期开始每日给予低剂量阿司匹林(60～80mg)。

(2)补充维生素C和维生素E：氧化应激与子痫前期的发病机制有关，因此有学者提出抗氧化剂维生素C和维生素E可预防子痫前期的发生。每天服用1000mg维生素C和400mg维生素E的抗氧化治疗，能预防子痫前期，但在大量随机试验及安慰剂对照试验研究中发现补充维生素C和维生素E并不能降低子痫前期发生的风险。因此并不建议使用维生素C和维生素E来预防子痫前期的发生。

(3)补充钙剂：补钙可稳定细胞膜的结构，控制膜离子的通透性，减少钙离子内流的积聚，可预防妊娠高血压疾病的发生。国外有报道从妊娠20～24周/24～28周开始服用钙元素，经观察不补钙组妊娠高血压疾病的发病率为18%，补钙不足组妊娠高血压疾病发病率为7%～9%，补钙2g组发病率为4%，效果最佳，对母婴无不良影响。研究表明补钙能在一定程度上降低子痫前期发生的风险(RR 0.45；95% CI 0.31～0.65)，尤其是在基础钙摄入量不足的孕妇中有很大的作用(RR 0.36；95% CI 0.20～0.65)。ACOG 2013版指南建议，对于基础钙摄入量不足的孕妇，可以通过补充钙剂(1.5～2g)来预防子痫前期。

(4)其他营养干预措施：左旋精氨酸(L-Arginne，L-Arg)的补充。L-Arg是合成一氧化氮(NO)的底物，它可以刺激血管内皮细胞的NO合成酶(NOS),而增加NO的合成和释放,减轻微血管的损伤,改善子宫胎盘的血流。已有报道用于妊娠高血压疾病的治疗和预防;L-Arg口服,4g/d,连用2周,可以延长孕周和降低低体重儿的发生率。虽然左旋精氨酸在预防子痫前期的方面还缺乏大样本的研究;但随着人们对NO的了解逐步深入,L-Arg在临床的应用将更加广泛,用于预防妊娠高血压疾病已初露前景。

还有研究发现限制食盐摄入(研究对象603名)和使用利尿药(7000名随机病人)并没有减少子痫前期的发病率。

也有研究怀疑维生素D缺乏是导致子痫前期的一个危险因素。但是补充维生素D是否有用仍然未知。对于其他营养干预(如鱼油、蒜)目前还没有足够的证据说明可预防子痫前期的发生。对于肥胖的孕妇来说,应避免限制蛋白和卡路里的摄入(限制蛋白和热量的摄入不会降低发生孕期高血压发生的风险,反而会增加胎儿生长受限的风险)。

虽然卧床休息以前被认为是一种预防策略,但支持其成立的证据不足,并且缺乏对卧床休息有关围生期的孕产妇发病率、死亡率及不良反应的评估。相反,适量锻炼可以改善血管的功能,刺激胎盘血管生成,从而预防子痫前期的发生。在非妊娠患者中适当的运动可以减少高血压和心血管疾病的发生,建议正常妊娠女性每日做30min的适当锻炼。但是目前仍然缺乏关于运动来预防子痫前期的足够证据,因此需要大量的试验去评估适量运动是否可以改变母体内皮功能紊乱及预防不良的妊娠结局。

ACOG 2013版指南不建议孕期过度限制食盐的摄入量(<100mEq/d)来预防子痫前期,不建议卧床休息或限制其他体力活动来预防子痫前期及其并发症。另外,妊娠期间长时间的卧床休息有增加血栓形成的风险。但是工作组也认为,对于个别患者,适当的休息是必要的。

3. *中医中药在妊娠高血压疾病预防中的应用*　自20世纪80年代起,我国已有关于应用中药丹参、川芎、小剂量熟大黄等中药预防妊娠高血压疾病的研究。其中以丹参研究较多;丹参的有效成分丹参酮,有抗血小板聚集、保护内皮细胞的功能,可增强子宫胎盘的血液灌注,在预防和辅助治疗子痫前期中有一定效果。自80年代我国普遍应用以来,对血细胞比容增高、血黏度增高、血液浓缩患者,应用丹参注射液9～12g加入5%葡萄糖注射液500ml中静脉滴注,在预防发展为子痫前期、改善母婴预后中收到较好的疗效。

我国学者段涛对妊娠高血压疾病提出三级预防措施,一级预防:针对高危因素的预防;二级预防:药物、微量元素、营养素的补充;三级预防:良好的产前检查,及早发现高危因素和早期临床表现,及早处理。

(四)治疗

妊娠期高血压疾病、子痫前期、子痫是涉及多系统多器官损害的疾病,除高血压外,还存在血管内皮功能障碍,包括血栓倾向、容量减少和血管内皮通透性增加。这些病理变化和进展速度是多变的。由于这些特点,子痫前期轻度和严重的并发症,临床难以预计。因此整个临床情况,包括产妇症状、体征、胎儿安危必须进行密切动态评估,然后再确定患者疾病的严重程度,根据病情进行处理。

1. *治疗目的*　①预防抽搐,预防子痫发生;②预防合并脑出血、肺水肿、肾衰竭、胎盘早期剥离和胎儿死亡;③降低孕产妇及围生儿发病率、死亡率及严重后遗症,延长孕周,以对母儿最小创伤的方式终止妊娠。

对其治疗基于以下几点:①纠正病理生理改变;②缓解孕妇症状,及早发现和治疗并发症,保证母亲安全;③监测及促进胎儿生长,治疗方法尽量不影响胎儿发育;④以解痉、降血压、镇静、适时终止妊娠为原则。

2. *一般治疗*　①左侧卧位、营养调节休息(但不宜过量),妊娠期间长时间的卧床休息有增加血栓形成的风险，对于个别患者来说，适当的休息是必要的。②每天注意临床征象的发展，包括：头痛、视觉异常、上腹部痛和体重增加过快。③称体重，入院后每日1次。④测定尿蛋白，入院后至少每2日1次。⑤测定血肌酐、转氨酶、血细胞比容、血小板，测定的间隔依高血压的程度而定，经常评估胎儿的宫内情况。

3. 降血压治疗

(1)治疗时机：长期以来学者认为降血压药虽可血压下降，预防严重的孕期高血压和出血性脑卒中，但亦可同时降低重要脏器的血流量，还可降低子宫胎盘的血流量，对胎儿有害。故国内外学者提倡当SBP＞160mmHg或DBP＞110mmHg时，方行降血压治疗。尽管没有大样本随机临床试验比较安慰剂治疗，通常舒张压≥105～110mmHg时推荐抗高血压治疗。

2013 ACOG指南对慢性高血压或合并子痫前期患者的抗高血压治疗提出以下建议：①持续慢性高血压妊娠女性患者，如果收缩压≥160mmHg，或者舒张压≥105mmHg，建议给予抗高血压治疗（推荐力度为强烈）；②慢性高血压妊娠患者，如果收缩压低于160mmHg或舒张压低于105mmHg，患者没有终末器官损害的证据，建议不要启动药物治疗；③慢性高血压的妊娠女性在接受抗高血压药物治疗中，建议血压应维持在120～160/80～105mmHg（推荐力度为允许）；④慢性高血压或血压难以控制的妊娠患者建议家庭血压监测。对可疑白大衣高血压患者在抗高血压治疗前给予动态血压监测以明确诊断。

近年国内外循证医学分析表明，降低血压不改善胎儿的结局，但减少严重高血压的发生率，并不会加重子痫前期恶化。因此，认真进行血压控制和适当的生化和血液系统的监测，在妊娠期高血压疾病的治疗中是需要的。

(2)妊娠期口服降血压药的选择和使用

1)甲基多巴(methyldopa)：可兴奋血管运动中枢的α受体，抑制外周交感神经而降低血压。作为降血压药，尽管疗效有限，但仍是孕期长期控制血压的药物。甲基多巴是唯一的没有影响胎儿胎盘循环的降血压药。常用剂量250mg，口服，每日3次。

2)β受体阻滞剂：α、β受体阻滞剂如拉贝洛尔(labetalol)，能降低严重高血压的发生率，其可能通过降低产妇心排血量，降低外周阻力。不影响肾及胎盘的血流量，有抗血小板聚集作用，并能促进胎儿肺的成熟。常用剂量：口服，100mg，每日2次。

然而亦有人担心β受体阻滞剂，尤其是阿替洛尔(atenolol)由于减少子宫胎盘灌注可导致胎儿宫内生长受限。但胎儿宫内生长受限的发生是否与阿替洛尔有关，目前仍不清楚。

3)硝苯地平(nifedipine)：为钙离子通道阻滞剂，可解除血管痉挛，扩张周围小动脉，可选择性的扩张脑血管。研究表明硝苯地平能够有效地降低脑动脉压。用法：10mg口服，每日3次，24h总量不超过60mg。孕妇血压不稳定使用长效硝苯地平特别有效。常用络活喜(norvasc)一般剂量5mg，每日1次。

4)尼莫地平(nimoldipine)：钙离子通道阻滞剂，选择性扩张脑血管。用法：20～60mg，口服，每日2～3次。

2013 ACOG指南建议，要启动药物治疗的慢性高血压妊娠患者中，对拉贝洛尔、硝苯地平或甲基多巴的推荐应优先于其他的降血压药物（推荐力度为强烈）。

(3)重度高血压的处理：血压＞170/110mmHg的结果是直接血管内皮损伤，当血压水平在180～190/120～130mmHg时，脑血管自动调节功能失衡，从而增加脑出血的危险，也增加胎盘早剥或胎儿窘迫的风险。因此，血压＞170/110mmHg迫切需要处理。应选用安全有效、不良反应较少的药物，既能将孕妇血压降低到安全水平，又可避免突然血压下降而造成子宫胎盘灌注，并导致胎儿缺氧。严重急性高血压管理应是一对一护理；连续血压、心率监测，至少每15分钟一次。

药物选择如下：

1)肼屈嗪(hydralazine)：扩张周围小动脉血管，使外周阻力降低，从而降低血管血压，并能增加心排血量、肾血流量及子宫胎盘血流量。降血压作用快，舒张压下降明显。是妊娠高血压疾病最常用的控制急性重度高血压的药物。用法：静脉用药，负荷量10～20mg，加入5%葡萄糖溶液250ml，静脉滴注，从10～20滴/min开始；或5～10mg，稀释静脉注射，超过10～20min注完；将血压降低至安全水平，再给予静脉滴注1～5mg/h，需严密监测血压。或40mg加入5%葡萄糖溶液500ml静脉滴注。有妊娠期高血压性心脏病、心力衰竭者不宜应用此药。常见不良反应有头痛、心悸、气短、头晕等。但最近Meta分析发现，肼屈嗪比硝苯地平或拉贝洛尔更容易发生产妇低血压、胎盘早剥、剖宫产和胎心率变化等不利因素。多年来在国外一般选用肼屈嗪，但目前在欧洲和南非等地区肼屈嗪已不作为治疗子痫前期的一线药物。

2)拉贝洛尔(labatalol)：拉贝洛尔是α和β-肾上腺素受体拮抗剂，已成为最常用于治疗急性重症高血压的药物。用法：首次剂量可给口服20mg，若10min内无效，再给予40mg，10min后仍无效可再给80mg，总剂量不能超过240mg。静脉用药首剂可给50mg，稀释后缓慢静注，随后静脉滴注20mg/h。根据病情调整滴速、剂量，每日剂量控制在200～240mg。也可用拉贝洛尔200mg加入生理盐水100ml，以输液泵输入，从0.1～0.2mg/min低剂量开始，5～10min根据血压调整剂量，24h总量不超过220mg，根据ACOG 2013年指南，拉贝洛尔首剂用20mg，经静脉快速滴注，若10min内无效，再给予40mg；然后，每10分钟给药80mg直到最大剂量220mg。用药时需严密监测血压。血压平稳后改为口服，100mg，每8小时1次。心脏及肝、肾功能不全者慎用，给药期间患者应保持仰卧位，用药后要平卧3h。不良反应有头晕、幻觉、乏力，少数患者可发生直立性低血压。

3)硝苯地平(nifodipine)：钙离子拮抗剂，是有效的口服控制急性重症高血压的药物，在妊娠期间不能舌下含服，以免引起血压急剧下降，减少子宫胎盘血流，造成胎儿缺氧。此药商品名为“心痛定”，自20世纪70年代以来我国广泛用于临床，特别是基层医院。急性高血压患者首剂用10mg，30min后血压控制不佳再给10mg，每日总量可用60mg。亦可考虑用长效硝苯地平，口服，5～10mg，每日1次。不良反应包括头痛、头晕、心悸。

4)硝酸甘油(nitroglycerin)：硝酸甘油为静脉扩张药，常用20mg溶于5%葡萄糖溶液250ml静脉滴注，滴速根据血压而调节，血压降至预期值时调整剂量至10～15滴/分，或输液泵调节滴速，为5～20μg/min。或用硝酸甘油20mg溶于5%葡萄糖溶液50ml用微量泵推注，开始为5μg/min，以后每3～5min增加5μg，直至20μg/min，即有良好疗效。用药期间应每15min测一次血压。

5)酚妥拉明[立其丁(regitine)]：酚妥拉明为小动脉扩张剂，可选择性扩张肺动脉，常用10～20mg溶于5%葡萄糖溶液50ml，以0.04～0.1mg/min速度微量泵推注。用药应按血管扩张剂治疗常规监测血压并调节起始及随后静滴或微泵推注的速度。酚妥拉明有时会引起心动过速、心律异常，特别是用静脉泵推注时，现已少用。

6)硝普钠(sodium nitroprusside)：硝普钠兼有扩张静脉和小动脉的作用，常用25～50mg加入5%葡萄糖溶液500ml中静脉滴

注(避光)。或 25mg 溶于 5% 葡萄糖溶液 50ml 中用微量泵静脉注射。开始剂量为 8～16μg/min,逐渐增至 20μg/min,视血压与病情调整剂量。用药期间严密观察病情和血压。每个剂量只用 6h,超过 6h 需更换新药液。24h 用药不超过 100mg,产前用药不超过 24h,用药不超过 5d,仅用于急性高血压或妊娠高血压疾病合并心力衰竭的病人。硝普钠能迅速通过胎盘进入胎儿体内,其代谢产物氰化物对胎儿有毒性作用,不宜在妊娠期使用。

7)防止惊厥和控制急性痉挛药物:镁离子作为一种外周神经肌肉连接处兴奋阻滞剂,抑制运动神经末梢释放乙酰胆碱,阻断神经肌肉接头间的信息传导,可作为 N-甲基右旋天门冬氨酸受体拮抗剂发挥抗惊厥作用。镁离子竞争结合钙离子,使平滑肌细胞内钙离子水平下降,从而解除血管痉挛,减少血管内皮损伤。镁离子刺激血管内皮细胞合成前列环素,抑制内皮素合成,降低机体对血管紧张素Ⅱ的反应,从而缓解血管痉挛状态。随机对照试验比较,使用硫酸镁治疗重度子前期防止惊厥,表明在重度子痫前期硫酸镁预防与安慰剂相比会大大降低子痫的发病率。

硫酸镁用药指征:①控制子痫抽搐及防止再抽搐;②预防重度子痫前期发展为子痫;③子痫前期临产前用药预防抽搐。

硫酸镁用药方法:根据 2001 年我国妊高征协作组及中华医学会推荐治疗方案。①首次负荷剂量:静脉给药,25%硫酸镁2.5～5g 加于 10%葡萄糖溶液 20～40ml,缓慢静脉注入,10～15min 推完。或首剂 25%硫酸镁 20ml(5g)加入 10%葡萄糖溶液 100～200ml 中,1h 内滴完。②维持量:继之 25%硫酸镁 60ml 加入 5%葡萄糖溶液 500ml 静脉滴注,滴速为1～2g/h,用输液泵控制滴速。③根据病情严重程度:决定是否加用肌内注射,用法为 25%硫酸镁 10～20ml(2.5～5g),臀肌深部注射,注射前先于肌内注射部位注射 2%利多卡因 2ml。第 1 个 24h 硫酸镁总量为 25g,之后酌情用量,24h 总量控制在 25～30g。据 ACOG 2013 版指南提议,其中协定方法之一:用硫酸镁 4～6g 负荷量,溶解于 100ml 液体静脉滴注,15～20min 滴完,后给予 2g/h 静脉持续滴注。

自 20 世纪 80 年代初开始使用硫酸镁静脉滴注治疗重度子痫前期,硫酸镁用量在第 1 个 24h 用 22.5～25g,用法:①硫酸镁 2.5g,稀释在 5%的葡萄糖溶液 20ml 中缓慢静脉注射。②或者不用静脉注射,改用硫酸镁 5g 加入 5%葡萄糖溶液 100～200ml 中静脉滴注,1h 内滴完。这样既可使血镁能迅速达到有效的浓度,又可避免高浓度的硫酸镁瞬时进入心脏引起房室传导阻滞,致心搏骤停。③继之以硫酸镁 15g 加入 5%葡萄糖溶液 500～1000ml 中静脉滴注,1.5～2g/h。④夜间(约晚上 10 时)肌内注射硫酸镁2.5～5.0g,一般在静脉用药后 5～6h,或前次用药 5～6h 后方能加用肌内注射,因硫酸镁的半衰期为 6h。⑤用药 1～2d,若病情稳定,而孕周未达 34 周,胎儿未成熟,需延长孕周者,可用硫酸镁 15g 加入 5%葡萄糖溶液 500～1000ml 静脉滴注,1.5～2g/h,用药天数酌情而定。

我国学者丛克家研究各种治疗方案中患者血镁浓度,硫酸镁的用量每天为 20.0～22.5g,在不同时间段的血镁浓度均达有效浓度(1.73～2.96mmol)),于首剂负荷量后血镁浓度迅速上升至 1.76mmol/L,达到制止抽搐的有效血镁浓度。静脉滴注后 5h,血镁浓度已下降到 1.64mmol/L,接近基础值,药效减弱,故主张静滴后加用肌内注射。我们也曾监测血镁浓度;按上述使用方法中,在用药 2～4h,血中镁浓度达 4.8～5mEq/L,在连续静脉滴注 6h 后血镁浓度 4.6mEq/L,能维持有效治疗量。硫酸镁用量多控制在 20g/d 左右,亦收到治疗效果,未曾发生过镁中毒反应。我国南方、北方人体重差异较大,用药时要注意调整剂量,用量应视体重而调节，注意按患者体重调整用量。我们认为，国外提出的硫酸镁每日用量可达30g以上，甚至更高，不适合亚洲低体重人群，临床中应注意，以免引起镁毒性反应。

硫酸镁主要是防止或控制抽搐，用于紧急处理子痫或重度子痫前期患者，用药天数视病情而定，治疗或防止抽搐有效浓度为1.7～2.96mmol/L，若血清镁离子浓度超过3mmol/L，即可发生镁中毒。正常人血镁浓度为1mmol/L左右，当血镁≥3mmol/L膝反射减弱，≥5mmol/L可发生呼吸抑制，≥7mmol/L可发生传导阻滞，心搏骤停。硫酸镁中毒表现首先是膝反射减弱至消失，全身张力减退，呼吸困难、减慢，语言不清，严重者可出现呼吸肌麻痹，甚至呼吸、心搏停止，危及生命。曾有因硫酸镁中毒，呼吸抑制而死亡的病例报道，应引起临床医生的高度重视。因此，严格掌握硫酸镁用药的指征、剂量及持续应用的时间，在用药过程严密观察，就能保证用药的有效性又能预防其毒性反应的发生。

8)利尿剂：利尿剂仅在必要时应用，不作常规使用。

利尿剂的应用指征：①急性心力衰竭、肺水肿、脑水肿；②全身性水肿；③慢性血管性疾病，如慢性肾炎、慢性高血压等；④血容量过高，有潜在性肺水肿发生者。

药物：①呋塞米(速尿，furosemide)：20～40mg溶于5%葡萄糖溶液20～40ml中缓慢静脉注射(5min以上)。必要时可用呋塞米160～200mg静脉滴注，并同时于另一静脉管道应用立其丁10～20mg溶于5%葡萄糖溶液250ml静脉滴注。适用于肺水肿、心力衰竭、肾衰竭。②甘露醇：20%甘露醇250ml静脉滴注(30min滴完)。仅适用于脑水肿，降低颅内压、消除脑水肿。心功能不全者禁用。

9)镇静剂：镇静剂兼有镇静及抗惊厥作用，不常规使用，对于子痫前期和子痫，或精神紧张、睡眠不足时可选择镇静药。

地西泮(diazepun，安定)：具有较强的镇静和止惊作用，用法：10mg肌内注射或静脉注射(必须在2min以上)，必要时可重复一次，抽搐过程中不可使用。

冬眠药物：一般用氯丙嗪、异丙嗪各50mg，哌替啶100mg混合为一个剂量，称冬眠Ⅰ号。一般用1/3～1/2量肌内注射或稀释静脉推注，余下2/3量作静脉缓慢滴注，维持镇静作用。用异丙嗪25mg、哌替啶50mg配合应用，称“杜非合剂”，肌内注射有良好的镇定作用，间隔12h可重复1次。氯丙嗪可使血压急剧下降，导致肾及子宫胎盘供血不足，胎儿缺氧，且对母亲肝脏损害，目前仅用于应用地西泮、硫酸镁镇静无效的病人。

苯巴比妥：用100～200mg肌内注射，必要时可重复使用。用于镇静口服剂量30～60mg，3/d，本药易蓄积中毒，最好在连用4～5d停药1～2d。目前已较少用。

10)抗凝：子痫前期存在血凝障碍，某些患者血液高凝，呈慢性DIC改变，需进行适当的抗凝治疗。

抗凝参考指征：①多发性出血倾向；②高血黏度血症，血液浓缩；③多发性微血管栓塞的症状、体征，如皮肤皮下栓塞、坏死及早期出现的肾、脑、肺功能不全；④胎儿宫内发育迟缓、胎盘功能低下、脐血流异常、胎盘梗死、血栓形成的可能；⑤不容易以原发病解释的微循环衰竭与休克；⑥实验室检查呈DIC高凝期，或前DIC改变，如血小板<150×10^9/L进行性减少；凝血酶原时间比正常对照延长或缩短3s；纤维蛋白原低于1.5g/L或呈进行性下降或超过4g/L；3P试验阳性，或FDP超过0.2g/L，D-二聚体阳性(20μg/ml)并呈进行性增高；血液中红细胞碎片比例超过2%。

推荐用药：①丹参注射液12～15g加入5%葡萄糖溶液500ml静脉滴注。②川芎嗪注射液150mg加入5%葡萄糖溶液滴注。以上二药适用于高血黏度、血液浓缩者，或胎儿发育迟缓，病情较轻者。③低分子肝素：分子质量<10 000Da的肝素称低分子肝素，具有持久的抗血栓形成作用，抗Ⅹa因子活性高于肝素，而延长APTT的作用不明显，因而抗Ⅹa/APTT的比值比肝素大，引起出血的可能性小于肝素。同时，低分子肝素钠能促进血管t-PA的释放，发挥纤溶作用，能与血管内皮细胞结合，保护内皮细胞，增强抗栓作用，对血小板功能影响也较肝素小。低分子肝素与普通肝素相比具有较强的抗凝效能，对血小板影响少，不良反应较低等优点。在重度子痫前期有应用抗凝治疗适应证患者常选用低分子肝素钠［依诺肝素钠（enoxaparin）］推荐剂量为每日1次，皮下注射2000AxaIU(0.2ml,1支)。适用于胎儿宫内发育迟缓、胎盘功能低下，或重度子痫前期、子痫有早期DIC（前-DIC）倾向者。不同的低分子肝素制剂特性不同，并不等效，切不可在同一疗程中使用两种不同的产品。应用LMWH应根据APTT、INR调整剂量，保持APTT为正常的1.5～2.5倍，INR达到治疗水平（2.0～3.0），持续5～7d可停用肝素。使用过程要仔细监测抗-Ⅹa的水平。2014年ACC/AHA指南建议妊娠期需在剂量调整下使用低分子肝素，在用药后4～6h检测抗-Ⅹa因子的目标水平为0.8U/ml至1.2U/ml，每天需检测2次。④小剂量肝素：普通肝素12.5～25mg溶于5%葡萄糖溶液250ml内缓慢静脉滴注，或0.5～1.0mg/kg，加入葡萄糖溶液250ml分段静脉滴注，每6h为一时间段。滴注过程中需监测DIC指标，以调剂量。用于急性及慢性DIC患者。产前24h停用肝素、产后肝素慎用、量要小，以免产后出血。⑤亦可用少量新鲜冷冻血浆200～400ml。

在采用抗凝治疗时应注意适应证、禁忌证及出血倾向，监测凝血功能、INR、抗-Xa因子，避免不良反应的发生（表14-4-1）。

11）扩容和液体平衡：20世纪70～80年代研究认为，妊娠高血压疾病，特别是重度子痫前期的患者，存在血液浓缩，胎盘有效循环量下降，故提出扩充血溶量稀释血液疗法。多年来，在临床实践中发现，有因液体的过多注入，加重心脏负担诱发肺水肿的报道。产妇的死亡率与过多的侵入性液体使用相关。对于有严重低蛋白血症贫血者，可选用人血清蛋白、血浆、全血等。对某些重度子痫前期或子痫且伴有血液浓缩，有效循环血量下降、胎盘血流量下降或有脱水电解质紊乱情况，需慎重使用胶体或晶体液。现一般不主张用扩容剂，认为其会加重心肺的负荷，若血管内严重负荷过量，可导致脑水肿与肺水肿。多项调查结果表明，扩容治疗不利于妊娠高血压疾病患者。尿量减少的处理应采用期待的方法，必要时用CVP监测，而不要过多的液体输入。重度子痫前期患者，施行剖宫产术麻醉前不必输入过多的晶体液，因没有任何证据表明晶体液可以预防低血压。子痫前期患者应该严格容量管理。

4. *子痫的治疗原则*

（1）控制抽搐：①地西泮10mg缓慢静脉推注；继之以地西泮20mg加入5%葡萄糖溶液250ml中缓慢静脉滴注，根据病情调整滴速。②亦可选用冬眠合剂Ⅰ号（氯丙嗪、异丙嗪各50mg、哌替啶100mg）1/3～1/2量稀释缓慢静脉注射，1/2量加入5%葡萄糖溶液250ml中缓慢静脉滴注，根据病情调整速度。③和（或）用硫酸镁2.5g加5%葡萄糖溶液40ml缓慢推注；或25%硫酸镁20ml加入5%葡萄糖溶液100ml中快速静脉滴注，30min内滴完，后继续静脉滴注硫酸镁，以1～2g/h速度维持。注意硫酸镁与镇静剂同时应用时，对呼吸抑制的协同作用。孕妇血压≥105～110mmHg应该给予降血压药。

（2）纠正缺氧和酸中毒：保持呼吸道通畅，面罩给氧，必要时气管插管，经常测血氧分压，预防脑缺氧；注意纠正酸中毒。

表 14-4-1　根据 2011 年 ESC 妊娠合并心血管疾病治疗指南的妊娠期高血压常用降压药物分级及不良反应

药物	FDA 药物级别	是否通过胎盘	是否乳汁分泌	不良反应
卡托普利	D	是	是	肾输尿管发育不良、羊水过少、胎儿肺发育不良、胎死宫内
坎地沙坦	D	未知	未知	同上
阿替洛尔	D	是	是	妊娠前期胎儿尿道下裂，中后期致胎儿出生缺氧，低体重，心动过缓，低血糖
比索洛尔	C	是	是	胎儿心动过缓，低血糖
美托洛尔	C	是	是	胎儿心动过缓，低血糖
普萘洛尔	C	是	是	胎儿心动过缓，低血糖
拉贝洛尔	C	是	是	妊娠中晚期使用致胎儿宫内发育迟缓，分娩前使用致新生儿心动过缓和低血压
甲基多巴	B	是	是	新生儿轻微低血压
硝苯地平	C	是	是	抑制分娩，与硫酸镁合用易导致孕妇低血压，胎儿缺氧
维拉帕米	C	是	是	口服可耐受（经验有限），静脉致孕妇低血压，胎儿低灌注
地尔硫䓬	C	无	是	胎儿心动过缓和低血压
呋塞米、氢氯噻嗪	C	是	是（婴儿可耐受）	羊水过少
硝酸甘油、吲哚美辛	B	未知	未知	心动过缓，延缓产程
阿司匹林（小剂量）	B	是	能耐受	未见到致畸作用

（3）控制血压：监测血压方法同重度子痫前期。

（4）终止妊娠：抽搐控制后未能分娩者行剖宫产。子痫患者应该及时分娩。子痫发作时常出现胎儿心动过缓；通常，孕妇治疗后能缓解，不一定剖宫产。一旦患者情况平稳，分娩方式应部分根据孕周、胎儿情况和骨盆测量结果等因素而定。

（5）降低颅内压：20％甘露醇 0.5ml/kg，静脉滴注，现已少用，因会加重心脏负担。现常用呋塞米 2mg 静脉注射，能快速降低颅内压。

（6）必要时做介入性血流动力学监测（CVP），特别是在少尿及有肺水肿可能者：大部分重度子痫前期或子痫孕妇不需要有创的血流动力学监测。一篇 17 例子痫孕妇的综述报道肺动脉楔压有助于临床决策。然而，没有随机试验支持重度子痫前期孕妇需常规使用。有创的血流动力学监测可能有利于合并严重心脏疾病、肾病、顽固性高血压、少尿或肺水肿的子痫前期孕妇。

（7）其他治疗原则：同重度子痫前期。

Richard 子痫昏迷治疗方案：①立即用硫酸镁控制抽搐，舒张压＞110mmHg，加用降压药；②24h 内常规使用地塞米松 5～10mg，莫斐管内滴注，以减轻脑水肿；③监测血压、保持呼吸道通畅、供氧，必要时气管插管；④经常测血氧分压，预防脑缺氧；⑤终止妊娠，已停止抽搐 4～6h 不能分娩者急行剖宫产；⑥置患者于 30°半卧位，降低颅内压；⑦产后如仍不清醒，无反应，注意与脑出血鉴别，有条件的医院行 CT 检查；⑧神经反射监护；⑨20%甘露醇 0.5ml/kg 静脉滴注，降低颅内压。

5. 终止妊娠　因妊娠期高血压疾病是孕产妇特有疾病，随着妊娠的终止可自行好转，故适时以适当的方法终止妊娠是最理想的治疗途径。

(1)终止妊娠时机：妊娠期高血压疾病应在密切监护母亲病情和胎儿宫内健康情况，监测胎盘功能及胎儿成熟度的情况下考虑终止妊娠的问题，我国目前采用终止妊娠的时机包括：①重度子痫前期积极治疗 2～3d，为避免母亲严重并发症，亦应积极终止妊娠；②子痫控制 6～12h 的孕妇，必要时子痫控制 2h 后亦可考虑终止妊娠；③有明显脏器损害，或严重并发症危及母体者应终止妊娠；④孕 34周前经治疗无效者，期待治疗延长孕周虽有望改善围生儿的死亡率，但与产妇死亡率相关；对早发型子痫前期孕 32 周后亦可考虑终止妊娠；⑤重度子痫经积极治疗，于孕 34 周后可考虑终止妊娠。

ACOG 2013 版指南对妊娠期高血压疾病终止妊娠做出以下建议(图 14-4-1 和图 14-4-2)：

1)轻度妊娠高血压或子痫前期终止妊娠时机的选择：ACOG 2013 版指南建议，没有严重表现或没有分娩适应证的轻度妊娠期高血压或子痫前期患者，孕周＜37 周，可在母胎监测下行期待治疗。没有严重表现的轻度妊娠高血压或子痫前期患者，孕周≥37 周时，建议终止妊娠，而不要继续行期待治疗。

妊娠 34～37 周，无严重表现的轻度妊娠期高血压或者子痫前期的患者，并没有随机对照试验证实期待治疗可以改善围生期结局或是增加母胎危险，期待治疗期间相关并发症发生率分别为重度高血压(10%～15%)、子痫(0.2%～0.5%)、HELLP 综合征(1%～2%)、胎盘早剥(0.5%～2%)、胎儿生长受限(10%～12%)和胎儿死亡(0.2%～0.5%)，但是立即终止妊娠则会增加新生儿 ICU 入住率、新生儿呼吸系统并发症发生率。与 37 周以后终止妊娠相比，虽然新生儿死亡率轻微升高，仍建议没有异常的胎儿监测结果或严重情况(如胎膜早破、早产或阴道出血)存在时，可继续监测母胎的状况至 37 周终止妊娠。

2)重度子痫前期终止妊娠时机的选择：ACOG 2013 版指南建议，≥34 周的重度子痫前期患者，应终止妊娠；或者无论孕周大小如何，在母胎状况不稳定的病例中，建议一旦孕妇状况稳定，立即终止妊娠。＜34 周而母胎的情况均稳定的重度子痫前期患者，如果有母胎 ICU 条件的保障，可以继续妊娠。重度子痫前期进行期待治疗的患者，孕周≤34 周时，建议给予糖皮质激素促进胎儿肺成熟。重度子痫前期患者在孕 23 周前、23 周及 24 周时行期待治疗，其胎儿存活率分别为 0、18.2%和 57.7%。其他的研究也提示重度子痫前期小于 23～24 孕周时行期待治疗胎儿存活率很低。因此，在胎儿尚无存活能力的重度子痫前期，建议母体情况稳定后立即终止妊娠。

重度子痫前期可导致母胎急性的和远期的并发症，继续妊娠可致孕产妇和胎儿病情进行性恶化，因此，重度子痫前期的孕周已达到或超过 34 周时，应考虑终止妊娠。重度子痫前期而孕周＜34 周的孕妇，出现肺水肿、肾衰竭、胎盘早剥、严重血小板减少症、弥散性血管内凝血、持续性头痛、胎儿监测异常或

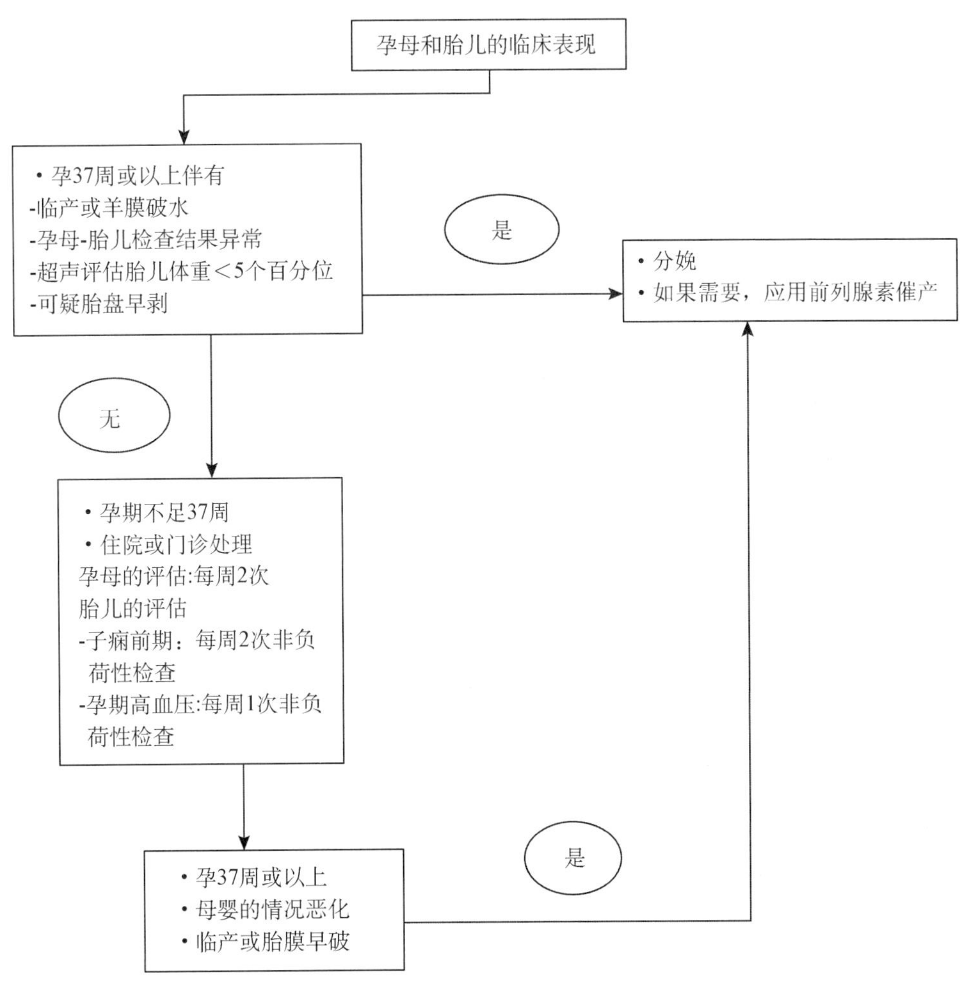

图 14-4-1　2013 ACOG 妊娠高血压指南中期妊娠高血压或非严重子痫前期的处理流程

胎儿死亡时，立即终止妊娠是最安全的选择。

<34 孕周的重度子痫前期患者行期待治疗，母体并发症如 ICU 监护率、HELLP 综合征、胎盘早剥、肺水肿、子痫、肝包膜下血肿、脑卒中发生率明显增加；围生儿并发症如死产、围生期窒息等发生率也增加。

虽然重度子痫前期行期待治疗的研究不多，但是 RCT 研究显示，妊娠高血压疾病患者产前给予糖皮质激素治疗，可减少 RDS（RR 0.50；95%CI 0.35～0.72）、新生儿死亡（RR 0.50；95%CI 0.29～0.87）、脑室出血（RR 0.38；95%CI 0.17～0.87）的发生率。

(2)终止妊娠的指征：妊娠期高血压疾病终止妊娠的指征常为以下几点。①重度子痫前期患者经积极治疗 24～72h 仍无明显好转；病情有加剧的可能，特别是出现严重并发症者；②重度子痫前期患者孕周已超 34 周；③子痫前期患者，孕龄不足 34 周，胎盘功能减退，胎儿尚未成熟，可用地塞米松加促胎儿肺成熟后终止妊娠；④子痫控制后 2h 可考虑终止妊娠；⑤观察病情中遇下列情况应考虑终止妊娠：胎盘早剥、视网膜出血、视网膜剥离、皮质盲、视觉障碍、失明、肝酶学显著升高、血小板减少、尿少、无尿、肺水肿、明显胸腔积液、腹水等、胎儿窘迫；胎心监护出现重度变异减速、多个延长减速和频发晚期减速

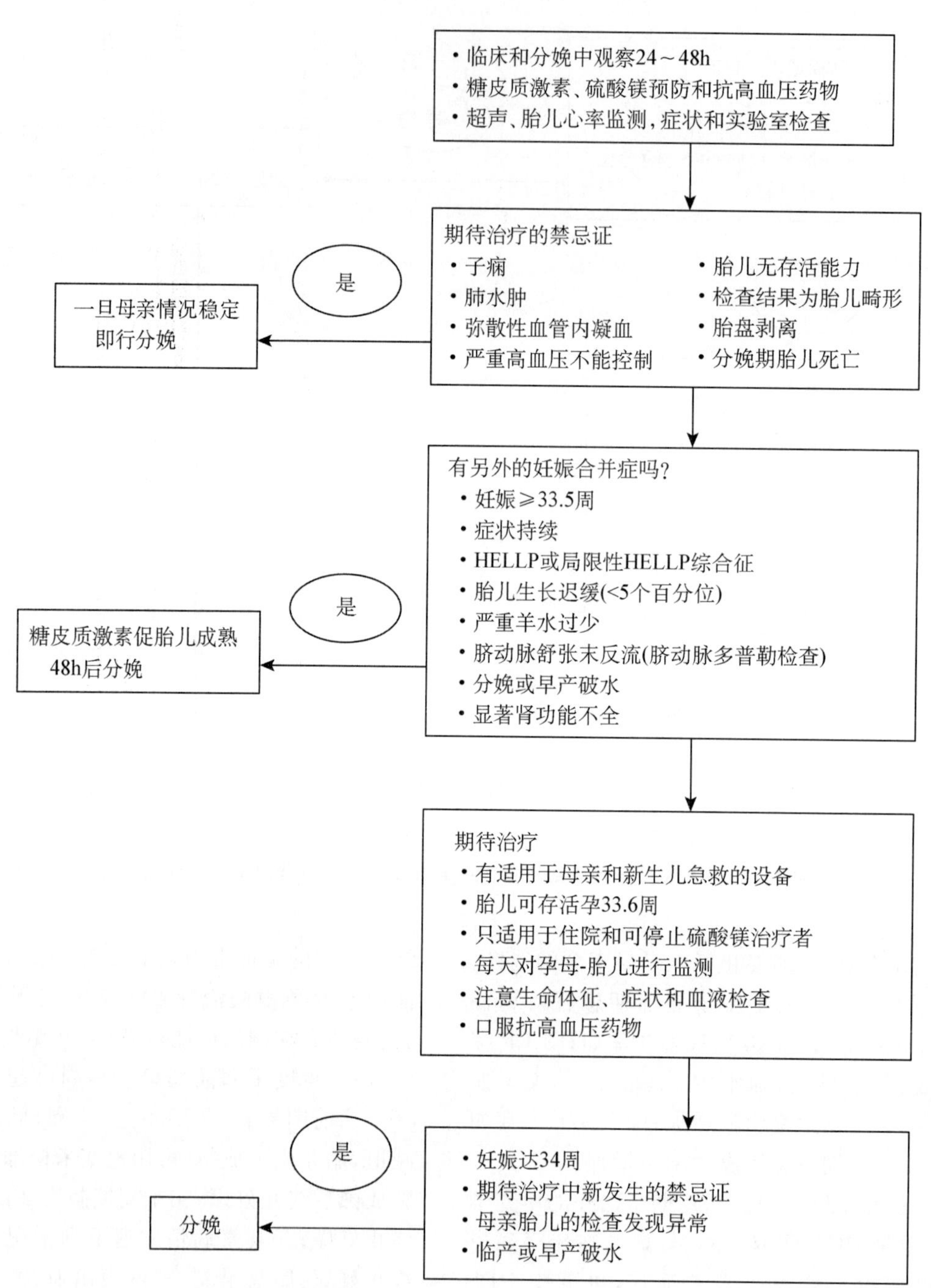

图 14-4-2　2013 ACOC 妊娠高血压指南：孕 34 周以上重度子痫前期的处理

等提示病情严重的症候时应考虑终止妊娠。

重度子痫前期期待治疗的患者，一般均推荐≥34孕周应终止妊娠。34孕周之前，母亲和胎儿病情的恶化通常是终止妊娠的原因。

终止妊娠的母体指征：反复重度高血压；重度子痫前期症状的反复发作；进行性肾功能不全（血肌酐＞1.1mg/dl或在没有其他肾脏疾病存在的情况下血肌酐浓度是正常的2倍）；持续性血小板减少或HELLP综合征；肺水肿；子痫；疑似胎盘早剥；临产或胎膜早破。

终止妊娠的胎儿指征：≥34孕周；严重FGR（超声评估，胎儿体重＜5个百分位）；持续性羊水过少（MVP＜50px）；BPP评分≤4/10（两次间隔至少6h）；脐动脉多普勒舒张末期反流；反复变异减速或晚期减速；死胎。

（3）终止妊娠的方法：轻度子痫前期孕妇，足月阴道分娩最好。没有随机临床试验评估重度子痫前期或子痫孕妇的分娩方式。足月重度子痫前期引产和剖宫产儿应该遵循个体化原则。子痫前期患者并不是剖宫产的指征，分娩方式应根据孕周、胎先露、宫颈成熟度和母胎的状况决定。

1）阴道分娩：病情稳定，宫颈成熟，估计引产能够成功，已临产者，不存在其他剖宫产产科指征者，可以选用阴道分娩。

2）剖宫产：病情重，不具备阴道分娩条件者，宜行剖宫产术。子痫前期病人使用麻醉方式是有争议的，但是如果母亲凝血功能正常，没有低血容量的情况，使用硬膜外麻醉是安全、有效的，不会引起全身麻醉所致的血压升高。

过去20年，随着子痫前期孕妇产时和分娩时麻醉技术的改进，对产时和分娩中的重度子痫前期和子痫孕妇来说，硬膜外麻醉最佳。肺水肿、肾衰竭和硬膜外麻醉无关。全身麻醉比局部麻醉的风险更大。有潜在的出血并发症，凝血异常是硬膜外麻醉的禁忌证。

（4）产褥期处理：重症患者在产后24～72h，尤其24h内，仍有可能发生子痫，需继续积极治疗，包括应用镇静、降血压、解痉等药物。产后检查时，应随访血压、蛋白尿及心肾功能情况，如发现异常，应及时治疗，防止后遗症发生。ACOG 2013版指南提出，产后新发高血压伴头痛或视物模糊，或子痫前期伴重度高血压的产妇，建议静脉给予硫酸镁，应使用硫酸镁至少24h；产后持续高血压的产妇（至少两次间隔4～6h的随机血压）≥150/100mmHg，应进行降压治疗。持续血压≥160/110mmHg，应该在1h内进行降压治疗。

6．其他药物治疗

（1）心钠素：是人工合成的心钠衍生物，为心肌细胞分泌的活性物质，具有很强的降压利尿作用。主要作用是增加肾血流量，提高肾小球滤过率，降低血管紧张素受体的亲和力，可对抗AⅡ的缩血管作用。具有强大的利钠、利尿及扩张血管活性。20世纪80年代有报道，经临床应用人心钠素Ⅲ（haANPⅢ）治疗妊娠期高血压疾病并发心力衰竭，心功能均可获得控制，血压下降，水肿消退，蛋白尿转阴，是治疗妊娠期高血压疾病引起心力衰竭的理想药物，近年应用较少，临床资料报道不多。

（2）抗凝血酶（AT-Ⅲ）：抗凝血酶对各种凝血机制中的酶具有抑制作用，实验证明抗凝血可以预防妊娠期高血压疾病动物模型血压升高和蛋白尿的发生，因此AT-Ⅲ很可能可以有效地处理子痫前期病人的临床症状和体征。重度子痫前期时AT-Ⅲ下降，如AT-Ⅲ/C下降70％以下则有出现血栓的危险。一般可静脉滴注，AT-Ⅲ 1000～3000U，血中AT-Ⅲ/C上升至130％～140％。如同时应用小剂量肝素可提高抗凝效果。

（3）血管紧张素转化酶（ACE）抑制剂：卡托普利（capoten）或厄贝沙坦（irbesartan），其作用是抑制血管紧张素转化酶（ACE）活性，阻止血管紧张素Ⅰ转换成血管紧张素Ⅱ，有明显降低外周阻力、增加肾血流量的作用。但这些药物可导致胎儿死亡、羊水少、新生儿无尿、肾衰竭、胎儿生长迟缓、新生儿低血压和动脉导管未闭，因此任何妊娠妇女均禁忌用血管紧张素转化酶（ACE）抑制剂，孕期禁止使用。

（4）L-精氨酸（L-arginine，L-Arg）：最近的报道认为NO和前列环素的减少可能是妊娠期高血压疾病发病机制的主要原因，与血管舒张因子和收缩因子的不平衡有关。L-Arg是合成NO的底物，它可以刺激血管内皮细胞的NO合成酶（NOS）而增加NO的合成和释放，通过扩张外周血管发挥降血压作用。随着人们对NO的了解逐步深入，L-Arg在临床和基础的研究和应用更加广泛。近年国外已有应用L-Arg治疗或辅助治疗高血压的报道。

国内学者高连如、刘国庆报道，高血压患者静脉滴注L-Arg（20g/150ml/30min），5min后血压开始下降，15min达到稳定值，平均动脉压从（115.4±9.9）mmHg降至（88.5±7.6）mmHg。2007年国外有学者对尿蛋白阴性的妊娠高血压患者及尿蛋白＞300mg/24h的子痫前期患者各40例用L-Arg治疗；L-Arg 20g/500ml静脉滴注，每日1次，连续5d，随后4g/d，口服2周，或安慰剂治疗。结果，L-Arg治疗组的病人收缩压与安慰剂组相比有明显下降，认为应用L-Arg治疗有望延长孕周和降低低体重儿的发生率。但L-精氨酸在预防子痫前期的发生方面还缺乏大样本的研究。

2006年Rytiewski报道，应用L-Arg治疗子痫前期，口服L-Arg 3g/d（L-Arg组）40例，安慰剂组41例。结果提示L-Arg组病例的胎儿大脑中动脉的灌注量增加，脑-胎盘血流量比率增加，分娩新生儿Apgar评分较高，提供口服L-Arg治疗子痫前期的病人似乎有望延长孕周以改善新生儿结局。但还需要大样本的研究以进一步证实。总体认为，对子痫前期患者给予L-Arg治疗可能通过增加内皮系统和NO的生物活性降低血压，应用L-Arg治疗可能改善子痫前期患者内皮细胞的功能，是一种新的、安全、有效的治疗预防子痫前期的方法。

（5）硝酸甘油（NG）：用于治疗心血管疾病已多年，随着NO研究的不断深入，其作用机制得到进一步的认识，目前认为NG在体内代谢和释放外源性NO，然后对其相关的组织器官产生作用。NG能有效地降低患者血压和脐动脉搏动指数（PI）。

苏春宏等2004年报道应用NG治疗子痫前期，用NG20mg加入生理盐水50ml，静脉泵推注，注射速度5～20μg/min，5～7d，与用$MgSO_4$病例比较，前者SBP、DBP、MAP均较后者低，新生儿Apgar评分低，新生儿收治NICU例数NG组较$MgSO_4$组低。母亲急性心力衰竭、肺水肿的发生率NG组较$MgSO_4$组明显降低。

姚细保、黄艳仪等应用NG治疗没有并发症的子痫前期，方法为硝酸甘油25mg加入5%葡萄糖20～30ml静脉泵推注，以5～20μg/min，5～7d改用长效钙离子拮抗剂硝苯地平口服，直至分娩，平均治疗2周。由于孕周延长，新生儿低Apgar评分，收治NICU的病例比用$MgSO_4$治疗组低，母婴预后较好，母体无严重并发症发生。

多项研究认为，NG治疗子痫前期不仅可扩张母体血管，还可明显降低脐-胎盘血管阻力，有助于改善宫内环境，而且未发现胎心有变化；但NG是否会对胎儿的血管张力、血压、外周血管阻力和血小板、L-精氨酸功能产生不良影响及其确切疗效有待进一步的研究。

第五节　并发症诊断治疗

妊娠高血压会引发一系列的并发症：①妊高征心脏病，为产科领域中特有的心脏病，患者可并发心力衰竭。产后可发生循环衰竭；②HELLP综合征，在重度妊高征特别是血黏稠度增加，微循环灌注受损者，可并发HELLP综合征；③妊高征并发肾衰竭，先兆子痫或子痫患者伴有HELLP综合征，或急性脂肪肝，或产后溶血时，必须注意肾衰竭发生的可能；④弥散性血管内凝血(DIC)，妊高征特别是先兆子痫及子痫患者与DIC的关系密切；⑤妊娠期高血压疾病与胎盘早期剥离关系密切，胎盘早期剥离的典型症状与体征在临床上诊断并无困难；⑥脑血管意外，包括脑出血、脑血栓和蛛网膜下腔出血，为妊高征较少见的并发症。

(一)妊娠期高血压疾病并发心力衰竭

1. 妊娠期高血压疾病并发心力衰竭的诱因及诊断　妊娠期高血压疾病如果发生冠状动脉痉挛，可引起心肌缺血、间质水肿及点状出血与坏死，偶见毛细血管内栓塞，心肌损害严重可引起妊娠期高血压疾病性心脏病、心功能不全，甚至心力衰竭、肺水肿。不适当的扩容、贫血、肾功能损害、肺部感染等常为心力衰竭的诱发因素。心力衰竭的临床表现可有脉率快，部分病人可听到舒张期奔马律、肺动脉瓣区第二心音亢进、呼吸困难、胸肺部啰音、颈静脉充盈、肝脏肿大，甚至端坐呼吸。对全身水肿严重的患者，虽无端坐呼吸，应警惕右心衰竭。心电图提示心肌损害，有T波改变、减低或倒置，有时呈现ST段倒置或压低。X线检查可见心脏扩大及肺纹理增加，甚至肺水肿表现。

妊娠期高血压疾病并发心力衰竭的患者需与其他各科病因所致的心力衰竭鉴别，包括孕前已存在的心脏疾病，如先天性心脏病、风湿性心脏病、甲状腺功能亢进心脏病、维生素B_1缺乏症、组织性疾病引起的心肌损害如红斑狼疮；孕前无心脏损害的疾病，如羊水栓塞、肺栓塞，或围生期心肌病。可根据不同病史及心脏特征加以鉴别。围生期心肌病易与妊娠期高血压疾病性心脏病混淆。妊娠期高血压疾病时全身小动脉痉挛，影响冠状动脉循环，心脏供血不足、间质水肿，致心功能受损，是发生围生期心脏病的原因之一，发生率为27.2%，为正常孕妇的5倍。国外报道发生率高达60%，说明两者密切相关。围生期心肌病患者可伴有中度血压升高，中度蛋白尿常诊断为妊娠期高血压疾病。鉴别主要依据病史及心脏体征。围生期心肌病除有心力衰竭的临床表现外，主要体征包括两肺底湿啰音、奔马律及第三心音、二尖瓣区有收缩期杂音。超声心动图检查所有病例均有心腔内径增大，以左心室腔扩大最为显著。部分病例由于心腔内附壁血栓脱落导致肺动脉栓塞，病情急剧恶化。笔者所在医院曾有1例重度子痫前期合并围生期心肌病患者，产后第4天死于肺栓塞。妊娠期高血压疾病心力衰竭临床表现有较严重高血压、蛋白尿、水肿，当血压显著升高时，冠状动脉痉挛导致心肌缺血，甚至局灶坏死而诱发心功能不全，但无心脏显著扩大，无严重心律失常，常伴有肾损害。妊娠期高血压疾病心力衰竭患者的预后较好。

2. 妊娠期高血压疾病并发心力衰竭的治疗

(1)一般治疗：面罩吸氧，持续心电监护，必要时监测中心静脉压(CVP)，开放静脉通道2条、实验室检查(血常规、凝血常规、DIC组合、血气、BNP等)、X线胸片，超声心动图检查。

(2)积极治疗妊娠期高血压疾病：解除小动脉痉挛，纠正低排高阻，减轻心脏前后负荷。

可选用以下1种或2种血管扩张剂：酚妥拉明10mg，加入到5%葡萄糖溶液250ml内，静脉滴注，0.1～0.3mg/min；硝酸甘油10mg，加入到5%葡萄糖溶液25～50ml内，微量泵推注，10μg/min，根据血压调整速度；硝普钠25～50mg，加入到5%葡萄糖溶液50ml内，微量泵推注，10～20μg/min，根据血压调整速度。

(3)增强心脏收缩力：用毛花苷C 0.4mg，加入到5%葡萄糖溶液20ml内稀释，缓慢静脉注射。也可用地高辛，每日0.125～0.25mg，口服。非洋地黄正性肌力药物，如多巴胺(dopamine)、多巴酚丁氨(Dobutamine)、磷酸二酯酶抑制剂[米力农(milrinone)]、门冬氨酸镁等(详见血管扩张剂在产科应用一章)。血压高者慎用多巴胺类药物或用小剂量，并与血管扩张剂合用。

(4)利尿剂：呋塞米20～40mg，加入5%葡萄糖溶液20ml，静脉注射，快速利尿。

(5)有严重呼吸困难，可用吗啡3～5mg，稀释，皮下注射。

(6)心力衰竭控制后宜适时终止妊娠。

(7)严格容量管理，限制液体入量。

(二)HELLP综合征

1. HELLP综合征的诊断　妊娠期高血压疾病时由于微循环淤血，可并发微血管病性溶血，其发生的原因有：①红细胞变形能力差；②血管内皮受损，血小板被激活，血小板计数下降；③细胞膜饱和脂肪酸多于不饱和脂肪酸，比值失衡，细胞易裂解。肝细胞内SGOT释放至血液循环。1982年Weinstein报道了重度子痫前期并发微血管病性溶血，并根据其临床3个主要症状：溶血性贫血、转氨酶升高、血小板减少命名为HELLP综合征。Mephis诊断标准是：①溶血：外周血涂片可见异型红细胞，总胆红素＞1.2mg/dl。②肝功能异常：SGOT＞70U/L，LDH＞600U/L。③血小板降低：血小板计数＜100×10^9/L，有时可低至20×10^9/L，临床表现包括上腹痛、肠胃症状、黄疸等。严重者发展为DIC，有DIC的临床及实验室指标。

Weinstein和Sibai提出HELLP综合征的症状和体征包括：①右上腹痛及上腹痛(86%～90%)；②恶心、呕吐(45%～84%)；③头痛(50%)；④右上腹紧张和抵抗感(86%)；⑤舒张压超过110mmHg(67%)；⑥24h尿蛋白测定超过++(85%～96%)；⑦明显水肿(55%～67%)。

2. HELLP综合征应与其他疾病鉴别　包括肝炎、胆囊疾病、胃溃疡、肠胃道疾病、系统性红斑狼疮性肾炎、妊娠期急性脂肪肝、血小板减少性紫癜(ITP)和溶血性尿毒症性综合征(HUS)、血栓性血小板减少性紫癜TTP相鉴别。简单鉴别可根据以下几点：①病毒性肝炎：病史及病毒性肝炎抗体各抗原测定。妊娠期急性脂肪肝：常伴有妊娠期高血压疾病及呕吐、恶心，仅90%患者伴有黄疸，血清胆红素高，而尿三胆检查常为阴性或弱阳性，可有低血糖。肝功能测定ALT可高达300～500U，B超检查肝脏可见脂肪波及肝脏密度增加。②原发性血小板减少性紫癜(ITP)：可根据病史，孕前有血小板减少及皮肤黏膜出血。实验室检查可有血小板减少；抗血小板抗体(PAIgG)阳性。③系统性红斑狼疮性肾炎(SLE)：妊娠合并红斑狼疮性肾炎并不少见。但往往合并有妊娠期高血压疾病、溶血性贫血及血小板减少、急性肾衰竭表现。孕前已有SLE病，实验室检查自身抗体、抗核抗体等指标为阳性可诊断。④弥散性血管内凝血(DIC)：根据症状出血不凝及实验室诊断。DIC时实验室指标常见：血纤维蛋白原＜2g/L，凝血酶原时间＞15s，血小板＜100×10^9/L，或伴有3P试验阳性等指标。HELLP综合征并发DIC占21%，且病情严重，因此早期诊断、早期处理很重要。

3. HELLP综合征及微血管病性溶血的处理　①积极治疗妊娠期高血压疾病：解痉、降压，必要时扩容(可用少量晶体液、清蛋白、新鲜冷冻血浆),注意纠正电解质失衡。②控制出血:输新鲜血和新鲜冷冻血浆,内含有除血小板以外的凝血因子。③抗血栓:小剂量阿司匹林,少量肝素、低分子肝素、潘生丁、抗凝血酶等。④免疫抑制剂:类固醇;地塞米松每日用量20～30mg。⑤补充血小板:术前PLT<50×10^9/L应用10U血小板,血小板不宜多注,以免产生血小板抗体加重血栓。⑥必要时透析、血浆交换和连续性肾脏替代治疗(CRRT),或连续性静脉-静脉血液滤过(CVVH)。⑦终止妊娠:多数学者主张一旦确诊HELLP综合征,应立即终止妊娠。亦有主张根据患者病情、胎儿成熟度,经短暂治疗无效再终止妊娠。经非手术治疗有可能发生以下的危险:胎盘早剥、DIC、急性肾衰竭、肝血肿破裂(发生率0.9%)、肺水肿、子痫、胎儿死亡、母亲死亡(死亡率1.1%)。HELLP综合征诊断的困难在于其症状非特异性。

HELLP综合征可能出现在产前或产后,由于其增加孕产妇死亡率,所以很多学者认为出现HELLP综合征,应考虑尽快终止妊娠。若<34孕周,但伴有DIC、肝包膜下出血、肾衰竭、肺水肿、疑似胎盘早剥或胎儿状态不稳定时,也应立即终止妊娠。糖皮质激素治疗能显著提高孕产妇的血小板计数,但是没有足够证据可降低孕产妇死亡率、发病率和改善胎儿预后。

ACOG 2013版指南提出,HELLP综合征患者,估计胎儿无存活能力时,孕妇病情稳定后应尽快终止妊娠;孕周≥34周时,孕妇情况稳定后应立即终止妊娠;从胎儿具有存活能力开始至33^{+6}孕周的HELLP综合征患者,若母体状况保持稳定,可延长妊娠24～48h,以完成糖皮质激素促胎儿肺成熟的治疗。

(三)溶血性尿毒症性综合征

溶血性尿毒症性综合征(HUS)是以急性微血管病性溶血性贫血、血小板减少及急性肾衰竭三大症状为主的综合征。其发病机制是由于妊娠期,特别是妊娠期高血压疾病时血液处于高凝状态,易有局限性微血栓形成,当红细胞高速通过肾小球毛细血管及小动脉时,受血管内纤维网及变性的血管壁内膜的机械性阻碍,红细胞变形、破裂,造成血管内溶血与凝血活酶的释放,促进了血管内凝血的过程。由于纤维沉积于肾小球毛细血管与小动脉内,减少了肾小球的血流灌注量,最终肾衰竭。另外免疫系统的变化及感染因素可诱发HUS。

1. *诊断* 临床表现:溶血性贫血、黄疸、阴道出血和瘀斑、瘀点、有些病人会发生心律失常、心包炎、心力衰竭、心肌梗死、支气管肺炎、抽搐发作等。同时有一过性血尿及血红蛋白尿,尿少,可发展到急性肾衰竭至少尿、无尿。

实验室检查:①末梢血象显示贫血、红细胞异常、出现形态异常、变形的红细胞及红细胞碎片、网织红细胞增多。②血小板减少,常降至100×10^9/L以下。③黄疸指数升高,血清胆红素及肝功能SGPT增高。④乳酸脱氢酶(HDL)升高达600U/L以上,表示体内有凝血存在。⑤血红蛋白尿或血尿、尿蛋白及各种管型。⑥氮质血症,血尿素氮、肌酐及非蛋白氮增高。

2. *鉴别诊断* ①单纯性妊娠期高血压疾病:不出现HUS的进行性溶血、血小板下降、血红蛋白尿等临床表现和实验室结果。②HELLP综合征:HUS和HELLP综合征均可在妊娠期高血压疾病患者中出现。而HUS以肾损害表现为主,急性肾功能损害和血红蛋白尿。而HELLP综合征常以肝损害为主。以肝功能转氨酶升高、溶血性黄疸为主。根据临床及实验室检查可以鉴别。③与系统性红斑狼疮性肾炎及急性脂肪肝引起的肾衰竭应加以区别。

3. *肾衰竭治疗原则* ①积极治疗妊娠期高血压疾病。②保持肾功能,血管扩张药物应用，酚妥拉明 10～20mg、呋塞米 100mg 分别各加入 5%葡萄糖溶液 250ml 分管静脉滴注（根据病情调整剂量）。③严重少尿、无尿可用快速利尿剂。④终止妊娠。⑤透析：应早期透析，如少尿、无尿，血钾升高＞5.5mmol/L；尿素氮＞17.8mmol/L（50mg/L）；血肌酐＞442μmol/L（50mg/L），需用透析治疗，或用连续性肾滤过替代治疗（CRRT）、静脉-静脉连续滤过（CVVH）。

（四）弥散性血管内凝血

弥散性血管内凝血（DIC）与子痫前期、子痫关系密切，重度子痫前期时，全身血管明显痉挛，血液黏度升高，全身组织器官血流量减少，血管内皮损伤引起血管内微血栓形成，患者血液中凝血因子消耗多引起凝血因子减少。子痫前期、子痫本身是一种慢性 DIC 状态。严重 DIC 或产后即会发生出血倾向，如血尿、产后出血等。

1. 子痫前期、子痫并发 DIC 的早期诊断

子痫前期、子痫并发 DIC 的常见临床表现：①多发性出血倾向如血尿、牙龈出血、皮肤瘀斑、针眼出血、产后出血等；②多发性微血管血栓之症状体征，如皮肤皮下栓塞、坏死及早期出现的肾、脑、肺功能不全。

子痫前期、子痫并发 DIC 实验室检查包括：①血小板减少＜100×10^9/L 或呈进行性减少；②凝血酶原时间比正常延长或缩短 3s；③纤维蛋白低于 1.5g/L（150mg/dl）或呈进行性下降或超过 4g/L；④D-二聚体阳性，FDP 超过 0.2g/L（20μg/ml），血液中的红细胞碎片超过 2%；⑤有条件者可查抗凝血酶Ⅲ（AT-Ⅲ）活性。

2. 妊娠期高血压疾病并发 DIC 的治疗

妊娠期高血压疾病并发 DIC 的早期表现主要是凝血因子改变，若能及早检查这些敏感指标，即可早期发现慢性 DIC，及早处理，预后良好。妊娠期高血压疾病合并严重 DIC 发生率不高。治疗以积极治疗原发病，控制子痫前期及子痫的发展，去除病因，终止妊娠为主。根据病情可适当使用新鲜冷冻血浆，低分子肝素或小剂量的肝素（25～50mg/d），血压过高时不适宜使用肝素，以免引起脑出血。子痫前期、子痫并发 DIC 多较轻，积极治疗后终止妊娠，多能治愈。

（五）胎盘早剥

妊娠期高血压疾病患者的子宫底蜕膜层小动脉痉挛而发生急性动脉粥样硬化，毛细血管缺血坏死而破裂出血，产生胎盘后血肿，引起胎盘早期剥离。有人认为在胎盘早期剥离患者中 69%有妊娠期高血压疾病，可见妊娠期高血压疾病与胎盘早剥关系密切。

胎盘早期剥离诊断并不困难，根据腹痛、子宫肌张力增高、胎心消失、阴道少量出血、休克等典型症状可做出诊断。然而一旦其典型症状出现时，母婴预后较差。B 超往往可早期发现胎盘后血肿存在，而早期诊断胎盘剥离，故妊娠期高血压疾病患者必须常规做腹部 B 超检查，以早期做出有无合并胎盘早期剥离的诊断。

胎盘早剥引起弥散性血管内凝血一般多在发病后 6h 以上，胎盘早剥时间越长，进入母体血液循环内的促凝物质越多。被消耗的纤维蛋白原及其他凝血因子也越多。因此早期诊断及时终止妊娠对预防及控制 DIC 非常重要，治疗原则为积极治疗妊娠期高血压疾病、终止妊娠去除病因、输新鲜血、新鲜冷冻血浆、补充凝血因子（包括纤维蛋白原）等，可阻断 DIC 的发生、发展。

（六）脑血管意外

脑血管意外包括脑溢血、脑血栓形成、蛛网膜下腔出血和脑血栓，是妊娠期高血压疾病最严重的并发症，是妊娠期高血压疾病最主要的死亡原因。脑血管灌注有自身调节，在较大血压波动范围内仍能保持正常血流。当脑血管痉挛，血压超过自身调节上限值或痉挛导致脑组织水肿、脑血管内皮细胞间的紧密连接就会断裂，血浆及红细胞会渗透到血管外间隙引起脑内点状出血，甚至大面积

渗血，脑功能受损。当 MABP≥140mmHg 时脑血管自身调节功能消失。脑功能受损的临床表现为脑水肿、抽搐、昏迷、呼吸深沉、瞳孔缩小或不等大、对光反射消失、四肢瘫痪或偏瘫。应做仔细的神经系统检查。必要时给予脑 CT 或 B 超可明确诊断。

脑水肿、脑血管意外的处理：按神经内外科处理原则，脑出血有开颅手术指征者，在脑外科密切配合下行剖宫产，结束妊娠后随即行开颅术，清除血肿、减压、引流，则有生命希望。

附：基于 ACOG 2013 版妊娠高血压疾病综合防治指南总结建议

以下建议基于确实的和一致的循证证据(A 级)

硫酸镁应该被用于预防和治疗抽搐的重度子痫前期或子痫孕妇

如果需要麻醉，应该使用局部麻醉或神经轴阻滞麻醉。因为对没有凝血异常的重度子痫前期孕妇的产时麻醉处理更有效和安全

低剂量阿司匹林未证实可以预防低危的孕妇子痫前期，因此不推荐

每日钙剂补充未证实可以防止子痫前期，因此不推荐

以下建议基于有限的和不一致的循证证据

最好在三级医院处理足月尚早的重度子痫前期孕妇，或者咨询经培训，有经验，有能力处理高危妊娠的妇产科医生，如母胎医学亚专科医师

医师应该意识到处理子痫前期孕妇中，尽管多种实验室检查都很有用，但是子痫前期至今没有可靠的预测性检查

合并严重心脏疾病、肾脏疾病、顽固性高血压、肺水肿的子痫前期孕妇或不能解释的少尿应该用有创的血流动力学监测

以下建议主要基于共识和专家意见

孕妇卧床休息，间隔 6h 以上测量血压≥160/110mmHg，24h 尿蛋白定量≥5g，或间隔 4h 以上两次随机尿蛋白阳性(+)以上，少尿：24h 尿量少于 500ml，神经系统症状或视觉障碍，肺水肿或发绀，上腹部或右上腹疼痛，肝酶学升高，血小板减少，或者胎儿生长受限，考虑重度子痫前期

尚未足月的轻度子痫前期孕妇可考虑期待治疗

收缩压≥160mmHg，或者舒张压≥105mmHg，建议给予抗高血压治疗(推荐力度为强烈)。拉贝洛尔、硝苯地平或甲基多巴的推荐应优先于其他的降血压药物(推荐力度为强烈)

（黄艳仪　李映桃　袁晓兰）

参考文献

从克家.2002.妊娠高血压综合征的诊断与治疗.北京：人民军医出版社

苟文丽.2008.妊娠高血压疾病.见：乐杰主编.妇产科学.7 版.北京：人民卫生出版社

黄艳仪，陈小曼，陈敦金，等.2003.妊娠高血压综合征病因学研究进展.广州医学院学报，31(2)：95-98

黄艳仪，区煦东，陈次瑜，等.1997.妊娠高血压综合征监测与治疗的探讨.中国实用妇科与产科杂志，13(1)：31-33

黄艳仪，区煦东，霍建强，等.1992.血液流变性检测在妊高症分型及治疗中的应用.中华妇产科杂志，27(2)：96-97

黄艳仪，姚细保，陈敦金，等.2005.重度子痫前期诊断标准临床意义探讨.中国实用妇科与产科杂志，

21(7):414-416

黄艳仪,姚细保,卢光宏,等,2009. 内源性一氧化氮合酶抑制物及其水解酶变化与子痫前期发病的关系.中华妇产科杂志,44(4):200-252

黄艳仪,姚细保.2008. 子痫前期患者胎盘内一氧化氮合酶抑制物水解酶的表达.中华围产医学杂志,11(5):3433-3434

柯恩汉姆,郎景和.1999. 威廉姆斯产科学.20 版.西安:世界图书出版社西安公司

林其德.2004. 子痫前期子痫病因及发病机制的研究进展.中国实用妇科与产科,20(10):577-579

刘临.1986. 妊娠高血压综合征.见:田雪萍,周致隆,刘临.高危妊娠的处理.上海:上海科技出版社

刘庸.1996. 关于妊高征监测中的几个问题.中华妇产科杂志,31(8):451-453

Alexander Heazell, Philip N Baker. 2008. Hypertensive disorders of pregnancy. In: Oakley C ed. Heart Oisease in Pregnancy. Oxford: Blackwell Publishing, 264-280

Baha Sibai, Gus Dekker, Michael Kupferminc. 2005. Pre-eclampsia Lancet. Lancet, 365: 785-799

Boger RH. 2006. Asymmetric dimethylarginine (ADMA): a novel risk marker in cardiovascular medicine and beyond. Ann Med, 38(2): 126-136

Clark-BA, Ludmin-J, Epstein-FH, et al. 1997. Urinary cyclic GMP, endothelin, and prostaglandin E2 in normal pregnancy and preeclampsia. Am-J-pernatol, 14(9): 559-562

De-Groot, O brien-TJ, Taytor-RN. 1996. Biochemical evidence of impaired trophoblastic invasion of decidual stoma in women destined to have preeclampsia. AM-J-Obstet-Gyneeol, 175(1): 24-29

Druzin ML, Charles B, Johnson AL. 2008. Editorial summary of symposium on hypertensive disorders of pregnancy. Current Opinion in Obstetrics and Gynecology, 20(2): 91-95

Frishman WH, Veresh M, Schlocker SJ, et al. 2006. Pathophysiology and medical management of systemic hypertension in preeclampsia. Curr Hypertens Rep, 8(6): 502-511

Furugori-k, Kutauchi-o, Rakruva-A, et al. 1997. Levels of hepatocyte growth factor and its messenger ribonucleic acid in uncomplicated pregnancies and those complicated by preeclampsia. J-Clin-Endocrinol-Metab, 82(8): 2726-2730

Ganzevoort J W, Rep A, Vries J I P. 2006. Prediction of maternal complications and adverse infant outcome at admission for temporizing management of early-onset severe hypertensive disorders of pregnancy. American Journal of Obstetrics and Gynecology, 195(2): 495-503

Gao-G, Wilton-AN, Fu-Y, et al. 1997. Angiotensiongen gene variation in a population case-control study of preeclampsia/eclampsia in Australians and Chinese. Electrophresia, 18(9): 1646-1649

Gilbert JS, Nijland MJ, Knoblich P. 2008. Placental ischemia and cardiovascular dysfunction in preeclampsia and beyond: making the connections. Expert review of cardiovascular therapy, 6 (10): 1367-1377

Giudice LC, Martina NA, Crystal RA, et al. 1997. Insulin-like growth factor binding protein-1 at the maternal-fetal interface and insulin-like growth factor-Ⅰ, insulin-like growth factor-Ⅱ, and insulin-like growth factor binding protein-1 in the circulation of women with severe preeclampsia. AM-J-Obstet-Gynecol, 176(4): 757-758

Heli Saarelain, Pirjo valtonen, Kari Punnonen, et al. 2008. Subtle changes in ADMA and L-arginine concentrations in normal pregnancies are unlikely to account for pregnancy-related increased flow-mediated dilatation. Clin Physiol Funct lmaging, 28: 120-124

Hladunewich MA, Derby GC, Lafayette RA, et al. 2006. Effect of L-arginine therapy on the glomerular injury of preeclampsia: a randomized controlled trial. Obstet Gynecol, 107(4): 886-895

Johnsom-RD, Sadovsky-Y, Graham-C, et al. 1997. The expression and activity of prostaglandin H synthase-2 is enhanced in trophoblast from women with preeclampsia. J-Clin-Endocrmol-Metab, 82 (9): 3509-3562

Kahn SR. 1998. Severe preeclampsia associated with coinheritance of factor V leiden mutation and protein S deficiency Obstet-Gynecol, 91: 812-814

Konijnenberg A, van der Post JA, Mol BW, et al.

1997. Can flow cytometric detection of platelet activation early in pregnancy predict the occurrence of preeclampsia? A prospective study. Am-J-obstet-Gynecol,177(2):434-443

Konijnenberg A,Stojjers-EW,vander-Post JA,et al. 1997. Extensive platelet activation in preeclampsia compared with normal pregnancy: enhanced expression of cell adhesion molecules. AM-J-Obstet-Gyneeol,176(2):161-169

Kor-anantakul O,Lekhakula A.2007. Overt disseminated intravascular coagulation in obstetric patients.Journal of the Medical Association of Thailand,90(5):857-864

Krauss T,Kuhn W,Akoma C,et al.1997. Circulation endothelial cell adhesion molecules as diagnostic markers for the early identification of pregnant women at risk for development of preeclampsia. Am-J-Obstet-Gynecol,177(2):443-449

Lefever C, Betkane N, Uzan S, et al. 1997. Pre-eclampsia and oxygenated free radicals. Ann-Biol-Clin-Paris.55(55):443-450

Oakley C.2003. Expert consensus document on management of cardiovascular diseases in pregnancy. Eur Heart J,24(8):761-781

Roberts JM,August PA,Bakris G,et al. 2013. The American College of Obstetricians and Gynecologists' Task Force on Hypertension in Pregnancy. Hypertension in Pregnancy. Obstetrics & Gynaecology,122(5):1122-1131

Rytlewski K,Olszanecki R,Lauterbach R,et al.2006. Effects of oral L-arginine on the foetal condition and neonatal outcome in preeclampsia: a preliminary report. Basic Clin Pharmacol Toxicol, 99 (22):146-152

Sammour, MB EI-Kabarity H ,Fawzy MM, et al. 2005. Prevention and treatment of pregnancy-induced hypertension (preeclampsia) with progestogens.Joumal of steroid Biochemistry & Molecular Biology,97:439-440

Schjetlein R,Haugen C,Wisloff F.1997. Markers of intravascular coagulation and fibnnolysis in pre-eclampsia association with intrauterine growth retardation. Acta-obstet-Gynecol-scant, 76(6): 541-546

Shaarawy-W, Yonssef-el-mallan, Elyamani-AM. 1997. The Prevalence of Serum Antineutrophil Cytoplasmic Autoantibodies in Preeclampsia and Eclampsia J-Soc-Gtynecol-Investig,4(1):34-39

Sibai BM.2005. Diagnosis, prevention, and management of eclampsia. Obstet Gynecol, 105(2): 402-410

Sibai BM.2008. Hypertensive disorders of pregnancy: the United States perspective. Current opinion in obstetrics gynecology, 20(2):102-106

Task Force on the Management of Cardiovascular Diseases during Pregnancy of the European Society of Cardiology (ESC).2011. ESC Guidelines on the management of cardiovascular diseases during pregnancy.Eur Heart J,32(24):3147-3197

Taylor RN.1997. Review: immunnobiology of pre-eclampsia.Am-J -Reprod-Immunol,37(1):79-86

Valeria C Sandrim,Ana CT Palei,Ricardo C cavalli. 2008. eNos haplotypes associated with gestational hypertension or preeclampsia.Pharmacogenomiss, 9(10):1467-1473

Wang-J, Mimuro-S, lahoud-R. et al. 1998. Elevated levels of lipoprotein in women with preeclampsia AM-J-Obstet-Crynecol,178(1 pt 1):146-149

Wessel Ganzevoort,Anneties Rep,Jahnna I P,et al. 2006. Prediction of maternal complications and adverse infant ott outcome at admission for temporizing management of early-onset severe hypertensive disorders of pregnancy. American Journal of obstetrics and Gynecology,1995:495-503

William H, Frishman, Megan Veresh, et al. 2006. Pathophysiology and Medical Management of systemic Hypertension in preeclampsia. Current Hypertensi-on Roports,8:502-511

Zhang J,Zeisler J,Hatch MC.1997. Epidemiology of pregnancy-induced hypertension,19(2):218-232

第 15 章

妊娠期间的心脏介入和外科治疗

妊娠合并心脏病是中国孕产妇非直接产科死因的第 1 位，文献报道发展中国家的发病率为 0.9%～3.7%，我国的发病率为 1.06%。妊娠期因心脏病病情需要采用经皮介入或外科治疗的情况非常少见。通常患者原有的心脏疾病在妊娠前已被确诊或已被接受过治疗。然而，在妊娠过程中，孕妇心血管系统的变化可导致血流动力学的负荷增加，某些孕前未被发现的情况可在妊娠中出现，或在非妊娠的情况下，原本良好和稳定的心脏情况在孕期可迅速被恶化。近 30 年来，随着先天性心脏病诊断技术的进步和心脏外科手术的发展，心脏介入性手术及心脏瓣膜置换术的开展可以使严重瓣膜性心脏病患者有条件接受合理的治疗，使得心脏病术后妊娠女性逐年增多。因此，妊娠期因病情需要经皮介入或外科干预治疗的情况也逐年增多。

1. 妊娠期血流动力学的改变　妊娠期血流动力学可发生重要的改变。在第 1 孕季，血浆容积增加，第 2 孕季血浆的增加可达孕前的 50%，此后的孕期，血浆容积维持在增高后的平台期。心率较孕前增加 10～20 次/分。由于周围血管阻力的下降和脉压的增宽，可导致子宫收缩和内源性激素的释放。妊娠子宫压迫下腔静脉，可导致周围水肿、乏力和低血压。

容量负荷的增加可导致有左心室功能不全患者出现气促症状和心力衰竭。妊娠期间，由于心率增快可导致舒张充盈期缩短，并可造成许多患者的不利，特别是二尖瓣狭窄的患者。

在分娩期，子宫收缩的作用可使 500ml 以上的血液释放进入循环，同时心排血量可增加 60%～80%。正常经阴道分娩中，产妇血液大约丢失 400ml。剖宫术丢失的血液较多，平均在 800ml 以上。分娩后，子宫血液的转移及下腔静脉受妊娠子宫压迫的情况解除，使静脉的回流突然增加。另外，分娩后的 24～72h，血液转移的情况还可继续。肺水肿的发生风险还可以延续几天。

瓣膜性心脏病在孕龄的女性中有较高的发病率(1%～2%)，一项关于女性心脏病患者妊娠结局的多中心研究显示，在 562 例连续妊娠 599 次的患者中，心脏瓣膜病合并症的发生率为 13%。在这些合并症中，被认为是独立危险预测因子的情况包括：有心脏事件或心律失常发生的病史，心功能不全或发绀，左心室梗阻性疾病(左心室流出道压力梯度>30mmHg)，左心室收缩功能不全(EF<40%)。有 1 个危险因子存在的妊娠合并症风险为 27%，危险因子≥2 个的风险为 70%。新生儿的并发症占妊娠的 20%，与新生儿并发症相关的母体危险因子为：心功能不全或发绀、左心室梗阻性疾病、抗凝治疗、吸烟和多次妊娠。

2. 妊娠期心脏疾病与母婴的风险　母体的许多心脏异常情况可以影响新生儿的预后。妊娠期间，患者对反流性心脏瓣膜病的耐受性通常较好，但是，狭窄性心脏瓣膜病妊娠患者的血流动力学容易发生失代偿。二尖瓣和主动脉瓣狭窄患者妊娠期的患病率显著增加，胎儿的风险也相应增加。Hameed 等对 66 例心脏瓣膜病合并妊娠患者做回顾性的分析，资料显示，患者发生充血性心力衰竭、心律失常、初次启动心脏药物治疗、住院次数均显著增加。心脏瓣膜病可影响胎儿的预后，增加早产的风险，可导致胎儿宫内发育迟缓和新生儿低体重。

严重主动脉瓣或二尖瓣狭窄的女性如果计划妊娠，建议在瓣膜疾病得到纠正以后再受孕。如果患者在妊娠后才被确诊瓣膜性疾病，通常可采取非手术治疗，但在孕期，每个患者都要根据母亲和胎儿的风险利益认真选择治疗的方法。瓣膜性疾病妊娠女性的治疗选择参照 ACC/AHA 瓣膜性心脏病治疗指南。妊娠期可致母婴高风险的瓣膜性心脏病见表 15-0-1。

表 15-0-1　妊娠期间致母婴高风险的瓣膜性心脏病

伴或不伴症状的重度主动脉狭窄
主动脉关闭不全合并 NYHA 心功能Ⅲ～Ⅳ级的有症状患者
二尖瓣狭窄伴 NYHA 心功能Ⅱ～Ⅳ级的有症状患者
二尖瓣关闭不全合并 NYHA 心功能Ⅲ～Ⅳ级的有症状患者
主动脉或二尖瓣疾病导致严重肺动脉高压（肺动脉压＞系统血压的 75%）
主动脉或二尖瓣疾病导致严重左心室功能不全（LVEF＜40%）
机械人工瓣膜需要抗凝治疗
Marfan 综合征伴或不伴主动脉关闭不全

资料来源：Bonow RO，Carabello BA，Chatterjee K，et al. 2008 Focused update incorporated into the ACC/AHA 2006 guidelines for the management of patients with valvular heart disease：a report of the American College of Cardiology/American Heart Association task force on practice guidelines.

3. *二尖瓣和主动脉瓣狭窄的特殊治疗*　妊娠期二尖瓣狭窄可减少射血容积，心率增加，最终可减少舒张期的充盈，并导致左心房压力和心房颤动的发生率增加。处理包括应用β受体阻滞剂控制心室率，应用利尿剂改善肺动脉和系统的充血，应用抗凝剂预防心房颤动的血栓栓塞事件。在妊娠期，如果患者的药物治疗失败，可选择经皮穿刺球囊成形术，但必须在有经验的治疗中心进行。

在妊娠期，主动脉瓣狭窄的患者，充血性心力衰竭的风险增加，需要进行主动脉球囊成形术或瓣膜外科治疗的风险增加。

4. *人工心脏瓣膜的特殊考虑*　Jamieson 及其同事的研究显示，在妊娠期生物人工瓣膜的退化不会被加速，但有证据显示，年轻患者的生物人工瓣膜退化较快。在妊娠期，应用机械人工瓣膜的患者需要处理抗凝的问题。对妊娠母亲要考虑栓塞和出血的问题，对使用华法林的胎儿需要考虑华法林胎儿病的问题，目前对应用低分子肝素替代华法林的预后还不肯定。

第一节　妊娠期心脏介入性治疗

近年，经皮瓣膜置换术和修复术已进入了一个迅速的发展空间。瓣膜性心脏病经皮治疗现在是心脏病学发展最快的领域。经皮主动脉瓣和肺动脉瓣置换和各种二尖瓣的治疗途径已经在数百名患者身上成功进行。某些与手术者相关的问题相继出现并逐步得到解决。

一、概　述

(一)经皮瓣膜治疗径路的应用背景和价值

近几年,经皮导管为基础的心脏瓣膜修复和置换术已得到很大的发展和改进。这个技术在1950年最早由简单的导管装置治疗肺动脉狭窄的技术改良而来。1980年,应用球囊瓣膜成形术治疗二尖瓣狭窄的技术已经成熟,并成为肺动脉瓣和二尖瓣狭窄治疗的主要手段。但是,经皮主动脉瓣膜成形术大部分不能获得满意的结果,至今仍很少开展应用,因为存在持续的风险且获益时间较短。新的创新领域已经注意到工业化西方国家两个最常见的瓣膜性心脏疾病,分别为主动脉狭窄和二尖瓣反流,这些患者占了欧洲和美国获得性瓣膜病患者的70%。随着美国和其他工业化国家人口的老龄化,微创和安全的瓣膜病治疗手段(特别是钙化性狭窄)的需求将持续增长。认真地评价和比较经皮的途径与传统的外科手段可更好地推动新的微创技术在高危,或其他低危患者中的应用。

在近数十年内,随着治疗的进展,瓣膜性心脏病通过非手术治疗能维持良好的健康状况,寿命也随之增长,瓣膜性心脏病的患病率也将会显著增加。虽然随着体外循环和外科技术的发展、深切治疗设施的更新和瓣膜修复和置换术的广泛应用,患者的症状和预后能得到显著的改善,但是,由于严重的合并症或者年龄因素,仍然有相当数量的患者不愿意考虑选择外科治疗,部分患者担心术中的潜在风险。欧洲和美国的调查发现,高达1/3伴有严重症状的主动脉瓣狭窄和二尖瓣反流患者不考虑外科治疗,实际上,不考虑外科手段的患者可能更多。以导管为基础的经皮瓣膜治疗径路替代外科手术可显著减少术后患者的患病率和死亡率,有效的介入治疗可使患者在一段时间内免去考虑外科治疗的问题。另外,微创介入治疗可以使瓣膜性心脏病患者在疾病早期获得治疗,从而可以预防左心室衰竭的发生。此外,曾经历多次手术的患者更加偏爱微创的治疗。成功的经皮瓣膜置换和修复术可以有效地减少患者在ICU和医院内停留的时间。微创技术创新所带来的潜在获益将使经皮治疗发生示范性的转变,对瓣膜病治疗的传统理念带来挑战。经皮瓣膜治疗途径的现状见表15-1-1。

(二)妊娠期介入治疗的适应证

1. *妊娠前被漏诊或者被低估的心脏情况在孕期加重*　常见的疾病包括二尖瓣和主动脉瓣疾病。妊娠中由于心排血量增加可导致狭窄瓣膜的跨瓣压差显著增加,妊娠期代谢的增快也使病情进展加速。例如,在妊娠时,生物人工瓣膜(porcine 或 bovine)加速钙化,Marfan综合征患者的主动脉根部可突然发生扩张。虽然这些事件的发生很罕见,可是一旦发生其后果严重。这些患者需要密切随诊和定期进行超声心动图的评估,如果必须进行干预,应选择最理想的心脏介入治疗时机。

2. *妊娠期间突然发生威胁生命的合并症*　急性心脏梗死、主动脉撕裂、感染性心内膜炎。人工心脏瓣膜血栓形成,发现心房黏液瘤。这些患者不能延误介入治疗的时间,以免造成致命的风险。

(三)经皮介入性治疗对胎儿的影响

20多年来,介入性心脏病学已经发展成为新兴的治疗手段,并能有效地替代某些心脏疾病的外科治疗,特别是狭窄性瓣膜病和冠状动脉疾病。如果治疗可以选择介入方法但也可以采用外科手段的情况下,经皮介入治疗已成为优先的选择。因为介入性治疗对孕妇和胎儿的风险相对较少。目前的资料显示,放射线和对比剂对胎儿的危害仍缺乏充分的理论依据,或许有夸大的可能,但也不能

表 15-1-1 经皮瓣膜治疗途径的现状

瓣膜病	方式与途径	装置	临床经验	优点/不足
主动脉瓣狭窄(aortic stenosis)	瓣膜成形术(balloon valvuloplasty*)		广泛应用于临床	不耐用，但对先天性狭窄有效，或可作姑息手段
	瓣膜置换术(valve replacement*)	Cribier-Edwards 瓣膜	Ⅰ期临床	前向径路：复合形式(简化的逆行径路)
		Core 瓣膜	Ⅰ期临床	样式特征被改良
二尖瓣反流(mitral regurgitation)	边对边修复术(edge-to-edge repair*)	Evalve 夹钳	Ⅱ期临床	首选适用瓣叶脱垂
	瓣环成形术(annuloplasty*)	Cardiac Dimensions Carillon 装置	Ⅰ期临床	重新设计经冠状窦径路
		Edwards Monarc	Ⅰ期临床	重新设计经冠状窦径路
		Viacor	Ⅰ期临床	经冠状窦径路
	经心室途径(transventricular*)	Coapsys	Ⅱ期临床	应用于瓣环扩张/功能性二尖瓣反流
二尖瓣狭窄(mitral stenosis)	球囊瓣膜成形术(balloon valvuloplasty*)		广泛应用于临床	单纯狭窄有效
肺动脉瓣狭窄(pulmonary stenosis)	球囊瓣膜成形术/瓣膜置换术(balloon valvuloplasty/valve replacement*)		广泛应用于临床 Bonhoeffer 技术	有效
肺动脉瓣反流(pulmonary regurgitation)	瓣膜置换术(valve replacement)		Ⅰ期临床	将来可能成为标准的临床业务
三尖瓣反流(tricuspid regurgitation)	瓣膜置换术(valve replacement)		实验性阶段	临床应用时间尚远

* 被临床应用或临床试验证实。

作为选择外科的理由。

1. 放射线对胎儿的影响　放射线对胎儿的影响依赖孕妇放射暴露的剂量和孕龄。对孕妇最大的放射允许量被定在 0.5rad，有学者认为 10rad 的暴露剂量仍然安全，如果放射线的胎儿剂量超过 25rad，应建议选择性终止妊娠，因为发生不良后果的风险很高。妊娠期放射线的影响主要分为 3 个时期。

(1)着床前期(孕0～9d),放射线会致死胎而非致畸,放射线对胎儿的影响为“全或无”。在受孕的头2周,胚胎自动吸收率在25%～50%,而10rad的放射剂量估计使胚胎自动吸收率增加0～1%。

(2)在组织器官的发生期(孕9～42d),放射线可引起严重的结构畸形。200rad放射量的先天性畸形发生率为100%。10rad放射量,可导致在5%～10%的致畸基础上增加1%。

(3)在第2和第3孕季,风险主要与儿童白血病的发生和其他的畸形相关,据估计,1rad的放射量可增加儿童恶性肿瘤的风险为2/100 000出生儿至6/100 000存活出生儿。虽然大多数器官的发生可在9～12周完成,大脑可继续生长,并依然保留对放射线影响的敏感性。某些报道认为,放射暴露与智力缺陷和大头畸形有相关性。据统计,每次心导管检查可产生47rad平均皮肤剂量,1.1rad的胸部平均放射量,对无屏蔽的腹部的平均放射量为0.15rad。如果对孕妇的骨盆直接放射线暴露,因为组织的衍射作用,到达胎儿的放射量<20%。

给予受孕子宫放射线屏蔽,缩短荧光暴露的时间,避免在器官发生形成期(孕12周以内)接受放射线检查治疗,或推迟至器官发生形成期后进行(>孕12周),将会减少放射暴露造成的影响。

我国韩凤珍报道广东省人民医院2000～2007年行PBMV者17例和药物治疗难以纠正的心律失常行射频消融者5例及三度房室传导阻滞心脏起搏器置入术3例,术中均有防止射线辐射的保护。术后依不同孕周及孕妇本人的意愿选择是否继续妊娠或终止妊娠,但存活的胎儿出生后均未发现畸形。

2. 对比剂对胎儿的影响　使用碘对比剂造成胎儿甲状腺功能低下的风险出现在孕25周以后,这个时间以后是胎儿甲状腺功能的活跃期。这个风险还可随介入过程对比剂应用的剂量而变化。

经皮介入性治疗的最理想时间应在孕4个月。因为在此期间,胎儿的组织器官已发育完成,胎儿的甲状腺功能依然不活跃;另外,与其后的妊娠月份进行介入治疗比较,子宫的容积仍较小,胎儿与母亲胸部的距离较大。

二、经皮二尖瓣球囊分离术

经皮二尖瓣球囊分离术(percutaneous mitral balloon commissurotomy,PMBC)或称经皮球囊二尖瓣成形术(percutaneous mitral balloon valvuloplasty,PMBV)。二尖瓣狭窄通常的病因几乎都为风湿热,是妊娠期最常见、最重要的心瓣膜病,特别多见于发展中国家。在第2或第3孕季,大多数伴重度、部分中度二尖瓣狭窄妊娠患者的症状会恶化。妊娠期间伴中度或重度二尖瓣狭窄的患者,如果已经给予合理的药物治疗,但症状仍未获得改善,应考虑选择经皮二尖瓣球囊分离术,或瓣膜成型或置换术。妊娠期间直视下二尖瓣成形术或瓣膜置换术的应用已经很罕见或基本消失。因为年轻妊娠患者的瓣膜柔韧性较好,钙化往往不太严重,多适宜经皮球囊成形术。

1984年Inoua等首先描述了经皮球囊二尖瓣成形术(PMBV),在临床应用以前,外科二尖瓣分离术是严重二尖瓣狭窄(MS)患者优先的选择。自此以后,PMBV已被证实能即时获得良好的后果,重度的MS可获得中度的改善,并且已经替代了外科二尖瓣分离术,成为具有适应证的风湿性MS患者优先的治疗选择。

在我国,风湿性心脏病仍然是妊娠合并心脏病中最常见的一种,其中2/3～3/4为二尖瓣狭窄。妊娠期、分娩期容易并发急性肺水肿、充血性心力衰竭、心律失常,而且内科治疗效果不佳,目前仍是孕产妇死亡的主要原因之一。

2005年王建华等报道1例孕5个月接

受二尖瓣球囊扩张术患者，蒋玉蓉报道1998～2007年4例妊娠期重度二尖瓣狭窄合并急性肺水肿患者，在妊娠中晚期接受PMBV。王虹、刘陶报道2000～2008年6例妊娠合并风湿性心脏病患者接受PMBV，术前患者均出现肺水肿和充血性心力衰竭（其中2例合并房颤）或心力衰竭进行性加重。据报道，国内接受孕期PMBV的孕妇都获得满意的疗效。2010年韩风珍报道妊娠期因重度二尖瓣狭窄接受经皮球囊扩张术17例。患者PMBV术前二尖瓣瓣膜面积平均为$(0.82 \pm 0.19)cm^2$，术后平均为$(1.55 \pm 0.22)cm^2$，差异有显著统计学意义（$t=4.021, P<0.01$）。共有14例胎儿存活，其中足月11例，早产3例；2例引产，分别为孕16周及18周；1例孕8周PBMV术后行人工流产。

（一）适应证

经皮二尖瓣球囊分离术（PMBC）对粘连松解的机制与外科瓣膜成形术是相同的，PMBC介入术的后果良好，特别是对无钙化、瓣膜较薄、瓣下结构无增厚或无显著二尖瓣反流的年轻患者。狭窄的二尖瓣经扩张后，血流动力学指标即可获得改善，二尖瓣的压力梯度比术前可减轻33%～50%，二尖瓣口的横切面也可扩大1倍，肺毛细血管嵌顿压和肺动脉压也立即降低，并在手术后的1周内进一步下降。

二尖瓣狭窄患者PMBC的干预性治疗的建议于2014年再次由美国心脏病学院ACC和美国心脏病协会（AHA）共同修订更新（附1），指南同时提出妊娠与瓣膜介入治疗适应证的建议（附2）。2014年风湿性二尖瓣狭窄干预治疗流程见图15-1-1。

附1：2014年AHA/ACC瓣膜性心脏病患者治疗指南二尖瓣狭窄干预性治疗的推荐

1. Ⅰ类推荐

（1）伴有症状、重度二尖瓣狭窄（MVA≤$1.5cm^2$，D期），瓣膜利于经皮成形术，没有左心房血栓形成或中至重度二尖瓣反流的患者，建议接受经皮二尖瓣球囊分离术（A级证据）。

（2）手术风险不高，经皮二尖瓣球囊分离术不宜或失败，伴严重症状（NYHA Ⅲ～Ⅳ）重度二尖瓣狭窄（MVA≤$1.5cm^2$，D期）患者有二尖瓣外科手术（修复、分离术或瓣膜置换术）的适应证（B级证据）。

（3）重度二尖瓣狭窄（MVA≤$1.5cm^2$，C期或D期）的患者如果因为其他的适应证而需行心脏外科手术时，具有同时给予二尖瓣手术治疗的适应证（C级证据）。

2. Ⅱa类推荐

（1）极重度二尖瓣狭窄（MVA≤$1.0cm^2$，C期）瓣膜利于经皮成形术，没有左心房血栓形成或中至重度二尖瓣反流的无症状患者，接受经皮二尖瓣球囊分离术是合理的（C级证据）。

（2）伴严重症状（NYHA Ⅲ～Ⅳ），重度二尖瓣狭窄（MVA≤$1.5cm^2$，D期）的患者，如果有其他心脏外科的适应证（主动脉瓣疾病、冠状动脉疾病、三尖瓣反流、主动脉瘤），接受二尖瓣外科手术是合理的（C级证据）。

3. Ⅱb类推荐

（1）无症状、重度二尖瓣狭窄（MVA≤$1.5cm^2$，C期）瓣膜利于经皮成形术，没有左心房血栓形成或中至重度二尖瓣反流，合并新发心房颤动的患者可以考虑给予经皮二尖瓣球囊分离术（C级证据）。

（2）伴症状、二尖瓣狭窄（MVA>$1.5cm^2$），如果具有显著二尖瓣狭窄血流动力学异常的证据，运动负荷后肺动脉楔压>25mmHg或平均二尖瓣跨瓣压差>15mmHg，可以考虑给予经皮二尖瓣球囊分离术（C级证据）。

（3）伴严重症状（NYHA Ⅲ～Ⅳ），重度二尖瓣狭窄（MVA≤$1.5cm^2$，D期），二尖瓣的解剖学不是最理想，但患者不宜手术或外科风险很高的患者可以考虑给予经皮二尖瓣球囊分离术（C级证据）。

（4）中度二尖瓣狭窄（MVA $1.6～2.0cm^2$）的患者，由于其他适应证需接受心脏外科手术时，可以考虑同时接受二尖瓣外科手术治疗（C级证据）。

（5）重度二尖瓣狭窄（MVA≤$1.5cm^2$，C期和D期）在接受合理抗凝治疗期间有复发性栓塞事件的患者，可以考虑给予二尖瓣外科手术或左心房心耳部切除术（C级证据）。

附2:2014年AHA/ACC瓣膜性心脏病患者治疗指南妊娠与瓣膜介入治疗适应证的建议

1. 狭窄性瓣膜病的推荐

(1)Ⅰ类推荐

1)症状性的重度主动脉瓣狭窄(主动脉血流速度≥4.0m/s,或平均压力梯度≥40mmHg,D期)患者,建议在孕前接受瓣膜介入治疗(C级证据)。

2)症状性的重度二尖瓣狭窄(二尖瓣面积≤$1.5cm^2$,D期)患者,建议在孕前接受瓣膜介入治疗(C级证据)。

3)无症状的重度二尖瓣狭窄(二尖瓣面积≤$1.5cm^2$,C期)患者,如果患者瓣膜的形态学利于经皮二尖瓣球囊分离术建议在孕前接受经皮球囊分离术(C级证据)。

(2)Ⅱa类推荐

1)无症状重度主动脉瓣狭窄(主动脉血流速度≥4.0m/s,或平均压力梯度≥40mmHg,C期)患者,在孕前接受瓣膜介入治疗是合理的(C级证据)。

2)重度二尖瓣狭窄(二尖瓣面积≤$1.5cm^2$,D期)的妊娠患者,如果患者瓣膜的形态学利于经皮二尖瓣球囊分离术经药物治疗患者的心力衰竭症状仍然保留NYHA Ⅲ~Ⅳ级,接受经皮球囊分离术是合理的(C级证据)。

3)重度二尖瓣狭窄(二尖瓣面积≤$1.5cm^2$,D期)的妊娠患者,如果患者瓣膜的形态学不利于经皮二尖瓣球囊分离术,患者的为难治性心力衰竭,NYHA为Ⅳ级,瓣膜的介入治疗是合理的(C级证据)。

4)重度主动脉瓣狭窄(平均压力梯度≥40mmHg,D期)的妊娠患者,只有血流动力学情况恶化,心力衰竭症状仍为NYHA Ⅲ~Ⅳ级,瓣膜的介入治疗是合理的(B级证据)。

(3)Ⅲ类推荐:有害。没有严重心力衰竭症状的瓣膜狭窄妊娠患者不应给予瓣膜手术治疗(C级证据)。

2. 反流性瓣膜病的推荐

(1)Ⅰ类推荐:症状性重度瓣膜反流性疾病患者(D期),建议在妊娠前接受瓣膜修复或置换术(C级证据)。

(2)Ⅱa类推荐:重度瓣膜反流性疾病的妊娠患者(D期),如果为难治性心力衰竭,心功能NYHA Ⅳ级,瓣膜的手术治疗是合理的(C级证据)。

(3)Ⅱb类推荐:无症状重度二尖瓣反流的患者(C期),瓣膜条件适宜修复,妊娠前应考虑接受瓣膜修复术,但要详细与患者讨论有关手术的风险与获益,以及将来妊娠结局的问题(C级证据)。

(4)Ⅲ类推荐:有害。没有严重和难治性心力衰竭症状的反流性瓣膜病患者,妊娠期不应给予瓣膜手术治疗(C级证据)。

(二)禁忌证

左心房血栓是PMBC的绝对禁忌证,因为有系统性栓塞的高风险。在进行PMBC前所有的患者都必须给予经食管超声心动图(transesophageal echocardiogram,TEE)的评估,特别要注意排除左心耳的血栓形成。如果发现左心房血栓,患者必须进行系统抗凝治疗3~6个月,并在PMBC前重复TEE,证实血栓已绝对溶解。伴有左心房血栓且需紧急治疗的患者应考虑外科二尖瓣置换术并行左心耳的结扎封闭术。

二尖瓣中至重度反流也是PMBC的绝对禁忌证,因为PMBC的过程存在加重反流的风险。并发严重主动脉瓣疾病、严重的器质性三尖瓣狭窄和重度功能性的三尖瓣狭窄伴有瓣环增大的患者也是PMBC的禁忌证。

伴有严重冠状动脉疾病需要外科行旁路术也是PMBC的禁忌证。患者应考虑行冠状动脉旁路术和外科二尖瓣的手术。

瓣膜的形态学恶化是PMBC的相对禁忌证,患者必须进行选择,特别是有很高的外科风险的患者,或症状缓解期的患者,可考虑PMBC。

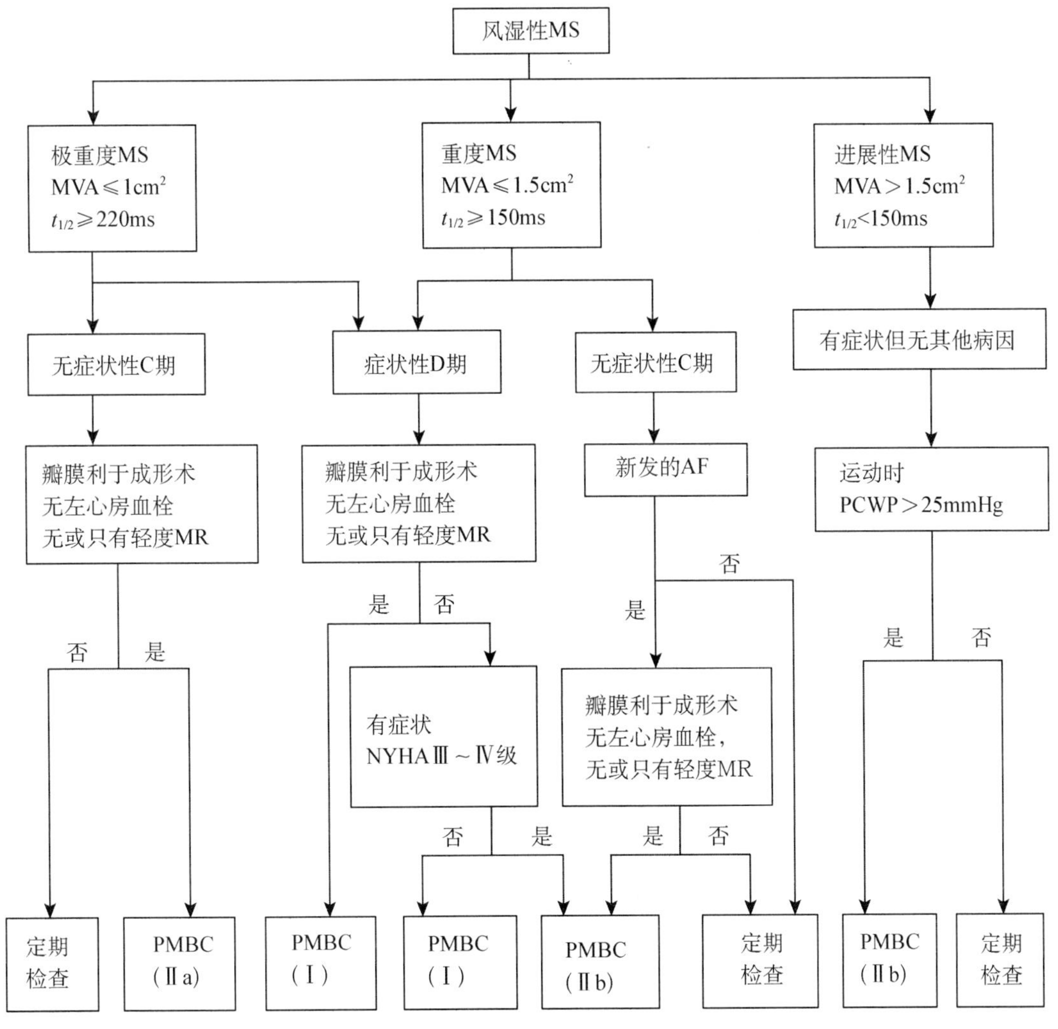

图 15-1-1　风湿性二尖瓣狭窄干预治疗流程图

MS. 二尖瓣狭窄；MVA. 二尖瓣面积；$t_{1/2}$. 压力半降时间；MR. 二尖瓣反流；；PCWP. 肺动脉楔压；PMBC. 经皮二尖瓣球囊分离术；NYHA. 纽约心脏病学会心功能分级

资料来源：2014 年 AHA/ACC 瓣膜性心脏病患者治疗指南

王虹等报道 5 例孕妇早期心功能为Ⅰ～Ⅱ级。活动后均出现胸闷、心悸，或心力衰竭反复发作。在院内接受 2～5 周的内科治疗后疗效欠佳，先后出现肺水肿和充血性心力衰竭（其中 2 例合并房颤）或心力衰竭进行性加重，具备手术适应证而无禁忌证。行二尖瓣球囊扩张术时孕周为 21～32 周，平均（26.6±4.0）周；术前二尖瓣的面积为 0.57～1.15cm²，平均（0.83±0.24）cm²；术前心功能Ⅲ级 2 例、Ⅳ级 3 例。

目前，国内通常选用以下的适应证。

1）中、重度单纯二尖瓣狭窄，瓣膜无明显变形、弹性好、无严重钙化，瓣膜下结构无明显异常，左心房无血栓，瓣口面积≤1.5cm²，窦性心律。

2）二尖瓣交界分离手术后再狭窄，心房纤颤，二尖瓣钙化，合并轻度二尖瓣或主动脉瓣关闭不全，可作为相对适应证。

3)二尖瓣狭窄伴重度肺动脉高压,手术治疗危险性很大者,不宜换瓣者,也可作为PMBC的选择对象。

国内也提出了PMBC的禁忌证:风湿活动,有体循环栓塞史及严重心律失常,二尖瓣叶明显变形,瓣下结构严重异常,二尖瓣或主动脉瓣中度以上关闭不全,房间隔穿刺禁忌者。

(三)PMBC相关的二尖瓣解剖

成人心脏有4个瓣膜。二尖瓣与左心房和左心室相连接,舒张期二尖瓣开放,允许血流从左心房进入到左心室。心室收缩期间,二尖瓣关闭以防止血液反流进入左心房。正常的二尖瓣功能依赖其6个成分:①左房壁;②瓣环;③瓣叶;④腱索;⑤乳头肌;⑥左心室壁。

二尖瓣狭窄患者在瓣膜成形术前、后同步记录肺毛细血管楔状压和左心室压,见图15-1-2。

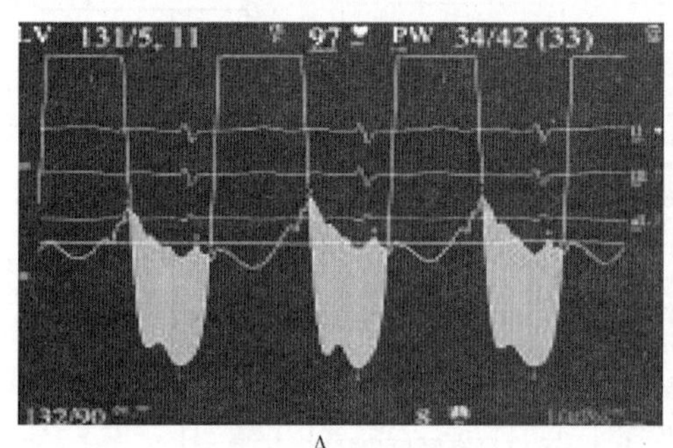

A

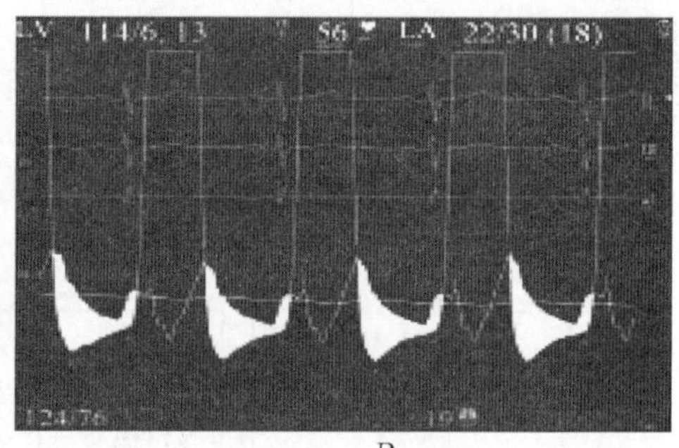

B

图 15-1-2 二尖瓣狭窄患者在瓣膜成形术前后同步记录的肺毛细血管楔状压和左室压

A. 术前平均压力梯度为22mmHg,二尖瓣面积为0.9cm^2;B. 术后平均压力梯度为7mmHg,二尖瓣面积为1.25cm^2

资料来源:Ramin Assadi,MD. Percutaneous Mitral Balloon Valvuloplasty.

(四)PMBC术前的准备

1. *术前的计划和安排* 通过对瓣叶和瓣下结构和形态学的评估,可预测PMBC术后血流动力学获益的可能性和合并症的风险。如果瓣膜变硬、增厚并显示广泛的瓣下纤维化和钙化,术后的结果将不理想。

体格检查是评价瓣膜柔软性非常重要的原始步骤。当二尖瓣叶具有柔韧性时,第一心音(S_1)亢进,当二尖瓣显著钙化或增厚时,可能因为瓣叶的活动度减少,S_1的振幅减少。

当瓣尖完全开放后瓣叶突然绷紧时,可产生开瓣音,在心尖部最容易听到。如果存在开瓣音,说明二尖瓣还具有一定的运动能力。

由Wilkins等提出评估PMBV术后各种可能结局的超声心动图评分系统,见表15-1-2。

在这个系统中,根据瓣叶运动度、瓣膜的厚度、瓣下结构的厚度和瓣膜钙化情况可分别得到相应的分值。最后的分值为每个被评估项目分值的积分(最大的积分为16分)。8分或低于8分的患者,PMBV术后通常可获得优良的即时和长期后果。反之,大于8分的患者很少获得令人满意的后果,包括二尖瓣关闭不全的发生风险。

表 15-1-2　Wilkins 等评估 PMBV 术后结局的超声心动图评分系统

分值 (grade)	活动度 (mobility)	瓣膜厚度 (valvular thickening)	钙化 (calcification)	瓣膜下增厚 (subvalvular thickening)
1	瓣膜有高度的活动能力仅在瓣尖受限	瓣叶的厚度接近正常（4～5mm）	单个区域超声亮度增加	仅限于瓣叶下方轻度地增厚
2	瓣叶的中部和基部活动度减少	瓣叶中部增厚，边缘显著增厚	分散的发光区域仅限在瓣叶的缘	腱索结构 1/3 长度以上广泛增厚
3	瓣膜保持主要起自基部的舒张期前向运动	瓣叶全缘广泛性增厚（5～8mm）	瓣叶的中部广泛的亮区	腱索组织远端的 1/3 广泛性的增厚
4	瓣叶没有或只有轻度舒张期前向运动	所有瓣叶组织显著增厚（>8～10mm）	瓣叶组织的绝大部分广泛性发亮	所有的腱索结构向下延伸至乳头肌广泛性地增厚和缩短

通过二维超声心动图（图 15-1-3）短轴观评估瓣膜接合处钙化的表现是判断 PMBV 适应证的另一个重要因素。单侧或双侧瓣膜接合处有无严重钙化是判断 PMBV 近期成功的独立决定因素，同样也是长期结局的独立决定因素。

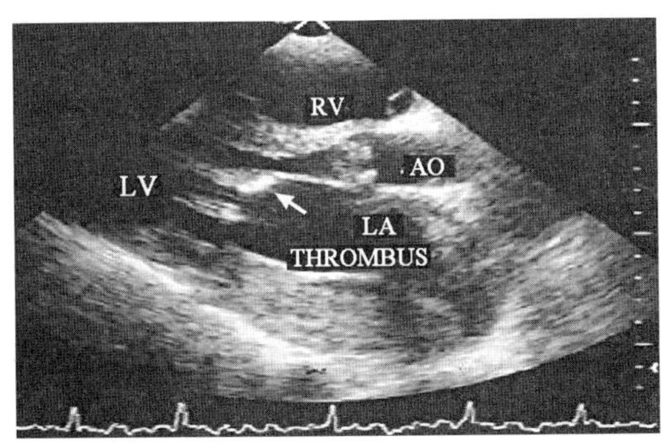

图 15-1-3　二维超声心动图证实的二尖瓣狭窄影像

需特别强调，通过直接对接合处的评估，可以允许 PMBV 的治疗扩展到某些积分评估不利的患者（如患者有严重的瓣叶钙化，而接合处没有严重钙化但活动度减少）。

某些亚群的患者不能通过简单的积分预测其结局，包括非风湿性 MS 的老年患者，其二尖瓣的病变由瓣环钙化侵犯至二尖瓣叶的基部，患者由于严重瓣下融合和轻度接合部融合而产生严重的二尖瓣流入性梗阻，这两个亚组的患者都不应进行 PMBV。

目前，PMBV 的实施要通过对 MS 患者进行排查性的选择。最理想的排查者应由介入性的专家和影像学家联合组成，在手术前和手术过程中进行评估。超声心动图不仅可用于选择 PMBV 的候选者，而且在指导操作过程和评估结果中起到重要的作用。同步超声心动图（经胸、食管或心内超声心动图）能直接显示导管与心脏结构的关系。

由于左心房增大而使解剖发生扭转的患者，利用超声心动图可以保证导管在卵圆窝水平穿过房间隔。如果导管在其他部位穿过就有发生并发症的可能。如果在间隔的肌部穿过，球囊导管的操作就很困难。在左心房，球囊本身的位置开始是朝向外侧的瓣环，超声心动图可以指引导管横过二尖瓣。

超声心动图的应用可避免导管直接放置在瓣下结构内而产生的并发症，同时可用于证实球囊已恰当地置于横跨二尖瓣的位置。最后，还可以对跨瓣压力梯度进行血流动力学的评估，多普勒超声心动图与心脏导管血流动力学检测相比较，能更准确地评估 MR 的严重程度。

2. *术前的患者准备*　PMBV 所需的设备必须依据介入治疗所选择的方式和途径。

通常，PMBV 是在患者适度镇静下进行。患者在介入手术的过程中保持仰卧位。

(五)技术和方法

以顺行途径技术为例，采用经右股静脉穿刺插管行右心导管检查，监测各部血氧饱和度、肺动脉压、肺毛细血管嵌顿压及测定心排血量，再行右心房造影，观察三尖瓣环、左心房及主动脉根部的相对解剖关系。穿刺股动脉，送入 5F 猪尾导管，测量主动脉和左心室压力及血氧饱和度，再做左心室造影，观察二尖瓣有无反流，然后将 5F 猪尾导管后退至降主动脉，作为监测血压用。经右股静脉送入 Brockenbrough 穿刺针，穿刺房间隔。穿刺成功后，用 14F 扩张器扩张股静脉穿刺孔和房间隔穿刺孔，然后经导丝送入球囊导管(Inoue 球囊导管系统)，在荧屏连续监视下充胀球囊扩张二尖瓣口。扩张结束后重复左右心导管检查，观察扩张效果。

1. 手术路径的选择　经皮二尖瓣球囊扩张术的路径包括逆行(经动脉)和顺行(经静脉)进入途径。逆行(经动脉)的路径可消除房间隔缺损的风险，但可能带来动脉损伤的潜在风险。由于技术较复杂，现已基本被抛弃。目前，顺行(经静脉)进入路径房间隔穿刺术已被更广泛地应用。通常，选择经股静脉穿刺，但是，也有选择经颈静脉穿刺进入的报道。

2. 技术的选择

(1)Inoue 球囊技术(inoue-balloon technique)：自 1984 年首次公布以来，是至今应用最广泛的技术。其他的替代技术(如下)并不常用。

(2)双球囊技术(double-balloon technique)：是目前继续应用的两个主要技术之一。在本路径中，经房间隔穿刺后球囊被置于顶端的导管带进左心室。一或两根交换指引钢丝通过球囊导管腔并定位于左心室心尖部，很少停留在升主动脉。球囊导管沿指引钢丝后撤，应用周围血管扩张球囊(6～8 mm in diameter)扩张房间隔。最后瓣膜切开球囊(15～20mm in diameter)沿指引钢丝前行并定位于横跨二尖瓣的位置。

(3)多轨道技术(multitrack technique)：Bonhoeffer 等已报道 multitrack 系统的应用。这个技术是双球囊技术的改进。本技术只利用一根指引钢丝，较简便，但目前临床应用的经验仍然不多。

Metallic 分离术(metallic commissurotomy)1990 年 Cribier 等介绍了 Metallic 分离术，但这个技术由于需要在左心室停留较硬的指引钢丝，因此比 Inoue 技术发生心包积血的风险更高。由于扩张器的可重复使用，以及操作过程的优势，本技术有较好的费用效益。

三、Inoue 球囊技术

Inoue 球囊技术(inoue balloon technique)行 PMBV 的主要步骤如下。

(一)进入血管(vascular access)

应用 7-French 血管鞘置入右股静脉备作进入房间隔的途径，另一个 7-French 血管鞘置入左股静脉备作肺动脉导管进入途径(或可在股静脉置入第二个静脉鞘)。用 5-French 血管鞘置入左股动脉作为左心导管的进入途径。三向压力换能器需要做同步左心房、左心室和右心压力的监测。猪尾巴(或多功能)导管进入到主动脉瓣可获得主动脉压力。因为随着左心房压力通过肺动脉的血管传送到肺毛细管楔状压的部位会存在时间的延迟，应用肺毛细血管的楔状压代替左心房压时，容易造成过度评估二尖瓣跨瓣压差的倾向。

(二)经房间隔导管穿刺术

经房间隔导管穿刺术(transseptal catheterization)的目的是通过卵圆窝从右心房进入左心房。卵圆窝穿刺本身是安全的。经房间隔途径穿刺的危险在于穿刺针和导管有可能刺伤邻近的结构(如冠状窦、右心房的后壁或主动脉的根部)。

从患者仰卧的足位观,房间隔的平面从1点延续到7点,卵圆窝的后部和尾部至主动脉根部,前方至右心房的游离壁,上方及其次的部位至冠状窦开口、三尖瓣环的正后方和右心房耳。其直径约为2cm,其分界被其他组织边缘所超越。

在主动脉或二尖瓣存在病理情况时,房间隔的解剖可发生异常的扭转。二尖瓣狭窄的患者,心房内的间隔面变得更趋向水平位,卵圆窝则位于下方。

在传统的途径,经房间隔穿刺术是经右股静脉进入,选用一根70cm的弯曲Brockenbrough穿刺针,其顶端从18～21cm逐渐变细,穿刺针通过适配的Brockenbrough导管或8-French Mullins鞘联合扩张器,选用双平面成像。Mullins鞘有侧臂连接头和背侧-放血阀,可持续进行左心房压的监测。Mullins插管器的插孔可锁定Mullins套管。套管沿一根柔韧的0.032in或0.035in,长度为145cm,尖端为J形的指引钢丝插入,前行到达上腔静脉口的下方。一旦钢丝被撤离,导管需回血冲洗。

穿刺针通过套管和扩张器前行至接近套管的顶部,但不超越套管远端开口。在这过程中,穿刺针和方向指引器可自由转动,因此,穿刺针可随导管的弧度和静脉的结构走向,穿刺针的衬套不能被抓紧和转动。穿刺针顶端的行进应由荧光透视监测,寻找导管穿刺术的位点。

探针在隔膜被撤离,穿刺针的插入口与带短管止水阀多向压力适配器连接,并小心回血冲洗。在前端方向指引标记的引导下,转动穿刺针,并通过针管记录上腔静脉压。

在垂直前后位、侧位观,连续双平面荧光镜透视引导下,将猪尾巴导管放置在升主动脉作压力监测,并作为主动脉的空间定位。Brockenbrough穿刺针和导管用双手缓慢撤离时,要保持恒定的关系。用右手牢牢控制好方向,在从上腔静脉撤离的时候,顺时针转动穿刺针,直到指针指向后中位(从下看为4点钟的位置)。当导管的顶端进入了右心房,向右缓慢移动(向患者的左方)。在4点的位置缓慢撤离穿刺针和导管,第2次右向移动时,可感到导管尖在升主动脉的膨起上滑动,再进一步缓慢撤出,第3次右向移动时,可感到导管尖咬进卵圆窝。

如果卵圆孔仍然开放,导管就可在这位点自动跨进左心房,当心房压力波形显示发生了改变时,从穿刺针尖抽取血氧。将针尖前行达导管的顶端,然后,将整个穿刺系统前移。由于穿刺针和扩张器的前移,可以感到第一声“砰然声”,一旦发生穿越感,将系统在原位固定,并前移直到感到第二次的“砰然声”。将套管轻微前移,撤离穿刺针和扩张器。

通过记录左房压力波形、监测血氧或通过穿刺针注入小量对比剂显示典型的左心房荧光表现可以证实成功进入左心房。一旦导管安全进入左心房,需应用肝素(通常5000U)以作抗凝。

(三)血流动力学的评估

肺动脉导管可通过左股静脉鞘(或第2根右股静脉),应用热稀释法测量心排血量。猪尾巴导管被放置在左心室并测量左心室压。测量二尖瓣跨瓣压差和评估二尖瓣面积。超声心动图也可用于测量二尖瓣跨瓣压差,通过在胸骨旁短轴观,观察二尖瓣口的接合缘。

(四)Inoue球囊的操作

Inoue球囊由一个尼龙和橡胶的精细结构所组成,两者都有自身回缩和压力延伸的能力。共分4种规格:24mm、26mm、28mm和30mm。球囊规格的选择根据患者的身高,26mm适合极小的患者或婴儿,28 mm适合身高1.6 m以下的患者,30 mm适合身高1.6m以上的患者。也可按以下的公式作为首选的规则:球囊的规格＝患者身高(cm)/10＋10。

打开排气口，通过球囊的开口用盐水灌注球囊，灌注过程需缓慢进行，否则球囊不能充分膨胀。一旦排气口刚完全溢满，关闭排气口。这个过程要保证球囊一旦破裂，球囊内完全没有气体。然后让球囊膨胀至理想的直径，注射器每 1ml 等同于球囊的直径增加 1mm(在球囊的腰部测量其直径)。球囊的直径应在患者的体外使用量具进行测量。

Inoue 钢丝推进达左心房，并在左心房成圈，撤去 Mullins 鞘。房间隔用 14-French 的扩张器扩张。Inoue 球囊置入钢丝，球囊在体外通过推进带有银插口的含金插孔而被碾轧延伸，再进入塑料插孔并固定(如果这个步骤在没有置入钢丝下进行，金的金属碾轧力可刺穿球囊)。

Inoue 球囊推进到达左心房，指引钢丝和内部的金属碾轧器被撤离。银和金的碾轧器被单独拖后，并停留在金碾轧器的位点(大约 3cm)，银插孔和 Inoue 钢丝被拖后并完全撤出。然后插入探针，这样可以使球囊的调整更容易。左心室导管被拖出心室到升主动脉。

Inoue 球囊在超声心动图或荧光的指引下调整，拔出探针。球囊前行和逆时针方向旋转跨越二尖瓣到达左心室(这个动作可移动球囊的前部，使球囊变直，探针为 J 形)。

Inoue 球囊远端先被膨胀，然后向后拖拉以保证稳定在二尖瓣环下。下一步使球囊近端水平位置充盈膨胀。最后为球囊中部充盈膨胀，并使球囊的腰部消失至完全膨胀(图 15-1-4)。

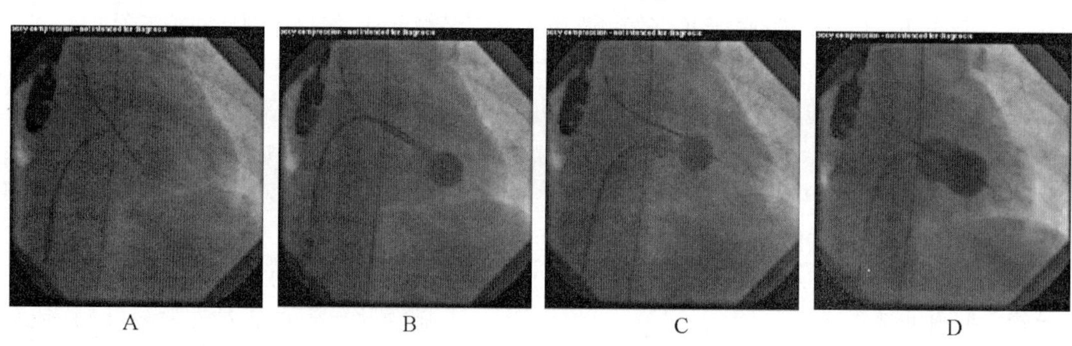

图 15-1-4 经皮二尖瓣球囊瓣膜成形术

A. Inoue 球囊导管跨越二尖瓣，球囊膨胀的 3 个阶段；B. 首先充盈球囊的远端；C. 然后充盈球囊的近端；D. 最后充盈球囊的中部，局部分离融合的二尖瓣叶

资料来源：Ramin Assadi，MD；Percutaneous Mitral Balloon Valvuloplasty

球囊然后被抽气回缩，撤回左心房。根据 Abascal 的积分和瓣缘钙化的有无，第 1 次的膨胀按最大的球囊直径短时停留，然后按结果的情况调整，每次按 1mm 的步幅增加。

超声心动图的测量可重复进行。在这点上，肺动脉压应被密切监测，因为压力要是有跳跃式的改变，提示发生急性二尖瓣反流(MR)。如果彩色多普勒超声心动图显示 MR 的增加小于 1 级，二尖瓣的面积小于 $1cm^2/m^2$ 体表面积，球囊应再次前行跨越瓣膜，二尖瓣的瓣膜成形术应按每次增加 1mm 球囊直径的方式重复进行。

当球囊被撤回到左心房，探针被撤走，导管与压力监测管连接。通过 Inoue 钢丝进入的中央开口，将猪尾巴导管(或多功能导管)推进左心室。反复进行血流动力学的测量。

在左心房，Inoue 球囊与钢丝一起通过金属拉伸器并再次被压缩延长。拔出肺动脉导管前术者应检测肺动脉、下腔静脉和上腔静脉的血氧饱和度，检查是否有新发生的左向右分流。

(五)疗效与结果的评估

根据 Patrigia 的资料，自 1988 年，妊娠期间行 PBMV 的患者共有 250 例，中度二尖瓣狭窄患者术后临床和血流动力学可立即获得良好的改善，二尖瓣平均跨瓣压差下降的平均值为 5～21mmHg。如果瓣膜的面积能得到适当的增加，二尖瓣压力阶差减少，或 MR 的程度增加，应结束手术。即时结果的评估主要决定于血流动力学标准的基础。两种情况通常被认为是良好的即时结果，分别为：①术后的瓣膜面积大于 1.5cm^2，二尖瓣反流不大于＋＋；②术后的瓣膜面积大于 1.5cm^2，瓣膜面积至少增加 25%。

手术结果的预测是多因素的，有形态学的因素，术前患者的不同变量（如年龄、心功能的分级、外科分离术的病史、二尖瓣口额面积、手术前二尖瓣反流的表现，窦性心律、肺动脉压力、三尖瓣的反流程度），手术过程的因素（如球囊的大小规格）都是即时结果的独立预测因素。

疗效：我国学者提出判断 PBMV 临床成功的指标是：①心尖部舒张期杂音消失或明显减弱，心功能提高一级以上；②左心房平均压≤1.5mmHg（11kPa），二尖瓣压差≤18mmHg(2.4kPa)；③心排血量增加，全肺阻力下降；④二尖瓣口面积为≥2cm^2；⑤无重要并发症发生。PBMV 的技术成功率一般在 95%以上。

(六)介入手术的合并症

PBMV 也会有潜在的合并症，包括房间隔穿刺造成的心房穿孔、心脏压塞、心律失常、血栓栓塞、二尖瓣关闭不全、急性肺水肿和低血压。误穿主动脉可造成主动脉-右心房瘘及房间隔缺损。严重者可造成死亡。目前没有孕妇发生严重并发症的报道，只有 2 例胎儿死亡的报道。

在大多数的报道系列中 PMBV 术中的死亡率在 0～3%。主要的死亡因素包括左心室穿孔或患者全身情况不良。新近的报道中，死亡率约为 0.5%。有报道严重的 MR 发生率为 2%～19%，也有报道 MR 发生率为 0～0.5%。在补救的外科手术中发现，MR 的发生与前或后瓣叶非连接部的撕裂相关。另外，显著的非对称性连接部钙化，非钙化性的连接部也可被撕裂或引起严重的 MR。MR 是最常见的合并症，然而，发生严重 MR 的合并症并不常见，通常只有手术过程造成二尖瓣结构损伤才会发生。PBMV 术前，应对二尖瓣是否存在反流或狭窄的程度进行评估。瓣膜弹性比较好的患者术后发生二尖瓣反流的情况很少见。

二尖瓣成形术后，不同程度的房间隔缺损的发病率在 10%～90%，通常较典型的为小孔和限制性的分流。据报道，继发于房间隔穿刺扩张后的显著房间隔缺损的发生率为 5%～20%，对血流动力学可无显著的影响，有关远期的影响未见报道。显著的右向左分流发生的机会很少，偶可发生在有肺动脉高压和右心室压增高的患者中。房间隔缺损大多于术后 24h 内关闭。

据报道，心包积血的发病率为 0.5%～12.0%。本合并症的发生可由于房间隔穿刺术或由于球囊指引钢丝穿透心尖部。一旦发生心包出血，应在导管室先行紧急心包穿刺放液术，以稳定患者的情况并能使患者转送心脏外科。Seca L 报道 28 岁严重风湿性二尖瓣狭窄合并妊娠 20 周，PMBV 术后 4h 因低血压经超声发现心脏压塞，经心包穿刺引流 450ml 积血，输血和维持血容量后母婴稳定。唐中建报道，26 岁患者因二尖瓣狭窄合并妊娠 5 月，行二尖瓣球囊扩张术。术前心功能Ⅱ级。在心脏导管尖端通过房间隔时，误将右心房后壁穿破，出现心脏压塞表现，经静脉造影证实后行心包穿刺抽血，病情无明显改善，立即剖胸探查。由于及时行心包腔穿刺引流减轻心脏压塞症状，紧急剖胸探查彻底心包减压，使患者转危为安(图 15-1-5)。

二尖瓣成形术中栓塞事件的发生率为

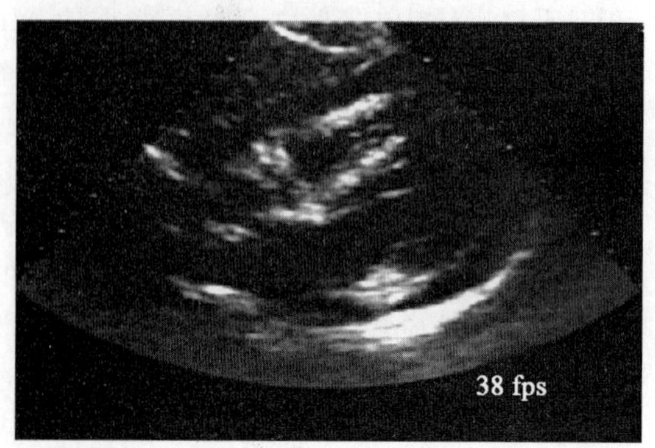

图 15-1-5 Seca L 报道 28 岁妊娠 20 周 PMBY 术后 4h 因低血压经超声发现心脏压塞

0.5%～5.0%。其发生非常罕见,可造成患者永久和严重的致残,甚至死亡。由于存在发生严重并发症及其后果的潜在可能性,手术者必须尽可能警惕和预防。

完全性心脏传导阻滞的发生率为 1.5%,大多数的事件为短暂性,罕有患者需安置永久心脏起搏器。

心功能衰竭的发生率在 1%～17%。心力衰竭的发生多由于解剖学的严重恶化(如心房极度的扩大、显著的瓣下狭窄或严重的钙化),但大多数心力衰竭发生在操作者开始学习的阶段,常为房间隔穿刺不成功的后果或球囊在跨越二尖瓣时不能正确定位。

(七)术后再狭窄

经皮二尖瓣成形术后再狭窄通常的定义为:术后获得的二尖瓣面积减少 50%,并小于 1.5cm²。在不同的报道中,成功行 PMBV 术后再狭窄的发生率为 2%～40%。发生的间期在 3～10 年,其发生的情况依据瓣膜的解剖情况。发生再狭窄的患者可选择再次 PMBV 或外科瓣膜置换手术。

(八)母婴的影响

球囊扩张过程通常可导致孕妇短暂低血压和胎儿短暂的心率下降。当球囊回缩的数秒内两项指标均可恢复基线的水平。在球囊二尖瓣成形术的过程中,患者常需要持续的仰卧位,这种体位可以使孕妇产生低血压。但可以通过静脉补液改善。斜卧或倚躺(半卧)位可以使子宫压迫盆腔的血管,阻碍导管的进入。手术过程放射线荧光的暴露可以造成胎儿的风险,妊娠患者的手术常采用单或双球囊导管技术,目前使用单球囊导管的手术过程可以减少荧光暴露的时间,在经皮球囊成形术过程中应用经食管超声心动图或简单的经胸部超声心动图(如果能在仰卧位获得理想的回声窗口时,可采用),可以减少放射线的暴露。

(九)二尖瓣球囊扩张术后的妊娠与分娩

王建华等报道二尖瓣球囊扩张术后妊娠 2 例,距妊娠时间分别为 8 个月和 17 个月。二尖瓣球囊扩张术 2 例经阴道分娩,1 例胎头吸引器助产,1 例行会阴侧切。二尖瓣球囊扩张术患者分娩前后心功能无变化,无死亡病例。二尖瓣球囊扩张术对患者损伤小,无须抗凝。患者妊娠及分娩是比较安全的,不增加分娩并发症。

目前,重度二尖瓣狭窄心功能 NYHAⅢ级,二尖瓣解剖学的条件比较好的患者是经皮二尖瓣成形术最理想的对象。无症状的二尖瓣狭窄患者,在妊娠或分娩期间孕产妇死亡的风险非常低。然而在孕期中,要警惕患者血流动力学的恶化,并要做好紧急 PBMV 的准备。最简单的经验法则是,孕期的任何时间内,患者的心功能 NYHA 增加一个级别,就应考虑预防性的 PBMV,但要求患者有满意的超声心动图钙化总积分(<8)。二尖瓣球囊成形术的适应证不能因为妊娠的情况而放松。如果是超声心动图钙化总积分>8 的患者,应考虑外科手术治疗。

二尖瓣球囊成形术的操作技术复杂,妊娠的患者需要尽量缩短手术的时间,因此需要有经验的团队完成。由于存在紧急外科补救的可能,因此,手术只能由介入治疗经验丰富的,且具备心脏外科应急手术条件的医疗中心进行。

我国王虹报道 5 例孕期行二尖瓣球囊扩张

术后肺水肿消失，心功能改善。房颤逐渐消失，继续妊娠并顺利分娩，孕期胎儿和出生后婴幼儿发育均正常。报道显示球囊扩张术对母体和胎儿安全。然而球囊扩张术发生孕产妇病死率为1%，且新生儿病死率为6%～17%，并发症还包括早产、出生低体重儿等。王虹报道5例患者术后有4例出现轻度二尖瓣关闭不全，并未出现严重并发症。然而，目前国内二尖瓣球囊扩张术仅选择应用于出现急性肺水肿和咯血的风湿性心脏病二尖瓣狭窄孕妇，并作为紧急救治的方法。国内报道建议，手术时期避免在早孕期，最好在孕28周以后。

四、主动脉瓣狭窄的介入治疗

(一)病理生理和预后

主动脉瓣狭窄是一个进展性的疾病，患者可以在10年内仍保持无症状，伴随的死亡率也较低。严重和进展性的患者左心室血流的梗阻可加重，左心室的顺应性降低，导致心功能和心排血量的降低。目前，还没有明确的证据表明药物的治疗能够延缓疾病的进展，或对症状和生存能够产生影响。无症状患者发生猝死的风险＜1%。最终患者可发生心绞痛、劳累性的晕厥或心力衰竭，患者的预后不良，平均的生存率约为2年，其中50%为猝死，1个月内的死亡率为2%。Jacqueline的报道显示，既往的研究中，先天性主动脉瓣狭窄的妊娠女性死亡率增加，可在11%～20%。新近的资料显示，母体死亡率大约占心血管事件发生患者的10%。主动脉瓣狭窄的病理生理变化见图15-1-6。

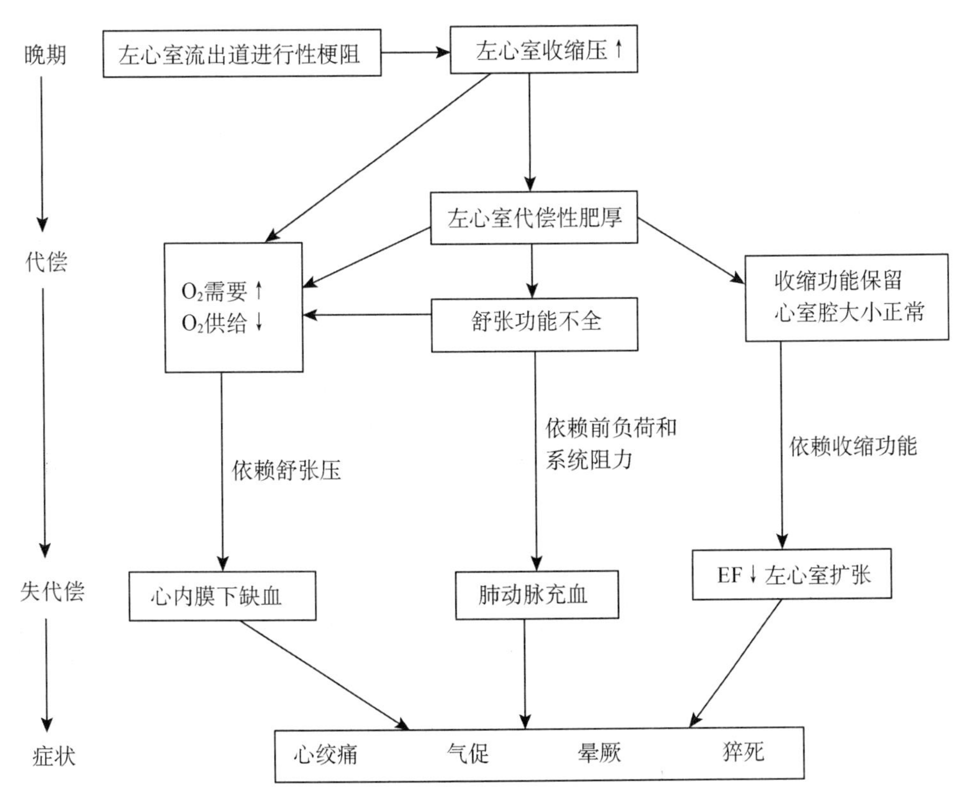

图15-1-6 主动脉瓣狭窄的病理生理变化

资料来源：Cont Edu Aneasth Crit Care & Pain @ 2012 Oxford University Press

(二)主动脉瓣狭窄的检查

1. *超声心动图* 超声心动图是诊断和评估主动脉瓣狭窄的关键检查手段。重点是要评价主动脉瓣狭窄的严重程度,明确其病理学的改变,证实左心室流出道(left ventricular outflow tract,LVOT)血流障碍的分型(瓣上、瓣膜或瓣下型);病因学的诊断,如先天性心脏病、风湿性或退行性。特别是要检测左心室的大小和功能,升主动脉、二尖瓣、左心房、肺动脉压,以及右心室功能。主动脉瓣的多普勒检查应包括瓣膜血流速度峰值、平均压力梯度、有效的瓣口面积(effective orifice area,EOA)及其反流的程度(图15-1-7)。多普勒超声心动图诊断主动脉瓣狭窄由于各种检查方法和技术的局限性可能会产生误差。在检测主动脉血流时,通过探测多个位置和采样平面以获得最大速率,可减少压力梯度被低估的可能。LVOT 直径测量的很小偏差将导致主动脉瓣口面积的较大误差,为了减少误差,应重复多次测量取平均值。左心室流出道血流速率和主动脉瓣血流速率比值常用来评估主动脉瓣狭窄严重程度。速率比值<0.3 或更小通常预示重度的主动脉瓣狭窄。超声心动图评估显示,平均射血速率和压力梯度峰值分别增加 0.3ms/y 和 7~10mmHg/y,瓣口面积减少 0.1cm²/y。提示主动脉瓣狭窄的进展,严重钙化或二叶主动脉瓣、合并缺血性心脏病或肾衰竭患者的进展更迅速。主动脉狭窄严重程度分级见表 15-1-3。

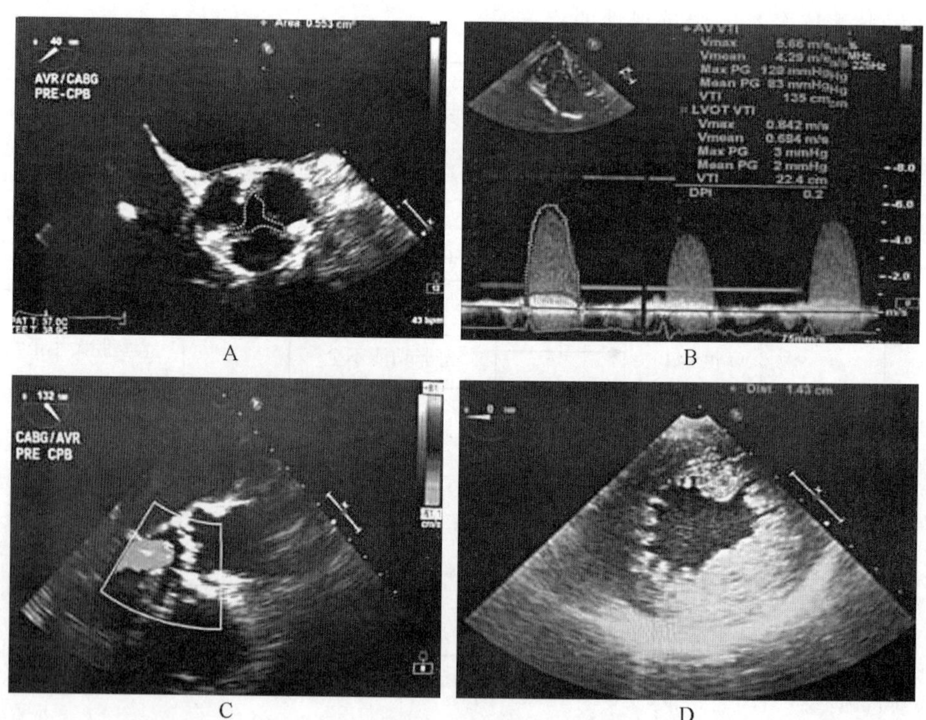

图 15-1-7 严重主动脉瓣狭窄的超声心动图特性

A. 食管上部短轴观显示主动脉瓣 3 个瓣叶的严重钙化,EOA 为 0.55cm²;B. 经胃深部观显示经主动脉瓣血流速度的平均值和峰值,主动脉瓣和左心室流出道的压力梯度,左心室流出道血流速率和主动脉瓣血流速率比值为 0.20,符合重度主动脉瓣狭窄;C. 食管中部长轴观显示主动脉瓣严重钙化、开放受限,伴中度主动脉瓣反流;D. 经胃观显示左心室肥厚

表 15-1-3　主动脉狭窄严重程度分级

主动脉瓣狭窄严重程度	主动脉瓣口面积（cm^2）	主动脉瓣指数（cm^2/m^2）	平均主动脉压力梯度（mmHg）
轻度	＞1.5	＞0.9	＜25
中度	1.0～1.5	0.6～0.9	25～50
重度	＜1.0	＜0.6	＞50
极重度	＜0.8	＜0.4	＞75

2. 主动脉瓣狭窄的其他检查　运动试验：无症状的主动脉瓣狭窄患者可以考虑给予运动试验，评估患者运动诱发症状和运动后血压的异常反应情况。但是有症状的主动脉瓣狭窄患者不应给予运动试验，特别是有并发症风险的高危患者。

无症状的AS患者行运动试验是相对安全的，可以为初始临床评估的患者提供尚未被发现的问题，以及做出风险的评估。对临床病史不清楚的患者，运动试验可以确定患者的运动能力范围，异常的血压反应，或发现运动诱发的症状。在一个系列的研究中发现，运动试验中出现症状，血压反应异常（血压上升小于20mmHg），或心电图ST段异常但无症状的患者，2年的生存率仅为19%，运动试验没有异常发现的患者为85%。

2011年欧洲妊娠心血管疾病治疗指南建议，计划妊娠的无症状AS患者在妊娠前应进行运动试验评估，确定无症状的情况和评估运动的耐量、血压的反应、心律失常和评估是否有介入性治疗的必要。

心电图可以评估左心室肥厚、缺血、心脏节律和传导异常，但不能确诊主动脉瓣狭窄和评估其严重程度。冠状动脉造影主要用于瓣膜介入手术前评估患者有无合并冠状动脉病变。左心室导管检查应保留用于诊断有争议或超声心动图检查不能确诊的主动脉瓣狭窄患者。超声心动图检查发现主动脉根部扩张，需进一步评价主动脉根部和升主动脉的患者应行磁共振成像或计算机体层成像检查。

（三）低血流、低压力梯度的严重主动脉瓣狭窄

如果瓣膜平均压力梯度＜30mmHg，但超声心动图提示重度主动脉瓣狭窄，特别是当EF＜50%时，应考虑低血流、低压力梯度的严重主动脉瓣狭窄可能。压力梯度的测量依据血流和瓣膜面积，开放受限的瓣膜需要更强的心室收缩力才能开放。低剂量多巴酚丁胺试验可以增加瓣膜面积测算值＞0.2cm^2和轻度增加瓣膜平均压力梯度，应考虑为假性（pseudo）严重主动脉瓣狭窄或瓣膜面积测算值不变，但可增加射血容积和压力梯度，也符合重度主动脉瓣狭窄。如果射血容积增加＜20%，提示缺乏收缩功能保留，并提示患者可以从介入治疗中获益，但患者围术期的死亡率可显著增加。

（四）风险评估和治疗策略制订

严重症状主动脉瓣狭窄的干预措施包括：外科主动脉瓣置换术（aortic valve replacement，AVR）、经皮主动脉瓣置入术（transcatheter aortic valve implantation，TAVI）或主动脉瓣球囊瓣膜成形术（balloon valvuloplasty of the aortic valve，BAV）。目前，外科仍然是重度主动脉瓣狭窄介入治疗的"金标准"。未获干预的重度AS患者预后不良，但至少1/3的重度AS患者是因为外科的高风险而不能接受外科干预。虽然，欧洲心脏手术风险评估系统（European System for Cardiac Operative Risk Evaluation，EuroSCORE）对接受心脏外科的患者手术死亡率风险预测已经被确认，但对非常高危或老

年患者心脏外科结局的预测还缺乏可靠性。心脏风险积分计算系统也无法解释某些患者的结局，也难以评估具有严重并存疾病如严重的呼吸道疾病、身体过度衰弱者或曾有开胸心脏外科手术史患者的心脏外科风险。对患者进行风险评估和制订治疗策略最重要的是要对患者做全面的临床判断。对外科风险过度高危的患者应考虑多学科的意见，综合评估，考虑选择TAVI。伴有症状、射血分数降低或需行其他心脏外科手术的严重AS患者，选择外科AVR有明确的适应证。

(五)主动脉瓣狭窄介入治疗前准备

1. *术前查房* 麻醉术前评估的目的主要是确定患者围术期的风险，制订患者并存疾病如充血性心力衰竭和肺部疾病的最理想处理方案，签订麻醉同意书。应向患者交代有创监测、超声心动图监测、术后的处理包括在加强护理单元(ICU)的通气问题。术前用药包括合理减轻患者紧张和焦虑导致的交感神经反应。

2. *术中监护，血管开通，血流动力学监测的处理原则* 患者常规给予基本标准监护，在诱导麻醉前置入动脉导管。常规应用大口径的周围血管留置导管、中心静脉导管、尿比重计、体温监测。较少选用肺动脉导管，但应根据不同医疗单位的习惯，以及患者的并存疾病和对左心功能评估的需要而定。对主动脉瓣干预选择全麻的患者应常规给予气管插管。

AS患者术中血流动力学监测的目的是通过维持适当的系统血压和舒张间期，保障心肌的供氧，通过维持理想的窦性心率(60～80次/分)，使失代偿的左心室维持理想的前负荷。当诱导和维持麻醉时，许多麻醉医师偏好应用阿片类药物为基础的技术，以减少血管扩张和减轻吸入药物和异丙酚导致的心脏负性收缩作用。左心功能不全需要正性收缩药物支持的患者，应用α受体激动剂和液体维持理想的血流动力学状态。闭合的胸前按压可增加狭窄主动脉瓣膜血流的跨瓣压差。行TAVI的患者应放置好除颤电极，如果需要，为保障除颤的时间，必要时要进行微-胸骨切开术，或再次胸骨切开术。

3. *手术期间超声心动图的应用* 没有禁忌证的患者，根据美国麻醉学会和心血管麻醉学会临床指南建议，所有在全身麻醉下进行直视心脏外科手术和在进行TAVI时均需应用经食管超声心动图监测。没有实施全麻的患者行TAVI术期间需常规应用经胸部超声心动图。超声心动图的应用，可在术前明确诊断及其病理改变；在TAVI期间，超声心动图有助确定瓣环的直径，引导指引钢丝的行走，术中装置的定位，减少对比剂的应用负荷。人工瓣膜置入后，超声心动图有助直视外科手术后的气体清除，测量瓣膜的功能，鉴别合并症如主动脉反流、左心室流出道梗阻、新出现的心肌缺血，有助优化血流动力学的状况。

五、经导管主动脉瓣置入术(TAVI)

TAVI是一种微创治疗的手段。如果由于技术的限制，或并存疾病存在的风险而禁忌外科治疗的患者，TAVI是替代外科AVR的理想选择。目前，TAVI已建立完善的技术措施，主要应用两个装置：球囊扩张Edwards SAPIEN® 瓣膜支架(Edwards Life Sciences，Irvine，CA，USA)(图15-1-8和图15-1-9)、自扩张Medtronic CoreValve ReValving® 系统(Medtronic Inc.，Minneapolis，MN，USA)。TAVI术可以通过两种途径进行：一是经股动脉(transfemoral)穿刺逆向途径把人工瓣膜输送到自体瓣膜位置(图15-1-10)，经扩张固定后，取代原来瓣膜的功能；二是经胸部小切口，经心尖穿刺途径(transapical)直接把人工心脏瓣膜置入。后者的手术风险较高且成功率低。瓣膜置入的过程首先通过钢丝把扩张球囊横跨在患者狭窄的主动脉瓣上，并行球囊瓣膜成形术，然后，在瓣环上打开生物人工瓣膜假体。由于经股动脉(transfemoral)穿刺操作简单，可不需外科医生直接参与，目前的发展和报道的资料显示，经股动脉途径是首选的方法，有周围血管病变的患者可选用心尖穿刺途径(transapical)(图15-1-11)。

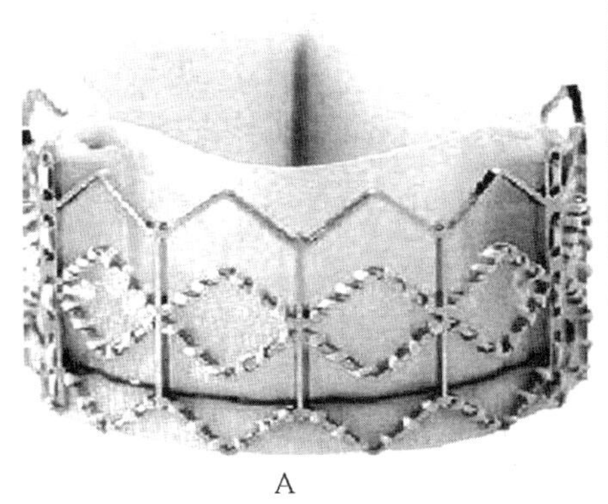

A

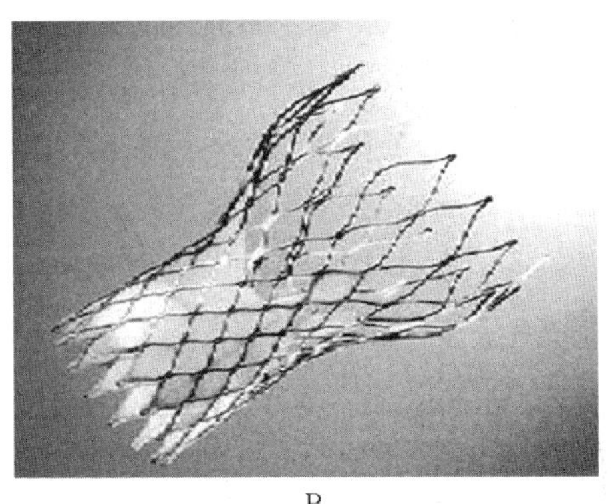

B

图15-1-8 TAVI选用的瓣膜支架

A. Edwards SAPIEN® 瓣膜支架；B. CoreValve ReValving® 系统

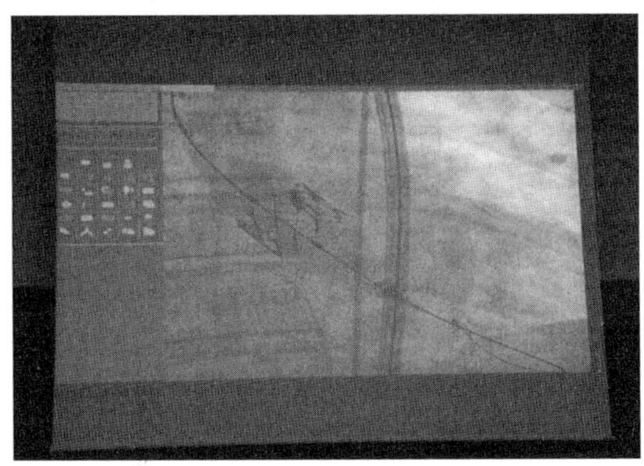

图15-1-9 TAVI置入Edwards SAPIEN® 瓣膜支架

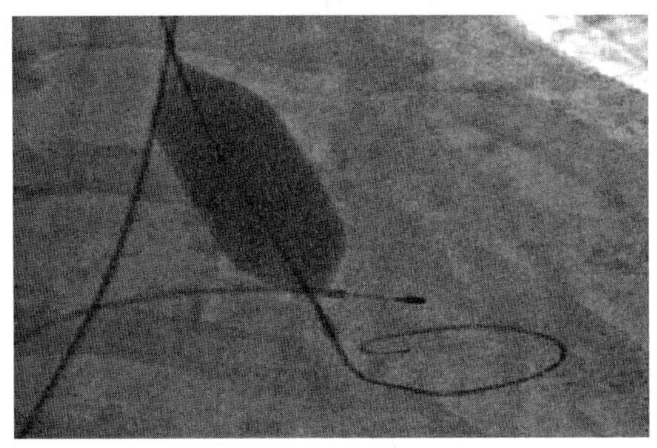

图15-1-10 经股动脉穿刺逆向进入途径的TAVI

随着技术的改进，TAVI继续得到迅速的发展，由于TAVI治疗患者数量的增加，临床应用的经验也得以增加。特别需要注意的因素包括目前TAVI术应用的生物假体的长期耐受性，人工瓣膜侧漏和需要安置心脏起搏器的发生率较高。随着技术的改进，神经和血管损伤的并发症会进一步减少。新近发表的临床研究和专科中心的资料显示，TAVI的结局较某些注册的结果要好。需要强调的问题是，TAVI应由积累大量相关技术经验的专科中心和专家，包括心脏麻醉师等的团队来开展。

(一)适应证和禁忌证

TAVI新近的适应证包括严重症状的AS合并外科AVR围术期的风险(logistic EuroSCORE ≥20，或Society of Thoracic Surgeons Predicted Risk of Mortality Score，STS-PROM ≥10)，外科的禁忌证如脆性增加的主动脉、严重的脊柱后侧弯、重度的肝硬化、广泛的纵隔放射治疗。禁忌证也包括期待的寿命<12个月，已置入机械主动脉瓣，心内膜炎、严重的器质性的二尖瓣反流、冠状

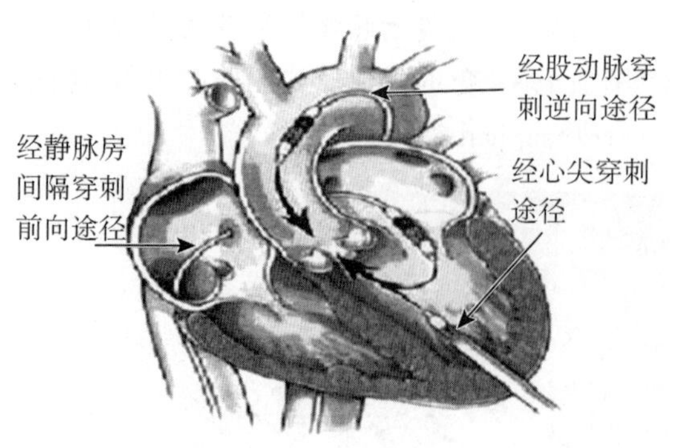

图 15-1-11　TAVI 的 3 种途径

动脉需要外科介入，没有合适的进入途径。

(二)TAVI 术后的结局

据报道，TAVI 的成功率为 98%，30d 的死亡率<5%。高危的患者组中，可显著改善患者症状，减少入院次数。围术期的患病率包括卒中发生率高达 5%，主要血管的合并症为 10%～15%。经心尖途径的结局不如经股动脉途径的 TAVI，但是经心尖途径的方式常被用于患有显著周围血管疾病的患者，介入手术只需要经胸廓的微切口作为进入途径。股动脉途径的死亡率与脑卒中和充血性心力衰竭的并存疾病相关。

(三)术前准备

TAVI 介入术应选择在具有手术与血管造影条件的介入室内进行，患者取仰卧位双手被包绕制动于身体两侧，如果选择经心尖进入途径，左胸部需稍微抬高。参与的人员包括介入心脏病专家小组、外科小组、心脏麻醉小组、灌注师、超声心动图专家。器械包括心脏血管造影的放射影像设备、麻醉机及其装备、外科器械及推车、心肺循环机和多功能影像扫描仪、超声心动图机。

(四)TAVI 的麻醉

AS 患者行 TAVI 术的血流动力学处理原则在前面已有介绍。经血管 TAVI 术，有些医疗中心选择经股动脉，或锁骨下动脉，各有不同，但均采用局部麻醉镇痛，减少血流动力学的不稳定，缩短手术全程和术后恢复的时间。然而，在瓣膜成形术和瓣膜被膨开期间，患者过于安静可影响主要并发症的发现和处理。必要时要做好紧急转换为全麻的准备。经心尖部进入的 TAVI，患者在围术期通常接受阿司匹林、氯吡格雷、肝素抗凝处理，介入过程在全麻和单腔气管插管下进行。超声心动图用于左心尖的定位，做一小切口后，应用 Seldinger 穿刺技术进入左心室腔。异丙酚和雷米芬太尼常与低剂量的血管加压药或心脏正性收缩性药物共同应用，有助于患者在进行操作时能保障其血流动力学的稳定。患者在无痛处理中应用肋间神经阻滞和对乙酰氨基酚通常能达到满意的镇痛效果。大多数接受 TAVI 的患者，在介入过程结束时都能拔除气管插管送回心脏监护病房。术后的处理包括发现和处理心律失常、心脏起搏、外科切口和大血管穿刺口的处理。

(五)血流动力学的处理

在 TAVI 中，应用快速心室起搏可短暂减少心脏的搏动幅度和减少左心室的排血量，有助于操作装置的定位，减少在球囊瓣膜成形术和假体膨开时的移位。应用超声心动图和动脉置管能有效实施血流动力学的监测。为预防或减轻快速心室起搏对血流动力学的影响，起搏前要保障和维持合理的动脉压，对某些血流动力学不稳定的患者在起搏前使用血压加压药。发生完全性心脏阻滞时可使用经静脉右心室心脏起搏，或在心尖穿刺术后应用心外膜起搏电极进行起搏。在紧急的情况下，或患者的 EF<20%，患者的血流动力学出现显著的不稳情况时要考虑启动选择性股-股动脉分流术，要做好复苏、心肺分流或直视下心脏外科的各种准备。

(六)TAVI 术中的并发症

在术中患者通常不能耐受低血容量、低血压、缺血和心律失常的情况，必须警惕。TAVI 术后需心肺复苏的患者，预后通常不良，应尽早明确病因，及时考虑紧急心肺分流术。通常超声心动图有助麻醉师对患者合并症的发现与处理。

血管和神经病学的合并症：动脉的损伤包括靠近血管穿刺口的撕裂或撕脱、主动脉夹层或瓣环的破裂。人工瓣膜装置可发生栓塞事件，如果瓣膜能保留轴向的血流，没有造成主要动脉分支的梗阻，另一个瓣膜装置又能够在正确的位置膨开，患者通常能较好地耐受。神经病学的事件包括谵妄、癫痫、和由于动脉粥样硬化、钙化或空气栓塞、血管夹层撕裂或低血压造成的脑卒中。患者通常需要全麻使介入继续进行。

心脏的并发症：介入的过程中由于钢丝的操作可能干预二尖瓣的结构装置，或可引起不可耐受的心律失常或心脏压塞。选择从心尖进入途径可以减少血管的并发症，但可能增加呼吸系统的合并症和右心室的损伤。特别是发生自主钙化瓣叶移位，或在手术前瓣环开口的距离已不能被识别时常可造成冠状动脉的梗阻，但也可能存在人工瓣膜装置移位造成冠状动脉的梗阻。

人工瓣膜反流：TAVI 术后轻度瓣周漏的发生率大于 50%，但至少 15%的患者可出现中度的反流。可能是因为过度的钙化使瓣周的空间不能完全被封闭所造成的。这种情况可通过反复进一步扩张球囊而得到改善。既往这种情况常被认为是短暂的，新近的证据表明，人工瓣膜反流可增加住院期间的死亡，症状改善不明显，并且有较高的远期死亡率。

合并症的麻醉处理：发生持续血流动力学不稳定的情况必须及时被发现和及时给予处理。常见的是心肌缺血，首先应用血管升压药物增加心肌的灌注，尽快完成人工瓣膜的膨开和完成瓣膜成形术，纠正主动脉的反流。根据患者的情况，其他的干预措施包括紧急的主动脉内球囊反搏、紧急(周围)心肺分流术、紧急经皮冠状动脉介入术、应用血管活性药物和补充血容量、复苏术或紧急胸廓切开术。一旦血管损伤，可临时应用球囊封堵，血管内支架或心脏外科直视手术的进一步处理。在人工瓣膜膨开期间，应推迟早期的心脏复律，或胸廓按压，直至膨开完成，并且确认假体的状况良好。

(七)TAVI 在国内的发展情况

我国自 2010 年 10 月由复旦大学附属中山医院实施首例国人 TAVI 术以来，阜外医院又首次成功经导管置入国产主动脉瓣装置。自此，国内已先后有多个心脏中心成功开展 TAVI 手术。与国外相比，我国开展 TAVI 手术的中心还远不够广泛，累计的手术例数也不多。目前，国内外还未见关于妊娠期间接受 TAVI 手术的报道。

六、经皮球囊主动脉瓣成形术

经皮球囊主动脉瓣成型术(percutaneous balloon aortic valvuloplasty，PBAV)的过程中，常需要一个或多个球囊跨越和放置于狭窄的主动脉瓣，并且扩张球囊。球囊扩张的过程是通过分离粘连和钙化变形的瓣缘，伸展瓣环，从而达到减轻狭窄的目的。成功的瓣膜成形术的早期改变包括：跨瓣压差可中度减轻，患者的症状常可获得显著的改善。

严重的主动脉瓣狭窄在妊娠患者中很罕见，因为先天性二叶式主动脉瓣的患者通常见于男性，患者在儿童期或受孕前已接受了经皮或外科瓣膜成形术。

1991 年 McIvor RA 报道 1 例先天性二叶主动脉瓣合并严重症状主动脉瓣狭窄患者，于妊娠 14 周接受经皮球囊主动脉瓣成形术。术后患者无症状并继续妊娠至足月，正常分娩一健康婴儿。Myerson 回顾性的综述建议，在决定患者的治疗策略时要重视患者的早期症状，尽早给予处理。资料显示，未经处理的患者合并症发生的风险很高，而无症状的患者风险较低，处理可有待观察。他同时报道 2 例妊娠合并症状的严重主动脉狭窄患者接受球囊瓣膜成形术作为姑息的手段，并取得良好的中期效果，患者在结束妊娠以后的中长期治疗还需行主动脉瓣膜置换术。

妊娠期间，由于心排血量增加，跨瓣压差较非孕期成倍增加，患者的临床情况可以发生恶化，或者在妊娠中首次出现症状。严重主动脉狭窄合并妊娠给患者带来极高的风险，给医师带来极大的挑战。

适应证

目前，球囊瓣膜成形术已被广泛应用，但在合并妊娠患者中应用的适应证还不明确，介入手术只适应有严重症状的主动脉瓣狭窄的患者，超声心动图的特征不能作为决定患者手术选择的唯一指标。

2011 欧洲妊娠心血管疾病治疗指南建议，严重的症状性患者如果对药物治疗无反应，经皮球囊主动脉瓣膜成形术可以在瓣膜没有钙化伴轻度反流的患者中选择应用。2014 AHA/ACC 瓣膜性心脏病患者治疗指南关于妊娠期主动脉瓣狭窄介入治疗的建议：症状性重度主动脉瓣狭窄（主动脉血流速度≥4.0m/s，或平均压力梯度≥40mmHg，D 期）患者，建议在孕前接受瓣膜介入治疗。无症状重度主动脉瓣狭窄在孕前接受瓣膜介入治疗是合理的。重度主动脉瓣狭窄（平均压力梯度≥40mmHg，D 期）的妊娠患者，只有血流动力学情况恶化，心力衰竭症状仍为 NYHA Ⅲ～Ⅳ级，瓣膜介入治疗是合理的。指南建议没有严重心力衰竭的瓣膜狭窄妊娠患者不应给予瓣膜手术治疗。

经皮球囊主动脉瓣成形术的应用在证据上仍有争议，但某些有特殊临床情况的患者可以考虑给予 PBAV，包括作为血流动力学情况不稳定，对直接外科 AVR 或 TAVI 有极高风险患者过渡到外科 AVR 的桥梁。帮助某些有紧急主要非心脏外科患者，缓解严重临床情况，清除妨碍非心脏外科、TAVI 或外科 AVR 的障碍。

然而，成形术后瓣膜的面积很少能超过 $1.0cm^2$。Prebitero 和 Banning 共报道 11 例妊娠期间球囊主动脉瓣成形术，术后跨瓣压差显著改善，并使患者顺利完成妊娠过程。由于经皮球瓣膜成形术仅是缓解症状的保守治疗过程，目的是允许妊娠患者在术后能获得延迟至分娩后才进行瓣膜置换术的时间。因此对瓣膜增厚钙化的患者，术后的主动脉瓣面积最好以仅为获得中度的改善为宜，以避免发生严重的主动脉瓣关闭不全。球囊的规格大小与主动脉瓣环的比例建议为 1∶1。最常选用的技术是逆行径路（动脉径路），虽然前向径路（静脉径路）的方法也已见报道。

经皮球囊主动脉瓣成形术可以在局麻下进行，某些有心源性休克、肺水肿或多器官衰竭的患者需要麻醉及其他协助救治的人员参与。

PBAV 术中应用快速心室起搏可短暂减少心脏的运动和减少左心室的排血量，有助于操作装置的定位，减少在球囊瓣膜成形术中的移位。对妊娠患者实施快速心室起搏下的 PBAV 时要同时给予胎儿心率的监护（图 15-1-12 和图 15-1-13）。

尽管可减轻跨瓣压差并改善症状，但术后平均瓣膜面积＜$1.0cm^2$。严重的合并症包括卒中、主动脉反流、心肌梗死，大约 15% 的患者因此发生死亡，通常在 6 个月后可发生再狭窄，不能改变患者的远期预后。

重度主动脉反流和重度主动脉瓣钙化的女性患者，外科手术被认为是必需的替代治疗手段。目前的资料显示，心肺体外循环对孕母和胎儿的死亡风险分别为 1.5% 和 9.5%。

主动脉瓣狭窄是西方发达国家瓣膜置换的最常见指征。在严重主动脉瓣狭窄患者中，65 岁以上的患者大约占 2%，85 岁以上的患者大约占 4%。外科主动脉瓣置换术（aortic valve replacement，AVR）仍然是改善患者的生命期望值和生活质量的黄金介入手段。国外的专家建议，如果患者有外科手

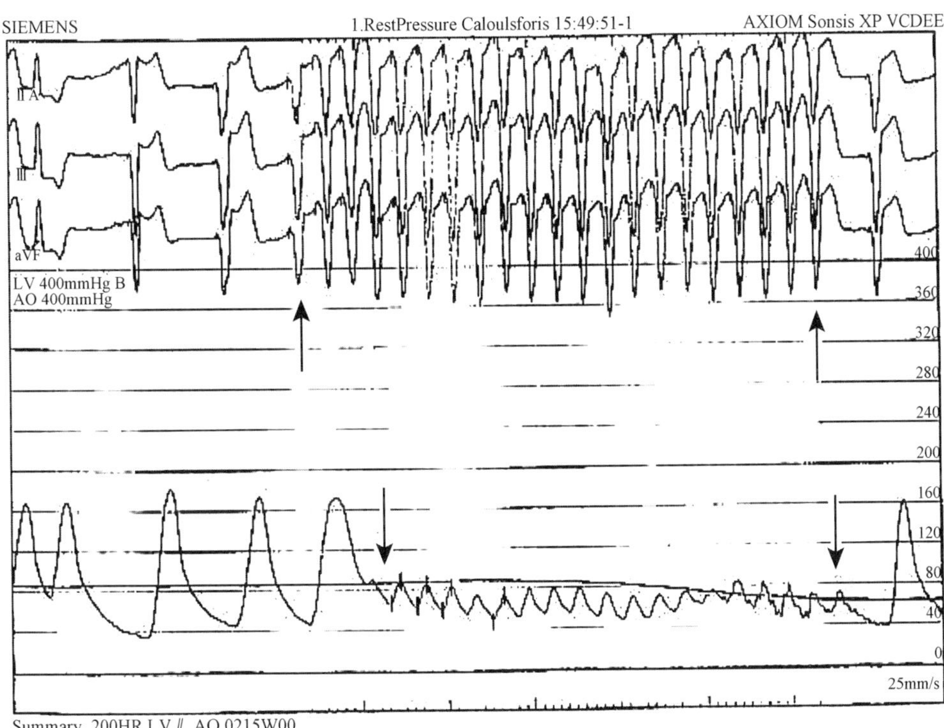

图 15-1-12　43 岁，孕 28 周伴症状主动脉瓣重度狭窄患者（瓣膜面积 0.61cm²）**BAV 过程中，行右心室心尖部快速起搏(200/min)，以利于球囊的稳定**

向上箭头示心室起搏的开始与终止，向下箭头示随快速心室起搏左心室压的下降和上升

资料来源：Jacqueline D，Yasser R，Eduardo D M，et al. 2012. Aortic Ballon Valvuloplasty in Pregnancy for Symtomatic Sever Aortic Stenosis，Int J Cardiol，162：e12-e13

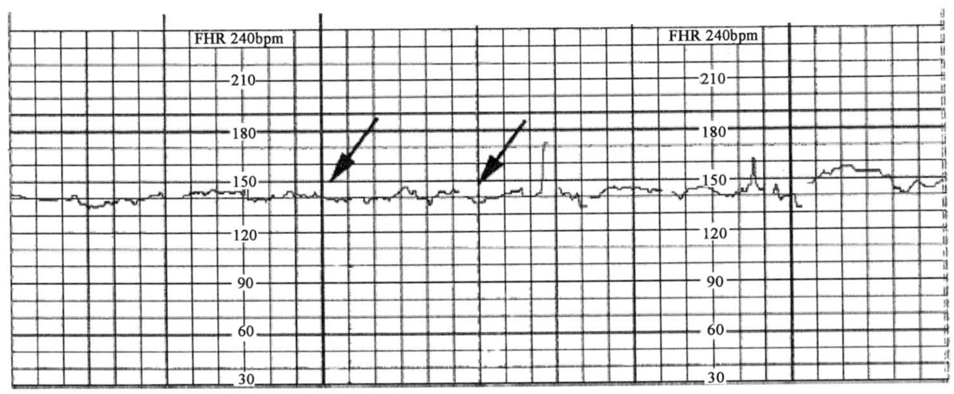

图 15-1-13　43 岁，孕 28 周伴症状主动脉瓣重度狭窄患者 BAV 术中的胎心监护，右心室快速起搏(200/min)**过程中，胎儿心率未见显著加速或减慢的改变**

资料来源：Jacqueline D，Yasser R，Eduardo D M，et al. 2012. Aortic Ballon Valvuloplasty in Pregnancy for Symtomatic Sever Aortic Stenosis，Int J Cardiol，162：e12-e13

术禁忌的风险，或外科技术所限，微创的介入手段如经导管主动脉瓣置换术（transcatheter aortic valve implantation，TAVI）可以给予考虑。

主动脉瓣的介入治疗可以改善严重主动脉瓣狭窄患者的生存和减轻症状。介入治疗前必须明确病史并经超声心动图确诊。目前，在外科主动脉瓣膜置换术患者中，合并症的发生率和死亡率非常低。对于高危的患者，治疗的策略应由多学科专家参与。随着TAVI技术的发展成熟，TAVI的技术在严重主动脉瓣狭窄患者的治疗上将占有绝对的优势，经皮球囊主动脉瓣成形术的应用仍将受到限制。在主动脉瓣的介入治疗中应重视提供安全和有效的麻醉处理。

七、冠状动脉疾病的介入治疗

妊娠期间急性心肌梗死的发生是近年来母胎发病率和死亡率升高的重要原因。和几十年前相比，高龄产妇、流行性肥胖、慢性高血压和糖尿病的高发生率，这些因素让心肌梗死在妊娠期间更为常见。孕妇心源性死亡最常见的两个原因是主动脉夹层和心肌梗死。此外，与同年龄的非妊娠女性相比，孕期和产后由于血液呈高凝状态，心肌梗死危险因素的等级由3级增加到4级。

年轻女性发生急性心肌梗死的危险因子通常包括：冠心病的家族史，家族性高胆固醇血症，高密度脂蛋白胆固醇过低或两者兼有的脂代谢异常者，糖尿病、吸烟和使用避孕药者。

成人中急性心肌梗死最常见的病因是动脉粥样硬化斑块破裂（由血小板凝集形成）导致冠状动脉的急性血栓性梗死。部分的堵塞导致非ST段抬高型心肌梗死，完全堵塞引起ST段抬高型心肌梗死。非动脉粥样硬化因素导致心肌梗死的原因包括动脉炎、冠状动脉夹层、原发性心肌病、来自左心腔或心内膜炎的栓子、主动脉夹层延伸至冠状动脉等。

妊娠期发生急性心肌梗死的病理机制：冠状动脉夹层撕裂、血栓性栓塞和冠状动脉痉挛，其次的病因是异常的栓塞，栓子来自卵圆孔未闭患者的静脉系统。妊娠期发生自发性冠状动脉夹层撕裂的病例已先后有不少报道。2/3以上的病例发生在产后，通常在分娩后2周内，研究发现，经产妇和大龄妊娠与自发性冠状动脉夹层撕裂相关，孕期激素的改变是急性冠状动脉壁变化的病理基础，也是冠状动脉夹层撕裂的病理因素。急性心肌梗死最常在第2孕季、围生期和产褥期发生。患者多见于经产妇，发病部位最常见于前壁。

研究证实，血栓症的风险增加是孕期凝血与纤溶系统变化的结果。妊娠期间，促凝血因子如von Willebrand’s因子、因子Ⅷ、因子Ⅴ和纤维蛋白原增加，这些因子共同构成对内源性抗凝机制、活化蛋白C及其辅因子蛋白S的获得性抵抗作用。这些改变可伴随胎盘产生的纤溶酶抑制因子1和因子2增加，并导致纤溶机制受损。孕期的这些变化是分娩出血的生理性保护机制。

（一）妊娠合并AMI经皮冠状动脉介入术（percutaneous coronary intervention，PCI）

妊娠合并急性ST段抬高心肌梗死的患者，如果有条件，应建议行直接冠状动脉造影术，以利于鉴别诊断和指导治疗。目前，紧急经皮冠状动脉球囊扩张术，是妊娠期冠状动脉急性闭塞所有患者的治疗选择。

Jam等报道了135例妊娠期PCI，其中接受支架置入的患者127例，但报道没有PCI术的时机和后果的相关内容。Arie等报道了92例妊娠期冠状动脉造影术，其中产前49例，产后43例；接受PCI术的有35例，包括产前23例，围生期6例，产后6例。接受PCI术患者的妊娠期分别从第6～38孕周，大部分在第3孕季。其中1例产后的患者在接受球囊扩张术时发生广泛的冠状动脉撕裂，需要接受紧急外科冠状动脉旁路移植术。所有妊娠期间的AMI患者置入的支架均为金属裸支架。药物涂层支架在妊娠期应用的安全性仍然不清楚。接受药物涂层支架的患者需要长期应用氯吡格雷和阿司匹林的双抗血小板治疗，而伴有心脏疾病患者采用剖宫产分娩的可能性比较高，妊娠期使用药物涂层支架容易发生问题，应尽可能避免。

妊娠期的 AMI 患者必须使用肝素和阿司匹林，如发生大面积冠状动脉内血栓形成，患者生命受到威胁的情况下，可应用冠状动脉内溶栓治疗或应用糖蛋白Ⅱb/Ⅲa 抑制剂作为辅助性治疗，但是目前有效的患者资料仍然不多。

(二)妊娠合并冠状动脉夹层撕裂经皮冠状动脉介入术

1. 介入性影像学诊断　根据目前的资料，普遍认为，发生胸痛的任何年轻围生期或产后女性都应高度怀疑自发性冠状动脉夹层的可能。如果缺血性心脏事件的可疑指数很高，尽管缺乏任何心脏病危险因子，都应考虑进行紧急的冠状动脉造影。

(1)冠状动脉造影：妊娠相关自发性冠状动脉夹层常发生在正常的冠状动脉，可发生在左冠状动脉，也可在右冠状动脉。资料显示女性患者发病年龄多在 40 岁左右，80%发生于前降支，而男性则好发于右冠状动脉，约占男性患者的 2/3。Kemineni 等对 154 例自发性冠状动脉夹层病例的综述显示，左前降支夹层常好发于女性，占 66%，右冠状动脉夹层的患者中，男性占 50%。

妊娠相关的自发性冠状动脉夹层多位于左前降支，典型的夹层撕裂起始点常在冠状窦 0.2cm 以内。冠状动脉造影的影像学表现为：①冠状动脉腔内见随血流飘动的内膜撕裂片；②冠状动脉腔内内膜分离，形成与管腔平行的线形或螺旋线形的影像；③造影剂充盈假腔，假腔扩大，真腔受压变窄、不规则或完全闭塞，假腔内造影剂排空延迟或滞留(图 15-1-14)。

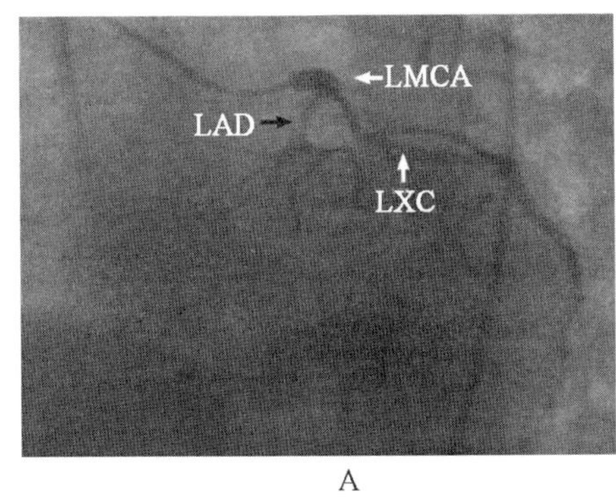

A

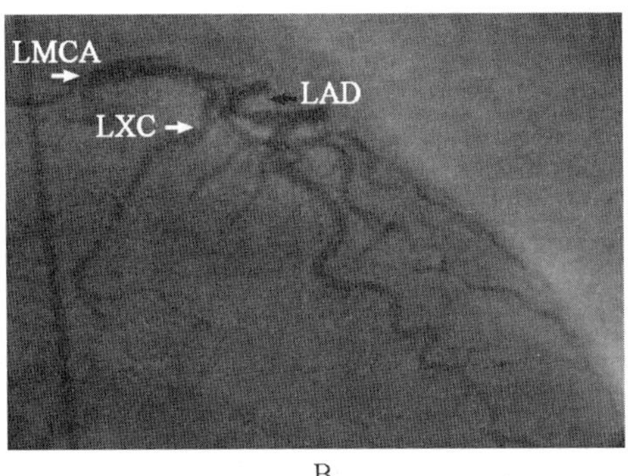

B

图 15-1-14　Ep Petroun 报道 39 岁女性产后 4d 突发急性心肌梗死合并心源性休克，冠状动脉造影

A. 在左前斜位显示左主干(LMCA)夹层形成延伸至左前降支(LAD)，在第一间隔支和对角支后完全闭塞，延伸至左旋支使近端管腔消失而远端充盈良好；B. 右前斜位显示 LMCA 夹层形成延伸至 LAD 和 LXC

资料来源：Ep Petroun，Ep Bousoulan，Mp Boutsikou，et al. 2014. Multivessel spontaneous dissection of the left coronary tree in the postpartum period：case report and review of the literature. European Review for Medical and Pharmacological Sciences，18：3743-3746

到目前为止，冠状动脉夹层大多是在死亡后被做出诊断，如果前降支冠状动脉被撕裂，反映患者因前壁心肌梗死而有较高的死亡率，而其他的冠状动脉受累则可能有完全不同的后果。在妊娠患者中，夹层撕裂可以表现为单发或多发，也可表现为单支或多支血管受累。有资料统计，左前降支动脉受累的占 41%(49)，右冠状动脉受累占 11%(13)，多支血管撕裂的占 35%(42)。其他血管受累的发生比例较低，左主干受累为 6%(7)，左旋支为 4.2%(5)，钝缘支为 0.84%(1)。

新近的资料建议，妊娠合并心肌梗死的患者应给予冠状动脉造影，以尽早发现自发性冠状动脉夹层，有利确定合理的治疗措施。

(2)冠状动脉血管内超声(IVUS)：IVUS 能清晰显示夹层内膜片，判断夹层撕裂开口，以及真假腔，确定夹层范围、程度和血栓；IVUS 还能发现冠状动脉壁内血肿及其造成的夹层。

2. *经皮冠状动脉介入治疗*　自发性冠状动脉夹层理想的治疗指引需要进一步建立和完善。目前公布的资料中，处理的策略各有不同，包括保守治疗、经皮冠状动脉介入(percutaneous coronary intervention，PCI)、冠状动脉旁路移植术(coronary artery bypass grafting，CABG)和心脏移植。

以下的因素可影响治疗方案的决定，包括患者血流动力学的稳定性、动脉撕裂的位置、受累血管的数量、冠状动脉介入治疗的有效利用度。Mortensen 等在 *Western Denmark Heart Registry Study* 中也提到，应根据冠状动脉撕裂的位置和范围决定治疗的策略。左主干受累应选择冠状动脉旁路移植术；左前降支近端、左旋支和右冠状动脉的病变应选择冠状动脉介入治疗，远端冠状动脉的病变用保守治疗。

单支血管夹层撕裂的治疗应选择经皮穿刺冠状动脉血管成形和支架置入术。左主干或多支血管受累的患者，即使可以安全地置入多个支架，但仍建议考虑给予冠状动脉旁路移植术。由于妊娠的患者缺乏缺血预适应的作用，因此，可迅速发生不可逆的心肌损伤，患者必须直接送进介入治疗室，以保证患者获得合适的处理。

(三)妊娠合并急性非 ST 段抬高心肌梗死患者冠状动脉造影和冠状动脉血运重建治疗

1. *冠状动脉造影*　目前，冠状动脉造影仍然是诊断冠心病或冠脉病变最准确的方法，因为它是有创性检查，通常在其他无创性检查方法不能确诊时，或者已明确诊断的患者需要介入治疗时才选择进行。

冠脉造影可以发现一些意外的问题并为患者选择正确的治疗策略提供重要的依据。例如，川崎病史患者在妊娠期间因冠脉瘤的血栓可导致心绞痛和心肌梗死的发生，患者往往需要外科的处理而不是冠状动脉成形术。

妊娠期间应尽量减少孕产妇应用放射线的核素影像检查。孕妇接受胸部放射线检查时，胎儿暴露放射线的剂量非常少。如果孕妇的胸部放射线检查是非常必需的，也可认为是安全的。但是，如果放射剂量超过 10rad，应考虑终止妊娠。

2. *冠状动脉血运重建治疗*　急性非 ST 段抬高心肌梗死目前总的趋势倾向于采取早期介入治疗方案，特别是对于 24h 内有心肌缺血发作的患者，早期行冠状动脉造影，明确冠状动脉病变，进行早期血管重建治疗包括心脏支架置入术和外科旁路移植术，都是积极有效的措施。

根据 2011 ESC 妊娠心脏病治疗指南推荐，对妊娠患者，Grace 评分为低危的非 ST 抬高心肌梗死患者，可选择保守治疗，而血流动力学不稳定的高危患者，应选择介入性的治疗。

国外的资料显示，平板运动负荷试验在年轻的妊娠患者仍然有应用价值。如果心脏负荷试验阳性，患者应行冠状动脉造影术，并且计划施行经皮穿刺冠状动脉介入术和选择药物涂层可降解支架。选择性 PCI 应在第 1 孕季后进行，术中应小心遮盖子宫以减少射线的影响。

术后应给予氯吡格雷和阿司匹林。PCI术比单纯提高抗心绞痛药物剂量更有效、更安全。

八、肺动脉瓣狭窄的介入治疗

孤立性的肺动脉瓣狭窄(pulmonary valve stenosis),是相对少见的先天性心脏缺陷,患者可表现为劳力性呼吸困难、心绞痛、晕厥或晕厥前不适。本病占先天性心脏病患者的8%～10%。右心室流出道梗阻的患者中,90%的患者为瓣膜型,其余是瓣膜上或瓣膜下梗阻。瓣膜型的患者中,瓣叶发育不良的患者约占15%,表现为瓣叶增厚、固定及黏液瘤组织沉着。伴肺动脉瓣环发育不全的情况少见,患者肺动脉瓣口常不能闭合。据报道,2/3的Noonan综合征患者由于瓣膜发育不良而存在肺动脉狭窄。在发达国家,后天性的病因如类癌综合征、风湿性心脏病等非常少见。

超声心动图检查:表现为肺动脉瓣尖增厚、收缩期隆起、瓣叶移动能力降低。瓣环大小正常,肺动脉主干及分支发生狭窄后扩张。多普勒检查可见朝向左肺动脉的高速喷射性血流,连续多普勒技术可记录狭窄瓣膜的血流速度、计算瞬时峰值梯度、提供瓣膜狭窄程度的定量指标(表15-1-4)。瓣叶发育不良的患者见瓣叶增厚并固定,或可见肺动脉瓣环发育不全及肺动脉瓣狭窄后扩张。严重的患者可伴右心室肥厚和右心房扩张,房间隔向左心房膨出。

表15-1-4　肺动脉瓣狭窄严重程度的评估

	瓣膜面积(cm^2/m^2)	峰值瓣膜压力阶差(mmHg)	峰值右室收缩压(mmHg)
轻度	>1.0	<50	<70
中度	0.5～1.0	50～79	75～100
重度	<0.5	≥80	>100

(一)经皮球囊肺动脉瓣成形术

自1982年经皮球囊肺动脉瓣成形术(BPV)应用以来,在婴儿、儿童及成人的应用均得到满意的疗效。目前,BPV已成为孤立性肺动脉瓣狭窄患者的常规治疗手段。但是,对严重或长期瓣膜性梗阻继发的漏斗部肥厚患者,BPV术后压力阶差的消失不完全,但术后一定时间后肺动脉瓣的压力阶差可以逐步降低。

经皮球囊肺动脉瓣成形术适用于有症状的患者及经肺动脉瓣压力阶差>50mmHg,心排血量正常的中、重度PS患者。中度PS患者可无显著症状或经内科保守治疗可改善症状,但大多数中度PS患者最终会出现症状,因此,常推荐采取介入治疗。目前,BPV的应用可比较容易和安全地缓解肺动脉狭窄,因此,延迟介入治疗对患者不利。

肺动脉瓣发育不良患者的BPV有一定的争议,但通常依据肺动脉瓣环的位置和直径选用小球囊扩张技术,也可以达到满意的效果。

青年或年轻成人经皮球囊肺动脉瓣成形术的适应证见表15-1-5。

表 15-1-5 青年或年轻成人经皮球囊肺动脉瓣成形术的适应证

适应证	分级	证据等级
有劳力性呼吸困难、心绞痛、晕厥或晕厥前症状		
RV-PA 峰值梯度(导管检查)＞30mmHg	Ⅰ	C
无症状患者		
RV-PA 峰值梯度(导管检查)＞40mmHg	Ⅰ	C
RV-PA 峰值梯度(导管检查)30～39mmHg	Ⅱb	C
RV-PA 峰值梯度(导管检查)＜30mmHg	Ⅲ	C

注:RV. 右心室;PA. 肺动脉。

资料来源:2008 focused update incorporated into the ACC/AHA 2006 guidelines for the management of patients with valvular heart disease.

(二)妊娠期的肺动脉瓣狭窄

轻度、中度和重度右心室流出道梗阻的患者,在妊娠过程通常都能很好地耐受。在既往的系列报道中,未见死亡的报道,合并症的发生率也很低。然而,严重的肺动脉瓣狭窄患者、在儿童期因某些原因没有接受治疗且伴右心功能不全或伴症状的中度肺动脉瓣狭窄患者,在妊娠期都需要接受经皮肺动脉球囊成形术。

肺动脉球囊成形术分离瓣膜接合缘的过程通常安全、有效。目前的报道显示,手术的死亡率和手术相关合并症的发病率都很低。Presbitero 和 Oakley 报道 4 例妊娠期间成功接受经皮肺动脉球囊成形术的患者。所有患者术后的瓣压差下降一半,而且都能成功继续妊娠。与非妊娠患者的情况一样,在介入治疗期间可发生心律失常和短暂的右束支传导阻滞。肺动脉反流的情况如果不严重,在临床上无相关症状出现的患者,即使在儿童期也不需要外科治疗。

妊娠期间需要扩张肺动脉的情况很罕见,Patrizia 报道 1 例 38 岁妊娠并右肺动脉狭窄支架置入术患者,狭窄部位在曾接受 Waterston 分流术的右肺动脉段,狭窄程度为中度,压力梯度为 40mmHg。但患者为双胞胎妊娠。导致右心室过度超负荷并发生心力衰竭。手术在孕 8 个月进行,术后患者顺利分娩。

九、妊娠期心律失常射频、心脏起搏和 ICD 置入性治疗

妊娠期早搏和持续的心动过速可能会发生得更频繁,或者可在妊娠中首次出现。20%～44%的阵发性室上性心动过速患者的症状在孕期也可能会加剧,有潜在结构性心脏疾病的患者可在孕期发生室性心动过速。所有治疗心律失常的药物都对胎儿有潜在的毒性作用,在第 1 孕季对胎儿的致畸风险最高,在妊娠的后期也可对胎儿的生长发育产生不利的影响,并且可增加致心律失常的风险。

美国心脏病学会(ACC)和美国心脏协会(AHA)及欧洲心脏学会(ESC)指南建议,对于有症状的室上性心动过速、局灶性的房性心动过速的患者,应在孕前先行射频消融,孕期药物难以治疗者需行射频消融,最好的时期应在孕中期后,但如果母胎是处于危险中的特殊病例,也可在妊娠期考虑给予射频消融治疗。

指南表明,置入 ICD 并不是准备妊娠的禁忌证;在妊娠期,如果孕妇的生命受到威胁,也应考虑 ICD 的治疗。如果准备妊娠,但患者发生猝死的风险很高,应在受孕前置入 ICD。

在分娩中发生完全性房室阻滞和由于心动过缓而出现晕厥的患者应选择性给予临时心脏起搏。置入永久性心脏起搏器(最好为单腔)的风险通常很低。指南表明,妊娠超过8周后置入过程对胎儿是安全的,最好能在超声的指引帮助下进行。

暴露于射线的时间在5～15min较安全。动物及人类实验表明,胎儿受放射剂量低于5rads,并未增加先天畸形的发生。因此,应尽可能减少放射线对胎儿的影响,建议在孕20周之后施行射频或其他介入性治疗,并给予受孕子宫放射线的屏蔽。

(一)妊娠期永久性心脏起搏器置入术

2009年,巴西Rodrigo报道1例风湿性二尖瓣疾病患者在妊娠期置入永久性心脏起搏器。患者39岁,孕36周,在第2孕季表现为运动后气促、偶发端坐呼吸、心悸、夜间干咳、偶伴咯血。就诊前3个月开始偶发晕厥前的症状,1周前曾偶发黑矇,持续数秒至数分钟,有立即跌倒的感觉,但无神志不清,可自动缓解。

在4年前的妊娠期间被诊断为风湿性二尖瓣狭窄,并在同一孕期行经皮球囊二尖瓣成形术。患者孕14次,自动流产1次,正常分娩12次。PBMV术后接受药物治疗,普萘洛尔80mg/d,呋塞米40mg/d。心电图表现为窦性心律、频发房性期前收缩。多普勒超声心动图表现为左心房增大、二尖瓣增厚、瓣缘融合、轻度二尖瓣狭窄(瓣膜面积1.7cm^2)。24h动态心电图表现为窦性心律,心率在43～147次/分,平均心率为100次/分。曾发生完全性房室传导阻滞的事件,心脏停搏最长达3.6s。停用β受体阻滞剂7d后,24h动态心电图检查发现2∶1房室传导阻滞和3∶1房室传导阻滞的事件各有一次。

妊娠结束前,在荧光指引下行双腔永久性心脏起搏器安置术。孕妇的腹部给予铅防护衣隔离射线。患者于心脏起搏器置入术后重新应用β受体阻滞剂并在孕38^{+2}周在低位产钳辅助下经阴道结束分娩。新生儿2940g,Apgar积分9/9,无产科合并症,产后3d出院。

2010年我国韩凤珍报道3例妊娠合并三度房室传导阻滞患者成功接受心脏起搏器置入术。起搏术后1例(孕8周)行人工流产,1例(孕18周)引产,1例(孕36周)至足月。存活胎儿出生后未发现畸形。

(二)妊娠期ICD置入术

2012年意大利Bonanaomi在第二届世界妊娠心脏病年会上报道1例孤立性左心室心肌致密化不全患者妊娠期置入心脏转复除颤器(implantable cardioverter-defibrillator,ICD)。

孤立性左心室心肌致密化不全(LVNC)是先天性心肌发育不良的罕见类型,是由于正常心内膜胚胎发育停止,心肌小梁压缩不良,心肌呈海绵状的一种先天性心脏病。临床表现包括左心功能减退、室性心律失常、心内膜血栓形成、体循环栓塞等。

患者42岁,自动流产4次,自觉心悸,2005年经心脏MR检查确诊为LVNC。2010年妊娠至足月,自动分娩。2011年1月再次妊娠,超声心动图左心室舒张末径56mm,EF:50%。动态心电图提示阵发性室性心动过速。给予美托洛尔200mg/d,或索他洛尔240mg/d,给药后心电监护仍反复短阵室性心动过速,于孕12周行ICD置入术。术后应用美托洛尔200mg/d。患者于孕37周行剖宫术结束妊娠,无合并症出现,新生儿体重2537g,Apgar:9/10。

2013年日本Miyoshi T等对6名置入ICD的妊娠女性做回顾性的研究。所有患者均在孕前或产后置入ICD。在妊娠过程中没有ICD装置相关的合并症发生。其中4名孕妇在第2孕季末,非持续性室性心动过速的发生次数增加,抗心律失常的药物应用逐渐增加。妊娠过程中患者没有来自ICD的放电或电击事件发生。但是,其中一位孕妇在孕27周曾发生一次抗心律失常的程序起搏事件。所有患者分娩时平均孕龄为(37±2)周，均选用剖宫产，其中5例因为胎儿的情况而紧急分娩。产后其中2例患者的心功能下降，1例发生首次ICD电击事件。

资料显示，在合理的临床管理下，妊娠不会增加ICD相关合并症的风险，但是，在妊娠、分娩和产后应给予充分的警惕。

(三)妊娠期心律失常射频治疗

如果妊娠患者发生药物难治性和不能耐受的心动过速时，导管射频消融治疗可能就很有必要。由于大量射线暴露的问题，如果患者的情况允许，射频最好能推迟至第2孕季以后，而且，应该在有经验的射频治疗中心进行，选择合适的铅衣屏蔽，尽量应用超声和电-解剖标测系统(electro-anatomic mapping)。有学者对妊娠期导管射频消融过程的胎儿放射剂量和风险进行了计算(表15-1-6)。

表15-1-6 各种放射性诊断和介入治疗过程对胎儿和孕妇有效放射剂量的估计

过　程	胎儿暴露(mSv)	母亲暴露(mSv)
胸部照片(正侧位)	＜0.01mSv	0.1mSv
胸部CT	0.3mSv	7mSv
冠状动脉造影	1.5mSv	7mSv
PCI或射频导管消融	3mSv	15mSv

注：吸收剂量：1Gy=103mGy=106μGy；1Gy=100rad；100μrad=1μGy。

剂量当量：1Sv=103mSv=106μSv；1Sv=100rem；100μrem=1μSv。

资料来源：2011 ESC guideline on the management of cardiovascular diseases during pregnancy.

2012年澳大利亚WU H等报道成功应用三维电-解剖标测系统，以最少的射线量为妊娠合并持续房性心动过速患者行射频治疗。

2010年韩凤珍报道了妊娠合并心律失常患者介入性治疗共8例。患者中阵发性心房扑动2例，阵发性室上性心动过速2例，预激综合征1例，5例患者行射频消融术后均转为窦性心律。其中1例(孕6周)行人工流产，1例(孕36周)至孕足月分娩，3例(孕23～26周)要求引产。患者治疗前心功能Ⅲ～Ⅳ级1例，Ⅰ～Ⅱ级7例，治疗后心功能均为Ⅰ～Ⅱ级。

十、妊娠期先天性心脏病的介入治疗

妊娠期间，发绀对孕妇和胎儿都非常不利。因此，在妊娠前应尽可能纠正基础疾病，或至少要改善发绀的情况。某些介入性的治疗可在发绀患者中应用，甚至在妊娠期间进行，从而改善妊娠的结局。

(一)大动脉缩窄

大动脉缩窄(coarctation of aorta：WHO risk class Ⅱ)的患者经外科纠正后常能耐受妊娠。严重缩窄的患者应在妊娠前给予纠正。未经纠正的大动脉缩窄，或已行外科修复但仍遗留高血压、大动脉缩窄或主动脉瘤的患者，在妊娠或分娩中可增加主动脉破裂或脑动脉瘤破裂的风险。大动脉缩窄患者在妊娠中应密切随访和监测血压。高血压应给予治疗，虽然遗留大动脉缩窄的患者往往需要加强血压的控制，但应避免和预防胎盘的低灌注。在妊娠期对遗留大动脉缩窄的患者行经皮介入性治疗具有可行性，但在孕期的介入治疗发生主动脉夹层的风险高于非妊娠期。因此，只有伴有严重和持续的高血压，且已使用了最大量的药物时才应考虑介入性治疗。使用带膜支架(covered stents)可以降低夹层撕裂的风险。

(二)肺动脉瓣狭窄和关闭不全

肺动脉瓣狭窄和关闭不全(pulmonary valva stenosis and regurgitation)通常能被妊娠期的患者所耐受。重度狭窄可能出现的合并症包括右心衰竭和心律失常。ESC 指南建议,重度狭窄(多普勒压力梯度峰值>64mmHg)的患者应在孕前通过球囊瓣膜成形术减轻狭窄的程度。重度肺动脉瓣已被证实为孕妇的独立危险因子,特别是伴有心功能不全的患者。因此,有症状的女性,或由于严重的肺动脉瓣反流造成右心室功能不全的患者,应在孕前接受肺动脉瓣置换术。在妊娠期间出现严重症状的肺动脉瓣狭窄患者,如果经药物治疗和卧床休息后仍无治疗反应,可以考虑给予经皮瓣膜成形术。

Presbitero 介绍 1 例伴严重肺动脉狭窄的单心室患者,曾接受 Blalock-Taussing 分流术,在孕 3 个月时,患者血氧饱和度(SaO_2)非常低,严重的狭窄位于左侧分流管。通过应用贴壁支架扩张狭窄部位,术后 SaO_2 上升到 90%以上。但是在孕 6 个月时,因为分流量过大,患者发生心力衰竭,在孕 7 个月时,提前进行分娩。其他肺血管的介入性治疗在妊娠过程中也可安全地实施,如大量咯血患者行支气管动脉栓塞术或分支闭合术。

(三)主动脉狭窄(aortic stenosis)

先天性的主动脉狭窄常由二叶式主动脉瓣引起。没有证据表明,妊娠可加速先天性主动脉狭窄或反流的进展。伴有先天性主动脉狭窄的孕妇需做产前的评估和咨询,以了解和处理患者的各项风险情况。球囊瓣膜成型术对减轻妊娠合并主动脉瓣狭窄患者的症状还需进一步的探讨和研究。如果患者的症状经药物处理不能缓解,指南表明,经皮球囊瓣膜成形术可用于难治性的妊娠患者。

十一、妊娠期主动脉夹层覆膜支架腔内修复术

随着血管腔内技术的发展和成熟,主动脉疾病腔内修复术因其出色稳定的疗效、微创且低并发症而应用范围越来越广泛。从 20 世纪 90 年代初 Volodos 和 Parodi 将其应用于临床至今将近 20 年,治疗病种从最初的腹主动脉瘤发展到胸主动脉夹层、急性夹层、创伤性主动脉疾病等多种疑难重症。由于主动脉疾病患者多全身状况差、病情变化凶险,对开放性手术的耐受性差,故低死亡率、低损伤的腔内技术为患者和医生提供了一种更好的治疗方案。

在过去的一段时间,关于急性主动脉夹层的合理治疗仍然存有重大的争议,患者伴有的合并症对治疗带来特别大的挑战。伴致命性合并症的急性胸降主动脉夹层的早期外科治疗有很高的死亡率。血管内支架置入术的发展已经成为替代慢性主动脉夹层 Stanford B 型(Debakey Ⅲ型)的主要治疗手段,但是,对急性主动脉夹层(B)型的治疗有效和安全,在过去曾经是血管介入医生的挑战目标。2004 年 Duebener LF 报道了 10 例急性主动脉夹层紧急血管内覆膜支架置入术(图 15-1-15)。患者接受紧急介入治疗的平均时间为发病后(11.0±5.9)h(平均为 4~24h),急性介入治疗的适应证包括血管破裂、血胸、致命性的灌注不良、难以控制的疼痛。以股动脉外科切口作为逆行血管内介入途径,应用聚酯镍钛记忆合金构成的自扩张支架[Talent,World Medical;平均直径(40±4)mm;长度 10cm]置入锁骨下动脉远端的降主动脉。患者出院前和出院后的随访中给予主动脉 CT 扫描检查。10 例患者中,9 例完成了紧急血管内支架封堵术。1 例患者死于支架远端血管内膜层破裂,另 1 例死于腹主动脉外科开窗术后的出血性休克。早期的死亡率为 20%(2/10)。3 例患者(30%)需要

腔内修复连续与开放性外科手术相结合的“杂交”术治疗，适应证包括急性进展性恶化的主动脉夹层A型、由于支架钢丝折断和继发性的血管内渗漏造成急性支架移位、降主动脉在血管内支架置入术后6个月发生迟发性的动脉瘤形成。没有外科术后的患者死亡和介入术后的远期死亡发生的报道。经验说明紧急主动脉夹层覆膜支架腔内修复术可以降低致命性的主动脉夹层(Stanford B型)的早期死亡率，并可能成为改善这类患者预后的理想治疗手段。

2011年娄水平报道1例孕32^{+5}周主动脉夹层患者；剖宫产术后在全麻+数字血管显影下行主动脉夹层覆膜支架腔内修复+左颈总动脉置入烟囱技术。术后母婴平安出院。2013年，我国吴细华报道1例孕36周主动脉夹层合并马方综合征患者在全身麻醉下行主动脉夹层覆膜支架腔内修复术，术后4d在腰麻下行子宫下段剖宫产出健康婴儿。

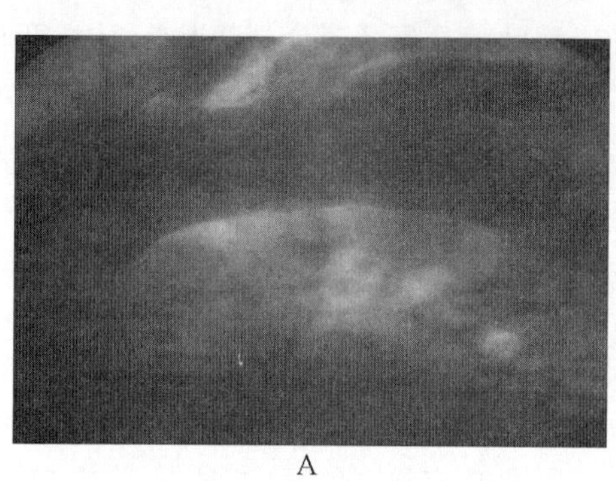

A

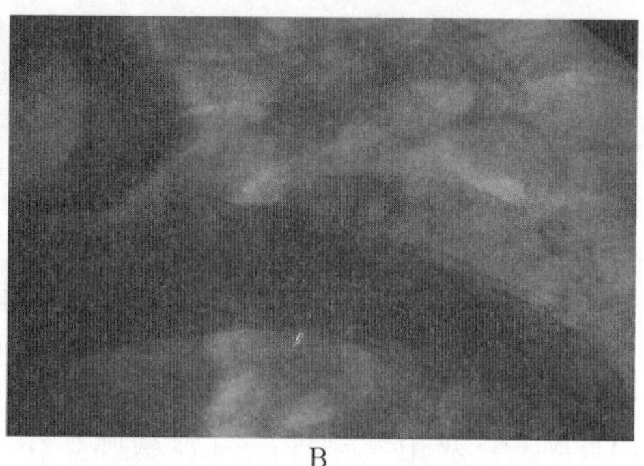

B

图15-1-15 急性致命性Stantord B型主动脉夹层紧急血管内支架置入术

A. 主动脉造影显示造影剂通过左锁骨下动脉远端的入口填充假腔；B. 在确保进入主动脉真腔的位置通过置入支架封闭假腔的入口

资料来源：Lennart F Duebener，Peter Lorenzen，Gert Richardt，et al.2004. Emergency endovascular stent-grafting for life-threatening acute type B aortic dissections. The Annals of Thoracic Surgery，78(4)：1261-1266

(陈晞明　吴沃栋)

第二节　妊娠期的心脏外科

妊娠期血流动力学的改变使心血管的负荷增加，包括血管内容积、心搏出量和心率的增加，以及系统血管和肺动脉血管阻力减少。伴有心脏疾病(如风湿性心瓣膜病、先天性心脏病或在孕龄女性中罕有发生的冠状动脉疾病)的妊娠患者常不能耐受这些变化，而在孕期需要心脏外科的治疗。如果在孕期发生严重的心血管灾难事件如感染性心内膜炎、瓣膜置换术后失功能或急性主动脉夹层撕裂等，也可能需要紧急的心脏外科处理。

一、概　述

(一)妊娠期心脏外科的发展

1952年妊娠期的心脏外科手术被首次报道，据统计，当时妊娠女性的心脏损害主要是风湿性心瓣膜病，其中大部分为二尖瓣疾病。Cooley和Chapman报道了2例妊娠期的闭合式二尖瓣口成形术，患者分别为孕4

个月和36周的孕妇。手术通过左前胸切口，经左心耳用手指置于二尖瓣口的结合部，将粘连融合的瓣叶撕开分离。1961年，Harken和Taylor的综述共包括了394例妊娠二尖瓣的外科手术，其中母亲的死亡率为1.8%，但胎儿的死亡率为9%。

1959年，首次报道了应用心肺旁路术为孕6周的患者成功完成了肺动脉瓣成形术和房间隔缺损修补术。术后母亲生存，但胎儿于术后3个月自动流产。1986年，Bernal和Miralles's对1968～1983年间共22例心肺旁路术下行心脏外科手术的妊娠患者作综述性的分析，18例患者术后正常分娩出正常婴儿，其中1例患者需在心肺旁路术下行剖宫产，1例心脏手术后3d胎儿死产。另1例患者在同一次妊娠中经历了2次心肺旁路术下的心脏外科手术，患者在孕2周时接受了二尖瓣人工瓣膜置换术，但在孕35周又替换为另一人工瓣膜。第2次手术后的6h，患者产程开始，并分娩一正常婴儿。至今，已有更多的报道显示，妊娠患者常规接受心肺旁路术下的心脏外科手术有较高的安全性。

2010年，韩凤珍及卢聪等报道了广东省人民医院于2000～2007年妊娠体外循环下心脏外科手术9例，其中7例因机械瓣膜血栓形成行瓣膜再置换术，1例为左心房黏液瘤行切除术，另1例因华氏窦破裂行修补。王焕英报道2002～2013年北京安贞医院9例妊娠期行体外循环下心脏手术，其中瓣膜性心脏病4例，主动脉夹层动脉瘤1例，心房黏液瘤3例，法洛四联症1例。自2001～2013年我国已先后有33例妊娠期急性主动脉夹层的相关报道。这些资料反映了我国主要的医疗中心已能成功开展妊娠期紧急主动脉夹层的外科治疗，同时在少数的中心也已开展了经腔内的介入或外科与腔内介入的“杂交”手术。约有50%的患者能得到早期诊断和及时的外科或腔内介入治疗，而且母婴均有较好的结局。2013年，广东省人民医院范瑞新等成功为1例A型主动脉夹层孕33周患者实行剖宫取胎，切除子宫后行主动脉夹层手术，包括血管置换、瓣膜置换和降主动脉支架置入术。

陈长志报道微创心脏手术在妊娠期应用的优越性。微创心脏手术(minimally invasive cardiac surgery，MICS)主要包括以下几种方式：①胸部小切口心脏手术；②心脏不停搏下手术；③心血管外科介入手术；④电视胸腔镜心脏手术。报道认为，MICS在一定程度上可提高妊娠期心脏手术的安全性。小手术切口的微创心脏手术可减少因心脏手术所造成对母、胎机体的损伤。心脏微创手术主要通过以下几个方面来实现。

(1)改善体外循环设施和心肌保护措施：近年来，随着膜式氧合器、离心泵和肝素涂层体外循环管道的推广应用，明显降低了因体外循环后机体出现的一系列炎性反应，对血液成分的破坏也降至最低，使心脏直视手术的安全系数大大提高，并使先天性心脏病和心瓣膜疾病在手术纠治后极少出现脑、肾和肺等重要脏器的并发症。含血心肌保护液的临床应用，心肌保护液顺灌结合逆灌和温、冷、温投递方式及心肌保护液灌注压力控制等的综合保护措施和策略，显著延长了心脏耐受缺血的时间。

(2)在体外循环辅助、心脏跳动下施行心内直视术：体外循环作为心脏手术的重要辅助手段，按常规大血管插管建立体外循环，在整个体外转流过程中，仅阻断上、下腔静脉而不阻断主动脉，使心脏在空跳的状态下仍有持续的血液供应。由于不灌注心肌停搏液，避免了心肌缺血和因低温所致的心肌细胞水肿及大量高钾停搏液所致的水电解质、酸碱平衡紊乱；同时还避免了心肺复苏过程中的心肌再灌注损伤、机械损伤及电刺激等不利影响；缩短了体外循环时间，简化了手术程序，减少了长时间体外循环所致的血细胞和凝血因子的破坏，避免或减少输异体血液，同时还可减轻对肺、脑、肾等重要脏器的损害；减轻术后痛苦，便于康复和缩短住院时间。目前各种常见的先天性心脏病如房间隔缺损、室间隔缺损、肺动脉瓣狭窄等均可在心脏跳动下得到纠治；也可通过该方法进行瓣膜替换。

(3)小切口心脏手术：成人小切口心脏手术的切口通常只要 8～10cm，较常规切口短 10～12cm；它对组织损伤小、出血少，术后恢复快。因切口小且隐蔽，对患者心理影响小，有较好的美学效果，女性患者易接受。

(4)电视胸腔镜心脏外科手术：腔镜外科技术只要切开皮肤 1～2cm，不需切断肌肉，仅分离肋间肌就可进入胸腔，在电视胸腔镜的辅助观察下可为术者提供一个清晰的二维手术野。目前已能进行心脏外科领域的大部分手术包括动脉导管未闭结扎术、心包开窗引流术、体外循环下房间隔缺损修补术、室间隔缺损修补术、瓣膜修复及置换术等。电视胸腔镜心脏外科手术能够使心脏外科手术得以最大限度地减少创伤、减轻术后疼痛、缩短术后恢复时间，而且符合美容要求。

(5)介入治疗：其主要用于动脉导管未闭的堵闭、房间隔缺损和室间隔缺损的封堵，以及对二尖瓣狭窄、肺动脉瓣狭窄和主动脉瓣狭窄的球囊扩张。对于少数合并夹层胸主动脉瘤患者，只要经导管送入合适的主动脉腔内支架就可起到封堵、隔绝主动脉内膜破口的作用。介入治疗创伤小，疗效明显，安全可靠，几乎对胎儿不造成危害，尤其适用于妊娠女性。

MICS 应用时需根据医院的具体条件和术者的熟练程度而选择最适宜患者的术式。

(二)妊娠期心脏外科与孕妇胎儿的风险

早期的报道指出，孕妇的外科死亡风险高于非妊娠女性，胎儿的死亡率也高达 20%～30%或以上。随着心脏外科和体外循环技术的不断改善，目前孕妇接受直视下心脏外科的风险并不会高于非妊娠的女性患者(除非紧急的非择期手术和孕妇的特殊情况)。根据一些小规模的系列报道，孕产妇的死亡风险在 0～1.5%。

但是，接受心脏手术孕产妇的胎儿死亡风险仍然较高，胎儿的死亡率在 9%～15%。资料显示，体外循环期间保留胎儿在子宫内将面临胎儿死亡的巨大风险。其原因部分是由于体外循环应用非搏动性血流和低血压，对胎盘血流造成不利的影响；另外，体外循环和低温可能导致子宫收缩和胎盘血流量减少，并导致胎儿心动过缓和发生胎儿宫内死亡，复温可以诱导子宫收缩和早产。直视下的心脏手术需要使用肝素进行全面的抗凝处理，虽然肝素不能通过胎盘屏障而影响胎儿，但可由于胎盘后血肿造成胎盘剥离；另外，可由于血小板凝聚造成微栓塞，以及体外循环时间延长，使胎儿的风险增加。胎儿的风险还与母亲手术后的情况相关，如孕妇的心率、血压、心排血量和氧饱和度。因为这些指标影响子宫胎盘的灌注，并危害胎儿的安全。手术的预后也与孕妇手术前的情况是否良好、手术时机是否太晚有关。

孕期心脏外科手术中麻醉应尽量缩短诱导的时间，在气管插管时要稳定患者的心率和血压，避免过大的波动。在麻醉诱导、手术过程和术后要持续给予胎监，如果胎儿的心率减慢，提示胎儿宫内窘迫的可能，一旦发现胎儿宫内窘迫的情况，应采取相应的紧急措施，改善胎儿血流的输送和质量，改善胎儿缺血缺氧的情况。Becker 建议用常温体外循环、高流量、高压力灌注代替低温体外循环，缩短钳夹闭合的时间，这样对于体外循环时的胎儿更安全。

在孕妇接受体外循环期间，胎儿可能面临许多风险。如果胎儿已达 28～30 周或以上，估计可以存活，应做好促胎肺成熟的准备。最理想的处理方式是先选择剖宫分娩，然后再进行母亲的心脏干预处理。如果在母亲进行外科干预时，胎儿仍未能达存活期，最好在第2孕季的早期进行外科手术，因为在第1孕季进行手术容易发生流产。第2孕季后进行手术可能发生早产，心脏瓣膜病的患者通常应尽可能推迟心脏外科处理的时间，患者可通过休息、药物治疗，直到第2孕季较理想时间。因为这个时期是妊娠的头几个月份，患者血流动力学的负荷较轻。如果妊娠≥28周，在心脏外科手术干预的同时如果需要同时实施剖宫产时，患者会存在子宫内大出血的风险，而且，会存在需要切除子宫的可能。

目前，瓣膜病患者需要紧急外科处理的情况主要有病情突然恶化、人工生物瓣膜破裂、机械瓣膜血栓形成，如果血栓发生在瓣膜、左心房或心室，应给予溶栓治疗。但是，如果血栓过大、栓塞的风险较高，外科血栓清除术比较安全。

(三)妊娠期心脏外科的适应证

虽然妊娠期心脏外科已获得很大的改进，但是应该尽量避免，除非已很清楚心脏外科对孕妇和胎儿的预后和风险为最佳的选择。在妊娠期施行心脏外科，孕妇和胎儿都要承受很大的风险，除非心脏的疾病在妊娠期中的处理为难治性，而且孕妇的心血管情况非常危急，并可造成生命的威胁。因此，我国学者的意见认为，妊娠期的紧急心脏外科手术治疗的前提是以挽救孕母的生命前提下，尽可能保障胎儿的成活。

对已患有心脏疾病的孕龄女性，最理想的防治措施是做好患者教育，使患者能在心脏疾病的外科根治术前做好避孕。对合并充血性心力衰竭的妊娠患者要做好风险的评估，设定治疗方案。大多数心功能在NYHA Ⅰ级或Ⅱ级的患者在接受药物治疗后能分娩足月的婴儿。病情进展或症状较重的患者，在第3孕季病情还会进一步恶化，如果患者的心脏缺陷可以通过外科手术得以纠正，患者就有心脏外科的手术适应证，但如果心脏外科对患者存有较大的风险，应首先考虑终止妊娠。

二、妊娠与瓣膜性心脏病的外科处理

由于妊娠期血流动力学的变化和胎儿的问题，使孕期的心脏瓣膜外科手术也因此而特别困难和复杂，在围术期需要为妊娠患者提供一个有利降低孕妇和胎儿风险的理想条件，包括体外循环技术的处理，需提高单位时间体外循环的血流量(high flow rates)，即高灌注和高流量，常温或浅低温的灌注温度等。但即使如此，胎儿窘迫、生长迟缓、流产的发生率仍然较高。为此，只要患者的情况允许，外科手术最好延迟至胎儿能存活的时期，将剖宫产作为心脏外科联合手术的一部分。ACC/AHA的指南建议，妊娠期的瓣膜心脏外科只能作为药物治疗不能控制患者心功能，肺淤血不能改善，特别是发生低心排血量综合征的情况下作为干预的唯一手段。

在早年，妊娠期心脏外科的报道大部分都与二尖瓣的手术有关。最常见的是闭合式二尖瓣口分离术。与同类手术相关的孕妇死亡率与非妊娠患者比较没有显著的差异性，通常低于2%。胎儿的死亡率为10%～15%。1983年，Beker的一项关于101例妊娠期间闭合式二尖瓣口分离术的调查显示，大多数的手术在第2孕季进行，患者均为药物治疗无效的进展性充血性心力衰竭患者，没有孕妇死亡，围生期的死亡率为3%。

随着二尖瓣外科手术的发展，尽管闭合式二尖瓣口分离术的并发症和死亡率已获得满意的结果，但外科医生更愿意选择直视下的手术。虽然孕妇的预后通常令人满意，但是，胎儿死亡的情况仍然令人关注。Becker在胸外科学会调查报道中的统计显示，68例在体外循环下的瓣膜手术中，23例为直视下二尖瓣口分离术，19例为二尖瓣置换术。1例孕妇死于手术后的肝炎，胎儿的死亡率为16%($n=11$)，大多数的胎儿死亡为术后4d内发生自动流产。孕29～32周的孕妇中，共有2例于手术后24h内发生早产。3例孕35

～36 周的患者，在心脏瓣膜外科手术前行剖宫产，诞下健康的婴儿。Chambers 等的 1 份妊娠心脏外科回顾分析中共报道 77 例妊娠期的心脏瓣膜手术，其中 33 例直视下二尖瓣口分离术，29 例二尖瓣置换术，15 例主动脉瓣置换术，共 1 例孕妇和 13 例胎儿死亡。巴西 Born 等报道 30 例妊娠合并风湿性瓣膜病心脏外科的结局，在 1981～1992 年，行二尖瓣口分离术 24 例，双瓣口分离术（二尖瓣和主动脉瓣）1 例，瓣膜置换术 5 例，所有手术在体外循环下进行，外科相关的孕妇死亡率为 13%，胎儿死亡率为 33%。

妊娠期间，心脏瓣膜的其他问题偶尔也需要心脏外科的处理。2010 年，我国韩凤珍、卢聪等报道广东省人民医院于 2000 年 1 月～2007 年 12 月对妊娠合并心脏病患者在体外循环下行心脏外科手术 9 例，其中 7 例因机械瓣膜血栓形成行瓣膜再置换术。王焕英报道 2002～2013 年北京安贞医院 9 例妊娠期行体外循环下心脏手术，其中瓣膜性心脏病 4 例，包括风湿性心脏瓣膜病合并感染性心内膜炎、心力衰竭 2 例，二尖瓣机械瓣膜置换术后卡瓣 1 例，主动脉瓣下隔膜伴主动脉瓣重度狭窄 1 例。

（一）适应证

2014 年 AHA/ACC 瓣膜性心脏病患者治疗指南对妊娠与瓣膜疾病的干预性治疗提出建议，其中对外科手术适应证提出以下的推荐。

1. *狭窄性瓣膜病* 重度二尖瓣狭窄的妊娠患者（二尖瓣面积≤1.5cm^2，D 期），如患者为难治性心力衰竭，心功能为 NYHA Ⅳ 级，瓣膜的解剖学不利于经皮介入治疗，瓣膜的手术治疗是合理的。没有严重心力衰竭症状的狭窄性瓣膜病妊娠患者不应给予瓣膜手术治疗。

2. *反流性瓣膜病* 症状性重度瓣膜反流性疾病患者（D 期），建议在妊娠前接受瓣膜修复或置换术。重度瓣膜反流性疾病的妊娠患者（D 期），如果为难治性心力衰竭，心功能 NYHA Ⅳ 级，瓣膜的手术治疗是合理的。无症状重度二尖瓣反流的患者（C 期），瓣膜条件适宜修复，妊娠前应考虑接受瓣膜修复术，但要与患者详细讨论有关手术的风险与获益，以及将来妊娠结局的问题。没有严重和难治性心力衰竭症状的反流性瓣膜病患者，妊娠期不应给予瓣膜手术治疗。

（二）并存疾病的处理

虽然孕龄女性中罕有发生冠状动脉疾病，但随着西方国家和我国妊娠女性年龄增高，妊娠合并冠心病的发病情况正在发生改变。美国围生期合并急性心肌梗死人口统计已显示妊娠期间发生急性心肌梗死的患者有发展的趋势，孕期接受冠状动脉旁路移植术的患者也在增加。因此，合并心脏瓣膜疾病的妊娠患者，同时合并冠状动脉疾病，包括动脉粥样硬化或马方综合征等的患者都需要在外科处理瓣膜疾病的同时考虑冠状动脉的评估问题。另外，瓣膜性疾病的妊娠患者在考虑瓣膜外科的同时，也需要考虑心房颤动或栓塞合并症的处理。2014 年 ACC/AHA 瓣膜性心脏病治疗指南对考虑外科手术的瓣膜性心脏病患者提出建议，在妊娠期应结合患者的情况决定评估和处理冠状动脉疾病，干预心房颤动的方法和手段。

2014 年 ACC/AHA 瓣膜性心脏病治疗指南对考虑外科手术瓣膜性心脏病患者并存疾病的处理建议如下。

（1）冠状动脉的评估

1）冠状动脉造影对有心绞痛症状、心肌缺血证据、左心室收缩功能减退、冠状动脉疾病史或冠状动脉风险因素（包括男性>40 岁和绝经期女性）的患者有适应证（Ⅰ C）。

2）伴有慢性继发性重度二尖瓣反流的患者在考虑外科手术时应接受冠状动脉造影，作为患者评估的一部分（Ⅰ C）。

3）急性瓣膜反流，主动脉窦或升主动脉疾病，或细菌性心内膜炎的患者在没有接受冠状动脉造影下行外科手术也是合理的(ⅡaC)。

4)对有低或中度冠状动脉疾病预测概率的患者,CT冠状动脉成像对排除显著梗阻性冠状动脉疾病是合理的。CT冠状动脉成像阳性(任何心外膜冠状动脉疾病)可以通过冠状动脉造影得以证实(ⅡaB)。

(2)并存疾病的处理:冠状动脉疾病的干预:接受瓣膜修复术或瓣膜置换术的患者,如果伴有严重的冠状动脉疾病(主要冠状动脉管腔直径减少≥70%,或左主干管腔减少≥50%),同时给予冠状动脉旁路移植术(CABG)或经皮冠状动脉介入治疗都是合理的(ⅡaC)。

(3)心房颤动的干预

1)接受瓣膜修复术或瓣膜置换术的患者,如果伴有慢性持续性心房颤动,同时进行迷宫术是合理的(ⅡaC)。

2)伴有慢性持续性心房颤动的患者在接受二尖瓣外科手术时,如果技术可行,与激光射频术比较,同时给予完全性双心房迷宫术是合理的(ⅡaB)。

3)接受瓣膜修复术或瓣膜置换术的患者,如果伴有症状性的阵发性心房颤动或在抗凝治疗中有栓塞病史,同时给予迷宫术或肺静脉隔离术可能是合理的(ⅡbC)。

4)接受心脏外科而非二尖瓣手术的患者,如果伴有症状性的阵发性或持续性心房颤动,或在抗凝治疗中有栓塞病史,同时给予迷宫术或肺静脉隔离术可以给予考虑(ⅡbC)。

5)准备接受瓣膜修复术或瓣膜置换术的重度二尖瓣狭窄患者,不应对心房颤动给予射频治疗,最好在二尖瓣修复术中同时进行迷宫术(ⅢB)。

三、外科主动脉瓣置换术

(一)适应证

外科主动脉瓣置换术(aortic valve replacement,AVR)是伴症状重度主动脉瓣狭窄(aortic stenosis,AS)患者治疗,改善症状、生活质量和预后的最佳选择。优选外科AVR的证据在于AS的患者在外科冠状动脉旁路移植术、主动脉或其他瓣膜的外科手术过程中可以同时进行AV的处理。虽然仍有很多的争议,但对无症状的严重AS,运动后发生症状或低血压,或由于年龄、瓣膜钙化和冠状动脉疾病使病情加速进展,瓣膜中至重度钙化且有病情迅速进展证据需行冠状动脉旁路移植术的轻度AS患者,也应考虑外科AVR。

Kaoutzanis报道1例孕23周先天性二叶主动脉瓣合并急性细菌性心内膜炎患者,因严重的主动脉瓣反流,血流动力学情况不稳定,患者接受紧急主动脉瓣置换术。曹燕霞2013年报道1例37^{+3}周妊娠、风湿性心脏病、二尖瓣重度狭窄并轻中度反流,主动脉瓣重度狭窄并中度反流肺动脉高压、心功能Ⅲ级的孕产妇,同期实施全麻下剖宫产术,再行肝素化,建立体外循环下行二尖瓣、主动脉瓣置换术,术后新生儿与产妇康复出院。

(二)外科AVR术后的结局

孤立的外科AVR手术住院期间和术后30d的死亡率约为3.2%。持续长时间通气的患者,脑卒中事件为1.5%~10.9%,合并冠状动脉旁路移植术患者不良事件的发生率为5.6%。AVR围术期的风险受左心室功能、NYHA心功能分级、住院期间实施手术和介入治疗的特点与复杂程度影响。住院期间的结局也受患者新发心肌梗死、肾衰竭或再次手术和其他需紧急处理的事件所影响。

在非妊娠相关AVR术后的随访中,生存的期望值接近对照组,1~5年的生存率分别为87%和65%。

(三)手术期的处理

心脏外科和体外循环期间的处理有利于患者的恢复。手术的关键时期包括麻醉诱导、胸骨切开术、主动脉套管插入术、心肺旁路移植术的实施和撤退。严重左心室肥厚患者的心脏停搏更具有风险性，特别是合并主动脉瓣关闭不全或并存冠状动脉病变的患者，这些患者可通过直接冠状动脉开口或冠状窦逆行灌注插管，在心肺分流术时将心肌停跳液输送至冠状动脉窦实施冠状窦麻痹。大多数保留左心功能和瓣膜置换术后心脏后负荷失调获得纠正的患者能安全撤离心肺分流。手术过程发生的并发症通常与左心室功能不全，空气栓塞和出血相关。心外膜心室起搏可降低突发或迟发完全性心脏阻滞的风险。

（四）术后的处理与并发症

外科 AVR 术后应常规送 ICU 并给予加强护理，以便及时发现和处理术后的并发症。术后早期的并发症包括出血、心脏压塞、心律失常和心脏阻滞。系统性高血压可增加缝合线的张力，增加出血的风险，出血也可继发于心肺旁路移植术后的凝血障碍。直视下心脏手术后继发的空气栓塞可能会延迟发生。通常发生在患者的转送期间或发生在 ICU，空气栓塞最容易进入右冠状动脉，导致发生急性右心衰竭和心律失常。

在主动脉瓣的干预治疗后，患者左心室功能改善，少数左心室肥厚的患者存在左心室心收缩期二尖瓣前叶前向运动，形成左心室流出道梗阻的风险。患者如果存在低动脉压和高充盈压，或存在任何低心排血量的情况，应高度怀疑心脏压塞的可能。注意全面的鉴别诊断包括左心室流出道梗阻、心肌缺血、瓣膜功能失调和出血。超声心动图在心脏压塞的鉴别诊断中最有价值，但不能完全依赖其排除心脏压塞。胸骨切开术后的心肺复苏应遵循相关指南进行，另外注意排除气道和呼吸的问题，注意尽早应用心脏除颤或起搏技术，尽早再次开胸探查，及时有效地应用胸部按压和推注肾上腺素。

四、二尖瓣外科

（一）二尖瓣分离术

闭合式二尖瓣分离术（mitral valvotomy）与直视下的分离术的适应证不同。它们的共同点是都是单瓣膜病变、窦性心律，以及没有钙化。外科二尖瓣分离术既可以利用闭合的技术，手术过程不需全程的体外循环；也可以应用全程的体外循环直视下的分离术。两者都可以选择胸骨中线切开术或左侧胸腔切开术。

闭合式二尖瓣分离术是通过左心耳切口，应用荷包缝合技术预防出血和空气栓塞，准确地将 Tubbs 扩张器插入二尖瓣孔内，经瓣尖进入左心室，在二尖瓣口张开扩张器的叶片，扩开二尖瓣交界的粘连。

直视下二尖瓣分离术可以精确地切开融合的瓣叶交界，妥善地解除瓣下狭窄病变，满意地改善瓣膜活动度，清除左心房内血栓和瓣膜钙化病变，恢复瓣膜功能。建立体外循环后阻断升主动脉，于其根部加压注入预冷心脏停搏液。在紧贴瓣环的瓣膜前外侧接合缘融合处，用 11 号刀片刺入并做一切口，用小圆刀刃能准确地切开融合的交界，然后在瓣膜开口接合缝内延长。融合的腱索在瓣叶的下方，可通过锐性的分离。中后部的接合缘按相同的方法处理。大块的钙化沉着物可通过咬骨钳从瓣叶上清除，特别要注意避免栓塞。在这两种方法中，不管是应用手指或应用 Tubbs 扩张器重新开放二尖瓣都取得满意的结局。

一项 120 例患者的前瞻性、随机球囊与外科二尖瓣分离术近期临床结局比较的研究显示，术后 3 年内，球囊与外科二尖瓣分离术后瓣膜再狭窄的发生率低，心功能情况良好；球囊二尖瓣成形术后二尖瓣面积大于外科组的患者[$(2.4 \pm 0.6)cm^2$ vs $(1.8 \pm 0.4)cm^2$]；同时，经皮介入性治疗的费用更低，而且免去了胸廓切开术的需要。因此，除非是有禁忌证的患者，否则应推荐经皮介入治疗的途径。ACC/AHA 指南强调，手术方式选择最重要的依据是要根据手术者和医疗中心的经验和条件而定。

(二)二尖瓣修复术

二尖瓣修复术(mitral valve repair)在很多方面优于二尖瓣置换术，二尖瓣置换术后的瓣膜退化、血栓形成、感染和左心室功能减退的合并症都可避免。瓣膜修复术的成功关键是手术者对二尖瓣功能解剖的透彻理解。修复技术的选择要符合基础病理进程。手术过程中应用经食管超声心动图和心外膜探头更有利于外科医生评估病变的瓣膜与修复的情况。与二尖瓣置换术相同，二尖瓣修复术需要心脏停搏，并且需要全程体外循环下进行。通过胸骨中线切开术，右胸廓切开术行左心房切开术或经心房切口显露瓣膜。二尖瓣经显露后，需细心检查。对反流的二尖瓣，应用神经拉钩将瓣缘拉高进入左心房侧，根据其被拖进左心房的长度测量每个瓣叶脱垂的程度，常以毫米作为刻度。瓣叶最大的运动幅度或偏移度作为比较的参考，通常前外侧的接合缘为前、后瓣融合的部位。一旦明确脱垂的位置和程度，外科医生还需确定其病因，并以此确定修复的方法。常用的修复技术包括脱垂后叶冗余的切除术、腱索的修复(缩短术、转位或替换术)、分离术、融合的瓣膜下装置开窗术。瓣环和心室壁也需给予评估。嵌入环状物或瓣环成形术适合瓣环增大而继发的二尖瓣关闭不全(图 15-2-1)。二尖瓣环是一个运动性的结构，正常情况下，在收缩期，瓣环的面积缩小 20%～40%。瓣环成形术减弱瓣环的塑性是否可造成左心室功能的影响，目前还不清楚。直视下瓣膜修复术的评价和检测可应用经食管超声心动图技术。修复术后期的瓣膜外观上的表现常不能令人满意。如果修复术后残留的二尖瓣反流大于中度，重新应用体外循环、再次瓣膜的修复术或二尖瓣置换术有适应证。

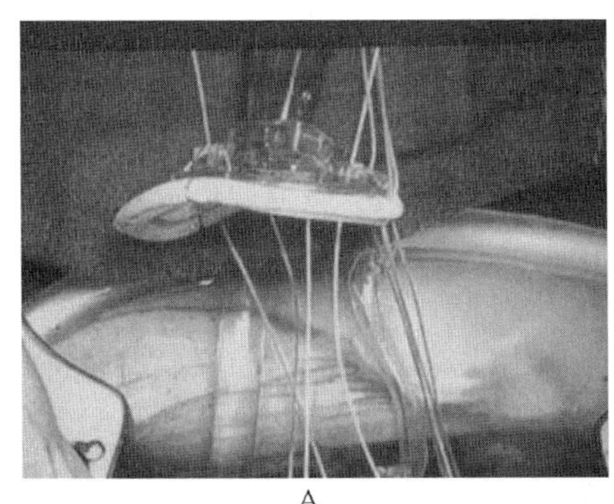

A

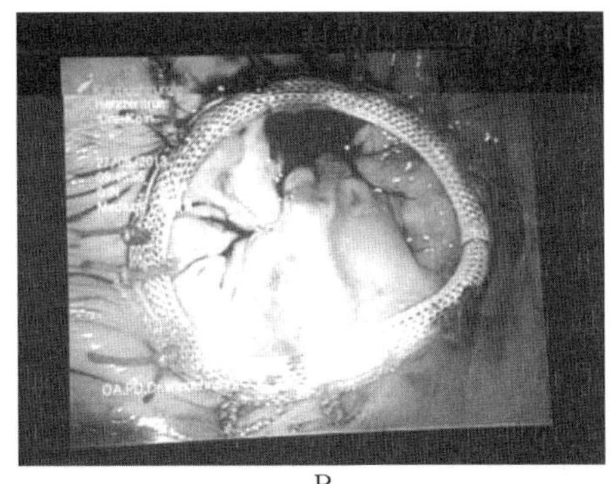

B

图 15-2-1 二尖瓣瓣环成形术

A. 瓣环置入中；B. 瓣环置入后

(三)二尖瓣置换术

二尖瓣置换术(mitral valve replacement)自 1961 年由 Starr 首次成功置入球笼式人工瓣膜以来，二尖瓣置换伴自体瓣叶和瓣下装置完全切除术迅速代替了二尖瓣修复术。瓣下装置对血流动力学影响方面的实验和临床研究还没有明确的结果，在瓣膜修复术成功率正在上升的背景下，传统的二尖瓣置换术被进一步改良为包括保留腱索结构的模式。完全切除腱索在术后可导致左心室收缩末径和室壁压力增加，射血分数相应下降。目前瓣下结构完全切除的手术方式只保留在进展性风湿性二尖瓣狭窄伴瓣膜瘢痕形成和钙化的患者。

二尖瓣置换术与修复术的选择主要决定于外科术者的经验，对经验丰富的医生，二尖瓣修复术的临床和超声心动图的后果优于二尖瓣置换术。然而，二尖瓣置换术的可靠性和手术的后果对外科医生个人经验的依赖性较少，手术过程较快，因此，许多外科医生仍然保留选择二尖瓣置换术。

我国报道妊娠期二尖瓣置换术患者的常见病因如下。

1. *机械瓣膜置换术后血栓形成* 妊娠情况下，由于机械瓣膜置换术后血栓形成的瓣膜置换术在我国较常见。广东省人民医院韩凤珍等单位先后报道14例妊娠期机械瓣膜置换术后血栓形成的二次瓣膜置换术。患者均因孕期未能严密监测凝血指标及调整抗凝药物剂量，或因自行停药，以致出现机械瓣功能障碍，心功能恶化，检查发现瓣膜血栓形成。患者经多学科联合会诊，依不同孕周的胎儿存活能力而决定手术方式，妊娠＞28周患者在开胸直视下联合行剖宫产后，由心外科医生在体外循环下行机械瓣膜再置换术。孕＜28周患者在体外循环下机械瓣膜再置换术后，继续口服华法林抗凝治疗足月剖宫产分娩，或引产。报道中1例术后胎死宫内。

2. *二尖瓣脱垂并感染性心内膜炎* 韩凤珍报道妊娠期感染性心内膜炎、二尖瓣赘生物形成1例(孕26周)，患者反复发热、咳嗽3个月，头晕、乏力及双下肢水肿3周。入院后超声心动图检查提示感染性心内膜炎，二尖瓣脱垂并赘生物形成，二尖瓣靠近后联合部可见一带蒂絮状中等回声漂浮物，表面粗糙，大小为12.9mm×19.6mm，心功能Ⅲ级。入院后经积极抗感染及纠正心力衰竭等对症处理后，在体外循环下行二尖瓣生物瓣膜置换加赘生物清除术。术后胎儿存活，病情稳定，本人及家属坚决要求下，于孕29周引产终止妊娠。

3. *风湿性心脏病合并重度肺动脉高压* 韩凤珍报道1例孕23周风湿性心脏病患者，重度二尖瓣狭窄、中度三尖瓣反流、重度肺动脉高压、心功能Ⅳ级，因瓣膜钙化明显，不适宜二尖瓣球囊扩张术，在体外循环下行二尖瓣生物瓣膜置换术，术后心功能改善，继续妊娠。

4. *先天性心脏病行二尖瓣球囊扩张术后* 报道1例先天性心脏病二尖瓣球囊扩张术后孕33周患者，因心力衰竭、呼吸困难入院。心脏超声为二尖瓣双孔畸形球囊扩张术后，重度二尖瓣关闭不全，瓣膜撕裂，部分腱索断裂，中度三尖瓣反流伴重度肺动脉高压。患者接受剖宫产合并体外循环下二尖瓣置换术。

(四)瓣膜的选择

按患者瓣膜损害的通常情况，瓣膜修复术优于瓣膜置换术。但是，如果必须进行瓣膜置换术，选择心脏瓣膜替代物是一个问题。二尖瓣置换术中应用的人工瓣膜包括机械瓣或生物瓣。常用的生物瓣有同种移植物或异种的移植物。选择生物瓣膜必须要考虑生物瓣过早退化的问题，而选择人工机械瓣要考虑血栓形成合并症的问题。然而，要注意二尖瓣置换与主动脉瓣置换的不同问题，特别要了解组织瓣膜的期待寿命在二尖瓣显著短于主动脉瓣。因为瓣膜的期待寿命与瓣膜的压力差有关，主动脉瓣在左心室收缩的压力作用下，瓣膜为被动开放，然而，在二尖瓣，必须保持闭合以防止血液反流，二尖瓣闭合后有较大的瓣膜压力差，左心房的舒张压大约为4mmHg，而左心室收缩压大约为120mmHg；而在主动脉瓣，主动脉根部舒张压大约为70mmHg，左心室收缩大约为120mmHg。

1. *组织瓣膜* 接受生物瓣膜置换患者最大的获益是血栓形成的风险较低，但其最重要的缺陷是生物瓣结构性瓣膜退化的问题。瓣膜退化可表现为瓣叶撕裂并继发二尖瓣反流，也可造成钙化性二尖瓣狭窄。大约1/3以上接受猪瓣的患者在术后的11年内将发生结构性瓣膜退化。年轻患者的瓣膜退化发生率较高，有相当大比例的患者在术后数月至数年内可发生瓣膜退化。生物人工瓣膜置换术后再次手术的患者中，至少2/3的患者因瓣膜退化而需再次手术。而机械二尖瓣的结构性退化的发生率为零。2008更新的美国ACC/AHA心脏瓣膜病治疗指南中再次提到，年轻患者生物瓣膜退化会更迅速，在妊娠过程瓣膜退化的过程会进一步加速。虽然生物瓣膜不需要长期抗凝治疗，但年轻患者提早发生心力衰竭和再次手术的风险增加。James的资料显示，年龄在16～39岁的男性或女性在生物人工瓣膜置换术后，都有发生结构性瓣膜退化的风险，结构性瓣膜退化可在术后2～3年后开始，术后10～15年结构性瓣膜退化的发生率可高达50%～90%。使用猪生物瓣的女性患者在妊娠期间或妊娠结束后，结构性瓣膜退化的风险会提前发生，在术后10年，结构性瓣膜退化的发生率为55%～77%，瓣膜相关的再次手术为60%～80%。

在二尖瓣置换术中如果要考虑选择生物瓣而不是机械瓣，手术的适应证必须比主动物瓣外科的适应证更加严格。患者必须有希望避免使用抗凝治疗的强烈理由。例如，有严重出血风险的体质或有妊娠的愿望，这些患者可能从人工生物瓣膜中获益。

使用同种移植物（homograft）行二尖瓣瓣膜置换术的报道不多，事实上已经被临床抛弃。因为，同种二尖瓣移植需要保留供体的乳头肌，并缝合在受体的乳头肌和瓣环上。早期的报道显示同种瓣膜移植在感染性心内膜炎方面获益，术后感染性心内膜炎的发病风险较低。

2. 机械瓣膜　机械瓣最主要的缺点是血栓形成，其中最常发生在斜碟形瓣膜上。瓣膜有较好的血流动力学特性，血栓栓塞的风险较小。据报道，在使用新一代人工机械瓣膜的患者中，血栓栓塞的发病率为0.1%～5.7%/（病人·年），血栓的发病率与组织瓣膜相同。在左心房不大、窦性心律、正常心排血量的患者中，血栓栓塞的发病率可能更低，由于发生灾难性瓣膜血栓的情况致心源性休克和死亡的事件实际很罕见。二尖瓣置换术选择机械瓣的患者，其抗凝治疗国际标准比值（INR）的达标需要更高的目标值，James的资料显示，在非妊娠患者，二尖瓣置换术的机械瓣患者INR为2.5～3.5，主动脉瓣置换术的机械瓣患者INR为2～3，患者出血的风险减少，而血栓的风险没有增加。

瓣周漏和心内膜炎都可见于组织或机械瓣膜。由于外科技术的改进，瓣周漏发生的情况很少见，为0～1.5%/（每病人·每年）。是否需要外科治疗，要依据瓣周漏的程度，但是所有的人工瓣膜都有一个特征性的“wash-jets”模式，这种模式可能酷似瓣周漏的表现。

感染性心内膜炎是潜在的灾难性合并症。对于瓣膜性心内膜炎，二尖瓣受累的情况少于主动脉瓣，发生率为0～2.0%/（病人·年）。患者可表现为败血症、脓肿、瓣周漏、败血症或栓塞。

人工瓣膜心内炎可通过避免感染的风险而减少。例如，保持良好的牙齿健康，在外科手术前或术后，预防性使用抗生素。有感染情况如未治疗的龋齿、体表的损伤、呼吸道感染或泌尿系感染、近期有需要静脉用药情况等的患者不适宜做择期外科手术治疗。

（五）二尖瓣外科手术的风险

Francesco的注册研究中，315例二尖瓣外科手术，其中250例（80%）行二尖瓣修补术，围术期（手术后30d内）的死亡率为0.2%。外科手术与死亡率的降低直接相关，而且二尖瓣修补术的获益最大。资料也显示，二尖瓣修复术和成形术的围术期联合死亡率低于二尖瓣置换术。

五、心脏瓣膜置换术后的妊娠与分娩

（一）妊娠及分娩的安全性

心外科医生认为心脏瓣膜置换术后早期

的女性不宜妊娠。因为随着妊娠月份增加，心脏负荷渐大，此外孕期母体血液呈高凝状态，换瓣后血栓形成及栓塞为其主要并发症。产科医生认为应根据心功能、文化素质、社会环境及对抗凝治疗的理解程度而定。国内专家认为，原则上，心脏瓣膜手术后的女性应节制生育，心功能Ⅰ～Ⅱ级，换瓣术后1.5～2年，抗凝疗效稳定后方可妊娠。选择机械瓣膜的育龄女性妊娠后具有一定的风险，患者如需妊娠，孕前、孕期以及分娩均应在熟悉心脏瓣膜疾病的心脏病专科医生指导下进行。王建华等的研究中，对山东省立医院2001年1月～2005年1月期间10例心脏瓣膜置换术及3例二尖瓣球囊扩张术后的妊娠及分娩方式进行回顾性分析，心脏瓣膜手术后所有病人的心功能都得到改善，妊娠或分娩后个别患者心功能轻度下降，报道中，分娩后心脏瓣膜置换术1例心功能Ⅰ级降为Ⅱ级，1例心功能Ⅱ级降为Ⅲ级。其余8例和二尖瓣球囊扩张术产妇3例心功能与产前无变化，表明绝大多数心脏手术后患者妊娠及分娩是比较安全的。

(二)分娩方式的选择

一般认为剖宫产是心脏瓣膜病手术后孕妇分娩的首选方式。王建华等的研究中，10例心脏瓣膜置换术均为择期剖宫产，便于华法林与肝素交替使用，如果等待自然分娩，两种抗凝剂交替时间不易掌握。剖宫产对血流动力学的影响不大，而且可缩短产程，对产妇心脏负荷的影响小。二尖瓣球囊扩张术患者无须抗凝，以阴道分娩为宜。

(三)麻醉方式

心脏瓣膜置换术患者因长期抗凝，硬膜外麻醉有形成硬膜外血肿的可能。全麻的麻醉诱导期短，供氧充分，血流动力学易于维持稳定。王建华等的研究中，瓣膜置换术后的2例患者硬膜外麻醉时发现硬膜外导管出血多，8例全麻效果较好。麻醉医师应与产科医师密切配合，常规备好吸引器，新生儿气管插管，以备随时急救和复苏。新生儿应在全麻后5min内取出，否则易呼吸受抑。

(四)孕期抗凝治疗的选择

华法林在第1孕季胎儿致畸率高，但服用方便，肝素不易通过胎盘屏障，其胎儿致畸作用小。王建华等的报道中，10例妊娠均于孕12周内及分娩前2周皮下注射低分子肝素，妊娠12～36周改用华法林，无孕期致畸的情况发生。报道中的患者均在妊娠期间每1～2周检测凝血酶原时间，调整抗凝药的剂量，使凝血酶原时间订为正常对照者的1.5～2.0倍，报道中，所有妊娠患者均没有发生瓣膜血栓或栓塞的情况(详见第6章)。

六、妊娠期人工心脏瓣膜感染性心内膜炎的外科处理

置入人工心脏瓣膜的妊娠女性，如果有血培养阳性的感染证据，应考虑人工瓣膜合并感染性心内膜炎(infective endocarditis，IE)的可能。在通常的情况下人工瓣膜心内膜炎的发病率较低。Agnihotri等的综述包括2443例首次或再次主动脉瓣置换的患者，其中人工瓣膜心内膜炎的发病率为3.7%。但死亡率却是灾难性的，据报道为20%～50%。高死亡率反映了外科手术中要清除主动脉根部和二尖瓣环及向心肌扩展的感染有一定困难。

(一)人工瓣膜心内膜炎的病理特征

包括瓣环的脓肿、瓣周漏和人工瓣裂。生物或机械人工瓣都可以发生感染。在机械瓣中瓣环脓肿的发病率较高。膜状组织瓣膜的感染和受累通常发生在瓣叶，但是，据观察脓肿的发生少见。

(二)外科干预的适应证

目前，妊娠期生物瓣和机械瓣发生心内膜炎的情况很罕见。自体瓣膜心内膜炎(native valve endocarditis)的传统处理方法仍主要是药物治疗，建议静脉应用抗生素的强化措施。与非妊娠的普通患者一样，患者在

妊娠期间仍然保留外科干预的临床适应证，包括有败血症，特别是有致病性病原菌感染的持续证据，如有金色葡萄球菌或真菌等细菌学的证据；有进行性心力衰竭，细菌性栓子，或进展性的心脏阻滞的临床表现。新发现的瓣周漏或超声心动图发现符合瓣环受累的情况，应尽快和尽早再次手术，以提高治愈的机会。其他外科干预的适应证包括瓣膜梗阻、瓣膜裂。有赘生物的证据，但是，没有瓣环受累或栓子形成的证据，患者可首先单独应用抗生素治疗。

(三)手术干预的目标

对急性人工心脏瓣膜感染性心内膜炎的患者，成功的外科手术治疗在于彻底的清创、清除所有坏死和受感染的组织、闭合由于感染而造成的心脏缺损和进行瓣膜的置换。由于感染的扩展，手术常需要大量的组织清创，广泛的心脏重新构建。

(四)人工瓣膜的选择

在选择人工瓣膜的时候要考虑感染治愈的可能性、人工瓣膜的耐用性和术后抗凝治疗的风险，患者的年龄和再次妊娠的愿望。选择生物人工瓣的患者如果能维持窦性心律可不需进行抗凝治疗，因此，患者在随后的妊娠过程中减少了华法林或肝素治疗的已知风险。但是，生物瓣膜由于加速钙化和磨损而退化，年轻的患者可能要提前，甚至在5年内，要再次手术换瓣。机械瓣的耐用年限优于生物瓣，大多数不打算再次妊娠的年轻患者选择机械瓣，以免再次手术。机械人工瓣膜需要终身抗凝治疗以预防血栓栓塞的事件。

Robbin的报道显示使用同种异体瓣(homografts)和自体肺动脉瓣(pulmonary autografts)作为感染心内膜炎的主动脉瓣替换物，可以减少再感染的发病率，与猪或牛的生物人工瓣比较可改善瓣膜的耐用性；此外，患者通常不需抗凝治疗，使患者在以后妊娠过程中免受抗凝的风险。报道显示，根据使用同种异体瓣和自体肺动脉瓣移植经验，吸引了更多合并主动脉瓣心内膜炎的妊娠患者选用同种异体瓣和自体肺动脉瓣移植。

(五)非外科和外科干预的风险

人工瓣膜心内膜炎的药物治疗应根据细菌学培养的结果和药物的敏感性合理地选择静脉应用的抗生素。资料显示，抗生素单药治疗的患者结局不良，死亡率为56%～70%。

妊娠期间生物瓣和机械瓣发生心内膜炎的情况很罕见，死亡率高于非妊娠，需强化治疗措施，以减少孕妇的死亡率。

手术资料显示，自体瓣膜急性心内膜炎应用非支架同种异体瓣移植的结局良好，建议在自体或人工瓣膜急性心内膜炎患者中优先选用，患者可在长期的耐用性方面获益，并免除抗凝治疗。资料提示，同种异体瓣膜对孕妇和未出生的胎儿都有较好的结局。

因此，对非妊娠患者，手术常需考虑患者的死亡风险，对继发于人工瓣膜心内膜炎而合并心力衰竭的妊娠患者，外科手术干预有特别高的风险。

附:2014年美国ACC/AHA瓣膜性心脏病治疗指南

2014年美国ACC/AHA瓣膜性心脏病治疗指南提出关于感染性心内膜炎的有关建议，其中也包括人工瓣膜合并心内膜炎的有关推荐。

1. 关于诊断与随访

(1)具有IE风险(如先天性或获得性的瓣膜性心脏病、既往有IE病史、人工心脏瓣膜、先天性或遗传性心脏畸形、免疫缺陷、静脉毒瘾者)，如果有不明原因发热超过48h，或新诊断左侧瓣膜反流的患者，至少要抽取双份血培养标本(ⅠC)。

(2)对可疑IE的患者应使用Duke修订标准来评估(ⅠB)。

(3)对IE患者的评估和诊断应该咨询多学科的瓣膜心脏病专家团队，包括感染性疾病专家、心脏病学家、心脏外科专家，如考虑外科手术，还需包括心脏麻醉学专家(ⅠB)。

(4)可疑IE的患者，推荐行经胸超声心动图

(TTE)检查识别疣状赘生物,评估血流动力学的严重程度、心室功能和肺动脉压,明确并发症(ⅠB)。

(5)当应用TTE不能明确诊断,患者已经发生或出现可疑的临床并发症,或心内存在异体装置,建议对确诊或可疑IE患者应用经食管超声心动图(TEE)检查(ⅠB)。

(6)如果患者的临床体征或症状出现变化(如新的杂音、栓塞、持续性发热、心力衰竭、脓肿或房室传导阻滞),或者患者的并发症风险很高(如超声心动图显示有广泛的组织感染/大的赘生物,或有葡萄球菌、肠球菌和真菌感染的证据),推荐使用TTE和(或)TEE对患者进行再评估(ⅠB)。

(7)因IE行瓣膜手术的患者推荐术中进行TEE检查(ⅠB)。

(8)有不明原因的金黄色葡萄球菌菌血症的患者,应用TEE检查以明确可能合并IE患者的诊断是合理的(Ⅱa B)。

(9)人工心脏瓣膜患者,持续发热但没有菌血症或新的杂音,应用TEE诊断IE是合理的(Ⅱa B)。

(10)对疑有瓣周感染的患者,如果超声心动图检查不能清晰显示瓣周解剖结构,心脏CT检查是合理的(Ⅱa B)。

(11)如果患者为心外途径的院内感染而合并金黄色葡萄球菌菌血症,可以考虑应用TEE以确诊金黄色葡萄球菌的IE(Ⅱb B)。

2. *药物治疗*

(1)应根据血培养的抗生素药敏结果和感染病学专家咨询的指引开始和持续合理的抗生素治疗(ⅠB)。

(2)IE的患者如果发生栓塞或脑卒中而并发中枢神经系统的症状,不管是否还存在其他的抗凝适应证,暂时停止抗凝治疗是合理的(Ⅱa B)。

(3)接受维生素K拮抗药(VKA)抗凝治疗的患者,在确诊IE的时候,应考虑暂停VKA抗凝治疗(Ⅱb B)。

(4)已知的瓣膜性心脏病患者,在获得血培养的结果以前,不应使用抗生素治疗不明原因的发热(Ⅲ:有害,C)。

3. *干预治疗*

(1)外科手术干预治疗的时机应由多学科包括心脏病学、心胸外科和感染病学科的心脏瓣膜疾病专家团队来讨论决定(ⅠB)。

IE的患者如果由于瓣膜功能障碍而出现心力衰竭的症状时,可早期行外科治疗(在入院初期完成抗生素疗程之前)(ⅠB)。

(2)由金黄色葡萄球菌、真菌或高度耐药菌引起左心室IE的患者,早期行外科治疗(在入院初期完成抗生素疗程之前)有适应证(ⅠB)。

(3)IE的患者如果合并了房室传导阻滞、瓣环或主动脉脓肿或破坏穿透性损害,早期行外科治疗(在入院初期完成抗生素疗程之前)有适应证(ⅠB)。

(4)患者有持续感染,并以持续菌血症或合理抗微生物治疗后发热仍持续长达5～7d的表现为证据,早期行外科治疗(在入院初期完成抗生素疗程之前)有适应证(ⅠB)。

(5)人工瓣膜心内膜炎和复发性感染(定义:完成合理抗生素治疗的疗程和血培养阴性后再出现菌血症)而没有其他明确再感染途径的患者推荐外科手术治疗(ⅠC)。

(6)已明确心内装置或导管有感染的IE患者,完全清除心脏起搏器或除颤器系统,包括所有导管和脉冲发生器作为早期治疗计划的一部分有适应证(ⅠB)。

(7)由金黄色葡萄球菌或真菌引起瓣膜IE的患者,即使没有心内装置或导管感染的证据,完全清除心脏起搏器或除颤器系统,包括所有导管和脉冲发生器有适应证(ⅠB)。

(8)由于瓣膜IE而接受瓣膜外科手术的患者,完全清除心脏起搏器或除颤器系统,包括所有导管和脉冲发生器是合理的(ⅠC)。

(9)合理抗生素治疗后仍出现复发性栓塞和赘生物持续存在的IE患者,早期行外科治疗(在入院初期完成抗生素疗程之前)是合理的(ⅠB)。

(10)自身瓣膜心内膜炎的患者显示有活动性的赘生物,长度大于10mm(有或没有栓塞现象的临床证据)的患者,早期行外科治疗(在入院初期完成抗生素疗程之前)可以考虑(Ⅱb B)。

七、妊娠期冠状动脉疾病的外科治疗

妊娠期发生急性心肌梗死的情况很罕见,但随着西方国家和我国女性妊娠年龄增高,发病的情况还会发生改变。一份美国2000～2002年围生期合并急性心肌梗死人口统计显示,围生期急性心肌梗死登记的患者共859例,其中妊娠期间的患者共626例,占 73%，产后发生的患者共 233 例，占 27%。在围生期发生急性心肌梗死的患者中，共 51 例接受冠状动脉旁路移植术，占所有患者的 6%。

对药物难治性的不稳定型心绞痛患者，而且不能耐受经皮冠状动脉介入性治疗，伴特别高危的冠状动脉病变(如左主干病变)，可能需要外科冠状动脉旁路移植术。其他冠状动脉外科介入治疗的适应证还包括急性心肌梗死的合并症，如急性乳头肌断裂、急性室间隔穿孔、心室破裂和心源性休克。一旦发生致命的心肌梗死合并症应首先考虑孕妇的生存，必要时要考虑终止妊娠。

Roth 等的综述显示，目前，关于妊娠期冠状动脉旁路移植术(CABG)安全性的有效资料不多，在综述中包括的 10 例妊娠期 CABG 外科的患者中，7 例是由于冠状动脉夹层撕裂，其中 5 例患者的冠脉外科手术在产前进行，包括 1 例 Turner 综合征患者主动脉撕裂伴右冠状动脉开口闭塞的血管重建外科手术，患者于术后 3 个月因病情恶化和心力衰竭死亡，胎儿通过摘期剖宫产分娩存活。1 例合并左主干夹层撕裂患者在 PCI 后行 CABG 外科，胎儿宫内死亡。

Shamloo 的综述关于自发性冠状动脉夹层的病例共有 308 例女性，占所有患者的 70%，其中 80 例(26.1%)与妊娠相关，在妊娠的患者中 67 例(83.8%)在产后发生冠状动脉夹层，13 例(16.2%)发生在产前。资料显示 21.2%的患者在发病初始曾应用非手术治疗，但最终还需要外科或导管介入性治疗，只有 2.5%的患者在发病初始就给予强化的外科冠状动脉旁路移植术或导管介入支架置入术治疗。分析的结果显示，左或右单支冠状动脉病变的患者在发病初始就给予强化治疗的结局显著优于非手术治疗的患者。

八、妊娠期急性主动脉夹层与外科处理

妊娠期由于血流动力学的改变和激素水平的变化可导致主动脉或周围动脉内膜和中层的改变，因此，孕期主动脉夹层撕裂的发生率增加。2001～2013 年我国先后有 33 例妊娠期急性主动脉夹层的相关报道。这些资料也反映了我国主要的医疗中心已能成功开展妊娠期紧急主动脉夹层的外科治疗，同时在少数中心也已开展了经腔内的介入手术。约有 50%的患者能得到早期诊断和及时的外科或腔内介入治疗，而且母婴均有良好的结局。

(一)妊娠期马方综合征急性主动脉夹层的发生风险

据 25 年前的病例报告估计，40 岁以下的马方综合征女性患者，妊娠期间合并急性主动脉夹层的发生风险大约为 50%。因此，马方综合征的女性患者，特别是伴主动脉病变的患者必须警惕。近年，根据一些系列的报道和前瞻性的研究发现其风险在 2%～8%，与同龄段非妊娠患者的风险非常相似。有研究证实，除了极少数病例外，在妊娠期间主动脉根部未见扩张的患者，主动脉夹层的发生风险与非妊娠的患者情况相同。如果主动脉根部的直径≥45mm，夹层发生的风险增加。这些患者每月必须进行超声心动图的密切随访。妊娠期评估马方综合征患者主动脉夹层发生风险的其他因素，包括撕裂事件的家族史、是否合并二尖瓣或主动脉瓣关闭不全、孕龄的阶段、是否合并高血压和是否为经产妇。

急性主动脉夹层的及时诊断和规范治疗非常重要，因为约有 50%的患者在急性发病后，如果未经及时诊断和治疗通常在 48h 内可发生死亡。在妊娠期间孕妇和胎儿的死亡风险都很高。

(二)主动脉夹层的病理和临床特点

主动脉根部撕裂的妊娠患者不仅包括马方综合征、Ehlers-Danlos 综合征、Turner 综合征，还包括未经手术治疗的主动脉缩窄，或术后仍残留较高的压力阶差，或可见于双叶

主动脉瓣患者，高血压或重度子痫前期，实际上也曾见于“健康”的女性。

大部分主动脉夹层的病理改变是主动脉壁中层结构的紊乱。严重的主动脉壁中层黏蛋白变性、弹力纤维缺失是年轻主动脉夹层患者的主要病理改变。

急性主动夹层实际上是主动脉内膜的撕裂，并允许血液穿透主动脉壁，夹层的血流可从撕裂的开口向远端延伸，也常常向邻近扩展。夹层常影响由主动脉分支供血的器官。重要的供血动脉真腔受压迫，并导致相应的脏器发生缺血或梗死而发生严重的并发症(如脑卒中、心肌梗死、截瘫、急性肾衰竭、肠梗阻、肢体的缺血)。大部分的主动脉夹层患者最终可发生心包内的破裂和心脏压塞。事实上，主动脉夹层是一个大的临床统称，因为患者可有广泛的临床表现，这些表现在妊娠期都可随各种并发症而出现，由于复杂的临床表现常会导致诊断的延误(图 15-2-2)。

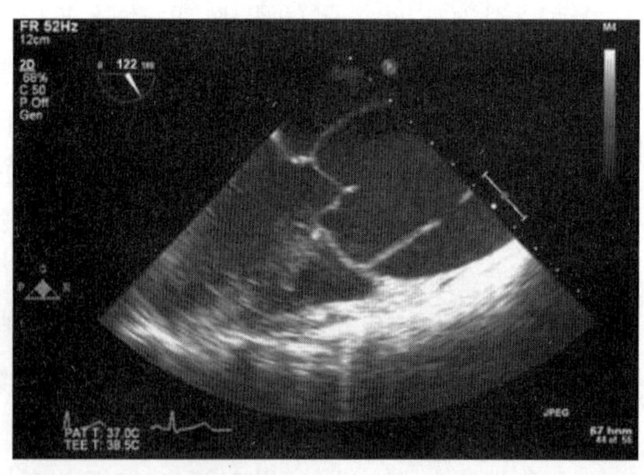

图 15-2-2　马方综合征患者，29 岁，孕 29 周，经食管超声心动图显示主动脉夹层，主动脉瓣膜正常

资料来源：Nonga BN, Pasquet A, Noirhomme P, et al. 2012. Successful bovine arch replacement for a type A acute aortic dissection in a pregnant woman with severe haemodynamic compromise. Interact Cardiovasc Thorac Surg, 15(2): 309-310

(三)主动脉夹层的分类

急性主动脉夹层的发病时间小于 2 周；慢性主动脉夹层的发病时间大于 2 个月；亚急性主动脉夹层为发病的 2 周至 2 个月以内。主动脉夹层如未经治疗，74%将死于发病的头 2 周。慢性夹层的夹层外壁与周围组织间有坚固的瘢痕形成，此时夹层外壁多能承受主动脉压力。

简单的 Stanford 分类是根据夹层累及主动脉的范围。夹层累及左锁骨下动脉起始处以上的主动脉，不管左锁骨下动脉起始处以下的降主动脉有无夹层累及，均属近端主动脉夹层(Stanford A 型)。当夹层仅累及左锁骨下动脉起始处以下的主动脉，而无左锁骨下动脉起始处以上的主动脉累及时，称为远端主动脉夹层(Stanford B 型)。

DeBakey 分型。Ⅰ型：从近端主动脉开始，累及大部或整个主动脉。Ⅱ型：仅累及升主动脉。ⅢA 型：局限于膈肌以上的胸降主动脉。ⅢB 型：发展至膈肌以下，累及大部分胸腹降主动脉。

这种分类具有指导选择治疗方案的价值。急性主动脉夹层大部分患者死于升主动脉破裂引起的心脏压塞，因此，急性近端夹层宜行急诊手术以替换破裂危险性最大的升主动脉和(或)主动脉弓。在急性近端夹层患者中，即使左锁骨下动脉起始处以下的主动脉也有夹层累及，通常也只是进行升主动脉和(或)主动脉弓的替换。对于慢性近端主动脉夹层也主张尽快手术治疗。相反，对于急性远端主动脉夹层，则首选覆膜支架治疗或内科治疗，仅对覆膜支架治疗或内科治疗失败或有并发症的患者才考虑手术治疗。慢性远端夹层则根据症状、破裂危险的大小等来衡量有无必要手术治疗。主动脉夹层的分类见图 15-2-3。

(四)妊娠期主动脉夹层的外科干预

Immer 等的资料显示，保存主动脉夹层妊娠患者生命的关键是控制血压和紧急升主

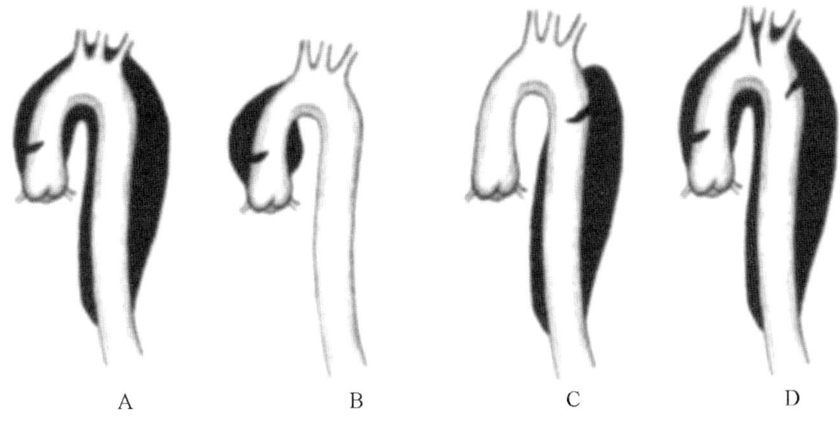

图 15-2-3　主动脉夹层的分类

A. 代表 Stanford A 或 DeBakey Ⅰ；B. 代表 Stanford A 或 DeBakey Ⅱ；C. 代表 Stanford B 或 DeBakey Ⅲ；D. 按 Stanford A 分类，但在胸主动脉的降部增加一个撕裂的入口原发性的弓部夹层不完全适合其中的分类

动脉修复。控制血压应选用肼屈嗪(hydralazine)和β受体阻滞剂。硝普钠(nitroprusside)对胎儿有潜在的毒性作用。外科手术的目标是替换升主动脉，如果可能，应切除原发性的内膜撕裂口和尽可能保留本身的主动脉瓣，重新构建进入主动脉真腔远端的血流。

Child AH 等建议，主动脉夹层高风险的妊娠马方综合征患者，如果发现主动脉根部突然增加 5～10mm，发生严重胸痛，应高度怀疑主动脉夹层撕裂的可能，应考虑给予外科干预。患者可在近期被发现主动脉反流，疼痛可放射至背部或向下至腹部或可达髂部，经食管超声心动图确诊为 A 型主动脉撕裂的患者需行紧急主动脉根部置换术，急性 A 型夹层是急诊手术的指征，同样适用于妊娠合并急性 A 型夹层的患者。Immer 等的资料显示，近 20 年来，通过对妊娠期主动脉撕裂 A 型患者进行手术治疗，母亲和胎儿的死亡率已经降低。1983～2002 年，在两个著名的医疗中心，共 40 名女性曾接受外科手术治疗，在后 7 年进行手术的 20 名患者中，无发生母亲的死亡，胎儿的死亡率也从 50%下降至 10%。胎儿存活与分娩方式、胎儿成熟度及胎儿在子宫内的状态有关。有报道胎儿通常在心外科手术前可通过急诊剖宫产而娩出。

B 型主动脉撕裂的患者，建议休息，控制血压，应用β受体阻滞剂，密切观察等保守治疗。据报道，胎儿丢失的发生率仍然较高，可能的原因是髂内动脉或子宫动脉部分闭塞，胎盘的血流减少所致。B 型主动脉撕裂的合并症，如主动脉破裂或主要器官的灌注不良，需立即外科干预或行血管内支架置入术，同时应与患者讨论选择尽早终止妊娠的问题。Elkayam 的报道提示，有个别母亲和胎儿的结局良好。

在妊娠患者主动脉夹层撕裂的外科修复中，避免低体温可能会妨碍直视下的远端主动脉修复，而通常低温对手术有利。Bached 和 Guilmet 建议应用前向性脑部灌注保护大脑，选择中度低体温(28℃)，妊娠患者能较好地耐受手术。孕 30 周后的患者，在心脏外科手术后即时行剖宫产对保护母亲和胎儿是最理想的，在剖宫术期间可同时利用体外循环(通过股或腋动脉套管插入术)。资料显示，体外循环后保留胎儿在子宫内将面临胎儿死亡的巨大风险，而且体外循环和低温可能导致子宫收缩和胎盘血流量减少，并且复温可以诱导子宫收缩和早产。Becker 建议用常温体外循环、大流量、高压力灌注代替低温体外循环，这样对于体外循环时的胎儿更安全。我国朱俊明等报道的结果提示，深低温停循环手术后胎儿很难存活，因此选择术式时应慎重。报道中的 1 例 A3S 型主动脉夹层患者经股动脉插管灌注浅低温体外循环下行 Bentall 术，保留胎儿在子宫内，术后胎儿生长发育正常至足月剖宫产娩出，母体及胎儿均生存。

我国有学者认为，妊娠合并主动脉夹层的治疗应首先以挽救母亲生命为主，在此前提下应尽可能保证胎儿成活，根据孕龄制订相应的治疗方案。

孕 28 周前的患者建议保留胎儿在子宫内。术中应尽可能缩短体外循环的时间，股动脉及腋动脉同时插管保证胎盘的灌注，上、下腔静脉分别插管术，吸出晶体停搏液，维持内环境的稳定。手术后依据胎儿的存活情况决定继续妊娠或引产。

孕 32 周后的患者，如果胎儿发育良好，建议先行剖宫产将胎儿娩出后再行心外科手术修复主动脉夹层。

对于孕 28～32 周的这部分患者，如果胎儿发育良好，母体急性 A 型夹层有成为慢性夹层的可能，如升主动脉及主动脉弓部无破口并血栓形成、升主动脉及主动脉弓扩张不明显、重要脏器无缺血表现、无或只有少量心包积液、血流动力学稳定、症状平稳等，应尽可能延长妊娠周数后再行手术治疗。密切监护病情变化，病情如有变化应及时手术。

孕龄 32 周以上的患者，同时行剖宫产加心外科手术修复主动脉夹层对患者更有益。杨兆华等在报道中建议，对于既往有主动脉夹层病史的患者，为预防再次发生主动脉夹层，避免再次妊娠是非常必要的，而行全子宫切除是绝育最有效的途径之一。其次，主动脉修复手术过程中，患者需进行体外循环及全身肝素化，这都将可能增加剖宫产术后子宫出血的危险，一旦出现术后子宫大出血，对患者来说将是致命的，剖宫产同期行全子宫切除则可杜绝主动脉夹层修复术后子宫出血发生的可能性。

徐爱群报道 2 例 stanford A 型，病变均累及升主动脉、主动脉弓和降主动脉，其中 1 例先行剖宫产，随后立即开胸行主动脉手术，未采用子宫切除术，而是剖宫产关腹时在盆腔内子宫切口附近放置引流管，用于监测术后腹腔内出血，同时观察阴道出血量，保证在随后的心脏手术中及术后观察子宫创面是否会发生严重出血。

李小平报道 1 例升主动脉夹层（A 型），宫内妊娠 20 周，于全身麻醉、低温体外循环下行升主动脉人工血管置换术。术中、术后胎心监护正常，术后 20d 出院，定期产前检查。给予美托洛尔、硝苯地平降压治疗。妊娠 27 周在连续硬膜外麻醉下行剖宫取胎加双侧输卵管绝育术。

主动脉夹层合并严重主动脉关闭不全和冠状动脉闭塞者常需同时给予“杂交”式的手术治疗，2011 年娄水平报道 1 例孕 7 个月有家族史的马方综合征主动脉夹层Ⅰ型患者，先施行剖宫产 1 活女婴后 2d，在全麻体外循环下行“主动脉置换术＋主动脉成形术＋右冠状动脉旁路移植术”。手术顺利，术后继续药物治疗，患者康复出院（图 15-2-4）。

（五）妊娠期主动脉夹层的开放性手术与腔内修复相结合的“杂交”术式

随着血管腔内技术的发展和成熟，主动脉疾病腔内修复术因其稳定的疗效、微创且低并发症，其应用的范围日益广泛。由于妊娠期主动脉疾病患者全身情况的改变、病情变化凶险，对开放性手术、麻醉和体外循环的耐受性差，腔内技术为患者和医生提供了一种更好的治疗方案。2013 年我国吴细华报道 1 例孕 36 周的主动脉夹层并马方综合征

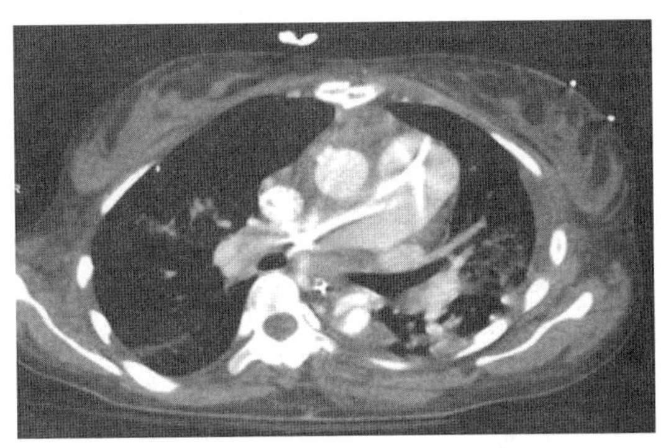

图 15-2-4 妊娠期主动脉夹层A型患者成功接受象鼻技术主动脉弓置换术，术后17d胸部CT扫描，主动脉腔内象鼻尾部见可活动的内膜活瓣和主动脉缩窄样的改变

上下肢之间的压力梯度为60mmHg。夹层累及主动脉瓣的左下叶，降主动脉夹层仍见残留。患者再次接受外科手术，在象鼻远端狭窄部放置1个内用假体

资料来源：Nonga BN，Pasquet A，Noirhomme P，et al. 2012. Successful bovine arch replacement for a type A acute aortic dissection in a pregnant woman with severe haemodynamic compromise. Interact Cardiovasc Thorac Surg，15(2)：309-310

的患者在全身麻醉下行主动脉夹层覆膜支架腔内修复术，术后4d在腰麻下行子宫下段剖宫术并产出健康婴儿。2011年娄水平同时报道另1例孕32^{+5}周妊高征剖宫产术后突发主动脉夹层(B型)；在全麻+数字血管显影下行主动脉夹层带膜支架腔内修复+左颈总动脉植入烟囱技术。术后母婴平安出院。2013年，广东省人民医院成功为1例A型主动脉夹层孕33周患者实行剖宫取胎、切除子宫后行主动脉夹层手术，包括血管置换、瓣膜置换和降主动脉放置支架。术后母子平安出院。

目前世界上用于重建主动脉弓的腔内技术，可以归纳为两大类：①开放性手术与腔内修复相结合的"杂交"术式，又可划分为两支：主动脉置换杂交术式；非主动脉置换杂交术式。②单纯腔内重建术式，该大类由于技术难度高，对医者和病例选择性较强。随着血管腔内技术的发展，开放性手术与腔内修复相结合的"杂交"术式也将会在妊娠合并主动脉夹层患者的治疗中得到进一步的推广和应用。

(六)马方综合征女性患者的产前和孕期咨询和教育

急性的主动脉事件在"正常"的妊娠女性中通常很难被预知。马方综合征的女性患者应给予相关的咨询和教育，妊娠的马方综合征患者合并妊娠应全程给予密切的观察。如果已知心血管受累或主动脉显著扩张(>4cm)的马方综合征的女性患者应建议避免妊娠，已经妊娠的患者早期终止妊娠，可减少有主动脉合并症孕妇的死亡率。

九、妊娠期先天性心脏病的心脏外科

先天性心脏病的患者中，只要排除了显著的肺动脉高压，对许多伴不同形式心脏畸形的女性患者而言，妊娠对孕妇本人的风险并不高，但是，发生流产、早产、低体重、胎儿先天性心脏缺损的发生率可能会显著增加。由于心力衰竭加剧恶化，临床情况恶化需要提早终止妊娠并给予外科修补手术的患者实际上很罕见。

广东省人民医院韩风珍报道妊娠期先天性心脏病外科手术2例。1例为室间隔缺损、动脉导管未闭、重度肺动脉高压、伴华氏窦瘤破裂(孕22周)，术前心功能Ⅰ～Ⅱ级。在体外循环下行华氏窦切除加室间隔缺损修补术加主动脉瓣机械瓣膜置换术加动脉导管未闭缝合术。术后一直服用华法林抗凝治疗，至孕足月行剖宫产分娩，胎儿存活。另1例为重度主动脉瓣狭窄、中度二尖瓣反流(孕29周)，术前心功能Ⅳ级，孕期已发生3次晕厥。在体外循环下行主动脉瓣机械瓣膜置换术，术后服用华法林，一直至妊娠36周。因发热、咳嗽等症状就诊。诊断为上呼吸道感染。入院控制感染后行剖宫产，新生儿存活。

先天性心脏病术后妊娠期处理：动脉导管未闭症患者做过成功的导管结扎术或导管切开缝合术后，可完全纠正心脏病变，改善心脏功能。因此，可与正常女性妊娠同样对待，无需特殊处理。房间隔缺损和室间隔缺损患者做过成功的修补术后，如无任何自觉症状，也与正常女性妊娠一样，无需特殊处理。但是此类女性在产前、产后要注意预防细菌性心内膜炎的发生。法洛四联症患者做过完全性矫正术后，如能在妊娠期注意限制体力活动，每日保证有充足的休息时间，一般均可度过妊娠期和分娩期。但是当此类女性如遇低血压或缺氧等情况时，则容易发生意外问题。

十、妊娠期心脏肿瘤外科切除术

我国韩凤珍报道孕 17 周左心房黏液瘤 1 例，术前心功能Ⅰ～Ⅱ级，瘤体面积 66mm×41mm，二尖瓣重度梗阻，中度肺动脉高压，在体外循环下行左心房黏液瘤切除术，术后 1 周(孕 18＋周)要求引产。

(卢　聪　吴沃栋)

十一、妊娠期心脏瓣膜置换术后的抗凝治疗

育龄女性妊娠期心脏瓣膜置换术后的抗凝治疗，仍是一个复杂和充满挑战的问题，由于妊娠期的高凝状态，血栓形成和血栓栓塞的危险性明显增加，更应强调充分抗凝的重要性，以确保抗凝治疗的有效性，同时又必须考虑到抗凝治疗对胎儿的影响，因此抗凝治疗的安全性亦同等重要。在选择任何一种抗凝药物和抗凝方案时均需兼顾这两方面。有时由于担心香豆素类对胎儿的致畸作用，而在妊娠早期停用或换用其他类型的抗凝药物，导致抗凝不足而引起血栓形成或血栓栓塞等威胁生命的并发症，将严重影响孕妇和胎儿的生命安全。

(一)抗凝药物的种类及其机制

1. *香豆素类*　临床常用的有双香豆素、华法林、新抗凝等几种，是心脏瓣膜置换术后最常用的口服抗凝剂。其药理作用是与维生素 K 拮抗，阻碍依赖维生素 K 凝血因子对维生素 K 的利用，抑制凝血酶原因子Ⅶ、因子Ⅸ及因子Ⅹ的生物合成，引起凝血酶原时间延长。一般口服后 12～24h 出现药物作用，36～48h 后达到抗凝作用高峰，是心脏瓣膜置换术后最有效和最常用的抗凝药。但由于其可通过胎盘，对胎儿可能造成不良影响。

2. *肝素*　包括普通肝素和低分子肝素两种，口服不吸收，需通过皮下注射或静脉给药。其抗凝作用是通过增强抗凝血酶Ⅲ(AT-Ⅲ)对凝血酶的灭活作用和对其他凝血因子的抑制作用。肝素在心脏瓣膜置换术后病人中的抗凝效果不及香豆素类。

3. *抗血小板类*　抗血小板类药物种类较多，常用的有双嘧达莫和阿司匹林等，其药物作用主要是抑制血小板在凝血反应和血栓形成途径中某一作用点。在心脏瓣膜置换术后一般不作单一抗凝药物使用。

(二)抗凝治疗方案

在心脏瓣膜置换术后妊娠期间的抗凝治疗方案一般有 3 种：①全程使用香豆素类抗凝；②全程使用肝素抗凝；③妊娠 6～12 周和妊娠 36 周后使用肝素抗凝，其余时间使用香豆素类抗凝。单从预防瓣膜血栓形成和血栓栓塞的作用上看，第一种方案是最有效的，国外平均用量为(5.0±1.6)mg，国际标准化比值(INR)控制在正常对照值的 2.5～3 倍。但由于其可通过胎盘，在日剂量＞5mg 时对胎儿易引起致畸作用，特别是在妊娠 6～12 周时使用易引起香豆素类相关的胚胎病(主要为软骨发育不全，具体可表现为马鞍鼻畸形，前额突出，长骨骨骺发育障碍等)，而神经系统发育异常如大脑发育迟缓的危险性则贯穿于整个妊娠期的抗凝治疗过程。因此有人选用第 2 种抗凝方案，普通肝素的初始剂量为 8000～10 000U

皮下注射或静脉注射，每12小时1次，调整剂量至部分凝血活酶时间（APTT）和ACT控制在正常对照值的1.5～2.5倍，但肝素难以维持满意的抗凝作用，且不适宜在家庭中使用，其抗凝效果较香豆素类差，孕妇发生血栓栓塞和出血等并发症高，使其使用受到一定程度的限制。近年有人试用方便的低分子肝素来代替普通肝素，但其抗凝作用尚未确定，且价格较昂贵，单独用于心脏瓣膜置换术后的抗凝治疗仍有待进一步研究。为了克服以上两种方案的不足，现国外较多采用第3种方案，并取得良好效果，在保证抗凝效果的同时，又减少了胎儿的畸形发生率和胎儿及孕妇的出血等并发症。以上3种抗凝方案的对比研究国外有许多报道，Chan等报道在全程使用华法林抗凝治疗组中发生与香豆素类相关的胚胎病的发生率是6.4%，孕妇死亡率是2.9%，瓣膜血栓形成率是3.9%，在妊娠6～12周使用肝素代替华法林抗凝可消除与香豆素类相关的胚胎病的发生，但出现瓣膜血栓的发生率则上升至9.2%。Born等研究发现，口服抗凝治疗组其早产率和低体重儿（＜2500kg）出生率明显高于未行抗凝治疗组（46.6% vs 10.5%，$P<0.05$；50% vs 10.5%，$P<0.05$），与香豆素类相关的胚胎病的发生率为6.1%。Sbarouni等报道在全程使用华法林抗凝组健康婴儿出生率83%，早产率19%，死产率11%，未见与香豆素类药物有关的胚胎病患儿，在全程使用肝素抗凝治疗组中健康婴儿出生率73%，早产率17%，死产率13%，在使用华法林和肝素结合抗凝治疗组中健康婴儿出生率92%（$P>0.05$），早产率29%（$P<0.05$），死产率1.5%（$P<0.05$），未见与香豆素类药物有关的胚胎病患儿。在全程使用肝素抗凝组中瓣膜血栓形成的发生率最高，约为其他两组的4倍。目前认为第3种方案抗凝效果好，能减少死产和畸形发生率，是心脏瓣膜置换术后妊娠病人值得推荐的一种抗凝治疗方法。但在我国，由于人种的不同，香豆素类药物的使用剂量低于国外的平均使用剂量，其抗凝方案是否有别于国外，在这方面的回顾性和前瞻性研究国内尚少见报道。

（三）确定适合我国的抗凝治疗方案

在我国及其他发展中国家，风湿性心脏病及其他原因如先天性心脏病、感染性心内膜炎等引起的瓣膜病变而需行瓣膜置换手术的病人仍较多，其中育龄女性占一定比例，心脏瓣膜置换术后肝素抗凝由于不易维持稳定的抗凝作用，长期使用难度大，不适于在家庭中应用，而低份子量肝素虽可在家庭中应用，但由于其效果尚不确定，加上价格昂贵不适合我国国情。香豆素类口服抗凝使用方便有效，易为患者接受，特别是在经济不发达的偏远山区尤为适用。

国外有研究结果显示，香豆素类的致畸作用存在剂量-效应关系，在香豆素类平均日剂量＜5mg，INR＜3时，其致畸发生的概率很小，在平均日剂量＞5mg时其致畸作用显著增加，国外有作者提出在较低剂量下全程使用香豆素类抗凝对胎儿是安全的这一结论。国内患者香豆素类药物的平均日剂量一般在2.5～3mg，PT和INR维持在正常对照值的1.5～2倍即可获得满意的抗凝治疗效果，低于国外的平均使用剂量（5.0±1.6）mg，这就使妊娠期全程使用香豆素类药物抗凝并确保其安全性在我国成为可能，从而可避免在妊娠早期由于停用香豆素类药物所带来的风险。有学者认为在年轻并希望怀孕的女性行瓣膜置换手术时应选用生物瓣，但妊娠期间生物瓣的退化加速，发生率高达35%以上，而这些病人需要再手术的比例高达40%～50%，再次手术尤其是急诊手术的危险性高，妊娠女性的存活期短。并且在持续心房纤颤、左心房大或有血栓栓塞病史的病人，虽置换生物瓣，在妊娠期仍需全程抗凝治疗，因此，多数学者仍倾向于在育龄女性行瓣膜置换时选择机械瓣。第二代机械瓣的血液相容性和制作工艺均有很大的提高，其本身形成血栓的机会减少，在香豆素类较小的用量时即能取得满意的抗凝效果，这从另一方面有助于降低香豆素类对胎儿的不利影响。国内已有在妊娠期全程使用香豆素类药物抗凝的报道，但仍需更多更大规模的临床资料总结，对这一问题作进一步探讨。

注：2014 年美国 ACC/AHA 心脏瓣膜疾病治疗指南对置入人工心脏瓣膜女性在妊娠期间的抗凝治疗提出建议。详见第 6 章妊娠与人工心脏瓣膜。

（黄焕雷　肖学钧　卢　聪）

第三节　心脏移植术后妊娠

自 1967 年 Barnard 进行首次成功人同种异体心脏移植以来，心脏移植作为治疗终末期心脏疾病的有效手段，被逐步应用于临床并在全世界范围内广泛开展起来。伴随着手术技术的改进、围术期治疗的进步以及强有力的免疫抑制药的应用，心脏移植技术得到了迅速的发展。目前全世界登记的接受心脏移植患者已超过 20 万。我国心脏移植水平同国外尚有差距，但也形成 3～4 个心脏移植中心，总例数已近千例。就手术技术本身，包括体外循环技术、吻合技术、组织配型技术及抗排斥反应治疗方面，已达到或接近国外先进水平。目前在我国最常见的成人终末期心脏病患者主要是扩张性心肌病和冠状动脉粥样硬化性心脏病，儿童心脏移植受体大部分为各种复杂先天性心脏病。

随着心脏移植受体的增加，尤其是在婴幼儿期及青少年期接受心脏移植手术的患者数量增加，其中部分女性患者获得了长期存活并达到育龄期。部分患者不可避免地产生了生育的愿望。对于拟进行妊娠的心脏移植术后患者，应进行移植心脏的功能和母体的健康状况的评估。器官移植后用药及移植后的器官功能对母婴的影响、妊娠对移植器官功能及排斥反应的近期和远期影响及抗排斥药物对新生儿出生后近期及远期潜在的危害等因素均应充分考虑。

目前文献中关于移植后成功妊娠的报道仍以肾、肝移植较多。心、肺、胰腺移植及肝-肾联合移植、心-肺联合移植、胰-肾联合移植后成功妊娠者也有少数报道（表 15-3-1 和表 15-3-2）。国内报道的主要是肾脏移植和肝

表 15-3-1　美国女性器官移植受体的数字

移植器官	移植受体患者数
肾	91 128
肝	31 269
胰腺	2 413
肾/胰腺	5 578
心脏	9 831
肺	7 295
心脏/肺	534
肠	617
器官总数	148 665

注：1988 年 1 月 1 日至 2006 年 10 月 12 日 OPTN 的统计数字。

资料来源：Maliha Ahmad，MD. Transplantation and pregnancy. From Medscape.

表 15-3-2　美国器官移植女性受体成功受孕的患者数

移植器官	女性受体最终受孕患者数	妊娠总数
肾脏	716	1097
肝脏	111	187
肝脏-肾脏	4	6
肾脏-胰腺	38	56
心脏	33	54
肺	14	15
心脏-肺	3	3
总数	919	1418

注：1991 年至 2005 年 1 月 NTPR 公布的统计数字。

资料来源：Maliha Ahmad，MD. Transplantation and pregnancy. From Medscape.

脏移植后妊娠，且例数较少，尚未见其他器官移植后成功妊娠的报道。世界上首例成功的心脏移植后妊娠发生在1986年，近些年来逐渐有些个案和小组病例报道，基于这些病例报道的资料，大部分结局良好，但不可否认的是心脏移植后妊娠仍是一项极具挑战的临床课题。

一、常用免疫抑制剂及其致畸作用

心脏移植术后抗排斥反应治疗的目的在于预防或减轻排斥反应的发生，以维持移植心脏的存活和正常功能。因急性排斥反应可短期导致移植物的失活及功能状况迅速恶化，故治疗的主要目的是预防急性排斥反应的发生。而对于慢性排斥反应如移植物血管病的发生，目前还没有有效的治疗手段。在20世纪60年代，用于维持治疗的药物主要是硫唑嘌呤和泼尼松。环孢素在20世纪80年代的应用使心脏移植后的排斥反应大大降低，极大地提高了心脏移植成功率，推动了心脏移植技术的发展。近些年使用的他克莫司和酶酚酸酯分别是环孢素和硫唑嘌呤的类似药，但作用更强，不良反应更小。

心脏移植后妊娠，对胎儿最大危险是暴露于宫内的免疫抑制药，由于免疫抑制药一般为水溶性且分子量小，容易通过胎盘而有可能影响胎儿的生长发育并对胎儿产生潜在的危险。因此妊娠期免疫抑制药的使用一直备受关注。文献报道器官移植患者妊娠后约4%新生儿会出现某些疾病。

美国食品及药品管理局（FDA，1979年）根据药物对胎儿产生不良影响的可能性和程度，将药物分为5类：A类为已证实无不良影响；B类为初步研究无不良影响，但无在人类使用的充分研究报道；C类为在动物实验中有不良影响，但在人类无类似报道亦无充分的研究报道；D类为对胎儿有一定的不良影响，但治疗的效益明显超过这些危害；X类为已证实对胎儿有害，临床已明确禁用。按此对妊娠期免疫抑制药进行分类，将皮质激素和巴利昔单抗归为B类；将环孢霉素、他克莫司、西罗莫司、酶酚酸酯、抗淋巴细胞及胸腺细胞单抗归为C类；将硫唑嘌呤归为D类。目前临床上常用的心脏移植后免疫抑制方案为皮质激素＋环孢霉素/他克莫司＋硫唑嘌呤/酶酚酸酯三联免疫抑制方案。

皮质类固醇：动物实验表明，皮质激素能引起腭裂。临床研究表明这些药物还可以增加胎膜早破和新生儿肾上腺皮质功能不全的发生危险。泼尼松作为一种辅助治疗的药物用于维持治疗已有40余年的历史。最近由于考虑到皮质激素的诸多不良反应，已经在尝试撤退甚至避免使用该类药物。

硫唑嘌呤：该药目前只作为辅助性治疗药物。虽然动物实验时发现该药有致畸作用，但临床工作中并未发现此药的致畸作用。文献报道该药能引起新生儿胸腺萎缩、一过性白细胞减少、贫血、血小板减少症、染色体异常、败血症及免疫球蛋白水平降低等。

环孢素：是临床器官移植发展史上的里程碑。目前仍在临床上广泛应用，通常是与其他辅助药物联合应用。该药对孕妇的不良反应主要有高血压和肾毒性。尽管动物实验表明该药对胎儿有毒性反应并导致胎儿畸形，但只有用量大于临床常规用药剂量时才发生。早期有研究认为该药可增加胎儿生长受限的发生概率，文献报道约16%的小孩有生长发育迟缓的现象。但其致畸程度很小，没有发现新生儿有严重及特异的畸形发生。

他克莫司（FK-506）：可以单独应用，也可以与其他药物联合应用。其与环孢素同类，但作用强于环孢素。动物实验发现在高于临床用药剂量时会引起胎儿再吸收。且有报道会发生一过性新生儿高钾血症且妊娠期糖尿病的发生率增加。

酶酚酸酯：主要与他克莫司或环孢素联合应用于移植术后的抗排斥反应治疗。动物实验表明其较环孢素和他克莫司比较具有更强的致畸作用，能导致鼠和兔发育畸形及宫内生长受限，甚至宫内胚胎死亡。临床上即使按推荐剂量使用也可能导致死胎的发生。基于以上原因，如果正在使用此药的患者已经妊娠或计划妊娠，应减量或停药，换用其他免疫抑制药。

西罗莫司（雷帕霉素）：是一种近些年应用的抗增殖药物。可抑制辅助T细胞增殖，可与环孢素或他克莫司联合应用或单独与泼尼松合用。虽有报道其可以引起胎儿体重减少或骨化延迟，但动物实验尚无致畸报道。妊娠动物的实验表明与环孢素联合应用可导致毒性增加，表现为胎儿再吸收和胎儿死亡率增加。

二、妊娠期免疫抑制治疗对母体和胎儿的影响

虽然心脏移植后妊娠报道较少，但已有少量成功妊娠的例子。目前还没有明确证据表明心脏移植后禁忌妊娠。决定心脏移植后能否妊娠最主要的一点就是妊娠时移植器官的功能是否处于良好、稳定的状态。为了对器官移植患者进行更持续、有效的监测，美国在1991年建立了国家脏器移植后妊娠登记（NTPR）体系。目的在于建立一种不断更新的数据库，以对脏器移植后妊娠的安全性进行长期的观察。此类患者妊娠期的关键问题是要在移植器官的功能与免疫抑制治疗间取得平衡。幸运的是，资料显示，器官移植受体妊娠后的排斥反应发生率并不比非孕期高太多，且分娩后2年内的移植器官功能受妊娠影响不大。许多女性器官移植后都成功妊娠，且结局良好。如果移植器官功能发生不可逆的和预料之外的变化，则一般在孕前就已有器官功能的损害（表15-3-3）。

表15-3-3　器官移植受体患者妊娠免疫抑制剂的应用对孕母、胎儿、哺乳的影响

药　物	FDA分类	对孕母的影响	对胎儿的影响	对哺乳的影响
皮质类固醇（prednisone）	C	免疫抑制，消化性溃疡病，骨质疏松症，胰腺炎，高血压，骨无菌性坏死的，体重增加，体液潴留，葡萄糖耐受不良	胎儿生长延缓与低出生体重儿的发生率可增加	安全
环孢素（内奥拉尔，山地明）（cyclosporine）（neoral，sandimmune）	C	肾毒性，高血钾，低镁血症，恶心，呕吐，腹泻，牙龈增生，多毛症，高脂血症、葡萄糖不耐受，感染，恶性肿瘤，高尿酸血症	胎儿生长延缓与早产	避免
硫唑嘌呤（依木兰）（azathioprine）（imuran）	D	白细胞减少症、血小板减少症、肝炎，胆汁淤积，脱发	胎儿生长发育延缓及先天性畸形的风险增加，新生儿免疫抑制，白细胞减少和（或）全血细胞减少	避免
霉酚酸酯（骁悉）（mycophenolate mofetil）（cellcept）	D	血小板减少症，淋巴瘤、特别是其他恶性肿瘤的发生风险增加	可造成怀孕大鼠和家兔胎儿再吸收和畸形；结论：在妊娠期间使用本药的安全数据不足	安全性不详

（续　表）

药　物	FDA 分类	对孕母的影响	对胎儿的影响	对哺乳的影响
他克莫司（Tacrolimus）（FK-506，Prograf）	C	肾毒性损害，高血压，糖尿病	短暂的围生期高钾血症，糖尿病的发病率较高	避免
西罗莫司（Sirolimus）	C	血小板减少症，白细胞减少症，高血钾，低镁血症，高脂血症，高三酰甘油血症	缺乏人类的资料	安全性不详
OKT3（Orthoclone）	C	喘息，呼吸困难，胸痛，发热，寒战，恶心，呕吐，腹泻，震颤，头痛，心率增快，肌肉僵硬，血压增高或降低	可通过胎盘，对胎儿的影响未明	避免

注：FDA 分类的定义：A. 已证实无不良影响；B. 初步研究无不良影响，但无在人类使用的充分研究报道；C. 在动物实验中有不良影响，但在人类无类似报道亦无充分的研究报道；D. 对胎儿有一定的不良影响，但治疗的效益明显超过这些危害。

资料来源：Maliha Ahmad，MD. Transplantation and pregnancy.

（一）母体风险

与一般人群相比，女性器官移植后，先兆子痫及妊娠期高血压发生率有所增加，同时剖宫产率也有所增加。NTPR 总结 31 例心脏移植后妊娠，平均受孕时间距移植后 4 年，妊娠期主要并发症有：妊娠期高血压（48%），妊娠合并糖尿病（4%），妊娠合并感染（12%），妊娠期急性排斥反应（22%），先兆子痫（11%），治疗性流产（10%），自然流产（17%），胎死腹中（2%），早产率（43%），出生低体重儿（36%），剖宫产率（30%），无新生儿期死亡及分娩后 2 年内移植器官功能衰竭。

1. 心血管危险　妊娠后机体为适应胎儿宫内生长发育需要，各系统均发生相应变化。表现在循环方面的是有效循环血量增加，心率加快，心排血量增加，周围循环阻力下降等。这直接导致妊娠期心脏负担的大幅度增加，可能对移植心脏带来不利影响。但通常情况下，机体能耐受这种妊娠期血流动力学改变。但对移植后妊娠，有必要对妊娠期心脏功能进行监测。通常情况下可以进行物理检查、心电图和心脏超声检查，在必要情况下可以考虑进行心内膜心肌活检。但考虑到射线对胎儿的影响，可以在超声监测下进行心内膜活检。

2. 高血压　高血压是器官移植后妊娠的最常见并发症，主要与使用环孢素和他克莫司等免疫抑制剂有关。高血压发生与移植至妊娠间隔时间有一定关系，间隔时间越短则发病率越高。与环孢素比较，使用他克莫司者妊娠高血压发病率较低。NTPR 在 2004 年报道了一组 54 例心脏移植后妊娠患者，46%发生高血压，10%发生先兆子痫。一般的降压药如 β 受体阻滞剂和钙离子拮抗剂都可以使用，但禁忌使用血管紧张素转化酶抑制药（因其对胎儿有不利的影响）。

3. 感染　器官移植术后需长期使用免疫抑制药，妊娠中晚期某些情况下甚至要加大药物剂量，患者免疫系统功能因而受到抑制，感染发病率增加。文献报道移植后总的感染发生率约 11%。常见感染有细菌感染（主要为泌尿道感染）、病毒感染（主要为单纯疱疹病毒、巨细胞病毒、乙肝病毒）、真菌感染（曲霉菌、肺孢子虫）。这些感染对母亲及胎儿均可造成潜在危害。2%～10%以上的患者会出现无症状的菌尿症，如未得到及时治疗，20%会发展为急性泌尿系感染。因此建议每个月1次进行尿细菌培养以尽早发现感染，而不要等到症状出现后才进行诊断。

4. *糖尿病及糖耐量异常* 糖皮质激素、他克莫司及环孢素等均可使孕妇对糖类耐受性降低、血糖升高，从而使糖尿病发生风险增加。与环孢素相比，他克莫司更易导致糖尿病的发生。在妊娠早期建议进行糖耐量测定，如阴性则在第24周和28周期间再次进行。

5. *消化道溃疡* 经常服用皮质激素导致消化不良及消化系统溃疡的风险增加。可给予质子泵抑制药或H_2受体阻滞剂进行治疗，两者均可在妊娠期安全地使用。

6. *胎膜早破及早产* 器官移植患者妊娠晚期早产发病率为45%～60%，主要原因是糖皮质激素的长期应用，使胎膜连接组织薄弱，妊娠中晚期易发生胎膜早破从而诱发早产。

(二)胎儿风险

1. *胎儿生长受限* 文献报道妊娠期使用免疫抑制剂可导致40%～60%胎儿生长受限，45%左右为低体重儿。接受器官移植后的妊娠女性，分娩平均提前预产期1个月。胎儿出生体重在2200～2800g，其原因：一方面可能与免疫抑制剂抑制蛋白合成作用有关，通过抑制胎儿蛋白合成而起到抑制作用；另一方面与早产率增加、胎儿发育不完全有关。另外妊娠与器官移植间隔时间同低体重儿出生率成反比：器官移植后1年内妊娠者出生低体重儿比例为54%，2年为27%，超过2年为18%。

2. *新生儿畸形* 器官移植后妊娠，对胎儿的一个重要危险是免疫抑制药的致畸作用。由于大部分免疫抑制剂所属FDA分级中的C、D级，即对胎儿有潜在致畸作用。临床资料表明妊娠期使用免疫抑制剂新生儿总畸形率为3%，同正常人群相似，且均无特异性药物相关性畸形。环孢素和他克莫司是目前应用最广泛的两种神经钙蛋白类免疫抑制药，有两个大型报道针对其治疗后新生儿畸形的总体发生情况进行研究。Meta分析显示环孢素治疗期妊娠，其新生儿畸形发生率为4.1%(14/339例分娩)，但在27例心脏移植后妊娠所分娩的新生儿中未发现有结构畸形。在一项妊娠期应用他克莫司治疗的报道中，5.6%(4/71例)活产儿有结构畸形，但未发现有某种药物相关性特殊类型的畸形。酶酚酸酯已经在动物实验和临床中被证实对胎儿有致畸作用，可导致胎儿严重多发畸形，因此在妊娠前6周必须停药。

3. *免疫功能影响* 尽管有人提出女性在接受免疫抑制治疗期间妊娠，其子代T细胞亚群会发生改变，并且会影响其疫苗接种以及长期的免疫功能。但临床未发现这些孩子生长过程中存在异常。Dipaolo等在对肾移植后妊娠的婴儿免疫系统研究中发现，这些婴儿的T淋巴细胞总数、$CD4^+$和$CD8^+$淋巴细胞均下降，但功能正常。Gimaz等对9例宫内暴露于免疫抑制药的婴儿平均11个月的随访发现，除IgA、IgG_2轻度下降外，大部分婴儿免疫球蛋白同正常同龄婴儿比较无显著差异，且这些婴儿对乙肝疫苗接种反应良好。文献也显示，这些婴儿的细胞免疫和体液免疫功能大部分在出生后6个月至1年的时间内恢复正常。因此建议这些婴儿进行常规疫苗接种应推迟到至少6月龄之后。

(三)移植器官风险

移植后妊娠并不明显增加排斥反应发生概率已得到认同。Armenti和同事对33例心脏移植后妊娠的女性进行研究，发现21%患者发生排斥反应。但均为低强度排斥反应，不需要额外治疗，妊娠后2年内无一例发生移植物丢失。妊娠期间子宫是"免疫豁免"器官，目的在于保证胎儿存活：这并不能降低孕妇的免疫力，而且妊娠期间免疫抑制药水平可有不同程度地下降。因此需定期检测免疫抑制药血药浓度以随时调整治疗药量，以免增加发生排斥反应的概率。

三、心脏移植后妊娠的围生期处理策略

(一)妊娠时机的选择及产前检查

接受心脏移植的患者，即使具有正常的生育能力，在移植及受孕间必须有一定的时间间隔，以使移植器官建立稳定的功能状态。降低免疫抑制治疗至一个稳定水平，同时尽可能地降低器官移植后的严重感染风险才能妊娠。一项关于肾移植的研究显示，移植后接受环孢素治疗的患者，移植到妊娠间隔小于 6 个月与间隔大于 6 个月比较，流产及围生期器官排斥的发生率都显著增加。虽没有关于心脏移植方面的类似报道，但根据心脏手术后 2 年妊娠的经验，建议心脏移植后最好 2 年后再考虑妊娠。且必须在移植器官处于功能的最佳状态及没有排斥和严重感染的前提下才能进行妊娠。

笔者建议，心脏移植患者必须在一定条件下方可妊娠：①年龄在 30 周岁以下，身体条件符合产科要求；②在成功的心脏移植术后 1～2 年以上，移植心脏功能良好；③免疫抑制治疗稳定，近 1 年无急性严重排斥反应发生；④心脏超声检查心脏功能良好，无心包积液；⑤无高血压及高脂血症。

心脏移植后妊娠属高危妊娠，产前检查应至少每 2 周 1 次，妊娠 32 周后每周 1 次。仔细评价胎儿在宫内生长发育状况根据临床检查和超声波测定绘制胎儿生长发育曲线。监测心脏功能及无排斥反应的发生，及早诊断和预防贫血及感染。妊娠期间发生排斥反应，若药物治疗无效，应及时终止妊娠。

(二)妊娠期抗排斥反应治疗

由于妊娠时血容量增加、血液相对稀释及胎儿对药物的代谢作用增强，可引起免疫抑制药物体内代谢动力学改变，血药浓度可能会降低。因此妊娠期需调整免疫制药剂量以使其血药浓度保持稳定。根据 NTPR 登记情况看，大多数患者在妊娠时免疫抑制药剂量不变或有所增加。除非发生明显的免疫抑制药物毒性作用或排斥反应，最好将免疫抑制剂的用量维持在基础水平，以免发生药物的致畸作用。妊娠期若发生移植心脏的急性排斥反应，较安全的用药方法是大剂量皮质激素冲击疗法。由于分娩前后的体内环境及应激条件改变，产后免疫抑制剂的用量也可能发生变化，因此治疗药物剂量调整应根据血药浓度进行，而无须参考孕期用量。

目前尚无特定免疫抑制剂联合应用致畸作用的证据，但考虑到霉酚酸酯和他克莫司的作用机制，对两者的联合应用仍存在顾虑。目前对于孕前或育龄女性是否应该从一种药物换为另一种药物或使用一种特殊的免疫抑制剂，还没有特别的建议。妊娠期免疫抑制治疗方案应在内、外科医生，移植科医生及产科医生共同参与下制订。

(三)妊娠期常见问题及处理

1. *妊娠期高血压* 接受免疫抑制药治疗患者很多人有高血压。由于血管紧张素 2 拮抗药为妊娠禁忌用药，所以在计划妊娠时应考虑到调整降压治疗方案。

2. *妊娠期排斥反应* 尽管妊娠期排斥反应不常见，但在移植器官功能异常时应考虑到排斥反应发生的可能。如果孕妇在妊娠时出现原因不明的心律失常、心功能减退、心包积液等，均应考虑到排斥反应的可能。应及时进行心脏超声检查，或有选择地进行超声心动图检测下心内膜活检术。

3. *尿道感染* 尿道感染是妊娠期最常发生的感染性并发症。建议妊娠期间每个月进行 1 次中段尿培养。由于巨细胞病毒感染通常没有症状，必要时需要进行血清学、抗原及病毒的检测。否则发生在妊娠期的病毒感染有可能产生垂直传播的危险并对胎儿造成不良影响。

4. *乙型肝炎病毒感染* 急性乙型肝炎

病毒感染者作为器官受体，在妊娠时可能将病毒传染给子代。此时应在新生儿出生后数小时内立刻注射乙肝免疫球蛋白及接种乙肝疫苗和阻断母婴传播。

5. 终止妊娠 某些情况下，为保证母亲安全，心脏移植后妊娠者必须医源性终止妊娠。终止妊娠的指征包括：①发生严重的排斥反应，使移植心脏功能损害逐渐加重危及其存活；②母体出现严重的产科并发症，如重度子痫前期；③胎儿出现宫内窘迫、畸形或者死亡等。

（四）分娩方式的选择

所有接受心脏移植的孕妇在分娩过程中，应严格进行心脏功能监测，及时发现可能出现的心力衰竭或心律失常，并继续应用免疫抑制药治疗。虽然此类患者剖宫产率较高，如 Armenti 报道 30％孕妇选择剖宫产，Wagoner 报道 33％孕妇接受剖宫产术，但剖宫产有可能增加孕妇产后感染的危险。因此，须严格掌握剖宫产指征，只有存在明确剖宫产指征时方考虑进行剖宫产。建议剖宫产时选择硬膜外麻醉，原因在于这种麻醉方法能有效地控制疼痛及减少疼痛诱发的机体反应，有助于减少产时血压波动。

（五）产后处理

除产后常规的产褥期治疗外，在产后较短时间内只要孕妇能恢复经口进食均应立即恢复口服免疫抑制剂治疗，如果不能口服应考虑进行静脉用药。产后应及时监测免疫抑制药血药浓度以进行适当的调整治疗药物剂量，否则有可能导致高血压、肝肾功能损害及其他毒性反应的发生。

目前对于是否可以进行母乳喂养尚有争议。尽管免疫抑制药（包括环孢素及他克莫司）可以通过乳汁传给新生儿且可能对新生儿产生不利后果，但最新观点认为母乳喂养仍利大于弊。不过还需对此种可能发生的远期影响进行观察。

尽管现在普遍认为，移植后妊娠是可行的，但大部分生育年龄患者因医生建议或出于对自身健康考虑，往往会采取一定的避孕措施。一般建议短期避孕可采取避孕套或低剂量避孕药。无生育要求可在移植手术同时行双侧输卵管结扎术。因免疫抑制药可抑制炎症反应，使宫内节育器（IUD）作用降低，且易诱发感染，故 IUD 不宜作为器官移植者的避孕方法。

（张 振 王武军）

参考文献

艾瑛，王淑芬，周容.2010. 妊娠合并先天性心脏病伴肺动脉高压患者的母婴结局.实用妇产科杂志，26(5)：383-386

曹燕霞，孙向芹.2013. 1 例剖宫产同期行心脏二尖瓣、主动脉瓣置换术的围手术期护理.中国实用护理杂志，29(13)：41-42

陈长志.2005. 妊娠期合并心脏病的外科处理策略及微创心脏手术的优势.中国实用妇科与产科杂志，21(10)：589-591

高天明，付强.2007. 妊娠合并主动脉夹层死亡 2 例文献复习.中国冶金工业医学杂志，24(3)：374-375

韩凤珍，赵杨，庄建.2010. 妊娠期体外循环下心脏开胸手术 12 例临床分析.南方医科大学学报，30(12)：2777-2778

胡宁东，夏旭，罗国庆，等.2012. 妊娠期机械瓣功能障碍再次手术四例临床分析.中华临床医师杂志(电子版)，6(22)：7460-7461

胡小平，周沫，麦秀云.2005. 妊娠合并主动脉夹层的诊断和处理.中华围产医学杂志，8(6)：405-406

黄焕雷，肖学钧，卢聪.2003. 妊娠妇女心脏瓣膜置换术后的抗凝治疗.实用医学杂志，19(3)：318-319

黄健，刘辉.2001. 中期妊娠合并 Marfan 综合征 1 例.湖南医科大学学报，(6)：562-568

蒋玉蓉，张丽娟，沈向前.2009. 妊娠合并重度二尖瓣狭窄伴急性肺水肿球囊扩张术 4 例报告.现代妇产科进展，18 (6)：461-462

李捷，谭宁.2012. 先天性心脏病合并妊娠1例.岭南心血管病杂志，18(2)：178-180

李小平，曾艳梅，王山米.2001. 妊娠合并升主动脉夹层主动脉置换术后一例报告及分析.中华妇产科杂志，36(9)：555

刘彩霞，金英楠.2008. 妊娠合并心脏二尖瓣膜二次置换术后足月分娩一例，中华妇产科杂志.43(1)：77

刘永春.2011. 同期手术治疗主动脉夹层合并晚期妊娠1例.广西医科大学学报，28(1)：163-164

娄水平，黄健.2011. 妊娠并发主动脉夹层的诊断及处理(附二例报告).海南医学，(7)：56-58

马晓虎，孙学枝，王秀萍.2008. 马方综合征妊娠30周并急性主动脉夹层致心肌梗死1例.临床心血管病杂志，(9)：718

牛秀敏.2000. 妊娠合并先天性心脏病165例临床分析.中国实用妇科与产科杂志，16(7)：408-410

乔莉，夏鹄，张长春，等.2009. 从诊疗思路分析妊娠并发主动脉夹层漏诊1例.临床急诊杂志，10(6)：378-379

乔庆，方晓，顾晓静，等.2010. 剖宫产合并体外循环下二尖瓣置换术麻醉处理一例.中华医学杂志，90(34)：2447-2448

邱洁，曾红友，郭华，等.2006. 深圳市宝安区孕产妇死亡原因分析.中国妇幼保健，21(9)：1258-1260

唐中建.2003. 心脏介入致心包填塞的紧急处理1例.四川医学，24(4)：390

汪敏，黄引平，许张晔，等.2012. 妊娠合并重度肺动脉高压28例临床分析.实用妇产科杂志，28(4)：274-277

王虹，刘陶.2008. 经皮球囊扩张术用于妊娠合并二尖瓣狭窄5例报告.北京医学，30 (6)：335-337

王建华，王文华，孙金芳.2006. 心脏瓣膜置换术及二尖瓣球囊扩张术后分娩13例分析.中国妇幼保健，(16)：2299-2300

王丽敏，杨柳，张铭.2003. 马凡综合征晚期妊娠主动脉夹层破裂死亡1例.中国实用妇科与产科杂志，19(8)：472

王琳，常青，杨康，等.2009. 妊娠24周合并Ⅰ型夹层动脉瘤1例.第三军医大学学报，31(18)：1748，1760

吴细华.2013. 1例妊娠合并主动脉夹层并马凡氏综合征的护理体会，当代护士(专科版)，(2)：140

夏水叶，张盈，刘文燕.2012. 妊娠37周行剖宫产术及主动脉夹层动脉瘤修复手术的配合.中华护理杂志，47(4)：351-352

徐爱群，柳红杰，魏振宇.2001. 妊娠合并主动脉夹层成功分娩二例报告及文献复习.中华妇产科杂志，36(9)：47-49

徐文健，李冰冰，王芸.2003. 妊娠合并心脏病536例临床处理探讨.河北医药，25(12)：902-904

薛晴，刘玉洁，赵瑞琳，等.2005. 妊娠合并心脏病553例临床分析.中国实用妇科与产科杂志，(10)：608-610

杨凌艳，张宏，吴静.2012. 晚期妊娠合并主动脉夹层患者的围生期护理.护理学杂志，27(12)：10-11

杨兆华，洪涛，王春生.2010. 2例妊娠合并急性主动脉夹层的外科治疗.复旦学报(医学版)，37(6)：755-756

于厚志，张绪洪，吕政，等.2007. 妊娠期合并Ⅰ型主动脉夹层伴主动脉瓣关闭不全一例.中华心血管病杂志，35(8)：780

张蕾，杜莉，秦敏，等.2012. 上海市1991～2010年妊娠合并心脏病死亡情况分析.中国妇幼保健，27(28)：4371-4374

张竹英，吴喜，娥周娟.2012. 1例主动脉夹层(StandfordA型)合并妊娠患者的临床观察和护理.中国保健营养(下旬刊)，22(6)：1543-1544

周红辉，卢彦平，高志英.2012. 妊娠合并主动脉夹层动脉瘤1例分析.中国医药导报，9(8)：98

周君.2011. 1例主动脉夹层合并妊娠患者的护理.当代护士(学术版)，(3)：124-125

朱俊明，李炳，梁岳培，等.2012. 妊娠合并急性A型主动脉夹层的外科治疗.中华胸心血管外科杂志，28(6)：336-339

朱颖，王泽华.2005. 心脏病手术后患者妊娠期的处理.中国实用妇科与产科杂志，21(10)：591-593

Acar C，Tolan M，Berrebi A，et al.1996. Homograft replacement of the mitral valve. Graft selection，technique of implantation，and results in forty-three patients.J Thorac Cardiovasc Surg，111，367-380

Adams DH，Filsoufi F，Aklog L.2002. Surgical treatment of the ischaemic mitral valve.J Heart Valve Dis，11(suppl 1)：S21-S25

Baim DS.2006. Percutaneous Therapies for Valvular

Heart Disease.In: Donald S Baim ed. Grossman's Cardiac Catheterization, Angiography, and Intervention.7th ed. Philadelphia: Lippincott Williams & Wilkins, 25

Ben-Farhat M, Betbout F, Gamra H, et al.2001. Predictors of long-term event-free survival and of freedom from restenosis after percutaneous balloon mitral commissurotomy. Am Heart J, 142(6):1072-1079

Bonhoeffer P, Esteves C, Casal U, et al.1999. Percutaneous mitral valve dilatation with the Multi-Track System, 48(2):178-183

Bonow RO, Carabello B de Leon AC Jr, Edmunds LH Jr, et al.1998. American College of Cardiology/American Heart Association guidelines for the management of patients with valvular heart disease.J Am Coll Cardiol, 32:1486-1582

Bonow RO, Carabello B, Chatterjee K, et al.2008. a report of the American College of Cardiology/American Heart Association Task Force on Practice Guidelines (writing committee to revise the 1998 Guidelines for the Management of Patients with Valvular Heart Disease): endorsed by the Society of Cardiovascular Anesthesiologists, Society for Cardiovascular Angiography and Interventions, and the Society of Thoracic Surgeons. J. Am. Coll. Cardiol.Circulation, 52:e1-e142

Bonow RO, Carabello B, de Leon AC, et al. 1998. ACC/AHA guidelines for the management of patients with valvular heart disease. A report of the American College of Cardiology/American Heart Association. Task Force on Practice Guidelines (Committee on Management of Patients with Valvular Heart Disease).J Am Coll Cardiol, 32:1486-1588

Bonow RO, Carabello BA, Kanu C, et al.2006. ACC/AHA 2006 guidelines for the management of patients with valvular heart disease: a report of the American College of Cardiology/American Heart Association Task Force on Practice Guidelines (writing committee to revise the 1998 Guidelines for the Management of Patients with Valvular Heart Disease): developed in collaboration with the Society of Cardiovascular Anesthesiologists: endorsed by the Society for Cardiovascular Angiography and Interventions and the Society of Thoracic Surgeons.Circulation, 114:e84-e231

Cannan CR, Nishimura RA, Reeder GS, et al. 1997. Echocardiographic assessment of commissural calcium: a simple predictor of outcome after percutaneous mitral balloon valvotomy, 29(1):175-180

Carabello BA, Crawford FA. 1997. Valvular heart disease.N Engl J Med, 337:32-41

Carpentier A, Deloche A, Dauptain J, et al. 1971. A new reconstructive operation for correction of mitral and tricuspid insufficiency. J Thorac Cardiovasc Surg, 61(1):1-13

Cesar A, Steres S, Juan S, et al.2006. Immediate and long-term follow up of percutaneous balloon mitral valvotomy in pregnant patients with rheumatic mitral stenosis.Am J Cardiol, 98:812-816

Choudhary SK, Talwar S, Venugopal P.2006. Severe mitral regurgitation after percutaneous transmitral commissurotomy: underestimated subvalvular disease.J Thorac Cardiovasc Surg, 131(4):927

Complications and mortality of percutaneous balloon mitral commissurotomy. 1992. A report from the National Heart, Lung, and Blood Institute Balloon Valvuloplasty Registry.Circulation, 85:2014-2024

Cribier A, Eltchaninoff H, Koning R, et al.1999. Percutaneous mechanical mitral commissurotomy with a newly designed metallic valvulotome: immediate results of the initial experience in 153 patients, 99(6):793-799

Delahaye JP, Gare JP, Viguier E et al.1991. Natural history of severe mitral regurgitation. Eur Heart J, 12(suppl B):5-9

Duebener LF, Lorenzen P, Richardt G, et al. 2004. Emergency endovascular stent-grafting for life-threatening acute type B aortic dissections. Ann Thorac Surg, 78(4):1261-1267

Elkayam U, Bitar F.2005. Valvular heart disease and pregnancy.Am Coil Cardiol, 46:223-229

Fawzy ME, Shoukri M, Al Buraiki J, et al.2007. Seventeen years' clinical and echocardiographic follow up of mitral balloon valvuloplasty in 520 patients, and predictors of long-term outcome. J Heart Valve Dis,16(5):454-460

Fawzy ME.2007. Percutaneous mitral balloon valvotomy.Catheter Cardiovasc Interv,69(2):313-321

Gardiner HM.2005. Progression of fetal heart disease and rationale for fetal intracardiac interventions.Semin Fetal Neonatal Med,10(6):578-585

Gembruch U,Geipel A. 2012.Fetal cardiac interventions. Neonatol,216(4):162-172

Goldman ME,Mora F,Guarino T,et al.1987. Mitral valvuloplasty is superior to valve replacement for preservation of left ventricular function:an intraoperative two-dimensional echocardiographic study. J Am Coll Cardiol,10:568-575

Grigioni F,Enriquez-Sarano M,Ling LH et al.1999. Sudden death in mitral regurgitation due to flail leaflet.J Am Coll Cardiol,34:2078-2085

Gulbins H, Anderson I, Kilian E, et al. 2002. Five years of experience with mitral valve homografts. Thorac Cardiovasc Surg,50:223-229

Guo C,Xu D,Wang C.2011. Successful treatment for acute dissection in pregnancy: Bentall Procedure concomitant with cesarean Section.J Cardiothorac Surg,6:139

Hameed A, Karaalp IS, Tummala PP, et al. 2001. The effect of valvular heart disease on maternal and fetal outcome of pregnancy.J Am Coll Cardiol,37:893-899

Hildick-Smith DJ,Taylor GJ,Shapiro LM.2000. Inoue balloon mitral valvuloplasty:long-term clinical and echocardiographic follow-up of a predominantly unfavourable population. Eur Heart J, 21(20):1690-1697

Hilliard AA,Nishimura RA.2009. The interventional cardiologist and structural heart disease: the need for a team approach,2(1):1-7

Horskotte D,Schulte HD,Bircks W,et al.1993. The effect of chordal preservation on late outcome after mitral valve replacement:a randomised study.J Heart Valve Dis,2:150-158

Immer FF,Bansi AG,Immer-Bansi AS,et al.2003. Aortic dissection in pregnancy: Analysis of risk factors and outcome. Ann Thorac Surg, 76: 309-314

Inoue K,Owaki T,Nakamura T,et al.1984. Clinical application of transvenous mitral commissurotomy by a new balloon catheter. J Thorac Cardiovasc Surg,87:394-402

Iung B,Cormier B,Ducimetière P,et al.1996. Immediate results of percutaneous mitral commissurotomy.A predictive model on a series of 1514 patients.Circulation,94(9):2124-2130

Iung B, Nicoud-Houel A, Fondard O, Hafid Akoudad,Haghighat T,Brochet E,et al.2004. Temporal trends in percutaneous mitral commissurotomy over a 15-year period.Eur Heart J,25(8):701-707

Jamieson WR, Miller DC, Akins CW, et al. 1995. Pregnancy and bioprostheses: influence on structural valve deterioration. Ann Thorac Surg, 60(2 suppl):S282-S287

Joanna Chikwe, Axel Walther, John Pepper. 2004. The Surgical Management of Mitral Valve Disease.Br J Cardiol,11(1):1580-1589

Joseph G,Chandy S,George P,et al.2005. Evaluation of a simplified transseptal mitral valvuloplasty technique using over-the-wire single balloons and complementary femoral and jugular venous approaches in 1, 407 consecutive patients, 17(3): 132-138

Jouannic JM,Boudjemline Y,Benifla JL,et al.2005. Transhepatic ultrasound-guided cardiac catheterization in the fetal lamb:a new approach for cardiac interventions in fetuses. Circulation, 111(6): 736-741

Julian DG,Camm AJ,Fox KM, et al.1996. Diseases of the Heart.London:WB Saunders Company Ltd

Keogh B,Kinsman R.2002. The Society of Cardiothoracic Surgeons of Great Britain and Ireland.National Adult Cardiac Surgical Database Report. 2000-2001.Oxfordshire: Dendrite Clinical Systems Ltd

Kouchoukas NT, Blackstone EH, Doty DB, et al. 2003. Cardiac Surgery:morphology,diagnostic criteria,natural history,techniques,results and indications. 3rd ed. New york:Churchill Livingstone

Lennart F Duebener, PeterLorenzen, Gert Richardt, et al. 2004. Emergency Endovascular Stent-Grafting for Life-Threatening Acute Type B Aortic Dissections. The Annals of Thoracic Surgery, 78(4):1261-1266

Malik A, Khawaja RD, Sheikh L, et al. 2011. Surgical management of valvular heart diseases in pregnancy. Eur J Obstet Gynecol Reprod Biol, 159(1):91-94

Martínez-Reding J, Cordero A, Kuri J, et al. 1998. Treatment of severe mitral stenosis with percutaneous balloon valvotomy in pregnant patients. Clin Cardiol, 21(9):659-663

Maruyama Y, Oguma F, Kosuge T, et al. 1990. Successful repair of an acute type A dissection during pregnancy, Nihon Kyobu Geka Gakkai Zasshi, 38(11):2296-2299

Meijboom LJ, Vos FE, Timmermans J, et al. 2005. Pregnancy and aortic root growth in the Marfan syndrome: a prospective study. Eur Heart J, 26: 914-920

Mohamed EF. 2007. Percutaneous Mitral Balloon Valvotomy. Catheter Cardiovasc Interv, 69: 313-321

Neville PH, Aupart MR, Diemont FF, et al. 1998. Carpentier-Edwards pericardial bioprosthesis in aortic or mitral position: a 12-year experience. Ann Thorac Surg, 66(suppl):S143-S147

Ng PC. 2011. Effect of stress on the hypothalamic-pituitary-adrenal axis in the fetus and new born. J Pediatr, 158(Suppl 2):41-43

Nonga BN, Pasquet A, Noirhomme P, et al. 2012. Successful bovine arch replacement for a type A acute aortic dissection in a pregnant woman with severe haemodynamic compromise. Interact Cardiovasc Thorac Surg, 15(2):309-310

Nugent AW, Kowal RC, Juraszek AL, et al. 2013. Model of magnetically guided fetal cardiac intervention: potential to avoid direct cardiac puncture. J Matern Fetal Neonatal Med, 18

Palacios IF, Sanchez PL, Harrell LC, et al. 2002. Which patients benefit from percutaneous mitral balloon valvuloplasty? Prevalvuloplasty and postvalvuloplasty variables that predict long-term outcome. Circulation, 105(12):1465-1471

Palacios IF, Tuzcu ME, Weyman AE, et al. 1995. Clinical follow-up of patients undergoing percutaneous mitral balloon valvotomy. Circulation, 91: 671-676

Podesser BK, Rodler S, Hahn R, et al. 2000. Mid-term follow up of mitral valve reconstruction due to active infective endocarditis. J Heart Valve Dis, 9:335-340

Pomini F, Mercogliano D, Cavalletti C, et al. 1996. cardiopulmonary bypass in pregnancy. Ann Thorac Surg, 61:259-268

Rahman F, Akhter N, Anam K, et al. 2010. Balloon mitral valvuloplasty: immediate and short term haemodynamic and clinical outcome, 19(2): 199-207

Rankin JS, Hickey MS, Smith LR, et al. 1989. Ischaemic mitral regurgitation. Circulation, 79:116-121

Regitz-Zagrosek V, Blomstrom Lundqvist C, Borghi C, et al. 2011. ESC Guidelines on the management of cardiovascular diseases during pregnancy: the task force on the management of cardiovascular diseases during pregnancy of the European Society of Cardiology (ESC). Eur Heart J, 32(24):3147-3197

Reyes VP, Raju BS, Wynne J, et al. 1994. Percutaneous balloon valvuloplasty compared with open surgical commissurotomy for mitral stenosis. N Engl J Med, 331:961-967

Rittoo D. 1995. Mitral Balloon Valvotomy. B J Hosp Med, 53:215-219

Rosen SE, Borer JS, Hochreiter C, et al. 1994. Natural history of the asymptomatic/minimally symptomatic patient with severe mitral regurgitation secondary to mitral valve prolapse and normal right and left ventricular performance. Am J Cardiol, 74:374-380

Routray SN, Mishia TK, Swain S, et al. 2004. Ballon mitral valvotomy during pregrumey. Im J Gynaeeo Obstet, 85:18-23

Sakaguchi M, Kitahara H, Seto T, et al. 2005. Surgery for acute type A aortic dissection in pregnant patients with Marfan Syndrome. Eur J Cardiothorac Surg, 28: 280-285

Seca L, Costa M, Quintal N, et al. 2008. Percutaneous mitral valvuloplasty complicated by cardiac tamponade in a pregnant patient. Arq Bras Cardiol, 91(5): e45-e47

Silversides CK, Colman JM, Sermer M, et al. 2003. Cardiac risk in pregnant women with rheumatic mitral stenosis. Am J Cardiol, 91: 1382-1385

Siu SC, Sermer M, Colman JM, et al. 2001. Prospective multicenter study of pregnancy outcomes in women with heart disease. Circulation, 104: 515-521

Sivadasanpillai H, Srinivan A, Sivasubramoniam S, et al. 2005. Long term outcome of patients undergoing ballon mitral valvotomy in pregnancy. Am J Cardiol, 95: 1504-1506

Thalmann M, Sodeck GH, Domanovits H, et al. 2011. Acute Type A aortic dissection and pregnancy: a population-based study. Eur J Cardiothorac Surg, 39: 159-163

Tulzer G, Arzt W. 2013. Fetal cardiac interventions: rationale, risk and benefit. Semin Fetal Neonatal Med, 18(5): 298-301

Varma PK, Theodore S, Neema PK, et al. 2005. Emergency surgery after percutaneous transmitral commissurotomy: operative versus echocardiographic findings, mechanisms of complications, and outcomes. J Thorac Cardiovasc Surg, 130(3): 772-776

Vongpatanasin W, Hillis LD, Lange RA. 1996. Prosthetic heart valves. New Engl J Med, 355: 407-416

Wang A, Krasuski RA, Warner JJ, et al. 2002. Serial echocardiographic evaluation of restenosis after successful percutaneous mitral commissurotomy. J Am Coll Cardiol, 39(2): 328-334

Weiss BM, Hess OM. 2000. Pulmonary vascular disease and pregnancy. Eur Heart J, 21: 104-115

Wilkins GT, Weyman AE, Abascal VM, et al. 1988. Percutaneous balloon dilatation of the mitral valve: an analysis of echocardiographic variables related to outcome and the mechanism of dilatation, 60: 299-308

Wood CE, Powers Fraites M, Keller-Wood M. 2009. Blockade of PGHS-2 inhibits the hypothalamus-pituitary-adrenal axis response to cerebral hypoperfusion in the sheep fetus. Am J Physiol Regul Integr Comp Physiol, 296: 1813-1819

Wu H, Ling LH, Lee G, et al. 2012. Successful catheter ablation of incessant atrial tachycardia in pregnancy using three-dimensional electroanatomical mapping with minimal radiation. Intern Med J, 42(6): 709-712

Zhao Q, Hu X. 2011. Systematic comparison of the effectiveness of percutaneous mitral balloon valvotomy with surgical mitral commissurotomy, 141: w13180

第 16 章

妊娠与麻醉、体外循环、心肺复苏

第一节　妊娠合并心脏病与麻醉

妊娠期心脏病的发生率为 0.4%～4.1%。妊娠及分娩使患有心脏病的病人生理影响明显增加，麻醉医生应该尽量减轻分娩对产妇病理生理的不利影响。随着医学的进步及心脏手术技术的提高，许多合并心脏病的病人能够安全分娩。麻醉医生能够全面掌握术中常见的潜在问题，并能对意料之外的问题做出快速及时的反应。本章主要介绍合并各种心脏病的孕妇围术期的麻醉管理，包括：麻醉对正常妊娠、产程及分娩过程中心血管的影响；妊娠合并心脏病的病理生理及心功能状态；麻醉剂对心脏的直接效应及在区域麻醉阻滞后通过自主神经系统介导的间接作用。

一、妊娠期合并心脏病麻醉的特点

（一）妊娠期麻醉药物对心血管系统的影响与要求

由于妊娠期血容量的增加及麻醉因素引起静脉回流增加均可使妊娠期前负荷增加，这将增加原有心脏负担，在一定条件下（紧张、疼痛、宫缩等），可进一步损害心功能。整个妊娠过程中，循环负荷量显著加重，约有2/3 患心脏病的孕妇可出现各种危险的并发症。心功能Ⅰ～Ⅱ级者心脏代偿能力好，能耐受麻醉及剖宫产等各种操作的刺激。心功能Ⅲ级以上患者病情比较严重，心功能储备甚差，在某些强烈刺激下，心排血量不能在应激状态下适应全身耗氧增加的需要。

根据上述变化，妊娠合并心脏病的麻醉管理叙述如下。

（1）一些常用的麻醉剂（麻黄碱、氯胺酮、异氟醚等）能引起心率额外的增加。

（2）许多麻醉剂特别是吸入麻醉剂、静脉诱导剂能抑制心肌收缩，因此使用应该慎重。

（3）妊娠期外周血管阻力下降可能加剧心内右向左分流或加重主动脉关闭不全的临床症状。区域麻醉由于交感神经受阻滞，进一步降低了体循环阻力；因此，硬膜外麻醉可能改变心内分流量，甚至改变分流方向。

（4）在第二产程或者产后短期内，妊娠合并心脏病病人更加容易发生心力衰竭，为了预防心功能遭受进一步损害，所有的静脉麻醉药应该慎重使用。

（二）麻醉剂对母体、胎儿及新生儿的影响

胎盘膜和血脑屏障都是脂质屏障，由磷脂构成，具有蛋白质性质。凡脂溶性高、分子量小、电离度小的物质均易通过胎盘。绝大多数麻醉药物都可以被动扩散的方式通过胎盘。很多因素都可影响药物的扩散速度，包括胎盘两侧的药物浓度差，膜的厚度以及扩散面积，子宫及脐静脉的血流速度；药物的因素包括分子质量的大小（小于 500Da），高脂

溶性，低蛋白结合率，低离解度。几乎所有的麻醉、镇痛、镇静药都能迅速通过胎盘。而对于神经肌肉阻滞药，包括去极化和非去极化肌松药，都因低脂溶性和高离解度而不易通过胎盘，因此对胎儿影响不大。

1. 麻醉性镇痛剂

(1)哌替啶：哌替啶在产科麻醉中较常用，一般肌内注射 50～100mg 或静脉 25～50mg，有较好的镇痛效果。最强的镇痛效应出现在肌内注射后 40～50min 或静脉注射后 5～10min，作用时间一般为 3～4h。哌替啶对新生儿有一定的抑制作用，可导致新生儿呼吸抑制、Apgar 评分及神经行为能力评分降低。哌替啶的抑制程度和用药的剂量、给药至胎儿娩出时间有明显的相关性。有研究认为，在胎儿娩出前 1h 内或 4h 以上给常规剂量的哌替啶，对新生儿的抑制程度与没有用药的新生儿无明显差异。

(2)芬太尼：芬太尼半衰期短，因此适用于分娩中连续用药，可以静脉给药也可以患者自控给药，但由于芬太尼对胎儿的不良影响而使其在产科中的应用受到限制。芬太尼可迅速通过胎盘，其产科麻醉或镇痛的常用剂量为肌内注射 50～100μg 或静脉 25～50μg，静脉注药后 3～5min 作用达高峰，维持时间 30～60min。有研究认为，在分娩过程中使用芬太尼(肌内注射或静脉注射)，新生儿纳洛酮的使用率明显升高。但芬太尼最常用于硬膜外分娩镇痛，低浓度的局麻剂复合小剂量的芬太尼从硬膜外给药，镇痛效果良好且对母婴无不良影响，在临床上应用很广。

(3)吗啡：因为胎儿的呼吸中枢对吗啡极为敏感，因此，常规剂量的吗啡就会造成胎儿明显的呼吸抑制，现在吗啡基本上已被哌替啶、芬太尼等药取代。

(4)瑞芬太尼：瑞芬太尼是一种作用强的短时效 μ 阿片受体激动剂，其在血液中被非特异性酯酶代谢。瑞芬太尼在血浆中代谢迅速，半衰期 1.3min，持续使用无蓄积效应。临床有研究表明，瑞芬太尼可对产妇提供良好的镇痛，同时对胎儿无明显的不良反应。但是，瑞芬太尼在产科中应用时间还短，需要更进一步的证明。

(5)布托啡诺和纳布啡：这是两种合成的阿片受体激动-拮抗剂，2mg 布托啡诺或 10mg 纳布啡对呼吸的抑制作用和 10mg 吗啡的作用相当。但再增大剂量，呼吸抑制的作用并不随着剂量的增大而增加。这两种药的临床剂量可引起胎心的改变，和上述阿片类对比，没有研究证明这两种药有什么特别的优点。

(6)非麻醉性镇痛药曲马多：镇痛效价约为吗啡的 1/10，其对呼吸循环的影响轻微。曲马多起效稍慢，但镇痛时间长，可维持 4～6h，因此适合于分娩镇痛的孕妇。分娩时，100mg 曲马多静脉单次应用，对母婴没有明显不良影响。

2. 镇静安定剂

(1)地西泮(安定)：在分娩过程中可用于镇静和抗焦虑，但其容易通过胎盘，静脉注射 10mg 在 30～60s 或肌内注射 10～20mg 在 3～5min 即可进入胎儿。地西泮在新生儿的半衰期较长，可能导致胎儿出生后镇静、肌张力减退、发绀及对应激的损害。

(2)咪达唑仑：为高度亲脂性，微溶于水，可迅速透过胎盘，但透过量少于地西泮，对胎儿的影响尚不清楚。抗焦虑、催眠及抗惊厥的效力为地西泮的 1.5～2 倍。本身无镇痛作用，但可降低吸入全麻剂的最小肺泡浓度(MAC)，与麻醉性镇痛剂有协同作用；有一定的呼吸抑制作用，对血流动力影响轻微。在产科麻醉方面可用于不能够使用硫喷妥钠或丙泊酚进行全麻诱导的产妇。

(3)氯丙嗪和异丙嗪：主要用于先兆子痫和子痫病人，以达到解痉、镇静、镇吐及降压作用。氯丙嗪过量引起中枢抑制，少数敏感者可出现一过性黄疸，患有严重肝损害者慎用。有研究报道氯丙嗪的抗应激作用可提高新生儿复苏成功率。临床多与哌替啶、异丙嗪合用。异丙嗪静脉注射1.5min后即出现在脐静脉血中，15min之内达到平衡。异丙嗪是在产科中最常使用的吩噻嗪类药物，常和哌替啶联合使用。

3. *全身麻醉剂*

(1)硫喷妥钠：硫喷妥钠是产科最常用的全麻诱导剂。临床研究表明，全麻时用4～7mg/kg硫喷妥钠诱导，对新生儿并没有明显的影响。虽然硫喷妥钠可迅速通过胎盘，但临床检测胎儿脑血硫喷妥钠的浓度却并不高，因为进入胎儿的硫喷妥钠绝大部分被胎儿肝代谢或被胎儿体循环的血液稀释。大剂量硫喷妥钠可能抑制新生儿呼吸，故应限制剂量不超过7mg/kg。因胎儿窒息而需做急症剖宫产时由于巴比妥类药对脑似有保护作用，故可考虑本药作麻醉诱导。

(2)氯胺酮：氯胺酮可迅速通过胎盘，但静脉用1～1.5mg/kg氯胺酮对胎儿没有明显影响。有报道静脉用2mg/kg以上的氯胺酮对胎儿产生了呼吸抑制，因此，产科麻醉一般不超过2mg/kg。氯胺酮有交感兴奋作用，故高血压的孕妇禁用。

(3)异丙酚：为新的静脉催眠药，催眠效能较硫喷妥钠强1.8倍。起效快，维持时间短，苏醒迅速。本药可透过胎盘，大剂量使用(用量超过2.5mg/kg)可抑制新生儿呼吸。本药说明书强调：妊娠期异丙酚除用作终止妊娠外，不宜用于产科麻醉。但也有人报道：异丙酚用于剖宫产有许多优点，病人迅速苏醒，并未引起新生儿长时间抑制。但异丙酚无论用于全麻诱导或维持，很多产妇发生低血压，易影响胎儿血供，故应慎重。

(4)依托咪酯：依托咪酯0.3mg/kg可用于孕妇的麻醉诱导，但插管反应较强，新生儿评分和硫喷妥钠相似。依托咪酯可用于血压低、心血管功能较差的孕妇。

(5)肌肉松弛剂：在临床剂量下，无论是去极化肌松剂还是非去极化肌松剂都可安全的应用于产科麻醉，因为各类肌松剂都具有高度的水溶性和高离解度，不容易通过胎盘，对胎儿几乎没有影响。

(6)氧化亚氮：氧化亚氮除用于分娩镇痛外，还经常用于产科麻醉的维持。氧化亚氮具有较强的镇痛作用，可迅速通过胎盘，对母婴无明显的不良影响。氧化亚氮可促进子宫的收缩，使收缩力和频率均增加，对母亲有利。当然，当使用高浓度的氧化亚氮时，应警惕缺氧的发生。氧化亚氮的麻醉作用较弱，不能单独用于麻醉维持，必须复合其他吸入麻醉药。

(7)氟烷、安氟烷和异氟烷：氟烷对宫缩的抑制作用较强，安氟烷和异氟烷次之。因此如果剖宫产麻醉维持用高浓度的上述全麻药，会明显地抑制宫缩，导致胎儿取出后子宫收缩不良，增加手术出血量。因此，剖宫产的麻醉维持最好使用较高浓度的氧化亚氮复合低浓度的安氟烷或异氟烷。临床研究表明，50%的氧化亚氮复合低浓度强效的麻醉剂(0.5%氟烷或1%以内的安氟烷、异氟烷)，麻醉效果较好，对子宫收缩的影响轻，对新生儿没有明显的影响。

4. *局部麻醉剂*　产科麻醉和镇痛常用的局麻药包括利多卡因、布比卡因、罗哌卡因、2-氯普鲁卡因。利多卡因多用于剖宫产的麻醉，1.5%～2%的利多卡因用于硬膜外麻醉，对母婴安全有效。而布比卡因和罗哌卡因因为在低浓度时具有运动-感觉神经分离阻滞的特点，常用于分娩镇痛。

(1)布比卡因：布比卡因是一种酰胺类长效的局麻剂，通常用于产科蛛网膜下腔阻滞或硬膜外分娩镇痛。布比卡因具有较高的蛋白结合率，胎盘的转运率较低(脐血和母血的浓度比为0.3左右)，从硬膜外进入母血的布比卡因只有极少量进入胎儿。因此，临床常用的低浓度布比卡因用于分娩镇痛对胎儿没有影响。布比卡因低浓度时有明显的运动-感觉神经阻滞分离的特点，因此较早地应用于分娩镇痛。现在临床上分娩镇痛常用的布比卡因浓度为0.07%～0.125%布比卡因与1～2μg/ml芬太尼混合液，对运动神经影响轻微且对产程影响小，对母婴安全可靠。

关于布比卡因的心脏毒性，研究证明布比卡因的心脏毒性大于利多卡因，且布比卡因引起的心搏骤停很难复苏。既往的资料表明，当使用较高浓度的布比卡因(0.5%～0.75%)行产科麻醉时，孕妇发生心脏毒性反应的可能性增大。布比卡因发生心脏毒性的机制和利多卡因一样，都是阻滞心脏的钠通道，不同的是布比卡因和心脏钠通道的结合更持久，不容易解离。回顾性调查表明，布比卡因的心脏毒性反应大多数都发生于剖宫产麻醉的病人，这可能是因为孕妇硬膜外血管怒张，导致局麻药的吸收速度加快，也使硬膜外导管误入血管的概率增加。因此美国FDA禁止将0.75%布比卡因应用于产科麻醉。布比卡因由两个同分异构体组成，分别为S^-和R^+型，而临床常用的为这些异构体混合物的消旋体。布比卡因的毒性作用主要由R成分引起，因此导致了研究者开发了S异构体的临床应用，分别为罗哌卡因(布比卡因丙基同型化合物的S异构体)和左旋布比卡因(布比卡因的S异构体)的临床应用。

(2)罗哌卡因：罗哌卡因的基本结构和布比卡因相似，低浓度时运动-感觉神经阻滞分离的特点更明显。和布比卡因相比，罗哌卡因的代谢速度快，蛋白结合率更高，脂溶性较低，而胎盘的转运率相似。因此，从母血进入胎儿的药量少于布比卡因，且在胎儿中存留的时间短，相对布比卡因更为安全。罗哌卡因最常用于硬膜外分娩镇痛，其浓度和布比卡因相似，一般为0.075%～0.125%罗哌卡因和1～2μg/ml芬太尼混合液，以0.1%罗哌卡因和1μg/ml芬太尼混合液最为常用，其对运动神经的影响比布比卡因更小，对母婴安全可靠。

罗哌卡因的心脏毒性大于利多卡因，但明显小于布比卡因，且清除速度更快。因此，罗哌卡因的安全剂量明显大于布比卡因。两药用于分娩镇痛效果相当，布比卡因对运动神经阻滞程度可能略大于罗哌卡因。由于现在分娩镇痛中使用的局麻药浓度都很低，所以两药对母婴都没有明显的不良影响，都广泛应用于硬膜外分娩镇痛。

(3)左旋布比卡因：左旋布比卡因为布比卡因的S异构体(即左旋)，和布比卡因的临床药效相似，但其安全性明显高于布比卡因。因此，左旋布比卡因可能比布比卡因更适合用于剖宫产的硬膜外麻醉。和布比卡因一样，左旋布比卡因也能通过胎盘。研究表明，择期剖宫产手术中使用0.5%左旋布比卡因和布比卡因，两者在感觉和运动神经阻滞的起效时间、消退时间、麻醉效力及肌松方面效果相当。

(4)利多卡因：利多卡因是产科麻醉中最常用的局麻药，其起效迅速并且能用于维持麻醉。利多卡因心脏毒性小，对母婴影响小，能较安全地应用于产科麻醉。近年来有研究认为2%以上浓度的利多卡因溶液可能引起短暂而轻微的神经刺激，应该引起注意。

(三)区域麻醉对心功能的影响

区域麻醉主要指硬膜外麻醉及脊麻，总体来说，硬膜外麻醉及脊麻对心功能的影响主要取决于交感神经阻滞的范围。阻滞平面越高，影响越明显。硬膜外阻滞平面达到胸10(T_{10})属较低的阻滞平面，可以获得满意的分娩镇痛效果，且对血流动力学波动很小，因此大多数心脏病的产妇可以接受。但是剖宫产则需达到更高的阻滞平面才能满足手术要求，需用较大量药效较强的局麻药甚至阻滞至胸4～胸6平面(T_4～T_6)。交感神经阻滞平面与感觉神经阻滞平面并不一致，通常交感神经阻滞平面比感觉、运动神经阻滞平面高几个节段。若感觉神经阻滞在T_4平面，大多数心脏交感神经可能被阻滞(T_1～T_4)，引致严重的血流动力学改变。虽然局麻药引起如此广泛的交感神经阻滞，但只要严格管理，血流动力学变化还是可以控制的。在严格管理下，大多数合并心脏病的产妇(包括右向左分流)容易耐受硬膜外麻醉分娩及剖宫产术。

除了阻滞平面外，阻滞的起效速度也决定了血流动力学变化的程度。例如，由于蛛网膜下腔阻滞快速起效容易导致平均动脉压急剧下降，因此，对于大多数合并心脏病的产妇并不适宜实施腰麻。

1. *对前负荷的影响* 由于区域麻醉扩张静脉容量血管、大量血液停留在外周血管、导致静脉回流及心排血量减少，前负荷减少。通常可通过适当的输液、尽量避免压迫主动脉及腔静脉以减轻区域麻醉引起的低血压。合并心脏病的产妇在麻醉前即应严格控制输液。

2. *对后负荷的影响* 由于交感神经阻滞引起的小动脉张力变化小于小静脉，所以后负荷减少的程度小于前负荷。

3. *对心率的影响* 高平面的区域麻醉因阻滞心加速神经而引起心动过缓。最近的研究表明，孕妇心率变异性相对于非孕妇明显减少。接受区域麻醉行剖宫产的足月产妇的心率变异性的电流光谱表明整体变异性及高峰(被拟交感药物介导)与低谷(被拟交感药物或者交感神经系统介导)心率变异性的光谱成分比基线进一步减少。这些结果对于妊娠合并心脏病病人的意义有待进一步研究。

4. *对心肌收缩力的影响*(表 16-1-1) 区域麻醉对心肌收缩力的影响没有详尽的研究。1993 年有报道表明区域麻醉对心肌收缩力可能有不利的影响。

表 16-1-1 常用的麻醉药对正常妊娠女性的心血管效应

	心率	心搏量	体循环阻力
诱导药物			
氯胺酮	↑	↑	↑
硫喷妥钠	→↑	→↑	
丙泊酚	↓	↓	↓↓
咪达唑仑	→	→	→
芬太尼	↓	→	→↓
依托咪酯	→	→	→
吸入麻醉剂			
N_2O	↑	→	↑
七氟烷	→	↓	→
异氟烷	↑	↓	↓
地氟烷	↑	↓	→
肌松剂			
阿曲库铵	→		
泮库溴铵	↑		
越橘属(Vaccinium)	↓		
司可林	→		
产科药物			
缩宫素	↑↑	→	↓↓
甲基麦角新碱	→	↓	↑↑
米索前列醇	→↑		↓(↑PVR)
甲基前列腺素 $E_{2\alpha}$	—	—	(↑PVR)
拮抗剂			
阿托品	↑↑↑	↑	—
格隆溴铵	↑↑	→	—
新斯的明	—	→	—

注：PVR. 肺血管助力。

(四)全身麻醉对心功能的影响

心血管效应主要依赖于使用的药物、剂量及给药的速度。最显著的心血管反应发生在气管插管时,常致血压增高和心率增快。以求降低气管插管引起的心血管反应而不增加诱导剂量的方法包括:使用(快速起效的)阿片类药物、β受体阻滞剂及利多卡因等。应用肌松剂时必须使用机械正压通气,以免对心功能带来不利影响(静脉回流减少、肺循环阻力升高、心率增快)(静脉通路装置应该有空气滤过器以免栓塞,尤其是那些右向左分流的病人)。

(五)妊娠合并心脏病的监测

妊娠合并心脏病的病人在产程、产后均需严密监测血流动力学。所有合并心脏病的产妇均应持续监测无创血压、脉搏氧饱和度及心电图,标准Ⅱ导联监测心律失常最好,V_5导联监测心肌缺血最佳。动脉导管有创监测风险低,可持续监测收缩压、舒张压及平均动脉压,便于采样行动脉血气分析。中至重度有症状的瓣膜性心脏病及心肌病的产妇有必要监测肺动脉压和中心静脉压。但艾森门格综合征患者不推荐使用肺动脉导管,因为发生严重并发症的风险增高。无创脉搏氧饱和度监测对于心内右向左分流的产妇尤其重要。

二、妊娠合并先天性心脏病的麻醉管理

(一)右向左分流心脏病的病理生理及术中麻醉管理

先天性心脏病主要分为左向右分流及右向左分流的两种。法洛四联症是右向左分流的心脏病的最常见的病因。它主要包括4种结构异常:室间隔缺损、肺动脉狭窄、右心室肥厚及主动脉骑跨。血容量增加及静脉回流到右心房增加,伴随体循环阻力下降加剧了右向左分流及发绀。麻醉处理主要是尽量减轻血流动力学变化,以免加剧右向左分流,尽量避免体循环阻力减少、静脉回心血量减少及心肌抑制。体循环血管扩张药应该避免使用,因其增加右向左分流,降低氧饱和度及可能引起血压下降。有创监测是必要的,但肺毛细血管楔压可能并不能反映左心室充盈压,中心静脉压可能更加有用,因为右心室发生功能障碍的风险最大。

麻醉管理目标:避免肺循环阻力的增加或体循环阻力的下降而加剧右向左分流。触发因素包括气道阻塞、酸中毒、高气道压及高碳酸血症。

(二)左向右分流心脏病的病理生理及术中麻醉管理

左向右分流主要包括房间隔缺损、室间隔缺损、动脉导管未闭。如果没有明显的肺动脉高压,常常能很好地耐受妊娠。术中避免体循环压力下降,肺血管阻力增加,因此选择全麻相对较安全,全麻药物可选择氯胺酮等。如果选择椎管内麻醉,术中应吸氧,监测血氧饱和度,因为轻度缺氧就可增加肺循环阻力;使用低浓度小剂量的局麻剂,联合使用无防腐剂的阿片类药物,逐渐增加剂量调节合适的阻滞平面。放置桡动脉导管是有利的。对于分娩,交感神经的神经阻滞术风险相对于正压通气对产妇血流动力学的风险尚需要研究。全麻与区域麻醉各有利弊。没有证据支持一种麻醉方法比另一种好,但是当前的趋势是,只要可能,将使用区域麻醉。

先天性心脏病的病人麻醉时,切记以下几点:预防空气意外注入静脉;行硬膜外麻醉时,应该使用生理盐水无阻力试验代替空气无阻力试验来确定硬膜外腔。应该避免高碳酸血症及酸中毒导致肺血管阻力增加。

(三)主动脉缩窄心脏病的病理生理及术中麻醉管理

由于早期发现及修复,未经外科手术矫正的主动脉缩窄产妇少见。主动脉缩窄主要的血流动力学问题是血液流出受阻,导致高血压及心脏负荷增加,心室向心性肥厚。不适当的侧支循环可能导致子宫及胎盘血流量

减少，危及胎儿。主动脉缩窄难以耐受妊娠相关的血流动力学变化。体循环阻力的下降、血容量的增加，患者心排血量受限。所以左心室衰竭、主动脉夹层分离、破裂是潜在的风险。

麻醉管理目标：因为有限的心搏量已经受缩窄所决定了，对低血压的代偿能力也受到损害。由于体循环阻力下降、主动脉-腔静脉受压及在分娩期间严重失血可导致低血压。应该维持正常的外周血管阻力及适当的静脉回流，避免心动过缓。

麻醉管理与主动脉狭窄的病人相似。推荐硬膜外镇痛，对产妇及胎儿均无损害。

（四）特殊的先天性心脏病的病理生理与麻醉

1. 马方综合征　马方综合征是一种先天性遗传性结缔组织疾病，主要累及心、肺、骨骼肌系统及眼睛。

80%的马方综合征有一定程度的心脏受累。二尖瓣脱垂及升主动脉扩张是普遍特征。大多数二尖瓣脱垂伴有二尖瓣反流或心律失常。在妊娠前行二尖瓣修复可能是必要的。

妊娠对于患病女性是高危期，主动脉夹层分离通常发生在妊娠末期及产后早期。

对于主动脉根部大于或等于 4.7cm 行择期主动脉根部置换术后妊娠风险较低。妊娠将增加主动脉夹层分离的风险。妊娠期心血管的变化如血容量增加及心排血量增加可能对主动脉壁产生明显的压力。另外，由于妊娠激素的变化使扩张的主动脉壁的结构完整性进一步遭受损害。增加的搏动切应力对薄弱的主动脉壁可导致主动脉夹层分离或破裂。

麻醉管理目标：尽量减少心肌收缩力的增加。在麻醉期间严格控制血压。对于非急诊的剖宫产，可选用硬膜外麻醉。对于急诊剖宫产，唯一的选择就是全麻。为了预防气管插管引起的高血压及心动过速，麻醉前最好静脉注射拉贝洛尔及利多卡因。拉贝洛尔可安全用于减弱由气管插管引起的交感神经反应。

2. 艾森门格综合征　艾森门格综合征患者对妊娠期血流动力学变化的耐受力很差，妊娠、分娩死亡率可高达 70%。当心排血量增加引起右侧血容量超负荷时，体循环阻力下降往往加剧右向左分流。另外，妊娠期高凝状态增加血栓形成的风险。妊娠期生理性贫血可能是有利的，因为减轻红细胞增多的病态效应。

麻醉管理目标：①避免或减小体循环阻力的突然下降或肺循环阻力突然增加而加剧右向左分流；②避免或减小体循环阻力增加，这可能导致左向右分流伴随肺血流量增多进一步增加肺动脉压力；③避免心动过速；④避免或减少麻醉状态下增加肺循环阻力的因素，这包括低氧血症、高碳酸血症、酸中毒及在正压通气期间过度通气。与分娩相关的情感压力也可能引起产妇肺动脉压力增高。

麻醉监测：

(1)脉搏氧饱和度：吸氧(补充氧气的处理对患者有利)可增加吸入氧的浓度，可提高产妇及胎儿血氧饱和度的增加。另外，吸氧可减少发绀型先天性心脏病病人肺血管阻力。

(2)有创动脉压：对于精确的测量血压及血气分析是必要的。

(3)中心静脉压及肺动脉压：麻醉医生的共识是监测右心房压力对于早期发现右心衰竭(或基础压力的变化)是必要的，尽管置入中心静脉导管存在很大的风险，但是合理的。使用肺动脉导管监测对获益与风险仍然存有争议，因此，应特别关注以下几点。

1)如果没有 X 线帮助，肺动脉导管可能很难在肺动脉内正确定位。

2)温度稀释法心排血量测量及体循环阻力的计算对于存在心内分流量大或双向分流

的病人无效。

3)肺动脉压常常增高及不变,因此测得的数据可信度有限。

4)其他并发症如空气栓塞、气胸及心律失常对于这些病人可能是致命的。

硬膜外麻醉下剖宫产指南:

(1)检查凝血功能状态(某些产妇接受抗凝治疗)。

(2)适度镇静下进行有创监测,严格控制输液。

(3)面罩连续给氧。

(4)小剂量分次给药缓慢阻滞。

(5)避免使用空气阻力骤失技术。

(6)避免使用空气或者肾上腺素作"试验剂量"。

(7)维持前负荷,避免主动脉和腔静脉受压,连续静脉输入晶体液。使用小剂量的苯福林预防平均动脉压的降低。按需补偿失血量。

全麻下行剖宫产:严重的右向左分流时,静脉诱导药起效比正常快,而吸入麻醉药起效慢。大剂量以麻醉镇痛药为基础的全麻诱导血流动力学波动较小。术前口服抗酸药、H_2受体拮抗药及压迫环状软骨可减少肺误吸风险,但产后产妇及新生儿可能需继续机械通气。尽管存在这些问题,仍比常规静脉或吸入诱导安全,因为减轻了心肌抑制。

3. 原发性肺动脉高压 原发性肺动脉高压患者在妊娠期及产后早期死亡率达40%。麻醉管理对于大多数有经验的产科麻醉医生来说极具挑战性。

随着肺动脉高压而发展至右心室肥厚,可能在妊娠后期进展到右心室衰竭,表现为心排血量的减少或相对不变,中心静脉压增高伴有肝脏被动充血,外周水肿。发绀、胸痛、呼吸困难发展到死亡。硬膜外麻醉潜在的风险包括与体循环阻力下降相关的顽固性的低血压。与全麻相关的主要风险是由于快速诱导、喉镜检查及气管插管、静脉及吸入麻醉药引起的心肌抑制进一步增高肺动脉压。如果阴道分娩或剖宫产出血过多,不应选择子宫肌内注射前列腺素类药物,尤其是前列腺素 $F_{2\alpha}$,可引起肺动脉高压、支气管痉挛或体循环低血压。可使用其他方法止血。

麻醉管理目标:避免肺动脉压力及肺血管阻力的增加,避免高碳酸血症、缺氧、肺过度充气及血管收缩药。维持前负荷,尽早纠正体液及血液丢失,避免直立性低血压。硬膜外阻滞时缓慢诱导,尽量减小体循环阻力的变化。避免负性肌力的药物,预防急性顽固性右心衰竭。注意监测疑似艾森门格综合征的病人。

剖宫产麻醉推荐全麻,使用大剂量阿片类药物或吸入麻醉(如氟烷)技术。最严重的并发症是右心衰竭,可在严密监测下用多巴酚丁胺联合硝普钠稳定血流动力学。另方面,亦有报道硬膜外麻醉的成功例子。

三、妊娠合并获得性瓣膜性心脏病术中麻醉管理

(一)狭窄性瓣膜性心脏病的病理生理及术中麻醉管理

1. 二尖瓣狭窄 二尖瓣狭窄在妊娠女性是最常见的瓣膜疾病,主要病因是风湿性心脏病。二尖瓣狭窄导致左心房压力及容量超负荷、左心室充盈不足,肺淤血,中、重度患者进而出现肺动脉高压和右心室压力超负荷致功能障碍或衰竭。多伴有心房颤动,部分有血栓形成。

二尖瓣面积小于1.5cm^2(或按体表面积为1cm^2/m^2),妊娠发生肺水肿、充血性心力衰竭、心律失常及胎儿子宫内生长迟缓的风险。有症状或估计肺动脉收缩压>50mmHg的患者应该用β受体阻滞剂治疗,选择阿替洛尔或美托洛尔限制宫缩影响的风险。若存在肺充血的表现需使用利尿药。

硬膜外阻滞可能导致血压骤降,应谨慎注药。对于手术分娩,产妇的体位是关键。

斜坡位将增加左心房压力，头高位将减少静脉回流。使用甲基麦角新碱需要慎重考虑，因为它可以增加体循环压力，由于缩宫素对体循环阻力及PCWP的作用，且其有引起反射心动过速的作用，应该慎重选择。伴有二尖瓣狭窄的病人，房颤可以选择心脏复律、β受体阻滞剂、钙通道阻滞剂的治疗措施。

(1)麻醉管理目标：二尖瓣狭窄妊娠女性的麻醉应该注意以下几点。

1)心率控制至关重要，因为心动过速(恐惧、疼痛、用力)导致舒张期缩短，左心室前负荷及心排血量减少。在严重的二尖瓣狭窄病例中，如果没有相应的前负荷的增加，心动过缓也可能会导致心排血量减少。因此心率最好控制在70～90次/分。

2)避免各种增加肺循环阻力的因素(低氧血症、高碳酸血症、酸中毒、肺充气过度)。另外应该避免使用前列腺素 $F_{2\alpha}$ 治疗宫缩乏力或出血，因为它可能引起肺循环阻力的增加。

3)避免因血容量不足或者交感神经活性下降(区域麻醉或者全麻)引起的低血压及心动过速。

4)增加血容量(子宫收缩，头低30°～40°，针对区域麻醉行强有力的扩容)可能导致肺水肿。

5)窦性节律对于维持心排血量非常重要。如果病人发生房颤、房扑或者室上性心动过速，必须通过心脏复律或者药物干预，如腺苷、β受体阻滞剂、钙通道阻滞剂立即给予转复。

大多数学者推荐使用硬膜外镇痛分娩，防止宫缩疼痛及鼓励产妇坚持经阴道分娩，同时可能保持整个产程心血管功能的稳定。器械助产不增加痛苦，可推荐选择。

(2)剖宫产术的麻醉：因为体循环阻力下降及输液过多对二尖瓣狭窄的产妇不利，因此，硬膜外麻醉需要逐渐增加局麻剂缓慢滴定阻滞平面。局麻剂不加肾上腺素，因其导致的血管扩张程度更加明显，还可能引起心动过速。感觉阻滞平面不应该超过 T_5，因为阻断了在 T_1～T_4 的心脏加速神经可能导致心动过缓。低血压是硬膜外麻醉的主要并发症，应该通过子宫左侧位及慎重的输注胶体而避免。如果血压不能快速的恢复，应该使用苯福林或间羟胺而不用麻黄碱。警惕仰卧位低血压综合征的发生。

另外可选用腰硬联合麻醉，注入小剂量的阿片类药物如芬太尼、舒芬太尼、吗啡在蛛网膜下腔中随后放置硬膜外导管可能有助于减少局麻药剂量及浓度。

二尖瓣狭窄的产妇全麻下剖宫产可能弊大于利。麻醉实施快速、低血压发生率低、间歇正压通气对氧合作用及间质性肺水肿的有利效应是全麻的主要的优点。另一方面，气管插管及机械通气可能与高血压、心动过速、心律失常及肺动脉高压有关。另外的不利是麻醉剂引起的心肌抑制。麻醉剂通过胎盘引起新生儿抑制。如果选择全麻，建议使用不引致心动过速的药物(表16-1-2)。对于严重二尖瓣狭窄的产妇，按照心脏手术麻醉使用大剂量芬太尼技术，尽量稳定血流动力学，但使用大剂量芬太尼引起产妇及胎儿术后机械通气的时间延长。第二个选择是阿芬太尼，一种短效的阿片类药物已经用于严重二尖瓣狭窄及肺动脉高压患者剖宫产术的麻醉。由于持续时间短，产妇在手术结束时拔管，但是新生儿需要短暂的气管插管。10μg/kg的剂量将不会对胎儿产生不利影响，但是大于35μg/kg将引起新生儿抑制。使用阿芬太尼能维持良好的血流动力学效应。β受体阻滞剂的应用在预防气管插管引起的心动过速是必要的。应该选择没有正性变时性或者拟交感神经的麻醉药及神经肌肉阻滞药物。分娩期间应避免心动过速、高血压或低血压及肺动脉高压，注意维持血流动力学稳定及可能发生的心力衰竭。

表 16-1-2 产科使用镇痛药及麻醉药的药理效应

药物	剂量及维持时间	效应			备注
		心血管	子宫收缩	新生儿	
苯二氮䓬类					
地西泮	2.5～5mg,1～2h 10mg,3～4h	↓BP	无影响	低氧血症、低体温、呼吸抑制(较小)	很少用于分娩抗焦虑,主要用于子痫
咪达唑仑	1～5mg	↓BP	无影响	与地西泮作用相同	几乎很少用于分娩,剖宫产期间用于遗忘及抗焦虑
阿片类药物					
布托啡诺	1～2mg,iv/im	无影响			使用镇静剂量的阿片类激动剂及拮抗剂
芬太尼	0.3～0.5μg/kg,iv 1～1.5μg/kg,im 1μg/kg <50μg	↓HR	无影响	呼吸抑制	快速通过胎盘,可鞘内通过PCA使用,椎管内使用产生良好的镇痛,且伴有最小的交感神经阻滞
哌替啶	0.5mg/kg,im 0.3mg/kg,iv	心动过缓 直立性低血压	无影响	呼吸抑制	去甲哌替啶是一种活代谢产物,对胎儿有抑制作用,大部分发生在使用后1～4h
吗啡	2～5mg,iv; 10mg,im; 3～4mg,硬膜外用; 0.25～0.5mg,鞘内	心动过缓 直立性低血压	无影响	显著的呼吸抑制	比哌替啶更少使用,显著的呼吸抑制,在脊髓内使用可延长镇痛作用
纳布啡	10～20mg	无影响	无影响	轻度呼吸抑制	阿片类激动/拮抗剂,与吗啡具有相似的呼吸抑制。对产妇镇痛具有封顶效应
喷他佐辛	20～40mg,iv 或 im	↑HR		呼吸抑制	阿片类激动/拮抗剂,伴显著的中枢神经系统不良反应
舒芬太尼	5～10μg,iv 10～25μg,硬膜外 5～10μg,鞘内	↓HR	无影响		

（续 表）

药物	剂量及维持时间	效应			备注
		心血管	子宫收缩	新生儿	
全麻诱导类药物					
硫酚妥钠	4mg/kg	心肌抑制	无影响		在健康的孕妇证明是安全的，心脏病患者谨慎使用，如出现恶性低血压，应减少剂量
戊炔巴比妥		舒张血管作用		呼吸及中枢神经系统抑制	
依托咪酯	0.2～0.4mg/kg，iv	稳定的血流动力学	无影响	新生儿皮质醇及有轻度的低血糖	较好且稳定的CV，尤在使用5μg/kg芬太尼诱导时
氯胺酮	0.5～1.5mg/kg，iv 诱导 0.2～0.3mg/kg，iv 镇痛	交感神经兴奋作用：↑HR ↑BP ↑SVR ↑CO	大剂量时刺激子宫收缩	无显著呼吸抑制	分离麻醉，可作为区域麻醉的补充，由于支气管扩张作用，适应于哮喘病人的麻醉
丙泊酚	2～2.5mg/kg	低血压	无影响	抑制新生儿：Apgar评分低及神经行为评分低	在妊娠合并心脏病的病人不常用
异氟醚	0.5%～1%	↓CO ↓BP ↓SVR	子宫松弛		过去常常用于胎盘滞留的子宫松弛，子宫倒置
氟烷	0.3%～0.8%	↓CO ↓BP ↓SVR	无影响	呼吸抑制	过去常常用于为胎盘滞留提供子宫松弛，子宫倒置
N_2O	30%～50%	↑SVR ↑HR	无影响	如果分娩时间延长，出现呼吸抑制	在全麻期间普遍作为吸入麻醉剂的辅助用药
神经肌肉阻滞剂					
阿曲库铵	0.2～0.5mg/kg	↓BP ↑HR	无影响	无影响	不管器官功能状态如何，都可快速清除
箭毒	0.2～0.5mg/kg	↓BP	无影响	无影响	组胺释放，低血压，可能发生哮喘
泮库溴铵	0.08～0.1mg/kg	↓BP ↑HR	无影响	无影响	作用时间长，可引起心动过缓

（续 表）

药物	剂量及维持时间	效应			备注
		心血管	子宫收缩	新生儿	
司可林	1～1.5mg/kg	缓慢性心律失常	无影响	无影响	在剖宫产中使用最普遍的肌松药。延长硫酸镁的作用时间
维库溴铵	0.08～0.1mg/kg	稳定的血流动力学	无影响	无影响	心脏病病人可选择的药物
变力作用药物					
氨力农	开始治疗 750μg/kg >2～3min 5～10μg/(kg·min)	负荷剂量可能引起↓BP	可能引起子宫松弛	没有评估	
多巴酚丁胺	1 ～ 100μg/(kg·min)	↑MAP	直接影响UBF	没有评估	间接可能通过稳定产妇血流动力学变化而引起UBF增高
多巴胺	1～10μg/(kg·min)	↑MAP			增加子宫血流的阻力，可能减少血流，间接可能通过稳定产妇血流动力学变化而引起UBF增高
肾上腺素	0.5mg单次推注，2～10μg/(kg·min)	↑MAP		没有评估	
米力农	开始治疗：50μg/kg单次推注>10min 然后0.375～0.75μg/(kg·min)	↑MAP	UBF 增高达到20％	没有评估	
肼屈嗪	5～10mg，iv	↓MAP	↑UBF	大量经验表明对胎儿的不良反应很少	很强的子宫松弛作用
硝酸甘油	0.4～0.8mg，SL 0.5～40μg/min	↓MAP	↑UBF		
硝普钠	0.5 ～ 3μg/(kg·min)	↓MAP	↑UBF	胎儿氰化物中毒	注意产妇及胎儿氰化物的毒性，短期可产生耐受性。增加剂量不能高于3μg/(kg·min)

（续　表）

药物	剂量及维持时间	效应			备注
		心血管	子宫收缩	新生儿	
血管收缩药物					
麻黄碱	5～15mg,单次推注	↑ HR ↑ BP	↑UBF	无影响	如果无心动过速的禁忌证，可选择作为升压药物，如重复使用，其将失去作用
间羟胺	0.1～2mg/min	↓ HR ↑ BP	↓UBF	无影响	
去甲肾上腺素	0.05～0.15 μg/(kg·min)	↑MAP		无影响	其他维持血压的方法失败或心动过速对患者不利时
苯福林	50～100μg 单次注射 0.1～0.5 μg/(kg·min)	↓ HR ↑ BP	↓UBF	无影响	同去甲肾上腺素
钙通道阻滞剂					
硝苯地平	10mg,SL 10～20mg,口服	子宫肌张力下降		对胎儿无明显的不良反应	
维拉帕米	5～10mg,iv			对胎儿无明显的不良反应	
抗心律失常药物					
胺碘酮	200～500mg,qd		无明显影响		能通过胎盘屏障，但对胎儿无明显的不良反应
溴苄铵	5～10mg/kg ＞20min 然后 1～2mg/min				
利多卡因	1mg/kg 单次推注，必要时重复给予 0.5mg/kg，持续输注 1～3mg/min				
苯妥英钠	100mg＞5min 直至心律失常被控制，最大剂量 1g				监测血药浓度
普鲁卡因胺	100mg/5min 直至心律失常被控制，然后 1～4mg/min				监测血药浓度
奎尼丁	200～400mg 口服				监测血药浓度

注：BP. 血压；CV. 心血管；HR. 心率；iv. 静脉用药；im. 肌内注射；MAP. 平均动脉压；CO. 心排血量；PCA. 病人自控镇痛；SL. 舌下；SVR. 体循环阻力；UBF. 子宫血流量；↑. 增加；↓. 减少。

2. 主动脉狭窄 主动脉狭窄在妊娠合并心脏瓣膜疾病中占 0.5%～3%。病理生理特点：排血受阻，左心室压力超负荷，心排血量受限。左心室明显肥厚或轻度扩张，左心室顺应性下降，心室壁肥厚伴有心内膜下缺血，心肌做功增大，心肌需氧量增高。妊娠期母体及胎儿的风险与狭窄程度有关。血流动力学方面，主动脉孔减少的面积主要与左心室舒张末压增加及心搏量受限有关。如果在妊娠期出现左心衰竭的症状，分娩期间应进行有创监测如肺及桡动脉导管测压。

(1)麻醉管理目标：选择的麻醉应该：①保持合适的前负荷；②避免后负荷显著减少；③避免心肌抑制；④保持窦性心律及心率维持在 70～90 次/分。

(2)分娩镇痛：主动脉狭窄由于每搏量受限制，心脏主要靠增加心率来代偿后负荷的减低。

如果选择硬膜外镇痛，重复小剂量局麻药必须认真滴定到预期水平。局麻剂的试验剂量及接下来需要注入硬膜外的量应该避免加入肾上腺素是明智的。可替代的选择是，把阿片类药物与局麻药混合可降低后者的浓度，因此，减少交感神经阻滞程度。吗啡鞘内注射可能是减少疼痛同时伴有稳定血流动力学的另一种选择。

(3)剖宫产麻醉：对于合并主动脉瓣狭窄的产妇优先考虑全麻，使用硫喷妥钠或硫喷妥钠/氯胺酮诱导，N_2O/O_2/肌松维持麻醉。应该避免使用大剂量硫喷妥钠及吸入麻醉药，因为它们对心肌及血管弹性有抑制作用。使用依托咪酯及阿芬太尼来诱导麻醉产生良好的血流动力稳定。然而，新生儿需要气管插管、通气支持及纳洛酮。低血压应该使用 α 受体激动剂(苯福林)立即处理。如果出现心动过速，应该使用小剂量逐渐增加普萘洛尔或依酚氯铵。

(二)反流性瓣膜性心脏病的病理生理及术中麻醉管理

1. 二尖瓣关闭不全 妊娠期二尖瓣关闭不全发病率仅次于二尖瓣狭窄。由于二尖瓣关闭不全，部分血液反流至左心房，导致前向搏出量减少，左心室容量超负荷状态。反流的程度取决于二尖瓣口的大小、收缩期的长短及左心房室压力差。

一般来说，二尖瓣关闭不全的孕妇能较好地耐受妊娠。妊娠期外周血管阻力降低有利于耐受血容量增高。而妊娠期血液的高凝状态增加了栓塞的风险。如果病人有栓塞病史，整个妊娠期均须持续抗凝治疗。另外，所有抗心律失常的药物也应该继续使用。

在妊娠期，随着 CVP 与 PCWP 增加及体循环阻力减少，反流程度减少。病人常常可在硬膜外麻醉或者腰硬联合麻醉下经阴道分娩。血容量及心排血量的增加将加重顺向的反流瓣膜的容量负荷。但是体循环阻力的下降减少反流程度，这将部分代偿前者。在主动脉反流的病人，由于心动过速引起的舒张期缩短也有助于减少反流的容量。如果血压不是很低，她们需要使用利尿剂及血管扩张剂，其目的是为了进一步的减少后负荷。血管紧张素受体拮抗剂及血管紧张素转化酶抑制剂是禁忌的。从早期到中期妊娠，停用肼屈嗪，在妊娠晚期唯一可利用的血管扩张药物是硝酸盐及二氢吡啶类钙离子通道阻滞剂。

(1)麻醉管理目标：二尖瓣关闭不全的产妇的麻醉管理应力求做到以下几点。①避免或者预防体循环阻力增加(疼痛、焦虑、浅麻醉)；②避免心肌抑制的药物；③维持窦性节律；④避免低氧血症、高碳酸血症及酸中毒，这可能增加肺循环阻力。

大多数二尖瓣关闭不全的产妇施行区域麻醉可达到以上目标。

(2)镇痛分娩：对于二尖瓣关闭不全的产妇，强烈推荐硬膜外镇痛分娩。除了镇痛作用外，还可导致外周血管阻力下降，因此减少后负荷及增加心排血量。体循环阻力下降部分是由于产妇疼痛的减轻及血浆儿茶酚胺水平下降所介导，部分是由于交感神经阻滞及血管张力下降所介导。硬膜外阻滞导致外周血管阻力降低、肺毛细血管楔压降低、心排血量增大，还可导致前负荷的减少，须输液治疗。同时必须维持子宫左倾。

如果血压下降，可选用麻黄碱，因其有正性变时性及变力性的效应。在提供良好的镇痛同时，硬膜外联合使用阿片类药物与局麻药可以减少体循环阻力突然变化的潜在可能。

(3)剖宫产麻醉：硬膜外麻醉对于合并二尖瓣关闭不全的产妇剖宫产是可选择的方法。面罩给氧、左倾子宫、慎重的液体管理及合适的硬膜外阻滞平面为保障产妇安全的措施。麻醉建议经硬膜外导管重复注射小剂量局麻药，目的是逐渐扩大阻滞平面最终限制在 T_5 水平以下。一旦阻滞达 T_2 水平时，所有心脏加速神经被阻滞，导致心动过缓。Cunningham 及其他研究员报道，在硬膜外阻滞达 T_2 水平期间，那些二尖瓣关闭不全的孕妇发展到心动过缓时，收缩压及心脏指数均下降。必要时，可选用麻黄碱纠正。如果只出现心动过缓而没有显著的低血压，静脉注射阿托品即可。

与硬膜外麻醉相关的另一个问题是并发的静脉容量增加。这需要慎重的输液管理以维持合适的左心室容量。然而，由于子宫收缩排出血液进入循环，同时由于硬膜外阻滞消退引起的交感神经张力恢复，在第三产程可能发生肺水肿。这时可用利尿药减少前负荷及同时使用持续硬膜外麻醉减轻后负荷的方法。

如果选择全麻，应该预料到可能发生外周血管阻力升高，应该考虑采取一些措施如在气管插管前加深麻醉及使用血管扩张药物(硝酸甘油或硝普钠)。如果心室功能正常，使用一些常用的麻醉诱导药物就合适。左心室功能良好的病人，以笑气、氧气并谨慎地配伍强有力的吸入麻醉剂维持全麻。在极严重的病人，应该考虑使用大剂量的芬太尼或阿芬太尼麻醉。谨防低体温增加肺动脉压力及术后寒战增加氧消耗、体循环阻力及肺血管阻力。房颤治疗同二尖瓣狭窄：使用心脏复律、β受体阻滞剂、钙通道阻滞剂。

2. *主动脉瓣关闭不全*　90%以上主动脉瓣关闭不全的孕妇在妊娠期是无症状的。如发生症状的病人未经处理将会增加心脏的负荷。血流动力学方面，血液通过关闭不全的主动脉瓣反流入左心室，使左心室负荷加重，左心室腔逐渐增大、心肌肥厚，最后发展为左心室衰竭，前向心搏出流量减少及舒张期容量增加。

(1)麻醉管理目标：①减少体循环阻力；②避免心肌抑制；③维持适当的前负荷；④保持窦性心律及避免心动过缓(心率维持在75～85次/分)。

(2)分娩镇痛：硬膜外镇痛可扩张外周血管、减轻后负荷，改善左心室的功能。建议重复注射小剂量局麻剂，密切监测阻滞平面及血容量的状态。

(3)剖宫产麻醉：与二尖瓣关闭不全相似，可选择硬膜外阻滞及相似的管理计划。如果选择全麻，应该采取相同的预防措施。依托咪酯联合芬太尼(5～10μg/kg)诱导稳定气管插管时及插管后的血流动力学变化。如果产妇出现严重的左心室衰竭，可用硝普钠减轻后负荷，必要时联合使用多巴酚丁胺增强心肌收缩力，改善心功能。

应该衡量硝普钠在利大于弊时才使用。大量硝普钠及氰化物通过胎盘可能产生胎儿毒性，而且新生儿对氰化物的代谢能力减低。证据表明小剂量硝普钠是安全，不会危害胎儿或诱发酸中毒。

四、妊娠合并心肌病的麻醉管理

(一)妊娠与肥厚型心肌病

肥厚型心肌病特点是左心室不同程度的肥厚，非对称性或者球形性。可能出现左心室流出受阻。受阻的程度及出现受血流动力学变化条件及治疗操作的影响。受阻程度在以下事件中将恶化，如增加心肌收缩力（疼痛、浅全麻）、心动过速、静脉回流减少或诱发外周血管扩张（主要是区域麻醉）等。

妊娠期血容量的扩张可增加左心室腔的容积，因此减轻了左心室流出受阻的程度。另一方面，体循环阻力下降及心率、心肌收缩力及妊娠代谢率的增加可加重阻塞程度。因此，肥厚型心肌病的孕妇能较好地耐受妊娠引起的心血管变化，而其他因素可能加重所有症状。

1. *麻醉管理*　麻醉管理的目标：维持正常的或稍高的血容量，在分娩期间持续使用β受体阻滞剂及选用抑制心肌收缩力的麻醉剂。

如果发生房颤，必须抗凝治疗，宜用低分子肝素。如果新出现的房颤不能转复为窦性心律，经食管超声检查排除左心房的血栓后，需行直流电复律。β受体阻滞剂有助于控制房颤病人的心室率，也有助于预防复发。伴有持续性的心律失常的病人，尤其是妊娠期出现症状的室性心律失常，可能需用胺碘酮，但有诱发胎儿甲状腺功能低下的风险。胺碘酮与β受体阻滞剂联合使用特别有效。

2. *减轻分娩疼痛的麻醉*　在分娩期间减轻疼痛的建议包括全身用药，吸入镇痛或者宫颈旁及阴部神经阻滞。如果严格控制好血容量及避免主动脉-腔静脉受压，硬膜外麻醉是安全的。推荐使用稀释的局麻药加上镇痛药，并且缓慢诱导阻滞，避免严重的血流动力学波动。在局麻药中不应该添加肾上腺素。对于低血压的治疗，首选纯α受体激动药如苯福林。应该避免使用正性变时性作用的麻黄碱。在分娩期间持续使用β受体阻滞剂减慢心率。

肥厚型心肌病的病人慎用脊麻，避免导致明显的血流动力学波动。

3. *剖宫产麻醉*　可使用硬膜外麻醉或全身麻醉行剖宫产术。无论选择何种麻醉方法，监测左心室充盈压对于正确指导围术期液体管理是必不可少的。

(二)围生期心肌病

围生期心肌病是一种罕见的特殊的扩张型心肌病，在妊娠的最后1个月或者产后5个月发生左心衰竭，既往没有心脏病病史且没有明显的病因。需与本来存在的在妊娠的最后1个月恶化扩张型心肌病鉴别诊断。

围生期心肌病病理生理特征为心室收缩功能受损，左心室射血分数下降，在出现心脏扩大的同时，左心室舒张期末压力升高，导致左心室衰竭。

很少有关妊娠期合并扩张型心肌病的报道，可能因为重症的病例已被劝阻妊娠。病例报道常常叙述明显的衰竭。围生期心肌病的女性常发生明显的液体潴留、心力衰竭，发生栓塞或心律失常的不多。不太严重的病例需要标准的抗心力衰竭治疗及密切关注左心室功能。由于体循环栓塞的风险很高，需要抗凝治疗。

1. *麻醉管理目标*　所有心肌抑制药物应该避免使用。治疗措施管理包括继续使用地高辛、利尿剂及减少后负荷。在有创监测的帮助下，血流动力学在麻醉前调整到最佳状态。所有病人均应考虑使用桡动脉及肺动脉导管监测，避免后负荷及心率的骤增。

2. *阴道分娩麻醉*　硬膜外分娩镇痛对心脏前、后负荷的减少相当有利。围生期心肌病的女性左心室充盈压增高及左心室每搏指数减少。硬膜外麻醉可减轻后负荷，对心肌收缩力影响极小。注意缓慢诱导硬膜外麻醉且严格控制液体管理。

3. *剖宫产麻醉*　大多数麻醉医生赞成使用区域麻醉，可避免全麻诱导不利的血流动力学变化，例如心率及后负荷的突然增加、麻醉药对新生儿的抑制作用。需要急诊剖宫产的产妇须全麻，因为缓慢诱导的硬膜外阻滞是不可行的。对于全麻，支持使用大剂量的麻醉药诱导。使用硝酸甘油或者硝普钠减轻后负荷，必要时同时输注多巴酚丁胺。

（三）扩张型心肌病

在妊娠期扩张型心肌病是罕见的，妊娠期的处理同围生期心肌病。在大多数病例中，医学上应该建议避免妊娠，伴扩张型心肌病的病人偶尔在早期或中期妊娠中首次被诊断。如果症状首次在妊娠的最后 1 个月发生，先前左室功能的情况不清楚，或无法回答，应注意与“围生期”心肌病鉴别。

应该建议扩张型心肌病病人避免妊娠，因为在妊娠期及产后病情恶化概率很高。一旦妊娠，如果射血分数小于 50%或和左心室直径明显高于正常值，应该终止妊娠。

如果病人拒绝终止妊娠，必须经食管超声严密监测左心室功能。应尽早入院，因为禁忌使用血管紧张素转化酶抑制剂及血管紧张素Ⅱ受体阻滞剂，治疗的选择比未妊娠更加受限制。

建议：①所有已知或疑似有围生期心肌病的女性或者有扩张型心肌病或围生期心肌病的家族史的病人，尽可能在妊娠前行超声心动图检查；②如果左心室收缩功能减退，应该阻止妊娠，因为心力衰竭的风险很高；③对于有扩张型心肌病家族史的病人，应该考虑到患病风险很高；④如果扩张型心肌病的孕妇出现恶化征象应该入院观察治疗。

五、妊娠合并冠状动脉疾病的麻醉管理

无疑，妊娠的冠状动脉疾病增加了孕妇的发病率及死亡率。由于妊娠相关的血流动力学变化，包括心排血量、血容量及氧耗量的大量增加，分娩期间恐惧、焦虑及疼痛等因素使心肌供氧与需氧的不稳定平衡进一步恶化。因此导致心肌缺血、心肌梗死及心力衰竭。

1. *麻醉管理目标*　适当的分娩镇痛可用于预防分娩疼痛引起不利的血流动力学变化。应该避免心动过速及严重的舒张压下降而导致冠状动脉灌注减少。

在田纳西大学，要求本次妊娠期间有心肌梗死病史的所有产妇及充血性心力衰竭的产妇进入产科 ICU 并使用桡动脉及肺动脉导管监测；既往有心肌梗死病史的产妇也需严密监测；所有心脏治疗药物如硝酸盐在整个分娩过程持续使用。

2. *分娩镇痛*　由于与分娩相关的疼痛、恐惧及焦虑加剧心绞痛并恶化病情，推荐尽早使用足量的麻醉剂行硬膜外麻醉。除了减轻疼痛外，还要减弱内源性儿茶酚胺分泌的增加。另外，硬膜外麻醉虽然使后负荷稍微减少，但主要影响前负荷。应该严格控制前负荷及后负荷的减少程度，以避免过度影响舒张期充盈压及冠状动脉的灌注压。监测左心室充盈压对于输液管理必不可少。

与其他类型的心脏病病人不同，伴有冠状动脉疾病在孕妇可能从强烈的感觉神经阻滞（延伸到 T_{10} 水平以上）获益，因为这能为无痛分娩及钳产提供合适的麻醉。因此，一些作者推荐使用高浓度的局麻剂，例如，更大剂量的 2%利多卡因加上芬太尼。

3. *剖宫产麻醉*　区域麻醉或全身麻醉可能需要使用有创监测。还应监测心电图 V_5 导联或其他导联显示缺血变化。严格避免后负荷、心率的增加及舒张压的下降。对于全麻诱导，推荐使用大剂量的芬太尼及快速起效的肌松剂，有利于气管插管。使用空气/氧气混合气体通气及在外科手术期间输注硝酸甘油确保血流动力学稳定。术后，病人应该在 ICU 监测至少 24～48h。术中静脉注射硝酸甘油将促进子宫松弛，尤其是使用吸入麻醉剂可能增加失血量。可能需要强有力的子宫按摩及子宫收缩剂治疗。

六、妊娠合并心律失常的麻醉管理

异位搏动及持续心律失常在妊娠期十分常见，在妊娠期它们甚至可能是第一次发生。一般情况下其治疗与非妊娠期是一样的，但

是，如果产妇情况允许的话，尽可能适当地延后治疗。

所有常用抗心律失常的药物都能通过胎盘。妊娠期药物的药动学发生变化，为了确保药物获得最大的有效性和避免毒性，孕期需要进行血药浓度的检测。

异位搏动也常常引起人们担心。室上性心动过速可通过刺激迷走神经而被纠正，如果失败，则静脉给予腺苷。电复律不是妊娠期的禁忌证，可用于血流动力学不稳定而可能威胁胎儿安全的持续性心动过速。选择性 β_1 受体阻滞剂是预防的首选药物。许多病人对普萘洛尔及维拉帕米有不适的感觉，尽管它们是有效的，但是往往引起胎儿心动过缓，维拉帕米有致便秘的作用。如果有必要，可在妊娠期对房室结折返或房室折返进行射频消融。使用合适的铅防护罩及尽量使用超声技术，尽量避免 X 线透视。

七、接受抗凝治疗产妇的区域麻醉

妊娠期使用抗凝药物有以下 3 种临床的情况：预防或治疗静脉血栓；预防心脏机械瓣膜或瓣膜性心脏病相关的全身血栓；预防与抗磷脂抗体相关的胎儿死亡或者生长迟缓。孕期使用的抗凝血药包括肝素、香豆素及水杨酸类。在整个妊娠期包括分娩期，这些药物可能单独使用或者联合使用。

需要使用抗凝治疗的产科病人采用区域麻醉存有争议。有意见认为，不应完全排斥所有的区域麻醉，应用某些抗凝血药的患者在允许的条件下仍可推荐使用。应该根据每个病人心脏及全身病理状况来衡量抗凝治疗对患者的获益与风险，从而制订合理的麻醉方案。3%～12%的病例可发生硬膜外血管损伤，无症状的硬膜外出血较常见，但是很少损伤神经。据报道，大多数神经损伤的病例是接受了抗凝治疗或者存在凝血功能紊乱的患者。前瞻性研究及大量回顾性研究证明，接受抗血小板、华法林及大剂量肝素治疗的病人实施麻醉存在一定的风险，需要接受硬膜外麻醉的患者要给予安全的管理。

目前，仍存在对抗凝治疗的产科病人采用区域阻滞的反对意见，即使在分娩开始时已经停止使用肝素的患者，如患者确实需要，也应该给予鱼精蛋白对抗治疗。对硬膜外导管拔掉后尽早恢复肝素治疗也有不同的意见。理由是，过早恢复肝素治疗可能导致硬膜外血肿形成，有并发神经后遗症的可能。

产妇常用两种抗凝血药，肝素可在皮下或静脉应用，其抗凝目标值为 APTT 达 1.5～2.5 倍的对照值；或香豆素在剂量调节下维持 INR 为 2.0～2.5。抗磷脂抗体患者应用的第 3 种联合方法包括阿司匹林与波尼松、小剂量阿司匹林或肝素抗凝治疗。在分娩期需要继续抗凝治疗的产妇有出血并发症的风险，因为肝素可延长产妇体内抗凝作用的时间。因此，所有接受抗凝治疗的病人在分娩诱导前应停用这些药物至少 24h，并证实 APTT 或 PT 在正常水平。使用普通肝素的患者出血的发生率为 5%～10%（血小板＜15 000/ml）。因此，一定要保证适当的血小板水平。

Odoom 与 Sih 的前瞻性研究中，950 位病人接受口服抗凝血药治疗后放置硬膜外导管进行血管外科手术，患者凝血试验及部分凝血时间均延长。不管其凝血状态，没有患者发生神经损伤的后遗症。Horlocker 等表明在接受抗血小板药物治疗的抗凝患者放置硬膜外导管是可行的，且没有发生神经并发症。

正在接受抗凝治疗的患者，如果需要应用硬膜外麻醉或脊麻，应用抗凝拮抗剂要谨慎。可以缓慢使用小剂量的鱼精蛋白拮抗肝素，因为可以引起潜在的体循环反应（如外周血管扩张、肺动脉高压）。香豆素效应在末次剂量使用后 48h 可自动消退。如果希望加快逆转，则需要静脉或皮下给予维生素 K 0.5～1mg，给药后 8h 内将可降低 INT 的比值;然而,加大维生素K的剂量,降低INT比值的时间将减少为6h。大剂量抗凝拮抗药用药7d后将可诱导香豆素耐药。新鲜冷冻血浆也可瞬时逆转香豆素效应,每6小时需要重复给药1次,但是,输血具有潜在病原体传播的风险。

抗凝治疗的产妇需要区域麻醉时,必须慎重衡量其神经后遗症风险的可能。如需考虑选择镇痛及麻醉技术时,应同时详细评估心室功能、肺动脉高压的情况及心力衰竭的症状。如果患者具有区域麻醉的适应证,应注意如下相关的推荐。

(1)预期需穿刺的时间内仍充分抗凝的患者应避免应用区域麻醉。在预期诱导分娩前24h应停止使用肝素,在预期诱导分娩前48h停止使用香豆素。应该检查APTT、PT及血小板以证实抗凝作用已被纠正。

(2)如果患者需要维持充分的抗凝状态,可能在硬膜外穿刺1h后继续抗凝治疗。

(3)应在抗凝作用被纠正期间,以及再继续抗凝前至少1h拔出硬膜外导管。

(4)抗凝血药物不是硬膜外穿刺或脊麻针置入的禁忌证。

总结

(1)妊娠期低风险的女性通常症状轻微,或无症状且心室功能良好,没有血流动力学的损害,或没有潜在威胁生命的心律失常。没有严重的左心室流入或流出道受阻,没有显著肺水肿或体循环高压的患者,不需要采用抗凝治疗。

(2)经充分的心脏评估后,低风险的患者可不需转院处理,但应与高危产科心脏中心保持联系。

(3)高风险的患者应在高危产科心脏中心处理,高风险的患者应在孕20周左右入院观察。

(4)分娩的方式及时机应该提前做好讨论及决定。通常建议阴道分娩,但是,除外主动脉根部扩大或主动脉夹层的马方综合征患者、未被纠正的主动脉缩窄、肺血管疾病(包括艾森门格综合征)和(或)发绀及伴置入机械瓣膜的患者,经阴道分娩的目的是缩短停用肝素的时间。硬膜外麻醉有利于那些伴发绀或心排血量受损的病人,避免使用血管扩张药物。维持适当的体循环容量负荷是重要的,但是,伴左心室流出道受阻或严重肥厚型心肌病的患者体循环不应该超负荷。有创的血流动力学监测有一定的风险,很少用于患者的监测中。

(5)预期正常分娩的患者可以预防性使用抗生素。正常分娩患者心内膜炎的风险很低,预防性使用抗生素没有被证实可以获益,但是,手术分娩、置入人工心脏瓣膜及既往有感染性心内膜炎病史的病人预防性使用抗生素是合理和明智的选择。

(6)伴肺动脉高压的患者产后的监测应该持续1周,高风险的患者应该在CCU使用连续脉搏血氧监测,因为产后仍然是风险最高的时期,肺血管阻力增加的处理并不是易事。

合并心脏病高危孕产妇的麻醉管理包括孕前心功能的评估及孕期心脏的监测,选择合适的分娩方式减轻产妇及胎儿的损害。通过有处理合并心脏疾病孕产妇丰富经验的产科、心内科、心外科、麻醉科、ICU和新生儿学科专家团队的共同协作,为患者制订理想的治疗和分娩方案,处理可能发生的产科并发症是非常必要的。大多数的结果显示,麻醉有助于产妇及胎儿的良好结局。术后的监测及ICU的处理保证了患者手术后血流动力学的稳定。麻醉学的文献强调,合并心脏病孕产妇的麻醉管理应该根据患者的个体化和治疗环境的特点来决定。

(张秀燕　谭正玲　詹　鸿)

第二节　妊娠与体外循环

2011年欧洲心脏病学会(ESC)妊娠心血管疾病治疗指南提示,在西方工业化国家的妊娠女性中,有0.2%～4%的患者合并各种不同的心脏疾病,而且,这个发病的比例还在继续增加。目前,心脏病已成为妊娠女性死亡的首要病因。在孕期,由于妊娠女性呼吸和循环所发生的改变,合并心脏病的孕妇发生急性心力衰竭的风险显著增加;另外,在妊娠合并人工心脏瓣膜血栓形成、心内膜炎、主动脉夹层破裂等的情况下,单纯药物治疗通常不足以改善患者的心功能或纠正这些急性心血管事件,只有直视下的手术才能挽救患者的生命。

妊娠期血流动力学和生理学方面的改变,使孕产妇的心肺旁路术和心脏外科手术对母亲-胎盘-胎儿系统都可产生不利的影响。研究显示,在孕产妇的心脏外科手术中,母亲的死亡率与非妊娠女性相同,但是,体外循环导致胎儿的死亡风险显著大于母体。Francesco等的回顾性研究显示,1958～1992年的报道中,共69例患者接受体外循环心脏直视手术,孕妇死亡率为0～2.9%,胚胎死亡率为12.5%～20.2%。研究认为,其原因可能是低温体外循环可触发子宫收缩、胎盘氧交换减少,流量和平均动脉压等也是体外循环下影响胎儿氧合的重要因素。因此,在孕期体外循环中应选择合理的技术措施,努力降低胚胎的死亡风险,使孕期的心脏手术不会成为妊娠延续的禁忌证。

(一)孕期体外循环的时机

妊娠期体外循环下心脏手术的母体死亡率与非妊娠女性没有显著的差异,但是,胎儿的并发症显著增加,死亡率较高,出生后婴儿神经病学的损伤可达3%～6%。妊娠第1孕季(1～12周)的外科手术,胎儿畸形的风险较高;而在第2孕季(13～28周),特别是第2孕季的早期,胎儿的器官形成已经完成,而孕妇的血流动力学还没有发生显著的改变,第3孕季(29～40周),早产和孕产妇并发症的发病率都较高。为此,ESC指南建议,心脏的手术应在药物和介入治疗失败,母体生命受到威胁的情况下进行。指南推荐,最理想的直视下心脏外科手术时期应在妊娠的第13～28周。

由于孕龄对新生儿的预后有很大的影响,随着新生儿救治技术的进步,显著改善了新生儿的预后,孕26周的新生儿生存率可达80%,但其中20%仍可伴有严重的神经病学损伤。因此,如果妊娠为26周,指南建议在体外循环前先行剖宫产分娩,但孕26周分娩的获益与以下的因素有关:性别、胎儿的体重、分娩前皮质激素的提前应用,所在新生儿单位的救治能力。如果妊娠已达28周以上,应考虑心脏外科手术前先行剖宫产。在外科手术前(至少24h),孕妇应给予皮质激素。

(二)手术体位、生命体征监护和体外循环插管(positioning, monitoring, cannulation)

在体外循环期间,子宫的位置要维持左侧卧位,在孕龄大于20周的临产妇更要保持左侧卧位以避免子宫胎盘血流的减少。体外循环期间采取右臀部抬高15°体位,可以减轻妊娠子宫压迫主动脉腔和下腔静脉,增加胎盘的灌注,增加下腔静脉回流。

必须加强对孕妇和胎儿的监护。孕妇采用有创动脉血压、连续血氧饱和度的监测。置入Swan-Ganz导管进行心功能监测。经食管超声心动图(TEE)可提供血容量、心室充盈和心脏功能、室壁节段运动、瓣膜功能等重要信息,对围术期和手术期心脏诊断和评估具有重要意义。采用经腹多普勒探头密切监测胎心状况。

选择主动脉、右心房和下腔静脉作为插管部位。避免股动脉和股静脉插管，以防止子宫血流低灌注和静脉血回流受阻。

（三）抗凝

肝素的相对分子质量较大为20 000，不能通过胎盘屏障，不会导致体外循环期间胎儿腹部和颅内出血的情况。但是，孕妇的肝素化可能存在子宫出血和胎盘剥离的风险。然而，妊娠期的高凝状态，可导致肝素抗凝不足。因此，体外循环中必须密切监测患者的抗凝水平。

体外循环（CPB）围术期凝血功能的变化应分别以凝固法、发色底物法等检测凝血酶原时间（PT）、活化部分凝血活酶时间（APTT）、纤维蛋白原含量（FIB）、抗凝血酶（AT）活性等凝血及抗凝功能指标判断血液肝素化后凝血功能的变化。各凝血指标，特别是AT活性作为CPB围术期抗凝效果的监测。有报道建议转流中应密切检测全血活化凝固时间（ACT），使之保持在480～600s。

血栓弹力图（TEG）可用于心脏直视手术体外循环前、后凝血功能的改变，可提供术后凝血纤溶功能较为全面的信息，准确反映体内凝血功能失衡，是一种实用、有效的监测手段。

至今，关于妊娠期体外循环中抗凝对母体死亡率的影响未见报道，体外循环期间或体外循环后因抗凝而发生胎盘剥离事件也未见报道。

（四）胎儿心率和胎心监护的应用

胎儿对缺氧十分敏感。胎儿宫内窘迫的时间延长、持续缺氧的情况超过10min，胎儿就不可能存活。即使较短时间的低氧事件也可增加脑瘫和其他神经病学后遗症的发病率。通常认为，胎儿心率作为判断胎儿宫内窘迫的指标，对调整体外循环参数、用药及判断胎儿预后有非常重要的意义。

自1975年起，体外循环期间应用胎心监护以判断胎儿宫内窘迫。体外循环初期，胎儿心率表现为心率减速（110～120次/分），甚至出现严重心动过缓（70～80次/分）。有学者通过增加泵流量来纠正此时的心动过缓，虽然流量的设定和增幅不尽相同，Koh从3.1L/(min·m^2)增加至3.6L/(min·m^2)，Werch从2.8L/(min·m^2)增加至4.6L/(min·m^2)，但胎儿心动过缓的情况均可不同程度地获得改善。有研究发现，体外循环启动后的瞬间，胎儿可发生代偿性心动过速达170次/分，然后，胎心监护可显示，心动过速指标回复正常。体外循环结束后，胎心频率均会增加，并可高达190次/分。Levy的报道显示，体外循环置管过程中出现的低血压可导致胎儿心动过缓，CPB中全程的胎监显示，胎心率在70～80次/分时，胎心的长、短期变异性消失。报道显示，34℃低温可导致胎儿心率减慢，但不能完全解析心率变异消失的原因。

体循环期间，子宫收缩可导致胎儿心率减慢，胎儿反应性心动过缓的原因也可以是胎盘血管阻力过高，以及胎儿应激反应所致的代谢性酸中毒，胎儿反应和心率减慢可以通过增加流量而逆转，或针对体外循环诱发宫缩的原因予以治疗而改善。

在体外循环期间减少胎儿窘迫的其他措施包括调节孕妇的体位（减轻对脐带的压迫），纠正孕妇酸/碱平衡失调、维持孕妇的血糖水平、减少血管加压药物的使用、增加孕妇的血氧饱和度，维持血容量、补充红细胞替代血液的丢失以增加携氧的能力。

（五）体外循环的预充量和流量（priming volume，flow rate）

Farmakides的研究认为，妊娠患者的血容积会显著地增加，为此，建议在短循环中减少预充量。因为妊娠患者在休息期间的心排血量可增加45%（同时周围血管阻力减少）。Conroy等的资料显示，在体外循环中血液稀释使血细胞比容减少18%，在没有使用血液制品的情况下，体外循环前或体外循环期间的胎心监护没有发现异常改变，平均主动脉压没有增高，泵流低于术前测量的心排血量。唯一的心电变化是轻度的胎儿心动过缓。在体外循环开始时基础胎心频率减少至110次/分，然后增加至120次/分，当生理的情况恢复后，胎心为138次/分。保证胎儿的O_2供是体外循环的重要因素之一（预充量对CO_2的交换不会产生显著的影响）。预充量对胎盘单位也不会产生重要的影响，既往的报道显示在不同的血液稀释情况下并没有发现异常的问题。

由于在体外循环期间CPB要保证胎儿的血液供应，所以需维持较高的流量，国内外的报道对维持流量的意见尚未统一。中国协和医科大学黑飞龙的综述引用的报道认为维持3.0 L/(m^2·min)的流量就能满足母体和胎儿的需求。也有报道流量从3.0L/(m^2·min)增加至4.0L/(m^2·min)才能满足胎儿的氧供，但也有研究认为增加流量并不能增加胎儿心率。Khandelwal等报道最高流量达到3.5～4.0L/(m^2·min)时，平均动脉压可维持77～90mmHg。Pomini及Kole等认为，流量是CPB期间影响胎儿氧合最重要的参数之一。总的来看CPB流量应在3.0μl/(m^2·min)以上，可依据满意的胎儿心率水平来调节具体的流量。

体外循环灌注流量与胎儿心率具有相关性，是体外循环期间影响胎儿氧合最重要的参数之一。适当提高体外循环灌注流量使孕妇获得合理的平均动脉压，可以保障胎儿能获得足够的氧供。一般根据妊娠患者术前的心排血量制定体外循环灌注流量，建议灌注流量大于3.0 L/(min·m^2)以上，保证孕妇在体外循环期间维持心指数在2.6～3.0L/(min·m^2)。在实际操作时，观察转流初期第1分钟胎儿的心率，根据心率的减慢或增快，适当增加或减少灌注流量，以获得理想的胎儿心率。整个体外循环过程中，均需依据满意的胎儿心率水平来调节具体的流量。

PO_2维持在200mmHg左右，既在一定程度上防止胎儿心动过缓，又避免氧超载，产生过多的氧自由基，对机体造成一定的损害。

目前由于体外循环对胎儿的影响尚未完全明晰，Francesco认为，体外循环期间，要保证胎儿合理的生理学指标必须注意以下的情况：①评估子宫动脉的血流，并与正常值比较；②评估胎儿组织的氧合程度；③评估设定的流量是否可以保证术后在长期的随访中不会对胎儿器官或系统的结构和功能产生影响。

(六)恒流/搏动性泵流(continuous/pulsating pump flow)

周成斌的综述报道显示，Khandelwal报道妊娠期体外循环中采用恒流灌注，胎儿心率减慢，子宫动脉搏动波形消失，胎儿难以存活，考虑母体非搏动型血流灌注对胎儿不利。搏动血流符合胎盘生理灌注方式，改善微循环，降低外周血管阻力，下调儿茶酚胺水平，血流在胎盘绒毛叶间隙的搏动还有利于气体和物质交换。综述介绍，在胎羊体外循环的研究中，搏动血流较非搏动血流明显增加胎盘血液供应，改善胎羊缺氧。进一步研究表明搏动血流促进胎儿、胎盘释放一氧化氮(NO)，不但有利于胎儿，而且降低母体体循环阻力，增加心排血量。Tripp等报道孕母体外循环下应用搏动血流灌注，维持胎盘血流状态，在主动脉瓣置换术后母、婴平安。综述认为，由于搏动性血流是一种低阻抗性的灌注方式，因此在妊娠期体外循环中应用具有一定的前景。

(七)体温的管理

研究表明，低温对妊娠或对子宫胎盘循环有一定的影响。低温动物实验中，血气、经胎盘的血流、胎儿器官的氧合指数不佳。Assali等关于深低温对实验犬的终末期妊娠影响的报道显示，在冷冻期子宫的阻力显著增加，子宫的血流和心排血量显著减少。子宫的血流减少与羊膜腔内压的增加和子宫张力的增加有关。

临床研究表明，母体体外循环中采用低温转流的温度如果低于 35℃，胎儿死亡率高。低温对胎儿的影响是多方面的，低温引起交感神经兴奋性血管收缩，血液黏稠性增高，增加血管阻力，影响母体对胎盘血液供应。低温条件下血红蛋白结合氧的能力增强，不利于胎盘的气体交换和氧在胎儿组织中的释放。低温下，随着子宫张力增加和胎盘血流的下降也可导致胎盘功能减低。低温还容易诱发子宫收缩，特别是在复温状态下更明显，其机制尚不明确。母体深低温引起胎儿体温明显下降，可直接导致胎儿心率减慢，心排血量下降，胎盘胎儿部分灌注不足，也影响胎盘气体交换功能。胎儿在中度或深低温的反应中可发生心律失常包括心室颤动。Pomini 等的报道显示，当低温在妊娠期心脏外科手术中应用时，胎儿的死亡率为 24%，而在同一报道常温下心脏手术的死亡率为 0。目前，还不清楚低温是否会损害胎儿心脏循环系统。事实上，在浅低温的情况下，胎儿可保留自动调节自身心率的能力，但在深低温下，胎儿和胎盘的功能可能有较大的影响。

目前普遍认为，妊娠患者如果需要接受体外循环，在体外循环期间应避免低温，特别是深低温，在任何时候都应尽可能维持正常体温或浅低温的情况。

（八）心肌保护和心脏停搏液的应用

心脏停搏液促使心脏停搏，迅速停止心脏一切电机械活动，有利于保存心脏能量储备，减少心肌能量及氧的消耗，减少二氧化碳、氢离子和氧自由基等有害物质的蓄积。

Robbin G 等的综述中提到，钾离子可以很容易地通过胎盘屏障，并可抑制胎儿心脏的活动或引起心脏停搏。如果应用高钾心脏停搏液，首先，应控制首次心脏停搏液的剂量，随后应给予常温心脏停搏液。在应用双腔套管插入术并打开右心房，做右心房顺灌和在主动脉根部做逆灌时，应恢复使用高钾心脏停搏液。应密切监测孕妇的血清钾水平，如果显著高于正常的水平，应采取措施尽快恢复正常。在体外循环期间和体外循环后应用超滤有助控制孕妇的血钾水平。

（九）在心脏外科手术期间心血管药物的应用

Josephs 和 Hindman 强调，妊娠期体外循环心脏手术中，使用的心血管药物应考虑多种因素，包括药物对子宫胎盘血流的影响、对子宫肌肉张力和分娩的影响、对胎儿直接或间接的影响或对孕妇和胎儿的不良作用。小剂量肾上腺素和多巴胺对妊娠是安全的，为了避免低血压可以在手术中应用。由于肾上腺激动药对 α 受体的激动作用，子宫的血管受 α 肾上腺素受体的控制，因此禁忌在妊娠期间大剂量应用。肼屈嗪可以降低体外循环孕妇的血压，同时可以增加肾和子宫的血流。硝普钠由于其氰化物毒性，通常禁忌在妊娠期间应用。

（十）子宫收缩

体外循环期间子宫收缩可导致胎儿心率减慢，也可导致胎儿心率变异，从而导致胎儿氧供减少，影响胎盘功能，导致胎儿宫内窘迫、流产、早产等。

体外循环引起子宫收缩的因素可能有：①内分泌改变，母亲体外循环中血液稀释，孕酮水平下降。术中直接给予孕酮能够稳定体外循环中的子宫收缩。②体外循环中产生的炎性介质（如 PGE_2、血栓素）增强子宫收缩及增加子宫收缩的频率。③低温的应用，特别是在复温阶段，也可触发子宫的收缩活动。

围体外循环期间应密切观察子宫收缩情况，给予相应处理。硫酸镁是抑制宫缩的经典药物，但是有母体血压下降的不良反应。前列腺素合成酶抑制剂已在产科中得以应用，但应注意在体外循环中对血小板功能的影响而应慎重使用。β_2 受体激动剂在 20 世纪 70 年代就用于抑制妊娠子宫的收缩。

Yallampalli 等报道一氧化氮(NO)参与抑制妊娠期宫缩,而不影响正常分娩。

抗炎性介质措施也应加强,包括:①甲基泼尼松龙的应用 30mg/kg,可分两次给予,在预充期,可以给予总剂量的一半,复温时再给予半剂量;②超滤的应用,平衡超滤可滤除炎性介质。

(十一)剖宫产与体外循环

Jamil 研究中的 7 例患者分别在紧接的心脏外科手术前先行剖宫产分娩。首先在全麻下行剖宫产,在胎儿分娩、子宫切口关闭、腹部伤口做好填塞后行胸骨中线切开术,体外循环开始启动。心脏手术完成关闭胸壁后再检查腹部伤口,确认止血后关闭腹部伤口。在手术中,中度血液丢失 800ml(500～1000 ml)的情况下,患者需要补充血液制品。研究中没有患者需要延长腹部伤口压迫时间或必须子宫切除。

(十二)与体外循环相关的分娩时机

在 John AS 的研究中,共包括 21 例患者,7 例在选择性剖宫早产分娩后立即启动体外循环。其中 2 例胎儿(孕 27 周和 30 周)被确认存在胎儿宫内窘迫的证据,提示要尽早分娩;其余的 5 例在胎儿成熟并估计早产分娩后可存活,母亲可以耐受心脏手术的情况下,采取选择性剖宫产。患者中有 5 例与机械人工瓣膜在妊娠或分娩中的抗凝问题有关,均牵涉心脏手术前分娩决定的问题。决定孕期心脏手术介入的理想时机具有挑战性和重要性,需要根据每例患者的基本情况做出决定。尽早介入可以减少母亲的风险,但是胎儿死亡的风险增加;相反延迟心脏手术直至分娩后可能造成母亲的死亡。如果待胎儿的孕龄足以存活,计划中的外科手术可能会复杂化、手术时间延长。体外循环前的抗凝问题和分娩问题应给予认真考虑。

(十三)体外循环与麻醉

关于麻醉药物对妊娠期体外循环下心脏手术的影响现在仍存在争议,主要原因为其结果大部分来自动物实验,鲜有人体在临床中应用的报道。刘建华的研究认为,目前广泛使用的麻醉药物及体外循环药物对母婴和普通人并非完全相同,应尽量选用较少通过胎盘屏障和对心肌抑制较轻的药物,丙泊酚有一定的心肌抑制作用,甘露醇可通过胎盘屏障,刺激胎儿利尿,均应注意少用。而 Amil 的资料显示,妊娠期大多数心脏外科手术母婴的不良结局都是体外循环和母亲心脏基础情况的结果,与应用的麻醉药无关。拟交感神经的药物,如麻黄碱和苯肾上腺素可用于维持灌注压,虽然可增加体外循环的流量,也可增加胎盘的灌注;小剂量多巴胺[<5μg/(kg・min)]对子宫血流影响较小,可选择使用。抗纤维蛋白溶解制剂,如止血环酸对存在内源性高凝状态的孕妇通常不建议使用,在分娩中存在出血情况的患者应给予应用。

(十四)体外循环与孕酮水平

体外循环期间,由于血液稀释可致孕酮水平降低,刘建华建议术中乃至术后常规应用黄体酮 20～30mg。其他方面还需尽量维持一个相对稳定的内环境,保持血气、电解质在正常范围,积极纠正酸中毒。

(十五)母亲的结局与风险

既往报道妊娠期体外循环合并的母亲死亡率在 3%～15%。新近的报道认为妊娠妇女同非妊娠妇女一样能够耐受体外循环,妊娠患者体外循环的死亡率与非妊娠患者大致相同,但是妊娠期母体处于高排低阻的循环状态,体外循环是“可控性的人工休克”,不符合妊娠生理,因此在妊娠这一特定的生理过程中,体外循环对母体的影响依然高于非妊娠期体外循环。

急诊手术也是孕母体外循环的重要危险因素。在 John AS 的研究中,1985 年,1 例早孕的患者发生人工主动脉瓣血栓形成合并严重左心功能不全,患者体外循环时间较长,还需要使用左心室辅助装置,患者于术后 2d

死亡。通常认为，与体外循环相关的死亡病例多为孕前和孕期内失访的患者，常因妊娠期的抗凝治疗不当而发生人工瓣膜急性血栓事件需紧急手术。此类患者不仅需要心脏专科方面的随诊，还需要合理的产前随访和多学科管理。

有分析表明，妊娠晚期是影响母体安全的危险因素，妊娠晚期心脏负担最重，分娩前后心血管生理急剧变化，因此，妊娠中期开展体外循环下的心脏手术可以降低孕母的死亡风险。

（十六）胎儿的结局与风险

妊娠期体外循环合并胎儿的死亡率为16%～33%。体外循环期间，在搏动性灌注脉流的情况下孕妇平均动脉压会同时降低，这样可导致子宫胎盘的低灌注，并可促使子宫收缩。在体外循环和手术后也可以发生子宫收缩。在John AS的研究中，2例患者在体外循环后的早期发生子宫收缩，静脉应用硫酸镁后可成功抑制子宫收缩，但其中1例在外科手术后的短期内胎儿死亡。研究中，14例患者在手术后分娩，胎儿死亡3例，早产3例，足月产7例，1例患者失访。3例胎儿死亡都在体外循环后的1～3d，并且都为早孕和紧急手术的患者，2例母亲合并其他的合并症。John AS及Weiss等的研究结果一致，推迟手术时间使胎儿更成熟，可以降低胎儿死亡率。

胎儿死亡与急诊手术、高危心脏手术，母体合并症和早孕等有关。说明此类病例不仅需要心脏病专科的随诊，也强调了产前检查和多学科管理的重要性。John AS的研究中提出减少胎儿风险的策略，包括减少手术期间血液的丢失、避免子宫受压的体位、应用常温下的体外循环、避免应用低温下体外循环、缩短体外循环的时间、维持高灌注指数，建议灌注流量大于3.0L/(min·m^2)以上，维持理想的平均动脉压(70～75mmHg)。体外循环期间要密切检测血清钾的水平(目标为小于5mmol/L)，心脏停搏延长期内血清钾的水平会增高；维持母体理想的氧饱和度，以及避免母体低血糖有助预防胎儿心动过缓。孕龄大于24周的患者，专家建议在体外循环期间需行胎心监测以利于对流量、平均动脉压和母亲体温的判断，以维持胎儿的心率在110～160/min。如果可能，应尽量延迟手术的时机，提高孕龄，减少早产和胎儿死亡的风险。

结论

Francesco对妊娠期间实施体外循环的建议：妊娠患者进行手术前必须由产科、心脏病学科、新生儿科的专家组评估心脏直视手术前分娩的胎儿脱离子宫存活的可能性。以下的因素必须给予考虑。

(1)体外循环必须在高流量的情况下进行，维持理想的心脏指数为：2.7L/(m^2·min)。

(2)如果孕龄大于20周，患者在手术期间的体位必须保持左侧斜卧位。

(3)应该避免低温，原因有3点：在冷冻期，特别是在复温阶段，可以触发子宫增强应激和松解宫缩的机械能力。降低体温可影响胎盘的气体交换，特别是O_2的摄取可受到不良的影响。理论上，在复温期，可以触发胎儿心肌传导的异常，如果没有介入性的胎儿监测手段很难对发生的异常进行诊断和治疗。

(4)子宫收缩的情况必须给予连续的监测和迅速的治疗。大剂量的三氟溴乙烷(halothane)具有保胎的作用。其他可以应用的药物是β_2肾上腺素能受体激动剂，一氧化氮的供给物如硝酸甘油、前列腺素合成酶抑制剂。目前国内的宫缩抑制剂还有：硫酸镁、缩宫素受体拮抗剂、钙离子通道阻滞剂；其中硫酸镁、β_2肾上腺素能受体激动剂是最常用的药物。硝酸甘油需小心应用，母体低血压为较常见不良反应。因此，应用NO供体应警惕心血管不良反应，其有效性和安全性尚需深入研究。前列腺素合成酶抑制药能有效减低子宫收缩，特别是在手术前的应用，因为手术前的宫缩可以由类前列腺素分子诱发。

(5)注意高钾心脏麻痹，如果高血钾的情况没有被纠正，可以影响胎盘和胎儿。应注意避免影响胎儿的潜在因素。

(6)体外循环的时间必须尽量缩短，手术时必须做好紧急剖宫产的准备，提供新生儿的辅助设施。胎儿的监测仪是必备的。多普勒超声心动图可用于胎儿的监测。经阴道的胎儿监测的质量较好。在胎心的监测过程中，超声的设施要注意避开手术范围。

（荣　健　吴沃栋）

第三节　孕妇的心肺复苏术

根据母亲与儿童作为研究对象的健康调查资料(The Confidential Enquiries into Maternal and Child Health，CEMACH)显示，孕产妇的死亡率约为13.95/100 000，其中，心搏骤停的发生率为0.05/1000，约为1∶20 000。新近的资料显示，妊娠期间，心搏骤停的发生率有升高的趋势，而早期的报道约为1∶30 000。发生心搏骤停的妊娠女性与以往报道比较，虽然有年轻化的趋势，但是其生存率仍然较低，有报道显示生存率约为6.9%。妊娠期间的心肺复苏过程要充分考虑母体和胎儿的情况，胎儿的生存依赖母体的生存。对危重孕产妇，复苏实施者在提供复苏的过程中要充分考虑妊娠的生理改变对心肺复苏的重要影响。

(一)孕妇心肺复苏时常见的问题

(1)妊娠改变了标准心肺复苏的步骤，这不仅仅是因为有胎儿的存在，更重要的是妊娠所导致的解剖和生理学上的改变。

(2)抢救人员的妊娠相关知识和治疗态度的差异也是一个因素。

(3)对孕妇进行心搏呼吸骤停复苏必须避免几种思维惯性。

1)害怕药物、复苏方法对胎儿产生不利。

2)对是否进行紧急手术终止妊娠时，表现得犹豫不决。

3)对危重孕产妇的病情突变感到茫然，不能及时终止妊娠。

妊娠期间出现心搏呼吸骤停且需要行心肺复苏(CPR)的孕产妇虽然不多见，然而，其一旦发生，复苏的过程与内外科病人不同的特点必须给予特别的关注与谨慎。

妊娠期间，进行CPR的目的是为了抢救心搏呼吸骤停的孕妇，维持妊娠或是挽救胎儿。及时行剖宫产手术终止妊娠，可以挽救孕妇和胎儿的生命，故其应该被视为CPR的重要组成部分。

心肺复苏在很久以前就已经被使用了。

18世纪，William Hunter就提出用口对口呼吸的方法对死产的婴儿进行救治。

17、18、19世纪，曾在欧洲广泛使用“电休克”和通过静脉或直肠大剂量给药。

直到19世纪，医学界才确认了口对口和气管插管人工呼吸，心胸外按压是心肺复苏的主要方法。

死后剖宫产与心肺复苏一样拥有悠久的历史。但是，几百年以来，死后剖宫产的宗教原因多于医学原因。

19世纪，随着技术的进步以及医生的努力，死后剖宫产变得越来越普遍，但是通过这样分娩的胎儿的生存率仍然低于5%。

1879～1986年，报道了269例死后剖宫产病例，其中有188例胎儿存活(70%)。胎儿的存活率与产妇死亡和分娩的时间差成反比。在产妇死亡15min后很少能分娩出可以存活的胎儿，即使存活下来也会遗留各种神经后遗症。相反，所有在产妇死亡5min内娩出的胎儿都是健康的。如果能够成功地心肺复苏，可以为胎儿娩出提供更多有利的时间。

（二）妊娠期间的生理改变对 CPR 的重要影响

妊娠期间心血管和肺的生理产生明显的改变（表 16-3-1），对发生心搏呼吸骤停的孕妇有重要影响。

表 16-3-1　妊娠解剖和生理学上的改变对 CPR 的效果的影响

增加血容量
增加心排血量
减少外周血管阻力，特别是“中毒性综合征”
增加氧耗
增加代谢产酸的速度
减少胶体渗透压
增大的子宫的压迫影响，特别是仰卧位
降低人工通气的顺应性
降低胸腔按压的顺应性
对动静脉的压迫，导致静脉回流减少
对髂主动脉的压迫，减少子宫动脉血流

1. 对血流动力学的影响　孕妇的血容量和心排血量比平常增加 130％～150％。其中血浆比红细胞的增加的比例要大，因此血细胞比容和血浆白蛋白浓度下降，从而导致孕妇的胶体渗透压下降，血浆从血管内渗出到血管外，发生（血管）周围和肺的水肿。

随着孕期血容量的增加、外周血管阻力的下降及子宫和胎儿灌注的需要，机体的血液重新分配。在非妊娠期间分布到子宫的血流量约为心排血量的 2％。而在妊娠期，子宫的血流量可达心排血量的 20％～30％。在妊娠中期，子宫胎盘迅速增大，孕妇的外周血管阻力和血压下降，舒血管前列腺素、黄体酮、心房钠尿肽以及血管内皮细胞产生的一氧化氮均可增加，并导致外周血管扩张和阻力下降。妊娠期间孕妇的血流动力学处于一个高排低阻的状态。左心室流出道梗阻或高血压等疾病都可导致心排血量下降、血流受阻、血浆外漏、静脉淤血和心室功能衰竭等情况，这些病理的情况都可导致心排血量和（动脉）血流量减少，子宫胎盘灌注不足，并给孕母和胎儿带来不同程度的风险。

早年，肾上腺素 α 和 β 受体就已经被证实存在于子宫血管中。人类的子宫胎盘血管床是一个在一定范围内可以被尽可能扩展的、被动的、低阻的系统，因此子宫的血流量可以由灌注压决定。在正常妊娠期间，肾上腺素 β 受体激动剂和肾上腺素 α、β 受体联合激动剂不能引起子宫胎盘血管收缩，也不能影响子宫胎盘血流量。但缺氧、低血压和毒血症等病理情况能增强肾上腺素能和非肾上腺素能对孕妇心血管系统（也包括子宫胎盘血管）的血管收缩作用（表 16-3-2）。

表 16-3-2　妊娠的病理生理对子宫胎盘血流的不利影响

妊娠毒血症（先兆子痫）
低血容量
低氧：使子宫胎盘对 α 肾上腺素能（受体）激动剂引起的血管收缩的敏感性加强
酸中毒
碱中毒：促使子宫胎盘血管收缩

在妊娠后半期，子宫增大填满并超出骨盆。

仰卧位会增加妊娠子宫对髂静脉、髂动脉和腹主动脉的压迫。子宫通过压迫下腔静脉和骨盆主要血管，导致回心血量减少 30％，因此仰卧位可以加重低血压。当孕妇从仰卧位转成侧卧位时心排血量可以增加 25％。当孕妇仰卧躺下时，如果动脉压降低，压迫腹主动脉很可能引起子宫胎盘的血流量减少。因此低血压的妊娠患者应尽量避免保持仰卧的姿势。侧卧位时，子宫对血流动力学的影响最小。

任何原因引起的血容量减少进而导致

的子宫胎盘血流量下降都可以通过恢复和维持循环血容量而得到改善，此时给予血管升压类药物可能没有帮助甚至使病情加重。

在低氧、妊娠低血压的情况下，血管升压类药物会对子宫胎盘血流产生更大的影响。在低血压合并脓毒血症，以及因妊娠凝血因子增多导致血管内凝血危险性增加的病人中，发生心肺功能衰竭时维持其循环血量和高血流量是很重要的。治疗妊娠期重症病人要提供足够的血容量以保证子宫胎盘血流量，同时又要解决胶体渗透压下降导致毛细血管渗透性增加的矛盾。但使用大量液体以企图维持足够的血压都可能导致肺水肿的发生。

2. 通气和酸碱平衡　在妊娠的早期和晚期由于孕酮的刺激，通气量比非孕状态要增加50%。动脉$PaCO_2$下降30～35mmHg，但由于肾对呼吸性碱中毒的代偿作用，动脉血pH仍维持在正常范围内。孕妇低碳酸血症和呼吸性碱中毒使得胎儿和胎盘代谢产生CO_2、氢离子和酸性缓冲液的清除增加，这些都是组成胎儿-胎盘酸碱平衡的必要部分。在直立姿势下，健康孕妇的动脉PaO_2在100mmHg的范围内，与非妊娠的患者没有太大不同，但当病人仰卧时动脉PaO_2下降。

从早孕开始直至妊娠结束，孕妇的基础代谢率和氧消耗开始逐渐增加。

氧消耗量的增加不仅满足了乳房、子宫、胎盘、胎儿的生长代谢需要，同时满足了体型不断改变所致机体运动负荷和呼吸作功量增加后的需要。妊娠子宫增大和胸廓受压均可导致通气量增加，特别是病人仰卧位的时候。在妊娠最后4个月由于膈肌工作量的增加使得血氧含量逐渐升高。由于孕期胸腹腔的改变，使复苏中对孕妇实施口对口或需通过气管插管进行辅助呼吸时要比非妊娠的病人困难得多。

子宫的增大导致横膈移位，使得通气量和呼吸运动也发生改变。总的肺活量减少4%～6%，功能残气量减少25%。50年前，胸部X线的研究发现，妊娠女性的横膈上抬了4cm，气管横径增加了2cm。残气量在仰卧位比坐位或是立位减少得更加明显。

妊娠期，孕妇的残气量减少、氧耗量增加，在通气减少的情况下，妊娠患者动脉PaO_2下降得更加显著。在孕妇仰卧位和心排血量减少的情况下，氧合水平可进一步下降并造成孕母和胎儿的危害。

孕妇和胎儿对急性缺氧十分敏感（表16-3-2）。

在孕妇急性缺氧的情况下，机体会产生大量的物质可导致子宫胎盘的灌注减少。肾上腺素α受体阻滞剂可以最大程度地减轻低氧下子宫胎盘的灌注不足。因此，在缺氧的条件下刺激α肾上腺素能会导致血管收缩从而使子宫胎盘的灌注急剧减少。孕妇过度通气导致的呼吸性碱中毒、妊娠生理性低碳酸血症或代谢性碱中毒都会导致胎儿氧分压下降，其机制可能是因为低碳酸血症促使子宫动脉血管收缩和（或）因为碱中毒使氧合曲线左移。

胎儿存在长期供氧不足。胎儿-胎盘组织最多只有2min的氧储备。

早孕期间，孕妇在接受体外循环支持下的心脏手术时，如果使用标准体外循环技术，胎儿的致畸率将会增加。这些临床经验强调了维持子宫胎盘的充足血流和保持孕妇动脉血pH、PaO_2和$PaCO_2$在正常范围的重要性。

对于普通成年人，心搏呼吸骤停成功复苏的时间限制是5～6min。但是，妊娠期间，如果孕妇发生呼吸停止，动脉血pH和PaO_2随之急剧下降，$PaCO_2$急剧上升。胎儿在母亲呼吸和心搏停止后只有2min甚至更少的氧储备。孕妇对呼吸停止（即使不伴有心脏停搏）的耐受时间只有2～4min。超过这段时间，成功抢救孕妇和（或）胎儿的概率下降。

实际上，临床上只有 4min 的时间去恢复孕妇的生命体征和决定抢救胎儿所要进行的方案，这就是所谓的 4min 法则。

（三）心肺复苏生理学

胸外按压的心肺复苏的步骤在这项技术使用的 35 年中有所变化。许多研究证明，虽然现在的胸外按压的 CPR 可以一定程度上成功抢救反应性心律失常的病人，但对难治性的心律失常、心脏停搏、电机械分离无明显效果。

胸外心肺复苏时，血流和各系统的灌注靠胸腔压力的变化产生，而不是简单地靠按压心脏。为了使血液流动起来，必须保持动静脉循环的压力梯度。胸外按压引起的胸腔压力改变为心腔与胸腔大血管间的血液流动提供了动力。身体各器官组织的灌注所需要的外周动静脉压梯度由脉管系统的静脉瓣膜提供，静脉瓣膜能防止胸腔静脉的血流发生逆流和保证血液在动脉中顺流前进。

胸外按压必须保证血液在胸腔血管内通畅。例如，胸外心肺复苏对心脏压塞或缩窄性心包无效。按压胸部时，所有的胸腔血管压力升高并推动血液促使其向动脉流出和通过腔静脉回流。主要的静脉瓣限制了静脉血回流，因此可以产生顺流的动脉血。但胸部回弹时，血液会从腔静脉顺流或从主动脉、锁骨下动脉、颈动脉倒流进入胸腔，回流的动脉血被主动脉瓣和肺动脉瓣膜所阻止。当动脉流出道梗阻，如主动脉狭窄和静脉回流减少会影响胸外心脏按压的有效性。

胸外心脏按压可以增加胸腔压力和动脉压力及提高血液流速。同时辅助通气和心胸按压比常规辅助通气和心胸按压能增加更多的颈动脉血流和升高桡动脉收缩压。增加胸腔压力可以产生有效的全身灌注。

妊娠的生理学上的改变对胸外 CPR 成功率的影响是很明显的。

在仰卧位时，像固定腹部这样的机械行为通过影响妊娠子宫，以增加胸腔压力、减少静脉回流和影响血液流入腹主动脉。Depace 等报道了妊娠子宫对胸外 CPR 的影响，他们抢救 1 例妊娠 36 周时由于大咯血发生呼吸骤停的年轻女性，通过气管插管、胸外心脏按压、扩容等治疗都没办法升高血压，但在床边行剖宫产解除子宫的压迫后，病人的血压马上从 0 上升到 80mmHg。

标准胸外 CPR 产生的压力梯度可能足够维持胎儿的生命。维持孕妇充足氧供和保持酸碱平衡的时间越长，最低阻力下的子宫胎盘循环时间也越长。相反，低氧和酸中毒会引起子宫胎盘的血管收缩和阻力增加。尽管，在表面上，孕妇对胸外 CPR 有反应，但随着胎儿胎盘的代谢和氧耗，CO_2 和氢离子增加并导致子宫胎盘灌注减少，胎儿器官和机体低氧和酸中毒均对胎儿产生致命性的影响。延迟建立有效的人工通气和不能维持正常的 pH 会损害子宫胎盘的循环及增加心肺复苏成功的难度。

目前，还没有关于开胸心脏按压和胸外心脏按压对人类子宫和胎盘血流动力学影响的比较性研究。开胸心肺复苏是不可忽视的方法，因为作为最后的手段其往往能获得最好的预期效果。手术分娩可以令孕妇迅速恢复非孕时的血流动力学状态，因此手术治疗仍为首选方法。

（四）妊娠病人心搏呼吸骤停的危险因素

引起孕妇心搏呼吸骤停的原因是多方面的（表 16-3-3）。一般情况下，妊娠病人胸外 CPR 成功率都很低，因此临床上被迫需要在紧急的情况下迅速做出决定，实施紧急抢救程序。当孕妇在积极复苏 4min 内有良好的反应时，行床边剖宫产术和（或）开胸心脏按压是必要的。在妊娠期间，容易诱发各种急性或慢性的疾病，以及各种实际因素会影响紧急治疗的具体方案，但这些并没有改变在孕妇心搏呼吸骤停后的 4～5min 必须做出决定的需要。

表 16-3-3　妊娠期间引起心搏呼吸骤停的一些病因

妊娠前存在心脏病
先天性心脏病
后天性瓣膜疾病
冠心病，心肌梗死
心律失常
急性心脏病
药物诱发的心律失常：医源性（安胎药）
药物诱发的心律失常：毒品，特别是可卡因
心脏压塞：医源性（中心导管或创伤引起的心脏穿孔）
妊娠合并心肌病
妊娠高血压/毒血症
过敏反应/喉头水肿
有毒动物咬伤
电击
哮喘
吸入性肺炎
肺栓塞/羊水栓塞
脑血管意外
严重感染败血症
医源性（如高镁血症、麻醉）
创伤
中毒或是药物过量

孕妇心搏呼吸骤停的治疗受很多因素影响（表 16-3-4 和图 16-3-1）。

表 16-3-4　孕妇 CPR 的影响因素和剖宫产的时机

孕妇健康：原来的及妊娠相关的身体状况
妊娠的年龄
心搏呼吸骤停的持续时间
有效 CPR/生命支持的持续时间
胎儿的状况
病人的地点（院内或是院外）

其中最重要的是医疗条件，孕妇的妊娠状态，心脏和呼吸功能衰竭的原因，病人发生心搏呼吸骤停的地点。例如，病人在远离急诊抢救设备的地方发生心搏呼吸骤停和病人在手术台上发生心搏呼吸骤停存在着很大的不同。风湿性二尖瓣狭窄的病人发生心搏呼吸骤停不同于正常心脏的病人发生心搏呼吸骤停。

另外应注意的是胎龄（图 16-3-2）。孕24 周之前，主要目的是对孕妇的心肺复苏。有时，终止妊娠，排空子宫对挽救孕妇生命是十分必要的，这时紧急剖宫产的目的不是为了挽救胎儿，而是为了挽救孕妇。但是，孕24 周后的治疗必须包括在孕妇和胎儿都最有利的时候娩出胎儿。在不足月的情况下对孕妇进行复苏，而不让其发生早产或死产是最理想的目标，但要达到这种目标在临床上并不容易。

胎儿胎龄越小，临床上就越应当尽早终止妊娠。孕妇身体功能的恢复对于维持妊娠是很重要的，即使是部分恢复对胎儿而言也可能是有用的。孕妇越接近足月，临床上越倾向于分娩胎儿。在妊娠 32～34 周后，及时终止妊娠能提高母亲和胎儿复苏成功的概率。如果胎儿可以在脱离母体后进行治疗那很可能会使两者都得到成功的复苏。在妊娠后期或 24h 内必须终止妊娠时，使用表面活性物质对提高胎儿生存率有重要的作用，因为有效的表面活性物质能减少早产儿肺透明膜病的发病率。

恢复孕妇的生命体征：心率、血压、呼吸（即便是在需要强有力器官支持的情况下），能减少分娩的紧迫性，并使孕妇可以有机会到合适的地点、医疗和机械通气下进行治疗。除非是足月妊娠的病人在手术台上发生心搏呼吸骤停，否则在没有仔细评估孕妇和胎儿状况及有危及胎儿生命的证据时，立即进行剖宫产是不可取的。甚至在孕妇发生严重的外伤而导致的心肺衰竭时都应该仔细进行评估和制订生命支持方案。

建立一个在孕妇出现心肺功能障碍（衰竭）时，进行手术分娩的应急方案（如何统一手术指征）是十分重要的。“围死亡期”是指

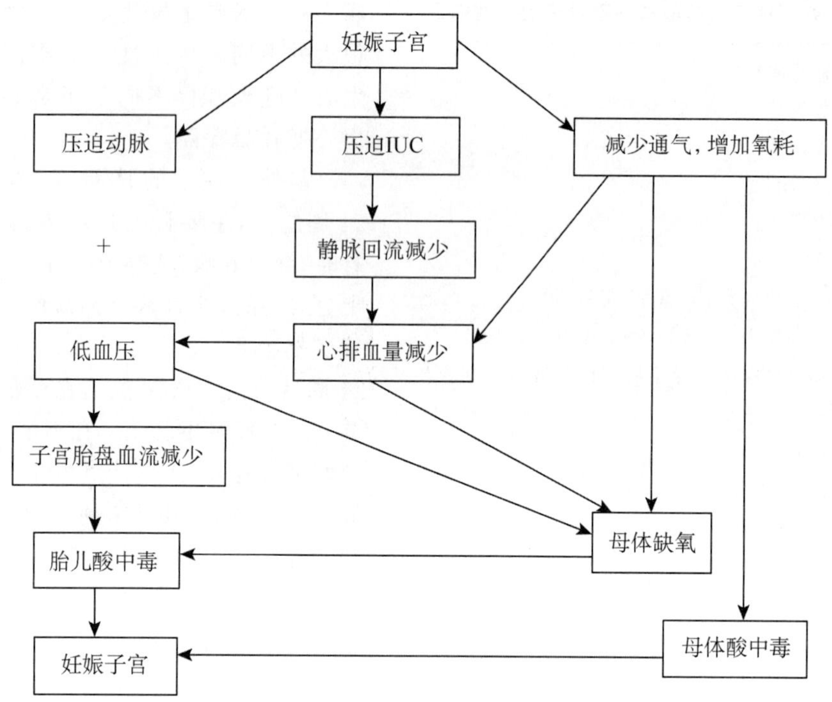

图 16-3-1　妊娠子宫的病理生理对心肺骤停和复苏的影响

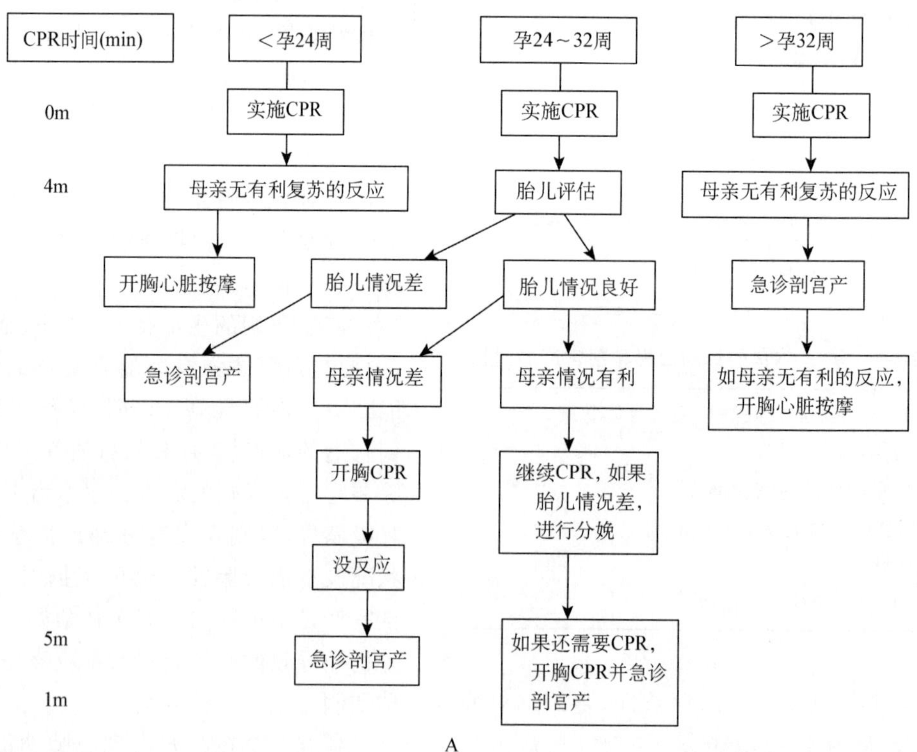

A

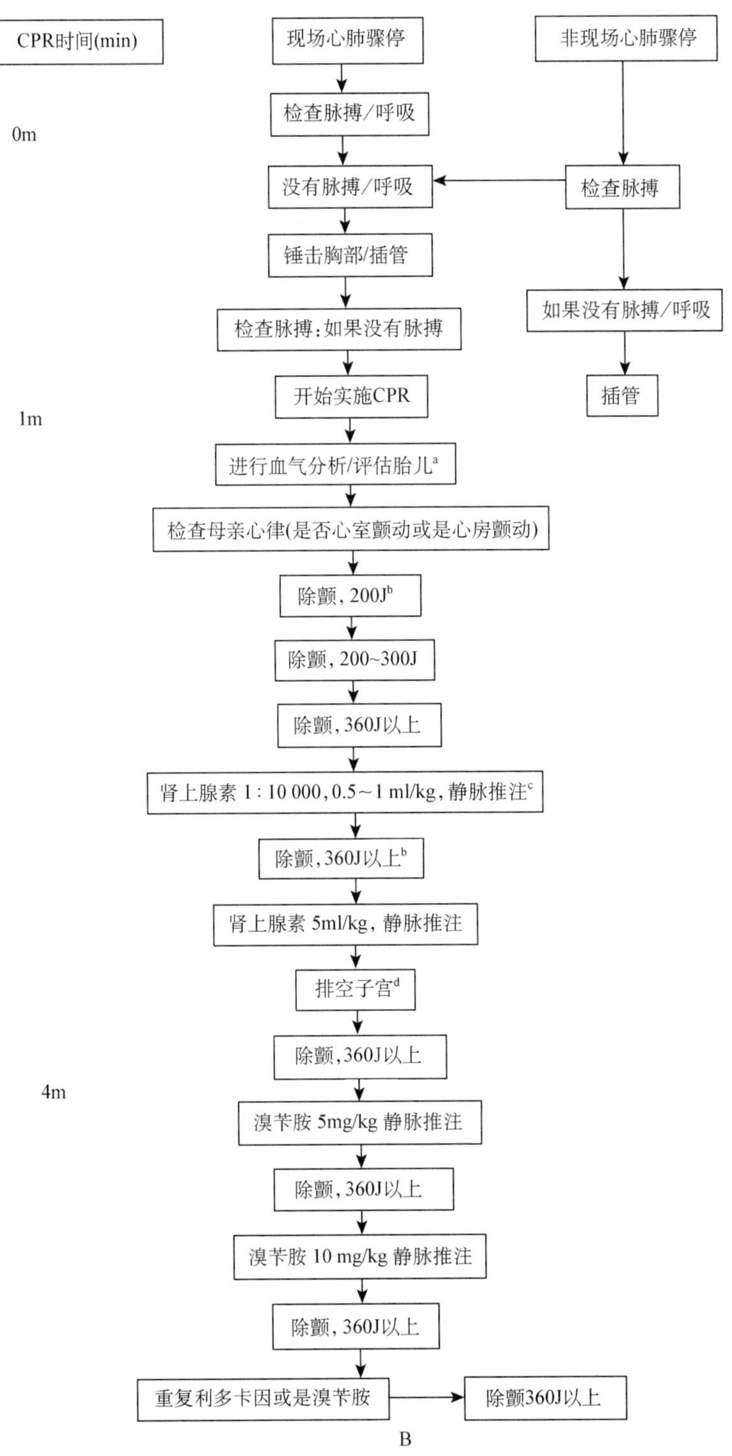

B

[a] 维持 pH 在 7.4 左右:观察胎儿的评估测试;[b] 每一次电击后检查脉搏和节律;[c] 在 pH 稳定的情况下,每 5 分钟给 1 次肾上腺素;[d] 观察测试结果考虑是否开胸心脏按摩。为确保母亲和胎儿安全要求在 4min 或之前进行评估胎儿

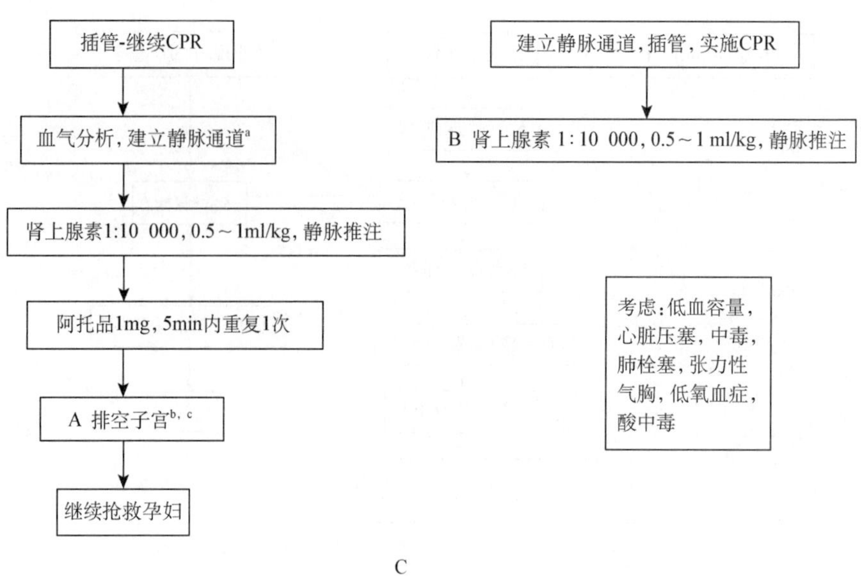

C

a.维持 pH 在 7.4；b.不管是否可以分娩及妊娠年龄，尽量在 4min 内使 pH 恢复正常；c.观察测试结果考虑是否开胸心脏按摩

图 16-3-2 妊娠患者的复苏策略（A、B、C）

母亲心肺功能衰竭但人工生命支持支撑着其呼吸和循环。在妊娠期间如果 CPR 无效，心搏呼吸骤停就意味着必然死亡，越接近足孕，为了孕妇和胎儿的复苏和存活必须终止妊娠的时候可选择进行剖宫产。

在心肺功能停止 10min 后进行剖宫产和在有效的 CPR 和生命支持 10min 后进行剖宫产的结果是不一样的。

（五）孕妇的心肺复苏术

孕妇发生心搏呼吸骤停时可以制定标准复苏治疗和步骤。新的美国心脏病学会的指南提供的流程图被广泛使用，而且将成为每一个产科监护的标准步骤。

1. 监测胎儿情况　孕妇心搏呼吸骤停治疗时需要同时监测母亲和胎儿的情况。因为在产妇未分娩时宫颈通常是关闭的而且胎膜是完好无损的，所以此时胎儿的外部监测，实时的超声，仔细听诊胎儿心率能够提供胎儿情况。而在临产的病人，宫颈扩张，此时可以选择胎儿的内部监测。复苏时难免会引起大量的噪声和动作干扰，内科医生直接进行复苏时必须保证间断确定胎儿的心搏存在。如果条件允许，最有效的方法是超声检查胎儿心率、胎动、肌张力和呼吸运动。在缺乏这些设备时候，听诊仍然起重要的作用。

2. 通气和酸碱平衡　对孕妇积极使用气管插管和动态监测动脉血气及 pH 是很必要的。

随着孕期的增加，对机械通气的要求越来越高。对复苏孕妇以及挽救胎儿来说，气管插管等侵入性治疗可能是最重要的。口对口通气或者是使用面罩呼吸机通气的效果相对差一些。成功挽救胎儿的普遍方法就是持续对产妇进行通气。通气的目的是维持小动脉的氧分压在 80～90mmHg，二氧化碳分压在 30～35mmHg。pH 应该尽可能地保持在 7.4 左右，酸中毒和碱中毒对子宫胎盘的灌注都是不利的。此外，要正确地使用碳酸氢钠，以及机械通气时需要认真和谨慎地进行呼吸机参数设置，不要因为过度通气引起呼吸性碱中毒，继而引起的代谢性酸中毒，或者是过度使用碳酸氢钠引起的代谢性碱中毒。

3. 血流动力学　心肺复苏要求每分钟60次以上及胸骨下陷4～5cm。

如果充分的胸部按压没有产生明显的动脉脉搏，可能要尝试同时辅助通气和按压。此外，必须把子宫从腹部和盆腔重要的血管上移开。在右侧垫一个充气或是实体的楔子，利用髋关节的协助，能够很容易地把子宫移到左侧。

在妊娠期间使用胸外除颤不是禁忌证。

如果病人有心室颤动导致心搏骤停的病史，这时可以使用推荐范围内的上限能量实施电除颤。

虽然利多卡因能通过胎盘屏障，但是很多孕妇仍可以安全使用。在孕妇的血液治疗浓度范围内，并没有证据显示其对胎心率或是子宫胎盘有不良影响。胎儿的心脏及中枢神经系统抑制与孕妇血压不稳定有关。静脉注射β肾上腺素和奎尼丁能使子宫收缩，快速的静脉输入钙通道抑制剂如维拉帕米能加重孕妇的低血压，导致宫缩乏力。但是在利多卡因、普鲁卡因和电击失败后可以暂时使用。当出现心搏骤停的时候，通过中心静脉导管输入或是直接静脉输入肾上腺素是很常见的。但由于肾上腺素α受体激动剂类的药物能引起子宫胎盘血管收缩导致缺氧，所以对酸中毒的孕妇而言，除非出现非常严重的情况和胎儿的分娩迫在眉睫，否则我们并不主张使用。在心肺复苏过程中使用肾上腺素类药物和含有葡萄糖的液体会刺激胎儿胰岛素的分泌，导致新生儿低血糖症的发生。抗心律失常剂会对胎儿产生治疗和毒性反应两种作用。

CPR 4min后，或者是在复苏效果不明显，胎儿情况恶化的任何时刻，临床医生就应该积极手术终止妊娠。如果孕期超过了32周，首选紧急剖宫产。

4. 紧急剖宫产（表16-3-5）　妊娠24周后，孕妇心肺功能的损伤或是疾病都会阻碍复苏或是生命支持的成功，这时只要胎儿具备在宫外生存的能力，就是对心搏呼吸骤停的孕妇立即行剖宫产的适应证。

表16-3-5　在妊娠满24周心搏呼吸骤停的孕妇的身体状况

符合快速分娩的指征
二氧化碳中毒
低温（<34℃）
肺损伤或疾病
创伤导致的肺实质二次损伤
大叶性肺炎
大面积的肺栓塞
吸入腐蚀性气体
腐蚀性溶剂
心脏损伤或疾病
扩张型心脏病
大面积心肌梗死
严重的主动脉瓣或二尖瓣狭窄
创伤导致的心脏压塞
非现场心搏呼吸骤停
复苏失败
复苏延长

心脏良好的顺应性对成功的胸外心脏按压是十分必要的。在按压松开阶段要保证心室有足够的血液回流和尽可能减少流出道的梗阻。二尖瓣或是主动脉瓣狭窄，以及心肌或心包疾病导致的心脏顺应性下降都能够降低胸外心脏按压的效果。此类心搏呼吸骤停的病人应该立即同时进行心肺复苏以及剖宫产手术。对非现场的心搏呼吸骤停，如果1min之内孕妇和胎儿对心肺复苏都没有反应的话，胎儿必须马上娩出。

严重的低温，中心温度低于34℃，二氧化碳中毒都是终止妊娠的指征。因为胎儿胎盘能影响孕妇的抢救，而且胎儿在离开母体后也能够得到更有效的治疗。肺损伤时能影响肺通气，导致孕妇难以获得及维持正常的血气，此时需要积极行剖宫产。

另外，在心搏呼吸骤停发生前，孕妇通气功能下降也提示须行剖宫产。目前，液体通气被成功地运用在小孩和成人身上，但是在妊娠妇女身上却不可以。

5. *胸外心肺复苏的并发症* 胸部按压用力过大会引起各种组织损伤，包括骨折（特别是肋骨，也有胸骨），肋骨和肋软骨从胸骨上分离。肝、脾、子宫和心包破裂导致血胸、心包积血、腹腔积血。因为血小板减少，靶器官的损伤，如肝的自发性出血，都能导致脓毒血症的孕妇容易出血。气管插管、静脉穿刺、经锁骨的穿刺可能导致气胸、纵隔气肿。

孕妇胸外心肺复苏时间延长和持续使用急救药物会增加胎儿损伤和中毒的风险。

孕妇 CPR 的并发症对胎儿的危害和孕妇一样大，而且势必会影响分娩的决定。在无有效生命支持时，如果复苏时间延长，孕妇的并发症将会增加，生存率下降。现在，进行标准 CPR 所出现的并发症已开始成为紧急剖宫产的重要决定因素之一，必须谨慎。

例如，在病人妊娠 32 周 CPR 时发生肋骨骨折和气胸，即使没有证据显示胎儿有危险也可以选择分娩。

6. *围生期孕妇心搏呼吸骤停* 一旦胎儿娩出后，剖宫产手术后产妇仍有存在着死亡的风险。治疗妊娠期间的心肺功能障碍时需要多学科的合作。内科、心血管科、ICU 等专科医生应该一开始就参与复苏，而不是结束时，才召集会诊。

产妇在胎儿娩出 5～6min 后仍然需要复苏。在胎儿娩出后复苏成功率增加。胎儿娩出后就不需要考虑复苏药物和方法在怀孕期的限制。如果产妇在复苏 15min 后仍然没有反应，这时就有必要开胸手术和开胸心脏按压了。

7. *孕产妇心搏呼吸骤停的救治中心* 对危重孕产妇救治的关键是必须具有随时待命的医疗团队，医学指南强调医学中心必须具有救治危重孕产妇的条件与能力，能迅速提供有效救治措施和急诊剖宫产。危重孕产妇的救治团队应包括产科、新生儿科、重症医学科、麻醉科的专家，以及具有重症监护室和心肺复苏护理的成员，相关医疗计划必须由团队中各专业人员配合下制订与实施，孕产妇一旦评估出现心搏与呼吸骤停的风险，就应该送到危险中心进一步评估和治疗，避免紧急情况下处理被动的局面。

总结

孕产妇成功复苏、保障胎儿存活的关键是能够提供快捷完善的心肺复苏术，同时，与现场心肺复苏、基础生命支持和高级生命支持技术的不断进步，救治流程的不断改善密切相关。妊娠 20 周后，子宫增大压迫下腔静脉和主动脉，静脉回流和动脉血流量受阻，实施复苏的人员应通过改变孕妇体位，采用左侧卧位牵引妊娠子宫来减轻压迫。对妊娠患者复苏时使用的电除颤和药物治疗剂量同其他非妊娠心脏停搏患者一样。孕妇一旦发生心搏停止，救治人员应当同时考虑行急诊剖宫产的必要，如果复苏失败医疗救护人员必须在很短时间内准备行剖宫产。

（黄东健）

参考文献

韩凤珍，赵杨，庄建.2010. 妊娠期体外循环下心脏开胸手术 12 例临床分析.南方医科大学学报，30(12)：2777-2778

黑飞龙，龙林.2002. 孕期心血管手术进展.医学综述，8(10)：593-595

刘建华.2008. 妊娠期心脏直视手术的体外循环管理.医药论坛杂志，29(21)：64-65

苗竹林，汤希伟，林其德.1999. 麻醉及剖宫产术对心

脏病产妇心功能的影响.中华妇产科杂志，34(11)：679-680

阮秀璇，郑振雄，江国健，等.2009. 妊娠期心脏手术的体外循环方法探讨.中外健康文摘，6(35)：55-57

王海永，庄建，温树生，等.2008. 母体体外循环过程中胎儿有创监测动物模型的建立.中华胸心血管外科杂志，24(4)：268-270

周成斌，苏肇伉.2001. 妊娠期体外循环.国外医学-心血管疾病分册，28(3)：149-152

Amir H Sepehripoura，Tammy T Lob，Tammy T Lob，et al. 2012. Can pregnant women be safely placed on cardiopulmonary bypass? Interact CardioVasc Thorac Surg，15 (6)：1063-1070

Aranyosi J Jr，Aranyosi J，Péterffy A. 2008. Pregnancy and cardiac surgery with cardiopulmonary bypass.Magy Seb，61(Suppl)：17-21

Arendt K，Abel M.2009. The pregnant patient and cardiopulmonary bypass. In：Cohen NH ed. Medically challenging patients undergoing cardiothoracic surgery：a Society of Cardiovascular Anesthesiologists Monograph.Philadelphia，PA：Lippincott Wiliams & Wilkins，215-244

Bai W，Kaushal S，Malviya S，et al.2010. Anesthetic management for resection of cor triatriatum during the second trimester of pregnancy.Int J Obstet Anesth，19：103-106

Brian JE Jr，Seifen AB，Clark RB，et al.1993. Aortic stenosis，cesarean delivery，and epidural anesthesia.J Clin Anesth，5：154-157

Chambers CE，Clark SL.1994. Cardiac surgery during pregnancy.Clin Obstet Gynaecol，37：316-323

Chandrasekhar S，Cook CR，Collard CD.2009. Cardiac surgery in the parturient. Anesth Anal，108：777-785

Child AH.1997. Marfan syndrome-current medical and genetic knowledge：how to treat and when. J Card Surg，12(suppl)：131-136

Clark SL，Phelan JP，Geenspoon J，et al.1985. Labor and delivery in the presence of mitral stenosis：central hemodynamic observations. Am J Ovstet Gynecol，152：984-985

Colclough GW，Ackerman WE，Walmsley PN，et al. 1990. Epidural anesthesia for cesarean delivery in a parturient with aortic stenosis.Reg Anesth，15：273-274

David H Chestnut.2004. Principles and practice of obstetric anaesthesia Elsevier Mosby-Philadelphia. Pennsylvania，3：707-733

Davies GA，Herbert WN.2007. Congenital heart disease in pregnancy.J Obstet Gynaecol Can，29：409-414

Dob DP，Yentis SM.2006. Practical management of the parturient with congenital heart disease. Int J Obestet Anesth，15：137-144

Drenthen W，Pieper PG，Roos-Hesselink JW，et al. 2007. Outcome of pregnancy in women with congenital heart disease：a literature review.J Am Coll Cardiol，49：2303-2311

Eisenach JC，Tuttle R，Stein A.1994. Is ST segment depression of electrocardiogram during cesarean section merely due to cardiac sympathetic block? Anesthe Analg，78：287-292

Eneroth-Grimfors E，Westgren M，Erikson M，et al. 1994. Autonomic cardiovascular control in normal and preeclamptic pregnancy. Acta Obstet Gynecol Scand，73：680-684

Francesco Pomini，Domenico Mercogliano，Cristina Cavalletti，et al.1996. Cardiopulmonary Bypass in Pregnancy.Ann Thorac Surg，61：259-268

Ginsberg JS，Hirsh J.1992. Use of antithrombotic agents during pregnancy.Chest，102：S385-S390

Goertz AN，Seeling W，Heilrich H，et al.1993. Influence of high thoracic epidural aneshtesia on left ventricular contractility assessment using the end-systolic pressure length relationship. Acta Anaesthesiol Scand，37：38-44

Golub MS，Eisele JH，Donald JM.1988. Obstetric analgesia and infant outcome in monkeys：neonatal measures after intrapartum exposure to meperidine or alfentanil.Am J Obstet Gynecol，158：1219-1225

Hameed A，Karaalp IS，Tummala PP，et al.2001. The effect of valvular heart disease on maternal and fetal outcome during pregnancy. J Am Coll Cardiol，37：893-899

Hawkins JA，Paape KL，Adkins TP，et al.1991. Extracorporeal circulation in the fetal lamb (Effects of hypothermia and perfusion rate). J Cardiovasc Surg (Torino),32:295-300

Hirsh J,Dalen JE,Deykin D,et al.1992. Oral anticoagulants. Mechanism of action, clinical effectiveniss, and optimal therapeutic range. Chest, 102: S312-S326

Hirsh J,Fuster V.1994. Guide to anticoagulant therapy.2:oral anticoagulants.American Heart Association.Circulation,89:1469-1480

Horlocker TT, Wedel DJ, Offord KP. 1990. Does preoperative antiplatelet therapy increase risk of hemorrhagic complications associated with regional anesthesia? Anesht Analg,70:631-634

Jafferani A,Malik A,Khawaja RD,et al.2011. Surgical management of valvular heart diseases in pregnancy.Eur J Obstet Gynecol Reprod Biol,159:91-94

Jahangiri M,Clarke J,Prefumo F,et al.2003. Cardiac surgery during pregnancy:pulsatile or nonpulsatile perfusion? J Thorac Cardiovasc Surg,126:894-895

Joglar JA, Page RI.1999. Treatment of cardiac arrhythmias during pregnancy; safety considerations.Drug Saf,20:85-94

John AS,Connolly HM,Schaff HV,et al.2012. Management of cardiac myxoma during pregnancy: a case series and review of the literature.Int J Cardiol,155:177-180

John AS,Gurley F,Schaff HV,et al.2011. Cardiopulmonary bypass during pregnancy. Ann Thorac Surg,91(4):1191-1196

Kitamura E,Fujimori M.1977. IHSS and anesthesia. MASUI,26:1632-1639

Kole SD,Jain SM,Walia A,et al.1997. Cardiopulmonary bypass in pregnancy. Ann Thorac Surg, 63: 915-916

Landry DP,Bennett FM,Oriol NE.1994. Analysis of heart rate dynamics as a measure of autonomic tone in obstetrical patients undergoing epidural or spinal anesthesia.Reg Anesth,19:189-195

Lin TY,Chiu KM,Shieh JS,et al.2008. Emergency redo mitral valve replacement in a pregnant woman at third trimester: case report and literature review.Circ J,72:1715-1717

Litin SC, Gastineau DA. 1995. Current concepts in anticoagulant therapy.Mayo Clin Proc,70:266-272

Loubser P,Suh K,Cohen SH.1984. Adverse effects of spinal anesthesia in a patient with idiopathic hypertrophic subaortic stenosis. Anesthesiology, 60: 228-230

Marcoux J, Rosin M, Mycyk T. 2009. CPB-assisted aortic valve replacement in a pregnant 27-year-old with endocarditis.Perfusion,24:361-364

Martin SR,Foley MR.2006. Intensive care in obstetrics:an evidence-based review.Am J Obstet Gynecol,195:673-689

Odoom JA,Sih IL.1983. Epidural analgesia and anticoagulant therapy.Anaesthesia,38:254-259

Pagni S,Ganzel BL,Tabb T.2008. Hemiarch aortic replacement for acute type A dissection in a Marfan patient with twin pregnancy.Interact CardioVasc Thorac Surg,7:740-741

Parry AJ,Westaby S.1996. Cardiopulmonary bypass during pregnancy.Ann Thorac Surg,61:1865-1869

Patel A,Asopa S,Tang AT,et al.2008. Cardiac surgery during pregnancy. Texas Heart Inst J, 35: 307-312

Pomini F, Mercogliano D, Cavalletti C, et al. 1996. Cardiopulmonary bypass in pregnancy. Ann Thorac Surg,61:259-268

Robbin G Cohen, Luis J Castro. 1998. Cardiac surgery during pregnancy.In:Uri Elkayam ed. Cardiac Problemsin Pregnancy.3rd ed.New York Wiley-Liss,277-283

Sage DJ.1990. Epidurals,spinals and bleeding disorders in pregnancy: a review. Anaesth Intensive Care,18:319-326

Salazar E,Espinola N,Molina FJ,et al.2001. Heart surgery with cardiopulmonary bypass in pregnant women.Arch Cardiol Mex,71:20-27

Schmidt A,Nolte H.1992. Subdural and epidural hematomas following epidural anesthesia:a literature review.Anaesthetist,41:276-284

Sessier DI,Rubinstein EH,Moayeri A.1991. Physiological responses to mild perianesthetic hypothermia in humans.Anesthesiology,75:594-610

Shetty HG, Backhouse G, Bently DP, et al. 1992. Effective reversal of warfarin-induced excessive anticoagulation with low dose vitamin K_1. Thromb Haemostasis, 67: 13-15

Siu SC, Colman JM, Sorensen S, et al. 2002. Adverse neonatal and cardiac outcomes are more common in pregnant women with cardiac disease. Circulation, 105: 2179-2184

Sutton SW, Duncan MA, Chase VA, et al. 2005. Cardiopulmonary bypass and mitral valve replacement during pregnancy. Perfusion, 20(6): 359-368

Tessler MJ, Hudson R, Naugler-Colville M, et al. 1990. Pulmonary oedema in two parturients with hypertrophic obstructive cardiomyopathy(HOCM). Can J Anaesth, 37: 469-473

Thornhill ML, Camann WR. 1994. Cardiovascular disease. In: Chestnut DH ed. Obstetric Anesthesia: Principles and Practice. St Louis: CV Mosby, 746-749

Uebing A, Steer PJ, Yentis SM, et al. 2006. Pregnancy and congenital heart disease. BMJ, 332: 401-406

Wakiyama H, Nasu M, Fujiwara H, et al. 2007. Two surgical cases of acute aortic dissection in pregnancy with Marfan syndrome. Asian Cardiovasc Thorac Ann, 15: e56-e63

Warkentin TE, Kelton JG. 1991. Heparin-induced thrombocytopenia. Prog Hemostasia Thromb, 10: 1-34

Weiss BM, von Segesser LK, Alon E, et al. 1998. Outcome of cardiovascular surgery and pregnancy: a systematic review of the period 1984-1996. Am J Obstet Gynecol, 179(6 Pt 1): 1643-1653

Weiss-Bloom LJ, Reich DL. 1992. Haemodynamic rsponses to tracheal intubation following etomidate and fentanyl for anaesthetic induction. Can J Anaesth, 39: 780-785

Wulf H, Streipling E. 1990. Postmortem findings after epidural anesthesia. Anaesthesia, 45: 357-361

Ziskind Z, Etchin A, Frenkel Y, et al. 1990. Epidural anesthesia with the Trendelenbureg position for cesarean section with or without a cardiac surgical procedurein patients with severe mitral stenosis: a hemodynamic study. J Cardiothorac Anesth, 4: 354-359

第 17 章

妊娠期心血管药物的应用

第一节　妊娠和哺乳期的药动学

妊娠是女性生理过程中的一个特殊阶段，为适应胎儿发育的需要，体内各系统将发生一系列适应性变化，而胎儿也处于发育过程的不同阶段，因此，孕妇及胎儿的生理情况与非孕状态的女性、儿童有着显著不同，这种变化直接影响药物在体内的吸收、分布、代谢和排泄过程，故用药有其特殊性。孕妇在妊娠期和哺乳期有可能并发疾病，须应用药物，如用药不当，对孕妇、胎儿、新生儿均可产生不良影响，故了解妊娠期和哺乳期的药动学特点，对于合理用药十分重要。

(一)妊娠期的药动学

由于妊娠期的一系列生理变化，主要是孕妇受体内的激素影响，以及自身调节系统的作用，药物在孕妇体内的吸收、分布、代谢和消除过程均有一定程度的改变。

1. 吸收

(1)消化道吸收：妊娠期胃肠系统的张力和活动力受激素影响而减弱，胃肠蠕动减慢，妊娠早期的恶心、呕吐，致使药物的吸收速率减慢，口服药物的吸收可减少，血药峰浓度延迟到达并降低；胃排空速率减慢，药物在胃中停留的时间相对延长，吸收程度增加，从而影响药物的吸收；胃肠道血液灌流速率增加，使胃肠壁毛细血管与消化道腔之间可维持一个较高的浓度梯度，有利于药物的溶出和吸收，弥补了胃肠机械运动减少等因素造成的吸收损失，因此生物利用度无显著性变化。

除口服外，对于少数在胃肠道中易遭破坏或在肝中被迅速代谢的药物，还可经舌下给药、直肠给药或阴道给药，以提高对药物的耐受性，达到有效血药浓度。如硝酸甘油的首关效应可灭活约 90%，因此口服疗效差，需舌下给药。妊娠期阴道黏膜变软，皱襞增多，血液循环加速，有利于药物吸收；但同时阴道上皮糖原和乳酸含量增多，分泌物 pH 降低，不利于碱性药物吸收。

(2)注射部位的吸收：除药物的理化性质外，药物的吸收速率常与注射部位的血流量有关。肌肉组织的血流量比皮下组织丰富，故肌内注射比皮下注射吸收快。妊娠期下肢的血流减少，使给药部位与毛细血管床间药物的浓度梯度降低，可能延缓肌内注射的药物吸收。

(3)呼吸道吸收：小分子脂溶性、挥发性的药物或气体，可从肺泡上皮细胞迅速吸收。气雾剂从呼吸道的吸收是通过被动扩散透过肺泡而进入血流的，颗粒直径 3～10μm 可到达细支气管，小于 2μm 可进入肺泡。妊娠期由于肺潮气量显著增加，使更多较大的粉粒进入肺泡，加之心排血量和肺血流量的增加产生较大的浓度梯度，有利于药物吸收。

2. 分布　妊娠期间血容量、总体液量增加，其中血浆容积由妊娠中期至足孕增加

20%～50%，总体液量增加 50%～80%，药物分布容积随之增加，药物吸收后稀释度亦增加，血药浓度较非妊娠期为低，因此，一般用药量应高于非妊娠状态。

妊娠期脂肪量的增加，也将增大脂溶性药物如地西泮的分布容积。单剂量给药的血药浓度降低，重复给药因蓄积可致血药浓度显著增加。

3. 与血浆蛋白结合　多数药物在体内需与血浆蛋白尤其是白蛋白结合，这种结合是可逆的。药物与血浆蛋白结合率随妊娠过程逐渐降低，这与血浆白蛋白浓度降低(15%～30%)有关。由于妊娠期总体液和血浆容量增加，但单位体积血浆蛋白含量降低，其中白蛋白下降更为明显，常出现低蛋白血症，故妊娠期药物与白蛋白结合能力明显降低。同时，孕晚期白蛋白的结合能力也有所下降。另一方面，妊娠期新陈代谢增加和胎儿对母体的排泄需与白蛋白结合的内源性物质增加，各种内源性物质(包括脂肪酸)通过竞争性抑制白蛋白的结合等因素的影响，使药物与白蛋白结合减少，血中游离药物的浓度升高，因而组织和通过胎盘的药物增多，使妊娠期用药的药理(或毒性)反应增强。因此，与血浆蛋白结合率高(≥90%)的药物须小心处置。

当药物具有高蛋白结合率时，妊娠期的这种变化对临床药物治疗有显著影响：①低清除率的药物(如苯妥英钠和丙戊酸钠)：丙戊酸钠在妊娠后 3 个月平均总血药浓度降低 50%，而游离血药浓度仅下降 29%，如以总血药浓度为剂量调整依据将导致给药剂量高于治疗所需剂量。②治疗窗窄、以非口服途径给药的高清除率药物(如可在分娩时给予的芬太尼、阿芬太尼、咪达唑仑)：将导致游离药物的药-时曲线下面积显著增大，药物效应增强。

4. 代谢　代谢对药物作用的终止具有重要意义，因绝大部分药物经过转化后失去药理活性，并提高了极性与水溶性，有利于最后排出体外。影响妊娠期代谢的因素如下。

(1)肝血流量：靛青标记法测定妊娠期肝血流量没有显著性变化，而采用超声多普勒技术测得肝总血流量在孕 28 周后将显著增加。一些高肝代谢率药物的研究表明，肝血流量变化对药物代谢速率的影响比药物代谢酶活性变化的影响小得多。

(2)药物代谢酶：妊娠期药物代谢酶活性变化较大且情况复杂，妊娠期间，CYP3A4、CYP2D6、CYP2C9、UTGIA4、UTG2B7 等活性增强，经由这些酶系催化代谢的药物代谢速率增加，需增加剂量以达到治疗效果。相反，CYPIA2、CYP2C19 活性降低，应降低给药剂量以减少毒副作用的发生。

(3)激素：妊娠期高雌激素水平使胆汁在肝脏中淤积，药物从肝、胆廓清速度减缓。妊娠期高水平的黄体酮及其代谢产物是药物代谢减慢的主要原因。激素的调节可因某些激素如游离甲状腺素水平的降低而下降。

(4)体温：化学反应的速度随温度的升高而增加，妊娠期体温约升高 0.5℃，故其药物代谢似加快。

5. 排泄　妊娠期生理功能的改变以肾功能为最显著，妊娠期肾血流量增加 35%，肾小球滤过率增加 50%，从早期妊娠开始增加，以后在整个孕期维持高水平，这些变化加速了药物从肾脏排泄，此外，妊娠期酸碱平衡的改变也能影响肾脏的药物排泄，还有一部分药物进入胎儿循环，因此，妊娠女性的药物血药浓度较非妊娠者明显为低。

妊娠第 1 周与非妊娠相比，菊淀粉消除率约增加 50%，对氨基马尿酸(PAH)消除率约增加 30%，因妊娠期药物的肾清除率增加，使完全或大部由肾脏消除的药物如地高辛、锂盐的半衰期缩短，进而影响血药浓度。分娩期肾血流降低，尿量减少，使各种药物的消除延长。

某些主要从肾排出的药物，宜采用侧卧

位增加肾血流量，促进药物消除。而妊娠晚期仰卧位时肾血流量减少可使肾排出药物延缓，尤其伴高血压者，肾功能受影响，药物排泄减慢减少，可能导致药物在体内蓄积。因此，有必要做血药物浓度监测及对其剂量进行调节。

因此，妊娠期用药时必须考虑以上特点，根据药物的血药浓度、药效、剂量与疗程等，合理用药。一般来说，用药剂量越大，用药时间越长或反复使用，对胎儿的损伤就越严重。

(二)胎盘

胎盘是将母体血与胎儿血隔开的屏障。在胎盘内，母体和胎儿进行营养物质、气体和废物的交换，并进行包括药物在内的转运。

1. *药物转运* 胎儿经胎盘从母体吸收和排泄药物，几乎所有的药物均可通过胎盘进入胎儿，也能从胎儿转运再回到母体，大多数药物以被动转运的方式通过胎盘。其转运的部位是在胎盘的血管合体膜，其厚度和绒毛面积与药物交换速度和程度直接相关，即药物交换速度与程度与绒毛面积呈正相关。而与血管合体膜厚度呈负相关。胎儿的药物消除是靠代谢或排泄到羊水中经胎盘逆向转运到母体，较母体的消除缓慢。

2. *影响转运的速度和程度的相关因素* 胎盘对药物转运的速度和程度主要取决于药物的理化性质，与药物在孕妇体内的药动学及胎盘的结构和功能状态亦有关。

(1)脂溶度高、非结合的(与血浆蛋白结合率低)，非离子化程度高、相对分子质量小(小于500)的药物容易通过胎盘，其速度与胎盘的血流速度呈正相关；脂溶性低、结合率高、解离型、大分子药物，则不易通过胎盘。

(2)母体和胎儿血清中存在的药物浓度差异，如给予母体药物静脉注射后30min至2h内，足月胎儿血浆就会出现药物的最高浓度。母体循环中的药物浓度则与药物剂量、给药途径、疗程长短等因素有关。

(3)药物在胎盘的扩散速度与有效扩散面积成正比，与胎盘厚度成反比。随着胎龄增长，胎盘表面积增大，据估计胎盘绒毛膜与母体直接接触面积约有10m²；绒毛膜随孕期发展逐渐变薄，可从早期妊娠时的25μm到临产时的2μm，有利于药物通过。

3. *药物代谢* 妊娠期胎盘在药物代谢中起一定作用，不仅含有维持细胞生命的必要酶体系，而且还包含有物质跨膜转运的活性酶、中介代谢酶。从胎盘匀浆中得到的微粒体含有催化药物氧化的混合功能氧化酶，该酶可催化苯丙胺羟化反应使之形成羟苯丙胺。胎盘也参与药物代谢还原和水解反应；胎盘中存在有许多内源性生物活性物质如肾上腺素、5-羟色胺、组胺、乙酰胆碱及一些多肽激素如血管紧张素、缩宫素等的代谢酶如单胺氧化酶、组胺酶、肽酶等；乙酰水杨酸和普鲁卡因等亦可在胎盘中水解。但人胎盘中能否进行结合反应仍待证实。

(三)胎儿的药动学

1. *吸收* 药物进入胎儿体内主要经过胎盘，也有一些药物经羊膜转运进入羊水中，羊水中蛋白极少，药物多呈游离型。羊水中的药物可通过胎儿吞噬羊水从胃肠道少量吸收，现已证明胎儿每小时吞咽羊水5～70ml。从胎儿尿中排出的药物和代谢产物，可随胎儿吞咽羊水形成羊水肠道循环而被重吸收。此外，胎儿皮肤也可自羊水中吸收药物。

2. *分布* 药物在胎儿体内主要分布于胎儿肝脏、脑、心脏等器官，与胎儿血循环分配一致。因为药物通过胎盘进入脐静脉后，有60%～80%的血流经门静脉进入肝脏，故肝内药物分布较高。另外，50%的心搏出量回胎盘，而另一半的相当大部分至胎儿脑，因而药物分布至脑和肝脏较多。缺氧时由于胎儿体内血流的再分布，脑的血流量会更多，因而药物也更集中在脑部。胎儿血脑屏障的通透性大，药物易于在脑组织中蓄积。妊娠中期胎儿有1/3～2/3脐静脉血可绕过肝脏经静脉导管分流，这将大大增加未经处理的有活性的药物直接到达心脏和中枢神经系统。随着胎龄的增长，胎儿含水量渐下降，孕16周时全身含水量为94%，而足月时则下降为76%，细胞外液减少，因而水溶性药物分布和蓄积减少。随着脂肪蓄积增多，则脂溶性药物分布和蓄积增多。

3. 与血浆蛋白结合　大多数药物在胎儿体内与血浆蛋白和组织蛋白的结合能力较成人低，且一种药物与蛋白结合后，可阻碍另一种药物或体内内源性物质与之结合，故游离药物浓度较高。

4. 代谢　胎儿药物代谢的主要器官是肝脏。药物在体内代谢的步骤常分为两相：第一相有氧化、还原及水解反应；第二相为结合反应。胎儿肝细胞中含有催化第一相反应的酶类，以氧化反应较为活跃，其次为还原和水解反应。从孕12～16周起，胎儿肝脏对一些药物如氨基比林、氯丙嗪和丙咪嗪等可进行氧化代谢，但由于胎儿肝脏线粒体酶系统功能低，分解药物的酶系统活性不完善，药物代谢从质和量均较成人差。妊娠早期，胎儿肝脏缺乏催化药物代谢第二相反应的酶，特别是葡萄糖醛酸转移酶，药物在胎儿体内代谢过程中的氧化产物没有葡萄糖醛酸与其结合，使之从尿中排出，故对一些药物如水杨酸盐和巴比妥类解毒功能低下，极易引起药物的毒性反应。因而，胎儿药物代谢主要靠胎盘转运，从胎儿重返母体再由母体解毒。

5. 排泄　由于胎儿肾脏发育不全，肾小球滤过率低，使药物在血、组织内半衰期延长，消除率下降，肾脏排泄药物的功能差，易引起药物及其代谢物的积蓄。胎儿的药物消除是靠代谢或排泄到羊水中经胎盘逆向转运到母体，药物经代谢后形成极性大而脂溶性低的代谢物，后者不易通过胎盘转运到母体血中，导致药物代谢后容易在胎儿体内蓄积，影响胎儿组织器官的发育而造成损害。

(四)母乳中药动学

几乎任何药物皆可进入母乳中，多数情况下母乳的药物总含量不多，很少超过哺乳女性每日药物剂量的1%。药物从乳腺排出属被动转运，故药物排泄量和速度受药物脂溶性、解离度、pH、分子量大小及药物在血浆和乳汁中浓度梯度等因素影响；其次，乳腺的血流量及乳汁中脂肪含量对药物在乳汁中排泄率亦甚重要。通常，脂溶性药物的乳汁中浓度较高，浓缩程度与乳汁中脂肪含量有关。由于人乳汁偏酸性，一些弱碱性药物将离子化，较弱酸药物易自乳汁排出。一般说来具有高度血清蛋白结合的药物不会在乳汁中有较高的浓度。

乳妇应用药物时对乳儿的影响与以下两方面因素有关，即药物分泌至乳汁中的量，以及乳儿可自乳汁中摄入的药量；后一因素取决于药物是否可自胃肠道吸收和吸收量的多少。口服不吸收或吸收差的药物乳儿摄入量甚少，如药物易自胃肠吸收，则乳儿摄入量增多。初乳期药物分泌至乳汁中的量较多，而乳儿(新生儿)对药物的代谢和排泄能力尚差，药物与血浆蛋白的结合率又低，此时药物可在乳儿组织内达到相当高的浓度，而对乳儿产生一定影响。故哺乳期妇女用药应慎重，以免对乳儿产生不良反应。

(五)FDA妊娠药物分类

美国食品与药物管理局(Food and Drug Administration，FDA)根据药物对胎儿产生影响的程度和安全等级不同，将妊娠女性的处方药物分为5个类别，即A、B、C、D、X类。

A类：在女性中进行的对照研究，未发现在妊娠3个月造成胎儿危害(并且也没有对其后6个月的危害性的证据)，即该类药物对胎儿的影响甚微。

B类：在动物繁殖性研究中未发现对胎儿有危害，但并未进行孕妇的对照研究，或在动物繁殖性研究中表现有不良反应(降低受孕能力不包括在内)，这些不良反应并未在妊娠3个月的女性得到证实(也没有对其后6个月的危害性的证据)。

C 类：在动物研究中证明该类药物对胎儿有不良影响（如致畸、杀死胚胎或其他作用），但未在女性中作对照试验，或未在女性和动物并行地进行研究。本类药物只有在权衡了对孕妇的好处明显大于对胎儿的危害之后，方可应用。

D 类：有对胎儿的危害性的明确证据，仅适用于危及孕妇生命的严重疾病，而没有更安全的药物可筛选或虽有此类药物但无效者。

X 类：在动物或人类的研究表明本类药物可引起胎儿异常。或根据用药经验，有危及胎儿的证据；在孕妇应用这类药物显然是无益的。本类药物禁用于妊娠或将妊娠的患者。

孕妇出现临床必须用药指征时，以选择 A、B 类为佳；妊娠 3 个月前，最好不用 C、D 类；X 类药物禁止使用。

（黎　刚）

第二节　妊娠期利尿剂的应用

2014 年 Ruys TP 等公布了一个大型多中心的注册调查，报道了 2007～2011 年间欧美等多国医院 1321 例妊娠合并心脏病患者使用心血管药物的情况。所有结构性心脏病的患者中，424 例（32%）曾使用心血管药物，其中 β 受体阻滞剂占 22%、抗血小板药物占 8%、利尿剂占 7%、ACEI 占 2.8%，他汀占 0.5%。由于我国妊娠合并心脏病的患者仍然以瓣膜病占多数，而利尿剂仍然是心力衰竭治疗的基石，另外由于妊娠合并高血压或肾衰竭等的疾病都存在孕期使用利尿药的问题，鉴于孕期患者的生理和病理特点，需要认识妊娠期利尿剂的应用对母婴的影响和妊娠的后果。

（一）利尿剂的药理学

妊娠期内环境的水盐平衡发生显著的生理变化。妊娠期前 3 个月血容量开始增加，3～6 个月增加最明显，一直持续到妊娠结束。另外，妊娠 6～9 个月间隙体积增加最明显。妊娠期液体体积的变化是由于肾脏对钠离子进行了复杂的处理，血流动力学因素，体液因素以及身体变化是引起这种变化的主要原因（表 17-2-1）。这种变化的结果是在妊娠期末体内积蓄了 500～900mEq 的钠离子和增加了 6～8L 水。从妊娠 10 周开始心脏泵出能力增加，在 20 周时增加约 40%。心肌收缩增强引起每搏量增加，后期引起心率增加以维持增加的每搏量。妊娠期 1～6 个月由于外周阻力降低，引起动脉血压下降，随后血压会逐渐上升至非孕期水平甚至暂时超过正常水平。

表 17-2-1　妊娠期影响钠盐代谢的因素

增加钠排泄	减少钠排泄
血流动力学的因素	
增加肾小球的滤过率	增加肾小管钠的重吸收
激素的因素	
孕激素	醛固酮
抗利尿激素	雌激素
前列腺素	胎盘催乳素
缩宫素	催乳素
促黑素细胞激素	肾素-血管紧张素
	抑制心房利钠肽
物理因素	
血浆白蛋白水平降低	输尿管受压增加
肾血管阻力降低	子宫胎盘分流

资料来源：Eytan C，Moshe G. Diuretics in pregnancy.

Eytan 和 Moshe 等的相关综述认为，利尿剂的作用可分为迅速效应和缓慢效应。在迅速效应的作用下，患者在治疗第一天可引起5%～10%血容量减少，并导致心排血量和血压下降。缓慢效应发生在随后的4～6周，血容量代偿性增加，心排血量也恢复到治疗前水平；然而，小动脉中过多钠离子的转移引起血管腔扩张，血管对内源性的儿茶酚胺反应下降，因此外周阻力是降低的。因此，急性血压下降是由于容量收缩引起，慢性持续血压降低是由于容量收缩和外周阻力抵抗减少引起。

1. 髓襻利尿剂

(1)药理作用：髓襻利尿剂主要作用于襻上升支的髓质部，其次可作用于襻的皮质部，封闭细胞膜上的氯化物通道，抑制 Na^+、K^+、Cl^- 的重吸收，促使钠、钾和氯离子排出。随着电解质的排出，水分也被大量排出。代表性药物为呋塞米(furosemide)，又名速尿，FDA妊娠药物分类为C类，是目前这组药物中应用最普遍的药物，襻利尿剂的利尿、利钠作用强大，即使噻嗪类利尿剂无效的患者，或肾小球滤过率降低的患者，用襻利尿剂有时仍有效。用法和剂量，呋塞米口服后20～30min开始起效，2～3h达到高峰效应，作用持续时间为4～6h，常用剂量范围为每日20～120mg，分次口服，每日1～2次。有肾衰竭的患者常需要更高的剂量。静脉注射后3～5min开始起效，30～80min达到高峰效应，作用持续时间为2～4h。

妊娠期，呋塞米可以通过胎盘，如果口服呋塞米20～40mg，9h后，脐带血的药物峰值浓度为330ng/ml。服药后8h，母体与脐带血药浓度相等。妊娠期使用呋塞米后，羊水量不会发生显著的改变，但是，绒毛的血流则可显著减少。孕妇在使用呋塞米后，建议监测胎儿的肾功能。出生前短时间接触呋塞米的新生儿出生后常存在利尿的效应。没有证据表明呋塞米具有致畸的作用。但也有关于妊娠期应用呋塞米发生尿道下裂的个例报道。应该限制呋塞米在第一孕季的应用，但可在第2和第3孕季内应用。

(2)妊娠期的适应证：目前认为，襻利尿剂只适用于妊娠中合并充血性心力衰竭有肺水肿表现时。这是由于该类药起效快，利尿作用强，可以迅速缓解肺水肿的危急状态。但另一方面，襻利尿剂可以迅速而显著地减少血容量，并导致胎盘血流减少和羊水过少，最终影响胎儿的存活。故非紧急情况勿轻易用襻利尿药。

(3)不良反应与注意事项：①能够使尿酸的排泄减少。使用时间较长后，可以产生高尿酸血症，故痛风患者应慎用。②肝炎和肝硬化患者，使用襻利尿剂后如不注意补钾，可产生低钾血症，容易导致肝昏迷，故应慎用。③使用襻利尿剂后，钠、钾、氯等会从尿中大量丢失，故长期使用应注意定期复查血电解质，如有降低应予合理补充。通常可补充钾盐。④有低钾血症、肝昏迷或洋地黄中毒时禁用利尿剂。

2. 噻嗪类利尿剂

(1)药理作用：噻嗪类利尿剂主要作用是限制钠离子在襻升支肾皮质部分的重吸收，以及作用于襻上升支的髓质部分。限制氯离子的重吸收，从而使肾脏增加氯化钠的排泄。另外，肾远曲小管为离子交换点，可由醛固酮控制调节，而噻嗪类利尿剂可以显著增加远曲小管的钠离子交换，使钾离子的排泄大大增加。排出的钠和钾离子在肾小管内使渗透压升高，使水分根据低渗向高渗的规律排入肾小管，从而产生大量尿液，起到利尿的效应。

噻嗪类利尿剂的降压机制主要是利尿作用造成血容量减少所致。但持续服用后，该药的利尿作用明显减弱，而此时仍能发挥降压作用，目前多数意见认为，其机制是减少了血管壁的钠离子，从而促使动脉舒张，体循环血管阻力降低，血压下降。此外，这类药物还可以抑制碳酸酐酶，从而使尿中丢失碳酸氢根减少，但该作用并不强。临床常用的噻嗪类利尿剂为氯噻嗪和氢氯噻嗪，常用剂量分别为0.5～2g/d和25～100mg/d。

(2)适应证：噻嗪类利尿药适用于妊娠合并充血性心力衰竭，并伴有中度以上水肿的患者，或有其他体循环淤血表现和心脏容量负荷过重的患者也适用。此外，当其他降压药引起血容量过多时，可短期加用噻嗪类利尿剂。

(3)产科的不良反应：Eytan 和 Moshe 的报道显示，噻嗪类利尿剂在产科的不良反应与非妊娠患者相同，包括低血容量、低钾、代谢性碱中毒，高尿酸血症、糖耐量受损。合并症包括致死性出血性胰腺炎和死亡。对胎儿的影响包括低血糖的可能，血小板减少症可由于来自母体的抗血小板抗体对胎儿的影响；溶血性贫血，低钠血症，胎儿心动过缓可由于氯噻嗪诱导母体低钾血症所致。氯噻嗪也可能通过降低子宫的血流和胎盘的灌注而造成胎盘内分泌功能降低，并可见雌二醇和去氢表雄酮在胎盘的清除率降低。

Eytan 和 Moshe 报道的一项围生期协作项目发现，使用氯噻酮和其他噻嗪类利尿剂但不包括氯噻嗪和氢氯噻嗪治疗的女性，其新生儿畸形的发生率增加。FDA 妊娠药物分类，可致畸的噻嗪类利尿剂为D类，应限制在第一孕季使用，但可用于其后的两个孕季。由于噻嗪类的利尿作用较呋塞米轻，而不良反应较大，因而，呋塞米更常用于妊娠期。

(4)禁忌证与注意事项：①在非妊娠状态下，噻嗪类利尿剂是原发性高血压首选的降压药之一，但并不适用于妊娠高血压的降压治疗。因为该类药物可减少肾血流，使肾功能受损，从而加重先兆子痫或子痫的病情，又可使血容量下降而减少胎盘的血供。因此轻至中度妊娠高血压禁止使用噻嗪类利尿剂。②当患者肾功能差，肾小球滤过率＜30ml/min时，噻嗪类利尿剂可加重肾功能的恶化，而且利尿作用明显减弱。因此，严重肾功能不全，包括急性肾衰竭禁用该药。③该药为排钾利尿剂，使用中如不注意补充钾盐，可导致低钾血症，也可造成低氯、低钠。故有严重电解质紊乱的患者禁用。④肝功不全伴电解质紊乱时，易诱发肝性脑病，故肝功能不全应慎用。⑤利尿剂可使血糖升高，噻嗪类利尿剂的这一作用尤为明显，因此糖尿病患者应慎用该药。用法及用量最常用的是氢氯噻嗪，用量25mg，从每日1次开始，常用量可至25～50mg，每日3次。利尿剂用于妊娠合并症，如充血性心力衰竭时，原则是从小剂量开始，密切观察血压。只要病情允许，应尽量不影响血压，以免骤然减少胎盘的血供，影响胎儿的生存。

3. *保钾利尿剂* 保钾利尿药的作用位点是肾的远曲小管和集合管，该药的治疗作用是：轻至中度的排钠效应，使钾和氢保留。为此，保钾利尿药常与排钾的噻嗪类或襻利尿剂合用，以减少钾的丢失。

常用药物如下：①螺内酯(spironolactone)，又称安体舒通(antisterone)，为醛固酮拮抗剂。醛固酮的作用是促使肾远曲小管和集合管对Na^+的重吸收。而螺内酯与细胞内的醛固酮受体竞争性结合，阻滞醛固酮介导的Na^+-K^+-ATP酶活性，使Na^+-K^+交换减少，Na^+重吸收减少，从而产生轻至中度的排Na^+效应，并在排钠的同时起到保钾的作用。螺内酯的常用量为每天40～200mg，分次服用。其作用持续时间为8～12h，故可分为每日2～3次服用。②氨苯蝶啶(triamterene)，与螺内酯不同，作用机制为直接阻滞肾小管细胞膜的Na^+-K^+交换，作用部位也是远曲小管和集合管，从而使Na^+、Cl^-、水排泄增多，而K^+排泄减少。氨苯蝶啶的作用持续时间为12h，建议用量为每日100～300mg，分为2～3次口服。③阿米洛利(amiloride)，作用机制与氨苯蝶啶相似，都是作用于远曲小管和集合管，抑制该处的

Na^+-K^+交换，排钠保钾。一般常用剂量为5～20mg，由于该药的作用持续时间为16～20h，故每日只需服用1次。保钾利尿药若单独使用，利尿作用较弱而且不稳定，因而在非妊娠状态下，一般都与排钾利尿剂联合使用。

但在妊娠中，却极少使用保钾利尿剂，也没有大规模的临床研究。因为相当一致的看法是，妊娠中出现低钾血症或血钾偏低时补充钾盐是最好的选择，而不必加用保钾利尿药。

保钾利尿剂致先天性缺损的相关性报道还没有被发现。但有作者认为，螺内酯在妊娠期禁止应用，原因是有研究显示，螺内酯可致雄性胎鼠抗雄性激素作用和可致女性化作用。按FDA妊娠药物分类螺内酯为D类，避免在第1孕季应用，在第2或第3孕季的应用应权衡其风险与获益比后做出选择。

4. 碳酸酐酶抑制剂　乙酰唑胺是具有代表性的碳酸酐酶抑制剂类的药物。这类药物在近曲小管抑制碳酸及H^+的形成。因此远曲小管分泌H^+减少，重吸收HCO_3^-及Na^+也减少。由于溶质大量增加，因此尿液分泌增加。这类药物主要用于治疗青光眼，其他方面的利尿治疗很少应用。妊娠期间这类药物主要用于治疗脑假瘤。有报道认为，妊娠期间应用乙酰唑胺可能会引起婴儿代谢性酸中毒、低钙血症及低镁血症。

没有研究报道妊娠期应用乙酰唑胺与婴儿的先天性缺陷有关，1978年只有一例报道发生新生儿骶尾部畸胎瘤。根据FDA对致畸作用的分类，乙酰唑胺归为D类，在妊娠头3个月应避免应用，在妊娠后6个月必要时可用于治疗脑假瘤。

5. 渗透性利尿剂　甘露醇是具有代表性的渗透性利尿药类药物，可以从肾小球自由滤过，在远曲小管限制性重吸收。这类药物减少近曲小管和髓襻对Na^+和水的重吸收。主要用于预防因血流动力学改变引起的急性肾衰竭和降低脑脊液的压力和体积。羊膜内注射甘露醇可引起流产。渗透性利尿剂曾用于1例缩宫素灌注后引起的妊娠期水中毒。没有报道发现甘露醇有致畸作用。根据FDA对致畸作用的分类，甘露醇归为D类，在妊娠头3个月应避免应用。

(二)妊娠期应用利尿剂的适应证

1. 妊娠期高血压　按2011年ESC的指南定义，妊娠期高血压包括：孕前高血压；单纯妊娠期高血压，其中临床合并明显蛋白尿(≥0.3g/d或尿蛋白肌酐比值≥30mg/mmol)则称为先兆子痫；孕前高血压并妊娠期高血压合并蛋白尿；产前未能分类的高血压。高血压可发生于10%孕妇，是引起胎儿和母体发病和死亡的主要原因。

由于缺乏可靠的实验数据，以上4种类别的高血压鉴别诊断很困难。将孕中期(妊娠28周前)的先兆子痫与其他类别的高血压进行鉴别尤其重要，因为原发性高血压可以保守治疗，而对严重的先兆子痫进行保守治疗则后果非常严重。先兆子痫与血管痉挛有关，是由于血管对循环中的血管紧张素Ⅱ和儿茶酚胺特别敏感所致，也有可能与促凝素和前列环素之间分泌失衡有关。因此，先兆子痫发生时不会有血容量过多甚至血容量会减少。限钠或利尿药治疗对预防或治疗先兆子痫没有作用。先兆子痫与血浆容量减少有关，血浆容量减少对胎儿的危害大于对母体的危害。例如，孕前高血压，也被称为慢性高血压，其血浆容量低的孕妇胎儿存活率很低。预防性应用利尿药的理论学说必须是建立在大量实验基础之上的，这些实验必须建立充分对照，对照组应选择血压正常而且没有围生期发病或死亡的孕妇。对于治疗慢性高血压是否可以预防先兆子痫还没有定论。一项Meta分析研究了9个随机实验，7000个研究对象，指出应用利尿药可以减少水肿和降低高血压，但是不能预防先兆子痫或减少围产期死亡率。

治疗先兆子痫高血压是为了避免子痫的发生，减少致命的HELLP综合征。然而积极的抗高血压治疗可能会影响胎盘血流动力学的自身调节。积极的治疗可选择甲基多巴、肼屈嗪，β肾上腺素阻滞剂和钙离子阻滞剂，而不应选择利尿剂。尽管有个别报道显示积极抗高血压治疗可以减少蛋白尿，目前还没有证据表明积极抗高血压治疗对先兆子痫有益。

尽管应用利尿剂治疗孕妇慢性高血压的资料很少，利尿剂不应作为妊娠期一线抗高血压的药物，但是如果有强烈的适应证，应用利尿剂还是安全的。现已证明，对确诊孕前高血压的妊娠患者，有益于慢性高血压治疗的药物有甲基多巴(推荐用药)、肼屈嗪、β肾上腺素阻滞剂的拉贝洛尔。由于钙离子通道阻滞剂可引起大鼠畸形的发生，因此除了预产期前，其他时间不应推荐使用。血管紧张素转化酶抑制剂对胎肾有不利影响，可引起羊水过少和新生儿肾衰竭，应禁止使用。它可以用于伴有硬皮病的高血压孕妇。

分娩前未分类高血压的部分患者可能是单纯性孕期高血压，既往称为妊娠期暂时性高血压，其在孕后期或产褥期会进展，静脉应用肼屈嗪可用于控制产后严重高血压，产后可根据哺乳的情况选择标准抗高血压的药物治疗。

总之，利尿剂不能预防先兆子痫或围生期死亡，并且先兆子痫应用利尿剂是很危险的。利尿剂只能偶尔用于治疗慢性高血压且不能用于一线用药，并且只能与抗肾上腺素能药物和血管扩张剂合用，尤其是由于钠潴留引起血管扩张剂耐受的时候。

2\. 妊娠合并充血性心力衰竭　呋塞米和噻嗪类，或者联合应用血管扩张药和地高辛，是治疗妊娠期充血性心力衰竭和肺水肿最佳方案。血管紧张素转化酶抑制剂对胎儿肾有不利影响，可引起羊水过少和新生儿肾衰竭，应禁止使用。根据超声心动图将肺水肿合并妊娠分为3组：心脏收缩功能降低的病人；心脏收缩功能正常但是舒张功能有损害的病人；心脏舒缩功能均正常，肺水肿是由于抗早产治疗和医源性负荷过载引起。利尿剂可应用于以上任何一组患者。对于心脏舒张功能异常的病人，要监测利尿作用，因为血容量过度减少可引起前负荷降低至不能充分扩充心室和维持心排血量。

3\. 羊水栓塞的左心衰竭治疗和肾衰竭的预防　利尿剂应有限制地用于羊水栓塞的患者，羊水栓塞受累器官除了肺和心脏外，其次是肾脏，为了防止肾衰竭，在抗休克时必须注意肾的灌注，当血容量补足后，血压回升而尿量少于17ml/h，应给予甘露醇250ml静脉滴注，或呋塞米20～40mg静脉推注，有利于消除肺水肿，并防治急性肾衰竭。

4\. 对于下列情况可以有限制地使用利尿剂　①妊娠合并有肾功能不全的患者；②在先兆子痫或子痫发作期合并有尿少和肾功能不全；③也可用于妊娠期急性脂肪肝引起的肾衰竭；④原发性甲状旁腺功能降低引起的孕妇尿钙增加时引起的肾衰竭；⑤其他引起血容量过多的治疗时常可加用噻嗪类利尿药。若合并有尿少和肾功能不全，应首选襻利尿剂。而在妊娠中使用保钾利尿剂，尚缺乏大规模的临床试验。因为大多数意见认为，由于该类药物不良反应较多，故应慎用保钾利尿剂，其他利尿剂造成低钾倾向时以补充钾盐为宜。

(三)妊娠期应用利尿剂禁忌证

有关妊娠期利尿剂应用的资料不多。孕期使用利尿剂可进一步减少血容量，使胎儿缺氧加重；另外，妊娠期6～9个月使用利尿剂治疗水肿可诱导产程，引起宫缩乏力，胎便染色，增加围生期死亡率。然而，妊娠期的坠积性水肿只是一种生理现象，不需要治疗，先兆子痫的发生与血容量减少有关，而利尿剂可使血容量更低。曾有Meta分析指出，使用利尿剂不能预防先兆子痫和减少围生期的死亡率。故现在大部分的产科医生已经避免给孕妇应用利尿剂。利尿剂禁止应用于胎盘灌注减少，即先兆子痫和胎儿宫内发育迟缓的妊娠患者。

根据FDA对致畸作用的分类，呋塞米为C组，噻嗪类利尿剂、保钾利尿剂、碳酸酐酶抑制剂和渗透性利尿剂为D组。只有一项研究发现应用呋塞米和尿道下裂可能有关。

（四）泌乳期利尿药的应用

噻嗪类利尿剂、呋塞米和乙酰唑胺可分泌到乳汁中，然而对婴儿的风险是很小的。噻嗪类利尿剂不推荐在哺乳期的第1个月内使用，因为它可抑制乳汁形成。现在还不知道非代谢的内酯类是否从乳汁分泌，然而它主要的代谢产物烯睾丙内酯可以在乳汁中发现，婴儿摄取后的影响还不十分清楚。没有关于甘露醇和泌乳相关性的报道，美国儿科协会认为这些药物可以用于哺乳期。

（蔡玉宇）

第三节　血管扩张剂在妊娠合并心血管疾病中的应用

血管扩张剂是现代心血管疾病治疗学的基础，这类药物可直接作用于血管平滑肌或者通过至今尚未明确的感受器而起作用，能改善高血压患者异常的血流动力学，减少体循血管阻力，减少心脏的前、后负荷。同时，通过增加冠状动脉血流量，降低心脏的前、后负荷，进而减少心肌对氧的需求量。也用于充血性心力衰竭，改善心脏功能。根据血管扩张剂的作用机制可分为直接血管扩张剂和间接血管扩张剂。直接血管扩张剂可分为：①主要扩张容量静脉的药物，代表药物为硝酸酯类，这类药物可降低肺内压及左心室舒张末期压力，降低心脏前负荷。常用的静脉扩张剂为硝酸甘油和消心痛（异山梨酯）。②主要扩张阻力动脉的药物，常用肼苯达嗪（肼屈嗪）及硝苯定，这些药物能减轻心脏后负荷，提高心排血量。③均衡扩张静脉及动脉的药物，如硝普钠、哌唑嗪、ACE抑制剂（开博通）等。常用的间接血管扩张剂包括钙离子拮抗剂和α、β-受体拮抗剂如拉贝洛尔等。另一些药物则主要作用于中枢神经系统而起到扩张周围血管的作用。

近年来，血管扩张剂已逐渐用于治疗妊娠高血压和充血性心力衰竭。笔者所在医院自1985年起开始应用于治疗妊娠期疾病，治疗最多的是妊娠期高血压，特别是急进性高血压和重度子痫前期的高血压。当血压急促升高，舒张压＞110～120mmHg，收缩压＞170mmHg时，静脉应用血管扩张剂，短期内可以控制过高的血压，减少因严重高血压所致的脑血管意外和子痫，是治疗妊娠期严重高血压、急进性高血压的一种快速、有效措施。

血管扩张剂的应用是20世纪70年代以来心血管疾病治疗中的一大进展，在心力衰竭治疗中应用原理主要是从多方面改善心脏的功能。在心力衰竭发生时心肌收缩力减弱，心排血量减少，交感神经兴奋，使肾素、醛固酮系统活性增高。这几方面因素造成的后果包括：①由于周围小动脉收缩，使后负荷增加，左心室阻抗增高，导致心搏出量下降；②由于静脉收缩及水钠潴留，回心血量增多，心搏出量下降使心室舒张末压增高，肺淤血及心肌耗氧量增多，从而使心排血量进一步减少。心力衰竭时血管扩张剂的作用主要是减轻心脏前后负荷和心肌的耗氧量，特别是对缺血的心肌。同时，还能增强心肌收缩力，提高心电稳定性，并能改善肾功能，有利尿效应。对妊娠期充血性心力衰竭如妊娠期高血压疾病并发的心力衰竭、风湿性心脏病、围生期心肌病、围生期心力衰竭肺水肿的综合治疗中起着重要的作用。笔者所在医院自1985年以来应用血管扩张剂如硝酸甘油、酚妥拉明、硝普钠等配合正性肌力药物,如西地兰、多巴胺类及利尿剂等综合治疗围生期心力衰竭,使围生期心力衰竭死亡率明显下降,疗效显著。

妊娠期高血压疾病子痫、子痫前期时孕妇有潜在的血液浓缩、血流量减少,使用血管扩张剂时须注意避免因血压降低过速而引起子宫胎盘血流量减少。在临床上一般应控制舒张压在90～100mmHg,以避免降压过度、血压过低,造成子宫胎盘血流量减少,而致胎儿宫内缺氧、窒息。

下面仅介绍在妊娠期常用的几种血管扩张剂。

一、扩张动脉的血管扩张剂

(一)肼屈嗪(hydralazine)

1. 药理作用　肼屈嗪(肼苯达嗪)是一种直接动脉血管扩张剂,用于治疗高血压已有40年,用于充血性心力衰竭的治疗也有20多年的历史。

肼屈嗪直接松弛小动脉平滑肌,扩张静脉作用小。它的作用主要来自于减少后负荷,可通过激活鸟苷酸环化酶(cGMP)增加血管平滑肌细胞内cGMP的含量,使平滑肌舒张,小动脉扩张,降低外周血管阻力。肼屈嗪有扩张冠状、肾、脑和内脏动脉的作用。对心肌有直接正性肌力作用,能直接或由于组织胺释放而兴奋β受体作用,增加心脏排血量。

肼屈嗪常用于肾性高血压,可作为妊娠期高血压疾病的首选药物。没有证据认为肼屈嗪有产生或释放一氧化氮的作用。在妊娠时该类药物还可以降低血管紧张素Ⅱ的敏感性,静脉滴注可以扩张子宫胎盘血管床,在降压的同时不会引起子宫胎盘血流量的下降。

2. 适应证　肼屈嗪在妊娠应用主要是降低血压。可作为妊娠期高血压疾病的首选药。

3. 用法用量　肼屈嗪可口服或肠道外给药,口服在妊娠期偶有使用。血管内注射,首次一个剂量后逐渐递增,药物浓度在用药20min后达高峰,半衰期是3h。胎儿血中水平与母亲用药量相关。肼屈嗪可通过乳汁分泌,但患者服药期间无须停止母乳喂养。

静脉注射:先给1mg稀释静脉缓注,如1min后无不良反应,可在4min内给予4mg稀释静脉缓慢注射。以后根据血压情况每20分钟用药1次,每次5～10mg。一般用量以维持舒张压在90～100mmHg为宜,但在4h内不能超过30mg。临床建议肼屈嗪不宜长时间连续静脉滴注,因药物的降压作用可持续数小时,连续静脉滴注可导致血压下降过低,影响胎盘的血流灌注而危及胎儿,用药期间应严密观察血压。口服治疗通常是25mg,每日2次,每日最大剂量不超200mg。

4. 妊娠期用药的安全性研究　肼屈嗪常用口服治疗高血压,在瑞典、英国和美国应用较广泛。在围生期常用静脉注射,静脉用药最常见的风险是低血压和胎心率异常,但使用建议的剂量对母亲和新生儿是安全的。肼屈嗪不应该与其他血管扩张剂如二氮嗪同时应用,因为会产生威胁生命的低血压。

有药理方面的研究报道,对早孕的兔给予肼屈嗪和其他血管扩张剂,对照研究发现肼屈嗪对胎儿的软骨发育有影响。另一方面研究认为,肼屈嗪常用的无毒剂量是不会致畸的。巴黎围产医学协会对8个孕早期曾用过肼屈嗪的孕妇所分娩的婴儿进行鉴定,没有发现婴儿畸形,在新生儿反应性方面亦没有发现不利的影响。有学者通过应用子宫动脉和脐动脉血流测定方法,对照研究肼屈嗪和拉贝洛尔治疗严重高血压患者其新生儿的结局,发现在肼屈嗪组有新生儿低Apgar评分的倾向，但脐动脉血流无异常改变。

多数学者认为，许多先兆子痫的患者是处于低血容量状态，但亦有部分患者不一定存在低血容量，并发现使用肼屈嗪期间有血容量增加的表现。在一个通过使用 Swan-Ganz 导管监护的研究发现，部分先兆子痫患者有低的毛细血管楔状压、低的心脏指数和高的周围血管阻力，这些患者应用肼屈嗪是有益的。同样，用无创性的血流动力学监测方法也可显示患者的心脏指数，亦可作为选用肼屈嗪的监测指标之一。妊娠期高血压疾病合并心力衰竭、心力衰竭者不宜应用此药。

常见的不良反应有头痛、心慌、气短、头晕等，偶见患者可出现狼疮样反应。最近据 Meta 分析发现，肼屈嗪比硝苯地平或拉贝洛尔更容易发生孕妇低血压、胎盘早剥、胎心率变化和剖宫产率高等不利因素。

（二）硝苯地平（nifedipine）

硝苯地平为二氢吡啶类钙通道阻滞剂。钙通道阻滞剂（CCBS）亦称钙内流阻滞剂，或钙离子拮抗剂。钙通道分布广泛，在肌纤维膜和 T 形管中密度最高。根据化学结构和心血管作用，常用降压的钙通道阻滞剂可分为三类：苯烷胺类（以维拉帕米为代表）、二氢吡啶类（硝苯地平）和苯噻氮唑类（地尔硫䓬类）。在妊娠期常用的钙通道阻滞剂有硝苯地平（nifedipine）和尼莫地平（nimodipine）。

1. *药理作用*　硝苯地平的作用机制是阻断心肌细胞和血管平滑肌细胞的钙离子通道，抑制钙离子内流，使血管平滑肌松弛，从而使周围小动脉扩张，外周血管阻力降低而使血压下降。由于心肌细胞 Ca^{2+} 通道同时被阻断，因此，硝苯地平可减弱心肌收缩力，使心排血量降低，亦造成血压下降。同时能扩张冠状动脉、增加冠状动脉血流量，提高心肌对缺血的耐受性；可选择性的扩张脑血管，研究表明硝苯地平能够有效地降低脑动脉压。

硝苯地平口服或舌下含服吸收迅速，口服约 15min 起效，1～2h 达峰值效应。作用维持时间为 3h，半衰期为 3～5h。舌下含服起效时间为 3min，达峰效应时间为 20min。该药由肝脏代谢，代谢产物大部分经肾脏排泄。

2. *适应证*　硝苯地平在妊娠期应用主要是降低过高的血压，用于严重高血压的治疗。该药以往曾禁用于妊娠女性，但近些年来国内外已将硝苯地平作为妊娠期高血压的紧急降压药，取得很好的降压效果，特别是在基层医院，是一种常用于严重高血压的降压药，与肼屈嗪相比硝苯地平降压较平稳。可以避免血压突然过低导致胎盘灌注量急剧下降对胎儿安全造成危害，这是优于肼屈嗪之处。在产后 24h 之内发生严重高血压，可以用硝苯地平进行降压。

3. *用量用法*　普通硝苯地平片，初始剂量每次 10mg，如降压效果不明显，隔 20～30min 可以再给 10mg。一般最大剂量每日不超过 60mg。长期治疗者 10mg，每日 3 次，24h 总量 30～60mg。国外有报道 24h 总量最高可达 120mg。舌下含服可使部分患者血压降低过快，为避免发生血压突然过低的不良反应，对妊娠期高血患者，选择口服，起始剂量为 10～20mg。孕妇血压不稳定时使用长效硝苯地平特别有效，或使用氨氯地平（amlodipine），一般剂量 5～10mg，每日 1 次。

4. *妊娠期用药安全性的研究*　妊娠期高血压患者用硝苯地平降压的临床研究，目前尚缺乏大规模的临床研究。有研究报道，在应用了钙通道阻滞剂硝苯地平 5min 后母亲血压下降，胎儿脐血流特征与治疗前比较没有改变，显示硝苯地平对胎儿脐血流没有不利的影响。有研究报道，对 51 例严重先兆子痫的患者，应用硝苯地平治疗没有发现胎心率有不正常的表现。最近，在美国重新评估钙通道阻滞剂治疗妊娠期高血压疾病重度子痫前期，应用硝苯地平和甲基多巴对照研究显示，母亲和新生儿的结局没有显著的不同，在慢性高血压的患者，延长口服时间，新生儿的结局亦无差异，在治疗 20 个慢性高血压患者中，舒张压可降低于 90mmHg，有 9 个患者合并头痛，没有发现对新生儿有不利影响。

（三）米诺地尔（minoxidil）

1. *药理作用* 米诺地尔（长压定）是一种具有强大直接作用的血管平滑肌松弛剂，此药主要作用于动脉血管床，可能直接作用于平滑肌感受器的位点，是通过阻断细胞膜吸收钙而起作用。此药主要作用于动脉，直接作用于血管壁，扩张小动脉，降低外周阻力，使血压下降。此药是比肼屈嗪效力更强的动脉扩张剂。米诺地尔可引起轻度但很明显的心动过速，平均动脉压轻度降低，心脏指数的明显增加，以及体循环血管阻力的显著增加。此药主要作用于动脉血管床，几乎无静脉扩张作用，故它不改变左心房压、肺动脉楔压或肺动脉压。

2. *适应证* 主要用于难治性高血压和难治性心力衰竭。它在治疗高血压方面已有广泛的评价。同时降低收缩压和舒张压，增加心排血量。

3. *用法用量* 口服，每日 2 次，每次 2.5～20mg。米诺地尔引起的心动过速，交感神经兴奋的不良反应可加用β受体阻滞剂控制。

4. *不良反应* ①米诺地尔可引起心包炎或心包渗出，心包损伤考虑是过敏性反应所致，可能与肾功能损伤有关；②心房损伤，显微镜下发现红细胞外渗，心肌细胞萎缩。有 60％的患者出现非特异性 T 波改变，低平或倒置；③长期使用米诺地尔的患者，多毛症相当常见；④常见水钠潴留、心动过速和低血压；⑤少数患者出现皮疹、血小板减少症。

5. *妊娠用药的安全性* 米诺地尔在妊娠期少用，对胎儿的致畸作用仍不明了，有个别报道可引起新生儿多毛症。

（四）二氮嗪（diazoxide）

1. *药理作用* 主要舒张小动脉，对静脉系统作用甚微，通过激活血管平滑肌 ATP 敏感的 K^+ 通道促进细胞内 K^+ 外流，使血管平滑肌细胞膜超极化，血管平滑肌松弛、外周血管阻力降低和血压下降。能引起肾素分泌增多，水钠潴留，口服吸收良好，口服 3～5h 血药浓度达峰水平，半衰期为 20～30h。静脉注射降压效果明显。长期应用可引起高血糖，并需用胰岛素治疗。

2. *适应证* 二氮嗪是非常强的血管扩张剂。用于对肼苯达嗪反应差的患者，作为二线药物。主要在非孕期使用，在妊娠期应用常规很少报道。因为其安全性问题，目前已很少在妊娠中使用，主要用于高血压急症需要降压时。在妊娠期主要用于急进性高血压、子痫、重度子痫前期控制严重的高血压。静脉用药应注意剂量，避免血压下降过低，造成低血压。

3. *用法用量* 用于降低严重的高血压时常用 30mg，溶于专用溶媒内，10～15min 静脉注射完。以后每隔 5～15min 可再注射 1 次，直到血压满意下降。亦可以隔 20～30min 时间，以 15～30mg/min 的速度，缓慢输注。24h 剂量不能超过 1200mg。

4. *妊娠安全性研究* 关于人类早孕期使用二氮嗪的研究报道很少，仅有猪和兔的功能试验，显示因为松弛平滑肌而使分娩时的宫缩减弱。使用二氮嗪会显著升高血糖，应用二氮嗪可治疗新生儿高胰岛素血症。

二氮嗪与其他血管扩张剂在妊娠中应用相比，更容易引起母亲和胎儿的低血压，因此目前已很少在妊娠中应用，除非使用的益处大于其危险性。

（五）酚妥拉明（phentolamine，regitine）

1. *药理作用* 酚妥拉明是非选择性α受体阻滞剂，对α、β受体的阻滞作用为（3～

5)∶1，能使动静脉血管舒张，血压下降，肺动脉压和外周血管阻力降低。可兴奋心脏，使心肌收缩力加强，心率反射性加快，心排血量增加，小剂量酚妥拉明有直接血管扩张作用，大剂量时以肾上腺素能受体阻断作用为主。

2. 适应证　①用于急进性高血压，尤以控制嗜铬细胞瘤患者的高血压危象；②羊水栓塞肺动脉高压期解除肺动脉高压；③妊娠期高血压疾病，重度子痫前期、子痫严重高血压时用于快速降压；④妊娠期高血压疾病合并心功能衰竭者用酚妥拉明能降低外周阻力，减轻心脏后负荷，加强心肌收缩力，在重度子痫前期合并心力衰竭综合治疗中有明显的效果。子痫前期合并心衰时，可先用酚妥拉明降低过高的血压，降低后负荷，再用强心、利尿剂治疗效果优于单用强心、利尿药。

3. 用法用量　用于嗜铬细胞瘤或手术引起的高血压危象，以及时控制高血压。成人可稀释静注每次 2～5mg，必要时重复注射。在子痫、重度子痫前期患者严重高血压时可用此药快速降压，一般用酚妥拉明 10～20mg，加于 5%葡萄糖液 250ml 中，静脉滴注，每分钟 0.1～0.3mg。根据血压调节滴速，主要用于血循环中儿茶酚胺过多而引起的高血压状态，无合并症的特发性高血压一般不用此药。同时给予一种β受体阻滞剂，可防止心动过速的发生。

二、动静脉血管扩张剂

硝普钠（sodium nitroprusside）

1. 药理作用　硝普钠是一种硝基氢氰酸盐，一种强的血管扩张剂，是直接作用于动、静脉血管床的强血管扩张剂。硝普钠对阻力和容量血管都有直接扩张作用，可降低外周血管阻力，减轻心脏前后负荷，对后负荷的作用大于硝酸甘油，可使患者的左心室充盈压减低，心排血量增加。硝普钠主要活性成分为 NO，能使血管内皮细胞释放 NO 及激活鸟苷酸环化酶，增加细胞内 cGMP 水平，扩张血管。因能降低肾血管的阻力，使肾血流量增加。

硝普钠需新鲜配制静脉给药，硝普钠半衰期极短，其作用维持时间 5～15min，故应静脉滴注维持疗效。代谢产物硫氰酸由肾脏排出，肾功能正常者半衰期是 5～7d。血中代谢产物硫氰酸盐过高易发生中毒。

2. 适应证　①紧急降压，用于高血压急症。②治疗心力衰竭，尤其适用于洋地黄和利尿药治疗无效的慢性充血性心力衰竭急性严重失偿的患者。夹层动脉瘤的快速降压可与β受体阻滞剂合用。亦有用于原发性肺动脉高压患者，通过肺动脉导管滴入，能快速降低肺内压力。③急性心力衰竭肺水肿的治疗，硝普钠能同时扩张动脉和静脉，因此能降低在肺水肿的体、肺循环阻力，可有效地缓解肺淤血和肺水肿。

3. 用量用法　仅供静脉用药，一般用硝普钠 25～50mg，加入 5%～10%葡萄糖液 250～500ml，稀释后缓慢静脉滴注，开始滴速 0.25μg/(kg・min)，每分钟增加 0.4～1.0μg/kg，根据临床效应和血压调节给药速度，可逐渐增加到每分钟 8μg/kg。同时使用其他降压药者，剂量应减少。一般用 5%葡萄糖液稀释。对心力衰竭患者可自每分钟 20～40μg/kg 开始，持续静脉滴注，并监测血硫氰酸盐浓度。亦可每日静脉滴注 8～12h。

硝普钠不良反应是低血压、体内硫氰酸盐的储积。有肾脏排泄、肾功能不全病者易引起中毒症状，出现呼吸困难、恶心、呕吐、出汗、肌肉抽搐、头痛、心悸等。硝普钠可引起冠状动脉缺血现象，导致心肌缺血。本药还可致血小板减少，有致出血倾向。

4. 妊娠期用药建议及安全性

（1）严重顽固性心力衰竭患者，短期输注硝普钠，可使其循环功能获得改善。

（2）对高血压并发急性左心力衰竭者尤

其适用，如妊娠期高血压疾病并发左心衰竭可作首选。

(3)充血性心力衰竭时硝普钠与拟交感胺类新型正性肌力药物联合应用，能更有效降低肺毛细血管楔状压，改善心肌功能，并可避免硝普钠的低血压反应及多巴胺类增加心肌耗氧的不良反应。

(4)本药不宜用于低血容量患者，中心静脉压低、心脏指数低时不宜使用。如有血容量不足因素，应补足血容量。重度子痫前期患者常伴有低血容量，应用硝普钠易造成胎盘灌注不足，应严密注意观察血压，保持舒张压在 90～100mmHg 较安全。

(5)建议使用本药时应用肺动脉导管或中心静脉压监测血流动力学，或连续无创的血流动力学监测。最好使用输液泵，严格调节输入剂量及速度。

(6)硝普钠极少用于第 1 孕期女性，目前仍没有证据证实硝普钠有致畸作用。但孕末期应用硝普钠大于 72h，可能会引起新生儿氰化物中毒。一个前瞻性研究亦认为孕末期使用硝普钠与肼屈嗪一样，会降低新生儿出生 5min 的 Apgar 评分。

(7)长期大剂量使用硝普钠，其产生的硫氰酸盐在体内积聚，可引起代谢性酸中毒和神经系统中毒的症状，如嗜睡、意识障碍、惊厥等，严重中毒可致死亡。

三、静脉血管扩张剂

硝酸甘油(nitroglycerin)

1. *药理作用*　硝酸甘油是硝酸酯类药物的主要常用剂型，该药对多种平滑肌有扩张作用，特别是对静脉血管平滑肌作用更为显著。能促进血管内皮生成一氧化氮(NO)，通过一系列信使介导，改变蛋白质磷酸化产生平滑肌松弛作用。

硝酸甘油用于治疗心血管疾病已多年，随着 NO 的研究不断深入，其作用机制得到进一步的认识，目前认为硝酸甘油在体内代谢和释放外源性 NO，然后对其相关的组织器官产生作用。已有临床上直接吸入 NO 气体或予硝基扩管药物如 NO 供体硝普钠和硝酸酯类硝酸甘油治疗子痫前期取得较好疗效的报道，其机制可能是通过代谢释放 NO 以增加体内 NO 的含量，NO 活化腺苷酸环化酶合成第二信使分子 cGMP，cGMP 浓度增加激活 cGMP 依赖性蛋白激酶，降低细胞内 Ca^{2+} 浓度，而松弛平滑肌。硝酸甘油可以通过抑制收缩蛋白硫基氧化而抑制血管收缩起解痉作用。硝酸甘油还可以抑制人脐静脉内皮细胞分泌内皮素。

2. *适应证*　在妊娠期硝酸甘油主要用于心力衰竭、严重先兆子痫引起的肺水肿。静脉注射用硝酸甘油 20mg，溶于 5％葡萄糖 250ml 静脉滴注；或硝酸甘油 20mg，溶于 5％葡萄糖 50ml，用微量泵推注，起始剂量为 5μg/min，以后每 3～5min 增加 5μg，直至 20μg/kg。

多项研究认为，硝酸甘油治疗子痫前期不仅可扩张母体血管，还可明显降低脐-胎盘血管阻力，有助于改善宫内环境，而且未发现胎心有变化；但硝酸甘油是否会对胎儿的血管扩张力、血压、外周血管阻力和血小板、左旋精氨酸功能等产生不良影响及其确切疗效有待于进一步的研究。

四、其　他

L-精氨酸(L-Arginine，L-Arg)

左旋精氨酸是一氧化氮底物，补充 L-Arg 可增加体内 NO 的合成和释放，增加体内血管舒张因子而使血管扩张。

1. *药理作用*　最近关于 L-精氨酸的研究报道认为，NO 和前列环素的减少可能是妊娠期高血压疾病发病机制的主要原因，与血管舒张因子和收缩因子的不平衡有关。

L-Arg 是合成 NO 的底物，它可以刺激血管内皮细胞的 NO 合成酶(NOS)而增加 NO 的合成和释放，随着人们对 NO 的了解逐步深入，L-Arg 在临床和基础研究和应用中更加广泛。其作用分为几方面：①保护作用，L-Arg 通过产生和释放 NO，中和氧自由基、消除氧自由基对心血管的损害。②提供能量，L-Arg 作为一种氨基酸在体内参与蛋白质的合成。③抗高血压作用，L-Arg 通过增加 NO 产生，直接舒张血管，在降压作用的同时并增加脏器的血流量；可减轻靶器官损伤。④抑制中性粒细胞活性，L-Arg 通过增加 NO 释放，下调内皮细胞表面黏附分子、阻止中性粒细胞介导的损伤。⑤近年来的研究表明乙酰胆碱的扩血管作用必须依赖内皮细胞释放内皮衍生舒张因子（EDRF）的介导，而 NO 是 EDRF 的主要活性成分。在生理情况下，L-Arg-NO 是平衡交感神经和肾素-血管紧张素收缩血管作用的重要内源性血管舒张系统，通过扩张外周血管发挥降压作用。⑥毒性作用，虽然大多数研究认为 L-Arg 有心肌保护、扩张血管等作用，但其毒性作用和剂量的研究仍需进一步深入。⑦左旋精氨酸用于心血管病的治疗仅是萌芽阶段，确切的剂量疗效有待深入研究，目前仅用于心血管的辅助治疗。

2. 用法用量　高连如、刘国仗报道高血压患者应用 L-Arg20g 加入 150ml 补液中静脉滴注，30min 注射完毕，用药 5min 后血压开始下降，15min 达稳定值，平均动脉压从（115.4±9.9）mmHg 降至（88.5±7.6）mmHg。

2007 年国外有学者对尿蛋白阴性的妊娠高血压患者 40 例，用 L-Arg 20g/500ml 静脉滴注每日 1 次，5d，再跟随口服 4g/d，2 周，或安慰剂治疗。结果见在用 L-Arg 组的患者收缩压与安慰剂组相比有明显下降，认为应用 L-Arg 治疗有希望可以延长孕周和降低低体重儿的发生率。但左旋精氨酸在预防子痫前期的发生方面还缺乏大样本的研究。

Basie 应用 L-Arg 治疗子痫前期，口服 L-Arg 3g/d，L-Arg 组 40 例，安慰剂组 41 例。结果提示应用 L-Arg 组病例的胎儿大脑中动脉的灌注量增加，脑-胎盘血流量比率增加，分娩新生 Apgar 评分较高，提供口服 L-Arg 治疗子痫前期的患者似乎有希望延长孕周改善新生儿结局。但还需要大样本的研究以进一步的得到证实。

有学者研究 22 例子痫前期患者，8 例用 L-Arg 治疗，7 例用安慰剂治疗。L-Arg 口服 3.5g/6h，不能口服者用静脉注射，10g/8h 平均用药至分娩前 6d（3～7d）。结果发现用 L-Arg 治疗组，血清内 NO、内皮素和 ADMA 水平，子痫前期组与对照组无明显差异，新生儿结局如低体重儿、低 Apgar 评分、脐血 pH、在 L-Arg 组与安慰剂组比较无区别。而在终止妊娠后第 3 天，L-Arg 组与安慰组相比，患者的收缩压、舒张压、平均动脉压、蛋白尿有明显改善，肾血流量、血清肌酐廓清率增加。

虽然该研究资料对 L-Arg 在子痫前期治疗效果没有确定的数据，但同时认为完全有理由对 L-Arg 在降低母婴发病率和死亡率方面做进一步深入研究。子痫前期患者给予 L-Arg 治疗可能是通过增加内皮系统 NO 的生物活性而降低血压，应用 L-Arg 治疗可能改善子痫前期患者内皮细胞的功能，是一种新的、安全、有效的治疗和预防子痫前期的新疗法。同时也是治疗心血管疾病的有效的辅助治疗。

（黄艳仪）

第四节　妊娠期抗血栓药物的应用

据报道孕妇发生静脉血栓形成者较非孕女性高出 4 倍，是产妇死亡的主要原因之一。在不采用抗血栓治疗的情况下，母体死亡率可高达 13%，如应用正规的抗血栓治疗则死亡率可下降到不及1%。抗血栓药物主要包括抗凝血药、抗血小板药和溶栓药。由于药物作用原理不同,其临床应用也有所差别。

(一)抗血栓治疗适应证

妊娠期抗血栓治疗的适应证可简单分为非产科因素和产科因素两大类。

1. *非产科因素的适应证* 包括:①静脉血栓栓塞性疾病(VTE)或既往有VTE史;②易栓症,如遗传性抗凝血酶缺乏症、抗磷脂综合征等;③心脏瓣膜病修补或置换术后、心脏瓣膜病、心肌病、缺血性心脏病、复杂的先天性心脏病、艾森门格综合征、心房纤颤、充血性心力衰竭等;④原发性肺动脉高压;⑤血栓性血小板减少性紫癜。

孕妇既往有VTE史,在妊娠期其复发率为0~13%,故孕期进行抗凝治疗很有必要。对于患有二尖瓣病变伴心房颤动和接受心瓣膜修补或置换术者则必须坚持长期应用抗凝剂,妊娠后尤应加强治疗。

2. *产科因素的适应证* 主要是病理产科因素如死胎综合征、重度妊娠高血压综合征(妊高征)、胎盘早期剥离、羊水栓塞,或感染性流产败血症,产前、产后出血性休克等原因所诱发的DIC,一般为短期使用。

(二)抗凝血药

1. *肝素* FDA划分为C类。

肝素(UFH)是一种硫酸黏多糖,相对分子质量约为20 000。肝素在肥大细胞内合成,肺内尤为丰富。肝素药量多用单位(U)表示。美国药典规定肺组织提取的干燥肝素最小有效量为120U/mg。我国生产的干燥肝素1mg相当于125U的效价。常用剂量肝素静脉注射后数分钟即产生抗凝作用,皮下注射一般20~60min起效。其半衰期为1~2.5h,抗凝作用一般可维持3~4h。

肝素的抗凝作用主要是强化和激活血浆中的抗凝血酶Ⅲ(ATⅢ),ATⅢ是机体血浆中的正常成分,它能与凝血因子Ⅱa、Ⅸa、Ⅹa、Ⅺa、Ⅻa等的活化中心结合,使这些凝血因子失活。高浓度的肝素还可通过肝素辅因子Ⅱ而使凝血酶失活。这一与ATⅢ结构不同的肝素辅因子Ⅱ对肝素的亲和力较低,但对凝血酶的抑制力却相似。肝素辅因子Ⅱ在肝素作为抗凝药应用中所起的作用尚不清楚。肝素还可通过组织因子途径抑制剂(tissue factor pathway inhibitor,TFPI)抑制凝血酶,静脉滴注肝素时,可增加循环中TFPI的浓度达7倍,这可能是促进了TFPI自内皮的结合部位释放所致。当肝素的血浆浓度为0.1~1U/ml时,凝血酶、因子Ⅸa及Xa被迅速抑制,可使APTT及TT延长,而对PT影响较小。除抗凝作用外,肝素在大剂量时可影响血小板聚集而延长出血时间。这一作用在肝素的出血性并发症中究竟起多大作用尚不清楚。

肝素在产科的主要应用范围包括:①VTE;②DIC,尤其羊水栓塞所致DIC早期;③易栓症;④不稳定型心绞痛、心肌梗死,妊娠合并复杂的先天性心脏病;⑤其他体内外的抗凝,如心脏机械瓣膜置换术后、心导管的检查、心脏手术体外循环、血液透析的抗凝用药。

肝素使用剂量分级参考:微量10~25mg/d;小量50~120mg/d,如预防血栓形成;中量200~300mg/d,如治疗深部静脉血栓形成;大量>300mg/d。肝素1mg=125U。具体使用剂量、给药途径及使用时间等视疾病及患者状况而定。例如,产科DIC病因常可及时清除,肝素应用主张小剂量、短疗程,一般无须达到肝素化,根据病情调节剂量和使用时间。羊水栓塞者立即应用肝素,可首次应用肝素50mg,以生理盐水100ml稀释,1h内滴完,同时用试管法凝血时间做监测,确定是否重复给药,应维持凝血时间在20min左右为好。通常胎盘早剥发病6h以内清除宫腔内容物,往往不会发生DIC,补充血容量及凝血因子即可收到良好效果,不一定应用肝素。但病因去除后,仍出现阴道出血不止者，可酌情使用微量肝素。死胎滞留已发生DIC，在肝素有效治疗后进行人工流产。重度妊高征并发DIC，入院后行化验检查有凝血功能异常时，如条件允许下可在分娩前1～2d皮下注射肝素10～20mg，以改善凝血功能。

监测：由于疾病、患者、药物的生物利用度等原因，肝素的给药方法、给药剂量及所产生的疗效有很大的差异，因而在应用大、中剂量肝素时，尤其是长期应用时，应监测全血凝固时间(CT)、凝血酶原时间(PT)或APTT，以监测肝素的效应和控制或调节肝素的用量。其中以APTT最常用，一般以延长正常APTT的倍数计。例如，在治疗急性VTE时，应尽快使APTT达到并维持在正常值的1.5～2.5倍。而且检测的次数亦可因疾病的情况或给药方法而异。在严重的情况下如急性VTE开始抗凝的最初24h内应每4～6小时测定APTT，根据APTT调整剂量，达稳定治疗水平后，改每天测定APTT一次；在间歇静脉给药时，则应在每次给药前进行监测，以决定给药剂量。

不良反应及其防治：肝素的分子量较大，一般不能通过胎盘，故对胎儿无不良影响。目前尚无因应用肝素而致胎儿畸形的报道。但有资料显示，肝素可能由于螯合钙的作用，可间接地引起胚胎及胎儿钙离子缺乏。也有文献报道孕妇长期应用肝素可发生骨质疏松，但是这种情况通常发生于肝素药量超过20 000 U/d、疗程超过6个月的病人。故长期应用肝素的孕妇要注意补充钙剂和维生素D。肝素通过乳汁分泌极少。

肝素的毒性虽低，但用量较难掌握。过量可引起自发性出血，包括黏膜、伤口、关节和脑出血。因此应定期进行监测调控。与长期应用肝素相关的并发症有：①无菌性脓肿；②关节、脏器出血；③血小板减少(heparin-induced thrombocytopenia，HIT)，发生率为0.5%～5%，但在停药后均可恢复正常。在开始应用肝素时，可能出现良性的暂时性血小板减少，可能由于脾脏对血小板的暂时性封闭所致。更重要的是应用肝素所引起的具有明显临床症状的HIT，往往发生在给药后4～14d，对肝素有过敏反应者可能发生得更早些。HIT往往伴有血栓形成，如主动脉和髂股动脉远端的血栓形成而产生下肢缺血。因此，在使用肝素时需监测血小板计数，可在使用肝素的第3～5天检查血小板计数。如较长时间使用肝素，还应在第7～10天和14d复查。如出现血小板迅速或持续降低达30%以上，或血小板计数＜100×10^9/L，应停用肝素。血小板计数多数在停药4d内恢复正常。可改用达那肝素或磺达肝癸钠(fondaparinux)或水蛭素。④骨质疏松和脱发。

有下列情况时，使用肝素要特别谨慎：①胎盘早剥导致的DIC；②重度妊高征，平均动脉压超过140mmHg；③DIC后期；④即将分娩的孕妇；⑤手术切口或创面尚未愈合；⑥原有严重出血者(包括肺咯血、溃疡病出血、脑出血等)；⑦原有骨髓造血功能障碍；⑧血小板生成不良者。肝素过量可用鱼精蛋白对抗。鱼精蛋白含有大量精氨酸的残基，与肝素通过离子键结合，使肝素失去活性。每1mg鱼精蛋白可中和1mg的肝素。由于肝素代谢很快，用药30min后，如需用鱼精蛋白，用量应减半，否则过多的鱼精蛋白会引起心动过速和血压下降。

药物相互作用：①肝素与下列药物合用，可加重出血危险：香豆素及其衍生物，可导致严重的因子Ⅸ缺乏而致出血；阿司匹林及非甾体消炎镇痛药，包括甲芬那酸、水杨酸等均能抑制血小板功能，并能诱发胃肠道溃疡出血；双嘧达莫、右旋糖酐等可能抑制血小板功能；肾上腺皮质激素、促肾上腺皮质激素等易诱发胃肠道溃疡出血；其他尚有利尿酸、组织纤溶酶原激活物(t-PA)、尿激酶、链激酶等。②肝素并用碳酸氢钠、乳酸钠等纠正酸中毒的药物可促进肝素的抗凝作用。③肝素与透明质酸酶混合注射,既能减轻肌注痛,又可促进肝素吸收。但肝素可抑制透明质酸酶活性,故两者应临时配伍使用,药物混合后不宜久置。④肝素可与胰岛素受体作用,从而改变胰岛素的结合和作用。已有肝素致低血糖的报道。⑤下列药物与本品有配伍禁忌:卡那霉素、阿米卡星、柔红霉素、乳糖酸红霉素、硫酸庆大霉素、氢化可的松琥珀酸钠、多黏菌素 B、多柔比星、妥布霉素、万古霉素、头孢孟多、头孢氧哌唑、头孢噻吩钠、氯喹、氯丙嗪、异丙嗪、麻醉性镇痛药。

制剂:肝素对钙离子有较强的结合力,大剂量快速静脉注入肝素钠有可能引起血钙降低与血压下降,而肝素钙则无此不良反应,故从理论上讲选用肝素钙较好。实际应用证明,这两种肝素制剂在其疗效和不良反应方面均无本质上的区别,只是皮下注射肝素钠时局部疼痛较重而已。

规格:肝素钠注射液,①2ml:1000U;②2ml:5000U;③2ml:12500U。肝素钙注射液:2500U/0.3ml,5000U/ml,7500U/ml。

2. *低分子肝素* 低分子量肝素(LMWH)是以非极分化肝素为原料通过分析化学修饰或酶降解的方法制得,平均分子质量为 4000~5000Da,包括依诺肝素钠、达肝素钠(双肽肝素钠、法安明)、速避凝,均被 FDA 划分为 B 类。

药理作用:普通肝素抗凝血酶活力强,与血小板结合力大,故抗凝作用显著。但是,LMWH 抗 Xa 活性强而抗 IIa 作用弱,与内皮细胞结合力大。人皮下注射 LMWH,可促进释放纤溶酶原激活物(t-PA)和缩短优球蛋白溶解时间。动物血栓模型,LMWH 可增强 t-PA 的溶栓效果,其抗栓作用还能被抗纤维蛋白溶解的药物所抵销,因而认为 LMWH 增强纤维蛋白溶解是其抗栓机制之一。与普通肝素比较,LMWH 抗血栓形成的作用明显。LMWH 不延长出血时间。在预防剂量时,LMWH 对激活的部分凝血酶时间(APTT)没有明显改变。LMWH 既不影响血小板聚集也不影响纤维蛋白原与血小板的结合。

体内过程:以低分子肝素钠注射液[克赛(claxane)]为例,皮下注射后其绝对生物利用度接近 100%。皮下注射本品 3~5h 后达到血浆平均最大抗 Xa 活性。推荐剂量下的低分子肝素钠表现为线性药动学特性。即使单一给药与重复给药之间存在稳态水平差异,也是意料之中的,并在治疗范围之内。克赛主要在肝脏代谢。克赛的抗 Xa 活性清除半衰期约为单一给药后 4h 及重复给药后 7h。肾脏原型清除约 10%,总的肾脏清除率为用药量的 40%。因肾脏功能随年龄减退,老年患者的清除率也降低。

文献报道,与非妊娠期间相比,妊娠期间使用 LMWH 其抗 Xa 活性有所下降。

产科应用:适应证与 UFH 基本相同。与 UFH 比较,LMWH 具有相等或更好的疗效,而且不良反应发生率更低,因此,LMWH 的应用越来越广泛。业已表明 LMWH 是妊娠合并 VTE 治疗和预防的一线治疗药物。

近年来已有不少文献报道,LMWH 用于孕妇合并心脏病需要抗凝治疗或须做心脏介入诊治的患者。2008 年美国心脏病学会(ACC)推荐孕期使用每天两次调整剂量的 LMWH 作为装有心脏机械瓣膜孕妇的抗凝方案之一。

有学者认为当孕妇不能耐受肝素时,如发生肝素引起的血小板减少,可考虑以达那肝素或磺达肝癸钠(fondaparinux)代替肝素。

DIC 凝血的启动几乎均首先形成 Xa,再形成凝血酶。一般认为抗凝治疗中抗 Xa 活性与其抗凝能力密切相关,而抗凝血酶活性则与用药后出血并发症有关。由于 LMWH 抗 Xa 的作用远大于抗凝血酶活性(4:1),而普通肝素为1∶1，且LMWH半衰期长，较少引起血小板减少，近年来LMWH有逐渐取代普通肝素治疗DIC的趋势。尽管LMWH有较大优势，但尚不能完全代替普通肝素在DIC防治中的地位，特别是急性、暴发性DIC。如在产科羊水栓塞早期急性、暴发性DIC时，以使用广谱的普通肝素为宜。

在不同LMWH制剂中，目前还没有证据表明哪种制剂更好。

不良反应：依诺肝素钠虽属LMWH，但其实际分子质量仍较大，平均为4500Da，故难以通过胎盘。多数文献报道本品对胎儿无致畸作用。有61例女性因患各种血栓栓塞性疾病，在她们69次的妊娠中，均于妊娠前3个月应用了依诺肝素钠，其胎儿未发生畸形。由于本品分子量较大，一般很少入乳，且本品在胃肠道内无活性作用，故对乳儿不会造成不良影响。长期应用LMWH可导致骨质疏松，但与普通肝素比较，LMWH较少引起骨质疏松。LMWH引起血小板减少症的发生率约小于1%，比普通肝素低。使用LMWH可增加妊娠期间、分娩及产褥期出血风险，孕妇使用LMWH并发大出血的概率低，但也有文献报道达2%。为了预防产后出血及硬膜下血肿，有建议在分娩前12～24h停用LMWH，如无并发症则在产后12h重新使用。大剂量皮下注射LMWH可导致出血并发症，缓慢静脉注射鱼精蛋白可中和出血症状（1mg鱼精蛋白可中和1mg克赛产生的抗凝作用）。然而，鱼精蛋白不能完全中和克赛的抗Xa活性（最多约可中和60%）。

监测：对使用LMWH的实验室监测目前还没有取得一致意见。检测活化部分凝血活酶时间（APTT）可能不是必需的，但也有学者认为使用LMWH时测定APTT可作为参考。有以下情况可考虑测定抗Xa活性：体重小于55kg或大于90kg、肾功能不全或临床认为需要时，调整LMWH剂量维持抗Xa活性在注射后4h达到0.3～0.75U/ml。有学者认为使用LMWH时并不需要监测血小板计数，但有些LMWH制剂如克赛（claxane）说明书上注明在使用前及用药过程中需要监测。

药物相互作用：与下述药物合用可增加出血倾向：用于解热镇痛剂量的乙酰水杨酸（及其衍生物）、非甾类消炎药（全身用药）、噻氯匹啶、右旋糖酐-40（肠道外使用）等。

制剂与规格：法安明（达肝素钠注射液）：5000U/0.2ml，10 000U/ml；速避凝（低分子肝素钙针）：5000AXaCU（相当于2050AxaU）/0.2ml，7500AXaCU（相当于3075AxaU）/0.3ml，10000AXaCU（相当于4100AxaU）/0.4ml，15000AXaCU（相当于6150AxaU）/0.6ml，20000AXaCU（相当于8200AxaU）/0.8ml，25000AXaCU（相当于10250AxaU）/1.0ml；克赛（低分子肝素钠注射液）：20 mg/0.2ml，40 mg/0.4ml，60mg/0.6ml，80mg/0.8ml，100mg/1ml；立迈青（注射用低分子量肝素钙）：2500U，5000U。

3. 香豆素类　本类药物以双香豆素为代表，口服后产生慢而持久的体内抗凝血作用，体外无效。同类药物还有双香豆乙酯（新双香豆素）、华法林、醋硝香豆素（新抗凝）等。它们的基本结构相似，抗凝血原理相同，FDA均划分为X类。由于其化学结构与维生素K很相似，可能是通过和维生素K发生竞争性拮抗作用，妨碍了维生素K的利用，从而使肝中凝血酶原和凝血因子Ⅶ、Ⅸ、Ⅹ的合成受阻。

对非妊娠者，香豆素类的临床适应证与肝素相同。但香豆素类药物能通过胎盘，在妊娠期间应用此类药物可引起胎儿畸形和出血等，因此，该药在孕期使用须权衡利弊。例如，2008年美国心脏病学会关于妊娠期抗血栓治疗指南认为，对处于很高风险血栓栓塞的装有心脏机械瓣膜孕妇，由于担心UFH或LMWH的疗效，建议孕期使用维生素K拮抗药，分娩前使用UFH或LMWH(2C)。

临床常用华法林，又称酮苄香豆素，苯丙酮香豆素，常用其钠盐。口服后吸收迅速、完全，生物利用度为100%。吸收后在血浆中与蛋白结合率为97%。未结合者通过胎盘，由肝代谢。用药后12～18h起效，36～48h达峰效，作用可维持5～6d，半衰期约为50h。值得注意的是，在华法林治疗初3～5d由于血浆抗凝蛋白细胞被抑制可以存在短暂高凝状态，如须立即产生抗凝作用，可在开始同时应用肝素，待本品充分发挥抗凝效果后（PT INR连续2d达到治疗要求，如INR达2.0～3.0）再停用肝素。

香豆素类药物能通过胎盘，在妊娠期间应用此类药物可引起胎儿畸形和出血。妊娠早期，尤其是在孕6～12周应用香豆素类药物可导致胎儿华法林综合征（FWS）的发生，其主要特征是鼻发育不良和点刻状骨骺。此外，还可出现中枢神经系统和眼球的缺陷。有学者收集文献资料总结了孕早期使用香豆素类药物的孕妇263例，分娩正常婴儿167名，自然流产41例，死胎或新生儿死亡17例，FWS 27例，中枢神经系统或其他畸形11例。胎儿流产和异常发生率高达37%。而在中期妊娠接触过该药的208例孕妇中，分娩正常婴儿175名占84%。香豆素类药物极少入乳，对乳儿无影响，美国儿科学会认为哺乳期妇女服用香豆素类药物可继续授乳。

4. 茚满二酮类衍生物　茚满二酮类药物为口服长效抗凝剂，其作用与香豆素类相似，此类药物有茴茚二酮和苯茚二酮等，FDA均划分为X类。苯茚二酮可产生严重的毒副作用（如粒细胞缺乏症、黄疸、肾病），有的甚至引起死亡，故现甚少使用，茴茚二酮亦具潜在危险。所以，仅适用于对香豆素类药物不能耐受者。

此类药物能通过胎盘，很可能对胎儿产生不良影响，有关胎儿安全性的资料十分缺乏，故孕期禁用。由于此类药物可以进入乳汁中，并使男婴发生广泛性阴囊血肿，美国儿科学会认为乳母使用本品应禁止哺乳。

5. 水蛭素（hirudin）　吸血水蛭含有一种物质可以抗凝，后来将这种抗凝物质命名为水蛭素（hirudin）。

重组水蛭素（r-hirudin）是含65个氨基酸的多肽，分子质量约为7000Da，直接不可逆地抑制凝血酶，血凝块结合的凝血酶也被抑制。静脉给药后，重组水蛭素从肾脏排出，半衰期为1～2h；皮下注射时，半衰期延长。

虽然重组水蛭素与肝素诱导的抗体没有交叉反应，但可产生抗重组水蛭素抗体。重组水蛭素治疗反应的个体差异较大，因此，必须进行监测。检测APTT并不是最佳的监测手段，ecarin凝固时间（ecarin clotting time）和抗Ⅱa显色测定是比较好的监测方法，但这两种方法均未得到广泛应用。目前还没有r-hirudin的解救剂，当发生出血并发症时须停药。

产科应用：动物实验表明r-hirudin可通过胎盘。因此，在妊娠期不推荐使用该药。但是，由于达那肝素与肝素诱导的抗体具有交叉反应及肝素或类肝素的皮肤过敏反应，有时孕期需使用r-hirudin。目前已有个案报道，当HIT及达那肝素与肝素诱导的抗体具有交叉反应，或患者对肝素或类肝素发生皮肤过敏反应时，应用r-hirudin成功预防/治疗孕妇合并VTE。目前尚缺乏哺乳期使用r-hirudin的资料。有个案报道，34岁乳母合并DVT使用肝素治疗并发HIT，后改用来匹卢定（lepirudin）50mg皮下注射，每天两次。在给药3h后，乳汁中并未检测到hirudin，而乳母的血浆hirudin水平已达治疗剂量范围（0.73mg/L）。在3个月的hirudin治疗期间，母乳喂养并未中断，结果母儿均无并发出血及血栓栓塞病。

来匹卢定（lepirudin）：来匹卢定为水蛭素的重组体，是一种直接凝血酶抑制剂。该药作为抗凝药治疗肝素诱发的血小板减少症患者并发的血栓栓塞性疾病。主要分布于细胞外液，初始半衰期约为10min。在肾脏代谢。静脉注射后，约45%的剂量经尿液排泄，约35%为原型药。终末半衰期约为1.3h，严重肾损害时延长。静脉给药用于肝素诱导的血小板减少症患者预防血栓栓塞成人：初始剂量，400μg/kg，缓慢静注，然后给予维持剂量：150μg/(kg·h)，并根据患者反应调整剂量，常规治疗2～10d。监测患者反应，使APTT维持在1.5～2.5。最大滴注速率：210μg/(kg·h)。与溶栓剂（如链激酶）合用，APTT延长，增加出血的风险，静脉注射青霉素会抑制血小板聚集，合用导致出血时间延长。

6. 磺达肝癸钠（fondaparinux）　FDA妊娠分级：B级。

磺达肝癸钠是一种人工合成的、活化因子X选择性抑制剂。其抗血栓活性是抗凝血酶Ⅲ（ATⅢ）介导的对因子Xa选择性抑制的结果。通过选择性结合于ATⅢ，磺达肝癸钠增强了（大约300倍）ATⅢ对因子Xa原来的中和活性。而对因子Xa的中和作用打断了凝血级联反应，并抑制了凝血酶的形成和血栓的增大。磺达肝癸钠不能灭活凝血酶（活化因子Ⅱ），并对血小板没有作用。

在2.5mg剂量时，本品不影响常规凝血实验如活化部分凝血活酶时间，活化凝血时间或者血浆凝血酶原时间/国际标准化比值，也不影响出血时间或纤溶活性。磺达肝癸钠不会与来自肝素诱导血小板减少症患者的血浆发生交叉反应。

本品用于进行下肢重大骨科手术如髋关节骨折、重大膝关节手术或者髋关节置换术等患者，预防静脉血栓栓塞事件的发生。

文献报道5名母亲使用磺达肝癸钠治疗，其新生儿脐血中可检测出抗Xa活性，约为母亲血浆浓度的1/10。磺达肝癸钠可分泌入大鼠乳汁中，但尚不知磺达肝癸钠是否能分泌入人乳中。在使用磺达肝癸钠治疗期间不推荐哺乳。然而婴儿尚不太可能通过口服吸收。

产科应用：磺达肝癸钠不会与血小板因子4结合，并且不会与Ⅱ型肝素诱导性血小板减少症患者的血清发生交叉反应。有孕妇使用磺达肝癸钠成功治疗肝素诱导性血小板减少症患者的个案报道，但尚缺乏有力证据支持或不支持孕期使用该药，不能排除该药对胎儿的损害。ACC建议在妊娠期应避免使用该药，可以在孕妇合并HIT或有HIT史且不能用达那肝素时使用。

（三）抗血小板药

1. 阿司匹林　又名乙酰水杨酸，FDA划分为C类。阿司匹林在产科应用不但可预防血栓栓塞性疾病，而且可用于预防妊高征，以及治疗抗磷脂综合征。本品为非甾体类消炎药，对血小板中的前列腺素合成酶具有抑制作用。口服吸收完全、迅速。给药后起效快，2h可达血浆浓度高峰。

阿司匹林抑制血小板聚集，主要通过两个环节：其一，使血小板合成和释放血栓素A2减少，而血栓素A2是诱导血小板聚集的主要物质；其二，使血小板膜糖蛋白乙酰化，抑制血小板功能。

妊娠期间预防血栓形成，每日只需口服25～100mg的阿司匹林。一些研究报道认为小剂量的阿司匹林（50～80mg/d）对预防妊高征的发生和预防胎儿宫内生长发育迟缓有明显效果。有文献报道小剂量阿司匹林对抗磷脂综合征所导致的流产、宫内死胎有一定的治疗作用。

阿司匹林能通过胎盘，孕妇使用阿司匹林，胎血中的药物浓度可超过母血的药物浓度。阿司匹林对胎儿是否致畸，曾有争议。目前认为，如小剂量应用，对胎儿无致畸作用。根据美国国家围生期协作计划的资料显示，通过对14 864例在孕早期应用了阿司匹林和3264例在妊娠各期应用阿司匹林的孕妇进行调查，未发现对胎儿有致畸影响。但长期、大剂量使用本品，可引起母婴凝血功能障碍，有引起胎盘早剥的报道，亦会增加围生儿的病死率，甚至导致胎儿畸形。尤其在临产前后使用阿司匹林，易导致新生儿颅内出血，临床一定要慎用。

阿司匹林能少量入乳，美国儿科学会认为哺乳期妇女应用本品可继续哺乳，但须警惕对婴儿可能产生的不良影响。

2. 双嘧达莫　又名潘生丁、双嘧哌胺醇，FDA 划分为 B 类。

双嘧达莫除抑制血小板聚集功能外，还有扩张血管的作用，临床多用于心绞痛的病人。孕妇接受心瓣膜成形术或人工瓣膜者，可应用本品预防血栓形成。也有报道应用双嘧达莫和阿司匹林预防妊高征取得良好效果，其妊高征的发生率、胎儿和新生儿的病死率均比阿司匹林低。

迄今为止，尚无应用本品导致胎儿畸形的报道。双嘧达莫入乳很少，乳母应用本品可继续哺乳。

3. 吲哚美辛　又称消炎痛，FDA 划分为 B 类。

尽管吲哚美辛有抑制血小板聚集的作用，但临床较少使用本品来预防血栓栓塞性疾病，在产科临床主要用于治疗早产和羊水过多。

有文献报道，长时间、大剂量应用本品，或者在孕 34 周后，胎儿超过 2000g 后使用本品，可以导致胎儿动脉导管早闭、新生儿原发性肺动脉高压、胎儿肾功能受损等。因此，为安全起见，目前仅在孕 32 周以前，又不宜使用其他药物时，才考虑短期使用本品。

另外动物实验发现，在孕鼠应用本品可导致胎鼠肋骨融合、脊椎异常和其他骨畸形，在人类未见类似报道。

吲哚美辛能入乳，曾有报道，乳母服用大量(200mg/d)本品后继续哺乳，其乳儿发生惊厥。美国儿科学会认为哺乳期妇女应用常规剂量本品时可继续哺乳，但应注意对婴儿可能产生的不良影响。

(四)溶栓药

1. 链激酶　FDA 划分为 C 类。

本品的分子质量为 47 000Da，所以通过胎盘的可能性极小，不会对胎儿产生纤维蛋白溶解作用。

从理论上讲，妊娠 14 周前应用溶栓治疗可干扰胎盘种植，但在临床实践中未能证实这种情况。曾有学者从文献中收集到 166 例患有各种血栓栓塞性疾病的孕妇在妊娠 9～38 周期间应用了链激酶，未发现对胎儿有致畸影响，亦未引起胎盘早剥、产前出血等。故孕妇若存在溶栓治疗的指征，应用本品尚属安全。

由于链激酶分子量很大，故入乳的可能性很微，乳母应用本品可继续哺乳。

2. 尿激酶　FDA 划分为 B 类。

本品分子质量超过 30 000Da，故极少能通过胎盘，在对大鼠和小鼠的实验中未发现本品有致畸作用。曾有多例个案报道肺栓塞的孕妇应用尿激酶治疗，分娩足月健康婴儿。关于妊娠期进行溶栓治疗的病例报道迄今尚不足 200 例，其中应用链激酶的居多，就目前的资料而言，妊娠期应用本品对胎儿的风险不大。

尿激酶是否入乳不详，但本品分子量较大，入乳的可能性极少，估计乳母应用本品对乳儿的影响不大。

虽然有孕妇使用溶栓治疗成功且对胎儿无害的报道，但孕期使用的安全性尚不清楚，因此，最好在妊娠合并血栓栓塞病危及生命时使用。

附:2008年美国心脏病学会关于妊娠期抗血栓治疗指南

1. 对正在接受抗凝治疗VTE的女性妊娠后,建议将维生素K拮抗剂改为UFH或LMWH(1A)

(1)对心脏机械瓣膜置换术后的女性妊娠后,建议孕期使用调整剂量的每天2次LMWH或UFH,或者上述治疗到孕13周后改为维生素K拮抗剂,直到分娩前重新使用LMWH或UFH(1C)。对于心脏机械瓣膜置换术后合并高危血栓栓塞风险的孕妇,建议使用维生素K拮抗剂直到分娩前改为调整剂量的每天2次LMWH或UFH(2C)。

(2)对正在接受长期维生素K拮抗剂抗凝治疗的女性在计划妊娠时,建议经常做是否已妊娠的检测,当明确妊娠后则改为LMWH或UFH(2C)。

(3)UFH:UFH不通过胎盘。

(4)LMWH:LMWH不通过胎盘。

(5)阿司匹林:小剂量阿司匹林(50~150mg/d)应用于孕中晚期是安全的。虽然小剂量阿司匹林在孕早期使用其安全性尚不肯定,但也没有明确的证据表明其对胎儿有害。因此,如果孕早期有应用小剂量阿司匹林指征且无其他可代替药品,则应该使用。

(6)达那肝素:有限的资料显示达那肝素可用于治疗HIT孕妇,且对胎儿没有毒性作用。

(7)直接凝血酶抑制剂:虽然有孕妇使用水蛭素(一种直接凝血酶抑制剂)治疗成功的报道,但例数少。孕妇使用水蛭素应限于那些对肝素严重过敏(包括HIT)而又不能用达那肝素的患者。

(8)戊多糖(pentasaccharide):文献报道5名母亲使用磺达肝癸钠(fondaparinux,FDA归为B类)治疗,其新生儿脐血中可检测出抗Xa活性(约为母亲血浆浓度的1/10)。虽然有孕妇使用磺达肝癸钠治疗成功的报道,但缺乏有力证据支持或不支持孕期使用该药,不能排除该药对胎儿的损害。在妊娠期应避免使用该药,可以在孕妇合并HIT或有HIT史且不能用达那肝素时使用。

(9)溶栓:虽然有孕妇使用溶栓治疗成功且对胎儿无害的报道,但孕期使用的安全性尚不清楚,因此,最好在妊娠合并血栓栓塞病危及生命时使用。

2. 抗凝剂在哺乳期的使用

华法林在哺乳期使用是安全的。

UFH和LMWH在哺乳期使用是安全的。

达那肝素在哺乳期使用是安全的。

水蛭素在哺乳期使用也是安全的。

磺达肝癸钠是否入乳尚不清楚。

(1)如果正在使用华法林或UFH的哺乳期女性希望哺乳,建议继续哺乳(1A)。

(2)如果正在使用LMWH或达那肝素或水蛭素的哺乳期女性希望哺乳,建议继续哺乳(2C)。

(3)对哺乳期女性,建议使用其他抗凝剂来替代戊多糖(pentasaccharide)。

3. 抗凝治疗的母亲并发症

与非妊娠患者相似。

对孕妇,建议使用LMWH或UFH预防及治疗VTE(2C)。

4. 剖宫产后VTE

(1)建议对所有剖宫产者进行血栓形成危险评估以决定是否需要预防性抗血栓治疗(2C)。

(2)对剖宫产而没有其他血栓形成危险因素者,建议早期活动而不使用预防性抗血栓治疗(1B)。

(3)剖宫产后预防性抗血栓治疗

1)对存在其他VTE高危因素者,建议剖宫产后住院期间使用药物预防血栓或机械性预防如穿加压长袜(2C)。

2)对于存在多个高危因素或处于VTE很高危的剖宫产者,建议使用药物预防血栓联合机械性预防如穿加压长袜(2C)。

3)对于分娩后重要危险因素持续存在者,建议延长预防措施至产后4~6周(2C)。

（续 表）

5. 妊娠期 VTE

(1)对孕期急性 VTE,建议初始治疗为调整剂量皮下注射 LMWH 或调整剂量 UFH(首剂Ⅳ,继之持续静脉滴注或皮下注射,维持 APTT 在治疗要求范围内)至少 5d(1A)。

(2)对孕期急性 VTE,建议初始治疗后皮下注射 LMWH 或 UFH 持续整个孕期(1B)。

(3)对孕期急性 VTE,建议抗凝治疗持续到产后至少 6 周(总的抗凝时间至少 6 个月)(2C)。

(4)对孕期正接受调整剂量 LMWH 或 UFH 治疗者,建议在择期诱导分娩前 24h 停用(1C)。

6. 以往有 DVT 或 PE 史孕妇 VTE 的预防

(1)VTE 史和妊娠:以往有 VTE 史者怀孕后产前复发率为 0～13%。

(2)孕期 VTE 复发的预防

1)对有与短暂危险因素有关的以往单次 VTE 发作史的孕妇,如果危险因素已不存在并且没有血栓形成倾向,建议产前观察及产后预防抗凝(1C)。

2)如果与以往 VTE 有关的短暂危险因素是妊娠或雌激素,建议产前观察或预防(预防剂量或中等剂量 LMWH/UFH)及产后预防抗凝(2C)。

3)对于以往单次特发 VTE 但没有血栓形成倾向,也没有正在接受长期抗凝治疗者,建议孕期给予预防剂量或中等剂量 LMWH/UFH,或者临床观察,产后抗凝(1C)。

4)对于以往有单次 VTE 史,目前没有正在接受长期抗凝治疗,有实验室证实的血栓形成倾向孕妇,建议产前预防剂量或中等剂量 LMWH/UFH,或者临床观察,产后抗凝(1C)。

5)对以往有单次 VTE 史,目前没有在接受长期抗凝治疗,但有较高危血栓形成倾向(如抗凝血酶缺乏,抗磷脂抗体持续存在,因子 V 莱顿变异等)孕妇,建议产前预防剂量或中等剂量 LMWH/UFH 及产后抗凝(2C)。

6)以往有 2 次或以上 VTE 发作,目前没有在接受长期抗凝治疗的孕妇,建议产前预防剂量或中等剂量或调整剂量 LMWH/UFH 及产后抗凝(2C)。

7)对正在接受长期抗凝治疗的孕妇,建议孕期 LMWH/UFH 治疗(调整剂量 LMWH/UFH,或 75%调整剂量 LMWH,或中等剂量 LMWH)及产后长期抗凝(1C)。

8)对以往有 DVT 史的所有孕妇,建议产前及产后穿加压长袜(2C)。

7. 有血栓形成倾向但以往没有 VTE 史孕妇的 VTE 预防

(1)对有血栓形成倾向但以往没有 VTE 史孕妇,建议产前不宜常规预防性用药,应该进行危险评估(1C)。

(2)对以往没有 VTE 史但抗凝血酶缺乏的孕妇,建议产前及产后预防性抗凝(2C)。

(3)对以往没有 VTE 史但合并血栓形成倾向的所有孕妇,建议产前给予临床观察或预防性使用 LMWH/UFH,产后抗凝(2C)。

8. 易栓症与妊娠并发症

(1)合并易栓症女性的孕期并发症风险

1)对反复早期妊娠丢失(3 次或 3 次以上)女性,建议筛查抗磷脂抗体(APLAs)(1A)。

2)对合并严重或复发性先兆子痫或宫内胎儿生长受限(IUGR)女性,建议筛查 APLAs(2C)。

(2)易栓症孕期并发症的预防:对 APLAs 持续阳性且反复妊娠丢失(3 次或 3 次以上)或晚期妊娠丢失,没有动静脉血栓史的女性,建议产前给予预防剂量或中等剂量 UFH,或者预防剂量 LMWH 联合阿司匹林(1B)。

9. 管理以往有先兆子痫而没有易栓症的女性

对没有易栓症的女性预防复发性先兆子痫

1)对有先兆子痫高危因素的女性,建议孕期使用小剂量阿司匹林(1B)。

2)对有先兆子痫史的女性,建议在以后怀孕期间不宜预防性使用 LMWH 或 UFH(2C)。

（续 表）

10. 装有心脏机械瓣膜的孕妇，抗凝治疗对母儿的风险

(1)装有心脏机械瓣膜孕妇的抗凝治疗：对装有心脏机械瓣膜孕妇，建议决定抗凝治疗前应该评估额外的血栓栓塞危险因素包括瓣膜类型、位置及以往血栓栓塞史(1C)。

(2)对装有心脏机械瓣膜孕妇，建议以下抗凝方案。

1)孕期使用每天两次调整剂量的LMWH(1C)。建议在皮下注射4h后LMWH抗Xa活性应达到生产厂家推荐的峰值(2C)。

2)孕期皮下注射调整剂量的UFH，q12h，维持APTT至少延长2倍或抗Xa达0.35～0.70U/ml(1C)。

3)使用LMWH或UFH至孕13周，然后改为华法林，至分娩前重新改为LMWH或UFH(1C)。

对处于很高风险血栓栓塞的女性，由于担心UFH或LMWH的疗效及安全性，因此，建议孕期使用维生素K拮抗剂，分娩前使用UFH或LMWH(2C)。

(3)装有人工瓣膜的孕妇处于高风险血栓栓塞时，建议再加小剂量阿司匹林(75～100mg/d)(2C)。

本指南中涉及的UFH、LMWH及维生素K拮抗剂剂量如下：

预防剂量UFH：UFH 5000 U，皮下注射，每12小时1次。

中等剂量UFH：UFH，皮下注射，每12小时1次，调整剂量至维持抗Xa水平0.1～0.3 U/ml。

调整剂量UFH：UFH，皮下注射，每12小时1次，调整剂量至维持APTT在治疗要求的目标范围内。

预防剂量LMWH：如达肝素5000U，皮下注射，每24小时1次，亭扎肝素4500 U，皮下注射，每24小时1次，或依诺肝素40mg，皮下注射，每24小时1次。

中等剂量LMWH：如达肝素5000U，皮下注射，每12小时1次，或依诺肝素40mg，皮下注射，每12小时1次。

调整剂量LMWH：根据体重调整剂量，足量LMWH，如达肝素200U/kg或亭扎肝素175U/kg，每日1次，或达肝素100U/kg，每12小时1次，或依诺肝素1mg/kg，每12小时1次。

产后抗凝：使用维生素K拮抗剂4～6周，维持PT INR在2.0～3.0，开始治疗时同时加用UFH或LMWH至INR≥2.0为止。或者使用预防剂量LMWH4～6周。

资料来源：Bates SM，IGreer IA，Pabinger I，et al. 2008. American college of chest physicians evidence-based clinical practice guidelines (8th edition)：venous thromboembolism，thrombophilia，antithrombotic therapy，and pregnancy. Chest，844S-886S.

（唐加明）

参考文献

陈新谦，金有豫，汤光. 2007. 新编药物学. 16版. 北京：人民卫生出版社，927

汪钟，郑植荃. 1997. 现代血栓病学. 北京：北京医科大学中国协和医科大学联合出版社，487-490

游泽山. 孕产妇用药. 2002. 第五讲抗凝药在妊娠期的应用. 新医学，33(10)：625-626

Anderson GD，Carr DB. 2009. Effect of pregnancy on the pharmacokinetics of antihypertensive drugs. Clin Pharmacokinet，48(3)：159-168

Anderson GD. 2005. Pregnancy-induced changes in pharmacokinetics：a mechanistic-based approach. Clin Pharmacokinet，44(10)：989-1008

Anderson GD. 2006. Using pharmacokinetics to predict the effects of pregnancy and maternal-infant transfer of drugs during lactation. Expert Opin Drug Metab Toxicol，2(6)：947-960

Bates SM，IGreer IA，Pabinger I，et al. 2008. American college of chest physicians evidence-based clinical practice guidelines (8th edition): venous thromboembolism, thrombophilia, antithrombotic therapy, and pregnancy. Chest: 844S-886S

Benet LZ, Hoener BA. 2002. Changes in plasma protein binding have little clinical relevance. Clin Pharmacol Ther, 71(3): 115-121

Clerici C. 1999. Modifications of respiratory function during pregnancy. Rev Pneumol Clin, 55(5): 211-307

Dawes M, Chowienczyk PJ. 2001. Drugs in pregnancy. Pharmacokinetics in pregnancy. Best Pract Res Clin Obstet Gynaecol, 15(6): 819-826

Eytan Cohen, Moshe Garty. 1998. Diurectics in pregnancy. In: Uri Elkayam ed. Cardiac problems in pregnancy. 3rd ed. New York: Wiley-Liss, 351-356

Frederiksen MC. 2001. Physiologic changes in pregnancy and their effect on drug disposition.. Semin Perinatol. 25(3): 120-123

Hebert MF, Easterling TR, Kirby B, et al. 2008. Effects of pregnancy on CYP3A and P-glycoprotein activities as measured by disposition of midazolam and digoxin: a University of Washington specialized center of research study. Clin Pharmacol Ther, 84(2): 248-253

Hodge LS, Tracy TS. 2007. Alterations in drug disposition during pregnancy: implications for drug therapy. Expert Opin Drug Metab Toxicol, 3(4): 557-571

Khedun SM, Maharaj B, Moodley J. 2000. Effects of antihypertensive drugs on the unborn child: what is known, and how should this influence prescribing? Paediatr Drugs, 2(6): 419-436

Kher A, Bauersachs R, Nielson JD. 2007. The management of thrombosis in pregnancy Role of low-molecular-weight heparin. Thromb Haemost, 97: 505-513

Last EL, Bauersachs R. 2002. Heparin-Induced Thrombocytopenia Alternative Anticoagulation in Pregnancy and Lactation. Seminars in thrombosis and hemostasis, 28: 439-445

Morgan DJ. 1997. Drug disposition in mother and foetus. Clin Exp Pharmacol Physiol, 24(11): 869-873

Nakai A, Sekiya I, Oya A, et al. 2002. Assessment of the hepatic arterial and portal venous blood flows during pregnancy with Doppler ultrasonography. Arch Gynecol Obstet, 266(1): 25-29

Paavonen J, Tikkanen M, Stefanovic V, et al. 2012. Diuretics in pregnancy can do harm. Duodecim. 128(14): 1501-1504

Ring JA, Ghabrial H, Ching MS, et al. 1999. Fetal hepatic drug elimination. Pharmacol Ther, 84(3): 429-445

Ruys TP, Maggioni A, Johnson MR, et al. 2014. Cardiac medication during pregnancy, data from the ROPAC. Int J Cardiol, 177(1): 124-128

Syme MR, Paxton JW, Keelan JA. 2004. Drug transfer and metabolism by the human placenta. Clin Pharmacokinet, 43(8): 487-514

Vigil-De Gracia P, Dominguez L, Solis A. 2014. Management of chronic hypertension during pregnancy with furosemide, amlodipine or aspirin: a pilot clinical trial. J Matern Fetal Neonatal Med, 27(13): 1291-1294

Weier N, He SM, Li XT, et al. 2008. Placental drug disposition and its clinical implications. Curr Drug Metab, 9(2): 106-121

Weissgerber TL, Wolfe LA. 2006. Physiological adaptation in early human pregnancy: adaptation to balance maternal-fetal demands. Appl Physiol Nutr Metab, 31(1): 1-11

第 18 章

心脏病患者的计划生育与流产

第一节　心脏病患者计划生育的医学咨询

患有心脏病的育龄期女性一旦妊娠，其心功能将会受到显著的影响，而且将会面对心血管方面的潜在风险。患者是否适合妊娠，能否安全度过妊娠、分娩及产褥期，需要在计划妊娠和孕前给予切合实际的医学咨询。孕前的咨询应由内科和妇产科的专家提供，相关的专家应详细了解心脏病的种类，既往病史、生育史、孕前或既往妊娠分娩下的心功能状态，提供合理的心血管系统检查，评估心脏病女性的妊娠风险，提出计划妊娠前心脏疾病的治疗措施，为受孕患者结束或继续妊娠提供建议和劝告，指导心血管风险极高的患者做好避孕或绝育。

(一)妊娠对心血管系统的影响

(1)妊娠期母体激素水平的变化主要是雌激素、黄体酮、催乳素等进行性升高，导致全身循环系统在内的一系列变化。随着孕龄(孕周)的增加，子宫逐渐增大，由此产生的机械性压迫等因素进一步影响循环系统。主要表现为心排血量与血容量增加。此外，还有水钠潴留、下肢静脉压升高及氧耗和代谢率的升高等。妊娠 6 周时血容量即开始增加，至妊娠 32～34 周达高峰，并维持至分娩，与正常(非孕期)血容量相比增加 30%～45%，平均增加 1500ml。血容量的增加包括血浆容量及血细胞的增加，血浆容量增加 40%～50%，约为 1000ml，红细胞增加 15%～20%，约为 500ml。相比之下，红细胞计数、血细胞比容及血红蛋白含量均有下降，形成稀释性贫血。

(2)妊娠期血容量增加提高了心脏前负荷，黄体酮水平的升高使外周血管阻力降低，即心脏后负荷减少，与此同时妊娠期心率也有增加，为 15～20 次/分，心肌收缩力也增加，从而使心排血量明显增加，可高达 30%～50%。正常妊娠对动脉压影响不大，收缩压一般无明显变化，舒张压常有一定程度的降低。原因是综合的，例如，黄体酮等激素变化引起的周围血管张力降低，尤其胎盘形成的动静脉短路，使外周阻力进一步降低。妊娠晚期孕妇如果是长时间仰卧位，可因下腔静脉受压引起心排血量减少，每搏量降低，血压下降，发生仰卧位低血压综合征，影响心脑的血流供给，严重者会导致休克。

(3)妊娠期下肢静脉压无论仰卧位、坐位或立位均有升高，由非妊娠期的 10～12cmH_2O 升高至 20～30cmH_2O。下肢静脉升高的原因包括盆腔回流至下腔静脉的血流量增加及增大的子宫对下腔静脉的压迫等。

(4)分娩期，每次子宫收缩有 250～500ml 血液自子宫回流至母体循环系统，使其回心血量增加、心率加快，可使心排血量增加 15%～20%，动脉压上升 10%左右。心排血量及动脉压的升高均可显著增加心脏负担。在第二产程，在子宫收缩的同时，产妇的屏气与用力，使腹压加大，内脏血液涌向心脏，中心血容量增加，动静脉压同时升高，短时间内使心脏负荷骤然增加可诱发心力衰竭及其他并发症，可使患有左向右分流的先天性心脏病者发生右向左的分流，导致产妇动脉氧饱和度降低。胎儿娩出后的瞬间腹压突然降低，腹腔内脏大量囤积血液，回心血量减少，加上分娩出血，可导致子宫血窦中的大量血液迅速进入腔静脉，心脏前负荷又会骤然加重，也是导致急性心力衰竭的危险期。

(二)妊娠与心脏病的相互影响

1. 心脏病影响妊娠的因素

(1)心脏功能状态：心脏病变较轻，心功能为Ⅰ、Ⅱ级，既往无心力衰竭历史也无其他并发症的患者，妊娠后应当给予随访、适当的监测和合理的治疗。反之，心脏病变较重，心功能Ⅲ级甚或Ⅳ级，既往有心力衰竭史或有肺动脉高压、重症发绀型心脏病、严重心律失常等，孕期极易发生心力衰竭，不宜妊娠，若已妊娠应在早期行治疗性流产。

(2)孕妇年龄：心脏病的病变多是进行性的，其代偿功能随年龄增长而逐渐减退。一般认为年龄在35岁以上、心脏病史较长者，妊娠后发生心力衰竭的机会明显增加，预后差。

2. 妊娠对心脏病的影响　妊娠期、分娩期、产褥期是有一个较长的过程，对正常女性也是一个较重的负担，患有心脏病者则负担更重，危险更大。

(1)心力衰竭：对妊娠加于心血管系统的额外负担，若心脏病患者心功能代偿良好，多可安然度过；若心功能较差或既往已有心力衰竭发生者，则极易诱发心力衰竭。如处理不当或不及时，常可造成严重的后果。对原有先天性心脏病并已行外科手术矫治者，应仔细分析判断其肺血管阻力、心室功能、瓣膜的反流程度等，为准确处理提供必要的参考数据。

(2)静脉栓塞和肺栓塞：妊娠期血循环中凝血因子增高，纤溶系统受抑制，当孕妇发生心力衰竭时静脉栓塞和肺栓塞的发生率增加。

(3)亚急性感染性心内膜炎：如发生泌尿系、生殖道感染或牙科炎性病变等未能及时完好地控制，原有心脏病的孕妇发生亚急性细菌性心内膜炎的比例将明显增加。

妊娠合并心脏病是孕产妇死亡的最重要原因，孕产妇病死率可高达1%～4%，胎儿的病死率则更高。因此，心脏病患者婚后首先需要慎重考虑是否妊娠的问题。心脏病患者的妊娠问题应该由心血管内科、妇产科医师，有心脏病手术史者，还要有外科医师共同商讨做出判断。妊娠前首先由心血管内科医师对心脏病做出诊断，并根据心功能状态全面衡量判断是否可以妊娠及何时妊娠合适，是否需要或可否先行外科手术矫治。如果心脏疾病可以经药物或外科手术得以改善，则最好在妊娠前进行治疗。妊娠后妇产科医师应了解妊娠过程中心脏疾病对全身各系统的影响，经常与心脏内外科医师保持联系，并给予适当的治疗。必要时应在适当孕周选择安全的方式及时结束妊娠，以保母婴安全。

3. 妊娠合并心脏病对胎儿的影响　心脏病孕妇的胎儿预后较正常孕妇的胎儿预后差。在妊娠期容易并发心力衰竭的各类心脏病均可因孕妇心功能不全或心力衰竭而使胎儿缺氧或器官发育异常、流产、早产。严重心脏病孕妇的胎儿死亡率可高于50%。因心房颤动或置换心脏瓣膜需行抗凝治疗的孕妇有造成子宫与胎盘间出血(胎盘早剥)的可能，一旦发生，则危及胎儿存活。肝素的长期大剂量应用可导致骨质疏松，华法林的应用可导致胎儿畸形或中枢神经系统发育异常。国外报道，双亲中任何一方患有先天性心脏病，其后代先天性心脏病及其他畸形的发生概率较对照组增加5倍。在患有心脏病的患者中，大多数无发绀型心脏病、风湿性心脏病二尖瓣狭窄合并关闭不全、心功能Ⅰ～Ⅱ级者都能较安全地度过妊娠和分娩期；而曾有心力衰竭病史者、心功能Ⅲ～Ⅳ级者一般不宜妊娠。对于不宜妊娠的心脏病患者，在孕前或孕期的咨询中应向患者推荐各种不同的节育措施及说明其不良反应。若节育措施选择不当，由节育引起的并发症也可加重心脏病患者的病情。

4. 可供医师及患者了解能否妊娠的参考指标

(1)孕妇心功能的评估方法：按纽约心脏病协会制定的心功能分级(NYHA心功能分级)，见表18-1-1。

另一个包括症状和体征的孕妇心功能评估方法是Lee心力衰竭评分标准，见表18-1-2。该标准强调体征，可作为NYHA心功能分级的补充，以求全面客观地评估心功能，因为心功能状态与孕妇和胎儿的预后密切相关。如心功能Ⅲ级者，孕妇病死率约为7%，而心功能Ⅳ级者孕妇病死率可高达50%。相比之下，心功能Ⅰ～Ⅱ级的先天心脏病孕妇病死率仅为0.5%。相应的，孕妇心功能为Ⅰ～Ⅱ级时，胎儿病死率为2%，孕妇心功能Ⅲ～Ⅳ级时，胎儿病死率剧增至30%。

表18-1-1　NYHA心功能分级

心功能Ⅰ级：无症状。一般体力活动不引起疲乏、心悸、呼吸困难或心绞痛等症状，即体力活动不受限制
心功能Ⅱ级：体力活动轻度受限。休息时无症状，但较重体力活动将引起乏力、心悸、呼吸困难或心绞痛
心功能Ⅲ级：体力活动明显受限。在休息时无症状，但较轻体力活动将引起上述症状
心功能Ⅳ级：即使在安静休息时也有症状，任何体力活动都可使症状加重

表18-1-2　Lee心力衰竭评分标准

评分	呼吸困难的症状	肺部啰音	静息心率(次/分)	水肿	颈静脉充盈、肝大
1	轻-中度劳力性呼吸困难	一侧肺底	91～110	轻度水肿，休息后消失	颈静脉充盈
2	严重劳力性呼吸困难 阵发性夜间呼吸困难	双侧肺底	>110	水肿休息后仍存在	颈静脉充盈 肝颈征阳性
3	端坐呼吸，夜间咳嗽	肺水肿	>110	腹水或胸腔积液	颈静脉充盈 肝大
4	休息时呼吸困难	肺水肿	>110	腹水或胸腔积液	颈静脉充盈 肝大
最高得分	4	3	2	3	3

(2)基础心脏损害的性质和程度：阻塞性心脏畸形容易引起充血性心力衰竭，而发绀型先天性心脏病比非发绀型的预后更为严重，发绀型先天性心脏病严重心功能不全者约占56%，其中30%可发生充血性心力衰竭，胎儿早产率达35%，其中多为胎儿宫内生长迟缓。合并肺动脉高压者，预后特别严重，孕妇病死率为30%。有报道提出，孕妇血氧饱和度是评估胎儿存活的独立预测因子。血氧饱和度<85%时，患者不宜妊娠。

(3)根治性手术或姑息性手术后的状态：业已证实，心脏矫形手术可以显著减少妊娠期的心血管并发症。例如，未经手术治疗的法洛四联症，孕妇的病死率可达4%～15%，胎儿的病死率达30%。但根治性手术疗效满意者,其病死率与普通人群相似。然而,姑息性手术仍然会残留心功能障碍,并且可能会增加其并发症。

(4)有无其他并发症及严重程度:有充血性心力衰竭病史或心律失常病史的患者,在妊娠中更容易发生心功能失代偿。已接受瓣膜修补术或置换生物性瓣膜者,有血栓栓塞和感染性心内膜炎的危险。由于生物瓣膜容易发生毁损,因此心力衰竭的危险性增大;若置换的为金属瓣膜,则需要抗凝治疗,患者出血的风险增加。孕期应用的某些药物可能对胎儿产生不良的影响,如双香豆素有致畸作用,血管紧张素转化酶可能导致胎儿肾衰竭,一些β受体拮抗药可造成胎儿宫内生长迟缓。这些相关的并发症都可能进一步增加妊娠的风险。

(5)子代发生先天性心脏病的概率:法洛四联症患者的子女,心脏病的发生率约为13%。马方综合征(Marfan syndrome)患者大约有50%的遗传发生率。而大多数先天性心脏病患者的遗传发生率为3%~5%。

(6)其他:对孕妇生命的影响及孕妇有无能力照顾抚养其婴儿,尤其当妊娠可使患者过早死亡时,必须向患者及其家属明确交代。

先天性心脏病孕妇危险状态的分类见表18-1-3。

表18-1-3 先天性心脏病妊娠危险状态分类

危险状态	状态表现
高危状态	NYHA心功能分级为Ⅲ和Ⅳ级
	显著肺动脉高压
	有显著的主动脉根部扩大或主动脉瓣受损的马方综合征
	严重或有症状的主动脉狭窄
中危状态	发绀未纠正
	较大的左向右分流
	未矫治的主动脉缩窄
	二尖瓣狭窄
	主动脉狭窄
	人工瓣膜
低危状态	先天性心脏病已做修补术,而且没有遗留心功能不全
	较小的左向右分流
	二尖瓣脱垂
	主动脉瓣、肺动脉瓣狭窄
	主动脉瓣或二尖瓣反流,但有良好的心室功能

生育年龄的心脏病女性,最好能在怀孕前确诊其所患心脏病的类型、病变的解剖改变及心功能代偿的分级。心脏病变较重,对心功能Ⅲ、Ⅳ级的风湿性心脏病患者和伴有发绀的先天性心脏病患者,应考虑手术矫治后再妊娠。如果患者不愿手术或已无手术修复可能者,则不宜妊娠。风湿性心脏病伴有心房颤动或肺动脉高压、慢性心房颤动、高度房室传导阻滞、活动性风湿热、心脏病并发感染性心内膜炎、严重高血压心脏病、先天性心脏病有明显发绀或伴有肺动脉高压、既往有心力衰竭史或并发较严重的内科疾病如肾炎

或肺功能不全等，妊娠、分娩及产褥期心力衰竭和休克发生率显著增高，均不宜妊娠，应劝告其接受避孕措施。

第二节　心脏病女性的避孕

对许多患心脏病的女性来说，可选择的避孕方法与没有心脏病的女性类同，所有的避孕方法都有优点和缺点，选择哪一种避孕的方法应取决于患者的个人特点（如能否按时服药）以及平时的生活状况（如是否有一个单一的、性关系稳定的男性，即丈夫或性伴侣，而且愿意承担避孕责任者），而且也不能单一地取决于患者的心脏情况。避孕措施对患有心脏病的育龄女性还将会存有其他潜在的风险，如先天性发绀型心脏病患者可因服用复合避孕药而引发血栓形成，心瓣膜置换术后需长期服用抗凝药的心脏病患者或因使用子宫内避孕器（IUCD）而发生亚急性细菌性心内膜炎。由于妊娠可能造成心脏病患者的极大风险，因此，对于需要严格采取避孕措施的女性，一旦避孕失败，其带来的风险就显得更大。目前，可为心脏病患者推荐应用的避孕方法也略显不足。随着避孕药物和器械的不断更新、推出和合理地被使用，避孕的失败率将会越来越低，心脏病患者可选择的避孕方法也将会越来越多。患有各种不同心脏疾病的育龄女性应根据各自的情况和特点选择合理的避孕方法和措施。

（一）何时给予避孕指导

所有合并心脏疾病的女性，在开始性生活前都应当获得适当的避孕知识，并让其认识到妊娠将为其自身带来很大的风险。由于营养状况的改善、社会活动的自由化常导致少女性成熟的年龄提前并存在受孕的可能（可早至11～12岁），在不同的国家和地区关于合法性生活的年龄有不同的规定（如满16岁或18岁），合法性生活的年龄与父母期待其子女有性生活的年龄也可能不尽相同；具有生育能力的少女其自行选择性行为的年龄或时间也可能存在不定性或随意性，因此，妇产科或心脏病专科的医生难以判断何时向心脏病的年轻女性介绍避孕的知识及强化其避孕的观念。避孕知识指导的合适时间应因女性患者的个体需要和根据其居住地社会背景的不同而决定。避孕和性知识指导的合适时间仍然是社会讨论的焦点，其也可能是需要很长时间都还不能定论的社会问题。

Philip J Steel的观点认为，当一个女性已有怀孕能力时就应该对其进行包括避孕知识在内的基本性教育，这并不是鼓励其提早进行性活动，而是使年轻（青春期）女性有能力对抗其异性伴侣或在某些国家或地区，年少的患者能主动地拒绝家庭胁逼下而过早地开始进入性生活。事实上，延后性生活，直至少女心理足够成熟并能应对长期的性关系很有好处，这不单能降低感染性疾病的传播，还能减低患者怀孕所致的心脏风险。国内外的经验显示，把避孕知识融入于广泛的人际关系和社会家庭责任的教育中是最理想的途径。根据Philip J Steel的观点，所有为心脏病患者提供服务的医生，包括儿科医生都应该为满12岁左右的心脏病少女提供避孕知识的教育，妊娠风险的评估，制定避孕教育计划。一方面可以由医生自己提供性教育和避孕知识的咨询，另外也可以安排一些具有心脏病知识又具有避孕知识的专业医务人员提供有关的咨询。青少年避孕教育的理想途径是依靠家庭，特别是年轻女性患者的家人，患者的母亲应参与整个避孕知识教育的过程。国外的一些意见认为，对性行为或避孕的意见如果有不同，应尊重患者本人的决定权，而不是家庭的意见。在提供有关避孕知识（咨询）的同时，可与女性患者展开心脏病患者寿命、生活方式和妊娠的话题，对妊娠与患者自身生命的问题进行讨论。事实上，某些心脏病的女性，由于没有接受过避孕知识的教育，不了解其心脏病疾病和心脏疾病远期预后与妊娠的风险，患者可能为其妊娠而带来极大的期待和喜悦，但是，面对生命和继续妊娠所面临的巨大死亡风险，在权衡利弊之后，患者只能为保存生命而选择创伤性的方式终止妊娠。

女性期待生育的正常欲望通常不会因为疾病而有所减弱，这种理念常会驱使某些心脏病的女性选择通过手术改善其疾病的状况而减低妊娠带来的风险。因此，患者可能选择避孕延迟妊娠，在成功的手术以后再妊娠。另外，有些心脏病的女性可因年龄的增长而病情逐渐加重，这些患者应在心脏情况允许下尽早生育。有关与患者讨论生育与生命价值的敏感话题时，常需要技巧、耐心和理解。不同国家或地区对生命与权利的理解常有不同的看法，来自西方国家的资料显示，病人的利益是至高无上的，其价值观高于家庭的利益和医生的医学立场。在与患者讨论生育的问题时，如果缩小了妊娠对患者潜在的伤害，或过度夸大其后果，都不符合患者的切身利益。国外的学者认为，为了女性患者的最高利益只有一种态度，就是对其讲实话。因此，在与患者讨论妊娠的问题时，患者有权预知孕母和胎儿的预后情况，同时需要向患者告知避孕或绝育过程的潜在伤害。存活寿命很短的女性患者对生育与生命的看法可能有两种截然相反的态度，一种是，如果母亲将要死去，其不想将自己年幼的后代留给别人抚养。另一种是，希望有一个健康的孩子，如果母亲死了，也期待其后代能继续生存、延续后代，成为纪念她的荣耀。很多女性患者会在两者的选择中感到非常的困扰，需要给予耐心而理智的劝慰。

（二）各种避孕方法的效果

Philip J Steel 的资料显示一项临床研究通过 pearl index 统计的各种避孕方法的失败率，即每 100 名女性年使用避孕方法的怀孕数。不同避孕方法的失败率基于两个条件，一是以普通使用者的经验为基础的“典型”失败率；一个是以最适当的技术使用为基础的“最佳使用”的失败率。不同的避孕方法，其区别很大，例如，使用避孕套的使用效果非常依赖于使用者是否使用得当，失败率与使用者的依从性及使用方法有很大关联；而使用子宫内避孕器（IUD）则基本上不依靠使用者的因素，所以不同背景的人群使用相同的方法时，失败率并没有区别。下面列举 pearl index 统计的不同避孕方法的“典型”失败率与“最佳”使用失败率（表 18-2-1）。资料提示，各种不同避孕方法使用的失败率是与使用者的依从性及使用方法密切相关联，而使用者的依从性又与其配偶（性伴侣）对避孕所应担负的责任的认识相关。

（三）各种避孕方法的选择

1．*对心脏病女性无直接影响的避孕方法*

（1）自然避孕方法：即所谓“安全期”避孕法，所谓的“安全期”避孕法是基于月经周期规律而且月经周期是在 28～30d 的普通女性的排卵期是在上一次月经周期开始后的第 14～16 天。受孕通常是在排卵期性交时发生（精子有 72h 的成活力，卵子在受精前可成活 24h）。许多女性的月经周期不规律，因此不能单靠计算时间，而可通过测量体温或通过专门试纸来推测是否排卵或排卵的时间。这些方法可以检测排卵时间，在排卵后 48h 性交可避免受孕，直至下一个月经周期开始（月经来潮）。

根据 Philip J Steer 的资料，在下一个月经期来临之前，每次性交而受孕的可能性只有 1%，然而，排卵并不总是在月经后的 14～16d 发生，有时候会提早 5d，或更早的日子，这就意味着每月大约只有 10d（性交）是相对

表 18-2-1　所使用的避孕方法每 100 名女性年的失败率

避孕方法	“典型”失败率(%)	“最佳”使用失败率(%)
不避孕的育龄夫妇	85	85
中止性交	19	4
避孕套(男用)	14	3
杀精剂	26	6
复合口服避孕片	5	<1
肌内注射孕激素	<1	<1
孕激素皮下植入(如 Norplan)	<1	<1
塑料 IUD	3	3
带铜 IUD	<1	<1
含孕激素 IUD	<1	<1

“安全”的。这被称为“安全期避孕法”,不少伴侣对此感到烦恼,难以接受。因为外界干扰因素或自身的身体情况会影响到检测的可靠性,例如,女性在感冒发热时体温测量法受到干扰,又如许多女性都难以在规定的日子自行用试纸检测等。选择“安全期”避孕的失败率较高,超过 20%,对于需要确切需要采取避孕措施的心脏病女性来说,选择这种方法避孕是极其不可靠的。

(2)“中止性交”避孕法:多数的男性在射精前抽出阴茎在女方的体外射精是很难精确把握住抽出的时机,往往在抽出阴茎或正在抽出的过程中在阴道内已经开始射精了。还有,在达到性高潮和开始射精的动作之前,已经有少量的精子被排放到阴道内,而只要有一个精子到达卵子就有受孕的可能。男性在射精前突然抽出阴茎,经常使双方的性高潮得不到满足。由于这些原因,应用这种方法避孕的失败率很高,通常不被女性接受,尤其是心脏病的女性,一旦妊娠可能会造成患者极严重的后果。

(3)避孕套屏障避孕法(图 18-2-1):男用或女用避孕套的避孕法同时有防止性传播疾病的优点,但是必须懂得正确地使用(方法、技术)。然而,很多夫妻(或性伴侣)对正确应用方面常得不到适当的指导。也有不少的夫妻(性伴侣)觉得男性避孕套使性交的自然感受受到干扰。女用避孕套和阴道(宫颈)隔膜需要在性交前提前很好地置入,甚至在性交过程中会突然脱落,加上女用避孕套由聚胺酯或硅胶制造,使用时会发出嗦嗦声而令人讨厌。如果要取得避孕的最佳效果,所有这些方法都要与杀精剂一起使用。然而,这些方法的失败率都相对较高,是否适合女方患有心脏病的夫妻(性伴侣)使用,应取决于避孕对患者的重要性,和能否采取正确的使用方法。

由于子宫帽需要由医生操作放置,而且需要为每一位使用的女性单独量度后制作放置,制作过程较复杂且容易脱落,已经不再广泛推荐应用。

2. 口服避孕药

(1)口服避孕药对心脏病病人的危险:目前常用的口服避孕药几乎全是女用避孕药,大多数是甾体类,即雌激素和孕激素配伍而成的复合避孕药,甾体药物对糖代谢、脂代谢、血凝与纤溶系统、心血管系统有一定的影响。孕激素对脂代谢影响较大,可使 HDL-C 降低,加速冠状动脉粥样硬化的发展。

口服避孕药对心脏病患者的影响最受关注的问题是血栓栓塞,包括肺栓塞、加重动脉粥样硬化、高血压、高龄女性发生心肌梗死、血液流变学的改变、微循环血栓形成。很多的研究显示,雌激素可导致凝血功能亢进,血

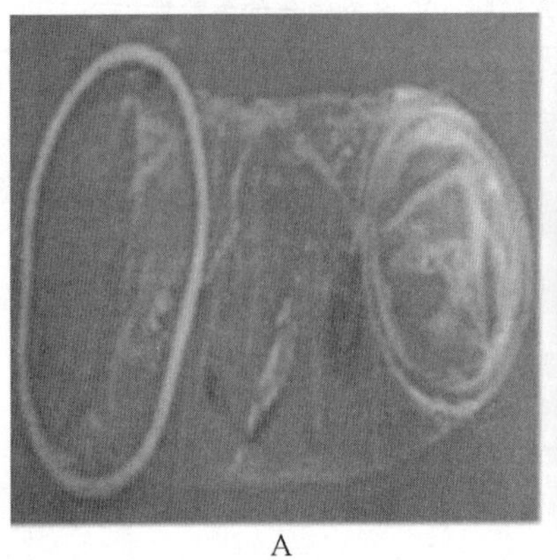
A

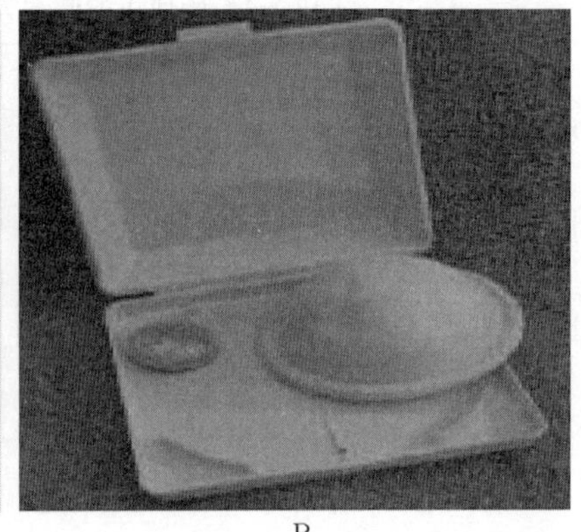
B

图 18-2-1 A. 女用避孕套;B. 避孕隔膜(子宫帽)

栓栓塞的风险增加;雌激素还可增加肾素活性,使血压升高,脑栓塞的发生率为非应用者的2倍。药物致血栓的影响与避孕药中的雌、孕激素的类型和剂量相关。在使用高剂量复方避孕药的时期,有诱发静脉血栓栓塞、心肌梗死、高血压及卒中的报道。自1990年以来,多项研究显示,口服避孕药中雌激素的用量不断减少,至目前只含30μg或更少,年轻健康女性发生静脉血栓栓塞的风险持续下降。随着研究进展,通过逐步减低药物配方中的剂量,以低剂量的雌激素、孕激素为配方也能抑制排卵并达到避孕的目的,而且能明显地减少心血管的不良反应。但是,对存在血栓栓塞风险,特别是使用抗凝药物的心脏病患者,口服避孕药仍然为患者的禁忌。

复合口服避孕药可能致少数血压正常的女性发生高血压,但是,只要在服药期间细心监测血压的变化,避孕药不应以此理由作为心脏病女性的主要禁忌。但是,已经确诊高血压的女性应禁用,或者在用药过程中一旦发现高血压应立即停止使用。因此,心脏病的女性应小心使用,在开始服药1个月后应监测血压,需继续服用者,应每2个月检测1次。对检测发现血压升高的心脏病女性,应认真告知其发生高血压的风险,而且需每月检测1次。一旦发生高血压应立即停药。自20世纪60年代口服避孕药上市以来的几十年里,有大量的研究关注心血管并发症与应用口服避孕药的相关性,很多的结论之间也存在不同的意见。新近的资料显示,服用口服避孕药发生心肌梗死的比例与其他心血管的危险因素如吸烟、高血压、高胆固醇血症及凝血酶原基因突变患者比较无显著的差异,与非用药者比较其总体的差异也不显著。但是,有明确缺血性心脏病风险因素的女性患者应禁忌应用雌-孕激素口服避孕药。

表18-2-2为Guillebaud根据世界卫生组织(World Health Organization,WHO)药物禁忌分级,建议不同心脏病患者应用复合避孕药的心脏禁忌证。

(2)心脏病患者如何使用口服避孕药

1)口服短效避孕药:药物避孕,尤其是复方短效避孕药对大多数女性是安全的,但是对有血栓性疾病倾向,如风湿性心脏病伴心房纤颤、高血压、冠心病等心血管疾病者则不宜选择甾体类避孕药,尤其不宜选择长效避孕药。

短效避孕药只要按规定不漏服,避孕成功率按国际女性年计算达99.95%,短效避孕药分为单相、双相和三相3种类型,双相短效避孕药的服药方法与以往的单相避孕药的方法相同,较简单,三相短效避孕药模仿正常

表 18-2-2　按 WHO 药物禁忌证分级，复合口服避孕药的心脏禁忌证

WHO 2 级获益大于风险	WHO 3 级风险大于获益	WHO 4 级禁忌证
除房颤或房扑外的心律失常	—	心房颤动或心房扑动
无合并症的心瓣膜病包括二尖瓣和双叶主动脉瓣脱垂	—	肺动脉高压或肺血管疾病，肺动静脉畸形
人工或生物组织瓣膜	二尖瓣或主动脉瓣使用二叶式机械瓣并且使用华法林	Bjork-Shiley 或 Starr-Edwards 瓣膜，即使已使用华法林
外科已完全纠正的先天性心脏病	心脏疾病或血栓症经应用华法林和严格监测 INR 已获得良好控制	左心室功能不全(LVEF<30%)
非可逆轻度左向右分流如小 VSD 或 PDA	心房内存在交通性反常的栓塞风险	左心房扩大(>4cm)发绀型心脏病
已修复的大动脉缩窄无动脉瘤或高血压	已修复的大动脉缩窄伴有动脉瘤或高血压	—
非复杂性的 Marfan 综合征	Marfan 综合征伴主动脉扩张或高血压	—
非复杂性的肺动脉狭窄	—	Fontan 外科术后的心脏病即使已使用华法林
梗阻性肥厚型心肌病妊娠相关或其他心肌病	—	扩张型心肌病或既往有心肌病但遗留左心功能不全
超声心动图检查已完全恢复正常的心脏	—	曾有动或静脉血栓栓塞事件且没有使用华法林

注：INR. internatioal normalized ratio；VSD. ventricular septal defect；PDA. patent dactus arteriosus；WHO. World Health Organization.

资料来源：Guillebaud J. 2003. The levonorgestrel intrauterine system：a linical perspective from the UK. ANN NY Acad Sci，997：185-193.

月经周期中内源性雌、孕激素水平变化，将一个周期不同雌、孕激素剂量服药日数分为 3 个阶段，按顺序服药，每日 1 片，共 21d。尤其是三相片配方合理，避孕效果可靠，控制月经周期良好，突破性出血和闭经发生率显著低于单相制剂，其不良反应少是妇女易于接受的原因。口服避孕药被广泛地使用已经超过 50 年以上，目前市场上的口服避孕药有炔诺酮、甲地孕酮、炔诺孕酮、左炔诺孕酮等孕激素与炔雌醇组成的各种复方制剂，除一般的复方片外，还有双相片和三相片。短效避孕药的作用主要是抑制排卵，只要是按规定服药不漏服，避孕成功率按国际女性年计算达 99.95%。近年来的新药如去氧孕烯、诺孕酯和孕二烯酮等为强效孕激素制剂，这些口服短效避孕药配方中的雌激素剂量越来越少，但能够影响子宫内膜的功能形态发生变化而不利于受精卵着床的效果更好，尤其是双相片和三相片配方合理，控制月经周期良好，突破性出血和闭经发生率显著低于单相片，不良反应少，更易于被女性接受。

2)长效避孕药：长效避孕药多由长效雌激素和人工合成的孕激素配伍制成，胃肠道吸收长效雌激素后储存于脂肪组织并缓慢释

放而起到长效的避孕作用。孕激素促使子宫内膜转化为分泌期改变而导致撤退性出血。目前市面上提供的长效避孕针和缓释避孕药（皮下埋植剂）的种类选择不多，而且由于容易并发月经紊乱，有较多正常健康女性选择使用时常要求提前停止使用，尤其是使用皮下埋植剂，因为植入和取出需要一定的技术条件，在手术植入皮下和植入后都需要极其注意，避免感染。因此，心脏病女性患者应限制使用。对有血栓性疾病倾向者，例如，合并风湿性心脏病伴心房纤颤、高血压、冠心病等心血管疾病者不宜选择甾体类避孕药，尤其不宜选择长效避孕药。

3）紧急避孕药：紧急避孕药包括激素类和非激素类两类，在无保护性生活后 72h 内服用，有效率达 98%，适用于仅需要临时避孕者。激素类药物有雌、孕激素复方制剂，复方炔诺孕酮事后避孕药；53 号抗孕片。非激素类药物有米非司酮片。紧急避孕药不适宜心脏病女性作首选使用，因为在使用一次后，在同一月经周期内不能重复使用，而且可致月经紊乱，发生不规则阴道出血，常可发生恶心、呕吐、头晕、头痛不适的症状。给予大剂量的炔诺酮可影响凝血功能，影响华法林的抗凝作用，对需要长期使用华法林抗凝治疗的心脏病患者不利。

3. 外用避孕药　目前广泛使用的外用杀精子剂为离子型表面活性剂，如壬苯醇醚等，已具有快速高效的杀精能力，最快者 5s 内使精细胞膜产生不可逆改变，仅 1/30 剂量即足以杀灭一次射精的全部精子，在性交前 5min 将药膜或药膏放于阴道内深处，溶解后即可性交。正确使用的避孕效果达 95% 以上。为不愿意使用避孕套的心脏病女性所选择使用，也可以在使用避孕套时合并使用，有润滑阴道的作用，减低避孕套对阴道的摩擦造成的不适感。

4. 使用宫内节育器避孕　宫内节育器（IUD）是我国育龄期女性的主要避孕措施，中国是世界上使用 IUD 最多的国家。国内外已有不同形状、大小、制作材料生产的各种宫内节育器数十种。目前，IUD 的种类主要分为两大类。

（1）惰性宫内节育器（第一代 IUD）：用惰性材料，如不锈钢、硅胶。塑料或尼龙所制成，物理化学性能稳定，组织相容性好，不释放活性物质，但是带器妊娠率较高。

（2）活性宫内节育器（第二代 IUD）：其内含活性物质如金属、激素、药物及磁性等，可以提高避孕效果，减少不良反应。

1）带铜 IUD 在子宫内持续释放具有生物活性的铜离子，被子宫内膜吸收，局部浓度增高改变内膜酶系统活性，如碱性磷酸酶和碳酸酐酶，并影响糖原代谢、雌激素摄入及 DNA 合成，使内膜细胞代谢受到影响，使受精卵着床及囊胚发育受到影响，达到抗生育作用。现代的含铜子宫内节育器的失败率已经可与口服避孕药相比。置入子宫内可维持 3～5 年，甚至有的可达 15 年的有效期。避孕效果与铜的表面积成正比，但铜的表面积过大，不良反应也会相应增加。不良反应主要是经量过多、经期延长、月经周期点滴出血，也有少数出现腰腹坠胀感。

2）药物缓释宫内节育器，例如，最常用的是曼月乐（含孕激素 T 形节育器）孕激素使子宫肌“安静”，腹痛减轻，故脱落率降低，孕激素主要使子宫内膜腺体萎缩和间质脱膜化，干扰受精卵着床，也能改变宫颈黏液的性状，妨碍精子通过，还可抑制精子本身氧的摄取及对葡萄糖的利用，带器妊娠率较低，孕激素使月经量减少，但易出现突破性出血。

（3）IUD 引起感染的危险：阴道内和子宫颈常有微生物存在，宫颈腺体和黏液栓形成一道抗菌屏障，阻止细菌进入子宫内。然而，一旦有微生物进入子宫腔，就存在致病菌宫内感染的可能。放置子宫内节育器的同时可能也把某些致病菌带进子宫腔内，或在置入节育器的手术操作中，难免会造成子宫颈和子宫腔内的一些小创伤，如同拔牙过程可发生暂时性的菌血症。然而，入侵的病菌可通过身体的自动防御机制而被杀灭，从而避免发生局部或全身性的感染。在放置子宫内节育器前应严格进行阴道和子宫颈管的清洁和消毒，严格遵循无菌操作技术可大大减少感染的发生。子宫内节育器放置后留存的尾丝延伸至子宫颈口外，可造成微生物沿着节育器尾丝进入子宫腔内从而引起感染。如果能够在不影响日后取出或更换IUD造成困难，最好在放置IUD时不留存尾丝。放置术后，可以使用B超检查IUD的位置。IUD引起感染的风险还是很少的。有些临床的医生认为，心脏病的女性患者在放置子宫内节育器的前后预防性地应用抗生素较为明智。但是，预防性使用抗生素应根据患者的心脏病特点、手术的经过，参照指南而做决定。2014年ACC/AHA瓣膜性心脏病治疗指南推荐以下高危的心脏病患者预防性使用抗生素，其包括置入人工心脏瓣膜或心脏瓣膜修补术中使用人工材料的病人；既往有感染性心内膜炎病史的病人；先天性心脏病的病人中未修复的紫绀型先天性心脏病，包括姑息性分流和导管，使用人工材料或装置完全修复的先天性心脏病，包括手术或介入操作后的头6个月内，修复过的先天性心脏病，人工补片或人工装置部位或邻近残留缺陷(内皮化受抑)；瓣膜结构异常致瓣膜反流的心脏移植受体。

世界卫生组织(WHO)将有心脏病的女性选择避孕方法的禁忌分成4级。第一级，选择的避孕方法无禁忌；第二级，应用的避孕方法其获益大于理论或已被证实的风险；第三级，避孕的方法在理论或已被证实的风险大于获益，应采取另一种方法，但是，由于病人自身的原因仍可能选择原方法；第四级，由于存在健康的风险而不能用于患者，见表18-2-2。

WHO把使用带铜IUD列为第三级禁忌(即风险大于获益)。因为选择使用含孕激素子宫内节育器，其释放的孕激素能抑制子宫内膜的生长并使宫颈黏液变稠，从而可降低感染的风险。由于其安全性大于其他类型的子宫内节育器，且不像含铜子宫内节育器可致月经量增多，其失败率极低，不良反应较少，从而更为女性患者所接受。其缺点为价格较贵。

采用IUD避孕具有安全、长效、可逆、简便和不影响性生活等优点，但有月经量增多，出血时间延长，腰腹痛及白带增多等不良反应。IUD的放置取出有一定的创伤，心脏病病人心功能Ⅲ级以上者不宜选用。带尾丝的IUD可带入病原微生物，增加感染机会，对于有瓣膜损害的心脏病合并心房纤颤者应慎用或禁用。含有孕酮的IUD可影响脂代谢，对于血栓性疾病及冠心病者应慎用。

(4)宫内节育器放置术：心脏病患者要求放置宫内节育器避孕除了必须遵循按照正常健康育龄女性放置宫内节育器的禁忌证、放置时间、放置节育器的大小选择、放置方法和术后注意事项等之外，需要特别指出的是，在放置过程中，大约10%的女性可发生心动过速，2%的女性发生心动过缓或短暂的心律不齐。在放置过程中需要进行子宫颈扩张，因此，心脏病患者在扩张时需使用镇痛剂或麻醉剂，以避免发生血管迷走神经性晕厥，甚至心搏骤停。因此，心脏病患者在放置子宫内节育器前应预先用药物处理，包括使用适量的阿托品。放置手术应该由有经验的医师进行，并配备一名熟练的麻醉医师以防并发症的发生。预防放置过程中发生穿孔的基本原则是，如果病人不能完全放松或疼痛很激烈，就立即停止手术。节育器具置入后如发生穿孔，应立即取出以防造成肠粘连。对心脏病患者，应考虑应用腹腔镜或剖腹术取出器具。放置手术必须在有条件的医院进行，而不应在计划生育的诊所中进行。

5. 输卵管结扎绝育术　心脏病患者的避孕，尤其要坚持长期避孕是比较困难的。对于这类病人，绝育常常是控制生育的最安全和最可靠的方法。绝育可采取女性绝育或男性绝育。

心脏病的女性患者如果心脏的情况允许，应尽早生育，然后接受输卵管结扎术，这种做法通常被认为是明智的。某些心功能可进行性加重的心脏病女性应告知其尽早生育，例如，马方综合征患者应在无主动脉根部和瓣膜受损前应尽早生育，但应告知其生育的后代有 50％的可能患有该病。严重的先天性心脏缺损女性患者，如艾森门格综合征，应放弃妊娠生育，一旦妊娠患者将面临极大的危险，患有该综合征的孕妇病死率为 30％～70％，而且在妊娠的任何阶段都可以发生死亡，剖宫产病死率可达 75％。应劝告这些心脏病患者，首选的避孕方法是输卵管结扎绝育术。然而，对于患有严重心脏疾病的女性，即使妊娠为相对禁忌证，但是在明确说明妊娠的风险情况下，仍必须由患者自己做出绝育手术的最终决定。对心脏病状况进展不太严重，有可能通过心脏手术改善预后的患者，绝育术的建议尤应谨慎。因为年轻的女性在绝育术后可能会出现反悔，甚至过度沮丧。因此，对心脏病患者的绝育评估一定要充分和确切，并且需与患者反复多次的沟通，了解其性格类型和家庭、社会背景，尤其是患严重心脏病的女性，还要与其配偶（男方）进行沟通，向双方提出绝育方法的建议。

女性绝育手术比男性绝育手术复杂，需要通过开腹或腹腔镜行手术结扎、切断、电凝、钳夹、环套输卵管，或通过宫腔镜用药物粘堵栓塞输卵管管腔，以阻断精子、卵子相遇而达到绝育的目的。但是，无论是通过开腹手术、腹腔镜或宫腔镜下进行输卵管绝育，都有一定的创伤，心功能Ⅰ～Ⅱ级的患者可耐受，心功能Ⅲ级或以上者则有危险。在剖宫产手术时可同时进行输卵管结扎术，尤其是心功能Ⅲ级，曾发生过心力衰竭，今后不宜再生育者，剖宫产手术时情况较好者，应同时行输卵管结扎。若剖宫产手术时心功能不良，应尽量缩短手术时间，不应因为输卵管结扎术而增加患者的危险。

目前，最常用的输卵管绝育方法是腹腔镜手术，使用各种夹子钳夹在输卵管上，阻止卵子受精，应用夹子的失败率通常在1/500～1/200。如果这种手术在剖宫产或妊娠早期剖宫取胎时进行，失败率更高，因为妊娠期输卵管充血肿胀，此时应使用波默罗伊手术（pomeroy openration），输卵管双折结扎切断绝育术）进行结扎。波默罗伊手术是通过腹部小切口用丝线将每条输卵管结扎后切断。在没有腹腔镜的时候经常使用该方法来结扎输卵管。

在使用腹腔镜检查或手术治疗中，患者发生心律失常、心搏骤停甚至死亡的事件都时有报道，还不清楚是否因为扩张腹腔所引起或为使用二氧化碳扩张而引起。所以在整个手术过程中必须全面的监控，除了对非心脏病患者所需要的监控外，还需要增加一些有创血流动力学监测，随时准备抢救。有些麻醉医师认为，患有器质性心脏病的患者禁用腹腔镜，因此，实施小切口剖腹术，在直视下用夹子或丝线结扎输卵管是可取的。

使用宫腔镜粘堵输卵管绝育术与使用宫腔镜手术一样有其适应证和禁忌证，尽管宫腔镜手术一般进行的时间较短，但因术中需要扩张宫颈管，膨宫介质进入宫腔膨宫，器械进行操作，患者会有相当的痛苦，因此需在麻醉下进行。在进行输卵管粘堵的过程中也会有损伤输卵管的可能，因此，使用宫腔镜手术粘堵输卵管绝育与使用腹腔镜手术一样，必须在有一定条件的医院进行，而且如做腹腔镜手术一样，在整个手术过程必须由有经验的麻醉医师给予全程及全面的监控，配备抢救设备和人员。

严重的心脏病患者，麻醉和手术的风险

极大，在手术过程中，特别是剖宫产时（产后）绝育，患者的死亡率增加，因此为了心脏病女性的安全，提倡男性（配偶）进行绝育。男性输精管结扎绝育术在局麻下即可实施，手术简便、痛苦小。男性绝育可为心脏病配偶（女方）带来安全和幸福。

第三节　心脏病患者的人工流产（终止妊娠）的指导

（一）心脏病患者人工流产（终止妊娠）的指征

（1）心脏病患者终止妊娠的医学指征可分为客观因素和主观因素。客观因素包括心脏病孕妇近期及远期的危险性，终止妊娠对改善孕妇的短期或长期的生存率有无益处，继续妊娠所增加的风险，这些风险能否度过等。主观因素包括围生期监护的手段及质量，患者的依从性、经济状况及社会状态等。如果要考虑为心脏病患者终止非计划妊娠，心脏病学的医生必须对其继续妊娠的风险进行详细的评估，而且应让患者了解其本人的身体状况和胎儿、出生婴儿的预后，让患者对终止妊娠的意愿做出决定，但其决定不应因亲属的压力而受到影响，至少应和病人单独谈话一次。

对妊娠合并心瓣膜疾病的患者是否终止妊娠应给予综合的考虑，慎重评估孕妇耐受妊娠的能力。一般来说，出现下列情况者应及早终止妊娠，以防对孕妇造成生命的危险。①心脏病变较重，心功能Ⅲ级以上，或曾有心力衰竭病史者；②风湿性心脏病伴有肺动脉高压，慢性心房颤动、高度房室传导阻滞，或近期内并发细菌性心内膜炎者；③合并其他较严重的疾病，如肾炎、重度高血压、肺结核等如妊娠超过3个月，一般不考虑终止妊娠，因为对有病的心脏来说，此时终止妊娠的危险性不亚于继续妊娠。如已发生心力衰竭，则仍以适时终止妊娠为宜。

（2）人工流产（终止妊娠）对于妊娠的心脏病女性不是必须的选择，大多数学者认为心功能Ⅰ～Ⅱ级时可以妊娠，心功能Ⅲ级的患者在医疗条件良好，医疗救护设备完善和医疗救治技术力量较强，围生期监护质量保证，又具有一定的经济能力的情况下，经孕期住院治疗监护，大多数能安全地度过妊娠期和分娩期。但是，心功能Ⅲ级或Ⅲ级以上患者不能妊娠，尤其是充血性心力衰竭的孕妇应在妊娠早期终止妊娠。

（3）胎儿因素不是流产（终止妊娠）的指征，但是，心脏病孕妇的早产儿及先天性心脏畸形儿的发生率增加，死胎、死产的发生率也增高，这种因素应向心脏病孕妇和家属强调说明。

医生的职责是根据心脏病孕妇的状况，提出医学建议，最终由病人自己做出是否流产的决定。

（二）药物流产

药物流产是用非手术措施终止早孕的一种方法，效果肯定的药物为米非司酮配伍米索前列醇。米非司酮为甾体类，是一种强有力的抗孕激素的药物，对子宫内膜有显著的抑制作用，具有终止妊娠、抗着床、诱发月经等作用，刺激宫缩的作用较弱。米非司酮对心血管系统无明显的干扰作用，但有促进血小板积聚，影响凝血因子功能，促进血栓形成，对血栓性疾病患者慎用。米索前列醇是前列腺素衍化物，为第三代PGE1型药物，对子宫平滑肌和胃肠道平滑肌有兴奋作用，能增加子宫张力和子宫内压，软化和扩张子宫颈的作用。米索前列醇与米非司酮合用可增强抗早孕的效果，流产率可达90%，但是，前列腺素类药物对心血管有一定影响，对心脏病患者慎用。二尖瓣狭窄、高血压、带器妊娠者禁用。

不良反应及处理如下：

(1)子宫收缩痛:尽快排出妊娠物,给予镇痛药物。

(2)出血过多:流产后阴道出血时间一般持续10～14d,最长可达1个月以上。孕囊排出后出血时间较长,或有突然阴道大量出血,急需紧急刮宫,甚至输血抢救。

(3)感染:术前、术后应当给予适当的抗感染。

药物流产因为其不良反应较多,容易引起出血过多,而且主要是由受术者自行观察出血量的情况,所以,对于心脏病患者来说,自行观察判断出血的情况有一定的困难。出血时间长的话,不但极其容易引起感染,也会引起凝血功能异常,这些都对心脏病患者极其不利,所以,选择药物流产需十分谨慎,必须在停经(妊娠)7周之前进行,而且建议在具备随时可以紧急刮宫,并有输血抢救条件的医院住院进行。

(三)心脏病患者的人工流产(负压吸引术)**手术**

人工流产手术是时间短、出血少、手术创伤少的手术。人工流产会引起受术者的疼痛,对于健康的女性或者可能是可以忍受的,但是这种对于健康女性来说不是很严重的疼痛对于心脏病患者来说,也会造成心理和身体上的严重反应,发生不良的效果。人流术时产生的疼痛及对疼痛的反应和神经反射,对于心脏病患者,尤其是心功能Ⅲ级或以上患者可产生一系列临床症状,如心律失常、血压下降、严重者昏厥、抽搐、心搏骤停等,乃至死亡。

1. 子宫、阴道的神经支配及人流术时疼痛的原因　子宫受交感神经和副交感神经支配,而子宫体和子宫颈的神经分布又互不相同。子宫体的交感神经感觉纤维经过骨盆神经丛、腹下神经丛,进入腰段和下胸段交感干,最后沿T_{11}～L_1(有时T_{10})脊神经进入脊髓传入大脑神经中枢整合而产生痛觉。子宫颈的感觉神经纤维在子宫颈的两侧和后方,有分支与来自骨盆神经丛的交感神经纤维汇合而形成子宫、阴道神经丛和子宫颈大神经节,由S_2～S_4副交感神经传导。阴道的感觉系由S_2～S_4副交感神经传导。

人流术的手术过程中,置入阴道窥器、消毒阴道和宫颈所产生的疼痛较轻。扩张宫颈、负压吸引和匙刮宫壁等操作刺激和疼痛传入中枢后,中枢又通过子宫运动神经调节子宫收缩,子宫收缩的刺激沿传入神经到达中枢产生"宫缩痛"。手术操作、疼痛、紧张、焦虑等引起迷走神经反射性兴奋而导致人工流产术综合征(PAAS),产生一系列临床症状,如心动过缓、心律失常、血压下降、恶心、呕吐、胸闷、脸色苍白、大汗淋漓、严重者昏厥、抽搐、心搏骤停等。此外,手术对孕妇产生的精神影响,会导致其中一部分人在很长的时期内对人流的恐惧和对性生活的紧张和恐惧感。

对做人工流产术的患者应用麻醉镇痛技术,也就是无痛人流术已普及,应用本技术必须是在有麻醉意外抢救设备和能力、从事计划生育服务的专门机构中进行,手术和麻醉均应做到知情同意,严格掌握适应证和禁忌证,术前做好必要的准备,由专业麻醉医师实施麻醉和镇痛并对受术者进行术中全程监护,最大程度保证术者的安全。

心脏病患者在早孕期如受术者自愿选择应用麻醉镇痛技术施行人工流产术(负压吸宫术),建议选择在三级甲等综合医院施术。

2. 术前准备

(1)术前,麻醉医师须对受术者进行麻醉相关病史问诊和体检,特别是对心脏病的病情和心功能分级进行评估,提出麻醉计划,进行必要的术前讨论。术前受术者须签署负压吸宫术及麻醉知情同意书。术前禁食,对受术者做体格检查、妇科检查,包括测体温、血压、脉搏、呼吸和体重,检查凝血功能和肝肾功能,针对心脏病病情和心功能评估。根据检查结果做好术中全程监护和抢救措施，准备工作是必不可少，绝不能有侥幸心理。

(2)当一个心脏病患者考虑终止非计划妊娠时，她的心脏病医生必须对继续妊娠的危险进行如实、详细的分析，在这种情况下，重要的是给病人提供她本人的身体状况和胎儿、出生婴儿的预后，让她对终止妊娠是否愿意做出决定，当然不能受到其亲属的压力，至少应和病人单独谈一次。

3. 心脏病患者人工流产手术的注意事项

(1)妊娠满10周前心脏病患者终止妊娠的人工流产手术与做其他任何外科手术一样有同样的基本危险，必须是在设备齐全的医院进行而不是在单独的诊所进行。心脏病患者选择使用镇痛剂或麻醉剂进行的无痛人流术时，还因全身麻醉、出血或感染而有额外的危险。在做负压吸宫术的时候，首先要进行适当的扩张子宫颈管，需要选择一条适当的吸管，动作要轻柔，吸宫的时候要顺着一个方向螺旋状从子宫腔内底部开始逐渐朝宫颈管内口方向移动吸管，以免遗留妊娠残留物，尤其注意在靠近两侧输卵管口附近是容易漏吸的部位。同样的，在有子宫腔后弯后屈的情况下，还要先行适当牵拉宫颈(必要时加用双合诊手法、三合诊手法)来恢复子宫腔呈中位后再开始吸宫术，这对避免妊娠物遗留很重要。术后第二天做B超扫描检查证实子宫内全部吸干净。如果B超检查不能确定子宫已经被清空，接着要做清宫术而不是用缩宫药，更不宜使用前列腺素制剂以图增加子宫收缩来排除妊娠残留物，因为前列腺素制剂对心血管有影响作用。

在做吸宫术的心脏病病人术前3d至术后都必须预防性使用抗生素。

米非司酮配伍前列腺素药物用于引发流产对于健康女性是一种非手术措施终止早孕的方法，但是对于心脏病患者来说，尤其是对使用前列腺素类药物有禁忌，再加上使用米非司酮配伍前列腺素类药物终止早孕有一定的失败率，而且孕囊排出后时间较长，一般会持续10d至2周，或有突然大量出血，这就需要持续观察，甚至需要急诊刮宫，否则对患者不利，因而，不宜作为首选的方法。

(2)妊娠10～11周的心脏病患者终止妊娠除了要与妊娠满10周前的心脏病患者终止妊娠一样，需要使用镇痛麻醉后进行手术，但是不宜选择用单纯的负压吸宫术，而是需要选择进行钳刮术，这就要求在做钳刮术前进行扩宫颈管。扩宫颈管要扩得足够大，使得钳刮术的器械进出宫颈管的时候没有阻滞，以顺利快捷完成钳刮术，使得手术对患者影响尽量减少。当然，在术前和术后都要给予抗生素预防感染。

(3)妊娠10～12周，胎儿的骨骼已经形成，不但使用负压吸管无法将胎儿组织及胎盘全部吸干净，就是使用钳刮术也会难以将胎头钳出，所以手术难度非常高，往往都有妊娠组织物遗留，需要进行第二次清宫术。加上妊娠10周以上的子宫较软较薄，极其容易造成子宫穿孔。可以选择先用米非司酮口服配伍米索前列醇来流产。待到宫颈扩张后由技术熟练的医师把胎儿和妊娠的附属物清出。使用米索前列醇之前，必须对心脏病患者的心功能进行评估，确定是否有禁忌；也必须对使用前列腺类药物的不良反应，包括恶心、呕吐、腹泻、发热，甚至造成心动过缓或心动过速和减弱心肌收缩力所造成的影响给予充分的估计和制定处理方案。

一般妊娠3个月内可采用人工流产术终止妊娠。术前应控制病情，使心率在安静状态下70～80次/分，术中操作应轻柔，采用宫颈管局部麻醉，以免由于扩宫(颈管)和负压吸引刺激副交感神经引起心动过缓、心搏骤停、人工流产综合征。术后要使用抗生素，以防感染。若妊娠已超过4个月，此时不宜采用刮宫术终止妊娠，要采取较为复杂的引产术，其危险并不亚于继续妊娠和分娩，必须在严密监护下进行引产术，终止妊娠。

(四)心脏病患者的妊娠中期引产术

妊娠超过3个月终止妊娠称为妊娠中期引产术。妊娠中期(孕13～27周)是孕妇血容量、心排血量、心率逐渐增加的时期,心脏负荷加重,此阶段引产与晚期妊娠及分娩期风险相同,中期引产或行剖宫取胎术易使心力衰竭加重。妊娠超过3个月终止妊娠对子宫损伤、出血和感染的危险更大,这就必须与继续妊娠的危险做细致的衡量比较。一般来说,心脏病孕妇不主张在妊娠中期引产。心功能Ⅲ级者在严密监护及住院治疗下,可较安全妊娠至足月分娩。确因心力衰竭,继续妊娠有生命危险,必须终止者应在控制心力衰竭的前提下引产或行剖宫取胎术,中期引产或行剖宫取胎术易使心力衰竭加重。引产及手术过程需要严密监护,与妊娠足月分娩无异。

妊娠中期引产术有水囊引产术及药物引产术。水囊引产术因放置水囊后发动分娩的成功率较药物引产术低,一般来说,孕周大的引产成功率会高些。而且放置水囊的操作不当的话,会导致感染、出血、胎盘早剥、宫颈破裂甚至子宫破裂,已经很少使用。

目前使用的妊娠中期引产术的药物有依沙吖啶(ethacridine)药物引产。依沙吖啶是强力杀菌剂,有使胎盘组织变性坏死、杀胎及促进子宫收缩的作用,用于妊娠中期引产,因子宫收缩的作用较强,个体差异大,心脏病患者,尤其是心功能Ⅲ～Ⅳ级患者应慎用。建议在使用依沙吖啶(ethacridine)实施杀胎后等待分娩发动,在此期间直至分娩24h内都必须有全程的心血管功能监护。可以选择配伍米索前列醇来软化和扩张子宫颈。待到宫颈扩张后由技术熟练的医师把胎儿和妊娠的附属物清出。使用米索前列醇之前,必须对心脏病患者的心功能进行评估,确定是否有禁忌;也必须对使用前列腺类药物的不良反应,包括恶心、呕吐、腹泻、发热,甚至造成心动过缓或心动过速和减弱心肌收缩力所造成的影响给予充分的估计和制定处理方案,药物流产部分已经介绍。

由经验丰富、技术熟练的医师助产,待胎儿及附属物排出后立即检查是否已经完全排干净,如果发现疑似有妊娠物残留的话,尽快进行清宫术,必要时可以利用B超协助检查。若心脏病孕妇使用抗凝剂时出现继发性出血的可能性很大。华法林在引产前应停用,阿司匹林也应在引产前1周停用,肝素在分娩前停用。

(五)剖宫取胎术终止妊娠

对有心脏瓣膜病变、发绀型心脏病、主动脉缩窄、心功能Ⅲ～Ⅳ级患者在妊娠中期终止妊娠也可以选择剖宫取胎手术。

心脏病患者分娩方式的选择:心脏病患者分娩方式的选择主要是取决于心功能状态及产科情况。对心脏病,尤其是风湿性心脏病的患者的分娩方式,国内外学者也有不同的看法。国外大多数学者认为,风湿性心脏病患者在妊娠末期自发性阴道分娩是安全的,剖宫产仅用于产科原因和从未发生过急性心力衰竭的患者,偶用于风湿性心脏病且心力衰竭已得到纠正的患者。国内近年来一般认为心脏病产妇,特别是发生过心功能不全者,创造条件适时施行剖宫产术效果满意。笔者认为,剖宫产对血流动力学的影响,主要是持续硬膜外麻醉后引起的血压暂时性下降,但是,通过输液和应用血管收缩药物能使下降的血压较快得到纠正。而每搏输出量及心排血量几无影响。在手术中或手术后心脏功能代偿性强,各项心功能指标改善。而阴道分娩者第一和第二产程的主要心功能指标及血压呈较大变化,尤其在第二产程时每搏量和心排血量并不能伴随前负荷的增加而上升,反而呈一定程度下降,说明风湿性心脏病患者尤其在二尖瓣狭窄时有一个相对固定的心排出量,易导致肺毛细血管楔压增高,潜伏着肺水肿发生的危险,动脉血压、体循环阻力和心率也在第二产程达到最高,这些都是进一步加重病变心脏的负荷。因此，对有心脏瓣膜病变、发绀型心脏病、主动脉缩窄、心功能Ⅲ～Ⅳ级患者在妊娠中期终止妊娠也可以选择剖宫取胎手术。

鸣谢：感谢高大中，陈伟庆，Phillp J Steer所做的贡献，本章节引用了他们著作中的部分内容。

（区煦东）

参考文献

曹泽毅.1999. 中华妇产科学.北京：人民出版社

高大中，陈庆伟.2001. 妊娠心脏病学.北京：科学出版社

乐杰.2004. 妇产科学.6版.北京：人民卫生出版社

李亚里，姚元庆.2011. 妇产科聚焦：新理论新技术新进展与临床实践.北京：人民军医出版社

Guillebaud J. 2003. The levonorgestrel intrauterine system：a linical perspective from the UK. ANN NY Acad Sci，997：185-193

Philip J Steer.2007. Contraception for cardiac patient In：Celia Oakley ed. Heart Disease in Pregnancy. 2nd ed.Malden：Blackwell Publishing，327-342

第 19 章

胎儿、新生儿先天性心脏病

第一节 妊娠合并胎儿先天性心脏缺陷的诊断与处理

一、概 述

先天性心脏病是最常见的胎儿畸形之一，占所有胎儿畸形的 1/5，是一种严重影响围生儿和儿童健康的先天性疾病。胎儿期发病率高达 4%～10%，活产新生儿发病率为 0.4%～1.3%。另一项统计显示，心脏缺陷影响 0.8%的婴儿。虽然先天性心脏病的发生有一定的高危因素，但多数先天性心脏病都发生在无明确高危因素的胎儿中，低危人群中先天性心脏病的发病率为 0.69%，与一般人群的发病率十分接近(0.8%)。我国新生儿出生缺陷中先天性心脏病居前 5 位，且发生率逐年上升。先天性心脏病发病率在早产儿、死产儿、流产的病例中较高，国内报道为 0.13%～1.0%，其中在流产儿和死胎中则高达 10.12%。新生儿染色体异常发生率相对较低，而早、中孕染色体异常，胎儿发生率却明显高于新生儿，这是由于部分染色体异常，胎儿没有生存到足月即流产或死亡，以及在产前诊断中发现异常而终止妊娠，说明产前检测胎儿染色体核型对妊娠的继续或下一次妊娠风险的预测至关重要，而部分先天性心脏病的病因就是染色体异常。

我国每年有 10 多万先天性心脏病患儿出生，胎儿先天性心脏病又是最致命的胎儿畸形。据世界卫生组织统计，从 1950～1994 年，约 42%的婴幼儿死于心脏缺陷，严重影响了出生人口质量。因此，胎儿心脏畸形筛查是产前诊断最为重要的组成部分之一。结构性心脏畸形同时也是产前最常漏诊的畸形。因此，临床医生必须熟悉心脏缺陷胎儿的评估、产前处理、胎儿的预后。另外，熟悉先天性心脏病的遗传因素可使医生对受影响的父母提供再发风险率的评估。

要对胎儿先天性心脏病做出准确的诊断，通常需要多个专业的专家共同努力，要依靠遗传学家、新生儿科医生、小儿心脏科医生和小儿心血管外科医生的密切随访和咨询。在此过程，应该对胎儿进行常规的系统评估以对病变做出诊断和明确胎儿临床状态的变化，要尽可能详细地告知父母其胎儿的预后及适当的治疗选择。只有父母完全知情，才能对许多随之而来的对妊娠甚至未来儿童期的担忧做出恰当判断及决定处理的措施。

二、胎儿先天性心脏缺陷的高危因素

先天性心脏病的高危因素包括母体、胎儿、家族 3 个方面。若存在以下问题，需注意早期进行系统的检测以排除先天性心脏病。

(一)母体因素

(1)妊娠早期患各类感染性疾病，尤其是病毒感染，如风疹、水痘、流感、流行性腮腺炎等的孕妇，其胎儿患先天性心脏病的发生率

很高。

(2)孕妇患有代谢性疾病特别是糖尿病。在妊娠早期的胰岛素依赖型病人，其胎儿畸形的发生率可为正常人群组的4～5倍，其中1/3有心血管畸形，常见为房间隔缺损、室间隔缺损、大动脉转位，尤其是肥厚性心肌病变等的发生率可高达30%～50%。

(3)孕妇罹患结缔组织疾病。如系统性红斑性狼疮、风湿性关节炎，其先天性心脏病发生率为40%左右，系统性红斑性狼疮等疾病所产生的抗体可通过胎盘对胎儿传导系统产生损害。

(4)孕早期有致畸因素接触史。某些药物或毒物的影响，常见的有苯丙胺、化学物质锂、三甲双酣、大伦丁、乙醇、吸烟等。

(5)孕妇高龄及高危妊娠史。孕妇年龄大于35岁其胎儿染色体畸变的概率增高；羊水过多、羊水过少者先天性心脏病的发生率也随之增高。既往史中有反复流产、死胎或先天性畸形发生的孕妇均具有胎儿超声心动图筛查胎儿先天性心脏病的指征。

(二)胎儿因素

(1)产前超声检查发现胎儿心脏有可疑异常，尤其是四腔心切面异常。根据美国费城儿童医院的统计，这类胎儿中80%患有各种先天性心脏病。

(2)常规检查发现以下器官的畸形，提示与先天性心脏病有较大关联：①脑积水；②食管闭锁、十二指肠闭锁、空肠闭锁；③脐膨出、胃肠膨出；④肾脏发育不全；⑤膈疝。

(3)染色体异常。染色体异常的胎儿中，先天性心脏病的发病率以第21对染色体三体即先天性愚型最高达50%，其他还包括18对染色体三体畸形、Tuner's综合征、Noonan's综合征、Willian's综合征等。

(4)胎儿有心律失常，特别是完全性房室传导阻滞。出现胎儿心律失常包括心动过缓，心动过速、心律失常，均为行胎儿超声心动图检查的适应证。

(5)胎儿水肿。胎儿水肿是指胎儿皮下、体腔(胸、腹腔)积液，非溶血等免疫问题引起的胎儿水肿可能因心脏畸形或心功能不全引起。

(6)早孕期颈部透明组织厚度(nuchal translucency，NT)异常增加。

(三)先天性心脏病家族史

家族史包括父亲本身为先天性心脏病患者，家庭中已有其他子女患先天性心脏病，较近的旁系亲属中患先天性心脏病。在这些病人中，先天性心脏病的发生率为3%～5%。

但需注意，虽然这些具有先天性心脏病高危因素的胎儿患先天性心脏病的概率明显增加，但研究发现多数先天性心脏病胎儿发生在没有高危因素的胎儿中。英国伦敦1个胎儿心脏中心的统计显示，2758例先天性心脏病胎儿中80%发生于没有高危因素的孕妇和胎儿。因此，有必要对所有胎儿进行先天性心脏病的筛查。

三、胎儿先天性心脏缺陷的类型

(一)心脏腔室及大血管大小不对称

胎儿由于存在卵圆孔、动脉导管水平的右向左分流，因而左右心室血流动力学呈动态平衡，多数胎儿先天性心脏病不会导致胎儿死亡。如果一侧心室的流出道梗阻，这个心室及其流入、流出道都会变小。如果是下游的梗阻，大动脉和同侧心室会变小；与此同时，由于血流重新分布，对侧心室血流量将会增加而致心室增大。在此情况下，全心的排血量可以正常地分布到胎儿的各个器官和胎盘，但心内结构则因正常侧变大而不成比例。因此，心脏腔室及大血管的大小不对称是胎儿超声检查容易发现的征象。

根据心室内径的正常值标准作为判断指标，可鉴别由于左心室过小导致右心室代偿性增大和左心室正常而右心室增大这两种情况。

导致右心室增大而左心室正常的常见病变有心律失常、肺动脉瓣发育异常、动脉导管收缩关闭、心室功能不全、三尖瓣反流和宫内发育迟缓等。

右心室增大和左心室缩小提示存在左半心梗阻性病变或高位室缺和部分右心室双出口。左半心梗阻常见于二尖瓣狭窄、主动脉狭窄和主动脉缩窄等左心发育不良综合征等。病人的左心室发育不全的机制有以下3种:①由于卵圆孔梗阻造成的左向右分流,减少了左半心的血流量;②受基因的影响,原发性心肌发育不良及功能异常;③心脏受外部因素的挤压影响,导致发育受阻。

当左心室扩大而右心室大小正常时,常见于心肌炎、原发性心内膜弹力纤维增生症、极度的主动脉狭窄等。

左心室功能不良常伴有血流再分布致右心室和右心房代偿性增大,虽然这时右心室仍可小于异常增大的左心室。

右心室过小而左心室代偿性增大可见于三尖瓣闭锁、肺动脉闭锁伴有完整室间隔、对位不良的房室共道伴有右心室负荷容量增加及左心室双流入道。在三尖瓣下移畸形时,虽然房化的右心室部分会明显扩大,功能上的肌性右心室则变小。

单纯的大血管不对称伴正常的心室有可能合并或不合并先天性心脏病。肺动脉狭窄可能伴有发育不良的瓣环或由于狭窄后的扩大而存在肺动脉主干的扩张。同样,发育不良的主动脉环或扩张的升主动脉是主动脉狭窄的征象之一。

心脏病变引起全心增大在产前较少发生,鉴别诊断需确定增大的心脏是由于心腔或大动脉增大所致,或因心肌肥厚、心包积液或其他综合因素所致;另外,还须注意区别正常的心脏由于位于缩小的胸腔而显得增大的情况。心脏大小可用二维测量或M型测量,并与不同胎儿组数据对照。还可测量计算心脏周边和胸腔周径之比(CC/TC)和心脏、胸腔面积之比(CT/TA)。正常的心脏与胸腔周径之比是0.5,正常的心脏与胸腔面积之比是0.25～0.33,比值增大可能来自心脏增大或胸腔变小或两者均有。

(二)间隔缺损和其他病理性分流

由于胎儿肺循环阻力限制了肺循环量的增加,单纯的间隔缺损不会引起胎儿的心脏扩大。大型房间隔缺损可与卵圆孔开放引起的分流相混淆。第二孔型房间隔缺损在产前是很难辨认的。

1. *房间隔缺损* 依据房间隔的缺损和共同房室瓣来加以诊断。此时分流量很小,但可能伴有明显的房室瓣反流、心室和大血管的不对称。在染色体异常的病例及内脏异位时,应仔细观察腔静脉系统、肺静脉及流出道梗阻的情况。

2. *室间隔缺损* 可发生在间隔的任何部位,由于间隔形状似螺旋状,因此在探测时要系统观察每一个部位,如流入道、肌部、膜部和流出道。彩色与脉冲多普勒,以及四腔心切面、心室短轴切面加多普勒检查均有助于诊断。

3. *流出道缺损* 要特别注意其包括对位不良的后位缺损,可合并主动脉瓣下狭窄、主动脉弓缩窄或主动脉弓断离。对位不良的前位缺损可伴有法洛四联症、肺动脉瓣下狭窄或动脉干间隔缺损。这一缺损在胸骨旁长、短轴流出道切面和四腔心向左、右流出道成角时最易诊断。

(三)心律失常

胎儿心律失常可分为快速型、慢速型和不规则型。

心率超过180次/分为快速型,包括窦性心动过速、房性心动过速、心房扑动与心房颤动、室上性心动过速及室性心动过速。超声依据胎心率、节律、心房心室是否一致快速搏动可做出诊断。

心率低于110次/分为慢速型,包括窦性心动过缓及完全性房室传导阻滞。胎儿心动过缓见于阵发窦性心动过缓(迷走张力增强)、持续性窦性心动过缓(窦房结功能异常、母亲低温、长Q-T综合征)、二或三度房室传导阻滞，另外也常见于房性期前收缩未下传。完全性房室传导阻滞时心室率40～80次/分，M超示心房率正常而心室率减慢，多伴有胎儿心力衰竭，可伴有先天性心脏结构异常。伴有先天性心脏病的三度房室传导阻滞胎儿预后不良。窦性心动过缓须考虑胎儿心脏外的因素，如胎儿缺氧、胎头受压、子宫内压力过高等均可引致心动过缓。

不规则型包括房性期前收缩、室性期前收缩及伴有房室传导阻滞的快速型心律失常。偶发的期前收缩无临床意义。

耶鲁大学一组研究显示984例胎儿心律失常，发生率前3位分别为期前收缩（878例，占89%）、室上性心动过速（47例，占4.8%）和完全性房室传导阻滞（26例，占2.6%）。对有心律失常的胎儿应注意心脏解剖结构异常的检查，有10%的胎儿心动过速伴有心脏解剖结构异常。

四、胎儿先天性心脏病诊断后干预

产前诊断先天性心脏病可以达到3个目的：①对于严重的先天性心脏病如左心发育不良、共干畸形等，在知情同意的原则下可以选择终止妊娠；②对于继续妊娠者选择合适的医院分娩，及时做好围生期的处理；③对于某些心功能不全或心动过速者可以实施宫内治疗。

我国《母婴保健法》规定经产前诊断有下列情形之一的，医师应当向夫妻双方说明情况，并提出终止妊娠的医学意见：①胎儿患严重遗传疾病；②胎儿有严重缺陷；③因患严重疾病，继续妊娠可能危及孕妇生命安全或者严重危害孕妇健康。由此可以看出，对于产前诊断胎儿患有严重先天性心脏病者，医师应提出终止妊娠的医学意见，这是法律的要求。然而，由于各种原因，我国的实际情况是，产前诊断胎儿存在先天性心脏病，无论是简单的先天性心脏病还是复杂的先天性心脏病，绝大多数孕妇都会选择终止妊娠。近两年选择终止妊娠的比例有所下降，但接近90%的孕妇仍会选择终止妊娠，舍弃胎儿。

而国外资料显示，对于22周以上诊断出如左心发育不良、完全性大动脉转位等者，尚有很多人选择继续妊娠。Khoshnood等分析法国1983～2000年1982例胎儿先天性心脏病资料，产前诊断率由23%上升至47.3%，而先天性心脏病胎儿引产率仅由9.9%上升至14.7%。来自于波士顿儿童医院的资料显示，产前明确诊断虽然改善了手术前的胎儿状况，但并没有明显改善和提高生存率。而来自法国的另一组资料显示，产前诊断大动脉转位较生后诊断者降低了死亡率。对于生后能治疗的先天性心脏病目前多建议患者继续妊娠，对这类情况，产前诊断先天性心脏病的意义在于从情感上使孕妇及家人接受事实，做好充分的思想准备，并且可以选择合适的医院分娩，做好分娩和新生儿的处理。患有先天性心脏缺陷的新生儿应在具备完善的心脏监护设施的三级医院出生，以便得到适宜、及时的监护及治疗，降低重症患儿的死亡率。

一般认为，在目前技术状况下需要进行治疗的胎儿先天性心脏病应符合如下几个原则：①该类心脏病在生后治疗效果差、生后治疗具有很高的死亡率；②准备进行的胎儿心脏病干预措施能够纠正心脏缺陷或能够阻止及减轻缺陷的发展并提高生后的治疗效果；③胎儿的心脏病变不能进展到经过胎内治疗也无法有效恢复的程度；④该胎儿心脏病的治疗不能让胎儿母亲有太大的危险。

近十几年，随着心脏外科的发展，胎儿心脏外科的研究工作也在不断推进并取得了令人瞩目的进展，这是对心脏外科的一项挑战性课题。一般认为，某些先天性心脏病，如小的室间隔缺损、房间隔缺损和动脉导管未闭可不必治疗，有望生后自然关闭，特别是卵圆孔和动脉导管是胎儿循环的必然径路，一般不需产前处理。目前有必要进行治疗的胎儿先天性心脏病主要包括:严重的主动脉瓣膜狭窄及由此导致的左心发育不良、心房水平左右交通严重受限的左心发育不良、部分室间隔完整的肺动脉瓣膜闭锁/严重的肺动脉瓣膜狭窄并有可能导致右心发育不良者。此外,胎儿期卵圆孔及动脉导管即将提前闭合或日趋减小的病例、肺动脉瓣闭锁/室间隔缺损病例、肺动脉发育不良者等,将来可能有进行胎儿心脏病治疗的趋势。

多数学者认为,严重的主动脉狭窄在胎内即导致了左心系统的发育不良并造成左心发育不良综合征(hypoplastic left heart syndrome,HLHS)的发生。HLHS 是一种高度致命性的心脏畸形,在 1983 年 Norwood 等创造了分阶段手术治疗之前,除了心脏移植之外,这种疾病几乎是不可能治愈的。经典的 NorwoodⅠ期手术需要应用同种异体移植物,面临着移植物不能生长、变性退化以及钙化等缺点。虽然随后有不少学者对经典 Norwood 术式进行了改良并取得了一定的效果,然而,即使最终完成了Ⅱ期 Fontan 手术,患儿仍不能得到完全的解剖纠治,而且 Norwood 术后的长期生存率仍然不能令人满意。对于重度右心发育不良综合征病例,部分只能接受单心室或一个半心室手术治疗。

绝大多数胎儿心外科手术需要体外循环。20 世纪 80 年代,国外就已开始胎儿体外循环的动物实验研究,但由于胎儿体外循环技术极大地干扰了胎儿血液循环和脐-胎盘循环,所导致的胎盘功能不良至今仍未取得可靠的解决办法,尚未在临床上得以成功应用。

1991 年 Allan 等通过经母体腹壁为 1 例患严重主动脉瓣狭窄的胎儿施行了世界首例胎儿主动脉瓣球囊扩张术,开辟了胎儿先天性心脏病治疗的新时代。近十几年以来,陆续有数十例胎儿严重半月瓣狭窄/闭锁的胎儿先天性心脏病介入治疗应用于临床并取得了一定的效果。胎儿先天性心脏病介入治疗无须切开孕妇子宫及进行胎儿体外循环,克服了心脏外科手术所面临的最大技术难题。在发达国家和地区,胎儿先天性心脏病介入治疗技术正较快地在临床上推进,技术将逐步成熟。孕妇一般在孕 16～24 周开始进行胎儿超声扫描检查,除非高危孕妇,胎儿先天性心脏病一般只能在此期间才有可能被检出。在孕妇经过咨询、家庭协商及确立继续妊娠的决心之后,胎儿介入治疗的最早时间一般在 20～26 周胎龄时实施,有专家将此期间称为介入治疗的“窗口期”。Carvalho 等推测,随着胎儿心脏畸形的进一步发展,晚于此窗口期进行的胎儿介入治疗可能会降低生后的治疗效果。然而,事实上很少有人能够在妊娠 20 周就进行或接受该项治疗,2000 年之前文献报道的胎儿先天性心脏病介入治疗均在孕 27～33 周。Tworetzky 等在 2004 年报道了一组进行经皮球囊主动脉瓣成形术(percutaneous balloon aoaic valvuloplasty,PBAV)的胎儿病例,其胎龄提前到 21～29 周。

目前我国也正在对胎儿心脏介入治疗、胎羊体外循环和孕羊体外循环诱导胎羊低温技术进行实验研究,为可能开展的临床应用作基础准备。值得注意的是,对于高风险的胎儿先天性心脏病治疗还存在法律和伦理上的问题,目前也应积极进行探索。

胎儿 PBAV 与胎儿肺动脉瓣膜球囊成形术(percutaneous balloon pulmonary valvuloplasty,PBPV)所采用的技术方法大致相同。孕妇全身麻醉以保持最大程度的子宫松弛,在经孕妇腹部超声监测的情况下,应用带套管的穿刺针穿刺孕妇腹壁、子宫、胎儿胸壁直至穿入病变侧心室。在穿刺胎儿之前对胎儿予以肌内注射镇痛及肌肉松弛剂,避免胎儿躁动以有利于下一步的介入操作。穿刺针刺入心室之后,沿针芯送入导引钢丝,操纵导丝使其设法通过狭窄的半月瓣膜,拔出穿刺针，顺着导丝送入扩张球囊，在超声监测下于半月瓣处进行扩张。Tworetzky 等的经验表明，使胎儿的左胸面朝着孕妇前面是介入治疗成功的必备条件，如果胎儿胎位不利于穿刺则可以通过体外或经阴道手法使胎儿转动至理想的体位，必要时可切开孕妇腹壁，使其子宫暴露，重新调整胎儿至理想体位后直接经子宫穿刺进针。

2004 年 Tworetzky 等报道了一组 24 例重度主动脉狭窄胎儿，20 例接受 PBAV 治疗，其中 14 例成功，PBAV 技术成功率提高到 70%。在随后的胎儿超声随访中，该作者将 PBAV 成功病例及未成功进行 PBAV 的重度主动脉狭窄病例的左心室发育情况进行对比，结果显示，未经 PBAV 治疗的病例左心发育接近停滞，而经过 PBAV 治疗的胎儿左心发育情况好转。该研究中 14 例 PBAV 成功的病例存活 12 例，其中 3 例尚未娩出，6 例娩出后出现左心发育不良综合征，正接受治疗，3 例左心发育良好。而未行及未能成功进行 PBAV 的 10 例胎儿，有 2 例终止妊娠，2 例死于胎内，其余 6 例生后均存在严重的左心发育不良综合征而无左心室发育良好者。

胎儿心律失常的治疗方法包括以下几种类型：①经胎盘治疗（transplental cardioversion）；②脐静脉注射；③经腹膜治疗；④介入治疗；⑤心脏外科治疗。

胎儿心动过速可以是间断反复发作，亦可以呈持续性。胎儿室上性心动过速常见，90%以上为房室折返，不足 10%为房内折返，不伴有胎儿水肿的病例预后良好。提示胎儿室上性心动过速预后较好，应给予积极治疗，不要轻易放弃。心房纤颤或心房扑动显示心房搏动极快，可达 400 次/分，但心室率较慢，多在 200 次/分左右。持续存在的胎儿心动过速可致胎儿水肿、心力衰竭、心包或胸腔积液、腹水。胎儿室上性心动过速应行胎儿心脏超声明确诊断，排除可能存在的病因，如果明确为单纯持续室上性心动过速应予积极治疗。根据胎儿有无水肿，母亲口服或静脉应用地高辛，采用 48～72h 饱和或6～7d 饱和法（0.25～0.5mg，每 8 小时 1 次），以后予维持量（0.25～0.2mg，每 8 小时 1 次），母亲血药浓度要求达到 2.0～2.5ng/ml 水平。如果无胎儿水肿，胎儿血地高辛浓度是母亲血药浓度的 80%～100%。无胎儿水肿者，母亲可予口服慢饱和地高辛法，门诊随访；有胎儿水肿者，须住院治疗加用二线或三线抗心律失常药物，首选氟卡因（flecainide）100mg，每 6～8 小时 1 次，母亲血药浓度 0.4～1.0μg/ml，胎儿血药浓度是母亲的 70%～80%。治疗过程需每周行 2 次胎儿心脏超声检查判断胎儿状况，并需心内科医生参与加强对母亲的监测、治疗。其他抗心律失常药如胺碘酮、心律平、逸搏定等用于胎儿心律失常的治疗也有报道。给药途径首选经母亲-胎盘-胎儿，治疗无效或胎儿心力衰竭严重、胎龄小提前分娩难以存活者，可以采用羊膜腔、脐静脉、胎儿腹壁注射等途径用药。

目前介入治疗成功率的提高与治疗技术不断成熟有关，更与日渐完善的患者筛选标准有关。介入治疗的排除标准包括：①多胎妊娠；②除心脏畸形外还有其他严重畸形；③子宫颈关闭不全；④母亲有使用全麻或子宫收缩抑制剂的禁忌证。

Makikallio 等提出需干预患胎的选择标准包括：①主动脉狭窄是引起血流动力学改变的主要畸形；②左心室需具有挽救价值（诊断时左心室长度不能低于该胎龄组左心室长度的 2SD 或 Z-score≥2 分）；③妊娠 30 周前做出诊断；④此前胎儿未做过介入治疗；⑤无其他严重非心脏畸形。

由此可以看出，胎儿畸形的干预必须指征适宜，不仅要对患胎进行诊断鉴别，更要用恰当的标准进行患者筛选，对决定进行介入治疗的患胎采取可行的操作手段。只有通过对先天性心脏病自然和非自然过程了解的不断深入，才能对胎儿先天性心脏病介入治疗进行正确衡量、评价及做出科学的决策。

五、再发风险评估

由于胎儿先天性心脏病通常与染色体异常有关，在遗传咨询中，经常要回答的问题就是再发风险问题。对再发风险的判定，一定要具有科学的态度，实事求是，除能做产前诊断的病种外，其余均为理论推算的概率，咨询医生根据概率的情况向被咨询者提出忠告及优生指导，而对于是否生育，咨询医生无权决定。再发风险判断的准确程度取决于以下3个条件：①遗传咨询医生的临床经验，对遗传性疾病的诊断水平及对遗传学基本知识的掌握程度；②该医院实验室的设备条件；③该医院的产前诊断水平。对于基层医疗保健单位，具备第1个条件就可以较好的开展遗传咨询工作，第2、3个条件可以借助大医院的设备开展指导性工作。

对各类病变进行再发风险评估时应注意以下问题。

（1）单基因遗传病（monogenie disease，MD）：MD（Mendelian）按孟德尔方式遗传，临床所见绝大多数病种的遗传方式都已确定，在分析再发风险时，首先应进行家系调查，根据亲代发病情况，对子代再发风险概率可以做出比较准确的判定。

（2）染色体病（chromosome disease，CD）：①父母表型正常，第1胎为CD时，如还想生育一个健康的孩子，必须同时做患儿及其父母的染色体检查，父母核型正常时再发风险概率约为1%，属低风险，可以生二胎。②当父母之一核型异常时，分析子女有关核型发生概率后指导生育。如父母之一核型为14/21平衡易位携带者，所生子女1/4机会正常，1/4机会为14/21易位型先天愚型，1/4为21单体综合征，1/4为14/21平衡易位携带者。③21-三体综合征患者，男性智力低下，不能承担家庭责任，不能生育，多不能结婚；女性患者与正常男性结婚时，所生子女1/2机会正常，1/2机会为21-三体综合征患儿，孕后必须做产前诊断。

（3）多基因遗传病（multiple factorial disease，MF）：MF是常见病、多发病，有研究根据Smith再发风险计算原理，用家系调查方法，提出两个界限值：一、二级亲属无病，只是患儿1人发病时，再发风险低于5%，属低风险，可以生二胎；如一、二级亲属中还有另外1人发病，属高发家族，再发风险高于10%，属高风险，如不能做产前诊断，不宜再生育，此法简便易行，效果较好。

（张　慧　崔其亮）

第二节　新生儿先天性心脏病的诊治

先天性心脏病是胚胎期心脏血管发育异常所致的畸形疾病，是新生儿最常见的先天畸形之一。据最新的调查统计，存活新生儿中先天性心脏病发病率为0.07%～1.17%，且世界各国报道的发病率无明显差别。根据世界卫生组织的资料，全球每年约有150万儿童出生时患有先天性心脏病，美国许多较大的儿童特护中心中，25%～50%病床被先天性心脏病患儿占用。Bache等报道，应用超声检查结合心导管、手术和尸检对丹麦Tyn地区1986～1995年的胎儿及出生婴儿先天性心脏病发病情况进行监测，至1998年诊断先天性心脏病446例，发病率8%，其中胎儿期占3%，出生1周内占49%，1岁内占10%。Bosi等报道活产儿1次性调查先天性心脏病患病率为4.23%。国内刘氏等报道，对20 082例活产儿追踪调查1～3年，先天性心脏病发病率6.87%，其中50%病例在新生儿期发现。

先天性心脏病病情严重，病死率高。先

天性心脏病是我国城市0～5岁婴幼儿死亡的首要原因。严重复杂型心脏畸形，如不经治疗，30％在生后1个月夭折，60％在1岁内死亡。我国每年有13万以上先天性心脏病患儿出生，7岁以下儿童中先天性心脏病人数达54万，造成儿童死亡或伤残，给社会和家庭造成严重的经济和精神等方面的负担。

(一)病因

关于先天性心脏病的病因，目前肯定了遗传因素、环境因素及多基因遗传与先天性心脏病的关系，尤其是确认了多基因遗传即遗传因素与环境因素相互作用结果是先天性心脏病的主要病因。国内外学者的研究也表明，环境因素在先天性心脏病的发病中扮演着重要角色。

1. *遗传因素*

(1)染色体异常：主要见于21-三体综合征、18-三体综合征、13-三体综合征及4或5号染色体短臂缺失症，有研究表明22ql1缺失与永存动脉干有关。

(2)单基因遗传性疾病：如Holt-Oram综合征、Alagille综合征、法洛四联症等，有研究表明法洛四联症与JAG_1基因无义突变(C274D)有关，肺动脉狭窄常有PTPN11基因突变。

(3)多基因遗传缺陷。

(4)先天性代谢疾病：如2型糖原累积病和同型半胱氨酸尿症。

2. *环境因素* 母亲长期接受放射线、噪声，接触电脑、手机及农药等与其后代发生先天性心脏病有关。有研究表明，父母长期接触有机磷农药其胎儿发生先天性心脏病的可能性增加。Grech等报道，通过对先天性心脏病存活婴幼儿危险因素的季节性分布观察，发现母亲受病毒感染而在妊娠早期曾接受相应治疗与婴幼儿患先天性心脏病有关。因为母亲接触各种可能的危险因素有季节性分布差异，如病毒、细菌感染性疾病发病的季节性，不同季节风向不同引起接触工业废气水平不同等，如在危险环境的高发季节怀孕，胎儿心脏发育正处于敏感期，则更易于导致先天性心脏病的发生。

3. *宫内感染* 如孕妇早期发生风疹病毒、巨细胞病毒、柯萨奇病毒、微小病毒感染及流行性感冒等，则胎儿出现先天性心脏病的风险明显升高。

4. *高龄产妇* 国内有学者总结了115例新生儿先天性心脏病患病情况，其中40例母亲为高龄产妇，并有4例合并其他畸形。

5. *孕早期服用药物* 如解热镇痛药、抗癫痫药等。

6. *孕期营养状况* 母亲孕期偏食，孕早期不补充叶酸及B族维生素，则胎儿易发生先天性心脏病。

7. *精神因素* 母亲孕早期受到巨大精神刺激或精神压力大，可能增加新生儿先天性心脏病发病危险。国内杨氏等研究发现，1998年大洪水灾年先天性心脏病患病率高达21.9‰。

8. *母亲个人行为* 如母亲长期酗酒、吸烟，则新生儿先天性心脏病发病率升高。

(二)常见类型

根据左右两侧及大血管之间有无分流可把先天性心脏病做以下分类。

1. *左向右分流型(潜伏青紫型)* 常见的有室间隔缺损(ventricular septal defect，VSD)、房间隔缺损(atrial septal defect，ASD)、动脉导管未闭(patent ductus arteriosus，PDA)。

2. *右向左分流型(青紫型)* 常见的有法洛四联症(tetralogy of Fallot，TOF)、大动脉错位(transposition of great artery，TGA)、左心发育不良综合征(hypoplastic left heart syndrom，HLHS)。

3. *无分流型(无青紫型)* 常见的有肺动脉狭窄(pulmonary stenosis，PS)、主动脉缩窄(coarctation of the Aorta，COA)。

在发病率方面，室间隔缺损是小儿先天

性心脏病中最常见的类型，占全部病变的25%～50%；房间隔缺损是小儿先天性心脏病中的第2位常见类型，占20%～30%；动脉导管未闭的发病率为第3位，占15%～20%。

殷氏等统计604例先天性心脏病患儿资料，所检出心脏畸形前3位为动脉导管未闭242例(40.07%)、房间隔缺损201例(33.28%)、室间隔缺损127例(21.03%)。杨氏等统计318例先天性心脏病患儿，其中非青紫型255例，占80.2%，青紫型63例，占19.8%；居前3位的分别为室间隔缺损50.9%，房间隔缺损26.1%，肺动脉瓣狭窄7.9%；复杂青紫型病变中以法洛四联症最多13例(4.1%)，完全性大血管错位5例(1.6%)。柴氏等统计先天性心脏病164例，其中非青紫型120例，占73.2%，居前3位的分别为：室间隔缺损81例(49.3%)，房间隔缺损69例(21.3%)，主动脉缩窄3例(1.8%)，右位心1例；青紫型先天性心脏病44例，占26.8%，居前3位的分别为：肺动脉瓣狭窄14例(8.5%)，法洛四联症13例(7.9%)，完全性大血管错位10例(6.1%)，其他还有单心室、单心房、主动脉弓离断各1例。

(三)血流动力学

心脏正常形态的形成需要心脏发育机制和心腔大动脉循环管道内部血流的冲击两者共同作用。在胎儿期血循环中，肺动脉阻力非常高，仅有少量血液流入胎儿肺部(为心搏出量的5%～10%)；相反，此时体循环血流阻力很低，这主要是由于通过胎盘的血流阻力低所致。胎儿血体循环的低动脉血氧分压(约为25mmHg，1mmHg=0.133kPa)，加上局部产生的前列腺素共同使胎儿动脉导管处于扩张状态。由于肺动脉阻力较高，右心室射出的血液从右向左由肺动脉通过动脉导管流入主动脉。另一处右向左分流发生在卵圆孔：由于从肺回到左心房的血液很少，左心房压力在胎儿期很低；同时由于大量血液从胎盘回到右心房，因此右心房压力较高，两心房间的压力差使卵圆孔膜帘保持开放，血液从右心房向左心房分流。

胎儿血循环的特点是胎儿心脏的左右两侧都向全身输送血液，相当于只有体循环和而无肺循环，因而紫绀型先天性心脏病的心脏结构异常在很大程度上不会造成胎儿氧供缺乏而妨碍发育；并且紫绀型先天性心脏病的心脏结构异常可能使血液流向紊乱，造成分布在右心、肺主动脉和降主动脉的血液含氧量有所增高，故患儿出生体重反而呈偏重倾向。出生后胎儿血循环转变为体循环和肺循环，在初始阶段，由于新生儿心脏代偿功能使大多数患儿紫绀和呼吸困难相对较轻，容易被忽视；随后心脏功能快速进入衰竭状态，紫绀和呼吸困难症状明显加重。

按血流动力学特征，紫绀型先天性心脏病可分为以下两类：①左心阻塞：左心室流出道梗阻占先天性心脏病总数的15%～20%，包括主动脉瓣狭窄、主动脉缩窄和左心发育不良综合征。②右心阻塞：右心阻塞性心脏畸形包括肺动脉狭窄、右心房室瓣闭锁等。

紫绀型先天性心脏病类型较多，以右型完全性大血管转位最多见，占34.3%。其次为肺动脉闭锁和狭窄，占16.7%。法洛四联症在年长儿紫绀型先天性心脏病中占首位，而在新生儿紫绀型先天性心脏病中仅占7.8%。紫绀型先天性心脏病多为复合畸形，常并房间隔缺损、室间隔缺损、肺动脉狭窄等。

(四)临床表现

新生儿期先天性心脏病临床表现常不典型，急诊发生率高，病死率高，故早期诊断十分重要。新生儿先天性心脏病的症状按出现频率，王氏等报道位于前几位的依次是：心脏杂音(87.69%)、呼吸急促(63.08%)、青紫(56.92%)、合并心力衰竭(6.92%)；任氏等报道依次为：心脏杂音(54.8%)、紫绀

(25.8%)、心率增快(16.1%)、呼吸急促(12.9%)、合并心外畸形(12.9%);柴氏等报道依次为:呼吸异常(74.25%)、心脏杂音(67.07%)、青紫(51.50%)、合并心力衰竭(46.71%)、合并其他心脏外畸形(14.37%);徐氏报道依次为:心脏杂音(89.55%)、青紫(23.88%)、呼吸急促(17.91%)、体重不增(13.43%)、吃奶困难(8.95%)、声音嘶哑(2.98%)。其他表现还有呛咳、水肿、烦躁、原因不明的苍白、肢软、脉弱等。

1. 心脏杂音　国外Chfistopher等研究报道,新生儿中0.6%～8.2%存在心脏杂音,其中13%～84%为先天性心脏病,而80%的新生儿先天性心脏病存在心脏杂音。因此,新生儿生后细致的心脏听诊有助于先天性心脏病的早期诊断,有心脏杂音的新生儿均需及早行心脏超声检查。

新生儿期先天性心脏病心脏杂音多具不典型、不稳定的特点,有杂音不一定有先天性心脏病,无杂音也不一定无先天性心脏病。Rein等曾观察20 323名活产婴儿,出生后即有心脏杂音者170例(0.84%),经3年随访,超声心动图证实有心脏畸形147例(86.5%);另有23例(13.5%)虽出生即有心脏杂音,却始终未证实心脏畸形。徐氏报道,在诊断的67例新生儿先天性心脏病中,60例(89.55%)新生儿期有心脏杂音,但杂音不典型、不稳定;7例新生儿期未闻及杂音,其中5例于生后2～3个月逐渐出现杂音,2例始终未闻及杂音。另报道新生儿生后听到心脏杂音者26例,检出先天性心脏病18例(69.23%);6例出生后1周至3个月杂音消失,2例随访至3岁未发现心内结构异常。

因此,新生儿期心脏杂音者应长期随访。同时,在判断其意义时应注意以下几点。

(1)正常新生儿由于心率快,可出现轻度收缩期杂音。

(2)有些新生儿心脏杂音是由于循环途径由胎儿型向成人型过渡所引起,如早产儿动脉导管延迟关闭、暂时性三尖瓣关闭不全等。

(3)多数严重复杂型先天性心脏病(如单心室、永存动脉干大动脉转位、三尖瓣闭锁等)可不伴有心脏杂音。

(4)许多新生儿先天性心脏病需在控制心力衰竭后才出现心脏杂音。

(5)生后几天即有单纯收缩期杂音常提示肺动脉狭窄或主动脉狭窄。

(6)室间隔缺损开始时可听不到杂音或杂音很轻微,以后才日渐增强。

(7)动脉导管未闭在生后几天内可因肺动脉压力相对较高、分流很少而无杂音或仅有收缩期杂音,极少呈现典型的连续性杂音,以后随着年龄增长、肺动脉压力下降才出现明显的杂音。

2. 青紫　青紫型先天性心脏病患儿在出生后不久即出现临床症状,如严重缺氧和心功能不全,若不能及时诊断并进行合适的治疗,出生后早期就可危及生命。青紫、呼吸困难与全身反应状态不相一致的现象,可能也是紫绀型先天性心脏病的临床表现特点之一。

重症青紫型先天性心脏病若不伴有呼吸困难,临床医师往往会考虑先天性心脏病的可能,一般可通过心脏彩超检查确诊;但若伴有心功能不全而心脏杂音不明显时,常常给诊断带来困扰。该类患儿只有小部分在出生时即有显著临床表现,可能被诊断"新生儿窒息";大部分在出生时并未被判断为异常,常在出生后数小时才被注意到。这是由于刚出生时胎儿循环转变为体循环和肺循环的初始,依靠新生儿心脏代偿功能,大多数紫绀和呼吸困难相对较轻,容易被忽视;其后,心脏功能急剧进入衰竭状态,紫绀和呼吸困难明显加重,方引起重视。

青紫出现的早晚及吸氧后是否缓解与先天性心脏病的类型及严重程度有关。一般认为吸入纯氧后的表现可作为判别肺源性和心源性青紫的参考方法。症状出现早,程度严重，吸氧后青紫不缓解是心血管复杂畸形的一个重要特征。若于哭闹或合并肺炎时出现暂时性青紫，经吸氧、控制感染或镇静等治疗后青紫消失，多为单纯左向右分流型先天性心脏病，如房缺或室缺；如青紫不消失则心源性可能性大，但在紫绀型先天性心脏病青紫也可能稍有减轻，不过还需与新生儿持续肺动脉高压鉴别：通常先天性心脏病患儿对缺氧的耐受力较强，虽然呈现严重青紫和呼吸困难，但大多对刺激的反应仍然较强，而持续肺动脉高压在存在严重青紫和呼吸困难的同时，患儿全身反应往往也很差。

青紫的症状按发生部位可分为中央型、周围型及差异性青紫，按发生时间可分为持续性与暂时性青紫。中央型青紫系动脉血氧饱和度下降所致，多为全身性持续青紫，不仅口唇、耳垂、指(趾)末端表现青紫，睑结膜、口腔黏膜等处亦明显青紫，纯氧实验不能缓解，PaO_2降低，这种情况主要见于右向左分流或复杂型心内畸形。上海市新华医院根据新生儿导管、造影及临床病理研究表明，新生儿青紫型先天性心脏病中，大血管转位约占的1/3，右心室流出道梗阻型先天性心脏病占1/3以上，包括肺动脉闭锁、右心室发育不良、重症法洛四联症等。若上下肢血氧饱和度差异显著，上半身青紫重于下半身，常提示完全性大血管转位合并动脉导管未闭；若下肢发绀而上肢无青紫，则应考虑导管前主动脉缩窄合并动脉导管未闭；若于哭闹或合并肺炎时出现暂时性青紫，经吸氧、控制感染或镇静等治疗后青紫消失，PaO_2正常，则多为单纯左向右分流型先天性心脏病，如房间隔缺损或室间隔缺损。

3. 心源性气促　柴氏等总结167例新生儿先天性心脏病临床症状，出现呼吸异常124例，包括气促104例，其他呼吸改变10例；早期出现呼吸异常61例，复杂型先天性心脏病占35例，其余26例为房间隔缺损或室间隔缺损，均有严重的心脏外疾病，早期主要为围生期疾病。

引起肺充血或肺淤血病变的先天性心脏病常因肺间质积液、顺应性下降而导致呼吸频率增加、容量减少，表现为呼吸浅而促。与其他呼吸系统疾病表现不同的是，心源性气促以呼吸增快为主，极少有鼻翼扇动和三凹征。

4. 心力衰竭　新生儿期心力衰竭的最常见原因为先天性心脏病。上海市新华医院总结住院新生儿心脏病636例，伴心力衰竭216例，其中先天性心脏病占83.8%，包括左向右分流先天性心脏病38.4%(室间隔缺损占首位)，出现心力衰竭一般在生后2周左右；完全性大血管转位占20.8%，出现心力衰竭平均年龄大于15d；以及左心室及右心室梗阻型先天性心脏病等。McConnell等报道，11例死亡的紫绀型先天性心脏病患儿均有心功能衰竭表现，其中3例出现无法纠正的心律紊乱；死亡患儿中有3例单心室合并主动脉弓发育不良或主动脉弓中断，在出生后早期迅速出现难治性严重心功能不全，甚至来不及手术；行手术治疗的57例紫绀型先天性心脏病患儿术后死亡6例，主要死因是低心排血量。

新生儿心力衰竭的特点是不典型、进展快、全心受累、周围循环衰竭多见，病死率高。提示心力衰竭须具备以下4项中的3项：①心动过速，160次/分；②呼吸急促，60次/分；③心脏增大，X线胸片示心胸比大于0.6或心脏彩超提示心脏增大；④两肺底不固定的湿啰音，X线肺血多，两肺斑片状模糊阴影，可见肺叶积液现象。

确诊心力衰竭，除应具备以上4项中3项外，还须加上以下任何1项，或除具备以上4项中2项外，加上以下任何2项：①肝大，大于3cm，短期内进行性肿大，治疗后缩小；②奔马律，发生于各项原因引起的心力衰竭；③明显水肿。

判断新生儿心力衰竭时还需注意以下几

种情况。

(1)心率不一定增快，呼吸不一定加促。由于新生儿交感神经系统发育尚不成熟，迷走神经张力相对高，应激力低下，因此严重心力衰竭时，心率和呼吸均可表现减慢，甚至出现呼吸节律不整、呼吸暂停。

(2)颈静脉怒张少见，而肝脏增大发生较早且明显。这是因为新生儿肝脏本来较大、血管床丰富，充血性心力衰竭时以肝脏淤血、肝大来代偿；同时新生儿颈短，颈静脉怒张不易显现。新生儿左心衰竭与右心衰竭不易明确区分，两者常同时存在，临床上既有肝大、水肿等右心衰竭表现，也常因左心衰竭造成肺淤血、肺水肿、肺部出现哮鸣音或细湿啰音。

(3)新生儿心力衰竭时容易出现周围循环衰竭征象，如面色发灰、四肢湿冷等，此乃新生儿心脏储备力不足、心力衰竭时易发生低心排所致。

5. 其他　新生儿出现原因不明的苍白、肢软、脉弱、体重不增时，应严密观察以排除先天性心脏病的可能。心音改变有重要的提示价值：单一、第二心音可见于重症法洛四联症、肺动脉闭锁或永存动脉干，肺动脉区第二心音增强并分裂则应疑有房缺或肺静脉异位引流。

由于先天性心脏病引起的缺氧，新生儿更易出现以下消化系统症状：如新生儿食管下端贲门括约肌发育不成熟，控制能力差，易发生胃食管反流；新生儿胃呈水平位，贲门括约肌发育不成熟、幽门括约肌发育良好，吸奶时常同时吸入空气，易致溢乳和呕吐，喂养困难。

新生儿支气管管径狭窄，支气管壁弹力纤维发育不成熟，容易闭合而使相应肺泡发生肺不张；同时初生儿肺泡数量较成人少，且易被黏液堵塞，易发生肺不张、肺气肿；气管内黏膜柔软，富于血管及淋巴管，易发生炎症反应，且炎症过程进展也快。如出现肺血管阻力增加，容易发生肺通气血流比例失调，尤其低出生体重儿机体抵抗力弱，极易并发肺部感染。

心外畸形有时与先天性心脏病同时存在，多为染色体畸变或单基因突变所致多系统畸形。Baehe等报道新生儿先天性心脏病心外畸发生率为9%。杨氏等报道，确诊新生儿先天性心脏病318例中，合并心外畸形20例(6.3%)，包括TOF伴21-三体综合征伴唇腭裂、VSD＋PDA＋ASD先天性风疹综合征、巨大VSD伴软腭裂、VSD＋ASD＋PDA伴21-三体综合征、多发性ASD伴泌尿生殖系畸形、巨大ASD＋PDA伴双肾积水、2例右位心各伴先天性多发性肺囊肿和软腭裂及尿道下裂、2例PS各伴双侧隐睾和唇腭裂、1例肺动脉闭锁(PA)伴肺分叶异常和喉闭锁及肛门闭锁、TOF伴右后鼻孔闭锁和左足内翻畸形、2例IAA各伴左手6指双足内翻和多脾综合征、COA伴左侧膈疝、HLHS伴左侧膈疝、CAVC伴肾积水和多指畸形、SA＋VSD＋COA伴双肺分叶异常、SA＋SV伴多脾综合征、TGA伴双足内翻畸形。

另外有些先天性心脏病患儿以黄疸为首先发现的症状。廖氏等统计42例新生儿先天性心脏病的入院原因，7例以黄疸入院，其中1例患儿因黄疸行光疗时观察到呼吸增快，仔细听诊发现杂音，心脏彩超确诊为先天性心脏病。

(五)辅助检查

1. 血气分析　动脉血气分析是了解心脏血液混合程度的敏感指标。新生儿出生即刻出现严重紫绀和呼吸困难，或刚出生时紫绀和呼吸困难较轻但在24h内急剧加重，出生体重正常或偏高，经给氧甚至机械通气治疗后症状不消失或低氧血症与酸中毒不能纠正，严重紫绀、呼吸困难但对刺激反应仍较强，均应注意存在先天性心脏病的可能。Rein及Laussen等的研究均表明，动脉血气分析显示严重低氧血症与低二氧化碳血症并存，高度提示紫绀型先天性心脏病的可能，可认为属紫绀型先天性心脏病患儿动脉血气分析的特征。

紫绀型先天性心脏病患儿动脉血气呈现 PaO_2、SaO_2 和 $PaCO_2$ 均降低。低二氧化碳血症是其血液中 CO_2 经肺泡弥散较快，缺氧、酸中毒代偿性呼吸增强的结果。柴氏等检查 110 例先天性心脏病新生儿，动脉血气分析发现异常 92 例，占 83.6%，突出表现为低氧血症 86 例（PO_2 < 50mmHg），其次为低二氧化碳血症、代谢性酸中毒、呼吸性酸中毒。

2. 胸部 X 线（图 19-2-1～图 19-2-4）

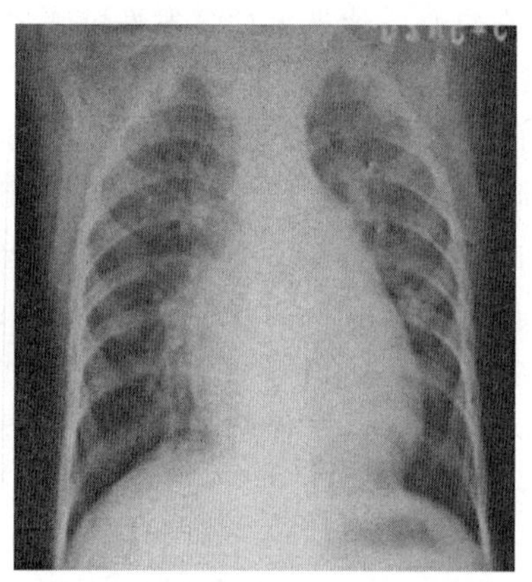

图 19-2-1 房间隔缺损 X 线胸片

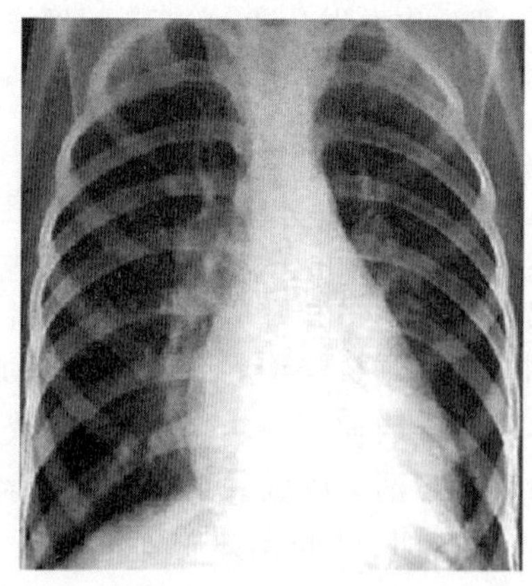

图 19-2-2 室间隔缺损 X 线胸片

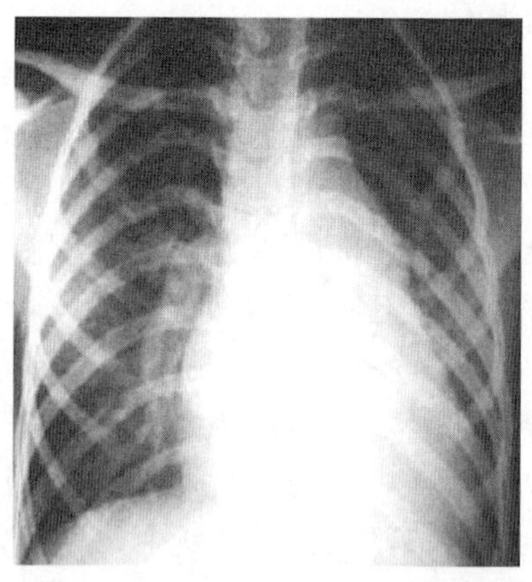

图 19-2-3 动脉导管未闭 X 线胸片

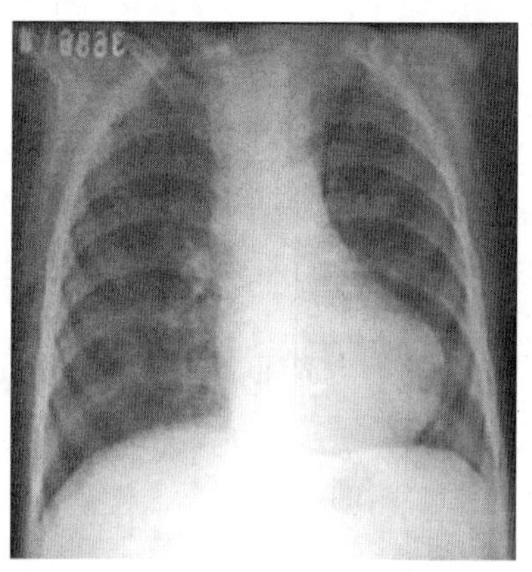

图 19-2-4 法洛四联症 X 线胸片

可显示肺充血多少、心脏外形、其他内脏位置等，均有助于先天性心脏病的诊断。出生后 1～2 周新生儿 X 线胸片即可显示肺充血多少。心影呈靴形见于法洛四联症，卵圆形心多见于完全性大血管转位，“8”字形心常为完全性肺静脉异位引流（心上型），右心房扩大为主的球形心多提示 Ebstein's 畸形。X 线诊断右位心较为明确，不定位心（常伴复杂心内畸形）则见于无脾症或多脾症。国内有报道 167 例先天性心脏病中，X 线胸片异常 72 例，占 43.9%，其中心影增大 65 例，多以右心室大为主；心脏特殊形态 15 例；肺血多 41 例。

3. 心电图　心电图只能间接反映血流

动力学改变对心脏的影响，尤其是新生儿期生理性与病理性右心室肥大常有重叠，故心电图诊断先天性心脏病有一定局限性。但某些先天性心脏病仍有较特征性的心电图改变。如左冠状动脉畸形可于新生儿持续烦躁哭闹时出现病理性Q波及胸前导联ST-T段改变；青紫新生儿若电轴左偏多提示三尖瓣闭锁、肺动脉瓣闭锁、右心室发育不良等严重畸形；若 V_1 ～ V_6 导联 QRS 波形一致，应高度怀疑单心室(图 19-2-5 和图 19-2-6)。

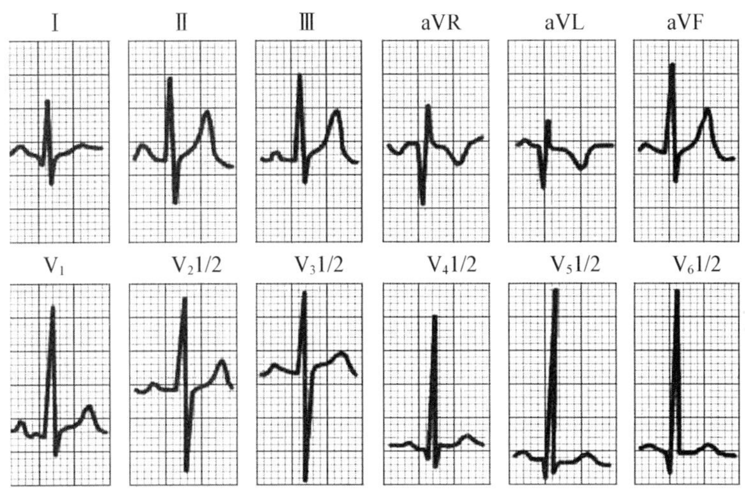

图 19-2-5　室间隔缺损心电图改变

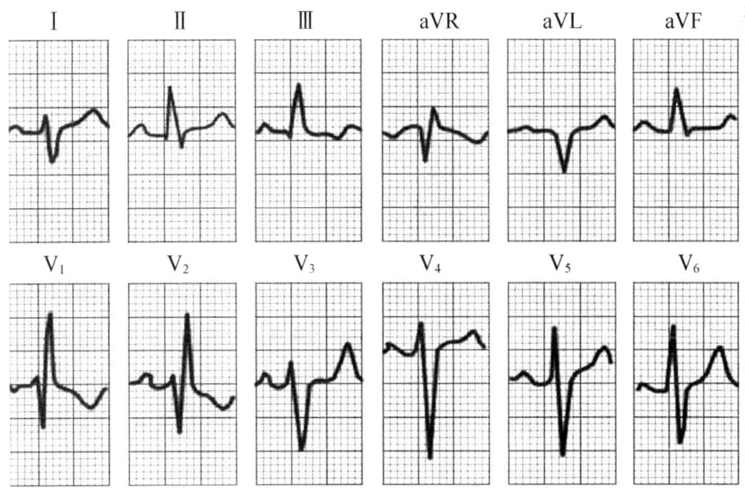

图 19-2-6　房间隔缺损心电图改变

4. *超声心动图*(图 19-2-7～图 19-2-9)

1983 以来,高分辨率的二维超声显像、多普勒(doppler)和彩色血流显像技术的不断改进及它们的联合应用,促进了心血管无创伤性诊断技术的发展,超声心动图检查(echocardiography)已成为目前早期发现和诊断先天性心脏病最有价值的无创伤性方法。

按其显示方式,超声心动图分为 M 型、二维(切面)显像、三维显像、多普勒技术、彩色血流显像和声学造影等。其优点包括:①无损伤,无离子辐射或放射性危害;②操作方便,可在床旁进行,且能反复检测;③能动态观察心脏和大血管的解剖结构、心脏功能和血流动力学情况;④价格相对低廉。

由于新生儿胸壁薄,行超声心动图检查大多可获得清晰的图像,因此,该方法适合于新生儿先天性心脏病的诊断。由于可直接显示心内结构,对单纯左向右分流先天性心脏病如房间隔缺损、室间隔缺损的诊断符合率可达 99%,而对包括复杂型在内的新生儿先天性心脏病的诊断完全符合率也可达 79.4%。

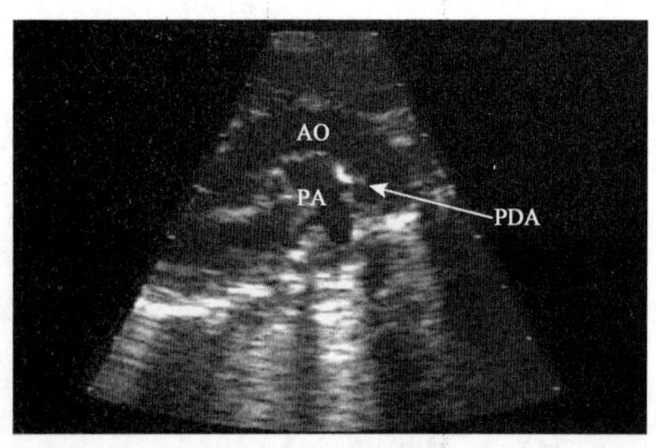

图 19-2-7 多普勒超声心动图检查提示动脉导管未闭

多年实践证明,彩色多普勒二维超声心动图(color doppler two-dimensional echocardiography,CDE)不仅能够实时显示先天性心脏病的病理解剖形态,而且可以无创伤性测定心脏腔室大小、室壁厚度等,并借以评价心功能,能够满足大部分先天性心脏病患者,特别是儿科患者诊断的需要。但 CDE 为

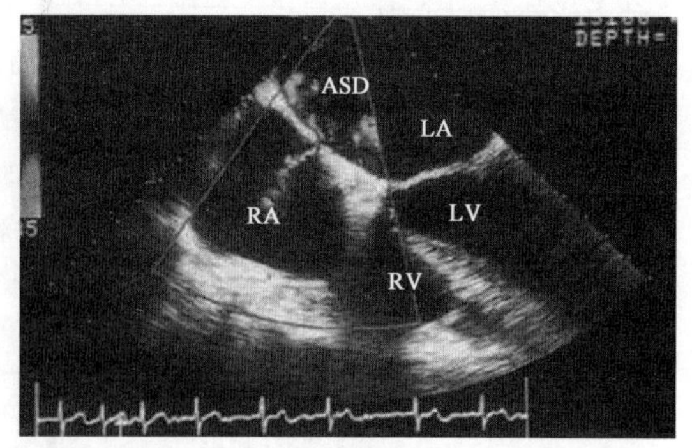

图 19-2-8 房间隔缺损的超声心动图

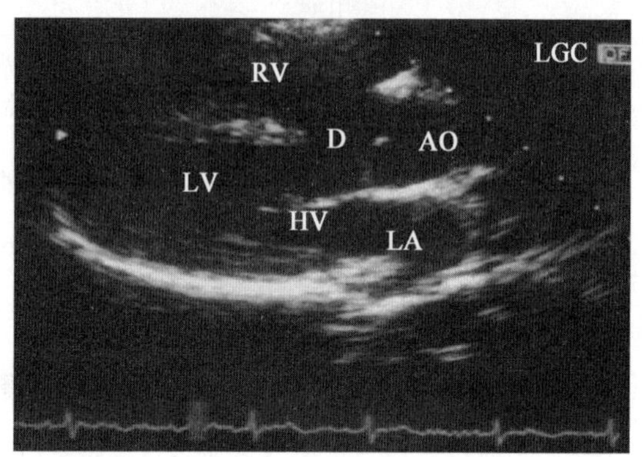

图 19-2-9 法洛四联症的超声心动图改变

平面显像,在显示复杂型心脏畸形的空间结构方面存在局限性;对心室容积等心功能估测需做几何学假设,对于复杂型先天性心脏病的心功能测量准确性较低。近年来,随着三维超声心动图(three-dimensional echocardiography,3DE)技术的突破性进展,这一缺陷有望得到弥补,将使超声心动图作为无创伤性诊断技术处于优先应用的地位。

5. *心导管及心血管造影*(图 19-2-10) 虽为有创检查方法,但有的复杂型先天性心脏病手术前仍须通过导管及造影检查获取全面的解剖和生理方面的资料。如发现完全性大血管转位或肺动脉闭锁合并完整的室间隔等严重青紫型先天性心脏病,还可在新生儿早期行房间隔造口术介入导管治疗。

6. *计算机断层扫描* 计算机断层扫描

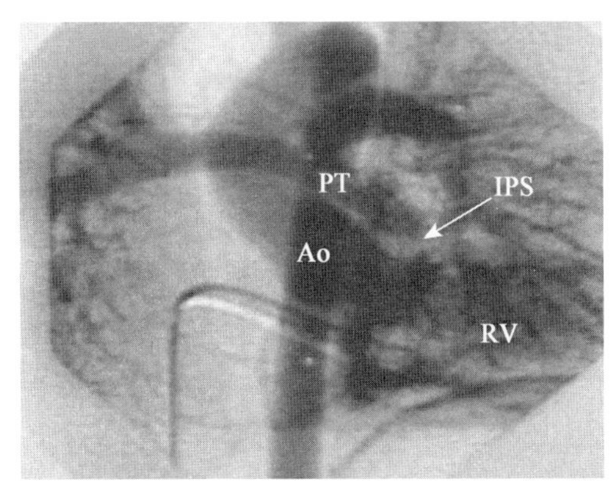

图 19-2-10　法洛四联症的血管造影

(computed tomography,CT)在显示心脏解剖结构方面同样具有优势,而且较 MRI 有更好的空间分辨率。此外,CT 扫描时间少于 5s,很少需要全身麻醉,而且大部分医院都有 CT 设备,急诊患者 CT 检查很容易插入日常工作中。但与 MRI 相比,CT 的时间分辨率较差,不能准确测定心功能(CT 每个心动周期采集 10 帧,MRI 每个心动周期采集 25～40 帧)。不能通过测定血流来定量评价反流性病变和肺血管发育情况是 CT 的严重缺陷。此外,心血管 CT 放射辐射量大,使用心电门控时辐射剂量更大;须使用非离子型造影剂,存在造影剂肾毒性。

心脏 CT 可以用于那些超声心动图检测到心内畸形、但不能明确诊断血管畸形的患儿。在这些患儿中,使用无心电门控的 CT 成像可以使放射剂量保持最小(1～2mSv)。大部分新生儿可在包裹或镇静状态下接受 CT 扫描,全身麻醉仅仅用于那些已经在重症监护室机械通气的患者。

对下述特殊情况可以优先考虑进行 CT 检查。

(1)血管环患者,需要明确气道解剖形态:气道情况对于评价血管环是非常重要的,CT 可以了解血管环畸形情况、观察是否存在气道狭窄。MRI 虽然也可以诊断血管环,但不能很好地显示气道。

(2)需要了解肺静脉解剖的患者:研究资料显示 MRI 在诊断肺静脉畸形方面仍然存在困难。

(3)需要评价侧支循环的肺动脉闭锁患者:CT 能够鉴别大的侧支血管的数量及肺动脉大的分支。研究显示 CT 评价肺动脉闭锁伴室间隔缺损病例的肺血来源的准确性、可靠性高,两个观察者之间的相关系数为 $r=0.96$($n=70$,$P<0.01$),侧支管腔 CT 测量值与心导管造影的相关系数为 $r=0.96$($n=68$,$P<0.01$)。

(4)体内有金属移植物的患者属 MRI 检查禁忌证(如安装永久性心脏起搏器):金属移植物会导致 MRI 图像出现严重伪影,而 CT 可以较好地评价支架断裂和狭窄。

(5)其他情况:CT 也可用于评价复杂型先天性心脏病,但要严格掌握心电门控使用的指征,使心脏 CT 的放射线辐射减到最小剂量。当评价快速运动的心内、心旁组织结构(升主动脉、瓣膜及冠状动脉)时,才考虑使用心电门控口。

随着多层螺旋 CT(muhislice computed tomography,MSCT)及三维重组技术的发展,64 层 CT 已逐步成为先天性心脏病诊断的新方法。采用心电门控者原始数据常规以 75%R-R 间期重建。重建层厚 0.67mm,间距 0.33mm。若有伪影则选用其他时相观察。在横断面图像大致观察解剖关系后,使用随机工作站选择合适的方法及部位进行重组。重组方法主要包括多平面重组(MPR)、最大密度投影(MIP)和容积再现(VR)。

图像重组技术:横断面图像可显示心腔及大血管的空间排列关系,对房室及大血管错位的判断有重要作用;三维重组图像则更直观、立体地显示各种畸形。MPR 和 MIP 可选择任意平面进行重组,国内外大量文献均认为其具有较高应用价值。江氏等报道,MPR 和 MIP 重组图像边界清晰、光滑,较少阶梯状、层状伪影。MPR 和 MIP 重组时选择适当厚度的层块可使不同平面上的结构组合到同一图像上，有助于血管的显示和大动脉骑跨等连接异常的判定（图 19-2-11～图 19-2-13），其中 MPR 显示所选层块的平均密度，类似心血管造影（CAG），重叠部分在图像上均有显示，包含信息较丰富，但图像边界较柔和；MIP 是层块上最大密度的投影，所得图像边界锐利，但密度较低结构在 MIP 图像不显示。笔者认为，肺动脉狭窄、主动脉缩窄等狭窄的显示宜采用薄层 MPR；血管管径测量则应在较厚层块的 MIP 重组图像上进行；而 VR 图像更为直观，特别有利于显示心腔、大血管的起止关系和排列。

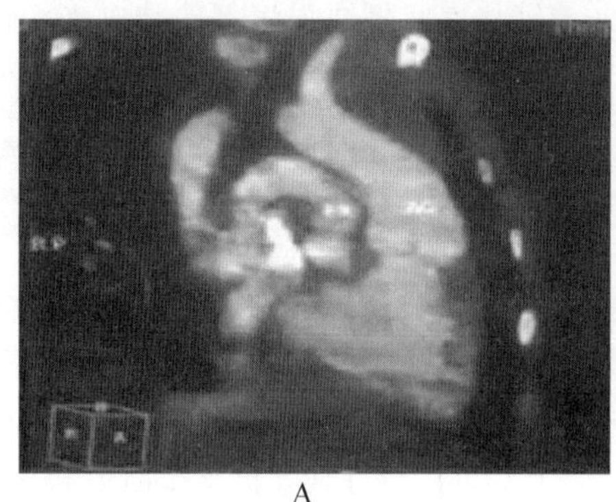

A

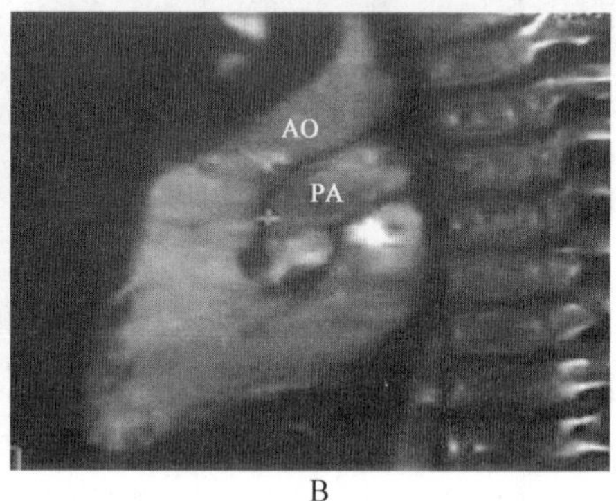

B

图 19-2-11　单心室伴大血管错位

A. 冠状面 MPR，AO 升主动脉根位于 PA 肺动脉左侧，连接单心室（右心室型），肺动脉连接输出小腔；B. 矢状面 MPR，主动脉根部位于前方，心房连接单心室

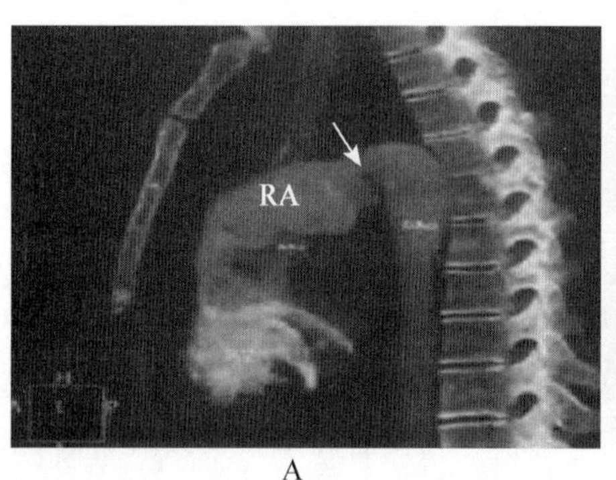

A

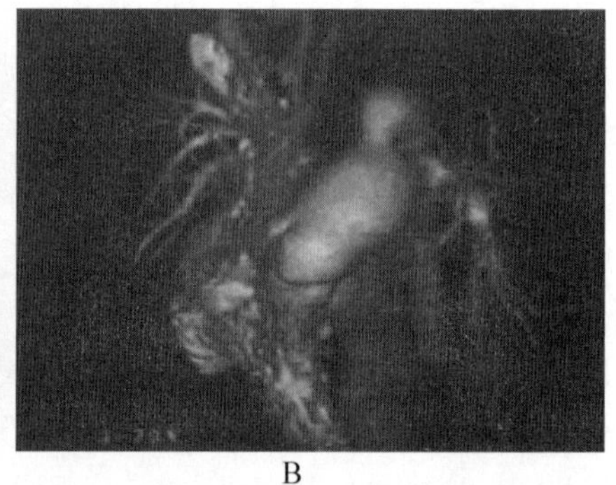

B

图 19-2-12　主动脉弓离断

A. 矢状面 MPR，Aao 升主动脉与 Dao 降主动脉不连续，降主动脉经动脉导管（箭头）由 PA 肺动脉供血；B. VR 图像立体观

7. *磁共振*　磁共振成像（megnetic resonance imaging，MRI）作为一种无射线的非创伤性检查方法，具有良好的时间和空间分辨率，可以获得各项三维数据，进行任意平面的重建，完整地显示先天性心脏病的解剖畸形，同时可评价心功能。

磁共振（相位对比序列）的突出优点在于评价、测定瓣膜病变，能通过测定血流来定量评价反流性病变，并判断肺动脉发育情况。磁共振无辐射，大部分患者可以使用低毒性

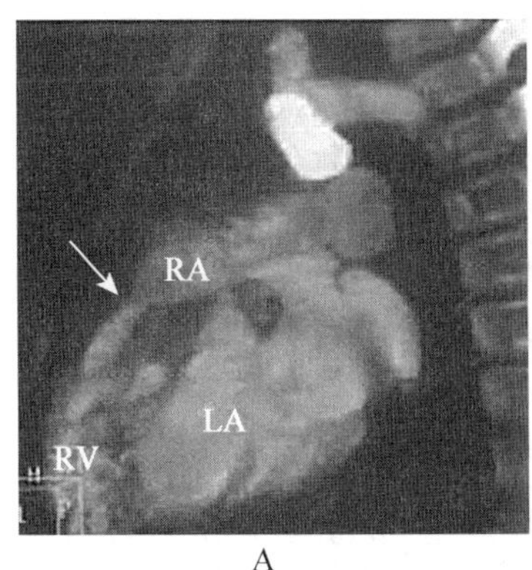

A

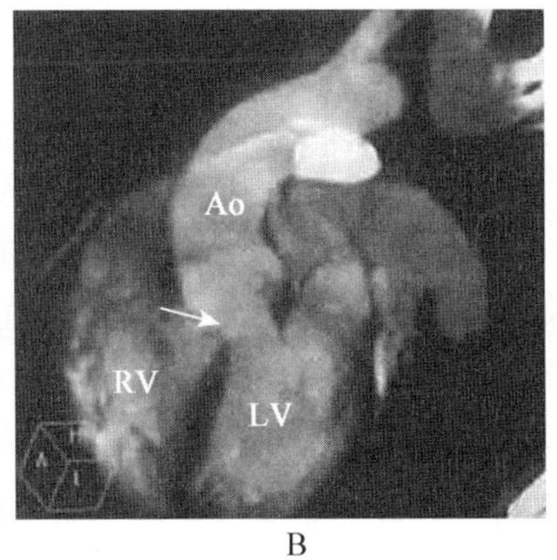

B

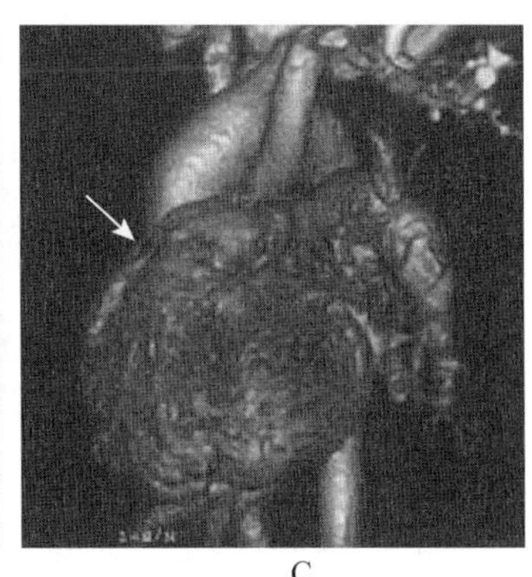
C

图 19-2-13　法洛四联症

A. 矢状面 MIP，箭头显示右心室流出道及肺动脉起始部狭窄；B. 心室断面 MIP 图像，显示主动脉骑跨(Ao)于右心室(RV)和左心室(LV)之上，箭头显示高位室间隔缺损；C. VR 重组，箭头显示狭窄肺动脉

对比剂——钆剂，但对于肾损伤、存在肾源性系统纤维化的患者必须慎用。

磁共振的主要缺点有：①小于 8 岁的儿童患者往往需要采用全身麻醉才能保证患者合作及改善不准确的屏气，以获得良好的图像；②先天性心脏病的磁共振扫描需要较长时间(30～60min)，图像分析也较耗时。另外，由于许多医院优先考虑解决具有大量候检患者的神经系统和整形外科的需要，使心脏磁共振检查在一定程度上受到限制。

Coats 等多组的研究结果建议，先天性心脏病患者有以下 4 类情况一般需要接受磁共振检查。

(1)评价右心室流出道功能，了解右心室流出道有无发育不良、狭窄或反流。结合超声心动图和心功能测试，可确定右心室流出道修补的时机及选择哪种修补方式(开胸手术还是介入治疗)。

(2)评价主动脉病变，尤其是主动脉缩窄。包括：①术后随访吻合口有无再狭窄，有无扩张性动脉瘤；②其他区域的主动脉病变，尤其是降主动脉：在这类患者中，降主动脉扩张很常见；③主动脉瓣病变：主动脉缩窄合并二叶瓣畸形的发生率较高，需要注意观察；④左心室功能和左心室质量：这些指标在确定任何残留病变中很重要。

(3)大动脉转位患者接受 Switch 及 Senning/Mustard 修补术后需要评价肺动脉分支和冠状动脉，而超声心动图在检测这些病变时存在困难。

(4)超声心动图诊断存在困难的复杂型先天性心脏病患者，在多数心血管中心对于这种情况一般建议超声心动图结合 MRI 检查，而不主张应用创伤性的心导管检查。

磁共振有许多扫描序列，目前常用于儿童心脏病检查的主要有 3 种，即自旋回波 T1W 序列、梯度回波电影序列和造影增强的磁共振血管成像序列。自旋回波 T1W 序列是显示心脏解剖结构最为清楚的扫描序列。梯度回波电影序列可作动态电影回放，并可显示分流、反流等异常血流，是检测心脏功能情况的序列，能显示局部室壁的运动和心室容量、射血分数等。造影增强的磁共振血管成像序列需使用对比剂，所得图像在工作站上做回顾性的重建，重建后的图像与心血管造影图像很相似。造影增强磁共振血管成像术是显示心外大血管解剖结构的最佳序列。除了上述 3 种基本的扫描序列外，相位对比法电影序列也较常用，该序列主要用于心功能的定量测量，特别是流速和流量的测定等。

新生儿心脏磁共振检查基本的扫描序列为两个角度的黑血自旋回波 T1W 序列，两个角度的动态白血的梯度回波电影序列和三维造影增强的磁共振血管成像(CE-MRA)序列，CE-MRA 图像在后处理工作站上做最大密度投影重建(图 19-2-14)。对于有特殊要求的患儿可再加扫评价心功能的相位对比法电影序列等。

新生儿先天性心脏病病种与一般学龄前儿童有所不同，上海市儿童医学中心朱氏等报道，在经心脏磁共振检查的青紫型先天性心脏病中，完全性大动脉转位、室间隔完整的肺动脉闭锁、肺动脉闭锁伴室间隔缺损、心脾综合征、先天性主动弓中断、完全型肺静脉异位引流最为常见，占全部新生儿青紫型先天性心脏病的 75%，其中后两者紫绀相对较轻。

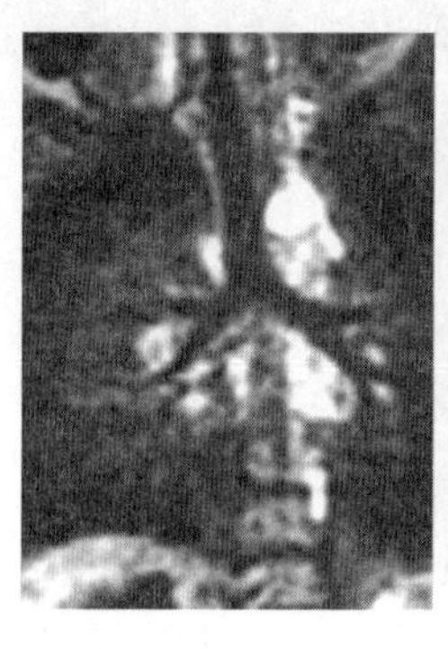
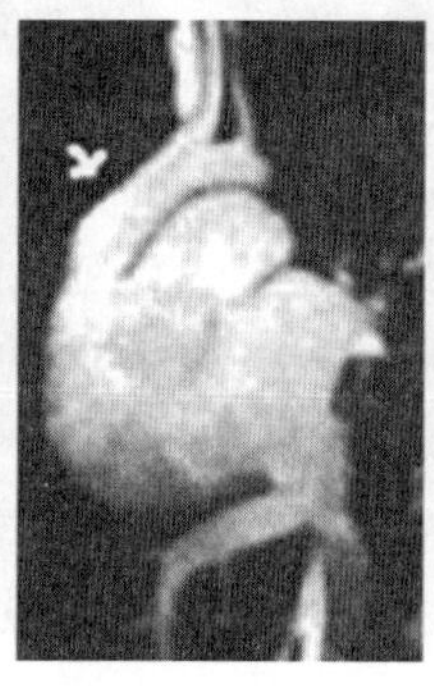
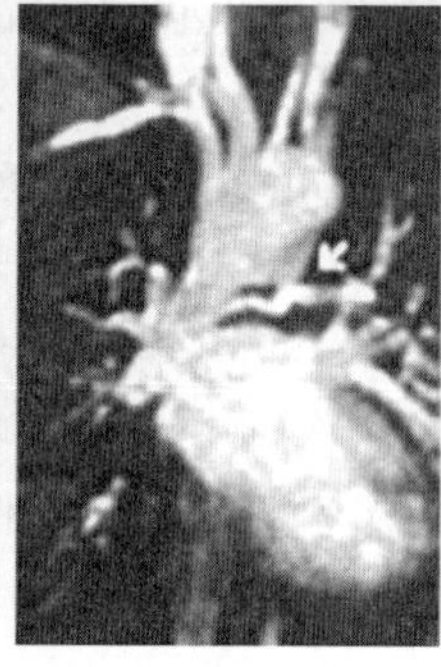
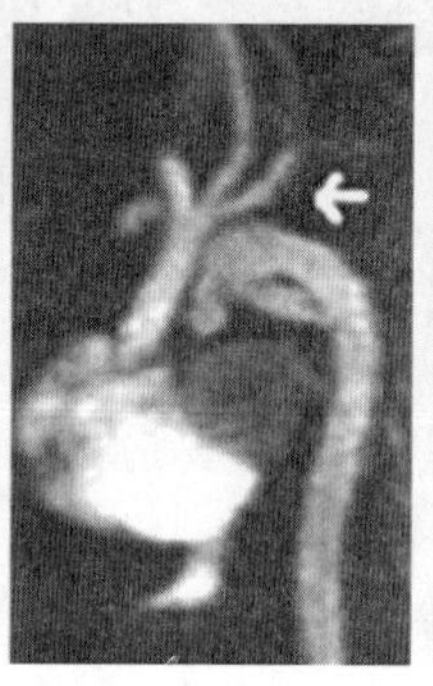
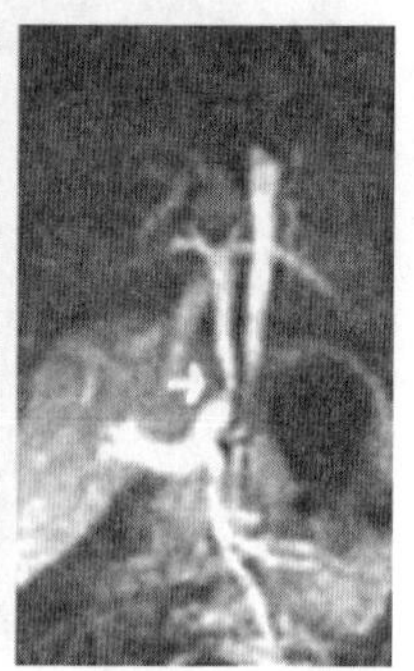

图 19-2-14　造影增强的磁共振血管成像

从左到右分别为无脾综合征、完全性大动脉转位、肺动脉闭锁伴室间隔缺损、主动脉弓离断及心下型完全性肺静脉异位引流

(六)治疗

近年来由于先天性心脏病的诊断及治疗技术不断发展，在新生儿期通过给予有效的药物治疗和介入治疗，甚至外科姑息或根治手术，可明显减少其病死率。

1. *内科治疗*　新生儿先天性心脏病内科治疗的目的在于缓解缺氧状态、改善心功能、维持内环境的平衡和防治感染，为进一步手术创造条件。

(1)先天性心脏病并发症的治疗：先天性心脏病常见的并发症包括肺炎、心力衰竭等，在处理上应注意输液总量不要过多，速度不要过快。

对存在心功能不全的患儿给予积极的抗心力衰竭治疗。治疗应用药物包括利尿剂、多巴胺/多巴酚丁胺、洋地黄类药物、卡托普利等。心力衰竭时存在心肌受损、缺氧等，易发生洋地黄中毒，因此洋地黄类药物剂量计算要保守些，可按洋地黄化量的 1/2～2/3 给药，疗程至少要维持到肺炎好转，否则停用过早易引起心力衰竭复发，同时选用有效抗生素控制肺部感染。在青紫型先天性心脏病中多见有流出道梗阻和心脏前负荷增加，因此在改善心功能方面最常选用利尿剂，其他强心、扩血管等改善心功能的药物亦可酌情选用，但选用这些药物时应注意有无流出道的梗阻及其严重程度。呼吸衰竭时应用呼吸机辅助通气治疗。

(2)前列腺素 E_1 的应用：青紫型先天性心脏病患儿中相当一部分是依赖动脉导管开放而存活的，如 TGA/PDA、PA/PDA 等。对依赖动脉导管开放存活的患儿禁止吸氧，对于这些患儿可采取禁止吸氧和选择性使用前列腺素 E_1(PGE_1)的治疗方案。通常当患儿 SPO_2 低于 70%时给予 PGE_1，从最低剂量开始，根据氧饱和度情况逐步调整。国内有报道167例新生儿先天性心脏病中18例给予PGE_1以维持动脉导管开放，通常从最低剂量0.005g/(kg·min)开始，根据血氧饱和度情况逐渐调整剂量，给予PGE_1治疗后经皮测血氧饱和度明显上升大于10%有12例，上升5%～10%有3例，无效3例。因此小剂量PGE_1的应用是安全有效的，适合于在转诊和手术前短期使用。

PGE_1的初始剂量为0.025～0.1μg/(kg·min)，当达到治疗效果后剂量可逐渐降低至0.01～0.04μg/(kg·min)维持治疗效应。血流动力学依赖于动脉导管的新生儿，PGE_1起效甚快。在肺血流依赖动脉导管的发绀患儿，其体循环血氧饱和度明显升高；而循环衰竭、体循环血流依赖动脉导管的患儿，只有开放动脉导管才能保证复苏成功。PGE_1常见不良反应有发热(15%)、呼吸暂停(12%)、血管扩张(10%)等。PGE_1引起呼吸暂停常发生于用药后24h内，此期间及以后一段时间内需严密监测呼吸和循环情况。PGE_1引起血管扩张表现为皮肤潮红等，发生低血压时可予10～20ml/kg生理盐水、平衡液或白蛋白等扩容。

在应用PGE_1后15～30min应复查血气，以重新评估患儿生命体征、组织灌注等，如病情无好转，提示诊断有误、动脉导管缺如或对PGE无反应。在个别病例，PGE治疗后临床症状加重，提示可能伴有肺静脉或左心房外的梗阻(如左心发育不良综合征伴限制性未闭卵圆孔、二尖瓣闭锁伴限制性卵圆孔、室间隔完整型大动脉转位伴限制性卵圆孔、完全性肺静脉异位引流伴梗阻等)，应立即行心脏超声心动图检查并计划行心导管检查或手术治疗。

(3)动脉导管未闭的治疗：动脉导管未闭是新生儿特别是早产儿最常见的先天性心脏病。在早产儿特别是极低出生体重儿发生率极高，有资料显示，出生体重小于1000g的超低出生体重儿发生率为42%，出生体重1000～1500g的极低出生体重儿发生率为21%，出生体重在1500～1750g者发生率为7%。导致早产儿发生动脉导管未闭的因素包括：早产儿动脉导管管壁平滑肌发育不成熟，管径大、管壁薄，缺乏肌肉组织，且无内膜下垫，收缩时管腔不易关闭；早产儿生后低氧血症和酸中毒可使动脉导管收缩不良；早产儿激肽酶原——缓激肽系统发育不成熟，胎龄越小动脉导管对前列腺素的舒张反应越强烈等，这些因素均可阻碍动脉导管的正常收缩，因此动脉导管未闭的发生率在早产儿更高。若未及时诊断与处理，常可因此而诱发或促进充血性心力衰竭及颅内出血等的发生。

吲哚美辛(消炎痛)是前列腺素酶抑制剂，可以有效拮抗前列腺素对血管的舒张作用。自1976年以来，静脉注射吲哚美辛已经广泛用于防治早产儿的动脉导管未闭。目前较公认的吲哚美辛治疗方法为静脉注射首剂0.2mg/kg，间隔24h再分别给予0.1mg/kg 2次，共3剂为1个疗程。对于这一治疗方案的科学性仍在探索中。Chotigeat、Sperandio等的研究表明，吲哚美辛关闭动脉导管的疗效为66%～98.5%。但它虽然可以有效关闭动脉导管，同时也存在减少肾、胃肠道及脑血流灌注等不良反应，因此吲哚美辛的安全性始终存在争议。

布洛芬作为吲哚美辛的替代药物，近年来常用于防治早产儿的动脉导管未闭，其优点是不良反应较吲哚美辛减轻，即不伴有脑血流量的减少或影响胃肠道及肾的血流动力学。首剂口服剂量10mg/kg，间隔24h再分别应用5mg/kg(口服剂量)2次，共3剂为1个疗程。Shah等对布洛芬预防早产儿动脉导管未闭进行了研究，发现预防性应用布洛芬可以降低早产儿该病的发生率。Su等比较了静脉注射布洛芬和吲哚美辛治疗早产儿早期动脉导管未闭的有效性和安全性，结果显示布洛芬组与吲哚美辛组动脉导管的关闭率分别为84.4%及80.6%，动脉导管再开放率分别为9.4%及9.7%；然而布洛芬组血清肌酐和尿素氮水平低于吲哚美辛组，尿量及肌酐清除率高于吲哚美辛组。提示布洛芬治疗早产儿动脉导管未闭的疗效与吲哚美辛一致，对肾脏血流的不良反应小于吲哚美辛。

然而，Ohlsson等将多中心的大量随机对照试验进行研究，比较布洛芬与吲哚美辛治疗动脉导管未闭的疗效，对象为620例早产儿，共11项观察指标，结果发现两者关闭动脉导管的有效性一致，而在病死率、外科结扎需要率、机械通气天数、脑室内出血(IVH)、脑室周围白质软化(PVL)、新生儿坏死性小肠结肠炎(NEC)、视网膜病变(ROP)、达完全肠道喂养时间、败血症及胃肠道出血发生率、住院天数等方面差异均无统计学意义。应用布洛芬较少发生尿量减少，这是它唯一优于吲哚美辛的方面。但布洛芬明显增加了慢性肺部疾病(CLD)的发生率。据此认为，应用布洛芬与吲哚美辛治疗动脉导管未闭，尚无明显证据表明前者疗效优于后者。

(4)儿茶酚胺类药物的应用：儿茶酚胺类药物是治疗先天性心脏病的常用药物。

多巴胺和多巴酚丁胺因其正性变时作用较弱，适用于新生儿低血压伴心动过速。多巴胺兼有兴奋α和β_1受体作用，剂量在1～5μg/(kg·min)时可扩张肠系膜和肾血管，增加肾血流；剂量在5～10μg/(kg·min)时可增加心排血量和稍增快心率；剂量在10～20μg/(kg·min)时会增加血管阻力，临床上一般不选用。然而，新生儿心肌对多巴胺敏感性较年长儿差，一些病例需予大剂量多巴胺。多巴酚丁胺选择性作用于心肌β_1受体，对α受体作用较轻微，剂量为2～10μg/(kg·min)。

异丙肾上腺素和肾上腺素兼有正性变力变时作用，适用于新生儿低血压伴正常或较慢心率。异丙肾上腺素兴奋β_1和β_2受体，通过增加心率和正性肌力作用提高心排血量，剂量为0.05～0.2μg/(kg·min)。肾上腺素剂量在0.05～0.1μg/(kg·min)时首先兴奋心脏β_1受体，增加心肌肌力，然后是兴奋外周受体，降低后负荷。应用肾上腺素一般不超过0.2μg/(kg·min)，因此剂量能兴奋α受体而影响肾脏灌注。一些需用大剂量肾上腺素维持的重症患儿，可予氢化可的松(100mg/m^2)，3h后血压显著上升伴心率逐渐减慢，并可有效减少肾上腺素用量。

(5)其他血管活性药物：磷酸二酯酶抑制剂可通过增加细胞内cAMP浓度，增强心肌收缩力，同时扩张外周血管和降低心室充盈压，尤其适用于心室舒张功能差的患儿。氨力农的不良反应大，可引起血小板减少、低血压、肝功能损害等，现已较少使用。米力农作用较强，是氨力农的10倍，不良反应较轻，目前临床广泛应用，负荷量为50μg/kg，维持量为0.25～0.75μg/(kg·min)。可与多巴胺合用治疗中至重度心力衰竭，应用时注意补充血容量，防止低血压。

钙剂是一种强效的正性肌力介质，作用较短暂。新生儿心肌的肌质网含量少，同时肌质网结构(T系统少)和功能不成熟，收缩能力依赖于跨膜的钙内流。危重症、低血钙或输血后需补充钙离子。应用剂量为5%氯化钙10～20毫克/(千克·次)，或10%葡萄糖酸钙50～100毫克/(千克·次)，稀释后尽量选用中心静脉匀速泵注，尚需与其他补液分开给予，不能与碳酸氢钠同时应用。应用地高辛的患儿应慎用。

(6)随访：新生儿期确诊先天性心脏病后，应告知家长需定期来医院复查，并给予健康指导。应向家长交代当患儿出现哪些病情变化时，需及时来院检查，以便早期发现并发症并给予治疗，目的是保证患儿能顺利、安全地度过手术前这一段时期。近年由于先天性心脏病外科治疗的相关技术进展较快，手术时间已大大提前，对于那些不能再拖延手术时间的患儿,需及时向家长提出转科进行手术治疗的建议。

2. *外科手术治疗*　许多复杂的先天性心脏病需要在新生儿期进行外科于预,且早期恢复正常心血管生理有利于脑、肺、心脏等重要脏器的发育及成熟,否则自然死亡率极高。新生儿期需外科手术干预的疾病分为复杂紫绀性心脏病和大量左向右分流导致严重心力衰竭的先天性心脏病,其中以复杂紫绀性心脏病为主。这些疾病包括室间隔完整的大动脉转位,有肺静脉回流障碍的完全性肺静脉畸形引流,动脉导管依赖型的肺动脉狭窄及闭锁,左心发育不良综合征等。根据患儿的病理解剖和病理生理的不同,新生儿期心脏畸形手术可分为根治性和姑息性治疗两种,而按手术时机分类可分为急性和择期两种。

目前小儿先天性心脏病外科治疗的总体趋势是早期诊断、早期治疗。可以说绝大多数先天性心血管畸形都可通过外科手术治疗,年龄和体重已不是影响手术的重要条件。手术包括两大部分:根治手术和分期手术。在根治手术中包括解剖性纠治,又称2个心室纠治,如室缺修补、四联症根治、大血管错位转换术等;另一类是生理性纠治,又称1个心室修复,如单心室、三尖瓣闭锁等,对一些右心室发育不良的病人则可选用一个半心室纠治手术,即心内畸形纠治再加上改良腔-肺吻合术,如三尖瓣狭窄、Ebstein畸形等。对一些早产低出生体重,畸形特别复杂,心肺功能较差的患儿,大多主张分期手术。

分期手术包括:①肺动脉环缩术,该方法早期用于大的左向右分流的病人,如大的室间隔缺损、完全性房、室间隔缺损、右心室双出口、单心室等,现在这类病人多采用早期根治,故目前该术式较多应用于肺血增多的紫绀型病人,如心室双入口、三尖瓣闭锁不伴肺动脉狭窄。该方法也可用于大动脉错位病人错失手术时期的根治手术前期准备,以及用于多发性肌部室缺病人。②体肺动脉分流术(改良Blalock-Taussig)或中央分流,主要适用于复杂性缺血性先天性心脏病,如肺动脉闭锁、重症法洛四联症等,术后可增加肺部血流,改善青紫缺氧,为第二期手术创造条件,使手术成功率大大提高。

随着手术操作技术的不断改进和手术后监测手段、免疫抑制剂应用的进展,小儿心脏移植手术自20世纪80年代起逐步开展。其手术指征主要包括两大类:①继发性心脏病,如扩张型心肌病等;②先天性心脏病中复杂畸形外科手术无法纠治或手术效果不佳,手术后状况进一步恶化的病人。对一部分合并有器质性肺高压的心脏病人,则主张做心肺联合移植。美国是世界上小儿心脏移植做得最多的国家,最小手术年龄为新生儿期,5年存活率已达85%左右。心脏移植手术的最大问题是供体来源少,以及术后为预防排异反应,必须长期应用价格昂贵的免疫抑制药。

3. *介入治疗*　近年来由于先天性心脏病的诊断及治疗技术不断发展,在新生儿期通过给予有效的药物治疗和介入治疗,甚至外科姑息或根治手术,可明显减少其病死率。目前在国外一些先天性心脏病研究中心,通过心导管介入技术来姑息治疗或根治一些新生儿危重先天性心脏病已十分普遍,并且形成一定的常规方法。例如,近年美国哥伦布儿童医院对左心发育不良综合征(HLHS)患儿采用相嵌治疗取得引人瞩目的效果。手术共分3期,第一期是在新生儿期由心外科医师打开胸腔,心内科医师在动脉导管和房间隔处分别放置支架,再由外科医师在左、右肺动脉处做环缩,以保证体、肺循环的平衡;第二期手术在4个月后进行,用同种血管补片做新的主动脉成形和半Fontan术(Hemi Fontan),并在上、下腔静脉与心脏连接处放置不透光的标记环,为下次介入手术做准备;第三期手术大多在2岁左右由心内科医师用介入方法进行,即通过颈内静脉放置导管,用钢丝针在上腔静脉连接右心房的补片处打孔，并与股静脉进入的导管建立“轨道”，再放置包裹有可膨胀高分子材料的特殊支架，当支架到达适当位置后释放，再用球囊扩张，一般内径可达16～18mm，形成内管道的Fontan术。

目前常用的介入治疗方法有以下几种。

(1)球囊房间隔造口术：1966年Rashkind和Miller等研制成专用的头端带有球囊的房间隔造口导管进行球囊房间隔造口术，姑息治疗完全性大动脉转位。其方法是经股静脉将球囊房间隔造口导管插入右心房与左心房，以稀释造影剂充盈头端的球囊后，快速将导管自左心房拉到右心房，造成房间隔缺损。造口术后可使患儿动脉血氧饱和度上升，酸中毒及低氧血症得以纠正，从而可以替代外科开胸行房间隔切开术。目前球囊房间隔造口术可直接在新生儿重症监护室病床边，在超声引导监测下完成。

目前球囊房间隔造口术的主要适应证：①增加动脉血氧饱和度，改善低氧血症，如新生儿完全性大动脉转位；②缓解右心房高压，改善体循环淤血和右心衰竭，如完全性肺静脉异位引流伴卵圆孔未闭或限制性房间隔缺损、三尖瓣闭锁、室间隔完整的肺动脉闭锁等；③缓解左心房高压，改善肺循环淤血，如二尖瓣闭锁或重度狭窄、主动脉严重狭窄等。对完全性大动脉转位、右心室流出道梗阻型先天性心脏病等有低氧血症的患儿，术前需静脉滴注前列腺素E，改善低氧血症及酸中毒。

(2)新生儿严重肺动脉瓣狭窄球囊扩张术：该类畸形患儿多早期死于低氧血症，以往只有采用外科瓣膜切开和(或)体肺循环分流术来维持生命。随着球囊扩张技术的发展，应用介入治疗方法也取得了很好的疗效。目前以伴有紫绀的严重肺动脉瓣狭窄新生儿作为新生儿期球囊扩张术的指征。有统计资料显示，应用球囊扩张术治疗本病，90%的新生儿肺动脉瓣狭窄扩张成功，不需要再行外科瓣膜切开术或采用右心室流出道补片。该方法可很好地长期缓解压力阶差，只有不到5%的患儿需再次手术。如患儿同时伴有右心室发育不良，则不是首选指征。故在行球囊扩张术前需了解右心室发育情况、冠状动脉循环情况(有无心肌窦样间隙开放)。

新生儿期的球囊扩张术难度大、并发症多、病死率高，因此，新生儿期球囊扩张术有一定的特殊性，并要求由熟练的医务人员来操作。术后仍有低氧血症者，继续滴注前列腺素E以增加肺血流、改善右心室顺应性。为维持足够的体循环氧合，有些患儿需通过体肺动脉的分流术来补充肺血流。新生儿重症肺动脉瓣狭窄球囊扩张术并发症发生率较高，为10%～30%，主要有死亡、脑卒中、心脏压塞、坏死性小肠结肠炎和因严重低氧血症而须行外科分流术等，应引起高度重视。

(3)新生儿严重主动脉瓣狭窄球囊扩张术：该病往往有严重的充血性心力衰竭和休克的表现，如果没有进行及时的治疗，患儿大多在数周内死亡。近年国外有文献报道，新生儿球囊扩张术的疗效、并发症及病死率与外科手术相仿；多数学者认为可采用球囊扩张术治疗本病。基于医院自身特点的治疗策略，确定行球囊主动脉瓣成形术或外科瓣膜切开术时应考虑以下几点：新生儿主动脉瓣狭窄同时是否伴有其他心血管畸形，术前条件，以及医院本身技术条件等。

新生儿的主动脉瓣狭窄球囊扩张术通常可采用顺行和逆行两种途径。新生儿期由于病情严重，术后病死率较高。据美国波士顿儿童医院统计，1985～1991年33例新生儿严重主动脉瓣狭窄患儿经历了球囊扩张术，早期存活率为88%，随访平均8.3年，存活率也为88%，和外科手术基本一致。至1997年，在该院共有70例严重主动脉瓣狭窄新生儿接受了球囊扩张术治疗。

(4)主动脉缩窄球囊成形术：由于小于6

个月的婴儿主动脉缩窄未经外科手术治疗而行球囊扩张术后再狭窄发生率很高（新生儿中再狭窄率为85%），加上可能形成动脉瘤，故国外许多心脏病研究中心对本病还是以手术治疗为主。美国波士顿儿童医院对这组畸形进行球囊扩张术的指征：①有严重的左心功能不全者；②有严重的肺动脉高压或其他肺部疾病，可能增加胸部手术的危险性；③近期有颅内出血者；④合并其他明显的全身性疾病。

（5）肺动脉瓣打孔术及球囊扩张术：室间隔完整的肺动脉闭锁是指右心室流出道与肺动脉干之间完全闭锁但室间隔完整的先天性心脏畸形，未经治疗者多早期夭折。90%以上的肺动脉闭锁呈纤维隔膜性闭锁，瓣环有不同程度的发育不良。该病变肺动脉分支多数发育良好，但右心室的发育程度不一，部分患儿可合并有冠状动脉的心肌窦样间隙，冠状动脉的供血依赖于右心室高压。患儿常伴有卵圆孔未闭或房间隔缺损，出生时多数存在动脉导管未闭。该病是新生儿期的危重急症，手术病死率高，对于右心室中重度发育不良者多数需经多次外科手术才可根治。介入治疗技术由于其微创、无须开胸及体外循环、可多次重复、风险相对小等特点，在该病的治疗中发挥着越来越重要的作用。对于右心室及肺动脉发育良好者，部分可代替外科瓣膜切开术；对于右心室发育不良者，可以缓解新生儿期的严重症状，推迟外科治疗的时间，减少外科开胸手术的次数，明显改善患儿的生活质量及预后。

（6）放置支架保持动脉导管开放：在一些危重青紫型先天性心脏病新生儿，动脉导管往往是肺动脉供血的唯一来源，他们依赖于动脉导管的开放而存活。如动脉导管关闭将引起严重的低氧血症、代谢性酸中毒。虽可应用前列腺素E保持动脉导管开放，但效果不确切，而且由于不良反应严重，不能长期应用。此时往往需要外科进行体-肺分流术。近年来对于应用前列腺素E后血氧饱和度仍较低者，可放置支架保持动脉导管开放，疗效确切，如不拆除，动脉导管保持开放的时间可持续2年。

在左心室发育不良综合征的治疗中，以往都采用Norword手术方法，手术分三期完成。而目前已有应用内外科镶嵌治疗一期方法来替代Norword Ⅰ期手术，即肺动脉环缩，放置支架保持动脉导管开放。与Norword手术方法比较，镶嵌治疗除了获得相同的手术效果外，手术操作步骤简化，减少了麻醉和气管插管时间，不需要体外循环及避免大量的输血或不需输血，缩短了在外科重症监护室的住院天数。

（七）预后

先天性心脏病的预后取决于畸形性质、程度及有无并发症。一般来说，无分流型预后较好；左向右分流时取决于分流量大小、有无肺动脉高压及肺动脉高压的程度；若青紫重、反复心力衰竭则预后差。

国内杨氏等对167例先天性心脏病随访3年并报道，0～28d是先天性心脏病死亡的高峰年龄，占68.4%，1岁内病死率21.6%，高于Bache等18%的报道；新生儿期Ⅱ孔型房间隔缺损≤4mm者基本全部闭合，与Radzik等报道类似；动脉导管未闭者82.1%闭合，卵圆孔和动脉导管是胎儿重要的循环途径，当胎儿期卵圆孔帘状膜发育迟缓，以及早产、缺氧和感染等因素均可延缓两者的闭合；室间隔缺损自然闭合率明显高于国内外的17.1%～34%的报道；房间隔缺损自然闭合率亦高于Radzik等的报道。巨大室间隔缺损、房间隔缺损（≥8mm）及重度肺动脉狭窄（PS）常于新生儿早期发生心力衰竭、死亡，而早期手术疗效良好。普及妊娠中期胎儿先天畸形超声监测可减少危重先天性心脏病和伴心外畸形出生率及死亡率。

（崔其亮　张　慧）

第三节 胎儿先天性心脏病的产前筛查

先天性心脏病(congenital heart disease,CHD)是由原发性胚胎发育差错所致的心脏和胸内大血管结构异常,可单独存在,也可作为复杂畸形的一部分。1992年美国统计,先天性心脏病为婴儿死亡的主要原因,占21.5%,也为最常见的出生缺陷,发生率为7.4‰,为开放性神经管畸形的10倍、染色体异常的6.5倍,占先天缺陷所导致围产儿死亡的50%。除外动脉导管未闭外,其他心脏结构异常仍占活产新生儿的3.8‰。也有报道,每1000个活婴中就有4~7个有心脏及大血管病变;而在每1000个死胎中则约有30个。国内文献报道,CHD发病率约为0.1%,每年新出生先天性心脏病患儿约为20万。因其高发病率和死亡率,为目前产前诊断的热点。染色体异常和神经管缺陷可通过孕妇外周血"三联筛查"对高危人群进行筛查,而先天心的产前诊断缺乏敏感的血清"化学标志物",产科超声为最佳的筛查方法。大多数先天性心脏病结构异常可通过超声产前诊断,但复杂的先天性心脏病用常规的超声检查漏诊率高,仅27%可检出,且45%在第三孕季检出。由于心脏结构的复杂性和CHD种类的多样性,胎儿运动多变的体位、快速的胎心率、有限的透声窗及胎儿期特殊的血液动力学等,使得CHD成为最难诊断的胎儿畸形。根据技术的熟练度和设备的条件不同,筛查的敏感度为16%~92%。经产科超声筛查异常者应进一步行胎儿超声心动图确诊。

原卫生部《产前诊断技术管理办法》明确规定:"产前诊断是指对胎儿进行先天性缺陷和遗传性疾病的诊断,包括相应筛查。开展产前筛查的医疗保健机构要与经许可开展产前诊断技术的医疗保健机构建立工作联系,保证筛查病例能落实后续诊断"。由此可见,筛查不能作出产前诊断,产前诊断必须获得许可。该办法同时规定了"产前诊断技术的应用由经资格认定的医务人员在经许可的医疗保健机构中进行"和"医疗保健机构从事产前诊断必备条件之一是设有妇产科诊疗科目"。这些规定在某种意义上排除了儿童医院和心血管专科医院从事先天性心脏病产前诊断的合法性,而我国的儿童医院和心血管专科医院很多都拥有、掌握了各种先进的先天性心脏病诊断技术,因此,建立包括儿童医院和心血管专科医院在内的先天性心脏病防治网络具有重要意义。

胎儿先天性心脏缺陷的产前筛查与诊断主要借助于超声心动图检查、染色体检查,近年来,胎儿磁共振成像检查也被用于胎儿心脏的评估。

一、胎儿超声检查

(一)胎儿心脏超声检查技术的发展

随着现代科学技术的快速发展,超声诊断在医学领域得到了更广泛、更深入的应用,其中胎儿心脏的超声检查技术经历了三个阶段的发展和提高。目前,用超声进行产前胎儿心脏畸形筛查诊断是首选和最常用的方法。

1. *常规二维超声检查技术* 是胎儿心脏超声检查的重要技术。通过对胎儿心脏结构的实时显示,可以清晰地显示胎儿心脏的四腔心结构、大血管的结构和走向,从而判断心脏的结构是否异常,为先天性心脏病的诊断提供可靠的信息。

2. *彩色多普勒超声* 建立在二维超声基础上,利用多普勒原理进行彩色编码的一种检查技术,在显示血流方面具有独特的优势。但是,在胎儿时期,由于心房水平的卵圆孔和大血管水平的动脉导管分流的存在,使得胎儿左右心之间的压力差较小，当出现结构缺损时，可能没有分流的存在，使得彩色超声检查不能显示缺损口的存在。但是，彩色超声在检测房室瓣口及流出道是否反流等方面仍具有二维超声不可比拟的优势。

3. 胎儿心脏三维超声检查技术　是一种建立在二维超声基础上的检查新技术。由于胎儿在宫腔内的位置可能出现不同的改变，使得二维超声检查时可能出现某些切面或结构无法显示或显示不清。三维超声技术将胎儿心脏以立体三维的形式显示在屏幕上，同时可以进行任意切面的切割。因此，可以减少因为胎儿位置造成某些结构的显示不清，获得二维超声无法得到的切面，为详细观察胎儿心脏结构提供可行的检查途径，是一种对二维超声技术的补充。

（二）胎儿心血管超声诊断的一般规范化要求

1. 对从事胎儿心血管超声诊断专业人员的基本要求　专业人员应具有心血管超声诊断的深厚基础，至少有心血管超声诊断1年以上实践经验，并熟练掌握小儿先天性心脏病的超声诊断，特别是复杂先天性心血管畸形的超声诊断知识和技术，同时应掌握产科超声诊断知识和技术。在开展胎儿心血管超声诊断前，应进行专门的培训和学习。

2. 对胎儿心血管超声检查的超声诊断仪器要求　应是综合M型超声、二维超声、频谱多普勒超声、彩色多普勒血流显像技术的中高档超声诊断系统，有局部放大及超声能量控制功能，并有存储系统（录像、光盘、照相）等。有条件者应采用胎儿心脏的产科软件，必要时可采用高频探头、高帧频图像技术、谐波技术、电影回放技术等改善图像质量和分辨力，以便分析和观察。采用图像放大技术使胎儿心脏占据1/3～1/2屏幕是常规方法。

3. 检查时仪器设置要求　二维超声成像清晰并达到一定深度，彩色多普勒血流显像敏感性高，彩色图像无溢出现象，探头功率机械指数（MI）＜0.4。

4. 关于胎儿超声检查的安全性　有关超声诊断安全性国内外已进行了大量动物实验和临床研究，但至今尚无确切结果证实超声诊断用探头频率和声波强度对胎儿组织有明显的生物学效应，也未见因超声检查使先天性畸形发生率增加的报道。尽管如此，美国医学超声学会生物效应委员会认为，对胎儿超声检查超声波强度应＜50J。大多数学者认为，胎儿超声检查应控制在一定范围内，尽量减少每次超声检查时间，特别是早期妊娠。胎儿心血管超声专项检查多在孕18周以后进行，检查时应尽量避免重压和减少对胎头探查，并避免检查时间过长，以一次连续检查不超过30min为宜。

中华医学会超声医学分会最近颁布的产前超声检查指南草案指出：产前超声检查不能发现所有的胎儿畸形，孕18～24周应诊断的致命畸形包括无脑儿、严重脑膨出、严重开放性脊柱裂、严重胸及腹壁缺损内脏外翻、单腔心、致命性软骨发育不全。在胎儿心血管发育异常的各种情况下，胎儿心脏超声检查除必须对单心腔作出诊断外，下列出生后死亡率高且治疗效果差的严重心血管异常应在胎儿期明确作出断：左心发育不良、三尖瓣闭锁、单心室、永存动脉干、肺动脉闭锁、心肌病、心脏巨大占位性病变等，并提示产科医师考虑医学性终止妊娠。

5. 产科超声分级

（1）第Ⅰ级为一般产科超声检查，进行超声检查大致的生长发育评估。

（2）第Ⅱ级为常规产科超声检查，应对18～24周胎儿主要脏器进行形态学的观察，如颅内某些重要结构、四腔心切面、腹腔内的肝、胃、肾等脏器的观察，对胎儿严重致死性畸形进行粗略的筛查。

（3）第Ⅲ为针对性超声检查（包括胎儿超声心动图检查），此种检查通常要在前两种检查发现异常的基础上才能开展，针对某一器官或系统进行详细检查。

(三)先天性心脏病的筛查指征

大多数CHD母亲并无高危因素，伦敦Guy's医院的胎儿心脏中心统计中显示2758例CHD中80%发生于没有高危因素的孕妇和胎儿中。据此，建议每例胎儿均应行详细的超声心脏检查。但因费用高，为更好地利用健康保健资源，建议对所有胎儿进行CHD的筛查，高危人群行胎儿超声心动图检查。CHD的高危因素包括母体和胎儿两个方面。

1. *母体方面*(表19-3-1) ①CHD家族史(1级亲属)；②孕妇患有代谢性疾病特别是胰岛素依赖型糖尿病；③孕早期有感染(如风疹和柯萨奇病毒)；④羊水过多；⑤母亲高龄和血清生化标志物筛查提示胎儿染色体异常高风险；⑥心脏致畸药物(如抗惊厥药、反应停、锂剂、酒精等)接触史；⑦其他如苯丙酮尿症，结缔组织病。

表19-3-1 具有各项高危因素的孕妇经胎儿超声心动图诊断CHD的敏感度

指征	总数	CHD检出数	敏感度(%)
超声拟诊CHD	256	110	43
染色体异常	197	31	15.7
产科超声异常	772	114	14.8
母亲糖尿病	782	23	2.9
母亲服药锂剂	46	1	2.2
家族先心病	2993	50	1.7
总计	5046	329	6.5

2. *胎儿方面* ①常规超声发现胎儿心外其他畸形；② 常规超声拟诊CHD；③胎儿有心律不齐，特别是完全性房室传导阻滞；④非免疫性胎儿水肿；⑤染色体异常；⑥与CHD相关的遗传综合征(如Noonan's综合征、Holt-Oram综合征)；⑦早孕期颈部透明组织厚度(nuchal translucency，NT)异常增加；⑧严重胎儿宫内生长受限。

据报道，CHD出现在超过90%的18-三体或13-三体胎，以及40%的21-三体或特纳氏综合征胎儿中。在产前超声检出的胎儿心脏畸形中，约25%有染色体异常。不论胎儿的染色体正常与否，NT增厚与心脏畸形都有密切关系。有8项研究曾报导NT厚度对检出心脏畸形的筛查表现(Souka et al，2004)，就67 256个妊娠进行了检验，严重心脏畸形的流行率为2.4/1000。在假阳性率为4.9%时，心脏畸形的检出率为37.5%。

一项筛查研究的荟萃分析(meta-analysis)指出，在NT临界值于第95及第99百分位数时，检出率分别约为37%和31%(Makrydimas et al，2003)。在染色体正常的胎儿中，严重心脏畸形的流行率随NT厚度增加而呈指数上升，从NT于第95百分位数以下的1.6/1000，增加至NT为2.5～3.4 mm时的1%、NT 3.5～4.4 mm时的3%、NT 4.5～5.4 mm时的7%、NT 5.5～6.4 mm时的20%及NT 6.5 mm或以上时的30%(Souka et al ，2004)。

(四)胎儿先心病筛查技术

胎儿心脏的超声检查分为孕早期检查和孕中期检查两种。

1. *孕早期检查* 二十世纪以来，产前诊断胎儿CHD仅局限在妊娠中晚期。随着超声技术的进展，90年代初期已经开展孕早期诊断的研究，考虑到10周后胎儿的四腔结构已经形成，越来越多的超声专家尝试孕10～16周时经阴道行胎儿超声心动图筛查CHD。1990年Gembruch率先报道一例孕11周胎儿心脏房室通道缺陷、瓣膜发育不全。Achiron等报道660例低危人群于孕13～15周行CHD筛查，100%可截取四腔心图，97.6%可行心脏延伸检查，包括四腔心、左右心室流出道、主动脉和动脉导管。阴道筛查的6例胎儿中仅3例有CHD。但有学者认为经阴道超声能否获取胎儿心脏结构与操作时间有关。Johnson报道270例于12～14周检查仅用10min,70%可获取四腔心。Bronshtein等报道12 793例低危人群于孕12～16周经阴超声筛查,80%病人在前30min内可完成心脏检查,95%在2次30min内完成。该组诊断47例CHD,其中36例(77%)仅用四腔心窗诊断。低危组检出率为3.1%,高危组为5.2%。

近年的研究也有采用经腹部超声检查,特别是孕13周后的检查。许多研究证明,在孕早期或孕中期初显示胎儿的心脏结构是可行的。适宜的时间为孕13～14周,此时显示心脏四腔切面及流出道近端的成功率超过90%。Becker等报道3094例孕11～13周胎儿心脏检查,以经阴道超声检查补充经腹检查的占29.3%,检出先天性心脏病敏感度为82.4%。Smrcek等报道2165例孕11～13周胎儿心脏检查,检出先天性心脏病敏感度为63%,而另外24%先天性心脏病在出生前被检出。孕早期被检出的先天性心脏病包括房室间隔缺损、法洛四联症、永存动脉干、肺动脉闭锁等。在一些小组病例报道中,早期超声诊断的敏感度在58.3%～92.3%。在各种病变中,主动脉弓异常和轻型缺陷如间隔缺损最难诊断。Rasich等总结文献报道1243例检查结果,其中4组采用经腹超声检查、4组采用经阴道超声检查、2组合并采用经腹超声及经阴道超声检查,在孕早期检出重要心脏畸形的敏感度为85%、特异度为99%。因此,对先天性心脏病高危孕妇在孕早期进行胎儿心脏检查是可行性的,能够准确检出重要的先天性心脏病。

早期经阴道胎儿超声心动图筛查胎儿CHD的优点在于在13周后进行的专科扫描,可及早做出准确诊断,或至少提供可能诊断,以便进行跟进扫描。若13周扫描没有发现心脏严重畸形,可使大部分父母安心。若发现异常,可给予患者产前咨询,建议进一步检查如取绒毛或羊水查胎儿染色体,并做出是否终止妊娠的决定。

早期经阴道胎儿超声心动图筛查胎儿CHD的缺点为胎儿心脏太小、胎位相关问题、超声人员技术培训难度大及其他技术问题如阴道超声探头视野相对窄和超声传导衰减等。另外,某些严重畸形如流出道梗阻、法洛氏四联症、大动脉移位及主动脉缩窄等,较少在常规四腔观检查中发现,需在22～28周经腹超声检查包括二维超声心动图、M型超声、多普勒超声(包括彩色多普勒)。

由于有些心脏畸形是进展形成,孕早期检查心脏呈正常表现者必须在孕中期再予复查。被延迟诊断的原因主要有:分辨力的限制(仪器或胎儿太小、位置不合适)、病变进展导致晚期发生(如血管、心室流出道狭窄)及诊断错误。

Yagel等对692例高危孕妇在妊娠13～16周、20～22周和生后进行了系统的胎儿和新生儿的心脏检查,发现在13～16周可以诊断出64%的心脏畸形,在20～22周又有21%的畸形得以检出,而另外15%的畸形在生后查出。但在妊娠13～16周期间检查耗时并需要很高的技巧和丰富的经验,以及对胎儿心血管的解剖和血流动力学知识的深入了解,同时对仪器的要求也较高。因此,主张低危人群于孕13～16周行经阴道胎儿超声心动图诊断CHD筛查,筛查阳性者需超声详细评估其他相关的胎儿结构异常。一旦确诊为CHD,应检查胎儿染色体以帮助随后对妊娠的处置。CHD高危人群应在孕22周经腹胎儿超声心动图重新评估。

严重心脏畸形的最佳筛查方法是对11～13^{+6}周NT增厚及中孕期常规扫描中发现四腔观异常的患者进行胎儿心脏专科超声。以下两个适应证是互补的。

(1)四腔心切面:四腔心观是筛查CHD最重要的工具。可以看到肺静脉的连接、心脏的房室连接、房间隔、室间隔的流入部和肌部。当胎儿存在先天性心脏结构异常时,因心脏存在异常的血流分流，血流动力学改变会引起相应房室的变化，故多存在四腔心不对称，所以当在四腔心切面出现四腔心不对称时，常常是胎儿心脏解剖学及血流动力学异常的可靠信号，应高度怀疑胎儿先天性心脏畸形的存在。可以诊断大约60%主要的心脏畸形。美国妇产科学会和美国医学超声协会提出四腔心观是获取胎儿常规解剖扫描的一部分。很多学者都记录了其作为高危和低危人群筛查CHD工具的价值。依据超声技术人员不同经验及不同孕周，其敏感度在16%～92%。Copel等报道产前胎儿超声心动图中心熟练的、高水平的检查人员可做到92%的敏感度。Bromley报道对高危和低危人群筛查四腔心观的敏感度为63%，而单纯对低危人群筛查，四腔心观的敏感度为16%～64%(表19-3-2)。大多数的研究提示标准化的四腔心观可诊断50%～60%潜在CHD的低危人群，因流出道相关畸形不在四腔心观视窗内，因此漏诊的均为流出道相关畸形(如主动脉和肺动脉)。

表19-3-2　1987～1999年国外关于胎儿四腔心切面诊断CHD的文献报道

类别	例数	研究方法	敏感性(%)	特异性(%)
Copel等(1987)	1022(高危)	前瞻性	92	99.7
Vergani等(1992)	9016	前瞻性	81.3	99.9
Sharland等(1992)	30 000	前瞻性	77	99
Ghidini等(1992)	9016	前瞻性	81	100
Bromeley等(1992)	10 000	回顾性	63.0	95
Beinder等(1993)	1600	回顾性	81	99
Wigton等(1993)	10 004	回顾性	33.3	100
Shuitz等(1994)	520(高危)	回顾性	33(14周/92)	100
Sinclar等(1996)	10 000	回顾性	40.0	99.5
Todros等(1997)	8299	回顾性	35.2	99.9
Leung等(1999)	14 885	回顾性	67	97

单心室及两腔心胎儿由于心脏失去四腔结构特征，呈非四腔结构，是四腔心切面最易检出的严重胎儿心脏畸形之一；左、右心发育不良综合征，二尖瓣、三尖瓣发育不良并返流，三尖瓣闭锁，房间隔膨出瘤在四腔心切面不仅能显示四腔严重不对称，同时能显示左、右心室，室间隔，房室瓣及房间隔的异常声像图。严重的肺动脉狭窄、主动脉缩窄畸形在四腔心切面虽不能显示其流出道梗阻病变的直接征象，但能显示严重流出道梗阻引起血流动力学异常所致的四腔心严重不对称，可间接提示胎儿心脏异常的存在。另外，心脏四腔观正常并不能排除胎儿心脏病的可能，单纯以心脏四腔观切面筛查胎儿心脏病易导致小室间隔缺损的漏诊。

(2)四腔心观的系统探测

1)胎儿位置和心轴：胎位由胎先露和胎儿脊柱位置而定。可以通过显示如正常胎儿胃泡和心脏均位于胎儿的左侧来判断胎儿的左右关系。这个操作非常重要，因40%的CHD伴有腹部脏器位置异常。但在内脏反位畸形时可能造成误诊。

2)标准的四腔心观：这是最重要的一步。应仔细重复操作以截取最具代表性的切面。

连线脊柱和胸骨中点形成Y轴，以Y轴的垂线做X轴，将胎儿胸腔分为四个象限，胎儿心脏正常位于左下象限，且室间隔轴与Y轴成角约43度。单纯异常的胎儿心脏轴为心内和心外结构异常的标志。

3)胎儿心脏的大小：胎儿心脏应占胎儿胸腔的1/3。心胸比为0.55±0.05。

4)心室：左右心室大小相当，妊娠32周后左右心室比例为1∶1。之前右心室稍大于左心室。左右心室收缩一致。左心室呈狭长V形、内壁相对光滑，右心室相对圆钝U形、心内膜面粗糙，内壁可见调节束回声。

5)心房：左心房更近脊柱，卵圆孔瓣膜向左心房飘动，右向左分流，肺静脉进入左心房使之表面不规则，有时此特征难以辨认；左右心房大致相等。右心房与上下腔静脉相连较易辨认。

6)房室瓣膜：房室间由三尖瓣(右)和二尖瓣(左)分隔，三尖瓣较二尖瓣更靠近心尖区；三尖瓣的附着点略低于二尖瓣 。彩色多普勒血流显示房室瓣口活动和流出道中无反流。

7)心率和心律：心房和心室运动应该同步，比率为1∶1。二维超声可辨识，若异常，行M超。

8)四腔心观的局限性：四腔心切面不能显示心脏流出道及其前后部分，也不能显示室间隔。

20世纪80年代末期的研究显示，单纯四腔心切面的检查可以诊断出80%～95%的先心病，但近年来一些大样本研究显示四腔心切面诊断先心病的敏感性为40%～50%。最近的一个包括80 076样本的研究显示 四腔心切面对一些孤立的畸形如左心发育不良的诊断率为61.9%，而对房间隔和室间隔缺损的诊断率只有7%～19%。Sharland和Alan的大样本多中心的研究显示77%的心脏异常表现有四腔心切面的异常，经过分析发现67%的先心病是通过四腔心切面的筛查得以诊断，另外10%是由于具有高危因素而直接行胎儿超声心动检查而诊断的。四腔心切面筛查敏感性的差异与检查者的水平和经验、仪器及孕妇的个体因素、胎位、胎儿肢体的遮挡等有一定的关系。特别是对检查者的专业培训是至关重要的。

1987年Comstock首先提出应用超声测定胎儿心脏轴，建立了胎儿心脏轴正常值(45±10.4)度，认为心脏轴异常可能预示胎儿心内结构异常。1995年Shipp等报道胎儿心脏轴>75度就有胎儿心脏畸形的可能。国内研究四腔观加心脏轴的敏感度为91.4%。如果在四腔观未发现心脏结构异常，但其心脏轴>75度，则强烈提示有胎儿先心病的可能性。胎儿心脏轴>75度不仅见于胎儿心内结构异常，也可见于胎儿心外畸形，诸如膈疝、肿瘤等。这些病变在二维超声观是不难识别的。四腔观检测胎儿先心病的敏感度为68.5%，应用四腔观加心脏轴测定敏感性上升到91.4%。国内朱若燕一项前瞻性研究表明，高危人群的2063例胎儿超声心动图检查，产前筛查的灵敏度为92.1%、特异度为99.9%、阳性预测值为97.2%、阴性预测值为99.8%。检查指征中，母亲高龄、胎儿心率失常和母体感染性疾病所占比例分别为31.7%、13.5%、10.4%。随访病例中24例(52.1%)终止妊娠，胎儿心脏异常包括左心发育不良、法洛四联症、完全性大动脉转位等；1例(2.2%)宫内死亡，新生儿或婴儿期死亡6例(13%)，存活13例(28.3%)。

2. 孕中期检查　孕中期胎儿心脏超声检查先天性心脏病检出率为5%～45%，详细的胎儿超声心动图检查先天性心脏病检出率可达100%。文献报道胎儿超声心动图对先天性心脏病检出率差异很大，与诸多因素有关，如检查对象为高危或低危孕妇、检查方法(基本的胎儿心脏超声或详细的胎儿心脏超声检查)、随访时间、先天性心脏病定义、检查时间及检查者的经验等。

检查者经验是检出率及诊断质量的重要影响因素，有经验者胎儿超声心动图诊断准确性高达96%。Meyer-Wittkopy等报道，复杂先天性心脏病产前与出生后诊断完全符合的，在产科超声检查人员中为59%，而在小儿内科医师中达95%。小儿心内科医师经过胎儿超声心动图诊断培训后无论在低危还是高危孕妇的常规检查中均可达到较高的先天性心脏病检出率(85%～99%)，明显高于产科超声检查人员(47%)。

不同类型先天性心脏病的检出率不同，如左心发育不良(63%)、心内膜垫缺损(56%)、单心室(44%)、动脉总干(40%)、肺动脉(31%)及三尖瓣下移畸形(59%)的检出率较高，而房间隔缺损(8%)、室间隔缺损(7%)、肺动脉瓣狭窄(9%)、主动脉瓣狭窄(3%)等的检出率较低。Jaeggi等报道先天性心脏病产前检出率为15%，不同类型单心室为31%～50%，不平衡型心内膜垫缺损44%，单纯心内膜垫缺损13%。

检查时的孕期也影响先天性心脏病的检出率。检查时间早、心脏小使有些畸形不易被发现，但有些心脏畸形在一定的孕期因影响心室大小或房室瓣而易被发现；有些心脏畸形呈进展性，故也受孕期的影响。

目前的检查诊断方法尚难以达到完全避免漏诊或误诊。因此，任何时候未发现胎儿心脏结构异常都不能完全排除先天性心脏病的可能。关于产前诊断中的假阳性问题较少报道，产科超声检查人员中达9%～17%。

虽然孕10周后胎儿的四腔结构已经形成，但很多孕11～16周胎儿心脏畸形诊断的研究和报道均认为，中孕期的18～22周仍然是心脏畸形筛查和诊断的最佳时间。在这个阶段羊水量相对较多，可作为很好的透声窗；胎儿肋骨尚未钙化，心影清晰；胎儿心脏结构发育基本完善，大部分先天性心脏畸形在此期间已经形成。此外，此阶段尚未进入围生期，孕妇在得知胎儿先天性心脏病的诊断及严重程度后，可对下一步的妊娠过程做出决定。而孕晚期由于胎体增大、胎位相对固定、羊水量相对减少和脊柱及肋骨的声影对心脏产生遮挡，一定程度上影响了图像的质量，使心脏异常诊断相对困难；并且即使诊断出来，如果是严重的难以治疗的先天性心脏病也需要终止妊娠，对孕妇的精神和躯体伤害都远远大于孕中期。

胎儿心脏超声筛查最好在18～22孕周进行，个别情况如NT增厚或三尖瓣反流可提早至14周行阴道超声检查。若因胎位、羊水量或肥胖等相关客观条件限制，可于活动后检查或嘱其2～3周后复查并记录显示不清的原因。

妊娠18～24周胎儿心脏超声检查技术有以下几种。

(1)判断胎儿心脏的方向：从超声检查切面和胎儿解剖关系了解胎儿左右关系是较为可靠的方法。胎位的判断是了解胎儿左右关系的可靠方法，超声检查时首先应该了解胎头位置，然后显示胎儿脊柱，从而可以明确胎儿在宫腔内的位置。也可通过显示胎儿的不同脏器解剖位置来判断胎儿的左右关系，如胎儿的肝脏位于上腹部的右侧，胃泡位于上腹部的左侧；下腔静脉位于脊柱右前方，腹主动脉位于脊柱的左前方等。但在内脏反位畸形时可能造成误诊。心脏超声结构判断胎儿左右心腔的形态、大小、内部回声结构是判断左右的一种方法，一般情况下左心室呈狭长形、内壁相对光滑，右心室相对圆钝、内壁可见调节束回声；三尖瓣较二尖瓣更靠近心尖区；左心房更近脊柱等。但是，当心脏发生结构发育异常时，其正常的形态和结构可以发生变化。

(2)胎儿心脏超声检查的切面：心脏畸形的诊断需要多切面连续实时检查。超声检查胎儿心脏主要应用的切面有：四腔心切面，左室流出道切面，右室流出道切面，主动脉弓长轴切面及动脉导管弓长轴切面。① 四腔心切面观探头由腹部横切面向胎儿头侧稍微移动并同时改变角度。四腔心观是胎儿心脏超声检查最重要的切面，可以诊断大约60%的主要的心脏畸形。四腔心观上可以看到肺静脉的连接、心脏的房室连接、房间隔、室间隔的流入部和肌部。胎儿存在先天性心脏结构异常时，因心脏存在异常的血流分流，血流动力学改变会引起相应房室的变化，故多存在四腔心不对称，所以当在四腔心切面出现四腔心不对称时，常常是胎儿心脏解剖学及血流动力学异常的可靠信号，应高度怀疑胎儿先天性心脏畸形的存在。超声检查时应注意观察各腔室和大血管大小、方位、结构（图19-3-1）。②五腔心切面观（左室流出道观）在四腔心观基础上将探头向胎儿头侧稍移和改变扫描较大，可以看到主动脉从左心室发出。该平面上除显示四腔心外，还可以清楚地显示左心室和主动脉的连接，膜周部室间隔和部分肌部室间隔。在该平面上需注意观察：主动脉位于胸腔和心脏的中部，主动脉在房室瓣之间发出，主动脉和二尖瓣在后侧延续，主动脉和室间隔在前侧延续，膜周部和肌部室间隔完整。③大动脉短轴切面观（右室流出道观）在五腔心的基础上将探头向胎儿头侧稍移动或改变角度，即可显示肺动脉起源于右室，在该平面上通过摆动探头可以观察到肺主动脉、左右分支和动脉导管，利用五腔心观和大动脉短轴观可以观察大血管的结构并测量内径，正常情况下肺主动脉和主动脉内径之比为1∶(1～1.2)。④三血管气管切面观在五腔心观和大动脉短轴切面观基础上移动探头，在该平面上可以观察到：从左向右排列的三根血管，即肺主动脉、主动脉和上腔静脉，其内径大小的排列依次是肺主动脉>主动脉>上腔静脉。三根血管位置关系排列先后依次为：肺主动脉在主动脉前面，主动脉在上腔静脉的前面，肺主动脉的起端靠近前胸壁，肺主动脉瓣在主动脉瓣的前上方并跨过主动脉根部，肺主动脉干和动脉导管呈直线向后连接，动脉导管和降主动脉的连接在脊柱的正前方。肺主动脉和主动脉内的血流方向一致。⑤主动脉弓切面观纵切胎儿可以显示胎儿升主动脉、主动脉弓和胸(降)主动脉形成的弓，称为主动脉弓，其外形像钩子，同时可以显示主动脉弓上的三支大血管分支伸向头和颈。⑥动脉导管弓切面观在主动脉弓平面的基础上左右移动和旋转探头，可以显示角度相对较大的动脉导管弓，与主动脉弓的区别是没有分支和角度。

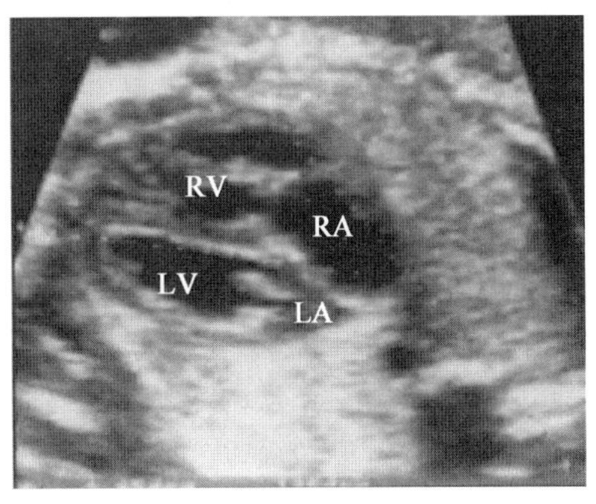

图 19-3-1　胎儿四腔心断面图

LV. 左心室；LA. 左心房；RA. 右心房；RV. 右心室

(3)常规二维超声检查技术：常规二维超声心动图检查仍然是先天性心脏病产前诊断最常用的影像诊断技术。通过技术改进提高帧频，可以使探头发射2MHz超声波，接受4MHz回波，显著提高一定深度的分辨率，而降低干扰。新型的探头在6MHz时轴向分辨率达50mm，正常产科扫描深度时侧向分辨率小于100mm。随着超声仪器技术的改进，改善图像质量对胎儿心血管结构及功能检查十分重要。胎儿时期的心脏超声检查主要是检查结构的变化，二维超声通过对胎儿心脏结构的实时显示，可以清晰地显示胎儿心脏的四腔心结构、大血管结构和走向，从而判断心脏结构是否异常，为先天性心脏病的诊断提供可靠信息。如果心脏四腔切面异常，再进一步进行胎儿超声心动图检查，明确是否合并心脏畸形。

研究显示,重要心脏畸形患儿中约 2/3 的心脏四腔切面异常。正常心脏四腔切面的重要性也被 Copel 等研究结果证实:如果心脏四腔切面正常,90%的先天性心脏病可以被排除;胎儿心脏结构异常者心脏四腔切面异常占 96%;因心脏四腔切面异常而转诊者,被证实为先天性心脏病的超过 80%。因此,美国超声医学及放射学院拟定的产科产前检查指南推荐,常规产前畸形超声检查中应包括胎儿心脏四腔切面。然而,后来很多研究结果显示心脏四腔切面筛查先天性心脏病的敏感度为 30%~60%,均低于 Copel 等的报道。Raditus 等研究结果显示,仅 22.7%先天性心脏病胎儿被心脏四腔切面筛查发现。临床发现,大动脉转位、肺动脉狭窄、主动脉狭窄及法洛四联症等先天性心脏病胎儿都可能出现正常的心脏四腔切面;以后增加心室流出道切面,先天性心脏病筛查检出比例有所提高。Yagel 等报道在低危人群孕中期检查,单独心脏四腔切面检查检出先天性心脏病的敏感度为 48%,增加心室流出道切面后为 86%。Bromley 等报道,单独心脏四腔切面的敏感度为 63%,增加心室流出道切面为 83%。Carvelho 等在孕 18 周以上人群中行四腔及心室流出道切面异常筛查先天性心脏病的敏感度为 75%,有些心脏畸形仍然可能被遗漏。

(4)基础等级心脏超声检查:基础等级的心脏超声筛查应包括以下 13 项四腔心断面主要观察内容:

1)心脏是否大部分位于左侧胸腔。

2)心脏长轴是否与胸骨、脊柱连轴约成 45°。

3)右心室具有调节束,故近心尖处心壁较粗糙,且较靠近胸骨。

4)左心房最靠近降主动脉和脊柱,且左心房处可见左、右肺静脉开口,卵圆孔瓣漂入左心房内。

5)心脏是否占据胸腔面积(AC/TC)的 25%~35%,或心胸周长比(CC/CT)为 0.46~0.58。

6)左房与右房大小是否相近。

7)左室与右室大小是相近或成比例。

8)二尖瓣和三尖瓣是否处于同样高度,几乎同样大小。

9)每次胎心搏动左、右心室应该搏出约 1/2~2/3 的心脏容量。

10)心室壁有无增厚。

11)房间隔和室间隔是否连续性好,十字交叉是否存在。

12)心包有无积液。

13)若条件许可,应采用彩色多普勒血流显像(CDFI)和多普勒(Doppler)超声于四腔心断面观察二尖瓣和三尖瓣是否反流,检测主动脉流出道和二尖瓣血流流人道汇合处多普勒频谱,观察胎儿心率和心律。

(5)基础加强等级筛查:基础加强等级筛查是在基础等级筛查后,采用向胎儿头侧偏转法(图 19-3-2),并适当侧动和旋转探头,可分别获得 3 个基本断面:左室流出道断面、右室流出道断面、三血管断面或上/下腔静脉长轴断面;若条件许可,可增加观察主动脉与肺动脉长轴断面及主动脉弓与肺动脉/动脉导管弓长轴断面。

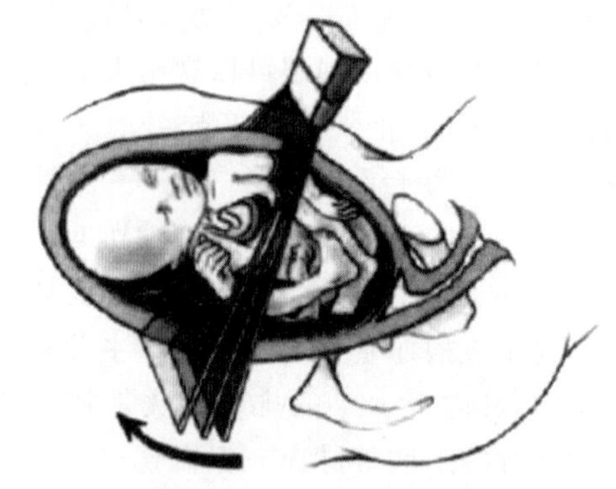

图 19-3-2 胎儿头侧偏转法示意图

基础加强等级筛查除了要观察以上所述四腔心断面的 13 项主要内容外,还应包括以下内容：①大动脉瓣膜情况，即主动脉瓣和肺动脉瓣是否处于不同平面，启闭是否正常；②4条血管情况，即肺动脉和主动脉位置、走行及血管管径比例是否正常，下腔静脉和上腔静脉管径是否相近；③主动脉弓长轴断面注意观察3条分支动脉及其大小，肺动脉/动脉导管弓长轴断面注意观察动脉导管、右室流出口和降主动脉关系；④若条件许可，应以彩色多普勒血流显像和超声观察主动脉瓣和肺动脉瓣是否反流，并检测其血流频谱。

一旦在胎儿心脏基础和基础加强超声筛查发现有异常，或有美国超声医学院(AIUM)推荐的胎儿超声心动图检查适应证，必须行详细的胎儿超声心动图检查，包括M型及彩色多普勒超声检查。检查中要注意观察以下内容：①心房位置；②体静脉和肺静脉与心房的连接；③卵圆孔结构；④心房、心室的连接；⑤心室动脉的连接；⑥大血管关系；⑦主动脉和动脉导管矢状面情况。通过检查要明确心脏主要结构的先天性畸形的诊断，根据胎儿先天性心脏病的具体情况和超声检查结果，给孕妇及其家属适当的建议，并对他们进行健康教育。

项氏等报道超声检查11 700例胎儿，采用四腔心平面头侧偏斜法检查均能较好地显示四腔心切面，左、右室流出道切面，产前检出共45例胎儿心脏畸形(表19-3-3)，占总例数的0.38%，其中9例合并其他畸形，主要为颅脑畸形、唇腭裂等。在检出的心脏畸形中，严重复杂畸形32例、单纯室间隔缺损12例、心脏肿瘤1例。漏诊11例，其中单纯性室间隔缺损8例，此8例均于孕24周前做检查，至产后新生儿检查发现室间隔缺损(图19-3-3)，缺损均在5mm以下；左心发育不良1例，产前检查孕周为20周；法洛四联症1例，产前检查孕周为19周，产后新生儿检查发现法洛四联症轻型；心脏肿瘤1例。另检出室间隔增厚1例，外院复查室间隔靠心尖处高回声，提示心脏肿瘤，引产后证实为横纹肌瘤。

表19-3-3　心脏畸形产前超声检出与产后检查情况

畸形类型	总例数	产前检出例数	漏(误)诊例数	各类型畸形构成比(%)
单心房单心室	1	1	0	1.8
心内膜垫缺损	6	6	0	10.7
左心发育不良综合征	4	3	1	7.1
右室发育不良	1	1	1	3.6
法洛四联症	2	1	1	3.6
永存动脉干	5	5	0	8.9
单纯室间隔缺损	20	12	8	35.7
主动脉狭窄	3	3	0	5.4
右室双出口	3	3	0	5.4
大动脉转位	3	3	0	5.4
肺静脉异位引流	1	1	0	1.8
主动脉弓离断	3	3	0	5.4
三尖瓣闭锁	2	2	0	3.6
心脏肿瘤	2	1	1	3.6
合计	56	45	11	100

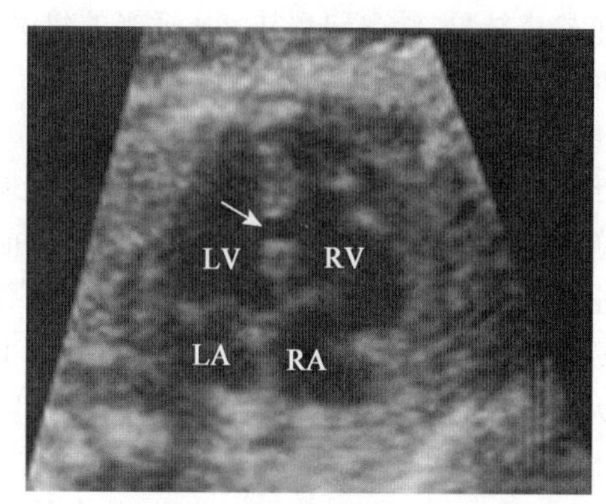

图 19-3-3 胎儿超声心动图显示胎儿室间隔缺损

(6)M 型超声心动图:M 型超声心动图主要通过活动曲线来观察心脏的活动,取样线通过二维的指导,对心脏的不同切面进行扫描,可显示胎儿心房和心室的先后激动顺序,以及房、室之间的节律关系,以此分辨心律失常的类型。由于胎儿活动度大,位置不固定,M 型超声心动图主要用于探测胎儿心律不齐,也可用于测量心腔和大血管内径,计算心功能指数以及心包积液的探测与测量等。

应用 M 型超声心动图测量心室内径时,多采用乳头肌水平双心室短轴观,取样线垂直穿过双心室,可以记录右心室壁、室间隔、左心室壁的活动,以此测量心室壁及室间隔厚度、心室腔收缩期及舒张期内径等。心室壁及室间隔肥厚可见于母体为糖尿病的患儿、双胎自体输血综合征的胎儿(血容量增加而致长期心脏超负荷),以及某些先天性心脏疾患者。当胎儿不易同时获得满意的心电图作为测量的指导时,取心室舒张期最大内径作为舒张期内径,收缩期内径则取心室壁向心收缩的尖峰点与室间隔的垂直连线。虽然胎儿期右心系统占优势,但心室间隔的活动仍与左心室同步。心脏缩短分数的正常范围是 0.28～0.38,其计算公式为:缩短分数=(舒张期内径-收缩期内径)/舒张期内径×100%。

(7)彩色多普勒超声:彩色多普勒超声是建立在二维超声基础上,利用多普勒原理进行彩色编码的一种检查技术,在显示血流方面具有独特的优势。因此,彩色多普勒超声对成人心脏检查而言是一种十分有价值的超声检查技术。但在胎儿时期,由于心房水平的卵圆孔和大血管水平的动脉导管分流的存在,使胎儿左右心之间的压力差较小,当出现结构缺损时可能没有分流的存在,使彩色超声检查不能显示缺损口的存在。尽管如此,彩色超声在检测房室瓣口及流出道反流等方面仍具有二维超声不可比拟的优势。

(8)经阴道超声检查:经阴道超声(transvaginal ultrasound,TVU)探头的帧频(6.5～7.5MHz)高于经腹超声探头,明显提高图像分辨率。当胎儿位置合适时,经阴道探头可以更接近胎儿心脏而获得清晰的图像。TVU 技术于 1990 年开始用于临床,分别在孕 11 和孕 14 周诊断胎儿完全性房室隔缺损及法洛四联症。Dolkart 等应用 TVU 观察胎儿心脏发育状况,孕 12 周时可见心脏四腔切面占 90%,主动脉短轴切面占 70%,左室长轴切面占 40%。Amelio 等发现在孕 11～14 周期间 TVU 显示胎儿心脏结构较经腹超声更可靠。与经腹超声检查比较,TVU 对心脏空间方向确定较困难,如心房反位、右位心,另外由于局部限制探头移动而致显像范围有限。

(9)经食道超声心动图:最初是在动物实验中应用 10MHz 超声导管插入胎儿食管获取心脏血管高质量图像,拟取代可影响胎儿镜等外科手术操作的经腹超声检查。2005 年首先成功应用于 1 例 25 周胎龄主动脉闭锁、房隔间完整及进行性心力衰竭的胎儿。

(10)心脏三维超声检查技术:该项技术是一种建立在二维超声基础上的检查新技术。由于胎儿在宫腔内位置可能出现不同的改变,使二维超声检查可能出现某些切面或结构无法显示或显示不清。三维超声技术将胎儿心脏以立体三维的形式显示在屏幕上，同时可以进行任意切面的切割，因此可以减少因胎儿位置关系造成的某些结构显示不清，获得二维超声无法获取的切面，为详细观察胎儿心脏结构提供可行的检查途径，是一种对二维超声技术的补充。

(11)断层超声显像(tomographic ultrasound imaging，TUI)技术和空间时间相关成像(spatiotemporal image correlation，STIC)技术：是新近研发出来的三维超声成像新技术，两者的联合应用(即 TUI-STIC 技术)能利用三维超声容积数据再现二维切面图像，并能同时显示多个连续的平行切面。其基本原理为：探头连续扫描感兴趣区，获得一个由大量连续二维切面组成的三维资料。STIC 技术虽不能识别心脏结构，但能分析指定区域内任何运动所引起的灰阶信息变化，根据房室壁收缩峰出现的时间点以及各点之间的时间间隔，自动分析出每个二维切面所处的时相信息。处于同一时间点的所有二维切面列为一组，按扫描顺序排列，形成该时间点的三维图像。系统生成约 40 个这样的三维图像，按照心动周期的时相顺序连续播放，即为胎儿心脏三维图像。STIC 技术使胎儿心脏检查的流程大大简化，探头在显示理想的四腔心切面以后固定不动，数据采集自动完成。原始容积数据块中各切面的时间空间相关顺序分析也同时自动完成，形成胎儿心脏的动态三维图像。其后利用超声断层显示显像技术可将 STIC 扫描后获得的胎儿心脏三维容积数据“切割”成一系列包括四腔心切面、左右室流出道切面和三血管切面在内的平行切面，并同时在屏幕上展现，观察者可以直接观察到胎儿心脏断层图像的连续变化，基本满足了进行胎儿心脏筛查的要求；如利用动态正交三平面等其他显示模式，则可以提供更多的诊断信息，甚至可以离线状态下完成对胎儿心脏的节段性分析。

STIC 技术对于胎儿心脏扫描的时间少于直接二维筛查时间。时间减少的原因一方面是因为 STIC 对于扫描手法的要求明显降低，操作时只需要寻找到一个初始切面即可(一般常为四腔心切面)，不需要再逐个切面显示，而四腔心切面是所有筛查切面中最基本、最容易显示的一个，这显然会大大简化胎儿心脏的扫描过程，从而大大减少胎儿心脏的扫描时间，对于初学者更是如此；另一方面，初始切面固定后，三维容集数据采集过程由探头内压电晶片在机械结构的带动下自动完成，时间参数在 5～15 秒内可调，晶片转动速度均匀，图像质量稳定。

由于孕早、中期常规产科超声筛查很难发现胎儿心脏异常，因此胎儿先天性心脏病的诊断多数在孕中、晚期作出，而此时已错过了进行羊水穿刺的最佳孕周，脐带穿刺成为产前诊断的唯一选择。行脐血检查能准确进行染色体、免疫分析等遗传学检查，对寻找胎儿发育不良的原因具有重要意义。对染色体异常和宫内病毒感染伴有复杂先天性心脏病的畸形胎儿立即终止妊娠是一项重要的优生措施。脐带血穿刺技术目前仅限于部分产前诊断中心，随着产前诊断技术的发展和完善，对先天性心脏病的产前诊断也具有强大的推动作用。胎儿超声心动图和脐带穿刺术联合应用可有效提高产前诊断的准确率。

3. 部分胎儿先天性心脏缺陷的超声检查特点

(1)先天性心脏病的分节段检查

1)腹部与心房的连接：腹主动脉与下腔静脉位于脊柱的同一侧，是内脏移位的标志，当脉冲与彩色多普勒显示为漏流时，可能提示肺静脉阻塞。明确有无该阻塞对产后的处理非常重要。

2)心房与心室的关系：房室不一致是指右心房经二尖瓣和左心室相接，而左心室经三尖瓣与右心室相接。这一情况起源于不正常胚胎心管左旋，结果使右室相对位于左室的左前方。正确辨别各心室依赖于辨认房室瓣及心室的正常形态。

3)脉干发育畸形:在正常大动脉关系中,主动脉起源于左心室,特征是主动脉瓣以纤维结构与二尖瓣相连,肺动脉起源于右心室的圆锥,圆锥肌肉将二尖瓣与肺动脉相分隔。由于间隔螺旋形及在胚胎发育过程中的正常旋转和向左侧转移,大动脉位于心室之上,互相旋转或呈十字,肺动脉瓣位于主动脉的左前方。当大动脉平行上升不发生旋转和十字交叉时,这常是一个右型转位的信号,胸骨旁长轴切面时,大动脉可在同一切面上看到。

(2)大动脉骑跨和右心室双出口:由于缺失或对位不良,流出道间隔导致室间隔缺损。通常一根大动脉出自室间隔缺损之上,另一条出自右心室。如果骑跨的动脉更倾向于右心室,或如果这时二尖瓣与半月瓣失去纤维连续而代之为肌性圆锥,这种畸形为右室双出口。右室双出口有多种形式,有些类似法洛四联症伴有肺动脉的狭窄,或右型转位伴主动脉下或主动脉弓处梗阻。最好观察切面是长轴切面,辅助于短轴及角度前倾的四腔心切面。有无骑跨是诊断的关键,骑跨的动脉可以是主动脉(法洛四联症)也可以是肺动脉 Taussing-Bing Syndrome。

(3)主动脉弓异常:主动脉缩窄是一种常见的畸形,通常发生在靠近动脉导管开口处。典型的主动脉缩窄在降主动脉的后壁有一扁平状组织,位于左锁骨下动脉下部及动脉导管的对侧。有时病变的节段更长。主动脉缩窄在子宫内的诊断是很困难的,当左室小于右室时,要高度怀疑本征。

主动脉弓断离是较为少见的严重畸形,可发生在左锁骨下动脉之后(A 型)、左颈总动脉与左锁骨下动脉之间(B 型),或者无名动脉起始部远端离断而左颈总动脉及左锁骨下动脉起自降主动脉(C 型)。诊断依据是没有完整的主动脉弓,升主动脉与降主动脉之间失去连续。这种畸形伴有室间隔缺损或主动脉瓣狭窄,探测时应考虑到这些畸形,注意排除 DiGorge 综合征。

(4)颈后透明层增厚:NT 增厚是指孕早期末超声检查中所见胎儿颈后侧组织中的透声区。正常时,NT 随胎儿顶臀长度增长而增加,当顶臀长度分别为 38mm 和 84mm(孕 11~14 周)时,NT 厚度第 95 百分位分别为 2.2mm 和 2.8mm,第 99 百分位则为 3.5mm。Hyett 等对 29 154 名孕妇在孕 10~14 周时检查胎儿 NT,超过第 95 百分位的占 6.3%,超过第 99 百分位的占 1.1%。NT 增厚合并染色体异常,应作为筛查 21-三体的方法。综合文献报道,23 万名孕妇行胎儿 NT 筛查,发现超过 75%的 21-三体和其他染色体异常胎儿存在 NT 增厚,假阳性率 5%。NT 增厚的病理生理尚不清楚。既往的研究已在染色体异常胎儿中发现 NT 增厚合并心脏畸形;以后在多项研究又证实,染色体正常的胎儿,NT 增厚时重要心脏畸形的发生率明显增高(38.6/1000),NT 厚度为 2.5~3.4mm(第 95~99 百分位)时心脏畸形发生率为 17.0/1000,NT 厚度≥3.5mm 则为 78.4/1000。有研究工作认为,NT 增厚合并先天性心脏病多为左心疾患,如左心发育不良、主动脉缩窄;也有筛查研究发现 1/3 先天性心脏缺陷胎儿同时存在 NT 增高。因此,NT 检查可作为孕早期筛查的辅助方法。

(5)胎儿超声对胎儿心律失常的诊断:胎儿心律失常往往由听诊首先发现,但临床却无法确定其性质及对胎儿的影响。目前,超声心动图是对胎儿心律失常进行分类诊断的唯一途径。

从母体腹部体表引出的胎儿心电信号较弱,特别是胎儿心电图 P 波不易被记录到;记录到 QRS 波群的成功率取决于胎龄,并在很大程度上与胎儿在母体中的位置有关,因而胎儿心律失常不能依靠心电图作出诊断。超声心动图不仅可以确定心律失常的存在,而且可以辩认心律失常的类型,提供有关这些心律失常对胎儿健康影响的重要信息。应用M型、彩色M型、脉冲多普勒及二维超声心动图等可对胎儿心律进行评估，包括诊断房性及室性早搏、心动过缓、室上性心动过速、房室传导阻滞等，并可根据心内及外周血流的多普勒频谱变化对心律失常所产生的血流动力学影响进行评价。

国外报道胎儿超声心动图对胎儿心律失常检出率为1.3%～24.9%。大多数胎儿心律失常为良性过程，尤其是期前收缩（房性早搏、室性早搏）多与孕妇的情绪、环境因素、饮用含兴奋剂类饮料及吸烟、妊娠中后期子宫自发收缩有关。另有统计资料显示，胎儿期心律紊乱的发生率为4.7%，且绝大部分与先天性心脏病无关。

不同类型的胎儿心律失常的临床意义可以有很大不同。轻者如房性早搏可在产前间断出现，在生产过程或产后几天内消失，此种情况对胎儿无不良影响，可不作任何处理。严重的室上性心动过速可致胎儿死亡。某些复杂的先天性心脏畸形可伴有房室传导阻滞。研究证明，胎儿期缓慢型心律失常预后较差，主要原因是这类心律失常伴有严重的心血管或其他畸形。Baschat等对4例妊娠前3个月内出现心动过缓并房室传导阻滞的胎儿行超声心动图检测，结果显示，胎儿均存在先天性心血管畸形、房室瓣返流及胎儿水肿。Zhao等研究发现9例心动过缓胎儿中有4例分别有先天性心脏畸形、羊水过多、脑积水及胎儿水肿等异常。故对缓慢型心律失常的胎儿应注意随访。

（五）胎儿先天性心脏病的分类及产前筛查

根据先天性心血管畸形发生的部位将其分成四类：①右心系统异常；②左心系统异常；③影响心脏分隔而形成的异常分流；④大动脉锥干异常。

1. *右心畸形*

（1）肺动脉狭窄及肺动脉闭锁：人群发病率为0.6‰～1‰，占CHD的7%～10%。在胎儿时期，肺泡未张开，肺组织处于高阻力状态，与右心室不存在压力差，在肺动脉狭窄的情况下没有肺动脉内高速血流。胎儿心脏四腔观可见右心房扩大，右室壁增厚，肺动脉扩张，肺动脉瓣增厚、回声增强，三尖瓣口有收缩期重度反流信号，肺动脉瓣口可见收缩期湍流信号。二维超声下测量肺动脉瓣环或主肺动脉内径并与正常标准值相比（可见主肺动脉内径缩小），对诊断有很大意义。肺动脉闭锁时可见左右心室大小不对称，探测不到右心室流出血道，肺动脉小于正常。彩色多普勒显示由动脉导管回灌入肺动脉的血流。

（2）三尖瓣狭窄及关闭不全：胎儿超声心动图可以直观显示由于三尖瓣病变导致的心腔大小改变。四腔心及胸骨旁大动脉短轴观可以清楚地显示三尖瓣的形态、大小、附着位置及活动情况。彩色多普勒可以显示三尖瓣关闭不全时的反流。

（3）三尖瓣闭锁：表现为四腔不对称，左心室腔扩大，二尖瓣叶开放幅度增大，右心室发育不良，右房室间无正常连通，三尖瓣呈一较厚的回声增强纤维光带，无瓣叶启闭活动，室间隔上部有4～5mm回声中断区，舒张期血流经二尖瓣口进入左心室，三尖瓣口无血流信号。彩色多普勒探测不到右心房、右心室的血流。

（4）三尖瓣埃勃斯坦畸形：四腔观和胸骨旁大动脉短轴观可清晰地显示发育不良的右心室、极度增大的右心房和隔叶附着点，三尖瓣隔瓣叶及后瓣叶下移，附着于室间隔及右心室前壁是与三尖瓣狭窄和三尖瓣关闭不全的鉴别要点。

2. *左心畸形*

（1）房间隔缺损：是胚胎发育期心房间隔上残留未闭的缺损，根据缺损发生的部位可分为原发孔（第一孔）缺损和继发孔（第二孔）缺损，后者多见。房间隔缺损（atrial septal defect，ASD）为最常见的CHD之一，人群发病率为0.6‰～1‰。在卵圆孔部位如果看不到膨向左心房的继发房间隔膨出瘤，可提示卵圆孔房间隔缺损。但通常在应用宫内超声心动图检查中一般不会轻易作出房间隔缺损的诊断。由于房间隔较薄，易出现回声失落，且有卵圆孔血流干扰，房间隔缺损的诊断略显困难。因为卵圆孔是维持胎儿血液循环的正常心内结构，超声检查容易把卵圆孔误认为房间隔缺损，产前检查并不完全可靠。尽管有学者提出卵圆孔大于8mm应高度怀疑房间隔缺损 但临床实践表明并非所有卵圆孔大于8mm均为房间隔缺损。

(2)室间隔缺损：是胚胎心室间隔发育不全而形成的左右心室间的异常交通，在心室水平产生左向右分流的CHD。根据缺损发生的部位，可将其分为膜部缺损、漏斗部缺损和肌部缺损。VSD是临床最常见的先天性心内缺陷之一，人群发病率为1.2‰～3.1‰，占全部CHD的20%～40%。由于动脉导管的存在，胎儿左右心室收缩压相近，虽有缺损，但几乎没有引起分流的压力差。对于不大的单纯型缺损，超声心动检查时容易漏诊。

(3)心内膜垫缺损：心内膜垫缺损是低位房间隔和心室流人道间隔缺损，完全型心内膜垫缺损时两心室共用一个房室瓣，在胎儿超声心动图上表现为间隔缺损和瓣膜位置及运动异常，有的病例彩色多普勒可见瓣膜返流。

3. 大动脉及锥干畸形

(1)大动脉转位：大动脉转位是最复杂胎儿先天性血管畸形之一，分为完全性大动脉转位及矫正型大动脉转位。四腔心切面是超声筛查的经典切面，但单纯性大动脉转位往往没有四腔心切面的异常，因此四腔心切面不是提示大动脉转位的有效切面。当大动脉转位合并其他心脏畸形导致左右心比例失常或房室瓣异常时，四腔心切面才有异常。心底短轴切面和左右心室流出道切面是诊断胎儿大动脉转位的主要切面。完全性大动脉转位时，肺动脉由左心室发出而主动脉由右心室发出，胎儿心脏四腔观正常。但正常的两心室流出道十字交叉消失，取而代之的是主动脉自右心室的肌性圆锥发出，肺动脉自左心发出，肺动脉瓣与二尖瓣相连续，而且主动脉错位于肺动脉的右前方，故又称为右位型大动脉转位。矫正型大动脉转位的超声特点为左心室右心形态、内壁粗糙、房室瓣附着点低于对侧、大动脉呈平行状排例、主动脉位于肺动脉的左侧。心房、心室的确定，两条大血管的起源及位置的判断对诊断和鉴别诊断大动脉转位非常重要，完全型大动脉转位特征是房室连接一致，而大血管转位；矫正型大动脉转位特征为房室连接不一致和动脉心室连接不一致。

(2)Fallot四联症：法洛四联症是最常见的发绀型先天性心脏病，其发病率占先天性心脏病的12%～14%。胎儿超声心动图显示主动脉骑跨，肺动脉瓣下狭窄，主动脉扩大，主肺动脉发育不良。正常胎儿主、肺动脉的内径随孕周增加而增大，各孕周肺动脉内径均明显大于主动脉内径，肺动脉内径比主动脉内径宽15%～20%，因此对于胎儿法洛四联症的产前诊断，主、肺动脉内径的比例是一个很重要的信息。彩色和连续波多普勒可发现湍流，也有助于诊断。

(3)永存动脉干：永存动脉干系漏斗部间隔和主肺动脉缺损而形成。胎儿超声心动图长轴观上可见类似Fallot四联症的骑跨动脉干，但永存动脉干的瓣膜常为多瓣叶、瓣叶增厚，多伴有反流。

(4)右心室双出口：右心室双出口是一种复杂的先天性心脏畸形，占先天性心脏病的1%～2%。右心室双出口是指主动脉和肺动脉都从右心室发出，超声心动图可见肌性组织环绕于肺动脉和主动脉瓣下，常有肺动脉和主动脉瓣下阻塞。

4. 其他　由于多种染色体综合征常常合并心血管畸形，如前所述18-三体综合征心脏畸形的发生率在99%以上。B超发现胎儿多发畸形，和(或)在孕中期通过羊水细胞培养、绒毛活检、母血分离胎儿有核红细胞等方法发现胎儿染色体核型异常的情况下，都应高度怀疑心脏畸形的存在。

对于各种单基因疾病伴发心血管畸形，可在B超发现心外畸形、分子生物学方法检测或连锁分析基因突变的基础上，联合胎儿超声心动检查来确诊。

5. *胎儿心血管超声诊断存在的局限性*　①受仪器档次和操作人员技术水平的影响。如超声诊断仪对最小距离的分辨率限制了对心脏很小异常改变的判定，具体表现在对膜部室间隔缺损、Ⅱ孔型房间隔缺损 、肺静脉畸形引流和冠状动脉结构异常等的诊断中。由于胎儿血循环特点的限制，特别增加了判定Ⅱ孔型房间隔缺损和出生后是否可能持续动脉导管未闭的困难，对肺血管发育的评价也存在困难。而妇产科超声专业人员缺乏心血管疾病诊断专业知识，也是容易在常规胎儿检查中漏诊心血管异常的原因。②受胎儿位置的限制，二维图像的显示不一定满意，增加显示心脏标准切面的难度，同时应用多普勒超声检测血流，因所测血流与取样容积夹角过大，不能获得真实血流速度频谱，对分析判断造成影响。③并非所有心脏异常都有典型图像，病变较小或超声显示不满意时，容易漏诊。

二、染色体检查

一旦胎儿被诊断有心脏缺陷，除了表明胎儿心脏有解剖学缺陷外，还要注意胎儿可能有其他的先天性缺陷，因此，此时要对胎儿进行全身的精确检查。国外研究发现，产前诊断为先天性心脏缺陷的胎儿中，有32%～42%合并其他畸形。心脏病变伴有心外畸形常提示有基因病，在多发畸形中有相当高的比例伴有心脏缺陷(表19-3-4)。因此，有心外畸形的胎儿常伴有心脏缺陷。医生在向胎儿父母提供建议时需考虑它们之间的潜在联系及对新生儿生存的影响。

表19-3-4　伴有心脏缺陷的多发畸形综合征

病变	常见心脏缺损	超声检查可能看到的其他发现
主要染色体异常		
21-三体	VSD或房室管，ASD	股骨、肱骨短，肠管回声增强，肾盂扩张，颈蹼，囊性水瘤，十二指肠闭锁，巨脑室
18-三体	VSD，PS	IUGR，中枢神经系统异常，肾脏异常，脉络丛囊肿，脐突出，其他畸形
13-三体	VSD，右位心	口腔裂，多指趾畸形，前脑无脑裂畸形，其他畸形
XO-Turner综合征	主动脉缩窄，AS，ASD	囊性水瘤
三倍体	VSD，ASD	IUGR
微小缺失		
Digeorge综合征 (22q11缺失)	动脉单干，TOF 主动脉弓离断	无
Williams综合征 (7q11.23缺失)	主动脉瓣上狭窄	通常无

（续　表）

病变	常见心脏缺损	超声检查可能看到的其他发现
单基因异常		
Noonan 综合征	PS，心肌瘤	囊性水瘤，肾脏异常
Holt-Oram 综合征（心手综合征）	ASD，VSD	拇指异常，偶尔桡骨发育不良
血小板减少-桡骨	ASD，TOF	桡骨缺失
缺失(TAR)综合征		
结节性硬化	心脏横纹肌瘤	无
Cornelia de Lange 综合征	VSD	IUGR，小头畸形，四肢异常
原因复杂或未明的综合征		
VATER 联合征	VSD	脊椎异常，肾脏或桡骨缺陷，食管闭锁
CHARGE 联合征	TOF，DORV，VSD	耳朵异常，偶尔 IUGR
Ivemark 综合征	复杂缺损，右位心	内脏异位
非基因病综合征		
胎儿酒精综合征	VSD，ASD	IUGR，小头畸形
维甲酸胚胎病	动脉单干，TOF，TGV	中枢神经系统畸形，面部裂，小耳或无耳
先天性风疹综合征	周围肺动脉狭窄	IUGR，小头畸形
母亲苯丙酮尿症综合征	TOF，动脉单干，TGV	IUGR，小头畸形

注：AS. 主动脉狭窄；ASD. 房间隔缺损；DORV：右心室双出口；PS. 肺动脉狭窄；TGV. 大动脉转位；TOF. 法洛四联症；VSD. 室间隔缺损。

先天性心脏病常频发于染色体核型异常的胎儿中。40%～50%的 21-三体及超过 90%的 13-和 18-三体胎儿存在结构性心脏病变。大量资料显示，在产前诊断为心脏缺陷的胎儿中，17%～38%有染色体核型异常。如果胎儿出现其他解剖学异常或生长障碍，则染色体核型异常的可能性将大大增加。Smythe 报道在单一心脏缺陷的胎儿中，核型异常发生率为 15%；而在心脏缺陷伴心外畸形的胎儿中，核型异常发生率为 28%。Nicolaides 等研究表明，胎儿多发畸形与染色体异常明显相关。而产前超声诊断胎儿畸形部位越多，其患染色体异常可能性就越大。如超声检出的畸形数为 2 个或以上，发生染色体异常的风险率为 29%；当检出畸形数为 5 个或以上，其风险率上升至 70%以上；胎儿单独发生心脏畸形时其染色体异常发生率仅为 16%，而当心脏畸形合并多发畸形时其染色体异常发生率则最高达 66%。因此，推荐怀疑有心脏缺陷胎儿的女性均应做胎儿染色体核型分析。

三、磁共振成像

胎儿心脏超声图像受许多因素影响，除胎儿位置外，孕妇肥胖、羊水过少也明显影响超声图像，例如，肥胖可使胎儿心脏超声图像不理想的比例增加 49.8%。磁共振成像(megnetic resonance imaging，MRI)则不受孕妇肥胖、羊水过少的影响。在成人和儿童病例中，MRI 已成为研究心脏解剖、功能及心腔容积测定的重要手段。近年来，MRI 技术上的进步，也被用于评估胎儿心脏。

Manganoro 等分析 31 例胎儿 MRI 资料，在所有胎儿中均能明确心房位置，获得心脏四腔及左室短轴切面，能够获得主动脉弓长轴切面占 90%、动脉导管长轴切面占 55%、五腔切面占 38.7%、左室长轴切面占 29%、三血管切面占 22.5%。真实稳态进动快速成像(true fast imaging stready state free procession,True FISP)序列适合胎儿心脏形态检查,实时电影MRI适合动态观察。

目前认为MRI可作为孕中期胎儿第二线检查方法。胎儿位置移动可造成图像伪差,门控技术发展可以改善图像质量。快速成像也使图像空间分辨力受到限制。现在尚无短暂暴露于≤1.5T磁场对胎儿造成伤害的证据。

四、治疗和预防

许多复杂的先天性心脏病(简称先心病)在新生儿期就可以得到有效的治疗。胎儿心脏畸形依据严重度分为两类:①致死性畸形:左心发育不良综合征、肺动脉闭锁、三尖瓣闭锁、单心室、单心房、两腔心、右心发育不良、心内膜垫缺损、多发畸形(法洛四联症等)。②非致死性畸形:房间隔缺损、室间隔缺损、室缺合并房缺、右位心、动脉导管粗大等。患有严重先心病的胎儿比较容易出现宫内死亡或自发性流产。目前胎儿心脏介入治疗在临床应用方面取得了部分效果并展示了一定的应用前景。CHD的预防重在病因学方面,加强产前诊断对致死性心脏畸形胎儿进行选择性人工流产也是减少CHD发病率的重要手段。

五、遗传咨询

先天性心脏畸形的发生与单基因遗传、多基因遗传及染色体畸变均有关,因此,其再发风险的计算需要根据不同的遗传方式进行全面考虑。属于单基因遗传病例者,则必须按照经典的孟德尔比率或者其特殊的遗传方式情况进行计算。由于心血管畸形是染色体综合征中较常见的特征。在已知的染色体综合征中,约半数以上合并心血管畸形,如99%以上的18-三体综合征和90%以上的13-三体综合征都合并心脏畸形。目前尚无证据表明单纯型心血管畸形与染色体异常有关,大部分心脏缺损属非特异性。因此,对多基因遗传的单纯型先天性心脏病以及这一类先天心脏缺损的再发风险计算与有关的染色体异常再发风险的计算相似。

(李映桃 王天红 崔其亮 张 慧)

参考文献

柴建春,席康明,郝娟.2008. 新生儿先天性心脏病的诊治分析.实用全科医学,6(4):346-347

常才.2006. 产前超声诊断胎儿心脏畸形的技术与经验.实用妇产科杂志,22(3):140-142

陈林波,彭帮田,翟波,等.1997. 郑州地区32 860名学龄前儿童先天性心脏病发病率及危险因素探讨.中华儿童保健杂志,5(4):262

都玉敏,严超英,李玉梅,等.2007. 新生儿先天性心脏病115例病因分析.吉林医学,28(3):376-377

高伟.2006. 新生儿危重先天性心脏病的介入治疗.中国小儿急救医学,13(5):414-416

胡盛寿,王小启,刘迎龙.2005. 新生儿复杂先天性心脏病外科治疗—— 一年经验回顾.中国循环杂,20(6):411-414

胡亚美,江载芳.2002. 诸福棠实用儿科学.7版.北京:人民卫生出版社,1433-1472

黄国英.2009. 先天性心脏病影像学诊断的新时代:Echo、MRI和CT.中国医学影像技术,25(2):165-167

黄美萍,梁长虹,曾辉,等.2004. 多层螺旋CT在小儿复杂先天性心脏病诊断中的应用.中华放射学杂志,38(7):726-731

金汉珍,黄德珉,官希吉.2003. 实用新生儿学.3版,北京:人民卫生出版社,558-591

赖小今,李树森,魏连忠,等.2002. 2356例先天性心脏病相关因素构成比流行病学分析.国防医药,12(4):298

李胜利,欧阳淑媛.2005. 四腔心平面头侧偏斜法快速筛查胎儿先天性心脏畸形.中华超声影像学杂志,14(10):595

李胜利,欧阳淑媛.2005. 四腔心平面头侧偏斜法快速筛查胎儿先天性心脏畸形.中华超声影像学杂志,8:594

李胜利.2004. 胎儿畸形产前超声诊断学.北京:人民军医出版社,96,34-38,170-196

李树林,田家玮,李晔,等.2001. 胎儿先天性心脏病和心律失常的诊断及干预.中华儿科杂志,39(7):428-431

廖洪,汪青,周文艺,等.2009. 新生儿先天性心脏病的早期诊断及干预.中国医学创新,6(1):8-10

刘锦纷.2005. 小儿先天性心脏病治疗的新技术和新进展.临床儿科杂志,23(12):839-840.

刘涛,吴瑛,熊奕,等.2008. 时空间关联成像对胎儿心脏筛查中超声检查时间的研究.中国超声医学杂志,24(9):834-837

刘薇廷,宁寿葆,华邦杰,等.1995. 上海市杨浦、徐汇区小儿先天性心脏病发病率及其特点.中华儿科杂志,33:347-349

刘彦英,吕国荣,李伯义,等.2005. 胎儿先天性心脏病的超声筛选方法对比研究.中华医学超声杂志(电子版),2(6):353-355

吕国荣,吴秀明,李伯义,等.2008. 胎儿心脏基础、基础加强等级及其联合胎儿超声心动图筛查先天性心脏病的比较.中国超声医学杂志,24(12):1115-1119

任锦霞,张凤仙.2006. 新生儿产科留观期先天性心脏病的诊断.中国生育健康杂志,17(1):12-15

时春艳,宋雷,李源.2002. 超声心动图的四腔心切面产前诊断胎儿先天性心脏病的价值.中华妇产科杂志,37(7):385-387

时春艳,赵瑞琳.2006. 胎儿先天性心脏病的筛查与诊断.中华围产医学杂志,9(2):75-79

时春艳,赵瑞琳.2006. 胎儿先天性心脏病的筛查与诊断.中华围产医学杂志,9(2):76-79

谈林华,龚方戚.2006. 新生儿青紫型先天性心脏病围术期心力衰竭的紧急治疗.中国小儿急救医学13(5):410-413

汪翼.2005. 新生儿期先天性心脏病的诊断.山东医药,45(22):76-77

王红英,邓又斌.2006. 胎儿超声心动图的应用及进展.放射学实践,21(3):318-320

王鸿,耿丹明,涂学军.2008. 遗传学超声检测胎儿心脏异常与染色体核型关系的研究.福州总医院学报,15(3):241-242

王慧琴.2005. 新生儿先天性心脏病的早期诊断及内科治疗.新生儿科杂,20(3):119-112

王思云,杨有优,周旭辉,等.2008. 64 层螺旋 CT 在法洛四联症诊断中的价值.中国临床医学影像杂志,19(4):272-275

王玮君,肖永义,钱洪志.2002. 遗传咨询中再发风险探讨.中国优生与遗传杂志,10(3):124-125.

王晓明,张国成,韩美玉,等.2000. 先天性心脏病患者 B19 等病原感染的调查研究.中华微生物和免疫学杂志,20(2):170

吴明昌.2002. 先天性心脏病在围生期的评估.中国医刊,37:4-6

项莉亚,杨家翔,周柳英,等.2007. 胎儿心脏彩色超声筛查 11700 例报告分析.中国妇幼保健,22(18):2524-2525

熊桂荣,吴瑛,陈立新,等.2007. B 超四腔心切面在筛查胎儿先天性心脏畸形中的价值.中国计划生育学杂志,139(5):145-147

熊奕,吴瑛,刘涛.2008. 断层超声显像技术联合时间空间相关成像技术在胎儿心脏筛查中的初步应用.中国超声医学杂志,24(1):72-74

熊奕,吴瑛,王慧芳,等.2001. 胎儿大动脉转位的产前超声心动图诊断价值.中国妇幼保健,22:964-965

徐素文.2007. 新生儿先天性心脏病的诊断(附 67 例临床分析).中国妇幼保健,22:4036-4037

严英榴,杨秀雄.2003. 产前超声诊断学.北京:人民卫生出版社,252-286

杨江帆,杨戎威,李炜,等.2007. 新生儿先天性心脏病监测与随访.中国新生儿科杂志,22(2):72-75

杨军,封志纯.2006. 新生儿紫绀型先天性心脏病的早期诊断.中国全科医学,9(18):1495-1496

殷峥,李红云,张丽萍.2008. 新生儿先天性心脏病 604 例报道.中国医药指南,6(19):113-114.

朱铭.2006. 磁共振技术对新生儿青紫型先天性心脏病的诊断意义.中国儿急救医学,13(5):406-407

ACC/AHA.1997. Guidelines for the Clinical Application Echocardiography. Circulation, 95: 1668-1744

Achiron R, Golan—Porat N, Gabbay U, et al. 1998. In utero uhrasonographic measurementsof fetal aortic and pulmonmy artery diameters during the first half of gestation.Uhrasound Obstet Gynecol, 11:180

Allan L, Hornberger L, Sharland G.2000. Textbook of Fetal Cardiology. London: Greenwich Medical Media Limited, 58-65

Allan L.2004. Technique of fetal echocardiography. Pediatr Cardiol, 25:223-233

Allan LD, Sharland GK, Milburn A, et al.1994. Prospective diagnosis of 1006 consecutive cases of congenital heart disease in the fetus. J Am Coll Cardiol, 23:1452-1458

Bache A, Game E.2002. Congenital heart defects in the county of Fvn. Epidemiology and mortality 1986-1995 Ugeskr Laeger, 164:4169-4172.

Barbosa MM, Groeha CM, Katina T, et al. 2003. Prevalence of congenital heart diseases in oral cleft patients.Pediatr Cardio1, 24(4):369-374

Baschat AA, Gembruch U, Knopfle G, et al. 1999. First-trimester Fetal Heart Blockl a Marker for Cardiac Anomaly. Ultrasound Obstet Gynecol, 14 (5):311-314

Bluml S, Friedlich P, Erberich S, et al, 2004. MR imaging of newborns by using an MR-compatible incubator with integrated radiofrequency coils: initial experience, Radiology, 231(2):594-601

Bosi G, Scorrano M, Tosato G, et al. 1999. The italian multicentficstudy on epidemiology of congenital heart disease: first step of theanalysis. Working party of the italian society of pediatric cardiology. Cardiol Young, 9:291-299

Bottold, Mullnare J, Efickson JD. 2000. Occurrence of congenital heart defects in relation to maternal multivitamin use. Am J pidemiol, 151(9):878

Bromley B, Estrff JA, Sanders SP. 1992. Fetal echocardiography: accuracy and limitations in a population at high and low risk of heart defects. Am J Obstet Gynecol, 166:1473-1481

Brown DW, Gauvreau K, Powell AJ, et al.2007. Cardiac magnetic resonance versus routine cardiac catheterization before bidirectional Glenn anastomosis in infants with functional single ventricle: a prospective random ized tria1. Circulation, 116 (23):2718-2725

Buskens E, Stewart A, Hess J, et al. 1996. Efficacy of fetal echocardiography and yield by risk category. Obstet Gynecol, 87:423-428

Carvalho JS. 2004. Fetal Heart scanning in the first trimester. Prenat Diagn, 24:1060-1067

Caseirc-Alves F, Gil-Agostinho P, Rmmlheiro G, et al. 2003. Contrasten-hanced MR angiography of thoracic vasctllar malformations in a pealattic population, Am J Roentgenol, 181(3):861-866

Chan KL, Liu X, Ascah KJ, et al.2004. Comparison of real-time 3-dimensional echocardiography with conventional 2-dimensional echo cardiography in the assessment of structural heart disease. J Am Soe Echocardiogr, 17(9):976-980

Chen GZ, Huang GY, Liang XC, et al.2006. Methodological study on real-time three-dimensional echocardiography and its application in the diagnosis of complex congenital heart disease. Chin Med J, 119(14):1190-l194

Chfistopher W, Sam R.1999. Liana n Presentation of congenita1 heart disease in infancy: implications for routine examination. Arch Dis Child Fetal Neonatal, 80:49-53

Chotigeat U, Jirapapa K, Layangkool T. 2003. A comparison of oral ibuprofen and intravenous indomethacin for closul of patent ductus arteriosus in preterm infants.J Med Assoc rI1lai, 3:S563-569

Cleland PG. 1991. Risk-benefit assessment of anticonvulsants in women of child-bearing potential. Drug Saf, 6:70

Coats L, Khambadkone S, Derrick G, et al. 2006. Physiological and clinical consequences of relief of right ventricular outflow tract obstruction late after repair of congenital heart defects. Circulation, 113(17):2037-2044

Coats L, Khambadkone S, Derrick G, et al. 2005. Physiological cones qucnees of percutaneous pulmonary valve implantation: the different behaviour of volume and pressure overloaded ventricles. Eur Heart J, 28(15):1886-1893.

Comstock CH. 2000. What to expect from routine midtrimester screening for congenital heart disease. Semin Perinatol, V24N5:331-342.

Copel JA, Cullen M, Green JJ. 1998. The frequency of aneuploidy in prenatally diagnosed congenital heart disease: an indication for fetal karyotyping. Am J Obstet Gynecol, 158:409-413.

Copel JA, Pilu G, Kleinman CS. 1986. Congennital heart disease and anomalies: associations and indications for fetal echocardiography. Am J Obstet Gynecol, 154:118-132

Crane JP, LeFevre ML, Winborn RC, et al. 1994. A randomized trial of prenatal ultrasonographic screening: impact on the detection, management, and outcome of anomalous. Am J Obstet Gynecol, 171:392-399

Cuneo BF, Curran LF, Davis N, et al. 2004. Trends in prenatal diagnosis of crtitical cardiac defects in an integrated obstetric and pediatric cardiac imaging center. J Perinatol, 24:674-678

Danford DA, Cronican P. 1992. Hypoplastic left heart syndrome: progression of left yentricular dilation and dysfunction to left ventricular hypoplasiain utero. Am Heart J, 123:1712-1713

Devore GR, Polanko B. 2005. Tomographic ultrasound imaging of the fetal heart: a new technique for identifying normal and abnormal cardiac anatomy. Ultrasound Med, 24(12):1685

Earing MG. 2005. Congenital heart disease and pregnancy: maternal and fetal risks. Clin Perinatol. V32N4:913-919

Eel Lange A, Palka P, Burstow DJ, et al. 2001. Three-dimensional echocardiography: historical development and current applications. J Am Soc Echoeardiogr, 14(5):403-412

Eldadah ZA, Hamosh A, Biery NJ, et al. 2001. Familial tetralogyof faUot caused by mutation in the jaggedl gene. Hum MolGenet, 10(2):163

Espinoza J, Kusanovic JP, Goncalves LE. 2006. A novel algorithm for comprehensive fetal echocardiography using 4-dimensional ultrasonography and tomographic imaging. J Uttrasound Med, 25:947-956

Fowlie PW. 2005. Managing the bahv with a patent ductus arteriosus. More questions than answers? Arch Dis Child Fetal Neonatal Ed, 90:F190

Friedman AH, Kleinman CS, Copel JA. 2002. Diagnosis of ardiac defects: where we we been, where we are and we are going. Prenat Diagn, 22:280-284

Gelb BD. 2004. Genetic basis of congenital heart disease. Curt Opin Cardiol, 19:110

Goldmuntz E. 2001. The epidemiology and genetics of congenital heart disease. Clin Perinatol, 28(1):1

Gonçalves LF, Roberto Romero, Jimmy Espinoza, et al. 2003. Four-dimensional Ultrasonography of the fetal heart with spatiotemporal im age correlation. Am J Obstet Gynecol, 189(6):1792-1802

Goo HW, Park IS, Ko JK, et al. 2005. Computed Tomography for the Diagnosis of Congenital Heart Disease in Pediatric and Adult Patients. Int J Cardiovasc Imaging, 21(2-3):347-365.

Grech V. 1999. Seasonality in live births congenital heart disease in Malta. Cardiol Young, 9(4):396-401

Greil GF, Shcoebinger M, Kuette A, et al. 2006. Imaging of aortopulmonary collateral arteries with high-resolution multidetector CT. Pediatr Radiol, 36(60):502-509

Hoffman JIE, Christianson R. 1978. Congenital heart disease in a cohort of 19502 births with long-term follow-up. Am J Cardiol, 42:641

Kociszewska NB, Zacharska KE, Kulikowska MJ, et al. 2004. Echocardiographic abnormalities in infan ts with heart murmur. Ginekol P0i, 75(6):445-450

Kovalchin JP, Silverman NH. 2004. The impact of fetal echocardiography. Pediatr Cardiol, 25: 299-306

Laussen PC. 2001. Neonates with congenital heart disease. Curt Opin Pediatr, 13:220-223

Lee EY, Siegel M J. 2007. MDCT of tracheobronchial narrowing in pediatric patients. J Thorac Imaging, 22 (3):300-309

Leschka S, Oechslin E, Husmann L, et al. 2007. Pre-and postoperative evaluation of congential heart disease in children and adults with 64-section CT. Radiographics, 27(3):829-846

Makialio K, McEllIinney DB, Levine JC, et al. 2006. Fetal aorticvalve stenosis and evolution of hypoplastic left heart syndrome: patient selection for fetal intervention.Circulation,113(11):1401-1405

Manganaro L, Savelli S, Di Maurizio M, et al. 2008. Assessment of congenital heart disease (CHD): Is there a role for fetal magnetic resonance imaging (MRI)? Eur J Radiol,17

Marx GR, Sherwood MC. 2002. Three-dimensional echocardiography in congenital heart disease: a continuum of unfulfilled promises? No.A presently clinically applicable technology with an important future? Yes.Pediatr Cardiol,23(3):266-285

McConnell ME, Elixson EM.2002. The neonate with suspected congenital heart disease.Crit Care NursQ,25(3):17-25

Mcelhinney DB, Driscol DA, Emanuel DA, et al. 2003. Chromosome 22qll deletion in patients with tnlncus arteriosus.Pediatr Cardiol,24:569

Menahem S. 2003. Pregnancy termination following prenatal diagnosis of serious heart disease in the fetus.Early Hum Dev,V73N1-2:71-78

Muthurangu V, Taylor AM, Hegde SR, et al. 2005. Cardiac magnetic resonance imaging following stage I Norwood operation for hypoplastic left heart syndrome.Circulation,112(21):3256-3263

Nicolaides K. 2003. Screening for chromosomal defect. Ultrasound Obstet Gynecol,21:445-447

Nicolaides KH, Camphbell S, Guidetti R. 1986. Ultrasound screening for spina bfida:cranial and cerebellar signs.Lancet,18:72-74

Nora JJ, Nora AH.1978. Chromosomal anomalies, in Nora JJ, Nora AH et al.Genetics and Counseling in Cardiovascular Diseases. Charles C. Thamas: Springfield IL,63

Norwood W I, Lang P, Hansen DD.1983. Physiologic repair of aortic atresia-hypoplastic left heart syndrome.N Engl J Med,308:23-26

Paladini D, Vassallo M, Sglavo G. 2006. The role of spatio-temporal image correlation(STIC) with tomographic ultrsound imaging (TUI) in the sequential analysis of fetal congenital heart disease. Ultrasound Obstet Gynecol,27:555-561

Parness A, Yeager SB, Sanders SP, et al.1988. E chocardiographic diagnosis of fetal heart defects in mid trimester.Arch Dis Child,63:1137-1145

Pejtsik B, Pinter J, Horvath M, et al.1992. Relationship between congenital heart disease and variour factors alleering pregnancy.Orv Hetil,133(3):155

Rein AJ, Omokhodion SI, Nir A. 2000. Significance of a cardiac murmur as the sole elinical sign in the newborn.C1in Pediatr,39(9):511-520

Respondek ML, Binotto CN, Smith S.1994. Extacardiac anomalies, aneuploidy and growth retardation in 100 consecutive fetal congenital heart defects. Ultrasound Obstet Gynecol,4:272-278

Robertson RL, Robson CD, Zurakowski D, et al. 2003. CT versus MR in neonatal brain imaging at term.Pediatr Radiol,33(7):442-449

Robinson JN, Simpson L, Abuhamad AZ. 2003. Screening for fetal heart disease with ultrasound. Clin Obst Gynecol,46(4):890-896.

Rosano A, Botto LD, Botting B, et al. 2000. Infant mortality and congenital anomalies from 1950 to 1994: an international perspective. J Epidemiol Community Health,54:660-666

Saan BA, Jonathan PW, Christopher W.1999. Prevalence and clinieal significance of cardiac murmurs in neonates.Arch Dis Child Fetal Neonatal,80:43-45

Shah SS. Ohlsson A.2006. Ibuprofen for the prevention of patent ductus arteriosus in preterm and/or low birth weight infants. Cochrane Database Syst Rev,25:CD004213

Sharlan DGK, Chita SK, FaggNL, et al. 1991. Left ventricular dysfunction in the fetus: relation to aortic valve anomalies and endocardial fibroelastosis.Br Heart J,66:419-424

Sharland G. 2004. Routine fetal cardiac screening: what are we doing and what should we do? Prenat Diagn,24:1123-1129

Sharland GK, Allan LD.1992. Screening for congenital heart disease prenatally.Results of a 2 1/2-year study in the South East Thames Region.Br J Obstet Gynaecol,99(3):220-225

Simpson LL. 2004. Indications for fetal echocardiograph from a Tertiary-Care Obstetrics Sonography Practice. J Clin Ultrasound,32:123-128

Smythe JF, Copel JA, Kleinman CS. 1992. Outcome

of prenatally detected cardiac malformations. Am J Cardiol, 69:1471-1474

Spencek K, Bindra CE, Power M. 2003. Seeening for chromosomal abnormalities in the first trimester using ultrasound and matermal serum biochemistry in a one stop clinic: A review of three years prospective experience. BJOG, 110:281-286

Sperandio M, Beedgen B, Feneberg R, et al. 2005. Effectiveness and side effects of an escalating, stepwise approach to indomethacin treatment for symptomatic patent ductus artefiosus in premature infan ts below 33 weeks of gestation. Pediatrics, 116:1361-1366

Stoll C, Clementi M. 2003. Prenatal diagnosis of dysmorphic syndromes by routine fetal ultrasound examination across Europe. Ultrasound Obstet Gynecol, 21(6):543-551

Su PH. Chen JY. Su CM. 2003. Comparison of ibuprofen and indomethacin therapy for patent ductus arterious in preterm infan ts. Pediatr Int. 45: 665-670

Tulzer G. 2000. Fetal cardiology. Curr Opin Pediatr, V12N5:492-496

Tworetzky W, Wilkills-Haug, Jennings RW. 2004. Balloon dilation of severe aortic stenosis in the fetus. Potential for prevention of hypoplastic left heart syndrome candidate selection, technique, and results of successful intervention. Circulation, 110: 2125-2131

van den Bosch AE, van Dijk VF, McGhie JS, et al. 2006. Real-time transthoracic three-dimensional echocardiography provides additional information of left-sided AV valve morphology after AVSD repair. Int J Cardiol, 106(3):360-364.

Vinals F, Heredia F, Giuliano A. 2003. The role of the three vessels and trachea view (3VT) in the diagnosis of congenital heart defects. Ultrasound Obstet Gynecol, 22:358

Wieczorek A, Hernandez-Robles J, Ewing L, et al. 2008. Prediction of outcome of fetal congenital heart disease using a cardiovascular profile score. Ultrasound Obstet Gynecol, 31(3):284-288

Wikins Haug LE, Tworetzky W, Benson CB. 2006. Factors affecting technical SllCCeSS of fetal aortic valve dilation. Ultrasound Obstet Gynecol, 28(1): 47-52

Wladimiroff JW, Stewart PA, Sachs ES. 1985. Prenatal diagnosis and management of congenital heart defect: significance of associated fetal anomalies and prenatal chromosome studies. Am J Med Genet, 21:285

Zhao Bo-wen, Zhang Song-ying, Pan Mei, et al. 2004. Clinical Application of Echocardiography in Detection of Fetal Arrhythmia: a Retrospective Study of 451 Foetuses. Chin Med J, 117(3):474-477

彩　图

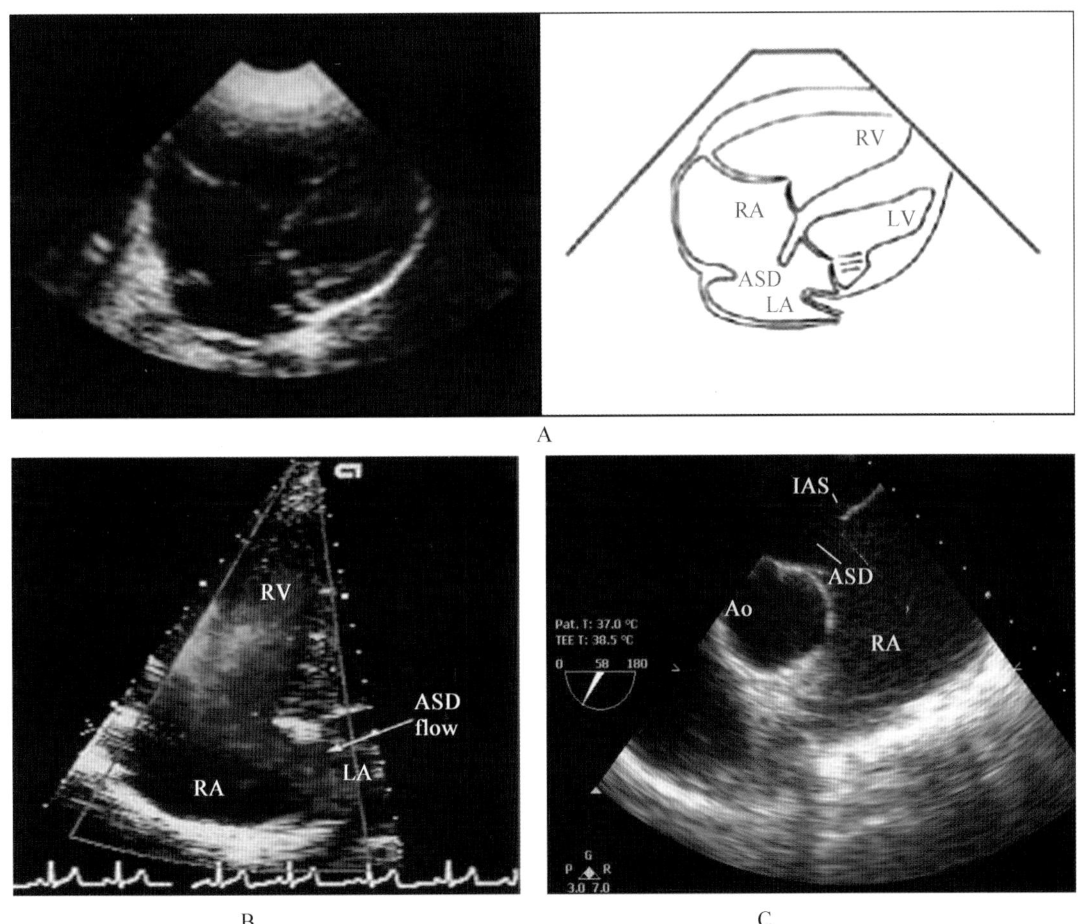

彩图 3-1-3　房间隔缺损(继发孔型)超声心动图

A_1、A_2. 房间隔中部回声中断;B. 舒张期一股红色彩流束自左心房进入增大的右心房和右心室;C. 房间隔缺损经食管超声心动图

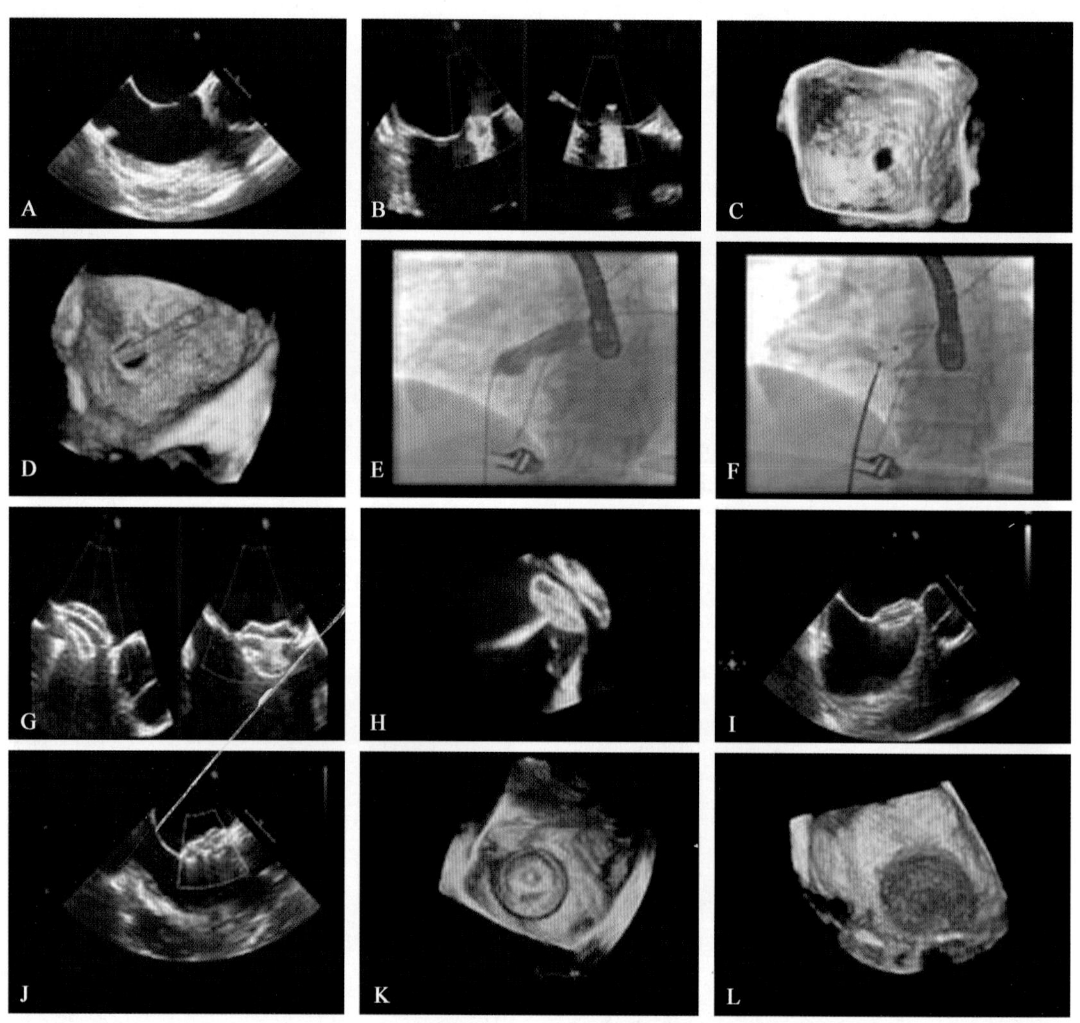

彩图 3-1-4　经食管超声心动图引导下继发孔房间隔缺损患者经皮 ASD 封堵术

A. 二维彩色多普勒超声心动图像；B. 实时三维经食管超声心动图像；C. 实时三维经食管超声心动图 ASD 实例显示；D. 经房间隔球囊定径指引导管膨开；E. 定径球囊测量房间隔缺损大小的 X 线影像（也可应用二维食管超声），应用稍大的（2～4mm）闭合装置封堵缺损；F. 蝶形装置打开后，闭合装置与导管脱离前；G、H. 食管超声心动图或心内超声心动图可用于评估装置的位置，并证实心内附件结构没有撕裂；ASD 封堵成功，下一步是闭合装置与指引导管分离，封堵术超声心动图的结果：闭合装置与周围组织恰当地对合；I. 彩色多普勒所见，无残余的分流；J. 手术过程可以应用实时三维经食管超声心动图在任何平面成像，本例从左心房（K）或右心房（L）的透视方位评估装置的位置

资料来源：Sagit Ben Zekry，Sasidhar Guthikonda，Stephen H Little，et al. 2008. Percutaneous closure of atrial septal defect. J Am Coll Cardiol Img，1(4)：515-517

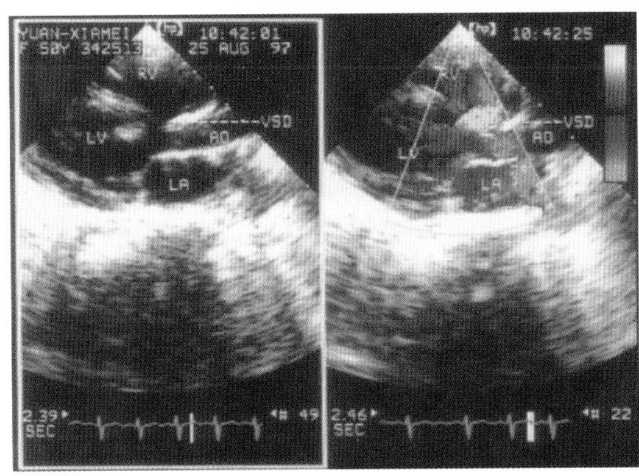

彩图 3-5-6 **室间隔缺损二维超声心动图彩色多普勒检查**(收缩期)

左图:左心室长轴切面示大室间隔缺损;右图:收缩期可见红色为主的五彩血流束自左心室经 VSD 到右心室

资料来源:孙有刚,郭瑞强.2001.现代临床超声心动图学.北京:科学出版社

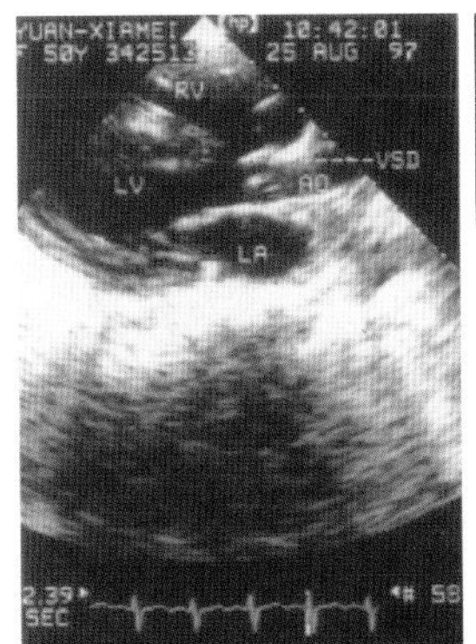

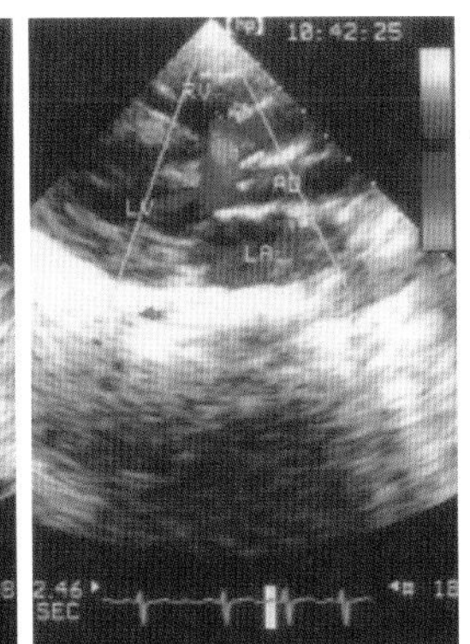

彩图 3-5-7 **室间隔缺损二维超声心动图彩色多普勒检查**(舒张期)

左图:左心室长轴切面示大室间隔缺损;右图:舒张期可见蓝色血流束自右心室经 VSD 到左心室

资料来源:孙有刚,郭瑞强.2001.现代临床超声心动图学.北京:科学出版社

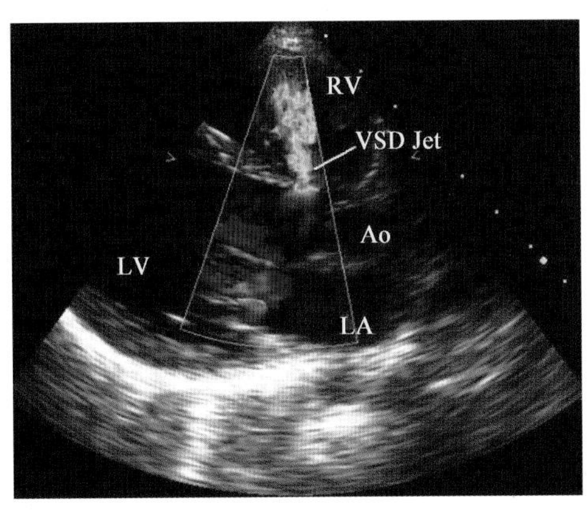

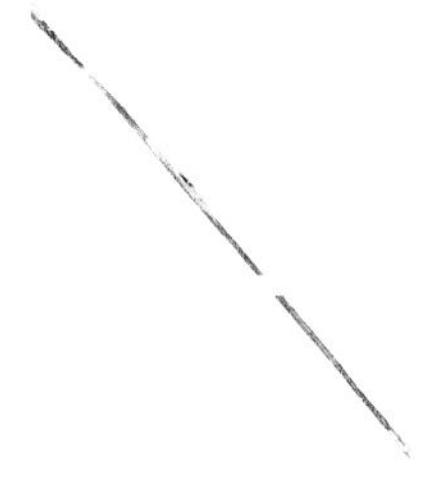

彩图 3-5-8 **室间隔缺损二维超声心动图短轴切面**

室间隔上段回声中断,彩色多普勒可显示彩流穿过缺损处

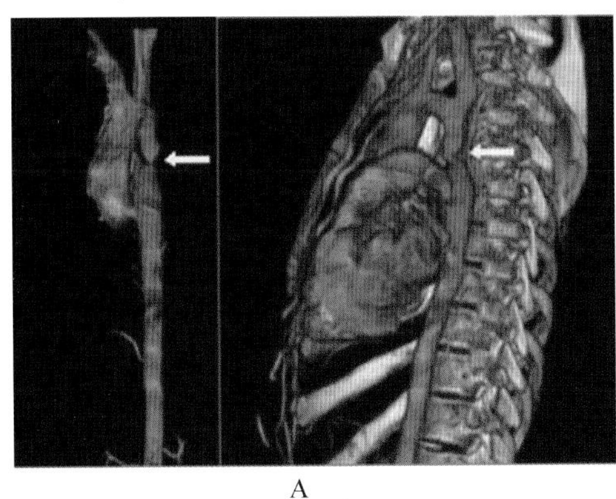

A

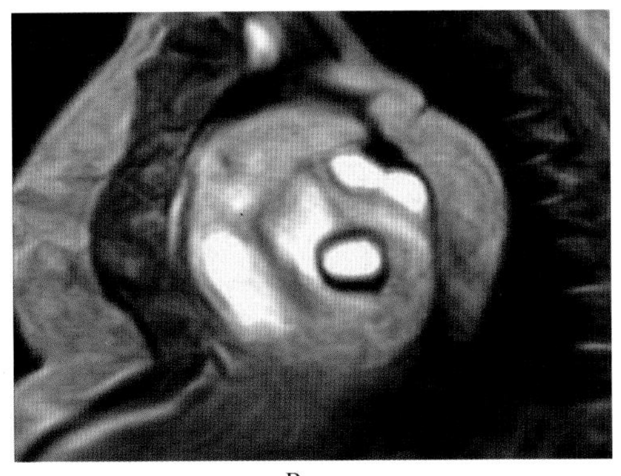

B

彩图 3-6-4 **主动脉缩窄的 CT 或磁共振血管成像**

A. 主动脉缩窄 CT 血管成像,胸主动脉左锁骨下动脉开口远端显著的缩窄(箭头);B. 主动脉缩窄 MR 血管成像

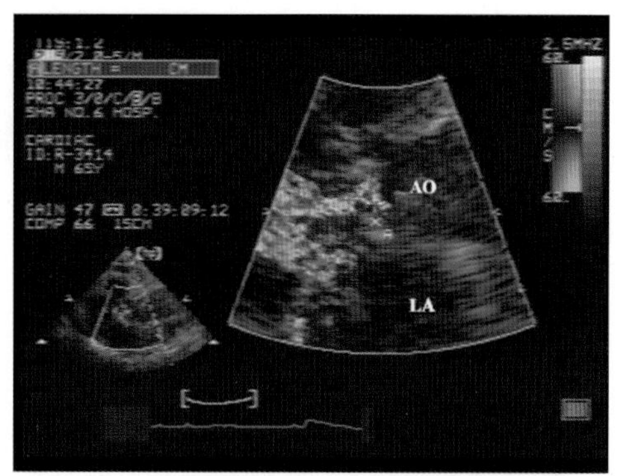

彩图 3-7-3 主动脉瓣狭窄彩色多普勒血流显像示收缩期主动脉瓣后的五彩射流

资料来源：孙有刚，郭瑞强.2001.现代临床超声心动图学.北京：科学出版社

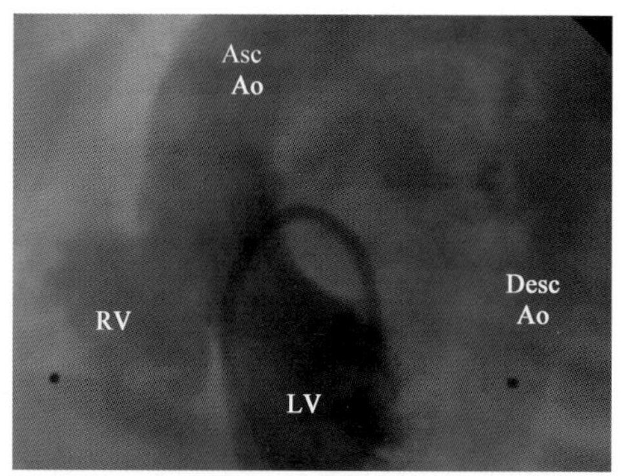

彩图 4-2-1 肺动脉瓣闭锁伴室间隔缺损患者左前斜心室造影

左右心室之间有大的缺损；从心脏发出的只有主动脉，没有发现从心室直接流进肺部的肺动脉血流；LV. 左心室；RV. 右心室；Asc Ao. 升主动脉；Desc Ao. 降主动脉

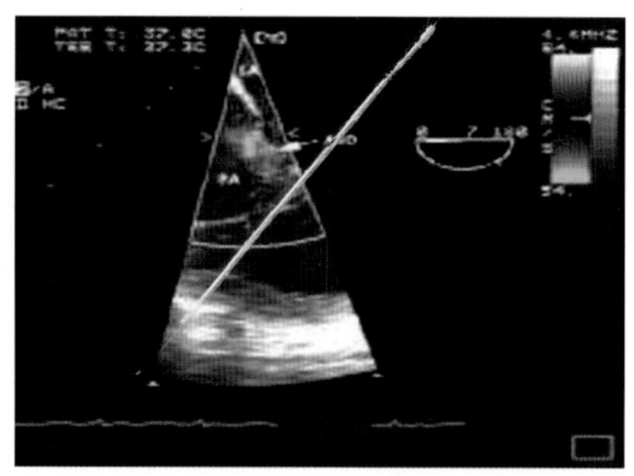

彩图 4-7-3 经胸心尖四腔心彩色多普勒

彩流通过大的原发孔房间隔缺损。ASD. 房间隔缺损；RA. 右心房；LA. 左心房

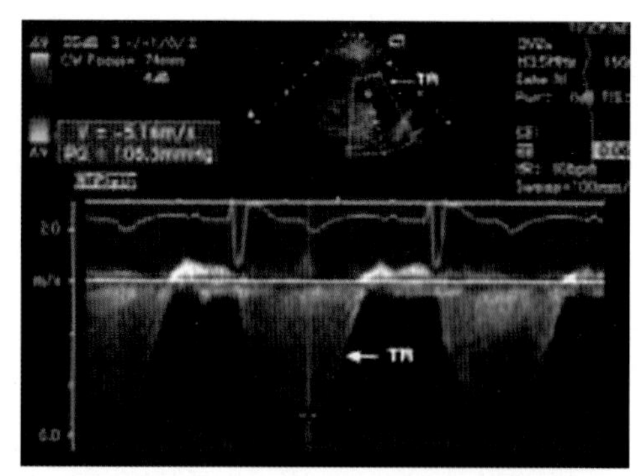

彩图 4-7-4 艾森门格综合征患者三尖瓣彩色多普勒

右心室收缩压增高（106mmHg），右心房压增高，提示肺动脉高压。TR. 三尖瓣反流

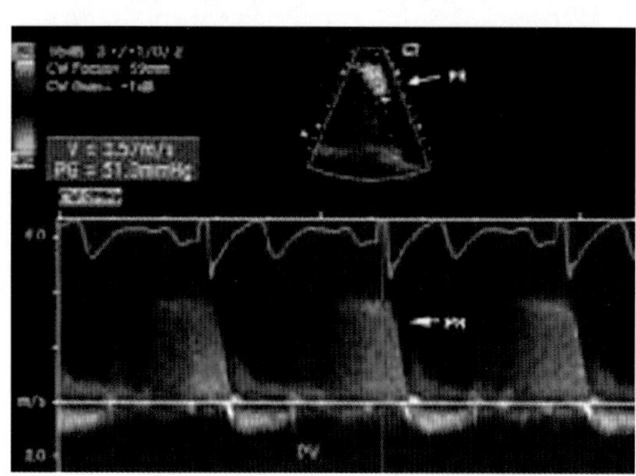

彩图 4-7-5 24 岁未经纠正原发孔房间隔缺损继发艾森门格综合征女性患者经胸肺动脉多普勒

肺动脉舒张压为 51mmHg，右心房压增高。PR. 肺动脉反流

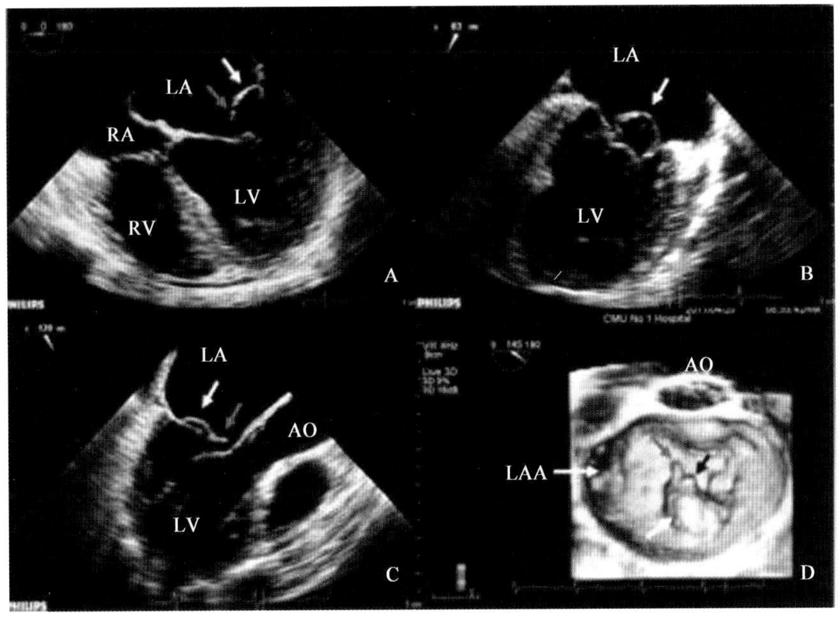

彩图 5-4-4　二尖瓣脱垂 P_2 区的二维及三维经食管超声心动图

食管中段四腔心(A)、两腔心(B)及三腔心(C)二维切面图像显示后叶 P_2 区(白箭头)于收缩期脱入左心房与前叶对合不良,瓣尖附着一条断裂腱索(红色箭头);D. 经食管实时三维局部放大二尖瓣左心房面观显示二尖瓣后叶 P_2 区(白箭头)收缩期局部显著隆起凸向左房,并可见一长一短两条腱索断裂(红色箭头所示断裂腱索与二维图像显示相同),黑色箭头所示断裂腱索在二维图像没有显示

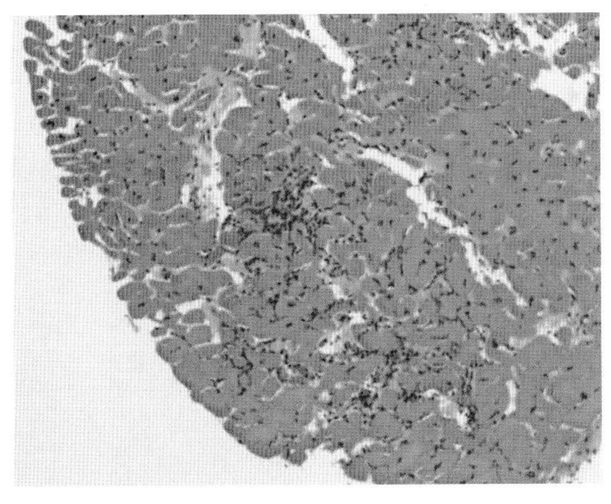

彩图 7-2-1　病毒性心肌炎病理变化

损伤的心肌细胞可见大量淋巴细胞浸润

资料来源:Dr. Donald Weilbaecher

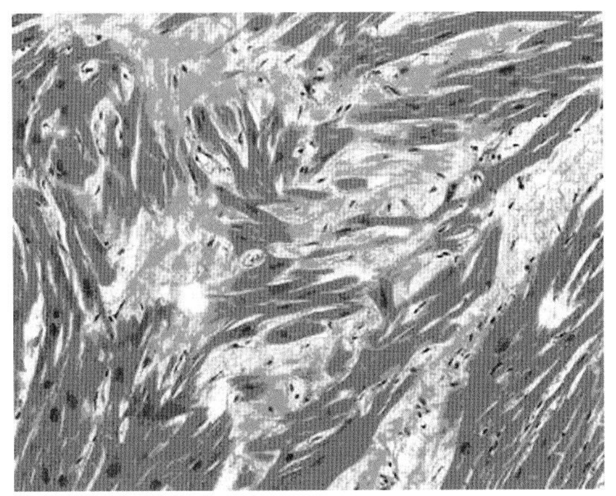

彩图 7-3-2　肥厚型心肌病的组织改变

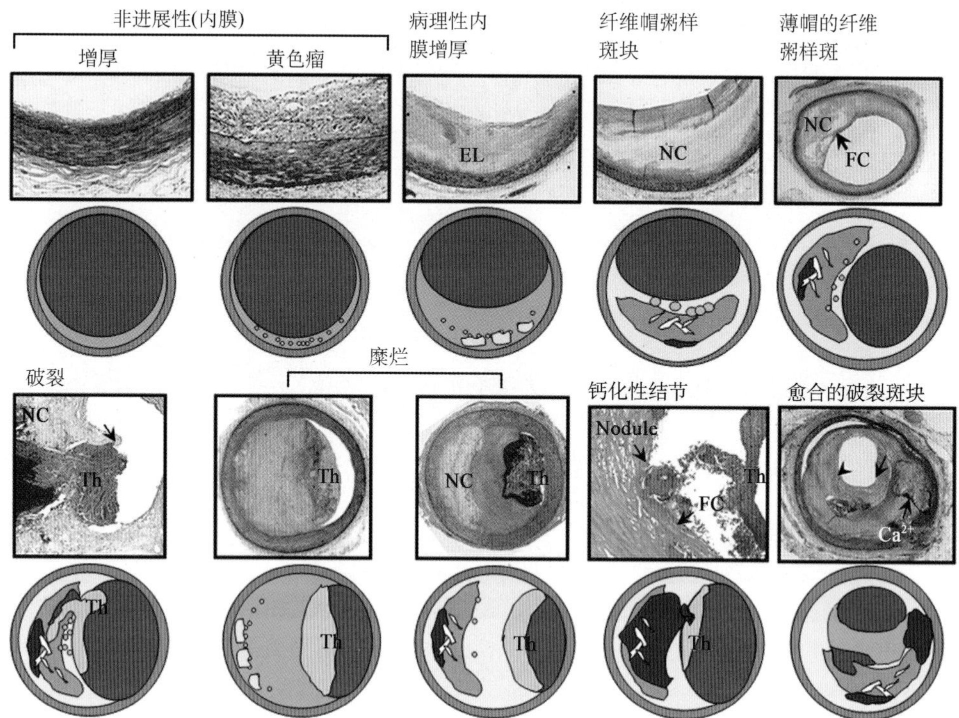

彩图 8-1-1 冠状动脉粥样硬化的发生，根据 AHA 分类修改的冠状动脉粥样硬化形态学示意图

非进展性的损害：内膜增厚和内膜黄瘤（泡沫细胞聚集，称为脂肪条纹形成，AHA Ⅱ型）。进展性斑块发生的初期：病理性内膜增厚（AHA Ⅲ型），是过度性的损害，为进一步发展为纤维粥样斑的前体。薄帽的纤维粥样斑，为斑块破裂的前体。糜烂可以发生在 PIT 或 FA 的病变基础上，钙化性结节为钙化碎片生成并突出血管腔，可诱发血栓事件。愈合的破裂斑块含细小的坏死核心，钙化斑局部表面有富含由蛋白聚糖修复的区域。多个愈合的破裂斑块可造成管腔的狭窄

EL. 细胞外的脂质（extracellular lipid）；FC. 纤维帽（fibrous cap）；NC. 坏死核心（necrotic core）；Th. 腔内血栓（luminal thrombus）

资料来源：Virmani R，Kolodgie FD，Burke AP，et al. 2000. Lessons from sudden coronary death：a comprehensive morphological classification scheme for atherosclerotic lesions. Arterioscler Thromb Vasc Biol，20(5)：1262-1275

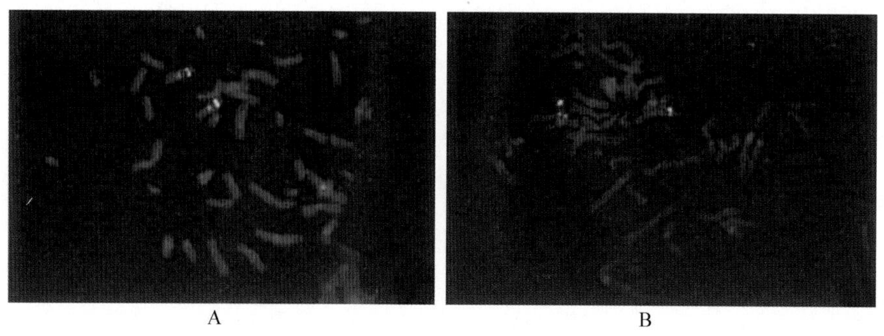

彩图 10-2-14 FISH 检测中期染色体：橙红色信号为 Williams 综合征染色体 7q11.23 区域的特异位点，绿色信号为 7q31 区域的两个对照位点

A. 两条 7 号染色体长臂上均有橙红色标记信号，表示 7q11.23 区域没有待检基因缺失；B. 两条具有绿色信号的染色体上只有一条显示有橙红色标记信号，提示另一条染色体存在特异基因缺失

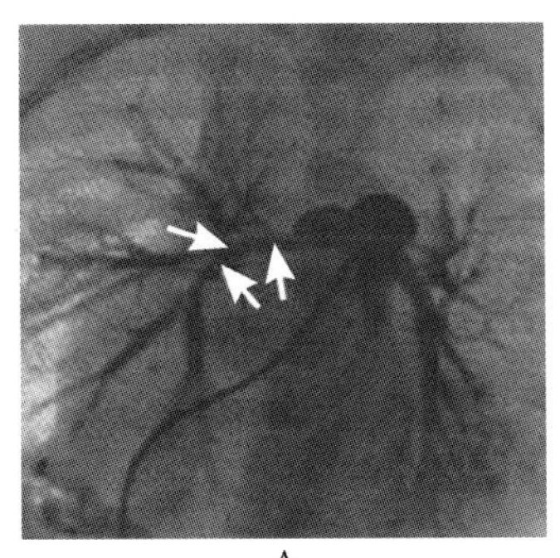
A

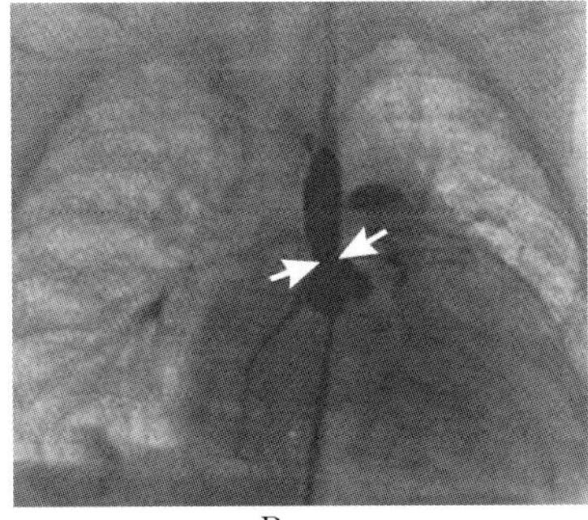
B

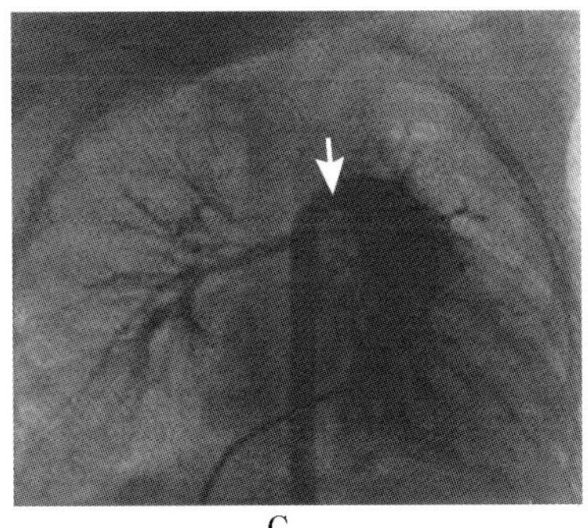
C

彩图 10-2-15　**威廉斯综合征患者心导管检查**

A. 肺动脉造影：右肺动脉主干及分支多发性狭窄；B. 升主动脉造影：主动脉瓣上局限性狭窄；C. 肺动脉造影：多发性肺动脉狭窄，粗大动脉导管未闭

资料来源：李世国，赵世华，蒋世良，等.2008.中华放射学杂志，42(9)：916-918

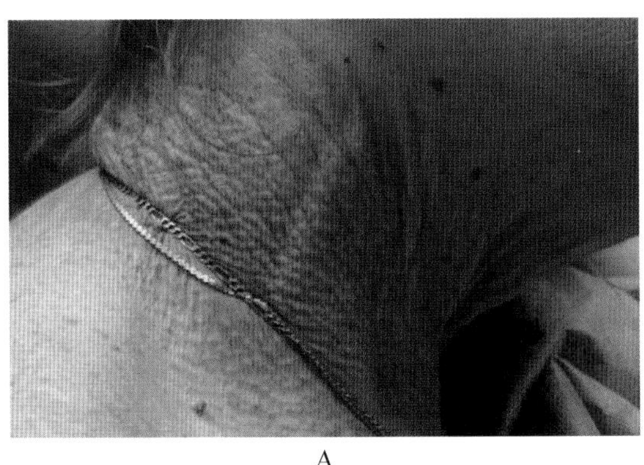
A

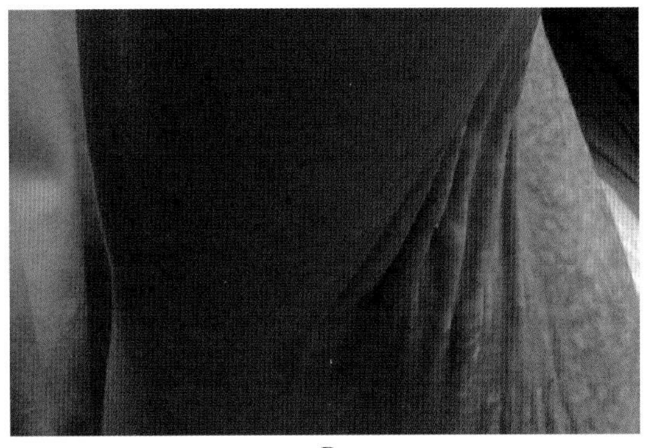
B

彩图 10-2-19　**弹性假黄瘤病**

A. 颈外侧典型的鹅卵石外观与黄色丘疹和斑块；B. 腋部皮肤松弛和过多的褶皱

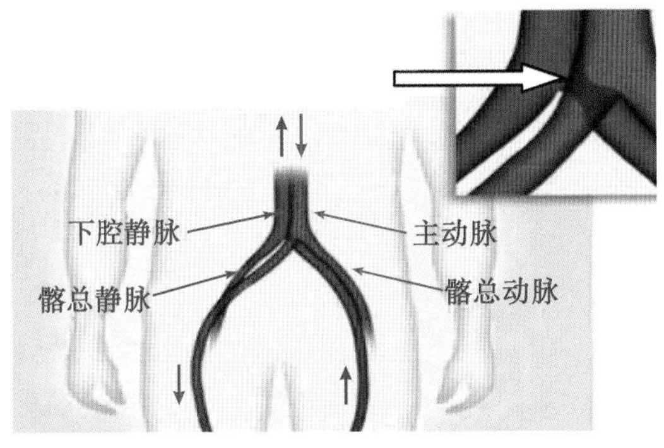

图 11-2-1　**髂静脉压迫综合征（May-Thurner syndrome）患者左髂总静脉受右髂总动脉压迫变窄**

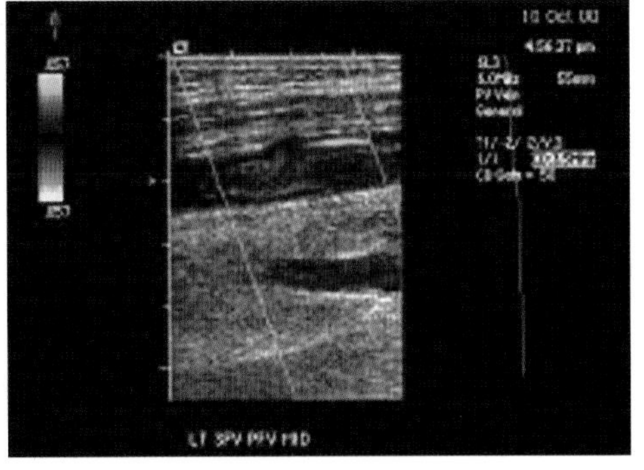

彩图 11-2-6　**超声显示在股浅静脉内的低、等回声血栓，周边有少量血流信号**

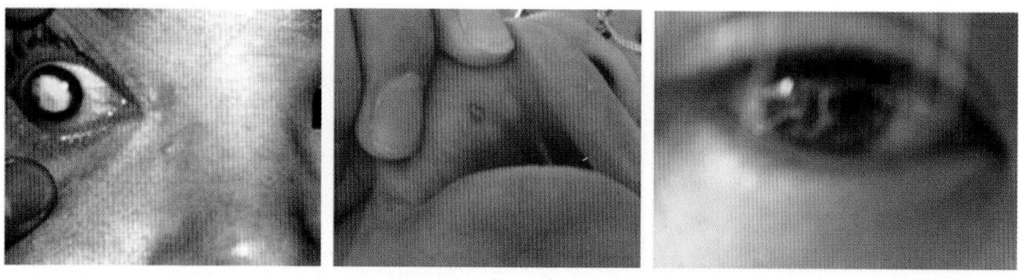

彩图 13-6-1　白塞综合征

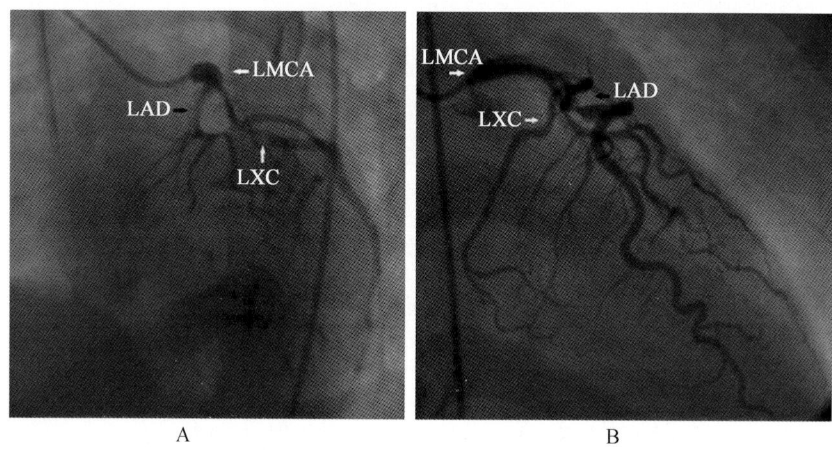

彩图 15-1-14　Ep Petroun 报道 39 岁女性产后 4d 突发急性心肌梗死合并心源性休克，冠状动脉造影

A. 在左前斜位显示左主干(LMCA)夹层形成延伸至左前降支(LAD)，在第一间隔支和对角支后完全闭塞，延伸至左旋支使近端管腔消失而远端充盈良好；B. 右前斜位显示 LMCA 夹层形成延伸至 LAD 和 LXC

资料来源：Ep Petroun，Ep Bousoulan，Mp Boutsikou，et al. 2014. Multivessel spontaneous dissection of the left coronary tree in the postpartum period：case report and review of the literature. European Review for Medical and Pharmacological Sciences，18：3743-3746